DE

L'EXTÉRIEUR DU CHEVAL

1920-88. — Corbeil. Imprimerie Crété

DE
L'EXTÉRIEUR DU CHEVAL

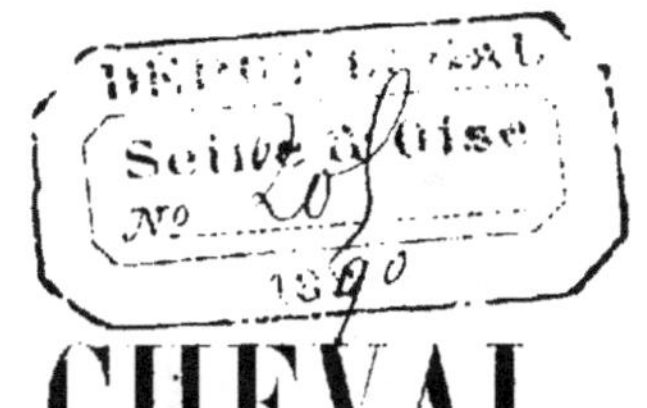

PAR MM.

Armand GOUBAUX   ET   Gustave BARRIER

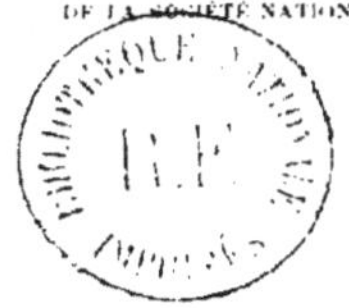

DIRECTEUR HONORAIRE DE L'ÉCOLE VÉTÉRINAIRE D'ALFORT
MEMBRE DE L'ACADÉMIE DE MÉDECINE ET
DE LA SOCIÉTÉ NATIONALE D'AGRICULTURE DE FRANCE

PROFESSEUR D'ANATOMIE ET D'EXTÉRIEUR
A L'ÉCOLE VÉTÉRINAIRE D'ALFORT
MEMBRE DE LA SOCIÉTÉ CENTRALE DE MÉDECINE
VÉTÉRINAIRE

In theoria et praxi veritas

(Claude Bourgelat)

DEUXIÈME ÉDITION

Avec 346 figures et 34 planches, la plupart de G. Nicolet

BIBLIOTHÉCAIRE A L'ÉCOLE VÉTÉRINAIRE D'ALFORT

PARIS

ASSELIN ET HOUZEAU

LIBRAIRES DE LA FACULTÉ DE MÉDECINE

et de la Société centrale de médecine vétérinaire

PLACE DE L'ÉCOLE-DE-MÉDECINE

1890

PRÉFACE

DE LA PREMIÈRE ÉDITION

Extraire de la science qui s'occupe de l'exploitation rationnelle des animaux domestiques, de la *zootechnie* en un mot, le chapitre relatif à l'*examen des formes extérieures et du caractère du cheval, sous le rapport de ses aptitudes mécaniques et de sa valeur commerciale*, tel a été notre but en rédigeant le livre que nous présentons aujourd'hui au public.

Cette étude, à laquelle nous avons maintenu l'ancien titre que lui avait consacré le Fondateur des Écoles vétérinaires, méritait de sortir de la voie purement théorique et empirique où l'avaient engagée la plupart de nos devanciers. Aussi nous sommes-nous efforcés, pour toutes les questions importantes, d'asseoir notre opinion sur des recherches personnelles précises, consciencieuses, nombreuses, et c'est de ces données positives que nous avons déduit ou confirmé les principes relatifs à l'appréciation judicieuse des qualités physiques et morales du cheval.

Que nos collègues de l'enseignement, nos confrères, nos élèves et tous ceux qui ont bien voulu nous aider de leur collaboration, reçoivent ici l'hommage public de notre reconnaissance. Si nous n'avons pas cité les noms et les œuvres de tous les auteurs qui ont écrit sur l'*Extérieur*, c'est que notre parti était bien arrêté, en matière de bibliographie et par respect du lecteur, de nous abstenir de toute discussion oiseuse, de toute polémique sans intérêt

a

Aux autres, nous pensons avoir rendu justice par les nombreux emprunts que nous leur avons faits.

Notre tâche a été singulièrement facilitée par l'empressement les soins, l'obligeance, la générosité, l'amitié surtout, de nos édi teurs, qui n'ont plus su compter dès qu'il s'est agi d'entreprendre et de mener à bien la publication d'un livre utile à la science, e en particulier à la Vétérinaire.

Nous devons aussi nos remercîments à M. G. Nicolet, biblio thécaire à l'École vétérinaire d'Alfort, dont le crayon habile a reproduit entre autres, avec une exactitude encore inconnue dans les ouvrages de ce genre, les caractères de l'usure dentaire, s importants à connaître pour la détermination de l'âge.

Alfort, le 15 mars 1884.

Armand GOUBAUX.   Gustave BARRIER.

PRÉFACE

DE LA DEUXIÈME ÉDITION

Cette deuxième édition, depuis trois ans attendue, a été l'objet d'une revision attentive et de remaniements nombreux.

Comparée à la précédente, elle a subi de très notables améliorations :

Une planche nouvelle sur l'âge et cinquante-trois figures originales diverses y ont été introduites.

Quant aux matières, fort condensées dans leur ensemble, elles ont pu recevoir, en maints endroits, des développements plus étendus, sans que le volume de l'ouvrage en fût accru.

Enfin, grâce à l'emploi de trois textes différents, il a été possible de mettre en lumière l'importance relative de chaque sujet traité, comme aussi de faciliter l'usage du livre à ceux qui n'en peuvent aborder que les parties essentielles.

Alfort, le 1ᵉʳ mars 1890.

Armand GOUBAUX.   Gustave BARRIER.

TABLE MÉTHODIQUE DES MATIÈRES

PREMIÈRE SECTION
NOTIONS PRÉLIMINAIRES DE MÉCANIQUE ANIMALE

DEUXIÈME SECTION
ÉTUDE DES RÉGIONS

PREMIÈRE PARTIE
DE LA TÊTE.

DEUXIÈME PARTIE

DU CORPS.

CHAPITRE PREMIER.

CHAPITRE II.

CHAPITRE III.

CHAPITRE IV.

CHAPITRE V.

CHAPITRE VI.

TROISIÈME PARTIE

DES MEMBRES.

CHAPITRE PREMIER.

TROISIÈME SECTION

DES PROPORTIONS

PREMIÈRE PARTIE

PRÉAMBULE.

CHAPITRE PREMIER.

CHAPITRE II.

DEUXIÈME PARTIE.
ÉTUDE PARTICULIÈRE DES PROPORTIONS.

CHAPITRE PREMIER.

CHAPITRE II.

CHAPITRE III.

CHAPITRE IV.

QUATRIÈME SECTION
DU CHEVAL SOUS LE RAPPORT DE LA LOCOMOTION

PREMIÈRE PARTIE
ATTITUDES ET MOUVEMENTS SUR PLACE.

CHAPITRE PREMIER.

CHAPITRE II.

DEUXIÈME PARTIE

DES ALLURES.

CHAPITRE PREMIER.

CHAPITRE II.

CHAPITRE III.

CINQUIÈME SECTION
DE L'AGE

PREMIÈRE PARTIE
DES DENTS.

CHAPITRE PREMIER.

CHAPITRE II.

CHAPITRE III.

DEUXIÈME PARTIE
DE LA DÉTERMINATION DE L'AGE.

CHAPITRE PREMIER.

CHAPITRE II.

CHAPITRE III.

TROISIÈME PARTIE
DES IRRÉGULARITÉS DU SYSTÈME DENTAIRE.

SIXIÈME SECTION
DES SIGNALEMENTS

CHAPITRE PREMIER.

CHAPITRE II.

CHAPITRE III.

SEPTIÈME SECTION

DES APTITUDES OU DES SERVICES

CHAPITRE PREMIER.

CHAPITRE II.

CHAPITRE III.

CHAPITRE IV.

HUITIÈME SECTION

DES CHEVAUX VICIEUX

CHAPITRE PREMIER.

CHAPITRE II.

CHAPITRE III.

NEUVIÉME SECTION
DU CHEVAL EN VENTE

CHAPITRE PREMIER.

CHAPITRE II.

CHAPITRE III.

CHAPITRE IV.

FIN DE LA TABLE MÉTHODIQUE DES MATIÈRES.

DE
L'EXTÉRIEUR DU CHEVAL

PREMIÈRE SECTION

NOTIONS PRÉLIMINAIRES DE MÉCANIQUE ANIMALE

CHAPITRE PREMIER

OBJET, BUT ET UTILITÉ DE L'EXTÉRIEUR

L'expression d'*extérieur* ne paraît avoir été employée par les hippologues que depuis la fin du siècle dernier, à dater de l'époque où Bourgelat fit paraître son livre sur la *conformation extérieure du cheval*, en 1768, six ans après la fondation des Écoles vétérinaires.

Avant lui, les hippiâtres et les écuyers n'avaient fait qu'effleurer l'étude des formes du cheval ; ils s'étaient bornés à fixer, dans leurs ouvrages, quelquefois par des figures, des principes relatifs aux proportions. Mais ces efforts avaient passé pour ainsi dire inaperçus, perdus dans les publications du temps, noyés au milieu des matières diverses qui constituaient alors les nombreux traités d'*hippiatrique*.

Ici, comme dans les autres branches des sciences vétérinaires, Bourgelat s'était efforcé de jeter des bases pour guider, en ces nouvelles études, les élèves qui affluaient dans ses Écoles. Et, si l'on considère que cet innovateur était, en même temps qu'un écuyer habile, un maître éminent, on ne sera pas étonné de voir qu'il ait atteint d'emblée, dans son *Traité d'extérieur*, sinon la perfection absolue, du moins le degré d'exactitude qu'on était en droit d'exiger à cette époque de la part d'un homme qui créait tout un enseignement.

Bourgelat, plus que tout autre, avait senti l'immense utilité du cheval et la nécessité de préparer d'une manière toute spéciale les hommes nouveaux qu'il donnait au monde agricole. Il voulait qu'ils fussent en mesure de bien connaître, d'apprécier sainement, les qualités, les défauts de cette marchandise, qui, tous les jours, prenait plus d'importance, acquérait une plus grande valeur.

Aussi, est-ce à dater de cette époque, que fut inauguré l'enseignement de l'*extérieur*.

Son objectif est d'amener peu à peu l'élève à *déterminer, sur l'examen rapide de la conformation d'un cheval, sa valeur commerciale relative au service qu'on en veut tirer.*

H. Bouley, dès 1837[1], en avait déjà formulé le but par l'énoncé du problème suivant :

« Étant donnée la conformation extérieure d'un animal, déterminer le service auquel il peut être employé de préférence, et évaluer la somme et la durée des effets que sa machine est capable de produire. » Cette étude n'est, on le voit, qu'une branche de la zootechnie, mais elle en diffère en ce qu'elle ne recherche pas les conditions de l'amélioration des races chevalines. Elle se propose surtout de guider dans le choix de l'animal au moment de la vente. Et son importance est telle pour l'homme de cheval, qu'on a compris, dans l'enseignement officiel, la nécessité d'en faire un cours distinct, d'y consacrer des développements étendus. C'est donc essentiellement une science *appliquée;* aussi est-il indispensable de posséder, avant de l'aborder, un certain nombre de notions d'anatomie, de physiologie, de mécanique, de physique, d'hygiène, de zootechnie et de pathologie.

Pour la bien connaître, il est bon d'en apprendre d'abord la théorie. La connaissance du cheval est un problème hérissé de difficultés, lorsqu'il s'agit d'en faire l'application en présence d'un animal donné. Ce n'est qu'avec une longue habitude qu'on arrive, par un examen rapide, à bien juger de sa valeur comme bête de service.

Sans doute on peut atteindre ce but sans avoir entrepris d'études anatomiques et physiologiques. Il suffit d'avoir ce que les hommes du métier appellent le jugement, le *coup d'œil.* Mais cela ne s'acquiert que par une longue pratique. Nous savons tous à quelle perfection arrivent, en ce genre, certaines personnes assez étrangères aux sciences qui confinent à l'extérieur. Les officiers de nos remontes, de nos haras, même de simples marchands de chevaux, nous étonnent parfois par la rapidité avec laquelle ils voient immédiatement dans un cheval le

---

1. *Maison rustique du XIXe siècle*, t. II.

point faible, la défectuosité, la tare ; ils ont, de plus, ce véritable tact de savoir s'adapter, pour leurs achats, aux exigences, aux modes et aux fantaisies de leur époque.

Pourtant que l'on considère le temps que ceux-là ont mis à obtenir ce résultat ! Les données théoriques ont précisément pour effet d'abréger ce temps ; elles sont, pour les débutants, des aides dont l'expérience permettra de se passer, mais sans lesquelles ils ne sortiraient pas de ce *demi-savoir* empirique, apanage des ignorants ou des fats, qui accepte au même titre le vrai et le faux, incapable qu'il est de distinguer autrement que par la routine dont il procède.

Si la connaissance du cheval est un art, c'en est un surtout qui consiste à observer, comparer et juger d'après des données positives.

Pour toucher à la perfection, il faut, en outre, avoir vu beaucoup, avoir exercé ce sens qui fait le clinicien, le connaisseur, l'artiste. C'est lorsqu'une éducation pareille est poussée assez loin qu'on arrive à saisir de prime saut dans un cheval ce qu'il a de bon ou de défectueux, et qu'il est possible d'établir son jugement, en appréciant à quel point les bonnes qualités l'emportent sur les mauvaises.

CHAPITRE II

CENTRE DE GRAVITÉ

Les actions simultanées de la pesanteur sur toutes les molécules d'un corps peuvent être considérées comme autant de petites forces parallèles, de même sens, de même direction, dont la somme totale est le *poids* du corps, et dont la résultante s'applique en un point qui est le *centre de gravité.*

La verticale abaissée du centre de gravité au sol s'appelle *ligne de gravitation* (*ligne de gravité*, Raabe et Bonnal).

Nous venons de voir que la résultante de ces forces est égale à leur somme, et que la position de son point d'application dépend de l'intensité des composantes.

Or, toutes les actions de la pesanteur étant égales pour chaque molécule de même espèce, si ces molécules sont uniformément réparties dans un corps, en un mot, si celui-ci est homogène, il sera dans tous ses points également sollicité par la pesanteur. Par conséquent, rien ne sera plus facile que de déterminer le centre de gravité, surtout si le corps a une forme géométrique. Des procédés particuliers sont usités pour la recherche de ce point dans les corps dont la forme est quelconque. Nous n'avons pas à nous en occuper ici.

Rarement, cependant, les corps se trouvent dans des conditions d'homo-

généité suffisantes pour que sa détermination soit aussi simple. Certaines
de leurs parties sont beaucoup plus denses que les autres, conséquemment
la pesanteur les sollicite davantage, et il en résulte que le centre de gravité,
au lieu d'être situé au centre même du corps, se trouve rapproché, ainsi
qu'on l'a vu, des points qui pèsent le plus. C'est ce qu'on observe dans les
corps organisés.

SA DÉTERMINATION CHEZ LES ANIMAUX. — Mais, chez les animaux, de nouvelles difficultés surgissent encore. Les phénomènes vitaux n'étant que des

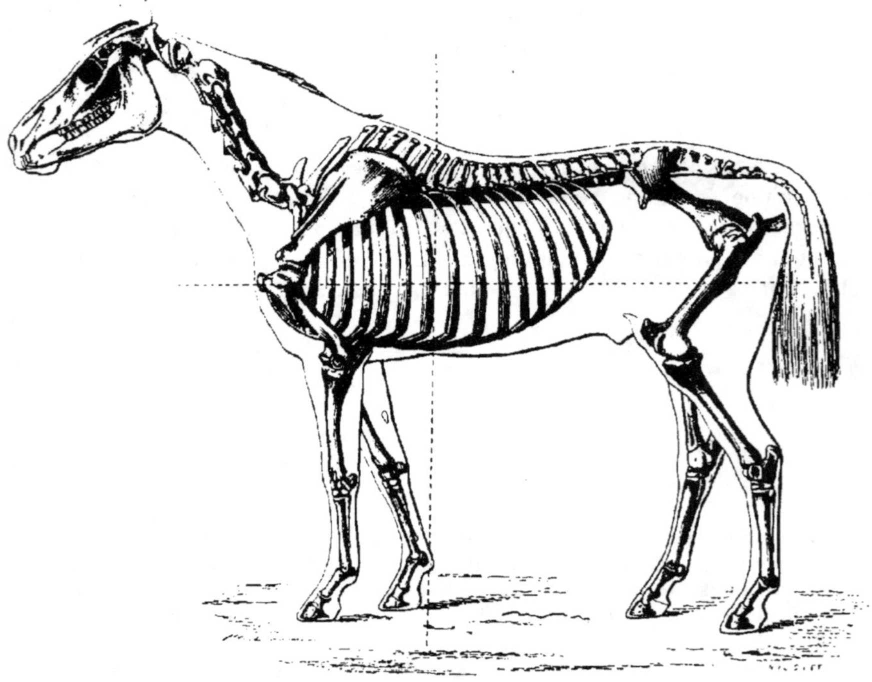

Fig. 1. — Situation du centre de gravité chez le cheval.

phénomènes de mouvement, à tout instant, les particules matérielles sont
déplacées dans différentes directions, et ainsi se modifient le volume et
le poids des organes dans lesquels s'effectuent les échanges moléculaires.
D'autres déplacements, beaucoup plus considérables, par cela même plus
importants au point de vue qui nous occupe, sont dus au jeu des organes,
aux attitudes diverses du corps ou aux mouvements qui ressortissent à la
locomotion. On comprend alors combien devient difficile la détermination
exacte du centre de gravité, et toute l'importance qui s'attache à l'appréciation suffisante de ses déplacements, quand il s'agit d'en déduire les
conditions de l'équilibre.

Pour *Borelli*[1], le centre de gravité, chez le cheval, serait situé au milieu de la hauteur du tronc, et la ligne de gravitation viendrait tomber au centre du quadrilatère formé par les quatre membres.

D'après M. le professeur *Colin*[2], il correspondrait à peu près, à l'intersection de deux lignes, l'une verticale tombant en arrière de l'appendice xiphoïde du sternum, l'autre horizontale séparant le tiers moyen du tiers inférieur du corps (fig. 1).

Et plus loin, le même auteur ajoute : « Il est clair que la position du centre de gravité et la répartition du poids du corps sur les membres doivent varier beaucoup, suivant la conformation des animaux dont la tête, l'encolure, l'abdomen et la croupe offrent des proportions si diverses. »

La situation du centre de gravité du cheval, telle que l'indique M. Colin, nous semble très approchée de la vérité, au moins à en juger par les expériences de contrôle qui nous avons entreprises.

D'abord il est extrèmement probable que ce point est placé dans le plan médian du corps. En effectuant une série de pesées portant alternativement sur l'un et l'autre des deux bipèdes latéraux d'un même sujet, maintenu autant que possible dans une attitude invariable, on arrive à constater que le bipède latéral gauche, par exemple, supporte un poids très sensiblement égal à celui du bipède latéral droit.

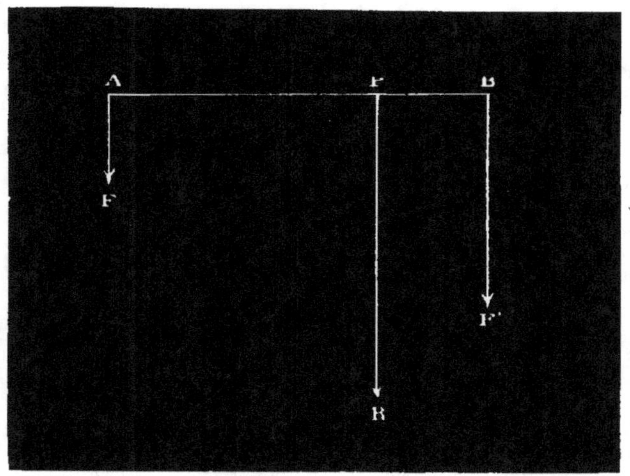

Fig. 2.

D'autre part, si, à l'exemple de MM. *Raabe et Bonnal*[3], on considère (fig. 2) que la colonne dorso-lombaire AB, mesurant l'intervalle compris

1. Borelli, *De motu animalium*. Neapoli, 1734, p. 126.
2. G. Colin, *Traité de physiologie comparée des animaux*, 3e édition, Paris 1886. t. I, p. 460.
3. Raabe et Bonnal, *Détermination des lignes de gravité du cheval*, etc. In *Archives vétérinaires*, 1883, p. 538.

entre le centre de mouvement de l'épaule et celui de la hanche, c'est-à-dire la longueur de la base de sustentation du cheval bien conformé, est sollicitée par deux forces parallèles F et F' répartissant le poids du corps sur le bipède postérieur et sur le bipède antérieur, il sera facile de déterminer avec une assez grande approximation la position du point P par lequel passe la ligne de gravitation, c'est-à-dire la résultante de ces deux forces. On sait que ce point divise la ligne AB en deux parties inversement proportionnelles aux forces F et F' : de telle sorte qu'on a :

$$\frac{F}{F'} = \frac{PB}{PA}.$$

Voici, en effet, les résultats que nous avons obtenus, à l'aide de ce procédé, sur un cheval de selle d'une assez jolie conformation, pourvu de bons aplombs, qui mesurait 1m,55 au garrot et à la croupe, et 1m,53 de la pointe de l'épaule à la pointe de la fesse. On a pesé le sujet sellé et bridé, l'encolure à 45 degrés et la tête haute. Sa base de sustentation, AB, était égale à 1m,20 ; quant à son poids total, équivalant à 445 kilogrammes, il était réparti ainsi :

<pre>
Sur le bipède antérieur........................ 257 kil. (F')
Sur le bipède postérieur....................... 188 kil. (F)
</pre>

Or, dans le cas particulier dont il s'agit, le point P divise la ligne AB, qui unit les deux forces, en deux parties inversement proportionnelles à leur intensité.

On a donc :

$$\frac{F}{F'} = \frac{PB}{PA} \quad \text{ou} \quad = \frac{AB - PA}{PA}$$

En ajoutant les dénominateurs à chacun des deux termes de cette égalité, on obtient :

$$\frac{F + F'}{F'} = \frac{AB - PA + PA}{PA} = \frac{AB}{PA}$$

d'où

$$PA = \frac{F' \times AB}{F + F'} = \frac{257 \times 1^m,20}{445} = 0^m,69$$

et

$$PB = 1^m,20 - 0^m,69 = 0^m,51.$$

La ligne de gravitation venait donc tomber sur le cheval soumis à l'expérience à 0m,51 en arrière du bipède antérieur.

C'est bien à peu près la place que lui assignent MM. Raabe et Bonnal. La jument arabe sur laquelle ces écuyers ont expérimenté avait sa ligne de gravitation située à 0m,69 en avant du centre coxo-fémoral et à 0m,47 du centre de mouvement de l'épaule. La distance de ses deux centres de mouvement était de 1m,17 au lieu de 1m,20 ; quant à ses bipèdes, ils pesaient : l'antérieur, 270 kilogrammes, le postérieur, 184. Dans ce cas, la répartition du poids, quoique très analogue à celle de notre cheval, en différait pourtant, puisque le surpoids de l'avant-main de celui-ci n'était que de 69 kilogrammes, tandis qu'il atteignait 86 kilogrammes chez la jument. Aussi s'explique-t-on la position plus antérieure de la ligne de gravité sur cette dernière.

MM. Raabe et Bonnal font ressortir avec raison l'importance pratique d'une détermination aussi précise que possible du centre de gravité. L'idéal à réaliser, quand il s'agit de placer une charge dorsale quelconque sur le cheval, devra consister, en effet, *à répartir cette charge sur chaque bipède, proportionnellement au poids qu'il supporte à l'état de la nature.* Dans ces conditions, le centre de gravité conserve sa position normale, et l'un des bipèdes n'est jamais soulagé au détriment de l'autre.

En 1835, *Morris* et *Baucher* [1] avaient déjà constaté expérimentalement sur le cheval les déplacements du centre de gravité, en changeant la situation de la tête et de l'encolure, ainsi que celle du cavalier.

« A cet effet, dit Morris, nous allâmes, M. Baucher, écuyer, et moi, à l'entrepôt général des douanes, au Gros-Caillou, pour peser des chevaux sur des balances de proportion à planchers mobiles inventées depuis peu d'années...

« Les deux bascules furent placées de manière à ce que les extrémités antérieures reposassent sur le milieu de la première bascule et les extrémités postérieures sur le milieu de la seconde ; les deux planchers étant parfaitement sur le même niveau et appartenant à des bascules de même proportion, pouvaient être conséquemment pris pour les deux bassins d'une balance ordinaire. Nous y fîmes monter une jument de selle, assez régulièrement conformée, bien qu'elle eût la tête et l'encolure un peu fortes relativement au reste du corps ; elle resta sellée et bridée.

« Les balances, abandonnées au poids de la jument tenue dans un état complet d'immobilité, nous donnèrent les résultats suivants, en conservant sa tête dans sa position ordinaire, plutôt basse qu'élevée.

Avant-main.	Arrière-main.	Poids total.	Différence en plus sur l'avant-main.
210^k	174^k	384^k	36^k

« Il s'était établi une fluctuation de 3 à 5 kilogrammes qui se fixaient alternativement sur l'avant-main et sur l'arrière-main, par suite des mouvements produits sur les viscères par la respiration.

« Nous fîmes baisser la tête, de manière que le bout du nez se trouvât à la hauteur du poitrail. Le mouvement achevé et l'immobilité obtenue dans cette position, l'avant-main se chargea de 8 kilogrammes dont l'arrière-main fut allégé :

Avant-main.	Arrière-main.	Poids total.	Différence en plus sur l'avant-main.
218^k	166^k	384^k	52^k

« La tête relevée ensuite, jusqu'à ce que le bout du nez fût à la hauteur du garrot, avec les mêmes précautions pour l'immobilité, l'avant-main rejeta 10 kilogrammes de son poids sur le plateau de l'arrière-main, et les extrémités s'équilibrèrent avec les différences de poids suivantes :

Avant-main.	Arrière-main.	Poids total.	Différence en plus sur l'avant-main.
200^k	184^k	384^k	16^k

« La tête étant revenue à sa position première, on la ramena sur l'encolure par l'action du filet en l'élevant un peu ; alors elle rejeta sur l'arrière-main une partie de son poids égale à 8 kilogrammes et nous donna :

Avant-main.	Arrière-main.	Poids total.	Différence en plus sur l'avant-main.
202^k	182^k	384^k	20^k

« Résultats qui prouvent évidemment que plus la tête est élevée, si ce n'est naturellement, du moins par l'action de la main, plus son poids et celui de l'encolure sont également répartis sur les extrémités, si toutefois la position n'est pas forcée.

« Après ces expériences, M. Baucher monta la jument ; les deux plateaux s'équilibrèrent alors avec les poids suivants :

Avant-main.	Arrière-main.	Poids total.	Différence en plus sur l'avant-main.
251^k	197^k	448^k	54

1. Morris, *Essai sur l'extérieur du cheval*, Paris, 1857, p. 41.

« Le cavalier, placé dans une position académique, avait donc distribué son poids de 64 kilogrammes de cette manière : 41 kilogr. sur l'avant-main et 23 sur l'arrière-main.

« S'étant assis davantage en portant le haut du corps en arrière, M. Baucher fit passer 10 kilogrammes de plus sur l'arrière-main ; puis, ramenant la tête du cheval suivant sa méthode, il surchargea encore l'arrière-main d'un poids de 8 kilogrammes ; total 18 kilogrammes. Dans cette position, nous eûmes :

Avant-main.	Arrière-main.	Poids total.	Différence en plus sur l'arrière-main.
233ᵏ	215ᵏ	448ᵏ	18ᵏ

« En se portant entièrement sur les étriers, le poids de l'avant-main se trouva surchargé de 12 kilogrammes.

« Nous fîmes ensuite monter sur les balances un cheval gris, d'une conformation assez vicieuse, et qui, à des différences près déjà bien indiquées par la construction, nous donna des résultats analogues. »

De concert avec Bellanger, vétérinaire en premier des guides [1], Morris institua une seconde série d'expériences en 1857. En voici le résultat :

OBSERVATIONS SUR LES CHEVAUX.	POIDS : La tête à 45 degrés			POIDS : La tête relevée et jetée en arrière.			POIDS : La tête abaissée et ramenée vers le poitrail.		
	Avant-main.	Arrière-main.	TOTAL	Avant-main.	Arrière-main.	TOTAL	Avant-main.	Arrière-main.	TOTAL
	kil.	kil.	kil.	kil.	kil.	kil.	kil.	kil.	kil.
Moyenne de 11 chevaux. *Chevaux d'une bonne conformation :* Tête et encolure légères............	260	195	455	250	205	455	267	188	455
Moyenne de 11 chevaux. Corps bien proportionné, encolure courte, tête forte................	246	200	446	240	206	446	250	196	446
Moyenne de 2 chevaux. Corps bien fait, encolure courte, tête ordinaire......................	240	195	435	235	200	435	245	190	435
Moyenne de 2 chevaux. Encolure forte, tête légère.........	245	200	445	235	210	445	255	190	445
Moyenne de 2 chevaux. Encolure longue, tête ordinaire.....	250	195	445	240	205	445	260	185	445
1 cheval. Encolure forte, tête lourde, croupe courte et avalée..................	240	210	450	236	214	450	244	206	450
1 cheval. Encolure longue, tête forte, croupe longue..........................	260	200	460	250	210	460	270	190	460
1 cheval. Encolure et corps bien faits, tête forte..........................	270	200	470	265	205	470	265	205	470
1 cheval. Encolure forte, tête forte...........	235	215	450	230	220	450	240	210	450

1. Morris, *loc. cit.*, p. 44.

On peut remarquer dans ces différentes pesées, ajoute le général Morris :
« Que le poids de l'avant-main l'emporte à peu près d'un *neuvième* du poids total sur celui de l'arrière-main ; que le changement de position de la tête fait varier les poids de 10 kilogrammes de l'avant-main sur l'arrière-main : que les encolures longues donnent plus de poids à l'avant-main que les encolures courtes et fortes ; que l'avant-main est plus pesant que l'arrière-main.

M. Colin a répété, sur deux chevaux, les premières de ces expériences et il est arrivé à des résultats absolument concordants.

NOS EXPÉRIENCES. — Nous en dirons autant de celles que nous avons faites sur cinquante chevaux, de taille et de race diverses, choisis dans l'hôpital de l'École d'Alfort.

Mais nous avons aussi cherché à apprécier *l'étendue des déplacements antero-postérieurs de la ligne de gravitation*, dans diverses autres conditions, par exemple chez le cheval monté, selon que le cavalier se tient droit, penché en avant, penché en arrière, ou que sa monture porte l'encolure haute ou basse.

On constate alors des déplacements de cette ligne, soit en avant, soit en arrière de sa position moyenne, qui oscillent entre deux et six centimètres. parfois davantage suivant les cas.

On relève également des différences de poids assez considérables en pesant l'un ou l'autre des bipèdes latéraux, quand la tête, l'encolure, le tronc du cheval ou le cavalier s'inclinent d'un côté, faits qui témoignent de l'importance des *déplacements latéraux* du centre de gravité pendant la locomotion, surtout le travail au manège.

Mais c'est sur les chevaux *hauts ou bas du devant* que les variations de poids de l'avant-main ou de l'arrière-main prennent de l'importance ; elles n'ont plus le caractère momentané, accidentel, des précédentes, et, à ce titre, entraînent toujours, selon le cas, la surcharge permanente de l'un des deux bipèdes, l'antérieur ou le postérieur, par suite son usure prématurée. Leur gravité augmente chez les animaux bas du devant, lorsque, par le fait de leur utilisation, ils sont appelés à porter des fardeaux, comme cela arrive pour les services de la selle, des limons ou du bât.

Pour le démontrer, nous avons pesé successivement plusieurs sujets, en les plaçant d'abord sur le plancher d'une bascule parfaitement horizontale ; puis nous avons élevé graduellement, tantôt le train antérieur, tantôt le train postérieur, de façon à obtenir à volonté des chevaux bas du devant ou du derrière. La taille était notée avec soin au début de chaque épreuve, et l'on savait, par conséquent, d'une manière exacte, de combien la croupe et le garrot s'étaient élevés ou abaissés. Les résultats étaient donc en tous points comparables, puisque les observations étaient faites dans tous les cas sur le même sujet. Ils se sont montrés conformes à la théorie et peuvent être considérés comme la corroboration des expériences précédentes.

Nous les avons consignés dans les tableaux de la page suivante :

1° ÉLÉVATION DE LA TAILLE AU GARROT.

NUMÉROS D'ORDRE.	TAILLE au GARROT	TAILLE à la CROUPE	POIDS TOTAL.	RÉPARTITION DU POIDS :		EXCÉDENT du train antérieur.	AUGMENTATION en centimètres de la taille au garrot.	RÉPARTITION DU POIDS.		EXCÉDENT du train antérieur.	OBSERVATIONS.
				Train antérieur.	Train postérieur.			Train antérieur.	Train postérieur.		
	m. c.	m. c.	kilog.	kilog.	kilog.	kilog.	m. c.	kilog.	kilog.	kilog.	
1	1.47	1.52	465	250	215	35	0.10	245	220	25	Jum. commune.
2	1.68	1.69	688	374	314	60	0.10	368	320	48	Ch. hong. perch.
3	1.46	1.48	428	245	183	62	0.11	238	190	48	Jum. commune.
4	1.44	1.45	314	184	130	54	0.11	175	139	36	Jum. barbe.
5	1.58	1.63	488	272	216	56	0.04	268	220	48	Ch. entier pur s.
6	1.62	1.61	526	308	218	90	0.06	306	220	86	Ch. hong. norm.
7	1.65	1.66	570	310	260	50	0.06	308	262	46	Ch. hong. perch.
8	1.65	1.62	550	310	240	70	0.06	307	243	64	Jum. normande.
9	1.39	1.39	330	200	130	70	0.06	195	135	60	Ch. hong. corse.
10	1.47	1.50	445	260	185	75	0.06	255	190	65	Ch. hong. bret.
11	1.65	1.61	630	370	260	110	0.06	365	265	100	Ch.hong.boulon.
12	1.54	1.53	455	288	167	121	0.06	284	171	113	Ch. hong. perch.
13	1.51	1.52	410	245	165	80	0.06	230	180	50	Ch. hong. corse.
14	1.59	1.60	465	260	205	55	0.06	250	215	35	Ch. hong. allem.
15	1.15	1.20	235	137	98	39	0.06	125	110	15	Anesse.

2° ÉLÉVATION DE LA TAILLE A LA CROUPE.

NUMÉROS D'ORDRE.	TAILLE au GARROT	TAILLE à la CROUPE	POIDS TOTAL.	RÉPARTITION DU POIDS :		EXCÉDENT du train antérieur.	AUGMENTATION en centimètres de la taille à la croupe.	RÉPARTITION DU POIDS :		EXCÉDENT du train antérieur.	OBSERVATIONS.
				Train antérieur.	Train postérieur.			Train antérieur.	Train postérieur.		
	m. c.	m. c.	kilog.	kilog.	kilog.	kilog.	m. c.	kilog.	kilog.	kilog.	
1	1.47	1.52	465	250	215	35	0.10	258	207	51	Jum. commune.
2	1.68	1.69	688	374	314	60	0.10	380	308	72	Ch. hong. perch.
3	1.46	1.48	428	245	183	62	0.11	252	176	76	Jum. commune.
4	1.44	1.45	314	184	130	54	0.11	186	128	58	Jum. barbe.
5	1.58	1.63	488	272	216	56	0.04	279	209	70	Ch. entier pur s.
6	1.62	1.61	526	308	218	90	0.06	323	203	120	Ch. hong. norm.
7	1.65	1.66	570	310	260	50	0.06	312	258	54	Ch. hong. perch.
8	1.65	1.62	550	310	240	70	0.06	315	235	80	Jum. normande.
9	1.39	1.39	330	200	130	70	0.06	203	127	76	Ch. hong. corse.
10	1.47	1.50	445	260	185	75	0.06	230	215	15	Ch. hong. bret.
11	1.65	1.61	630	370	260	110	0.06	372	258	114	Ch.hong.boulon.
12	1.54	1.53	455	288	167	121	0.06	293	170	123	Ch. hong. perch.
13	1.51	1.52	410	245	165	80	0.06	260	150	110	Ch. hong corse.
14	1.59	1.60	465	260	205	55	0.06	265	200	65	Ch. hong. allem.
15	1.15	1.20	235	137	98	39	0.06	142	93	49	Anesse.

Voyons maintenant ce qu'on entend sous les noms d'*équilibre* et de *base de sustentation*.

L'*équilibre*, en mécanique, est l'état d'un corps sollicité par des forces qui s'entre-détruisent ou qui s'annulent sur une résistance (Littré).

Chez les animaux, le corps repose rarement sur le sol par une surface continue (décubitus); il est supporté par quatre colonnes brisées, articulées de distance en distance, désignées sous le nom de *membres*.

Le polygone formé par les lignes reliant les quatre points qui touchent le sol au repos représente ce qu'on appelle la *base de sustentation*. Ce polygone est quelquefois un triangle; d'autres fois, la base de sustentation est réduite à une ligne ; enfin elle peut n'être qu'un point.

Quelles que soient la forme et l'étendue de la base de sustentation, il faut, pour qu'il y ait équilibre, que la ligne de gravitation ne vienne pas rencontrer le sol en dehors de cette base.

L'équilibre sera d'autant plus *stable* que la base de sustentation sera plus large, le centre de gravité placé plus bas et la ligne de gravitation plus près du centre de la base. Il sera *instable* dans le cas contraire.

En effet, dans le solide représenté ci-dessus (fig. 3), on voit que, si le centre de gravité se déplace de A en C, parvenu au point C, la moindre oscillation d'un côté ou de l'autre, CC' par exemple, fera tomber la ligne de gravitation en dehors de la base et provoquera la chute.

Par conséquent, un cheval, ayant un corps lourd, monté sur des membres longs, grêles, rapprochés du plan médian, sera doué d'un équilibre relativement *instable*.

Comme la base de sustentation a la forme d'un trapèze allongé, chez le

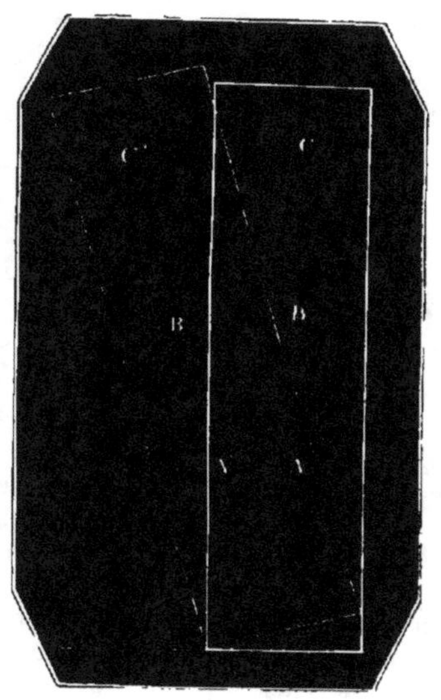

Fig. 3.

cheval au repos, les déplacements du centre de gravité, d'avant en arrière, seront beaucoup moins dangereux, pour l'intégrité de son équilibre, que ceux qui auront lieu d'un côté à l'autre, parce que la ligne de gravitation sortira bien plus facilement de la base dans ce dernier cas que dans le premier.

C'est ce qui nous explique pourquoi les chutes, pendant les allures rapides, n'ont presque jamais lieu sur la ligne droite, et se produisent, au contraire, très souvent dans les tournants ; — pourquoi le cheval *ambleur* (qui déploie ses membres par bipèdes latéraux) va plus vite et tombe plus fréquemment que le cheval *trotteur* (qui déploie ses membres par bipèdes diagonaux) ; — pourquoi le cheval *sauteur*, celui qui *galope à faux*, s'abattent si souvent ; — pourquoi les glissades sur le côté sont plus dangereuses que les glissades sur le devant ou sur le derrière, etc., etc.

L'instabilité de l'équilibre donne la mesure de la vitesse, a-t-on dit avec raison. Il est facile de s'en rendre compte. Si, par le fait de ses déplacements, ou par sa situation plus ou moins élevée, le centre de gravité se porte en dehors de la base de sustentation, il sollicitera les membres à se déplacer avec une rapidité d'autant plus grande, pour étayer la masse, que la chute sera plus imminente. Le cheval de course allonge son corps, étend l'encolure et la tête, semble presque se coucher sur le sol, de façon à porter aussi loin que possible le centre de gravité en avant dans le sens du mouvement. Le cheval de manège, lui, se grandit dans une forte proportion pour exécuter facilement les mouvements si variés qu'en exige à tout instant son cavalier. Aussi ses allures sont-elles raccourcies, enlevées; son équilibre est-il plus stable ; les déplacements de son centre de gravité moins étendus, mais plus nombreux. En vertu de sa vitesse acquise, en vertu, surtout, de l'instabilité de son équilibre, le cheval d'hippodrome ne peut guère progresser que sur la ligne droite; le moindre déplacement latéral un peu brusque de son centre de gravité lui occasionne une chute certaine.

CHAPITRE III

LEVIER ET MÉCANIQUE MUSCULAIRE

On définit le *levier* « une tige rigide et inextensible appuyée sur un point fixe ». La forme et la nature de la substance qui constitue cette tige n'ont pas d'importance au point de vue qui nous occupe.

On voit alors que les os du squelette sont avec raison considérés comme des leviers, puisqu'ils rentrent dans la définition que nous venons de donner.

Tout levier peut être soumis à l'action de plusieurs forces, mais, quel qu'en soit le nombre, nous savons qu'il est toujours facile de les réduire à deux. Aussi n'envisage-t-on habituellement que deux forces quand il s'agit de rechercher les conditions d'équilibre de cette machine.

Celle-ci sera en *équilibre*, lorsque la résultante des forces qui la sollicitent sera annulée par la réaction du point d'appui. Si l'équilibre n'a pas lieu, l'effet des forces est de déterminer la rotation de la tige autour du point fixe.

Des deux forces qui agissent sur le levier, l'une, appelée *puissance*, est destinée à faire équilibre à l'autre, appelée *résistance*, ou à vaincre son action.

Le but du levier est précisément de favoriser l'une des forces aux dépens de l'autre. Nous verrons plus loin quelles en sont les conséquences.

Dans l'économie animale, les forces sont représentées par les *muscles*, les leviers par les *os*.

Pour la commodité des démonstrations, nous supposerons toujours *que les deux forces qui sollicitent le levier sont situées dans le plan de ce dernier*. La plupart du temps, il n'en est pas ainsi : les forces et le levier sont placés dans des plans différents.

Un exemple nous fera mieux comprendre :
Supposons qu'il s'agisse du muscle *adducteur du bras*. Le levier sur lequel il s'insère est l'humérus ; la résistance qu'il doit vaincre est le poids du membre s'appliquant à l'articulation du coude. Or, il est facile de constater que l'axe huméral et la verticale passant par le centre de cette articulation forment un plan dans lequel ne se trouve

pas l'adducteur du bras. S'il y était contenu, il déterminerait la flexion ou l'extension de cet os, ce qui n'est pas, puisqu'il provoque l'adduction.

Pour les muscles des membres, il n'y a que les extenseurs et les fléchisseurs directs qui soient à peu près situés dans le plan de leurs leviers respectifs ; il en est de même pour les muscles du rachis. Tous les autres agissent dans des plans différents. Ce n'est pas dire que les conditions d'équilibre du levier ne soient pas applicables à l'égard de ceux-ci, mais les développements dans lesquels il nous faudrait entrer pour résoudre les cas particuliers nous entraîneraient trop loin.

En mécanique, on appelle *moment* d'une force, par rapport à un axe, le produit de la projection de cette force sur un plan perpendiculaire à l'axe, par la distance de cette force à l'axe.

Quand on applique la notion du *moment* à l'étude du levier, on peut le définir alors : *le produit de la force par le bras de levier*, parce que les forces, étant situées dans le même plan, sont elles-mêmes leur projection ; quant à l'axe, on suppose qu'il passe par le point d'appui :

Soient les deux forces F et F' sollicitant le levier AB (fig. 4). Tout le système est situé dans le plan de la feuille. Les forces se projettent donc suivant FA et F'B. Supposons maintenant

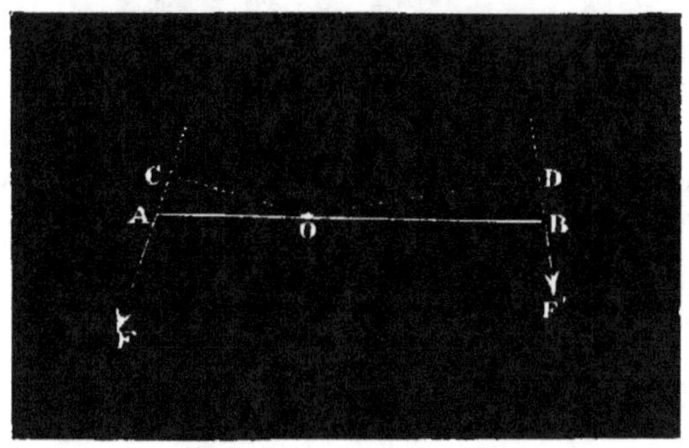

Fig. 4.

un axe perpendiculaire à ce plan et le perçant au point O. Il est évident que les distances des deux forces à cet axe sont mesurées par les perpendiculaires OC et OD.

Donc le moment de la force F sera F × OC ; celui de la force F', F' × OD.

On appelle *bras de levier* les perpendiculaires OC et OD, menées du point d'appui sur la direction des forces F et F'.

D'où il résulte que, dans le levier, le moment d'une force est le produit de cette force par son bras de levier.

On démontre de même que le levier est en équilibre quand les moments des deux forces sont égaux. Il faut qu'on ait, par conséquent :

$$F \times OC = F' \times OD.$$

D'où l'on tire :

$$\frac{F}{F'} = \frac{OD}{OC}$$

C'est-à-dire que *les forces sont entre elles en raison inverse de leurs bras de levier*. A grande force, petit bras de levier, et réciproquement, à grand bras de levier, petite force.

Mais l'intensité des forces varie encore suivant leur *degré d'inclinaison*. Les trois cas suivants peuvent se présenter.

1° *La force fait un angle droit avec son bras de levier.*

Elle agit alors avec son maximum d'intensité. C'est, en effet, le cas où le bras de levier est le plus considérable ; il est mesuré par la distance du point d'application de la force au point d'appui.

2° *La force fait un angle aigu* (fig. 5).

Soit la force F agissant sur le levier AOB.

Si elle agissait perpendiculairement, son bras de levier serait AO. Or, OA est $>$ que OC, comme oblique sur AF, par rapport à la perpendiculaire OC, bras de levier de F. Donc une certaine partie de la force, employée à repousser le point fixe, est par conséquent perdue pour le mouvement du point A. Cela se voit en décomposant F en deux forces AE et AD, agissant au point A, suivant les directions indiquées. AD est la quantité employée à repousser le point fixe.

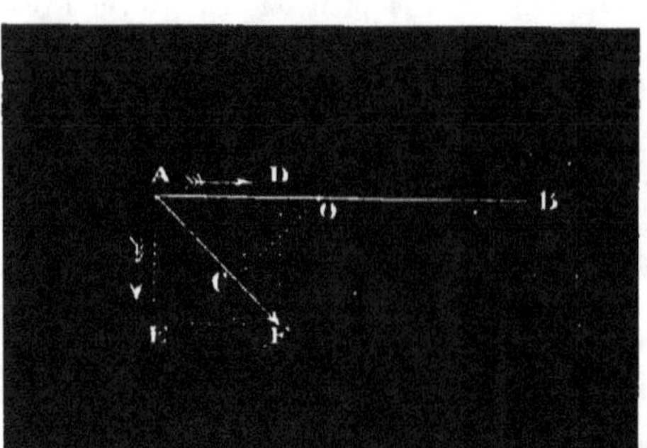

Fig. 5.

On conçoit que plus l'angle formé par la force avec son bras de levier sera aigu, plus AD grandira aux dépens de AE, moins il y aura de force utilisée pour le mouvement. La force utile serait nulle, si F devenait parallèle à son bras de levier.

3° *La force fait un angle obtus* (fig. 6).

Dans ce cas, le bras de levier OC est plus petit que si F était perpendiculaire sur OA, puisqu'il serait OA lui-même. Donc une certaine partie de F est perdue à tirer le point A suivant AD, aux dépens du mouvement, par conséquent. Plus l'inclinaison de F sera obtuse, plus la composante AD grandira relativement à la composante AE, seule utile pour le mouvement. Le parallélisme de F avec son bras entraînerait, comme dans le cas précédent, l'annulation totale de AE, sans qu'il y ait de mouvement possible.

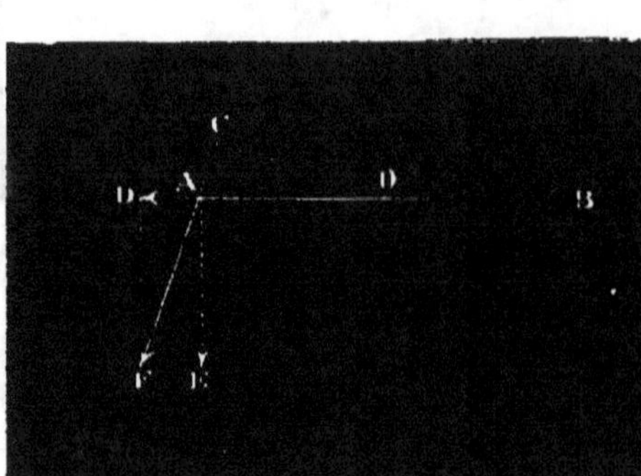

Fig. 6.

Ainsi, il résulte de ce qui précède que, toutes les fois qu'une force ne sera pas perpendiculaire à son bras de levier, il y aura une partie de son intensité employée à attirer ou à repousser le point d'appui, suivant la nature de l'angle formé.

MÉCANIQUE MUSCULAIRE. — Ces notions peuvent s'appliquer immédiatement à la mécanique musculaire.

Un muscle qui se contracte tend à rapprocher également ses deux extré-

mités vers son milieu. Chacune d'elles est habituellement insérée sur un os
distinct. Mais les os ne sont pas tous mobiles au même degré. D'où il suit
que tout muscle a une *insertion fixe* et une *insertion mobile*, cette dernière
étant située sur l'os qui se déplace pendant la contraction.

Comme les muscles de l'appareil locomoteur sont *volontaires*, l'animal
peut à son gré faire de l'insertion fixe l'insertion mobile, et réciproquement.
En d'autres termes, un muscle qui irait, par exemple, de la tête au bras
(mastoïdo-huméral) peut tout aussi bien devenir un moteur de la tête que
déplacer le bras. Il suffit, pour cela, que les autres muscles se contractent
pour fixer, immobiliser, la tête ou le bras.

La multiplicité des fibres musculaires est proportionnelle à l'*intensité* de
la contraction; leur longueur, au contraire, est en rapport avec son *étendue*.
Ou, si l'on aime mieux, le volume des muscles donne la mesure de la *force;*
leur longueur, celle de la *vitesse.*

C'est donc, à notre sens, une erreur de croire que l'étendue de la contraction des muscles ne se mesure pas par la longueur de leur portion
charnue, mais par la longueur des fibres qui la forment. Cela n'est vrai
qu'en partie, car, dans les muscles composés, si la fibre est interrompue
par des intersections aponévrotiques ou tendineuses, si elle est plus courte
que dans les muscles simples, les choses se passent, pour ainsi dire, comme
si la fibre avait la longueur du corps charnu. L'étendue du raccourcissement est le résultat de plusieurs actions séparées qui s'ajoutent les unes
aux autres pour déterminer l'effet total. Les intersections ne font donc que
soutenir davantage la contraction de la fibre ; elles lui donnent plus de
résistance aux tractions de la pesanteur, car les muscles dans lesquels on
les rencontre, outre leur rôle actif dans la locomotion, sont encore des agents
passifs importants dans la station.

La plupart du temps, dans les membres surtout, les muscles sont appliqués le long des os et se trouvent, par cela même, dans des conditions très
désavantageuses. Leur tendance manifeste vers le *parallélisme* avec le bras
de levier semble peu en rapport avec les données théoriques que nous
venons de poser, puisque la plus grande partie de leur force est censée perdue pour le mouvement.

Il n'en est rien cependant, et il est facile de se rendre compte que cette
disposition est, au contraire, des plus heureuses, quoi qu'on en ait dit.

En effet, si le muscle, au début de son activité, agit avec une incidence
défectueuse, cette incidence deviendra de plus en plus favorable à mesure
que la contraction s'effectuera, et le muscle profitera alors, au moment où
son action sera le plus puissante, de toute la quantité de mouvement
déjà acquise par la résistance vaincue.

Si l'insertion avait été, au début, plus perpendiculaire, l'action musculaire aurait graduellement perdu de son intensité au lieu d'en acquérir
une nouvelle et le mouvement de la résistance vaincue eût été moins
étendu.

D'autre part, la tendance au parallélisme détermine dans les membres
ces formes élancées et sveltes que nous savons être en rapport avec la
vitesse chez les animaux rapides. Il est certain que les interstices musculaires sont d'autant plus considérables que les muscles sont plus écartés de
leurs rayons osseux, par conséquent, plus perpendiculaires sur eux. C'est.

du reste, ce que l'on observe chez les animaux à formes massives et à mouvements lents. Ici, la lourdeur de la démarche tient au poids énorme de la masse en même temps qu'à la plus faible étendue de contraction des muscles.

Mais il ne faudrait pas en inférer que l'on doive rechercher, pour la vitesse, le parallélisme absolu des muscles avec leurs leviers. Il ne faut pas oublier tout ce que ce parallélisme a de vicieux au point de vue du premier effort à accomplir, d'où l'utilité des saillies osseuses que présentent plus particulièrement les os des membres au voisinage de leurs extrémités. Ces saillies, sur lesquelles les muscles s'infléchissent ou s'attachent, ont précisément pour effet de les écarter des os et d'augmenter l'intensité de leur action. Tel est le rôle des grands sésamoïdes, de l'os sus-carpien, de l'olécrâne, de l'apophyse coracoïde, du calcanéum, de la tubérosité antérieure, du tibia, de la rotule, du trochanter, etc., etc. Tel est encore l'avantage que présentent les extrémités renflées des os des membres. Tel est celui qui découle de l'inclinaison des différents rayons les uns sur les autres. Ces diverses dispositions ont pour résultat de profiter des avantages du parallélisme, tout en évitant ses inconvénients manifestes au début de l'action musculaire.

L'étude du levier nous apprend encore que *les chemins parcourus par les bras de levier sont en raison directe de leur longueur*, puisqu'ils décrivent des circonférences qui sont entre elles comme leurs rayons.

Que si, par conséquent, l'une des forces agit sur un bras plus petit que l'autre, le bras de cette dernière parcourra un chemin plus considérable[1].

Or, dans l'organisme, il est très remarquable de constater que le bras de levier des muscles est habituellement très faible, surtout quand ceux-ci sont préposés à la production de la vitesse. Comme le fait judicieusement remarquer Lecoq[2], la puissance agit, dans ce cas, avec bien moins d'intensité, mais elle peut devenir beaucoup plus grande par la multiplicité des fibres musculaires, qui, n'ayant à produire qu'un raccourcissement peu marqué, pourront être disposées obliquement et beaucoup plus nombreuses dans le muscle. D'un autre côté, si les muscles avaient eu leur insertion très loin du point d'appui, leur contraction, en les éloignant de ce point, eût privé le membre de cette forme svelte que lui donne la disposition contraire.

D'après ce que nous avons dit plus haut, à propos de l'inclinaison des forces sur leurs bras de levier, il est facile de se rendre compte de la force utilisée à chaque instant de la contraction musculaire. On verra nettement que, suivant qu'un muscle sera au début ou à la fin de sa contraction, il y aura tendance au rapprochement ou à l'écartement des surfaces articulaires.

On dit qu'un muscle est à son *moment* quand sa traction s'exerce perpendiculairement sur l'os déplacé. Mais un grand nombre de ces organes cessent leur action avant d'être arrivés à cette position ; ils ne font souvent que commencer le mouvement qui se termine par l'intervention de muscles nouveaux. C'est ce qui a lieu pour les fléchisseurs du métacarpe, par exemple,

1. Voy., pour plus de détails, G. Colin, *Physiologie comparée*, t. I, p. 396, 3ᵉ édit.
2. F. Lecoq, *Recueil de médecine vétérinaire*, 1843, p. 493.

dont le parallélisme au bras de levier est presque complet. Si les fléchisseurs des phalanges ne venaient commencer la flexion du métacarpe, ces
muscles ne pourraient peut-être pas, à eux seuls, la produire.

Dans tous les cas que nous venons d'envisager, l'os mobile représente un
levier sur lequel nous retrouverons toujours les trois points fondamentaux
à déterminer : le point d'appui et les points d'application de la puissance et
de la résistance.

Le point d'appui est presque constamment situé au niveau de l'articulation avec l'os fixe ; c'est le *centre* même du mouvement.

La puissance s'applique toujours à l'insertion mobile du muscle moteur.

Quant à la résistance,
elle est située sur le levier, en un point variable
où vient agir la pesan-
teur ou les obstacles au
déplacement de l'os mo-
bile quels qu'ils soient.
Suivant la position rela-
tive de ces trois points,
on considère trois sortes
de leviers.

Dans celui dit du *pre-
mier genre* (fig. 7), le point
fixe A occupe une situa-
tion intermédiaire aux

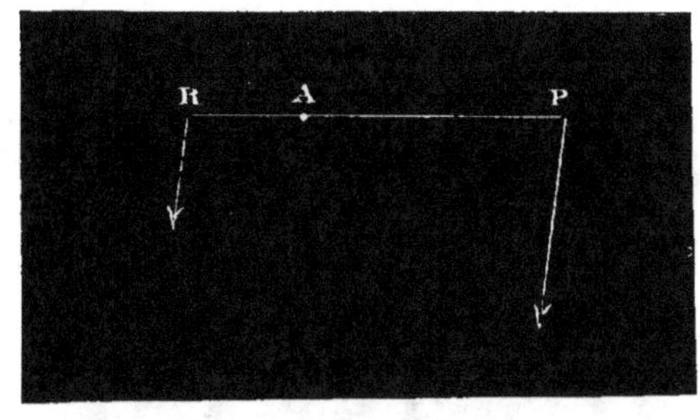

Fig. 7.

deux autres P et R. On l'appelle encore levier *inter-fixe*.

Un certain nombre de muscles agissent sur ce genre de levier.

C'est ce qui arrive, par exemple, pour l'extension de la tête sur le cou. Le
point fixe (*articulation atloïdo-occipitale*) est toujours situé, quelle que soit la
position de la tête, entre la résistance (*centre de gravité de cette dernière*) et
la puissance (*insertion occipitale des muscles de la nuque*).

Le ligament cervical de nos grandes espèces domestiques fait encore
équilibre au poids de la tête par un mécanisme analogue.

Mais il n'est pas exact de considérer la tête comme un levier inter-fixe,
au moment de la flexion, comme le pensent quelques personnes. Pour elles,
en effet, les obstacles dépendraient des antagonistes (*muscles extenseurs*) et
de l'élasticité du ligament cervical. Ce seraient là les éléments de la résistance, le poids de la tête devenant, d'après cette manière de voir, un auxiliaire de la puissance (*muscles fléchisseurs*).

Sans doute, il en est quelquefois ainsi, quand la tête et l'encolure sont
tenues hautes ; mais les choses sont bien différentes lorsque ces régions sont
dirigées vers le sol. Le poids de la tête devient alors pour les fléchisseurs
une véritable résistance à vaincre, et le levier n'est plus du premier genre,
il est du troisième, ainsi que nous le verrons plus loin.

D'ailleurs, pour bien comprendre l'action d'un muscle, il faut l'envisager comme s'il était seul sur son levier, sans se préoccuper de la manière
d'être des antagonistes. La plupart du temps ces derniers n'opposent aucune
résistance, afin de permettre au premier d'exécuter le mouvement en toute
liberté.

L'extension de l'avant-bras, celle du métatarse, du fémur, du bassin, du rachis, etc., ont lieu encore par le mécanisme d'un levier inter-fixe, dans lequel le bras de la puissance est, selon le cas, l'olécrâne, le calcanéum, le trochanter, la tubérosité ischiale, les apophyses épineuses ou transverses des vertèbres.

Dans l'économie, le levier du premier genre paraît donc plus particulièrement réservé à *l'extension*. Mais il est aussi le *levier de la vitesse*, car le bras de la puissance n'y est jamais égal à celui de la résistance : toujours ce dernier est de beaucoup le plus considérable.

Chez l'homme, dont la station est verticale, où la chute en avant est facile, en raison de la situation particulière des organes, le levier du premier genre est, à bon droit, considéré comme *levier de la station*. Nous allons voir que, chez les animaux, c'est celui du deuxième genre auquel on peut de préférence reconnaître cet usage.

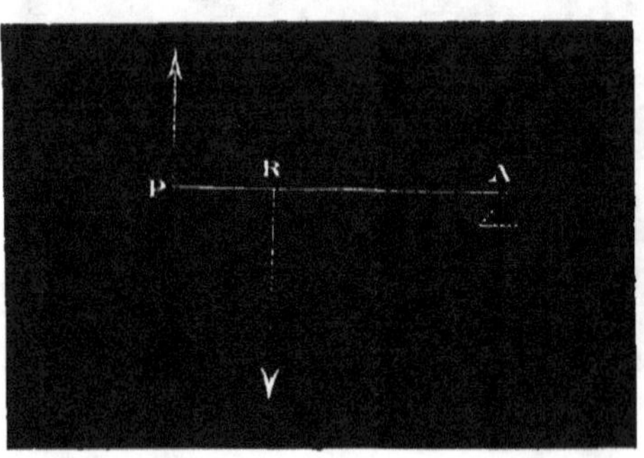

Fig. 8.

Dans le levier du *deuxième genre*, c'est la résistance qui occupe la situation intermédiaire (fig. 8). On lui donne encore le nom d'*inter-résistant*.

Dans ce cas, quelle que soit la position respective des trois points, le bras de levier de la puissance l'emporte sur celui de la résistance, puisque PA reste toujours, par hypothèse, plus grand que RA.

Ce levier est donc bien véritablement celui *de la force*, mais il est on ne peut plus désavantageux au point de vue de la vitesse, car, les vitesses étant proportionnelles aux bras de levier, le chemin de la résistance ne sera jamais aussi considérable que celui de la puissance.

On en rencontre plusieurs exemples chez les animaux. On sait notamment que, pendant la station, le poids du corps sollicite incessamment tous les angles articulaires des membres à se fermer les uns sur les autres. Aussi voit-on, sur la partie convexe ou le sommet de ceux-ci, des muscles qui s'opposent à cette fermeture en agissant sur des leviers du deuxième genre.

C'est ainsi que le sus-épineux, le coraco-radial, le sous-épineux, le sous-scapulaire, soutiennent l'angle scapulo-huméral. Les insertions de ces divers muscles sont toutes situées un peu au delà de l'articulation, qui représente le point d'application de la résistance à vaincre, tandis que le point d'appui est placé à l'articulation du coude.

C'est de la même façon que les extenseurs de l'avant-bras soutiennent l'articulation huméro-radiale, sur laquelle se transmettent les actions de la pesanteur, — que le suspenseur du boulet maintient cette région, — que les jumeaux de la jambe et le perforé retiennent le calcanéum, — que le grand fessier empêche la fermeture de l'angle coxo-fémoral.

On remarquera que tous ces muscles agissent sur des leviers du premier genre lorsque le membre ne sert pas à l'appui. De telle sorte que l'organisme n'a pas besoin de faire intervenir de nouvelles dispositions anatomiques pour développer de la *force*. Les mêmes leviers s'adaptent avec les mêmes puissances à des conditions différentes pour produire, suivant la nécessité du moment, soit de la force, soit de la vitesse.

Enfin, un troisième cas se présente dans la situation respective des trois points fondamentaux du levier. C'est celui où la puissance est placée entre la résistance et le point d'appui.

On désigne ce levier sous le nom de *levier du troisième genre* ou *d'inter-puissant* (fig. 9).

Ici, le bras de la résistance est toujours, par hypothèse, plus considérable que celui de la puissance; mais, par contre, la vitesse y est constamment favorisée aux dépens de la force. De même

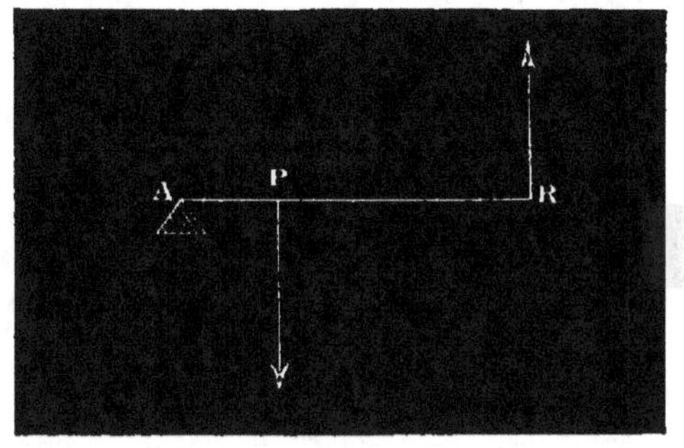

Fig. 9.

que celui du premier genre, on peut aussi l'appeler le *levier de la vitesse*.

L'économie nous en offre des exemples nombreux. Tous les muscles fléchisseurs agissent sur des leviers de cette sorte. Le grand psoas fléchit le fémur par ce mécanisme. Le point d'appui est à l'articulation coxo-fémorale, la résistance (poids du membre) s'applique à l'articulation fémorotibiale, et la puissance est située au trochantin. Les fléchisseurs de la jambe, du métatarse, du bras, de l'avant-bras, du métacarpe, des phalanges, de la tête, du rachis, etc., etc., agissent sur des leviers du troisième genre.

On est donc en droit de dire que ce levier est celui de *la flexion* au même titre que celui du premier genre est le *levier de l'extension*.

Dans la machine animale, tous les leviers ne sont pas répandus en même nombre. Le mode d'articulation des os, les circonstances, commandent ici l'emploi du levier inter-fixe, là celui du levier inter-puissant, ailleurs celui du levier inter-résistant.

Mais on est fondé à se demander *pourquoi l'organisme utilise deux leviers de la vitesse* (celui du premier genre et celui du troisième), puisque l'un d'eux peut devenir celui de la force.

Nous avons vu, en effet, que les os qui agissent comme leviers du premier genre, au lever du membre, deviennent du deuxième pendant l'appui, par le simple déplacement du point fixe et de la résistance. Or, il n'en pouvait être ainsi pour ceux qui fonctionnent comme leviers du troisième genre. En d'autres termes, le levier de la flexion ne peut pas être du premier genre, il est forcément du troisième. Car, s'il en était autrement, nous trouverions, dans les sinus des angles articulaires, des apophyses analogues à l'olécrâne, au calcanéum, au trochanter, ou des os sésamoïdes, rotuliens, particuliers, destinés à substituer le levier du premier genre à celui du troisième. Il n'est pas difficile de voir alors que le mouvement de flexion, déjà suffisamment borné par l'interposition des masses musculaires occupant les sinus articulaires, eût été presque impossible. Sur le côté opposé des angles locomoteurs, la présence de ces saillies n'offre aucun inconvénient, car l'extension n'est jamais complète, et le serait-elle, qu'elle placerait les deux rayons dans le prolongement l'un de l'autre, ce qui ne pourrait gêner le mouvement. Mais il n'en est pas de même pour la flexion; la concavité des angles doit être libre pour que certains points du rayon mobile ne viennent pas rencontrer trop tôt le rayon fixe, et par conséquent limiter son déplacement.

Dans tous les cas qui précèdent, nous avons supposé l'action musculaire isolée afin de la mieux analyser. Il n'en est pourtant jamais ainsi. Tout muscle qui se contracte pour déplacer un rayon est aidé dans son rôle par la contraction d'un seul ou d'un plus grand nombre de muscles voisins. Ces derniers ont pour effet de fixer celui des deux rayons qui ne doit pas se mouvoir. Aucune des pièces de la machine n'est assemblée d'une façon immuable, puisque toutes sont agencées pour le mouvement. Il est donc important, pour éviter les déperditions de force, que certaines d'entre elles soient immobiles, et c'est en vue de ce résultat que la contraction d'un muscle est toujours aidée de celle d'un congénère. Ce fait, la plupart du temps difficile à constater, devient d'une évidence remarquable lors de la production de *l'effort*.

Enfin remarquons que, si l'organisme emploie fréquemment le levier, la plus simple des machines, pour l'édification de son appareil locomoteur, ce levier animal diffère beaucoup de l'usuel et à plus forte raison du mathématique. Que si nous lui avons appliqué les lois de ce dernier, nous avons voulu simplement arriver à une approximation suffisante de son action sans chercher à poser aucun principe absolu.

A l'exemple de M. Mignon [1], nous pensons que dans le levier animal, le point d'appui n'est ni invariable, ni certain; l'insertion des forces ni bien fixe, ni bien précise; leur intensité toujours approximative. Quelle que soit l'exactitude de la notion que l'on puisse avoir sur le volume, la longueur, la direction, la structure du muscle, son angle d'insertion, le bras de levier qu'il meut, — le chiffre de la contractilité, c'est-à-dire la valeur de la force elle-même, nous échappe.

« Dans la machine organisée, la résistance n'est qu'une puissance déguisée par le nom seulement. C'est bien la pesanteur d'abord, mais c'est aussi la contraction musculaire qui s'oppose et résiste à elle-même. C'est une valeur inconnue à vaincre par une autre également ignorée. »

Ajoutons que les *puissances extensives* ont leur maximum d'intensité au commencement de leur action, tandis que celles de la flexion l'ont à la fin. Et cela s'explique par la différence des efforts qu'elles doivent produire. Les premières ont à résister au poids du corps, en même temps qu'à vaincre, dans la locomotion, l'inertie des régions situées au-dessous d'elles; les secondes n'ont qu'à soulever le membre pour lui permettre d'entamer le terrain et sont à peu près déchargées du rôle que les premières remplissent pendant la station. Aussi l'insertion des extenseurs est-elle ordi-

---

1. Mignon, *Mécanique animale*, in *Recueil de médecine vétérinaire*, 1841, p. 67.

nairement plus avantageuse que celle des fléchisseurs, parce que ces derniers n'ont guère à déployer que de la vitesse, à l'encontre des autres qui doivent, de plus, développer de la force.

CHAPITRE IV

PLAN INCLINE

Le **plan incliné** est, avec le levier, l'autre des deux machines simples employées par l'organisme dans la construction de l'appareil locomoteur.

On sait que, dans le plan incliné (fig. 10), un solide O, sollicité par la

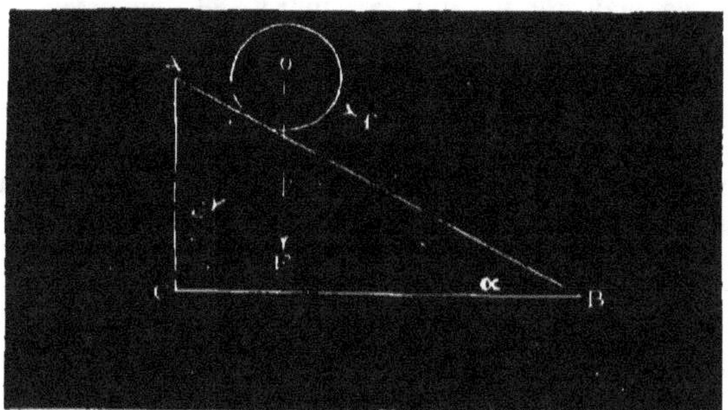

Fig. 10.

pesanteur F, est entraîné le long de ce plan par une force f, qui se calcule par la formule suivante :

$$f = OF \sin. F = \sin. \alpha.$$

En d'autres termes, la force f est le produit du poids du corps O par le sinus de l'angle d'inclinaison du plan.

On comprend que, plus cet angle grandira, plus la composante f croîtra aux dépens de l'autre composante Od, détruite par la résistance du plan.

Or les *surfaces articulaires représentent une multitude de plans inclinés*, qui décomposent le poids de la masse sur les leviers osseux et sur les soupentes tendineuses ou ligamenteuses situées au voisinage des articulations.

A la partie supérieure des membres, la surface articulaire est une cavité plus ou moins profonde. On peut la considérer comme formée par une suite de plans inclinés, dont l'inclinaison diminue de la périphérie au centre. Elle dissémine donc le poids du corps sur la tête qui s'y adapte. Cette dernière agit de la même façon en atténuant une deuxième fois les actions de la masse, en les disséminant sur les ligaments en même temps que sur les os. Au niveau de la seconde articulation des membres, ce sont de nouvelles surfaces inclinées, et ces surfaces se multiplient vers le carpe et vers le tarse, — enfin on les retrouve encore dans les articles de la main et du pied.

Ainsi, de proche en proche, le poids du corps se dissémine sur les colonnes osseuses par le fait de ces inclinaisons diverses, et *le volume des os décroît en proportion des efforts qu'ils ont à supporter*.

Un autre mode de dispersion bien remarquable encore est celui que M. Mignon[1] a nommé le *plan incliné de rayon*, par opposition au précédent qu'il nomme le *plan incliné de surface*.

« Pour établir l'existence de ces plans dans la machine animale, dit-il, il suffit tout simplement de faire observer que, dans les membres, les rayons osseux se superposent en s'inclinant diversement entre eux et en formant ainsi une série d'angles à leur point de rencontre réciproque. Or, comme ces angles ne se ferment pas, comme l'action du poids est une par sa direction, c'est-à-dire *verticale*, et comme cependant le rayon *oblique*, immédiatement inférieur, reçoit cette action, celle-ci s'est donc transmise suivant le rayon osseux; et puisqu'elle a suivi ce rayon incliné, elle a subi l'influence de ce plan oblique qui l'a conduite et supportée, c'est-à-dire qu'elle s'est décomposée en deux autres, dont l'une est perpendiculaire au rayon, l'autre parallèle et en suit la direction.

« Les soutiens flexibles sur lesquels les rayons ou plans inclinés font effort deviennent donc ici un des éléments de ces plans.

« Si maintenant nous n'examinons que les dispositions mécaniques du *support*, nous verrons que le poids du corps se disperse et s'atténue sur une série de plans inclinés, qui reçoivent, décomposent et transmettent ce poids; — que des rayons solides, de plus en plus nombreux, supportent la portion de poids transmise parallèlement au plan et la décomposent à leur tour; — que des parties flexibles soutiennent comme un ressort l'autre portion de poids perpendiculaire aux différents plans; — enfin que des leviers, des poulies, favorisent, aident ou augmentent l'action de ces ressorts que meuvent et tendent des puissances intelligentes, qui graduent et mesurent, en quelque sorte, la somme d'influence réclamée par la nécessité du moment.

« Tel est le système mécanique, aussi simple qu'ingénieux, qui concentre ou dissémine l'action, la produit et la dirige, l'augmente ou l'affaiblit, lui résiste ou la combat. »

Ces premières notions étant bien comprises, nous pouvons aborder maintenant l'étude particulière des régions.

1. Mignon, *loc. cit.*, p. 69 et 71.

DEUXIÈME SECTION

ÉTUDE DES RÉGIONS

§ I. — DIVISIONS DU CHEVAL.

La plupart des auteurs qui ont écrit sur l'extérieur, depuis Bourgelat, ont adopté ses divisions du cheval en *avant-main*, *corps* et *arrière-main* [1] ; d'autres ont préféré la division anatomique en *tronc* et *membres*. Tous ont agi sous l'empire de très bonnes raisons.

Les écuyers, avec Bourgelat, ont envisagé le cheval de manège seulement et l'ont considéré comme une machine placée sous le cavalier, le débordant en avant et en arrière. Pour tous ceux qui font de l'équitation, en effet, le cavalier, dans le maniement de sa monture a deux résistances à vaincre, deux parties à diriger : *l'avant-main*, c'est-à-dire toute la partie du cheval qui est située devant lui, et l'*arrière-main*, toute celle qui est derrière. Le *corps* est sous lui ; il ressent directement son action et ne peut lui échapper. Il n'en est pas de même de l'*avant* et de l'*arrière* dont les mouvements sont souvent loin d'être synergiques et sur lesquels il doit fixer son attention.

Les auteurs qui ont préféré, contrairement aux précédents, partager le cheval en *tronc* et *membres*, se sont vite aperçus que la division de Bourgelat, tout en s'appliquant très bien au service de la selle, devenait défectueuse quand elle s'adressait à celui du gros trait ou du trait léger. Il serait oiseux d'insister sur ce point. Et la contradiction dans les termes s'accuse encore plus quand il s'agit d'étudier la conformation extérieure des autres animaux domestiques, tels que le bœuf, le mouton ou le chien.

1. Les expressions d'*avant-main* (l'*avant* de la main) et d'*arrière-main* (l'*arrière* de la main) sont du masculin (Littré).

Aussi, adopterons-nous la division suivante, parce qu'elle est plus générale, plus commode, et que ce livre ne s'adresse pas seulement à des écuyers.

Quel que soit l'animal examiné, quel que soit son service, il pourra toujours être divisé en trois parties : la *tête*, le *corps* et les *membres ;* et les expressions d'avant et d'arrière-main seront aussi très avantageusement remplacées par celles de *train antérieur* et de *train postérieur.*

La *tête* et le *corps* sont les pièces les plus importantes de la machine animale, car elles contiennent les organes indispensables à l'entretien de la vie.

Les *membres*, colonnes brisées, articulées d'espace en espace, supportent le tronc, et, par leurs mouvements, le transportent d'un lieu dans un autre.

Outre ces divisions principales, il en est de secondaires ; ce sont les faces ou les plans qui limitent l'animal en avant, en arrière, en haut, en bas et sur les côtés.

Les faces latérales, dans le langage ordinaire, sont quelquefois désignées d'une manière particulière. Ainsi les écuyers appellent souvent *montoir* le côté gauche, par opposition au côté droit qu'ils nomment *hors du montoir* ou *hors montoir.* Comme c'est d'ordinaire à gauche que le cavalier monte à cheval, ces expressions ne conviennent que pour le cheval de manège et seraient déplacées dans tout autre cas.

Les charretiers emploient aussi, pour les mêmes raisons, des dénominations qu'il est bon de connaître. L'homme qui conduit les chevaux de gros trait se tient à gauche de son attelage, et c'est pour ce motif qu'on désigne encore ce côté sous le nom de *côté de l'homme*, le droit étant appelé *hors l'homme.*

A Paris et dans un grand nombre de départements, ces expressions ont leur raison d'être ; mais dans certaines localités, le Finistère et les Côtes-du-Nord par exemple, elles seraient dénuées de sens, puisque les hommes y conduisent souvent les chevaux à droite.

Nous n'avons indiqué jusqu'ici que les grandes divisions du cheval. Chacune d'elles est encore subdivisée en régions secondaires que nous avons consignées dans le tableau synoptique suivant, ainsi que dans les figures explicatives qui s'y trouvent annexées.

Afin de faciliter aux personnes peu familiarisées avec la dissection l'intelligence des descriptions anatomiques sommaires qui accompagnent chaque région ; dans le but aussi de guider les artistes dans la représentation exacte des formes chevalines, nous avons reproduit ce qu'en terme d'atelier on désigne sous le nom d'*écorché* (fig. 16, 17 et 18). On y trouve, en effet, l'ensemble de tous les reliefs musculaires, osseux,

ligamenteux ou tendineux qui existent sous la peau et peuvent devenir
apparents à l'extérieur.

TABLEAU DES RÉGIONS.

1º **Tête** (17 régions).

FACE ANTÉRIEURE.	FACE POSTÉRIEURE.	FACES LATÉRALES.	EXTRÉMITÉ INFÉRIEURE.	EXTRÉMITÉ SUPÉRIEURE.
1. *Front.* 2. *Chanfrein.* 3. *Bout du nez.*	4. *Auge.* 5. *Ganache.* 6. *Barbe.*	7. *Oreille.* 8. *Tempe.* 9. *Salière.* 10. *Sourcil.* 11. *Œil.* 12. *Joue.* 13. *Naseau.*	14. BOUCHE. a. *Lèvres.* b. *Dents.* Gencives. c. *Barres.* d. *Canal* e. *Langue.* f. *Palais.*	15. *Nuque.* 16. *Parotide.* 17. *Gorge.*

2º **Corps** (20 régions).

FACE SUPÉRIEURE.	FACE INFÉRIEURE.	FACES LATÉRALES.	EXTRÉMITÉ ANTÉRIEURE.	EXTRÉMITÉ POSTÉRIEURE.	ORGANES GÉNITAUX.
1. *Encolure :* *Crinière.* *Toupet.* 2. *Garrot.* 3. *Dos.* 4. *Reins.* 5. *Croupe.* *Hanche.*	6. *Passage des sangles.* 7. *Ventre.*	8. *Côtes.* 9. *Flanc.* 10. *Aine.*	11. *Poitrail.* 12. *Inter-ars* 12. *Ars.*	14. *Queue.* 15. *Anus.* 16. *Périnée.* *Raphé.*	MÂLE. 17. *Testicules et bourses.* 18. *Fourreau et Verge.* FEMELLE. 19. *Vulve.* 20. *Mamelles.*

3º **Membres** (16 régions).

ANTÉRIEURS.	POSTÉRIEURS.	RÉGIONS COMMUNES AUX DEUX MEMBRES.
1. *Épaule* 2. *Bras.* 3. *Coude.* 4. *Avant-bras.* 5. *Genou.*	6. *Cuisse et fesse.* 7. *Grasset.* 8. *Jambe.* 9. *Jarret.*	10. *Châtaigne.* 11. *Canon et tendon.* 12. *Boulet.* 13. *Fanon et ergot.* 14. *Paturon.* 15. *Couronne.* 16. *Pied.*

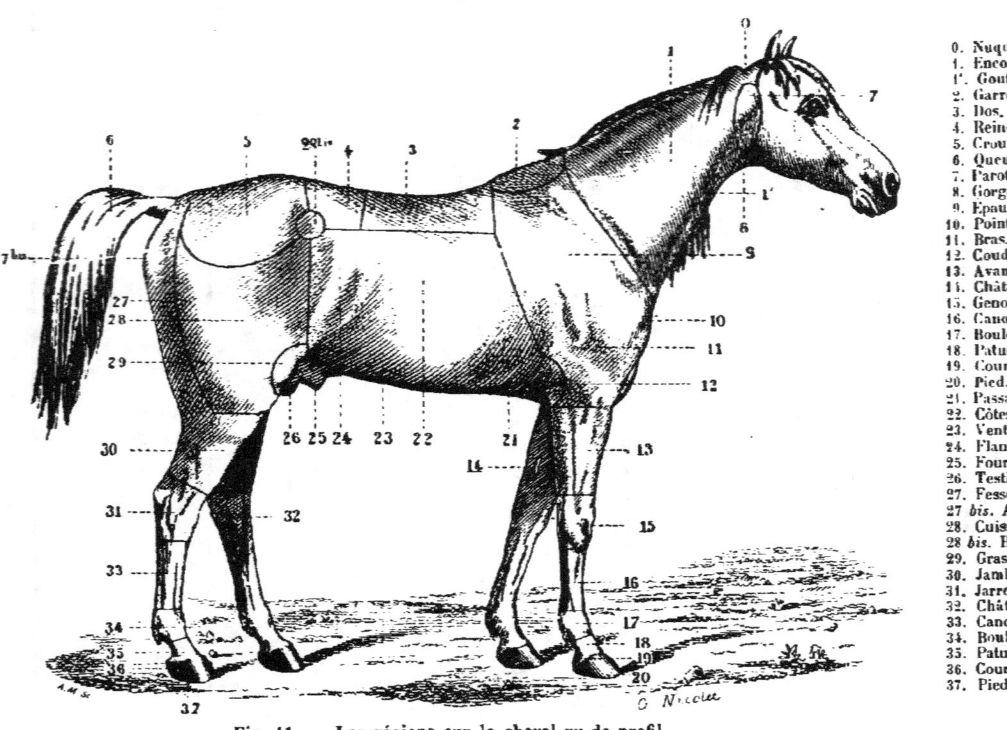

Fig. 11. — Les régions sur le cheval vu de profil.

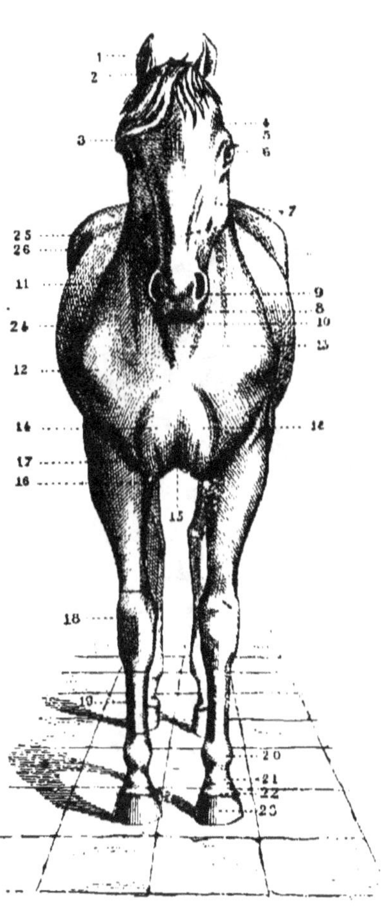

Fig. 12. — Les régions sur le cheval
vu de devant.

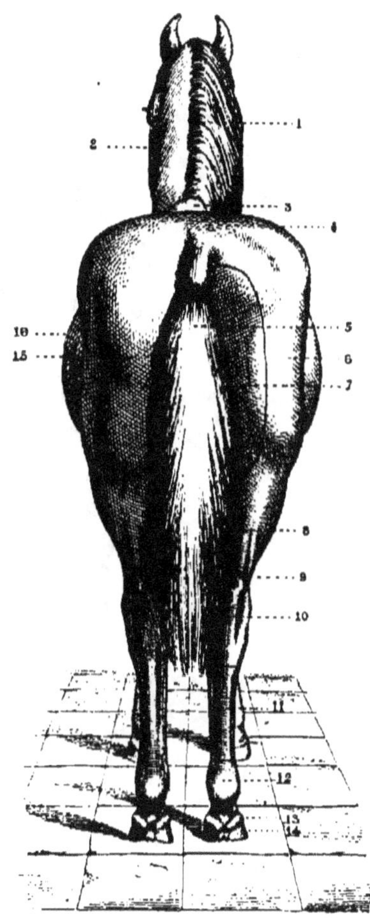

Fig. 13. — Les régions sur le cheval
vu de derrière.

1. Oreille.
2. Toupet.
3. Front.
4. Salière.
5. Sourcil.
6. Œil.
7. Chanfrein.
8. Bout du nez.
9. Naseau.
10. Lèvre supérieure.
11. Épaule.
12. Pointe de l'épaule
   ou du bras.
13. Encolure.
14. Poitrail.
15. Inter-ars.
16. Ars.
17. Avant-bras.
18. Genou.
19. Canon.
20. Boulet.
21. Paturon.
22. Couronne.
23. Pied.
24. Côtes.
25. Creux du flanc.
26. Hanche.

1. Crinière.
2. Encolure.
3. Garrot.
4. Croupe.
5. Queue.
6. Cuisse.
7. Fesse.
8. Corde du jarret.
9. Pointe du jarret.
10. Jarret.
11. Canon.
12. Boulet.
13. Couronne.
14. Pied.
15. Flanc.
16. Côtes.

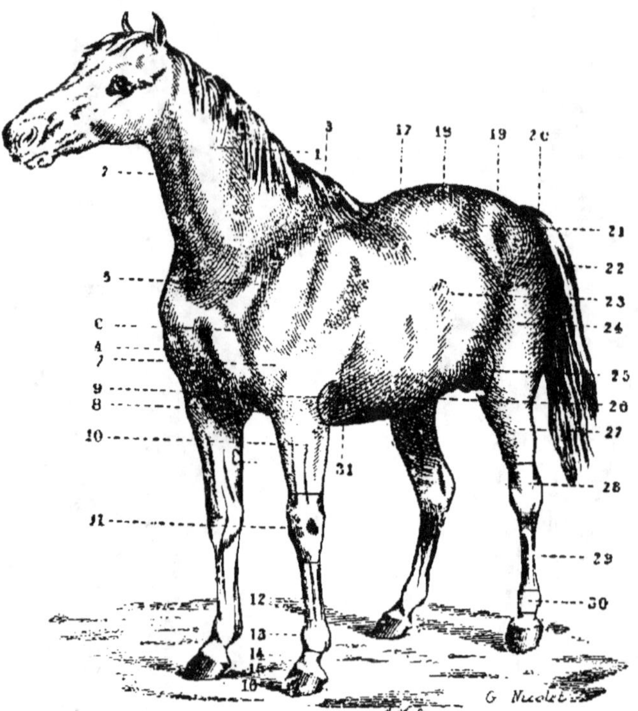

Fig. 14. — Les régions sur le cheval vu de biais et en avant.

1. Encolure.	17. Dos.
2. Gouttière de la jugulaire.	18. Reins.
3. Garrot.	19. Croupe.
4. Poitrail.	20. Queue.
5. Épaule.	21. Hanche.
6. Angle de l'épaule.	22. Flanc.
7. Bras.	23. Côtes.
8. Ars.	24. Cuisse.
9. Coude.	25. Grasset.
10. Avant-bras.	26. Ventre.
11. Genou.	27. Jambe.
12. Canon.	28. Jarret.
13. Boulet.	29. Canon.
14. Paturon.	30. Boulet.
15. Couronne.	31. Passage des sangles.
16. Pied.	

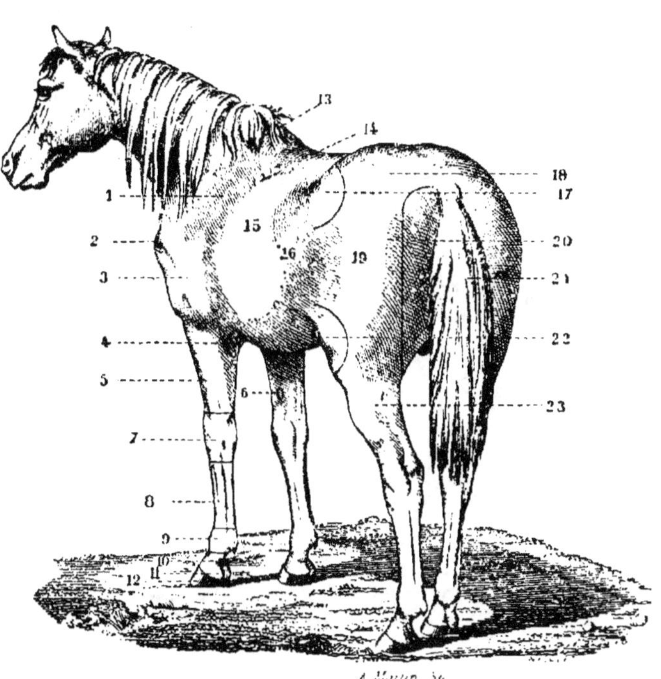

Fig. 15. — Les régions sur le cheval vu de biais et en arrière.

1. Épaule.
2. Pointe de l'épaule.
3. Bras.
4. Coude.
5. Avant-bras.
6. Châtaigne.
7. Genou.
8. Canon.
9. Boulet.
10. Paturon.
11. Couronne.
12. Pied.

13. Garrot.
14. Dos.
15. Côtes.
16. Flanc.
17. Hanche.
18. Croupe.
19. Cuisse.
20. Fesse.
21. Queue.
22. Grasset.
23. Jambe.

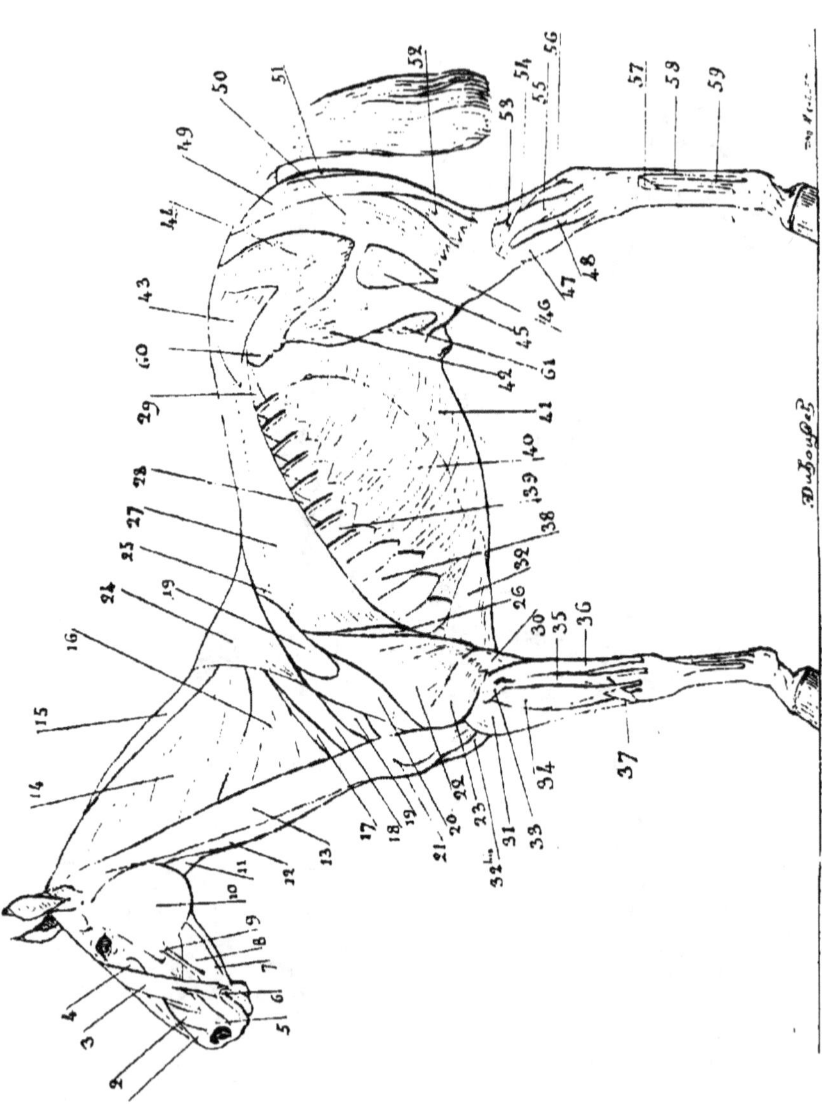

Fig. 16. — Écorché vu de profil.

LÉGENDE DE L'ÉCORCHÉ VU DE PROFIL

1. Fausse narine.
2. Os petit sus-maxillaire.
3. Sus-naso-labial.
4. Releveur propre de la lèvre supérieure.
5. Pyramidal du naseau.
6. Orbiculaire des lèvres.
7. Abaisseur de la lèvre inférieure.
8. Buccinateur.
9. Zygomato-labial.
10. Masséter.
11. Omoplat-hyoïdien.
12. Sterno-maxillaire.
13. Mastoïdo-huméral.
14. Splénius.
15. Releveur propre de l'épaule.
16. Angulaire de l'omoplate.
17. Sterno-pré-scapulaire.
18. Sus-épineux.
19-19. Sous-épineux.
20. Long abducteur du bras.
21. Pointe de l'épaule.
22. Gros extenseur de l'avant-bras.
23. Court extenseur de l'avant-bras.

24. Trapèze dorsal (le trapèze cervical a été enlevé pour montrer les muscles sous jacents).
25. Cartilage de prolongement du scapulum.
26. Long extenseur de l'avant-bras.
27. Grand dorsal.
28. Les six digitations du petit dentelé postérieur de la respiration.
29. Rétracteur de la dernière côte.
30. Olécrâne.
31. Extenseur antérieur du métacarpe.
32. Sterno-trochinien.
32 bis. Sterno-huméral.
33. Ligament latéral externe du coude.
34. Extenseur antérieur des phalanges.
35. Extenseur latéral des phalanges.
36. Fléchisseur externe du métacarpe.
37. Extenseur oblique du métacarpe.
38. Grand dentelé de l'épaule.
39. Intercostaux externes.
40. Grand oblique de l'abdomen.
41. Tunique abdominale.
42. Fascia-lata.

43. Grand fessier ou fessier moyen (vu à travers une ouverture pratiquée dans l'aponévrose fessière).
44. Fessier superficiel.
45. Vaste externe (vu à travers une ouverture faite à l'aponévrose du fascia-lata).
46. Aponévrose jambière.
47. Extenseur antérieur des phalanges.
48. Extenseur latéral des phalanges.
49. Demi-tendineux.
50. Long vaste (ou portion postérieure du fessier superficiel).
51. Demi-membraneux.
52. Biceps fémoral.
53. Plantaire grêle.
54. Jumeaux de la jambe.
55. Fléchisseurs des phalanges.
56. Corde du jarret.
57. Tête du métatarsien rudimentaire.
58. Tendons fléchisseurs des phalanges.
59. Ligament suspenseur du boulet.
60. Angle de la hanche.
61. Droit antérieur de la cuisse.

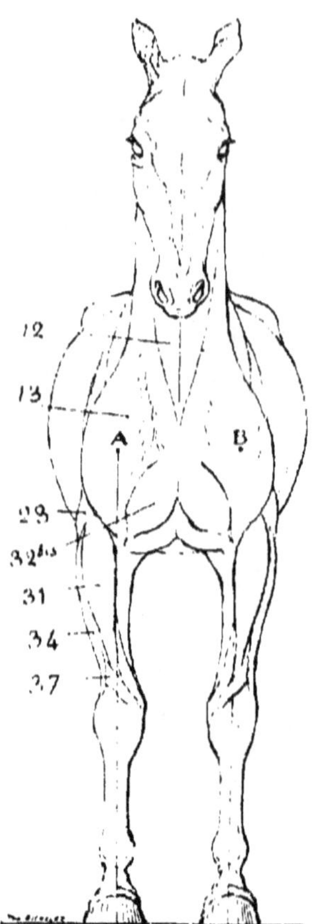

Fig. 17. — Écorché vu de face.

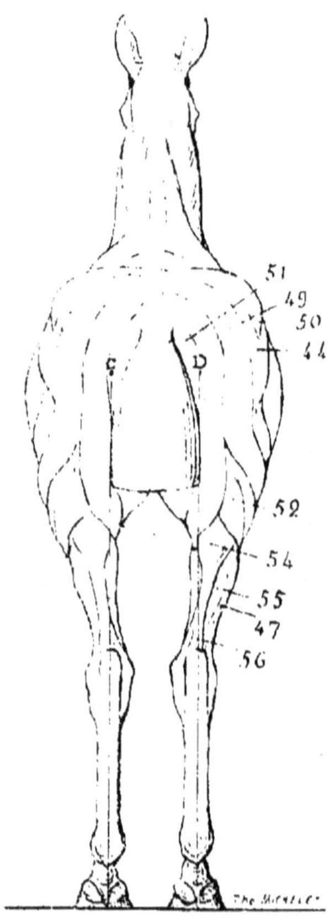

Fig. 18. — Écorché vu de derrière

12. Sterno-maxillaire.
13. Mastoïdo-huméral.
23. Court extenseur de l'avant-bras.
31. Extenseur antérieur du métacarpe.
32 *bis*. Sterno-huméral.
34. Extenseur antérieur des phalanges.
37. Extenseur oblique du métacarpe.

44. Fessier superficiel.
47. Extenseur latéral des phalanges.
49. Long vaste (portion postérieure du fessier superficiel).
50. Grand fessier.
51. Demi-tendineux.
52. Biceps fémoral.
54. Jumeaux de la jambe.
55. Fléchisseur profond des phalanges.
56. Corde du jarret.

§ II. — QUELQUES DÉFINITIONS.

Dans le langage de l'extérieur, on emploie souvent certaines expressions dont il faut connaître exactement la signification. Ce sont les suivantes : *Beauté,* — *Défectuosité,* — *Tare,* — *Vice,* — *Défaut.*

A. — Beautés.

La *beauté*, dit Bourgelat, réside dans la convenance et le rapport des parties.

Cette définition est incomplète, car elle n'a trait qu'aux proportions de l'ensemble et laisse de côté celles des parties prises isolément.

En effet, il se peut que l'harmonie générale fasse défaut chez un cheval, bien que certaines de ses régions soient absolument belles ; que le tout soit composé d'éléments mal agencés, sans que pour cela certains d'entre eux ne puissent entrer dans un sujet de la meilleure confection.

Il faut donc attacher un sens plus précis au mot beauté, et dire que c'est tout ce qui indique la parfaite adaptation de l'organe à sa fonction, ou du sujet tout entier au service pour lequel il est destiné.

Ce n'est pas ce qui plaît à l'œil, ainsi que l'entendent souvent les personnes étrangères à ces sortes d'études, mais ce qui est qualifié de bon par le connaisseur, par l'homme compétent. *Beauté est donc synonyme de bonté.*

Et l'on voit alors qu'une *belle région* est une *bonne région*, qu'un *beau cheval* est un *bon cheval*, que la *beauté de l'ensemble* résulte, comme le disait Bourgelat, *de la beauté et de la convenance réciproque de toutes les parties;* enfin que l'une d'elles peut être *belle* sans que l'ensemble jouisse de cette qualité.

Cette acception du mot beauté s'applique donc aussi bien au général qu'au particulier, et c'est la seule qu'on devra entendre quand nous l'emploierons.

Il y a encore une distinction à établir parmi les *beautés :* les unes sont *absolues*, les autres *relatives*.

Les *beautés absolues* seront toujours recherchées, quel que soit le service : la selle, le trait léger ou le gros trait. Une poitrine spacieuse, des articulations larges, des muscles denses, volumineux, des aplombs réguliers, des attaches puissantes, etc., sont des beautés absolues à exiger indistinctement de tous les chevaux, car ces caractères indiquent la force et l'énergie nécessaires à tous les services.

Les *beautés relatives*, au contraire, dénotent la spécialisation pour tel ou tel service. Ainsi, on préfère la largeur du poitrail, des épaules massives, des muscles volumineux, des membres courts, vigoureux, un corps près de terre, des reins larges, etc., chez le cheval de gros trait, qui doit l'emporter surtout par la masse et la puissance de l'effort ; tandis que l'on recherche un corps plus enlevé, plus étroit, une encolure longue, une tête légère, des rayons longs, en un mot une masse moins lourde, des mouvements plus souples et plus étendus, pour le cheval rapide. Ce sont autant de beautés relatives à ces deux genres d'utilisation, et qui deviendraient préjudiciables si au lieu de les appliquer à l'un on les attribuait à l'autre.

B. — Défectuosités.

Le mot *défectuosité* est, par étymologie, l'opposé de celui de *beauté*. Il caractérise le défaut d'adaptation de la chose pour le but auquel on la destine.

Les *défectuosités* sont *absolues, relatives, congénitales* ou *acquises*.

Les *défectuosités absolues* sont des causes de rejet pour le cheval, car elles nuisent à tous les genres d'utilisation.

Ainsi, des côtes plates ont pour résultat de réduire la capacité de la poitrine ; des pieds plats rendent l'application du fer difficile, exposent le cheval aux contusions des talons et de la sole, aux atteintes; un ventre rétracté indique un appétit capricieux; des membres grêles se ruinent de bonne heure ; des articulations étroites diminuent l'étendue des mouvements; de mauvais aplombs exposent à des chutes, à une usure précoce des membres, etc. : ce sont autant de défectuosités absolues.

Par contre, les défectuosités sont *relatives* lorsqu'elles nuisent seulement à l'emploi du cheval pour un service déterminé. Un dos concave est défectueux pour le bât; une croupe trop oblique, un poitrail très large, ne conviendraient pas pour les allures rapides, tandis qu'ils ne sont pas préjudiciables au service du gros trait; il en est de même pour le garrot bas, le garrot élevé, la croupe horizontale et la croupe double, etc. On voit donc, d'après ces quelques exemples, que ce qui est une beauté pour un service peut devenir une défectuosité quand il s'agit d'un autre.

Les *défectuosités congénitales* sont celles que le cheval apporte en naissant ; les *défectuosités acquises*, celles qui surviennent par le fait de son utilisation :

Un cheval brassicourt, c'est-à-dire chez lequel le genou se porte naturellement en avant, est affecté d'une *défectuosité congénitale ;* tandis que si ce défaut est le résultat de l'usure, on dit le cheval arqué et atteint d'une *défectuosité acquise.*

La plupart des défectuosités sont des malformations que l'animal apporte en naissant, et sont par conséquent de nature congénitale : cependant, il en est d'assez nombreuses qu'il acquiert par le fait du travail.

C. — Tares.

Il est difficile de donner une bonne définition du mot *tare*, parce que la première condition à remplir pour définir une chose est que cette chose soit elle-même *définie* dans le sens littéral du mot.

Or, dans l'espèce, on est aujourd'hui loin de s'entendre sur le nombre et la nature des tares. Rien de moins absolu, rien de plus relatif : tout dépend de l'idée qu'on s'en fait.

Les mots *tare, vice, défaut,* sont très souvent employés comme synonymes, lorsqu'il s'agit du cheval. Ils paraissent avoir cependant une signification particulière.

Ainsi, sous le nom de *tare*, on entend désigner une cause de dépréciation superficielle et apparente. Le *vice*, le *défaut*, semblent plutôt porter en eux-mêmes quelque chose de caché.

Parmi les définitions nombreuses qu'on a données de la tare, celle de Littré nous paraît la plus complète : la voici : « La *tare* est une défectuosité d'une origine quelconque, maladive ou non, qui a son siège à la peau ou dans les parties sous-jacentes, et qui diminue plus ou moins la valeur du cheval. »

Mais, comme le mot défectuosité a un autre sens en extérieur, comme, d'autre part, il importe peu qu'on explique la variété d'origine des tares, puisque cette origine est quelconque, leur nature maladive, puisqu'elles peuvent ne pas l'être, nous modifierons cette définition de la manière suivante :

Une tare est toute trace apparente de dépréciation, ayant son siège à la peau ou dans les parties sous-jacentes.

Cette trace n'a pas besoin d'être *persistante.* Un cheval peut fort bien être *taré* aujourd'hui et ne le plus être dans huit jours. Une chute très légère sur les genoux laisse parfois une trace immédiate qui alors *tare* le sujet, tandis qu'il n'en reste souvent plus rien de visible quelque temps après.

Quoi qu'il en soit, nous ajouterons que, le plus ordinairement, on donne le nom de tare à des cicatrices, à des tumeurs résultant d'accidents, d'opérations que l'animal a subies ou de maladies diverses qui ont laissé des lésions apparentes.

Citons-en quelques exemples :

Un cheval auquel on a mis le feu sur l'une de ses articulations est taré.

Un cheval qui présente des tumeurs autour du jarret est taré.

Il en est de même de celui auquel on a mis des vésicatoires sur les parois de la poitrine, si le poil n'a pas repoussé à l'endroit de leur application.

Un cheval qui, après une saignée, a contracté une inflammation de la veine jugulaire, puis une oblitération consécutive de celle-ci, est encore un cheval taré.

Les tares, on le conçoit, offrent plus ou moins de gravité et diminuent, par cela même, la valeur de l'animal qui les porte. Il en est auxquelles on n'attache pas d'importance. Nous y reviendrons à propos de l'examen des régions.

D. — Vices et défauts.

Ces deux expressions n'ont pas toujours la même signification dans le langage de l'extérieur.

Dans certains cas, le mot *vice* est synonyme de maladie ou défaut, ainsi qu'on le voit, par exemple, dans l'article 1ᵉʳ de la loi du 2 août 1884, qui a trait aux ventes et échanges d'animaux domestiques. Cette loi donne, en effet, l'énumération de tous les *vices*, *défauts* ou *maladies*, réputés rédhibitoires, c'est-à-dire qui entraînent la résiliation de la vente ou de l'échange.

Dans d'autres cas, le *vice* résulte du mauvais caractère de l'individu ou de sa mauvaise éducation. Un cheval qui mord, rue, se cabre, recule sans qu'il y soit sollicité, frappe du devant, est un cheval vicieux.

En général, il existe une certaine gradation entre les vices et les défauts. Au mot *vice*, s'attache habituellement le sens d'une imperfection morale grave; au mot *défaut*, celui d'une imperfection morale légère; enfin au mot *défectuosité*, celui d'une imperfection physique plus ou moins grave. Nous répétons cependant qu'on se sert très souvent de ces trois expressions avec la même valeur dans le langage ordinaire, bien qu'elles soient, comme nous venons de le voir, assez nettement définies.

PREMIÈRE PARTIE

DE LA TÊTE

DIVISIONS. — Située à la partie antérieure du *tronc*, la *tête* représente, une résistance placée à l'extrémité d'un bras de levier formé par
l'encolure, résistance dont la situation relative, par le fait des mouvements qu'elle exécute, a une très grande influence sur la position du
centre de gravité.

Dans son ensemble, elle offre à considérer *quatre faces ;* une *extrémité supérieure*, qui répond à l'encolure, et une *extrémité inférieure*,
occupée par la bouche.

Chacune de ces divisions principales se décompose en plusieurs régions que nous allons énumérer tout d'abord (fig. 19) :

FACES. — 1° Sur la **FACE ANTÉRIEURE**, on trouve successivement, en
procédant de haut en bas :

Le *front*, le *chanfrein* et le *bout du nez*.

2° et 3° Sur *chacune des* **FACES LATÉRALES** :

L'*oreille*, la *tempe*, la *salière*, l'*œil*, la *joue* et le *naseau*.

4° Sur la **FACE POSTÉRIEURE** :

L'*auge*, les *ganaches* et la *barbe*.

5° **EXTRÉMITÉ INFÉRIEURE.** — La *bouche* l'occupe entièrement, mais
elle comprend les régions secondaires suivantes :

Les *lèvres*, les *dents* et les *gencives*, les *barres*, le *canal*, la *langue*,
le *palais*.

6° **EXTRÉMITÉ SUPÉRIEURE.** — Elle comprend des parties intermédiaires
à la tête et à l'encolure, qui sont : en haut, la *nuque;* en bas, la *gorge*,
de chaque côté, enfin, la *parotide*.

Telles sont les régions nombreuses de la tête que nous allons maintenant examiner.

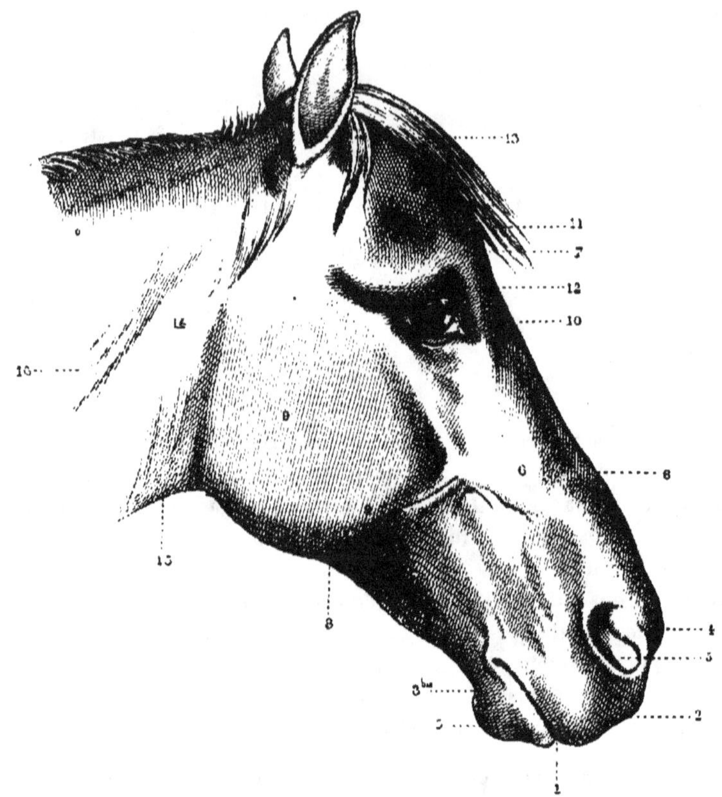

Fig. 19.

1. Bouche.
2. Lèvre supérieure.
3. Lèvre inférieure.
3 bis. Barbe.
4. Bout du nez.
5. Naseau.

6-6. Chanfrein.
7. Front.
8. Ganache.
9. Joue.
10. Œil.

11. Salière.
12. Tempe.
13. Oreille.
14. Parotide.
15. Gorge.
16. Encolure.

CHAPITRE PREMIER

FACE ANTÉRIEURE DE LA TÊTE

A. — Du front.

SITUATION. — LIMITES. — BASE ANATOMIQUE. — Le *front* est cette région impaire qui occupe la partie supérieure de la face antérieure de la tête.

Elle est limitée en arrière par la *nuque*, en bas par le *chanfrein*, de chaque côté, et de haut en bas, par l'*oreille*, la *tempe*, la *salière* et l'*œil*. Les crins du *toupet* flottent à sa surface et en cachent une partie.

Elle a pour base osseuse les portions correspondantes de l'occipital, du pariétal et du frontal. A part le milieu du frontal qui est directement recouvert par la peau, ces os donnent attache aux crotaphites, muscles puissants, rapprocheurs des mâchoires.

Quelle que soit la forme générale du front, on y remarque toujours, en haut, deux saillies de volume variable, qui appartiennent en propre à chacun de ces muscles, tandis que dans le reste de son étendue la région se montre à peu près plane.

Celle-ci doit être examinée sous le rapport de sa *largeur* et de sa *direction*.

La **LARGEUR** du front est une beauté absolue. C'est là un fait incontestable sur lequel tout le monde est d'accord, mais dont les auteurs ont bien souvent donné de très fausses interprétations.

Presque tous, en effet, s'attachent à démontrer que cette largeur est en rapport avec l'intelligence, et ils en tirent l'indication de sa beauté. Pour que cette assertion fût fondée, il faudrait d'abord prouver : 1° que la largeur est en relation directe avec le volume de l'encéphale; 2° que le volume de ce dernier est proportionnel au développement de l'intelligence.

Relativement au premier point, n'oublions pas que la largeur frontale dépend aussi bien du volume des muscles que de l'ampleur des sinus cavités anfractueuses, pleines d'air, comprises dans l'épaisseur des parois du crâne, en avant. On peut même poser en principe qu'elle tient, la plupart du temps, à ces deux causes réunies et surtout à la dernière, plutôt qu'à la capacité de la cavité crânienne. Que devient alors l'interprétation relatée plus haut? Le lecteur en fera justice.

En ce qui concerne le second point, l'explication n'a pas plus de valeur. Il est exact de dire que, dans la série animale, le développement de l'encéphale est en rapport avec celui de l'intelligence. Mais on n'est pas en droit d'en conclure que, pour des individus isolés de la même espèce, cette relation soit encore vraie. A cet égard, les observations contradictoires abondent chez l'homme où ces faits ont été bien étudiés.

Chez le *cheval*, il paraît en être ainsi, de l'aveu des auteurs qui ont défendu cette opinion. Vallon rapporte qu'à l'École de dressage de Saumur, où sont envoyés les chevaux rétifs de l'armée, beaucoup de ces animaux ne le cèdent en rien aux autres sous le rapport du développement transversal du front[1].

L'intelligence n'est donc pas constamment en relation avec la largeur de cette région. Sans aucun doute, certains sujets sont mieux doués du côté de cette faculté, mais c'est un fait qu'on ne peut guère constater qu'en les suivant dans leur travail.

Au dire des Arabes, il faut que le front soit une des quatre choses larges. Cet aphorisme est vrai, mais pour des raisons bien différentes de celles qu'on a invoquées.

Le front doit être large, parce que son développement transversal indique celui des muscles crotaphites et celui des sinus frontaux, dépendances de l'appareil respiratoire.

Or, en principe, la forte musculature d'une région est toujours une beauté absolue, car, outre qu'elle dénote une grande aptitude à l'exécution d'une fonction isolée, elle est encore le signe de la puissance du système locomoteur en général.

Pour des raisons analogues, il est utile de rechercher des sinus frontaux spacieux, parce que les dimensions d'un organe commandent, pour ainsi dire, celles de tous les autres composant le même appareil; et, comme la *fonction fait l'organe*, on peut dire qu'à des organes développés se rattachent des fonctions plus parfaites.

C'est donc pour ce motif que des sinus étendus sont une beauté absolue, et non, comme le pense Merche[2], parce qu'ils ont pour effet « d'agrandir le siège de l'odorat ». Les cellules olfactives n'existent pas dans la membrane muqueuse des sinus; on ne les trouve qu'à la surface de la pituitaire et sur le trajet des nerfs de la première paire encéphalique.

Chez les poulains, le front est bombé par suite de ce fait que

<hr>

1. Vallon, *Cours d'hippologie*, t. Ier, p. 306.
2. Merche, *Nouveau Traité des formes extérieures du cheval*, p. 15. Paris, 1868.

les sinus n'ont pas encore acquis la capacité qu'ils auront plus tard.

La **DIRECTION** du front est liée à la forme de la tête en général.

Il est dit *droit*, lorsqu'il est sensiblement rectiligne dans tous les sens; *concave*, s'il est déprimé à sa partie inférieure; *convexe*, quand son profil est bombé de haut en bas. Ces diverses conformations se rapportent aux têtes *carrée, camuse, busquée, de lièvre*; nous y reviendrons à propos de la tête en général.

La forme du front, enfin, est quelquefois modifiée par la présence de petites éminences désignées sous le nom de *cornes*, par analogie avec les appendices semblables qu'on observe chez les animaux de l'espèce bovine. Les chevaux qui présentent cette anomalie sont assez rares ; on les qualifie de *cornus* dans le langage ordinaire[1].

Nous étudierons, à l'article *robes*, les particularités relatives à la disposition et à la couleur des poils du front.

MALADIES ET TARES. — Les lésions les plus communes de cette région sont des cicatrices ou des excoriations provenant de chutes faites par l'animal.

D'autres affections plus rares et plus graves sont des tuméfactions qui résultent d'une maladie des sinus frontaux. Quelquefois, ce sont des cicatrices situées sur la partie moyenne et inférieure du front, à droite et à gauche de la ligne médiane, indiquant que la *trépanation* a été pratiquée dans le but de donner écoulement au pus que renfermaient ces sinus. Quand on les constate, il convient de compléter l'examen par celui de la muqueuse nasale et des ganglions lymphatiques de l'auge, parce que la collection purulente des sinus, souvent longue à guérir, peut être la conséquence de la *morve*.

Merche[2] indique, après Bourgelat et beaucoup d'autres, une fraude employée par les maquignons, pour mieux appareiller des chevaux devant être vendus ensemble. Elle consiste à déterminer une *marque* blanche dans la région du front en cautérisant la peau avec un fer rouge ou de l'eau bouillante, etc. Il surviendrait alors une chute des poils, et ceux-ci repousseraient bientôt avec une coloration blanche. On distingue aisément cette marque factice; en son milieu, il est un espace dénudé, bordé de poils qui ne sont jamais égaux à leurs voisins. (Bourgelat.) La constatation d'une pareille fraude touche beaucoup plus à la réputation de celui qui l'a employée qu'à la valeur même du cheval qui en a été l'objet.

B. — Du chanfrein (fig. 19).

SITUATION. — **LIMITES.** — **BASE ANATOMIQUE.** — Le chanfrein est une région impaire, placée sur la face antérieure de la tête, limitée en haut par le

---

1. A. Goubaux, *Note sur les chevaux cornus*, in Comptes rendus de la Société de biologie, 1852, p. 25.

2. Merche, *Nouveau Traité des formes extérieures du cheval*, p. 16.

front, en bas par le *bout du nez*, sur chacun de ses côtés, par l'*œil*, la *joue* et le *naseau*.

Les sus-nasaux, ainsi qu'une partie des lacrymaux, des zygomatiques, des grands et des petits sus-maxillaires, sont les os qui en forment la base résistante ; trois muscles pairs les recouvrent.

Cette région est intéressante à considérer, parce qu'elle appartient aux cavités nasales proprement dites, et que son développement est toujours en rapport avec celui de l'appareil respiratoire en général. Pour cette raison, sa première condition de beauté est donc liée à ses grandes dimensions transversales.

On reconnaît au chanfrein une partie moyenne et deux latérales.

1° *Partie moyenne.* — Elle doit être examinée sous le double rapport de sa direction et de sa largeur.

a. La DIRECTION ou la FORME du chanfrein a fait donner à la tête des noms particuliers.

Ainsi, lorsqu'il est *droit*, ou rectiligne de haut en bas, la tête est *carrée*.

Lorsqu'il est *convexe* dans le même sens, la tête est *moutonnée*, si la convexité est limitée au chanfrein ; on la dit *busquée*, au contraire, si cette convexité porte en même temps sur le front.

Enfin, lorsqu'il est le siège d'une dépression ou d'une *concavité* sur le milieu de sa longueur, la tête est de *rhinocéros*.

Celle-ci peut être *congénitale* ou *acquise*. Dans ce dernier cas, elle est due à l'usure des os propres du nez, conséquence de l'emploi de la muserolle ou de l'usage brutal du caveçon. Heureusement, elle ne donne lieu à aucun inconvénient et les cavités nasales sont tout aussi spacieuses que dans l'état ordinaire. Mais il n'en serait pas de même si elle était occasionnée par la fracture des sus-nasaux, ainsi que nous le verrons plus loin.

Quoique la direction rectiligne, que comporte surtout la tête carrée, paraisse la plus agréable à l'œil, les autres formes du chanfrein n'impliquent en rien un plus faible développement de l'appareil respiratoire.

b. La LARGEUR s'examine sur la partie moyenne de cette région ou sur la face antérieure de la tête. Proportionnelle à celle du front, elle est, dans tous les cas, un indice de capacité respiratoire. L'étroitesse constitue une défectuosité absolue. Mais nous ne saurions trop combattre l'opinion erronée des auteurs qui considèrent un chanfrein convexe, sous ombre qu'il est étroit, comme une cause prédisposante du *cornage*, car cette affection n'a pas son siège dans les cavités nasales.

2° *Parties latérales.* — Les parties latérales sont peu importantes à examiner. Nous ferons remarquer cependant qu'elles ne présentent pas tout à fait la même disposition aux différentes époques de la vie. Ainsi, elles sont plus bombées chez les animaux jeunes, parce que les dents molaires sont plus profondément implantées dans les alvéoles de la mâchoire supérieure, tandis qu'elles sont excavées chez les sujets plus avancés en âge pour les raisons opposées.

MALADIES ET TARES. — Les tares du chanfrein sont :

1° Des *déformations*, conséquences de la fracture des sus-nasaux à la suite de coups violents portés sur la région. Ces fractures sont rares, non seulement parce que les os ont par eux-mêmes une grande force de résistance, mais encore parce que l'élasticité de l'air remplissant les cavités nasales atténue en grande partie les chocs portés sur leurs parois. Quoi qu'il en soit, leur inconvénient est d'opposer, par la tuméfaction ou le cal qui leur font suite, un obstacle souvent considérable au libre passage de l'air pendant la respiration ordinaire et surtout pendant l'exercice.

D'autres déformations portent sur les parties latérales du chanfrein. Ce sont des tuméfactions qui reconnaissent pour cause une lésion chronique de la muqueuse des sinus maxillaires due à une maladie des dents molaires correspondantes ou à des altérations de nature diverse et dont la gravité varie beaucoup suivant les cas.

2° Des *traces de feu*.

Aujourd'hui, on pratique rarement la cautérisation du chanfrein. Les Arabes l'emploient contre la gourme ou les affections bénignes des premières voies respiratoires. A part cette exception, les traces de feu indiquent toujours que l'animal a été ou est encore atteint d'une maladie grave des cavités nasales.

3° Des *cicatrices*, qui sont la suite de coups, des *excoriations* ou des *épaississements de la peau* causés par la muserolle, le caveçon, enfin des *cicatrices anguleuses*, prouvant que l'animal a subi la trépanation des sinus maxillaires. Ces dernières sont situées un peu au-dessus de l'épine maxillaire et au voisinage de l'angle nasal de l'œil.

La constatation de ces différentes tares doit se compléter, pour le pronostic à en tirer, par l'examen minutieux des cavités nasales, des dents molaires et des ganglions lymphatiques de l'auge.

C. — Du bout du nez (fig. 19).

SITUATION. — LIMITES. · BASE ANATOMIQUE. — Le *bout du nez* est situé à l'extrémité inférieure du *chanfrein*, entre les deux *naseaux* et au-dessus de la *lèvre supérieure*.

Cette région a pour base l'extrémité antérieure de la cloison cartilagineuse du nez, la portion élargie des cartilages qui forment les ailes du nez et qui est recouverte par le muscle transversal des naseaux, l'aponévrose terminale des releveurs propres de la lèvre supérieure, enfin par la peau fine et mobile de cet endroit.

Tous les auteurs qui ont décrit cette région l'ont confondue avec la *lèvre supérieure*, dont l'organisation est toute différente. Ils ont donc commis une grave erreur anatomique en disant qu'elle reçoit beaucoup de nerfs ; ils ont fait une erreur physiologique non moins importante en la considérant comme le principal organe du toucher chez le cheval. C'est la lèvre supérieure qui remplit ce rôle.

Il suit de ce que nous venons de dire que le bout du nez n'offre à considérer ni beautés, ni défectuosités, et c'est à tort qu'on a écrit qu'il doit être large.

Il est beaucoup plus important de s'assurer s'il est exempt de *tares*. Quand il en existe, elles sont toujours la suite de chutes que l'animal a faites. Il faut alors examiner avec soin l'état des dents incisives, du bord libre des lèvres, des genoux et des aplombs, pour déterminer autant que possible si elles proviennent d'un accident ou résultent de la faiblesse et de l'usure des membres. Mais elles ne sont jamais produites par l'application du *tord-nez*, moyen de torture employé pour détourner l'attention des animaux et qui ne peut être placé que sur la lèvre supérieure, quelque précaution qu'on prenne à cet égard.

CHAPITRE II

FACES LATÉRALES DE LA TÊTE

A. — De l'oreille (fig. 19).

SITUATION. — LIMITES. — BASE ANATOMIQUE. — L'*oreille* est située sur la partie latérale et à l'extrémité supérieure de la tête, en dehors du *front* et de cette dépendance de la crinière connue sous le nom de *toupet*, en avant de la *nuque*, au-dessus de la *parotide* et en arrière de la *tempe*.

En extérieur, on prend, comme on le voit, la partie pour le tout quand il s'agit de l'oreille. On n'entend parler, en effet, que de cette région qui a pour base la *conque auditive* ou le *cartilage conchinien*.

La conque auriculaire est mue par des muscles nombreux qui lui font opérer des mouvements généraux ou partiels. Les uns portent l'oreille externe en avant, en dehors, en dedans, en arrière et la font pivoter en quelque sorte sur elle-même. Les autres sont destinés à modifier la forme générale du pavillon auditif, en vue de son adaptation plus parfaite à la réception des ondes sonores.

Diverses *beautés* sont à rechercher dans cette région. Elles tiennent à sa longueur, son épaisseur, sa situation, sa direction et ses mouvements.

1° **LONGUEUR**. — Au dire de Bourgelat, il est des peuples qui préfèrent l'oreille longue, d'autres qui recherchent la courte. Il ajoute, avec beaucoup d'à-propos, que la saine raison n'approuve pas les excès, et que cet organe, partie intégrante de la tête, doit être en proportion avec elle. Mais un fait digne de remarque, c'est que les chevaux qui l'ont court sont habituellement énergiques et courageux. Ajoutons qu'ainsi conformé, il rend la tête plus légère, la physionomie plus éveillée, plus expressive, et plaît davantage à l'œil. A cet égard, le cheval arabe l'emporte de beaucoup sur l'anglais, le boulonnais sur le flamand, le breton sur le percheron, le normand sur l'allemand, etc.

2° L'**ÉPAISSEUR** de l'oreille dénote aussi la noblesse de la race, comme on le constate, du reste, pour plusieurs autres organes, qui révèlent à première vue la distinction de l'origine. Quand la peau de la conque est épaisse, garnie en dedans de poils nombreux et grossiers, quand le tissu conjonctif sous-cutané est assez abondant pour dissimuler les vaisseaux et les nerfs, on peut être sûr qu'il s'agit d'un sujet mou, de provenance commune. Une conque petite, ferme, élastique, recouverte d'une peau mince et adhérente, de poils petits et fins, rares à l'intérieur, à vaisseaux bien dessinés, caractérise un individu de souche distinguée. Et les marchands le savent si bien qu'ils ne manquent jamais de *faire le poil des oreilles* aux chevaux communs, lors de la *toilette* qui précède la vente.

3° La **SITUATION** de l'oreille mérite d'être prise en considération. Son écartement de la ligne médiane permet d'apprécier, jusqu'à un certain point, la largeur du crâne, mais tient aussi au développement des muscles qui la supportent. Si cet écartement donne plus d'expression à la tête, présage plus d'intelligence, il faut néanmoins se tenir en garde contre la cause d'erreur dont nous venons de parler et ne pas accorder à ce caractère plus d'importance qu'il ne convient. Les mêmes réflexions s'appliquent aux oreilles situées trop haut; elles sont d'un effet désagréable et souvent l'indice d'un naturel peureux et craintif.

4° **DIRECTION ET MOUVEMENTS**. — On considère comme une beauté que le cheval ait ces organes franchement dirigés en avant, sous un angle de 45° environ avec l'axe de la tête. C'est ainsi que les oreilles se présentent chez les sujets vifs et énergiques. Si, de plus, elles sont courtes, bien placées, on les dit *hardies* ou *de renard*.

A l'état ordinaire elles se meuvent en divers sens, pour recueillir les ondes sonores au moyen desquelles l'animal a plus ou moins directement connaissance des bruits qui se produisent. Celui qui les a immo-

biles est mou, indolent, ou, ce qui est plus grave, affecté de surdité
véritable.

Signalons encore certains mouvements que nous n'avons trouvés indiqués nulle part. Ce sont des oscillations d'arrière en avant, que quelques
chevaux font éprouver à ces organes pendant le travail et surtout lors
des efforts pénibles. A chaque pas, à chaque coup de collier, l'animal
les porte très vivement en avant, puis les ramène dans leur position
primitive, pour les projeter de nouveau, et ainsi de suite pendant toute
la durée du travail. Nous ne connaissons pas d'expression convenable
pour qualifier nettement ces singulières oscillations.

En *résumé*, l'oreille est belle quand elle est courte, dirigée en avant,
bien située, nette, fine, revêtue d'une peau mince, adhérente et peu
poilue à l'intérieur de la conque.

Voyons maintenant ses **DÉFECTUOSITÉS**.

Les oreilles longues, épaisses, dirigées horizontalement et en travers,
font appeler le cheval *oreillard*, ou *mal coiffé*. Ce port disgracieux
n'implique aucune influence fâcheuse sur les qualités de celui-ci. Il y a
des oreillards qui n'en sont pas moins d'excellents chevaux de service.
Cependant ce défaut est plus commun chez les sujets grossiers que
chez ceux de race distinguée.

Nous en dirons autant des chevaux *clabauds*, dont les oreilles sont
tenues dans une direction horizontale et animées, pendant la marche,
d'un mouvement alternatif d'élévation et d'abaissement. C'est d'un clabaud qu'on a pu dire, d'une façon impropre, mais pittoresque, qu'il
boitait de l'oreille. Un cheval peut être clabaud à gauche, à droite, ou
des deux côtés à la fois.

Quand l'oreille est épaisse, grasse, large et retombe fortement sur la
région parotidienne, elle est dite *plaquée* ou de *cochon*. Cette défectuosité n'est pas plus grave que les précédentes, mais elle est des plus
disgracieuses.

Les oreilles sont *inquiètes* ou *incertaines*, lorsqu'elles sont continuellement en mouvement, aussi bien à l'écurie que pendant l'exercice.
Elles sont l'apanage des individus craintifs, aveugles ou de ceux qui ont
la vue mauvaise. Il semble que, dans ces deux derniers cas, ainsi que
l'a dit H. Bouley[1], l'animal cherche à suppléer par les sens qui lui
restent à ceux qui lui manquent, en dirigeant sa conque auriculaire
dans toutes les directions : il tâche, en quelque sorte, de *voir par l'ouïe*.

On qualifie d'*écouteux*, dans le langage des maquignons, le sujet
qui s'occupe du moindre bruit lorsqu'on veut le mener dans tel ou tel

---

1. H. Bouley. *Maison rustique*, t. II, p. 195.

endroit ou lui faire exécuter tel ou tel mouvement; il est souvent
capricieux.

Enfin, certains chevaux *couchent les oreilles* en arrière et les appliquent le long du bord supérieur de l'encolure. Ils témoignent ainsi de
leurs mauvaises dispositions à l'égard de ceux qui les approchent: on
peut être sûr qu'ils ont l'intention de mordre ou de frapper.

Les TARES de cette région sont nombreuses.

1° Il est assez commun d'observer des chevaux de trait qui ont les
oreilles cassées. Elles sont alors déformées, épaissies, et ont acquis une
direction vicieuse. La fracture du cartilage conchinien résulte le plus
ordinairement de coups portés par des charretiers brutaux; elle n'a pas
de suites graves.

2° On ne voit plus aujourd'hui d'individus ayant les oreilles *coupées*
vers le milieu de leur hauteur. Nous n'en avons jamais rencontré que
deux exemples; mais il paraît que cet usage a été de mode dans le
siècle dernier. Le cheval qui avait subi cette opération s'appelait *moi-
neau, breteaud* ou *bretaudé*. On le qualifiait encore de *craps* ou de *crapé*
(J.-B. Huzard). Si, en même temps, on lui avait amputé la queue, il
était désigné sous le nom de *courteau, courtaud* ou *courtaudé*.

Vallon rapporte que cette mutilation était autrefois commune en
Algérie, et employée par les Arabes, dans leurs razzias, pour faire acte
de propriété.

Dans d'autres circonstances, l'amputation d'une partie de l'oreille est
la conséquence de *morsures* faites par l'homme lui-même, le plus souvent par des maréchaux brutaux sur des chevaux difficiles à ferrer ou
à panser. Nous n'aurons pas de peine à convaincre le lecteur du danger
que peut occasionner l'emploi de pareils procédés.

3° Il est non moins rare de rencontrer des sujets auxquels on a *fendu
l'oreille*.

Cette incision se faisait du côté gauche sur les animaux de l'armée
qu'on réformait au-dessous de huit ans; mais les acquéreurs ne tar-
daient pas à faire reprendre les deux lambeaux d'une façon ou d'une
autre. Quand l'incision avait été pratiquée depuis longtemps, on avivait
les bords à l'aide de l'instrument tranchant, et on les recousait. Il ne
persistait plus ensuite qu'une cicatrice, souvent cachée par les poils.

En Algérie, dit Vallon, comme dans les États musulmans, il est
d'usage, dans quelques circonstances, de fendre l'oreille des poulains. On
peut donc y acheter sans crainte les chevaux ayant subi cette mutilation [1].

4° On observe quelquefois à la base de l'oreille des dénudations ou

1. Vallon, *Cours d'hippologie*, t. I, p. 317.

des cicatrices circulaires qui résultent de l'application réitérée du tord-nez sur cette région. Il est à craindre alors que l'animal ait été traité pour une affection ayant nécessité de longs pansements, ou qu'il soit difficile à revêtir de ses harnais, à atteler, à ferrer, etc.

Certains chevaux pendant l'été éprouvent, dès qu'ils entrent en sueur, de vives *démangeaisons* à l'intérieur des oreilles et se livrent parfois à des mouvements de tête désordonnés. Des soins de propreté et des lotions détersives ont d'ordinaire raison de cet état.

Nous arrivons à l'exposé des **MOYENS FRAUDULEUX** employés pour dissimuler les défectuosités et les tares de la région qui nous occupe.

1° Le plus usité et le plus inoffensif d'entre eux consiste à *faire le poil des oreilles*. Dans cette partie de la *toilette*, le marchand coupe habilement les poils longs et abondants qui existent à l'état normal à l'entrée de la conque et qui sont, sans aucun doute, des organes de protection pour l'appareil auditif. Ces poils sont rares chez les chevaux de race distinguée, ainsi qu'on l'a vu plus haut. Aussi est-ce pour donner plus de légèreté à la tête, de finesse à l'oreille, de distinction à l'animal, qu'on les abat sur les chevaux communs.

Cette fraude, car c'en est une dès l'instant qu'elle a pour but d'induire en erreur l'acheteur sur les qualités de la marchandise qu'on lui offre, ne trompe personne, si ce n'est le vendeur lui-même. Pourtant elle est si généralement employée que certains marchands, très honnêtes d'ailleurs, se reprocheraient d'exposer en vente des animaux qu'on n'aurait pas ainsi préparés. Ils ne manquent jamais, du reste, de répondre aux personnes qui les interrogent sur cet usage, que ces poils sont gênants pour le nettoyage et qu'on les coupe en vue de rendre celui-ci plus facile.

Il est vrai qu'on trouve souvent à la face interne des oreilles une couche assez épaisse de matière sébacée, qui devient irritante et provoque du prurit pendant l'été, en même temps qu'elle attire de nombreux insectes. Mais cette matière n'est abondante que sur les sujets mal pansés; elle s'augmente des parcelles de fourrages et des poussières atmosphériques, contre l'invasion desquelles les poils qu'on enlève seraient d'un utile secours; aussi, dans l'armée, a-t-on proscrit avec raison cette coutume.

2° Un autre moyen, très usité, est le *capuchon* ou *bonnette*, soi-disant destiné à préserver des insectes. Il importe de le faire retirer, car il peut cacher un tord-nez très court, par exemple, si le cheval est difficile à harnacher, atteler ou ferrer, ou encore une balle de plomb suspendue à une ficelle et placée à l'intérieur de l'oreille pour maîtriser des chevaux rétifs.

3° Quand les maquignons ont affaire à un *cheval oreillard*, ils dissimulent ce défaut en lui maintenant les oreilles dans une bonne direction au moyen d'un fil de soie que recouvrent les crins du toupet.

4° Il se pratiquait autrefois certaines opérations sur ces organes à l'effet de les redresser. Elles ne sont plus employées aujourd'hui, non que l'intention de tromper l'acheteur ait disparu, mais parce qu'on a bien vite reconnu leur inefficacité et leurs dangers.

Il est moins rare de voir des maquignons essayer de raccourcir les oreilles à l'aide du *coupe-oreilles*, sorte de moule en cuivre composé de deux valves entre lesquelles on maintient la conque, pendant que l'on enlève avec l'instrument tranchant tout ce qui déborde.

Nous n'avons pas rangé la *surdité* parmi les défectuosités de l'oreille, parce qu'il est souvent difficile de s'en apercevoir, bien que cette infirmité puisse avoir d'assez graves inconvénients pour les animaux qui doivent marcher à la voix de leur maître.

Ainsi que le dit M. Richard[1], les chevaux sourds ont des oreilles généralement fixes, dirigées en avant, du côté où le cheval regarde, pour percevoir quelque son. Mais cette attitude ne permet pas, à elle seule, de reconnaître ce vice au moment de la vente. La plupart du temps, il passe inaperçu et on ne le constate qu'après la mise en service.

Les chevaux sourds sont d'ordinaire dociles, très attentifs à toutes les indications de la bride ou des jambes. Les Arabes, qui s'identifient presque à leur monture, l'encouragent et la stimulent autant de la voix que de la main, estiment qu'il faut les réserver pour le bât et en font peu de cas, comme animaux de selle.

Il est certain, néanmoins, que la surdité est plus préjudiciable aux chevaux de gros trait. Ceux qu'on monte sont toujours plus faciles à conduire, le cavalier disposant de moyens d'action plus énergiques et plus nombreux.

B. — De la tempe (fig. 19).

SITUATION. — LIMITES. — BASE ANATOMIQUE. — Cette région paire, en saillie sur les parties latérales de la tête, qui a pour base le côté externe de l'articulation temporo-maxillaire, est limitée en bas par la *joue* et, plus en arrière, par la région *parotidienne*. En haut, ses rapports sont beaucoup moins directs avec l'*oreille* et l'*œil*.

On recherche seulement sa *sécheresse* et sa *netteté*.

Les dénudations, excoriations, ou blessures qu'on y rencontre méritent

1. Richard, *Étude du cheval*, 6e édit., p. 66.

d'être prises en grande considération. Les premières sont le résultat de frottements dus à des mouvements désordonnés auxquels les animaux se livrent sur le sol lorsqu'ils sont atteints de coliques, d'épilepsie, de vertige, de maladies graves du pied, etc. ; les secondes, au contraire, sont la conséquence d'eschares profondes, de coups portés sur la région ; elles peuvent entraîner, primitivement ou consécutivement, l'ouverture de l'articulation et la formation d'une fistule par laquelle s'échappe la synovie. Ce dernier accident est grave, le cheval n'étant plus apte à broyer ses aliments, à cause de la douleur ressentie toutes les fois que sa mâchoire inférieure se rapproche de la supérieure [1].

Il ne serait pas étonnant qu'une affection de cette nature fût dissimulée par le capuchon dont on recouvre les oreilles pour empêcher les mouches de pénétrer dans leur intérieur. Quoi qu'il en soit, l'animal devant être examiné aussi nu que possible, l'altération de la tempe ne pourra échapper à l'attention de l'acheteur.

C'est à cette région qu'on remarque assez généralement, sur les chevaux de robe foncée, les premiers poils blancs ; mais il ne faut pas oublier qu'on rencontre aussi des *tempes grisonnantes* sur des adultes et même sur des poulains. On dit improprement que les sujets qui offrent cette particularité *cillent* ou sont *cillés*.

C. — De la salière et du sourcil (fig. 19).

SITUATION. — LIMITES. — BASE ANATOMIQUE. — La *salière* est une dépression paire, située au-dessus de l'*œil*, en dehors du *front*, au-dessus de la *joue* et de la *tempe*.

Cette région, qui répond à la partie la plus superficielle de la fosse temporale, est remplie par une masse graisseuse plus ou moins abondante.

On ne peut en tirer aucun indice touchant les qualités de l'animal ; tout au plus se fait-on une idée de son âge avancé. C'est chose connue, que, chez les vieux chevaux, les salières sont *profondes* ou *creuses*, tandis qu'elles sont *pleines* chez les jeunes. Mais ce fait n'est pas tellement constant qu'il faille y attacher beaucoup d'importance.

Quoique le premier de ces états ne diminue en rien la valeur réelle de l'animal, les maquignons, pour *parer leur marchandise*, ont imaginé de rendre pleines les salières qui ne le sont pas, et cela, à l'aide d'un moyen très simple qui n'entraîne après soi aucun inconvénient, dans la majorité des cas. Il consiste à piquer assez profondément la région, avec une forte épingle ou une lame de canif, pour arriver jusqu'au tissu conjonctif de la fosse temporale. Cette piqûre faite, on insuffle de l'air dans ce tissu, en appliquant la bouche sur l'ouverture

1. A. Goubaux, *Comptes rendus de la Société vétérinaire* (séance du 27 avril 1876).

lle-même, et on remplit ainsi artificiellement la cavité dont il s'agit.
Nous avons vu une fois la formation d'un abcès compliquer cette
pération.

Pour s'assurer de cette fraude, il suffit de passer les doigts sur la
alière, qui décèle alors une crépitation anormale, due au passage de
air dans les parties environnantes.

Quelques auteurs ont admis chez le cheval une région des **SOURCILS**.
luzard père et Merche nient absolument leur existence. Lecoq [1] réfute
vec raison cette dernière opinion, en faisant remarquer que l'arc des
ourcils se voit chez le fœtus, d'une façon très apparente, un peu
vant que le corps ne se recouvre de poils. Plus tard, ils se confondent
vec les parties voisines et perdent, pour ce motif, tout intérêt au
oint de vue de l'extérieur; aussi nous ne nous y arrêterons pas.

D. — De l'œil (fig. 20 et fig. 23).

SITUATION. — LIMITES. — L'*œil* forme une région paire, située sur les
ces latérales de la tête, de chaque côté du *front*, au-dessus des *joues*
l du *chanfrein*, au-dessous de la *salière*.

BASE ANATOMIQUE. — Sa partie essentielle est un globe membraneux
it *globe oculaire*, vitré en avant, à la face interne duquel vient s'épa-
ouir une couche nerveuse, sensible seulement aux impressions lumi-
euses.

Il est protégé, dans une grande étendue, par une cavité osseuse pro-
onde, la *cavité orbitaire*, au fond de laquelle il est fixé, et par deux
oiles très mobiles, les *paupières*, qui complètent l'orbite en avant et
esurent à l'œil la quantité de lumière qui doit le pénétrer.

Des *muscles* assez nombreux lui font opérer des mouvements variés :
nfin, des *organes spéciaux*, de nature glandulaire pour la plupart,
ibrifient sa surface extérieure et la débarrassent constamment des
ouillures de l'atmosphère.

Telle est, d'une manière générale, la constitution de la région ocu-
aire.

1° ORGANE ESSENTIEL DE LA VISION OU GLOBE DE L'ŒIL. — C'est une coque
embraneuse complètement close et remplie par des parties transparentes,
e densité variable, connues sous le nom générique de *milieux de l'œil*.

1. F. Lecoq, *Extérieur du cheval*, 4e édit., p. 215.

Cette coque, très bombée en avant, est fermée par une expansion transparente, épaisse et résistante, la *cornée lucide*, encore appelée la *vitre de l'œil*.

En arrière, elle est composée de trois feuillets auxquels sont dévolus des usages divers et qui sont, en procédant de la superficie vers la profondeur :

a. La **SCLÉROTIQUE** (1), blanche, quelquefois pigmentée, fibreuse, résistante, épaisse, que le vulgaire désigne souvent sous le nom de *blanc de l'œil*, et qui apparaît, en effet, avec sa coloration propre, autour de la vitre oculaire, toutes les fois que les paupières s'écartent beaucoup l'une de l'autre. C'est sur elle que viennent s'insérer les muscles moteurs du globe de l'œil. Son ouverture antérieure elliptique est fermée par la cornée, qui semble y être enchâssée à la manière d'un verre de montre.

b. La **CHOROÏDE** (2), très mince, noire, non apparente à l'extérieur, qui joue le rôle d'une surface absorbante pour les rayons lumineux, tout en transformant le globe en véritable chambre noire dans laquelle vont se peindre nettement les images des objets extérieurs.

Cette membrane fournit autour de la lentille de l'œil, le *cristallin* (7), des prolongements nombreux, dits *procès ciliaires* (3), qui l'enchatonnent en arrière et dont l'ensemble constitue le *corps ciliaire*.

De plus, elle donne attache, en avant, à l'*iris* (4), diaphragme *contractile*, elliptique, percé d'une ouverture de même forme, la *pupille* (5).

Ce diaphragme et son ouverture sont visibles à travers la cornée transparente. Il partage tout ce qui est situé en avant du cristallin en deux chambres communicantes : une *antérieure* (8) et une *postérieure* (8'). La coloration de sa face antérieure est d'un brun jaunâtre, mais peut varier suivant les sujets ; celle de la postérieure, au contraire, est tout à fait noire ; elle est due à la présence d'un pigment, appelé *uvée*, qui fait quelquefois hernie à travers la pupille et forme ce qu'on nomme le *grain de suie*.

c. La **RÉTINE** (6), transparente, très mince, très délicate, très adhérente à la choroïde et à ses dépendances, qui est une expansion nerveuse provenant du nerf optique et sur laquelle sont directement perçues les impressions lumineuses.

Les **MILIEUX** réfringents, qui remplissent la coque dont nous venons de parler, sont ;

a. Le **CRISTALLIN** (7), lentille bi-convexe, peu bombée en avant, soutenue par le corps ciliaire et apparaissant en arrière de l'ouverture pupillaire.

Il est très rapproché de l'iris et divise la cavité intérieure de l'œil en deux compartiments, un *postérieur* (9) et un *antérieur* (5).

b. Le **CORPS VITRÉ** (9), sorte de gelée incolore, translucide, qui occupe la totalité du compartiment postérieur.

c. L'**HUMEUR AQUEUSE** (8), aussi limpide que de l'eau, qui remplit les deux chambres (8 et 8') de l'œil et baigne les faces de l'iris. Elle s'écoule à l'extérieur toutes les fois que la cornée (5) est perforée d'outre en outre, car elle fait effort contre elle de dedans en dehors.

Les trois *milieux* de l'œil ont pour usage de concentrer les rayons lumineux sur les points de la rétine où ils doivent venir faire image. On remarquera qu'ils sont de plus en plus réfringents. Le cristallin, lui-même, est plus convexe en arrière qu'en avant, plus convergent, par conséquent, pour cette raison. Quant à la situation moyenne qu'il occupe, elle était commandée par la nature même de ses fonctions, car, trop loin de la rétine, il n'eût pas formé d'images perceptibles pour cette membrane ; trop près d'elle, il les eût formées derrière.

2° **ORGANES PROTECTEURS DU GLOBE DE L'ŒIL.** — Ces organes sont : la *cavité orbitaire*, les *paupières*, et le *corps clignotant*.

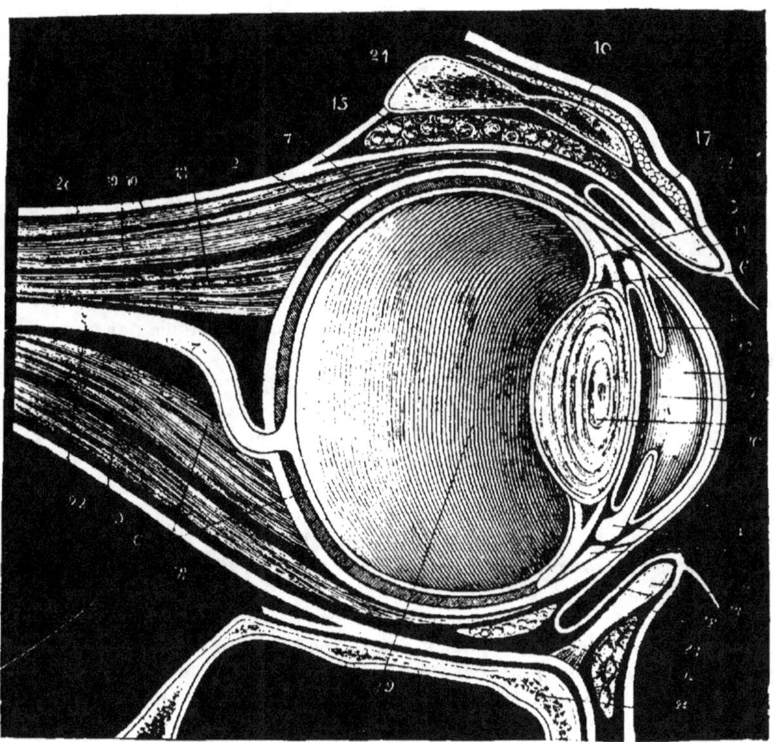

Fig. 20. — Coupe verticale et antéro-postérieure de l'œil du cheval (demi-schématique).

1. Sclérotique ; — 2. Choroïde ; — 3. Procès ciliaires ; — 4. Iris ; — 5. Compartiment antérieur de l'œil avec l'humeur aqueuse ; — 6. Rétine ; — 7. Cristallin ; — 8. Chambre antérieure de l'œil ; — 8'. Chambre postérieure ; — 9. Compartiment postérieur de l'œil avec l'humeur vitrée ; — 10. Gaine oculaire ; — 11. Cartilages tarses ; — 12. Peau des paupières ; — 13. Conjonctive ; — 14. Section du muscle petit oblique ; — 15. Glande lacrymale ; — 16. Cornée transparente ; — 17. Coupe transversale de la moitié supérieure du muscle orbiculaire des paupières ; — 18. Muscle droit postérieur ; — 19. Muscle droit supérieur ; — 20. Muscle releveur de la paupière supérieure ; — 21. Section de l'arcade orbitaire ; — 22. Nerf optique ; — 23. Section transversale de la moitié inférieure et interne du muscle orbiculaire des paupières ; — 24. Section du plancher de l'orbite.

a. La **CAVITÉ ORBITAIRE** est une dépression conique profonde, à parois fibreuses et à ouverture osseuse.

Ces parois sont formées par la *gaine oculaire* (10), cornet résistant attaché au pourtour de l'hiatus orbitaire et dont la base, élargie, se plonge dans les deux paupières pour en constituer la charpente. Quant à *l'ouverture* de la cavité orbitaire, qui regarde en avant, en bas et en dehors, elle est formée par l'arcade sourcilière du frontal (21), une portion du lacrymal et du zygomatique (24). On y trouve, du côté interne et sur son plancher, la fossette lacrymale et l'orifice supérieur du canal de même nom.

b. Les **PAUPIÈRES**, distinguées en *supérieure* et en *inférieure*, sont deux voiles musculo-membraneux, mobiles, qui recouvrent la partie du globe oculaire saillante à l'extérieur. Leur *bord libre*, plus incurvé en haut qu'en bas, présente les orifices excréteurs des *glandes de Meibomius*, ainsi qu'une série de poils raides, plus longs en haut, connus sous le nom de *cils*.

Les paupières offrent en outre deux *commissures* : une *temporale* ou externe et une *nasale* ou interne. Un muscle *orbiculaire* (23) et (17) les rapproche l'une de l'autre ; un *releveur* (20) agit sur la supérieure seulement, pour l'écarter de l'inférieure, qui s'abaisse par son propre poids.

Enfin, on rencontre dans chacune d'elles, près du bord libre, une lamelle cartilagineuse de soutènement, le *cartilage tarse* (11), sur laquelle vient se terminer la base de la gaine oculaire.

Leur *face externe* est recouverte par une peau adhérente (12), fine, délicate, pourvue de poils nombreux et courts.

Leur *face interne* se moule sur le globe et se montre tapissée par une muqueuse délicate, très sensible, la *conjonctive* (13).

Cette dernière, d'une couleur rosée chez l'animal bien portant, se jette de la paupière sur la sclérotique, mais s'arrête au pourtour de la cornée. Son épithélium seul recouvre celle-ci. Elle se prolonge aussi à la surface du corps clignotant et dans l'appareil lacrymal.

Les *glandes de Meibomius*, logées à la face profonde des cartilages tarses, sécrètent une matière sébacée qui empêche les larmes, à l'état normal, de s'écouler au dehors et les obligent à suivre leurs voies naturelles.

c. Le **CORPS CLIGNOTANT** (*troisième paupière* ou *membrane nictitante*) est une lamelle cartilagineuse très mobile, enveloppée par la conjonctive et située à l'angle nasal. Il se continue avec un coussinet adipeux, insinué entre les muscles oculaires, mais qui n'a pas d'agent moteur spécial. Ses mouvements sont tout mécaniques ; il vient balayer la vitre de l'œil lorsque ce dernier se trouve tiré au fond de l'orbite. On le rend facilement apparent quand on comprime le globe et qu'on cherche à le refouler au fond de sa cavité.

3° APPAREIL DE LUBRIFACTION DE L'ŒIL. — Cet appareil se compose de la *glande lacrymale* (13), située sous l'apophyse orbitaire, qui sécrète les *larmes*. Celles-ci se déversent à la surface de la cornée par les *canaux hygrophthalmiques*, qui débouchent à la face interne de la paupière supérieure près de l'angle temporal. De là elles gagnent la commissure nasale, où elles pénètrent, par les deux *points lacrymaux*, dans les deux *conduits* de même nom.

Un petit tubercule, dépendance de la conjonctive, la *caroncule lacrymale*, occupant l'angle nasal de l'œil, les oblige à prendre cette voie.

Une fois dans les conduits lacrymaux, les larmes gagnent le *sac lacrymal*, auquel fait suite le *canal lacrymal* qui les porte dans l'intérieur du naseau, d'où elles s'échappent librement à l'extérieur.

4° APPAREIL LOCOMOTEUR DU GLOBE OCULAIRE. — Les mouvements de l'œil sont ou *protecteurs* de l'organe ou *fonctionnels*.

Les premiers ont pour effet de chasser mécaniquement le corps clignotant sur la surface oculaire, en tirant le globe au fond de l'orbite ; ils ont pour agent un cône musculeux constitué par le *muscle droit postérieur* ou *suspenseur*.

Les seconds sont chargés de diriger l'ouverture pupillaire à la rencontre des rayons lumineux, soit en l'élevant, en l'abaissant, en l'inclinant de côté, soit enfin en lui imprimant une sorte de pivotement dans un sens ou dans l'autre.

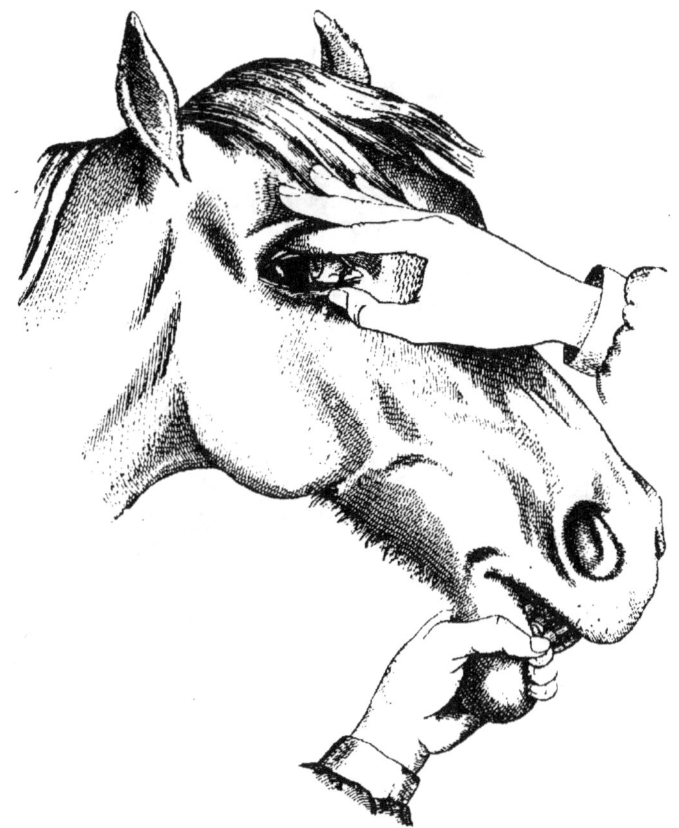

Fig. 21. — Examen de l'œil.

La rotation du globe oculaire est déterminée par les *muscles grand* et *petit obliques* qui sont antagonistes l'un de l'autre.

L'élévation, l'abaissement ou l'inclinaison latérale sont le résultat de la contraction des *muscles droits* (supérieur, inférieur, externe et interne). Ils s'insèrent, d'une part, au fond de l'orbite ou sur ses parties latérales ; de l'autre, sur la face externe de la sclérotique.

MANIÈRE DE PROCÉDER A L'EXAMEN DE L'ŒIL. — Depuis longtemps, Bourgelat a clairement indiqué les précautions à prendre pour le pratiquer convenablement[1].

On choisit habituellement l'entrée d'une écurie pour opérer d'abord dans un demi-jour, puis on amène l'animal au grand jour, afin de voir comment l'œil se comporte et réagit sous l'influence de la lumière.

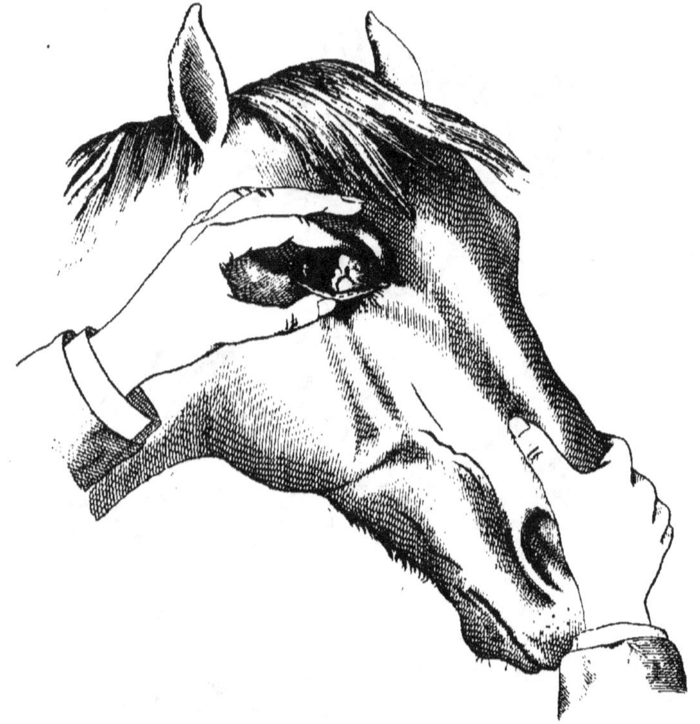

Fig. 22. — Examen de l'œil.

Une simple bougie donne souvent de meilleurs résultats, surtout si l'on a affaire à un sujet tranquille.

Nous n'avons pas besoin de recommander de débarrasser la tête de tous les objets de harnachement, des *œillères* notamment, et de se mettre à l'abri des corps qui pourraient gêner l'observation ou communiquer à l'œil des reflets anormaux.

Dans bien des cas, et c'est à tort, cette exploration, plus superficielle, ne se propose que de constater l'intégrité du sens de la vue.

1. C. Bourgelat. *Traité de la conformation extérieure du cheval*, 5e édit., p. 57.

Pour cela, l'observateur se place en face de l'animal, frappe légèrement sur un des naseaux et retire brusquement la main en l'élevant à la hauteur et du côté de l'œil correspondant, qui doit se fermer aussitôt, par la crainte d'être lui-même atteint. Il renouvelle cette petite manœuvre à l'égard de l'autre œil, mais en évitant de produire une agitation trop marquée de l'air environnant, qui ne manquerait pas d'être perçue et induirait en erreur, surtout avec un cheval borgne.

Si l'œil n'est pas assez ouvert, ou si l'on veut examiner la conjonctive, le corps clignotant, la caroncule lacrymale, les milieux, etc., avec plus de soin, voici comment on devra s'y prendre (fig. 21 et fig. 22) :

Après avoir flatté l'animal, on lui applique une main sur le chanfrein pour l'empêcher d'avancer, ou bien on le saisit par la lèvre inférieure s'il a de la tendance à trop baisser la tête. Puis, à l'aide de l'index et du pouce de la main libre, on écarte franchement les paupières en comprimant le globe dans le fond de l'orbite. On fait alors saillir le corps clignotant et l'on met à découvert une grande surface de la conjonctive.

BEAUTÉS DE L'ŒIL (fig. 23). — Quel que soit le service, la *beauté absolue* de l'œil résidera :

1° Dans son *grand écartement de la ligne médiane*, car il coïncidera avec un front et un chanfrein larges, développés ;

2° Dans sa *position à fleur de tête*, ce qui indique la plénitude de la gaine oculaire et de la fosse temporale, le développement du système musculaire, le bon état d'embonpoint, l'aptitude à bien voir ;

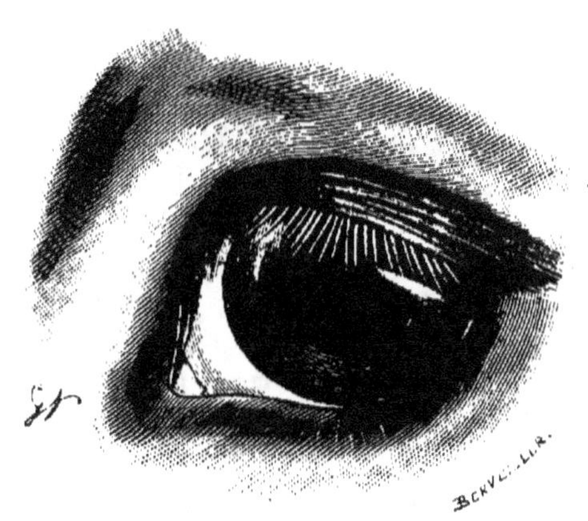

Fig. 23. — OEil normal.

3° Dans sa *parfaite égalité* avec celui du côté opposé ;

4° Dans sa *coloration foncée* et l'*intensité de ses reflets*, les teintes claires ou blafardes étant symptomatiques d'affections plus ou moins graves ;

5° Dans la *netteté de sa vitre* et la *limpidité de ses humeurs*, car leur altération se traduit toujours par leur opacité et l'apparition des teintes anormales, d'où résulte une imperméabilité plus ou moins marquée à la lumière ;

6° Dans l'*étendue et la vivacité des mouvements de l'iris*, son immobilité traduisant à l'extérieur l'insensibilité complète de la rétine sous l'impression des rayons lumineux. La pupille doit se contracter au grand jour et se dilater dans l'obscurité, afin de proportionner les sensations rétiniennes à la délicatesse fonctionnelle de cette membrane ;

7° Dans une *convexité moyenne de la cornée*, le trop ou le trop peu caractérisant la myopie ou la presbytie et non la vue normale ;

8° Dans la *coloration noire de la pupille*, ce qui dénote la parfaite transparence du cristallin, laissant apercevoir la teinte de la choroïde et du corps ciliaire situés derrière lui ;

9° Dans l'*intégrité*, la *finesse*, l'*écartement*, la *netteté* et la *mobilité des paupières*, toute autre qualité de ces organes indiquant leur imperfection ou leur impuissance fonctionnelle ;

10° Dans la *teinte rosée de la conjonctive*, sa rougeur, sa pâleur, son infiltration étant symptomatiques d'un état inflammatoire général ou local, d'un état congestif ou encore d'un débilitation organique profonde ;

11° Dans la *limpidité et le peu d'abondance des larmes*, la *sécheresse des paupières*, le *grand développement* et la *bonne direction des cils ;*

12° Enfin, dans la *vivacité*, la *mobilité*, la *douceur* et la *franchise du regard*, qui expriment l'énergie, la distinction, la noblesse du sang.

Telles sont les beautés nombreuses à rechercher dans cette région.

DÉFECTUOSITÉS. — Les défectuosités des yeux ne sont pas moins importantes à considérer. Nous signalerons :

1° L'*œil petit*, *gras* ou de *cochon*, dans lequel le globe oculaire est peu développé, l'ouverture palpébrale étroite et les paupières épaisses. Il accompagne en général un tempérament lymphatique, une constitution molle et une origine commune. Tout en conservant l'intégrité de ses facultés, il serait, dit-on, l'indice d'une prédisposition aux affections de la vue.

2° L'*œil couvert*, ordinairement petit et peu saillant, mais surmonté d'une paupière volumineuse, proéminente, qui en cache une partie, implique un caractère sournois, ombrageux, un naturel agressif.

3° L'*œil de bœuf* ou l'*œil gros*, caractérisé par une forte convexité de la cornée, très saillante entre les paupières, peu mobile, disgracieux, sans expression, doit mettre en garde contre la myopie.

4° L'*œil cave* ou *creux* ne s'observe que chez les chevaux minés par l'âge et le travail. Il est enfoncé dans l'orbite, recouvert par des paupières flasques, surmonté de salières profondes, souvent pleureur.

5° L'*œil cerclé* est celui qui laisse voir par la fente palpébrale une portion de la sclérotique au pourtour de la cornée. Il est simplement disgracieux.

6° Les yeux sont quelquefois *inégaux* par excès ou par défaut de volume. Quand cette disproportion n'est pas congénitale, elle devient d'un très mauvais augure, car elle dépend presque toujours de la fluxion périodique. L'œil atteint, ou celui qui a éprouvé des accès répétés de cette maladie, est habituellement le plus petit. On peut le considérer comme perdu.

7° L'*œil myope* est très convexe ; il ressemble beaucoup à l'œil de bœuf, sauf le volume, qui n'est pas exagéré. On l'observe plus fréquemment chez les jeunes sujets, qu'il rend ombrageux ou indécis.

8° L'*œil presbyte* n'est, au contraire, pas assez convexe. L'animal qui le possède distingue mal les obstacles qui se trouvent près de lui ; par contre, il voit très bien ceux qui en sont éloignés. Il est exposé à butter et se sert maladroitement de ses membres.

9° L'*œil vairon* est celui dans lequel l'iris reflète une coloration gris perle. A part cette teinte désagréable, l'œil n'en est pas moins excellent.

MALADIES. — Les affections des yeux sont nombreuses et plus ou moins graves ; en voici l'énumération :

Le *nuage* est occassionné par une légère opalescence de la cornée.

La *taie* ou l'*albugo* est une opacité complète sur une surface d'étendue variable.

Le *leucoma* est une cicatrice de la cornée.

La *cataracte* est indiquée par l'opacité partielle ou totale du cristallin ; c'est une affection très grave.

Le *glaucome* est la coloration verdâtre qu'affecte le corps vitré (grave).

L'*amaurose* ou *goutte sereine* consiste dans la paralysie de la rétine. Elle rend le cheval borgne ou aveugle.

L'*hydropisie* est l'augmentation de volume du globe oculaire due à une hyperformation d'humeur aqueuse.

L'*ophtalmie simple* est l'inflammation de la conjonctive.

La *fluxion périodique* est une inflammation périodique de l'œil tout entier, qui se termine fatalement par l'abolition complète de ses fonctions au bout d'un certain nombre d'années.

La *lippitude* ou la *blépharite ciliaire* est une inflammation des glandes de Meibomius et du bord libre des paupières. L'œil est souvent souillé par le produit de sécrétion de ces glandes ; on le dit alors *chassieux*.

Le *trichiasis* consiste dans le renversement des cils supérieurs sur le globe oculaire.

L'*onglet* n'est autre chose que l'inflammation du corps clignotant.

L'*encanthis* est l'hypertrophie de la caroncule lacrymale.

Signalons enfin le *dépôt de matière mélanique* dans le même organe et les *verrues* des paupières.

TARES. — Les *tares* de la région des yeux sont des *dénudations*, des *décortications* ou des *plaies* de l'arcade sourcilière. Ces lésions se produisent sous l'influence des heurts que les animaux se donnent contre des corps résistants, etc., dans le cas de maladie, lorsqu'ils se débattent sur le sol ou qu'ils *poussent au mur* pendant les accès de vertige. Quelquefois même ils se font de véritables *fractures* de l'apophyse orbitaire.

Dans d'autres circonstances, les paupières sont le siège d'*éraillures*, de *déchirures* ou de *déformations* de leur bord libre. Ces derniers accidents, suites de la fluxion périodique, doivent être pris en sérieuse considération. On a fait observer, avec raison, que la paupière supérieure des yeux fluxionnaires est anguleuse au voisinage de la commissure nasale, ce qui donne à la fente palpébrale une forme triangulaire au lieu de celle d'un ovale régulier.

Enfin, toutes les *nuances anormales* de la cornée et des milieux de l'œil constituent encore des tares auxquelles il faut apporter la plus grande attention.

Parmi ces tares, beaucoup sont les symptômes d'affections graves du globe oculaire.

Ces maladies ont trop souvent pour conséquence d'entrainer la perte de l'un ou des deux yeux. L'animal est alors *borgne* ou affecté de *cécité* complète.

Généralement on ne cherche pas à dissimuler cette infirmité. Cependant il est possible qu'on mette en vente un cheval borgne pourvu d'un œil artificiel, en caoutchouc durci, qui simule assez bien un œil ordinaire. Il va sans dire que cette supercherie ne trompe que les acheteurs inattentifs ou inexpérimentés.

Mais il n'en est pas de même pour les chevaux *aveugles* et surtout pour ceux dont les yeux, frappés d'*amaurose*, paraissent jouir encore de toutes leurs qualités normales. Avec de la persévérance et beaucoup de conduite, certains marchands peu scrupuleux arrivent à donner de l'assurance aux allures du cheval aveugle et de l'expression à sa physionomie, de manière à tromper ceux qui s'en tiennent ordinairement à un examen superficiel.

Sans doute on n'usera pas de ce moyen pour un sujet dont les yeux sont visiblement déformés ou perdus, mais on en comprend l'emploi pour ceux dont la cécité n'est apparente qu'aux gens du métier. Il faut donc toujours s'assurer de l'intégrité du cristallin et des mouvements particuliers de la pupille.

Le cheval aveugle supplée par ses autres sens à l'imperfection de sa vue. Ses oreilles sont tendues en avant; au moindre bruit, elles se dirigent de côté et d'autre pour le percevoir. Ses membres s'élèvent beaucoup au-dessus du sol, leur appui est indécis, la marche mal assurée, la tête portée haute pour diminuer les chutes, les naseaux très mobiles et semblant interroger le monde extérieur par les odeurs qu'il exhale. Aussi l'animal *flaire-t-il* avec précaution tous les objets quand il est abandonné à lui-même. Son œil est grand ouvert, sa bouche sensible attentive aux plus légères indications ; son oreille enfin se montre très habile à reconnaître la voix des personnes qui le conduisent ou qui l'approchent ordinairement. Ainsi que l'a écrit Vallon[1], il est susceptible de rendre encore de bons services, si l'on sait l'utiliser convenablement et si l'on a pour lui les égards que son état réclame. Au travail, comme à l'écurie, il faut le placer à côté d'un cheval doux et docile, car il ne saurait se défendre des attaques d'un voisin hargneux. Attelé en file, il doit venir après un autre cheval ; par paire, être mis en sousverge.

Nous pouvons ajouter que, lorsqu'on l'attelle seul, il est préférable de lui donner le même conducteur, ou le même cavalier, s'il doit être monté. Dans tous les cas, ses maîtres n'oublieront jamais qu'ils ont à voir pour lui en même temps que pour eux.

F. — De la joue (fig. 19).

SITUATION. — LIMITES. — DIVISIONS. — BASE ANATOMIQUE. — La *joue* est située sur la partie latérale de la tête, limitée, en avant et en bas, par la *commissure des lèvres ;* en haut et en avant, par le *chanfrein*, l'œil et la *tempe ;* en bas, par la *ganache ;* enfin, tout à fait en arrière et en haut, par la *parotide.*

La joue a une étendue beaucoup plus considérable à l'extérieur qu'à l'intérieur où elle forme la paroi latérale de la bouche. Cette dernière surface n'est généralement pas examinée. C'est un tort ; nous en dirons quelques mots à l'occasion de la bouche en général.

On reconnaît à cette région deux parties : l'une supérieure (le *plat de la joue*), l'autre inférieure (la *poche de la joue*). Leur séparation est indiquée par un léger sillon, dans lequel rampent l'artère et la veine glosso-faciales, ainsi que le canal excréteur de la glande parotide (canal de Sténon). Elle a pour base le muscle masséter externe, le zygomato-labial, le buccinateur ou alvéolo-labial, le maxillo-labial et enfin le peaucier de la face, qui sépare ces muscles de la face interne de la peau. Outre les vaisseaux et le canal qui rampent dans le sillon dont nous venons de parler, on y trouve encore les diverses ramifications du plexus nerveux sous-zygomatique et les glandes molaires.

1. Vallon, *Cours d'hippologie*, tome Ier, p. 318.

La principale **BEAUTÉ** à rechercher dans la joue est la *sécheresse*, caractérisée par la finesse de la peau et des poils, le peu d'abondance du tissu cellulaire, laissant voir nettement au travers de leur épaisseur les vaisseaux, les nerfs et les muscles. Elle se fait remarquer surtout chez les animaux de race distinguée ; excessive, elle concourt à rendre la tête *décharnée*. Chez les chevaux communs, au contraire, la joue est arrondie sur son plat, flasque, épaisse au niveau de sa poche ; on la dit *chargée*.

Il est une **DÉFECTUOSITÉ** due le plus ordinairement à une irrégularité des dents molaires, qu'on appelle *faire grenier* ou *magasin*. On remarque, dans cette circonstance, une tumeur allongée, souvent bosselée, produite par le refoulement de la joue, conséquence de l'accumulation des aliments en dehors des arcades molaires. Ce fait ne s'observe que sur les vieux sujets.

Mais ce n'est pas ainsi que les animaux sont exposés en vente. Les marchands prennent toujours la précaution de déterger la bouche avec de l'eau vinaigrée afin de masquer la mauvaise odeur dont elle est le siège. L'emploi de ces manœuvres est insuffisant pour celui qui examine sérieusement, d'une part, l'état des dents, et, d'autre part, la poche de la joue à sa surface extérieure. En effet, cette dernière, par suite de sa distension habituelle, ne s'applique plus exactement sur les molaires ; elle demeure flasque, tombante, et présente des rides longitudinales.

On comprend que l'inconvénient de faire magasin ne peut, par lui-même, déprécier beaucoup le cheval ; sa gravité se rattache à la cause qui lui a donné naissance et aux moyens qu'on a d'y remédier.

Les **TARES** de la joue sont des traces de *sétons*, indiquant que l'animal a été traité pour une affection des yeux ou des cavités nasales. Mais l'application mal faite de sétons dans cette région peut entraîner la paralysie de la lèvre correspondante, par la blessure de quelque branche du plexus sous-zygomatique. On constate alors que la lèvre supérieure se porte du côté opposé à la paralysie.

On rencontre aussi, sur le trajet de la scissure maxillaire, une *fistule salivaire* provenant d'une ouverture accidentelle du canal de Sténon. Un liquide transparent et limpide s'échappe par la plaie, en jets saccadés, toutes les fois que l'animal mâche du côté correspondant. C'est là un accident grave, à cause de la longueur du traitement, de son peu d'efficacité, de la mauvaise odeur et de la malpropreté qui en résultent.

F. — Du naseau (fig. 19).

SITUATION. — LIMITES. — FORME. — DIVISIONS. — Les *naseaux* sont les ouvertures extérieures des cavités nasales et les seules voies par lesquelles l'air arrive au poumon chez les solipèdes, qui ne respirent pas par la bouche dans les conditions ordinaires.

Distingués en *droit* et en *gauche*, situés à l'extrémité inférieure de la tête, de chaque côté de la ligne médiane, le *bout du nez* les sépare, la *lèvre supérieure* les borne en bas, tandis qu'ils confinent, en arrière et en haut, à la *joue* et au *chanfrein*.

Ces orifices, dont la configuration a été comparée à celle d'une palme, d'une virgule, d'une larme batavique, présentent chacun deux lèvres ou *ailes* et deux *commissures*.

BASE ANATOMIQUE. — *a.* La lèvre ou *l'aile interne*, aplatie, amincie à son bord libre, tourné en bas et en dehors, a sa base constituée par un fibro-cartilage, dont la partie élargie forme, en s'unissant à celle du côté opposé, la *plaque cartilagineuse du nez*, recouverte par les fibres du muscle naso-transversal. Ce fibro-cartilage se prolonge, en bas et en dehors, en s'effilant, dans l'épaisseur de la lèvre externe.

b. L'*aile externe* du naseau est concave suivant sa hauteur. On y sent un corps dur, résistant, qui n'occupe que sa moitié inférieure, au plus : c'est la portion rétrécie du fibro-cartilage précédent. Dans le reste de son étendue, elle est molle, flexible, formée seulement par des muscles et la peau.

Ces muscles sont tous des dilatateurs. Il n'y a, d'ailleurs, de constricteurs que chez les mammifères aquatiques, tels que le phoque, l'hippopotame, etc., pour empêcher l'introduction de l'eau dans l'appareil respiratoire; chez les terrestres, au contraire, les ailes du nez sont maintenues constamment béantes par leur fibro-cartilage.

c. Les *commissures* du naseau sont les points où les lèvres se confondent.

L'*inférieure* est arrondie et concave; elle se continue en arrière avec le plancher des cavités nasales proprement dites.

La *supérieure*, plus petite, aiguë, se prolonge en arrière par un cul-de-sac conique, véritable dépendance de la peau, qu'on désigne sous le nom de *fausse narine*.

Ce repli cutané qui n'existe, parmi les animaux domestiques, que chez les équidés (cheval, âne, mulet et bardot), permet facilement l'introduction du doigt. Il est pourvu d'un muscle destiné à le soulever lors de l'inspiration.

Comme au pourtour de toutes les ouvertures naturelles, la peau qui recouvre les ailes du nez est mince, adhérente aux parties sous-jacentes et offre deux sortes de poils : les uns fins, courts, nombreux; les autres résistants, longs, rares; ceux-ci, très profondément implantés, en rapport par leur bulbe avec de riches filets nerveux, sont pour l'animal de véritables organes de tact analogues aux *moustaches* des carnassiers. Le revêtement pileux est plus ou moins abondant, suivant la finesse de la race, mais c'est à tort qu'on est dans l'habitude de le couper, de l'arracher ou de le brûler en faisant la toilette des chevaux, afin de donner plus de légèreté à la tête.

La **BEAUTÉ ABSOLUE** du naseau réside dans sa *largeur* ou dans l'écartement de ses lèvres, car elle est proportionnelle à la capacité de l'appareil respiratoire.

Chez les solipèdes, la longueur du voile du palais ne permet pas la respiration buccale ; tout l'air qui se rend au poumon est donc obligé de passer par les naseaux dont l'ampleur doit nécessairement se trouver en rapport avec celle de ce réservoir. On conçoit sans peine, *à priori*, que plus ces orifices seront grands, plus ils donneront passage à un volume d'air considérable lors de l'inspiration ; que, par conséquent, le développement des poumons sera toujours corrélatif des dimensions des naseaux et *vice versa*. Il n'y a aucune exception à cet égard : une autre disposition eût été un contre-sens qu'on n'observe jamais dans la nature. La conformation opposée serait une *défectuosité absolue*, attendu qu'elle se rattacherait fatalement à une poitrine peu spacieuse.

Les **mouvements** des naseaux sont presque insensibles à l'état normal et au repos. Ces ouvertures se dilatent légèrement pendant l'inspiration et reviennent sur elles-mêmes lors de l'expiration.

Il n'en est pas ainsi pendant le travail ; leurs mouvements s'accélèrent en proportion des efforts exécutés. D'autres circonstances, se rattachant à l'âge, à la température, aux saisons, aux influences morales, etc., peuvent encore modifier leur rythme. Nous n'y insisterons pas ici.

Mais on devra rechercher avec soin les raisons d'une dilatation irrégulière du naseau ou d'une précipitation insolite de ses mouvements. Ce sont d'habitude les symptômes de la *pousse* (emphysème pulmonaire) ou d'une autre affection plus ou moins grave des voies respiratoires. L'examen, dans ce cas, sera donc complété par celui du poumon, de la trachée, du larynx et, au besoin, par celui des autres appareils organiques, si l'accélération est due à leur état de maladie.

POUR EXAMINER L'INTÉRIEUR DU NASEAU, on agit de la manière suivante :
Nous supposons l'animal tenu à la main, bridé ou revêtu simplement d'un licol dont la longe est passée dans la bouche.

Si l'on veut examiner le naseau du côté droit. par exemple, il faut (fig. 24) saisir la lèvre inférieure avec la main gauche, puis appliquer la pulpe du pouce droit en dedans de l'aile interne, afin d'éloigner celle-ci de l'externe qu'on écarte au moyen de l'index.

Par cette simple manœuvre, il est déjà facile de s'assurer de l'état de la muqueuse dans une grande partie de son étendue. Si cela ne suffit pas, on fait tenir la tête par un aide et l'on se sert des deux mains : avec la gauche on agit sur l'aile externe, avec la droite sur l'interne, en soulevant la tête et en la plaçant bien au jour, de façon à éclairer le plus possible les cavités nasales.

Il importe alors de se rappeler certaines dispositions anatomiques normales :

La peau, qui recouvre les ailes du nez, pénètre dans le naseau, y forme le repli en cul-de-sac connu sous le nom de fausse narine, en conservant ses caractères, et se continue ensuite avec la *pituitaire*, muqueuse intérieure.

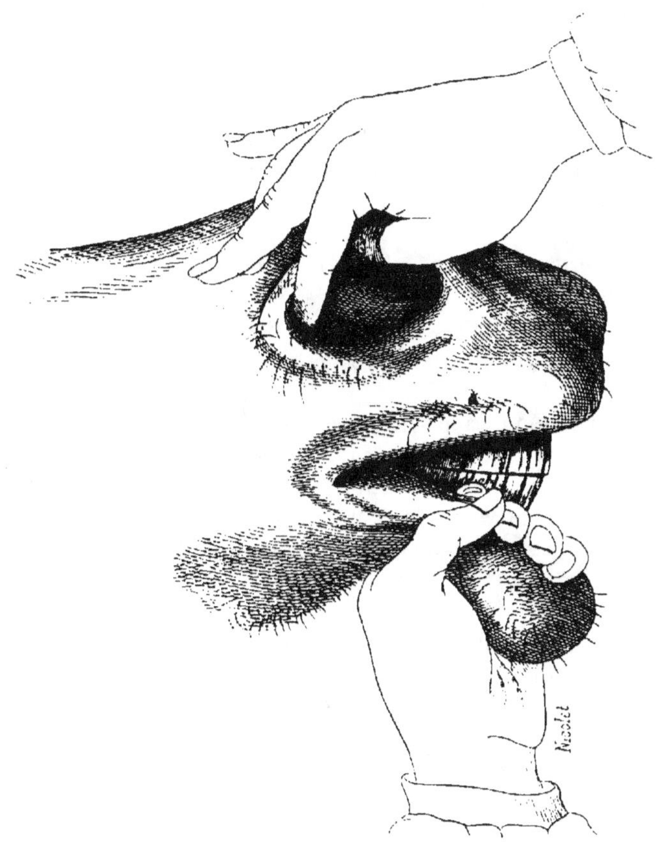

Fig. 24. — Examen du naseau.

Les poils dont la surface libre de la peau est pourvue sont destinés à arrêter les corpuscules de poussière en suspension dans l'air, qui ne manqueraient pas d'être préjudiciables à l'appareil respiratoire s'ils parvenaient dans ses parties profondes, plus sensibles aux causes irritantes.

A la partie inférieure du naseau, sur le plancher et un peu avant que la peau ne se confonde avec la muqueuse, se trouve l'*orifice inférieur du canal lacrymal*, donnant écoulement aux larmes à leur sortie de l'appareil excréteur, et offrant de tels caractères qu'il est impossible de le prendre pour une altération pathologique. Il est ordinairement simple, quelquefois double, plus rarement triple ; sa forme est arrondie, ses bords taillés comme à l'emporte-pièce, et le liquide qui s'en écoule, limpide et transparent.

Un septum médian, la *cloison cartilagineuse du nez*, sépare les cavités nasales gauches des droites. Il est recouvert par la muqueuse et se met en rapport avec la *branche de bifurcation supérieure du cornet maxillaire*, laquelle vient se terminer à la face profonde de l'aile interne. C'est cette branche qu'on prend soin de dérouler, car elle est souvent le siège d'altérations graves.

ÉTAT DE LA MUQUEUSE. — Dans l'état de santé et au repos, la membrane nasale est d'une couleur rosée ; après un certain temps d'exercice, elle devient d'un rouge vif, plus ou moins intense, suivant la vigueur des sujets. Elle est plus pâle et très folliculeuse sur la branche du cornet précité.

Nous signalerons seulement ici qu'à l'état pathologique elle peut être pâle, pointillée de petites taches rouges, jaunâtre, infiltrée, présenter à sa surface des ulcérations, des pustules, des décortications, des pétéchies (petites hémorrhagies interstitielles), des cicatrices, des tumeurs, etc., etc.

Tous ces symptômes appartiennent à diverses maladies dont nous n'avons pas à nous occuper dans ce livre. Bornons-nous à dire que la plus grave de toutes est l'affection *farcino-morveuse*, qu'on devra plus particulièrement viser, et pour le diagnostic de laquelle il ne faudra jamais négliger l'examen minutieux des ganglions lymphatiques de l'auge.

Il n'est pas très rare de rencontrer dans la région du naseau des *morsures* que se font surtout les chevaux entiers et qui intéressent la muqueuse et la cloison.

Dans d'autres circonstances, ce sont des *coups d'ongles* qui ont éraillé la pituitaire pendant l'examen qu'en ont fait des personnes inhabiles ou impuissantes à maîtriser les animaux.

LIQUIDE NORMAL DU NASEAU. — Nous avons vu plus haut que le *liquide* normal des cavités nasales est clair et transparent, par ce fait qu'il résulte de l'écoulement continuel des larmes. Mais, chez certains sujets, quand il fait froid, ou bien encore chez les chevaux poussifs, on constate la présence d'un quide li grisâtre, adhérant aux poils, qui fait dire aux marchands que le *cheval frimasse*.

Dans les cas pathologiques, le liquide reçoit le nom de *jetage* et revêt d'autres caractères, qui ressortissent à autant de maladies particulières. Il peut être :

1° Adhérent on non aux ailes du nez ;

2° Épais, filant ou caillebotté ;

3° Blanc, rouillé, jaune-verdâtre, quelquefois strié de sang ;

4° Inodore, d'une odeur fade, gangréneuse ou de carie ;

5° Unilatéral ou bilatéral.

Dans tous les cas, l'examen du naseau doit être complété par celui des ganglions de l'auge.

ENTRÉE ET SORTIE DE L'AIR. — L'*air expiré* mérite également d'être pris en considération. Il n'est pas très utile de vouloir apprécier sa quantité, soit en mettant la main devant les naseaux, soit, lorsque la température est basse, en considérant les deux cônes de vapeur qui s'en dégagent. Mais il est plus intéressant de s'assurer de l'égalité de la colonne d'air qui sort de ces ouvertures, car elle peut rencontrer sur son passage des obstacles de diverse nature (polypes, tumeurs, déviations de la cloison, indurations volumineuses, etc.). Quelques auteurs rapportent même que certains marchands, pour masquer un jetage, ont placé une petite éponge dans l'intérieur de la cavité malade. Cette fraude est trop simple à découvrir pour que nous y insistions davantage.

A l'état de santé, l'air expiré est toujours *inodore ;* la mauvaise odeur à laquelle il sert quelquefois de véhicule provient d'une maladie du poumon, d'une carie dentaire supérieure, enfin de la stase prolongée du pus dans les poches gutturales, dans les sinus frontaux ou maxillaires.

Si l'on a quelque doute sur la véritable cause de cette odeur, on *fait tousser* l'animal, en lui comprimant la gorge avec la main et en se plaçant de côté pour éviter d'être sali ou contaminé par les matières de l'expectoration. On l'oblige aussi à *ébrouer*, en lui serrant les fausses narines sur la cloison médiane du nez, simple pression qui provoque immédiatement un effort et rend aussitôt le jetage apparent, s'il existe.

Il importe d'ajouter que l'air doit encore entrer et sortir *sans bruit.* Si l'on en perçoit un, l'animal est affecté de *cornage ;* on dit alors qu'il est *corneur* ou qu'il *corne*[1].

Le cornage est aigu ou chronique : le premier est passager, le second, permanent ; c'est un vice qui entraîne la résiliation de la vente, aux termes de l'article 2 de la loi du 2 août 1884.

Chez quelques chevaux, on observe des *kystes* de la fausse narine, entre les téguments qui s'opposent pour la constituer. Nous en avons vu plusieurs exemples, et jamais nous n'avons remarqué que la respiration en fût gênée.

Nous avons constaté la *paralysie d'une ou des deux fausses narines.*

Dans ce dernier cas, l'animal se trouve dans l'impossibilité de trotter,

---

1. Autrefois l'animal était qualifié de *cornard.*

par ce fait que les parois de ces culs-de-sac s'aplatissent sur elles-mêmes et mettent obstacle à l'introduction de l'air [1].

EXPRESSION DU NASEAU. — Disons enfin que le naseau est un des principaux *organes d'expression* pour la physionomie. Suivant son état de dilatation, de resserrement, de crispation ou de flaccidité, il traduit de mille manières les diverses sensations qu'éprouve l'animal. Tantôt c'est l'étonnement, la peur, la colère, tantôt la joie, le plaisir, l'anxiété, la souffrance. Les personnes qui fréquentent les chevaux ne tardent pas à se familiariser avec cette mimique de certains organes, qui défie toute description, par suite des nuances multiples dont elle dispose. Nous y reviendrons, du reste, à propos de la tête en général.

Les TARES de cette région portent sur les ailes du nez, les fausses narines, les appendices des cornets, et résultent de morsures ou de déchirures. Celles-ci se produisent accidentellement, chez les chevaux de trait, lorsqu'ils se prennent dans les crochets qu'on place à l'extrémité des limons, chez tous indistinctement, lorsqu'on les attache après des anneaux surmontés d'un crochet mal fait.

Autrefois on fendait les fausses narines pour diminuer le timbre du hennissement. Cette pratique est encore usitée à propos de l'âne, chez les Orientaux [2]. Nous en avons répété plusieurs fois l'expérience sur le cheval sans obtenir aucune modification de la voix. Cette opération est donc inutile.

En résumé :

1° Le naseau doit être large et net.
2° La muqueuse, rosée au repos, plus ou moins rouge après l'exercice ;
3° Le liquide qui s'en écoule, clair et transparent ;
4° L'air qui s'en échappe, inodore ;
5° L'inspiration et l'expiration doivent se faire sans bruit.

1. A. Goubaux, *Mémoire sur les paralysies locales* (*Recueil de médecine vétérinaire*, année 1848, p. 229).
2. Vallon, *Cours d'hippologie*, t. I, p. 232.

CHAPITRE III

FACE POSTÉRIEURE DE LA TÊTE

A. — De l'auge.

SITUATION. — LIMITES. — BASE ANATOMIQUE. — L'*auge*, cavité impaire, située sur la face postérieure de la tête, répondant à l'espace compris entre les deux branches du maxillaire inférieur, est limitée, en haut et en arrière, par la *gorge;* en avant et en bas, par la *barbe* et, de chaque côté, par la *ganache.*

Elle a pour base anatomique le corps de l'hyoïde et les muscles qui s'y insèrent, la face inférieure de la langue et les *ganglions lymphatiques intra-maxillaires, sublinguaux* ou de l'*auge.* La peau y est fine et revêtue de poils ordinairement plus longs que dans les autres parties du corps ; le tissu conjonctif sous-cutané est assez abondant.

BEAUTÉS ET DÉFECTUOSITÉS. — La plupart du temps, on ne s'occupe que d'une chose à propos de cette région : c'est d'y explorer les ganglions lymphatiques. Ceux-ci doivent être petits, roulants, sans adhérence avec les parties environnantes. L'observation fait connaître, en effet, que toutes les fois qu'il existe une maladie des cavités nasales ou de la bouche, ces ganglions deviennent volumineux, douloureux, plus ou moins adhérents, et se rapprochent de la branche correspondante du maxillaire inférieur.

Mais le seul examen de ces organes n'est pas tout ce qu'il faut considérer dans l'auge ; il s'agit encore d'en apprécier la *sécheresse* et la *largeur.*

Elle doit être *sèche,* c'est-à-dire donner la sensation nette et précise de toutes les parties qui entrent dans sa composition. Quand le tissu cellulaire interstitiel est trop abondant, il dissimule les contours de celles-ci et rend toute la région *empâtée* ou *pleine.* C'est ainsi qu'elle se montre chez les sujets mous, lymphatiques, élevés dans des pays bas et humides.

On la recherche de plus, *large* et *bien évidée.*

La largeur de l'auge suppose un écartement considérable des branches du maxillaire et un grand développement de l'appareil respiratoire, puisque le larynx s'y loge en partie dans les conditions ordinaires, et s'y abrite tout à fait, lors des mouvements de flexion de la tête sur l'encolure.

Quant à la *profondeur*, elle est liée à la sécheresse.

C'est une erreur assez répandue de croire que les animaux à tête *busquée* ont cette région plus étroite, et sont, pour cela, beaucoup plus exposés au *cornage*. Abstraction faite de la forme générale de la tête, il est vrai qu'il y a des sujets où l'auge est beaucoup moins large. Le professeur Dupuy [1], dès 1829, l'a mesusée sur seize chevaux de différents services, et il a constaté un maximum d'écartement de $0^m,119$ pour un minimum de $0^m,087$; tandis que deux chevaux *corneurs* lui ont donné seulement $0^m,079$ et $0^m,63$. D'où il s'est cru autorisé à conclure que l'étroitesse, chez ces derniers, tenait à un défaut de développement du maxillaire et à un écartement moindre de ses branches, occasionnant la compression du larynx. Bien souvent nous nous sommes assurés du contraire. Nous ne contestons pas les chiffres de Dupuy, mais ils sont exceptionnels.

La peau de l'auge, chez les chevaux de race commune, est garnie de poils longs, durs, raides, abondants, qui donnent à la tête une apparence de lourdeur, un aspect volumineux. On est dans l'habitude de les brûler ou de les arracher pour lui communiquer plus de légèreté et de distinction quand on fait la *toilette* du sujet.

MALADIES ET TARES. — Dans l'affection générale connue sous le nom de *gourme*, il survient souvent des engorgements inflammatoires considérables, des abcès énormes qui ont leur siège dans les ganglions lymphatiques dont nous avons parlé plus haut.

Quand ces ganglions n'ont pas leurs caractères normaux, on dit qu'il y a une *glande* dans l'auge, ou que l'animal est *glandé*. Il faut attacher de l'importance à cette tumeur, car elle peut être le symptôme d'une affection des plus graves, la *morve*.

Comme conséquence de ces altérations, on voit des *dénudations*, des *excoriations*, des *cicatrices*, résultant de frictions médicamenteuses, ou d'opérations pratiquées en vue de faire disparaître les engorgements précités.

Autrefois, l'*églandage* était préconisé sur les chevaux âgés de plus de cinq ans, qui offraient une *glande* de mauvaise nature. Végèce le considérait déjà comme inutile, la glande n'étant qu'un symptôme et non la maladie elle-même; aussi est-il étrange de le voir remis en honneur dans certaines publications modernes.

1. Dupuy, *De la fluxion vulgairement appelée périodique* ou *Recherches historiques, physiologiques et thérapeutiques sur cette maladie, auxquelles on a ajouté des considérations sur le cornage, la pousse et la section des nerfs pneumo-gastriques*, In-8°, Paris, 1820, p. 114.

B. — De la ganache (fig. 19).

SITUATION. — LIMITES. - BASE ANATOMIQUE. — La *ganache* est une région paire, ayant pour base la portion rectiligne du maxillaire inférieur.

A sa face interne passent l'artère et la veine glosso-faciales, ainsi que le canal excréteur de la glande parotide. Ces trois conduits s'infléchissent dans la scissure maxillaire et sont, à ce niveau, directement explorables à l'extérieur. C'est à cet endroit qu'on est dans l'habitude de *tâter le pouls* chez le cheval.

Limitées en dedans par l'*auge*, en dehors par la *joue*, en avant par la *barbe*, en arrière enfin, et moins nettement, par la parotide, les deux ganaches laissent entre elles un écartement en forme de V, à sommet antérieur, qui répond à l'auge, et dont la largeur, on le sait, constitue une beauté absolue.

Cette région n'a pas la même épaisseur à toutes les époques de la vie, et quelques personnes se croient assez sûres d'elles-mêmes pour indiquer l'âge d'après sa seule exploration. En vérité, les dents molaires sont profondément implantées dans les alvéoles, sur les animaux jeunes, et la ganache offre, pour cette raison, beaucoup plus d'épaisseur. Par opposition, il est vrai aussi qu'elle est plus mince chez les vieux chevaux, puisque les alvéoles s'oblitèrent toujours de leur fond vers leur entrée. Mais il y a loin de cette connaissance à l'appréciation rigoureuse de l'âge, et l'on ne saurait y attacher une grande importance, car l'anatomie descriptive montre des différences individuelles nombreuses.

Lorsque l'épaisseur, qui est plutôt un caractère de finesse qu'un signe dépréciateur, est trop considérable, les animaux sont dits *chargés de ganaches*, ce qui d'ailleurs n'influe en rien sur leurs qualités.

Chez les chevaux de race commune, les ganaches ainsi que l'auge présentent des poils longs, abondants, qu'on est dans l'habitude de brûler, de couper ou d'arracher. Cette pratique s'appelle *faire la ganache* ou le *poil des ganaches*.

Leurs **MALADIES** et **TARES** sont des tumeurs osseuses, provenant de coups que reçoivent les sujets ou qu'ils se donnent à l'extrémité du timon ou des brancards. On y trouve encore des tuméfactions, quelquefois accompagnées de fistules et d'un écoulement de matières répandant une odeur extrêmement désagréable. Ces lésions sont la conséquence d'une maladie des dents molaires inférieures. Enfin on peut rencontrer une fistule salivaire sur le trajet du canal excréteur de la parotide, le plus habituellement au niveau du point où il s'infléchit dans la scissure maxillaire.

Ces diverses affections ont une grande tendance à la chronicité et sont toujours suivies de déformations assez persistantes qui *tarent* les animaux pendant un temps plus ou moins long.

C. — **De la barbe** (fig. 19).

SITUATION. — LIMITES. — BASE ANATOMIQUE. — Impaire, située au-devant de l'*auge* et des *ganaches*, en arrière de la *houppe du menton*, la *barbe*, sur laquelle repose la gourmette, correspond à peu près au point de rencontre des deux branches du maxillaire, dont la symphyse se traduit par une légère crête, un sillon ou une simple surface convexe.

Ces divers états, à peine appréciables à l'extérieur, l'ont fait nommer *tranchante* ou *arrondie*, deux conformations auxquelles les écuyers accordent encore beaucoup trop d'importance. L'impression d'une pièce du harnachement sur la peau dépend bien moins, en effet, de la disposition des parties que du degré de sensibilité des sujets.

D'ailleurs il est toujours facile d'atténuer l'action de la gourmette en la garnissant d'un coussin protecteur, et en proportionnant les effets de la main sur les rênes à l'impressionnabilité de l'animal.

Dénudations, blessures, telles sont les conséquences ordinaires des contacts immodérés subis par la barbe sur les chevaux très irritables : ce sont aussi des **TARES** dont la constatation n'est pas sans intérêt en ce qui concerne certaines utilisations spéciales.

CHAPITRE IV

EXTRÉMITÉ INFÉRIEURE DE LA TÊTE

A. — **De la bouche** (fig. 25).

SITUATION. — DIVISIONS. — La *bouche*, région complexe qui occupe l'extrémité inférieure de la tête et représente l'ouverture d'entrée de l'appareil digestif, est une cavité allongée d'avant en arrière, comprise entre les deux mâchoires, dans laquelle on reconnaît les parties suivantes, que nous allons d'abord étudier :

1° Les *lèvres*, 2° les *dents* et les *gencives*, 3° les *barres*, 4° le *canal*, 5° la *langue*, 6° le *palais*.

Nous passerons ensuite à l'examen de la *bouche en général*.

1º Des lèvres (fig. 19, 25 et 26).

SITUATION. — LIMITES. — BASE ANATOMIQUE. — Les lèvres sont deux voiles musculo-cutanés, placés à l'entrée de la bouche, qui en limitent l'ouverture.

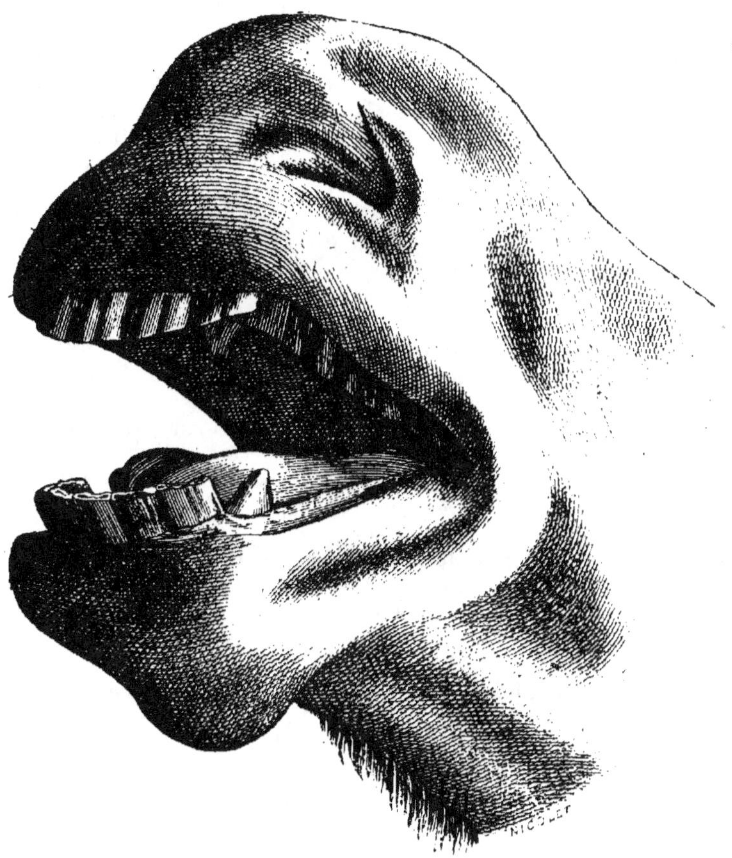

Fig. 25. — Intérieur de la bouche, d'après un moulage de Bruneau.

On les distingue en *supérieure* ou antérieure et en *inférieure* ou postérieure.

Sous le rapport de la physiologie, elles sont préposées à la préhension des aliments, et servent d'auxiliaires à la mastication ; sous celui de l'extérieur, l'inférieure supporte les canons du mors dans une certaine mesure et en reçoit la première action.

La lèvre supérieure, plus mobile, est limitée en haut par le *bout du nez;* sur les côtés, par la *joue* et le *naseau;* par son bord libre, enfin, elle s'oppose à l'inférieure. Celle-ci est bornée en arrière par la *barbe,* latéralement par les joues.

On reconnaît aux lèvres : une face externe, une face interne, **un bord adhérent et un bord libre, deux commissures,** une droite et une gauche.

La *face externe* de chacune d'elles est pourvue d'une peau fine, très adhérente, recouverte de deux sortes de poils : les uns, longs, raides, rares, implantés profondément dans le tissu conjonctif sous-cutané; les autres, courts, fins, nombreux, serrés, comparables à ceux des autres parties du corps. Les premiers répondent, par leur base, à de riches terminaisons nerveuses et constituent pour l'animal des organes de tact fort délicats.

Mais la face externe varie un peu suivant la lèvre considérée. Sur la supérieure, on remarque un léger sillon dans son milieu et, de chaque côté, deux petites saillies plus ou moins distinctes. Ce sillon est le représentant de la *gouttière nasale,* très prononcée chez l'homme et quelques animaux. Cette lèvre est, en outre, plus large, plus longue, plus étranglée à sa base, beaucoup plus mobile que l'inférieure. Celle-ci, au contraire, manque de gouttière médiane et se trouve séparée, par quelques plis demi-circulaires, d'une saillie hémisphérique, plus ou moins développée, à laquelle on a donné le nom de *houppe du menton.*

La *face interne* de chaque lèvre est tapissée par la muqueuse buccale, lisse, polie, luisante, quelquefois marbrée et douée d'une coloration rosée chez l'animal en bonne santé. Concave dans tous les sens, elle se réfléchit pour recouvrir la partie correspondante des os de l'une et de l'autre mâchoire et se continuer avec les gencives.

Cette muqueuse présente de nombreuses glandules salivaires dans son épaisseur et se met partout en contact avec la face antérieure des dents incisives. Le tissu conjonctif qui l'unit aux parties sous-jacentes est assez lâche pour s'y laisser envahir par des épanchements séreux souvent abondants.

Le *bord libre* de chaque lèvre, mince, tranchant, s'oppose à son congénère. Les poils s'y arrêtent et la peau y perd brusquement ses caractères.

Le *bord adhérent* est marqué à l'intérieur de la bouche par le point de réflexion de la membrane muqueuse. A l'extérieur, il est mal délimité et établit les connexions avec les parties environnantes.

Les *commissures* sont les points où les lèvres se confondent; légèrement arrondies et assez épaisses, elles sont parfaitement closes dans les conditions ordinaires.

Les lèvres ont pour base des muscles, des vaisseaux et des nerfs, enfin une assez grande quantité de tissu conjonctif qui unit ces organes à la muqueuse et à la peau.

Leur **VOLUME** paraît d'autant plus considérable que les animaux sont plus jeunes, car la direction des incisives, sur lesquelles repose leur face interne, devient de plus en plus horizontale par suite des progrès de l'âge. Aussi, chez les vieux chevaux, la tête semble-t-elle s'effiler à son extrémité inférieure. Il peut cependant, sous ce rapport, y avoir des différences individuelles.

La lèvre, comme le naseau, l'œil, l'oreille, est un **ORGANE D'EXPRESSION** des plus remarquables. Quand elle se crispe, se relâche, s'abaisse, s'élève ou s'incline, ce sont autant de teintes qui animent la physionomie tout entière. Qu'on étudie son expression dans la souffrance, le plaisir, la crainte, l'effroi ou la peur; qu'on se pénètre de son attitude dans cet état que la clinique caractérise sous le nom de *face grippée;* qu'on l'observe dans certaines maladies; qu'on en saisisse le langage chez l'étalon qui flaire la jument ou chez l'animal qui va mourir, et l'on verra combien sa mimique est parfaite et variée dans chacune de ces circonstances.

Il est bien avéré aussi que ses **QUALITÉS PHYSIQUES** sont en relation directe avec la faculté d'expression dont elle est capable. Le sujet qui a de la race, du sang, celui dont le système nerveux est énergiquement stimulé par toutes les causes extérieures, présente une grande finesse dans cette région. Le sujet commun, au contraire, a la lèvre charnue, molle, flasque, peu mobile, sans expression; la peau qui la recouvre est épaisse, son revêtement pileux, long, grossier, abondant.

Les lèvres doivent s'*opposer* l'une à l'autre par leur bord libre et maintenir la bouche *constamment fermée,* afin d'éviter, pour la digestion, une déperdition continuelle de salive.

Pourtant il n'en est pas toujours ainsi, et cela parce que l'animal est *réné trop court,* ou que l'une des lèvres est *paralysée.* Dans le premier cas, la bouche reste entr'ouverte, par le fait de la position fatigante qu'on impose à la tête. Dans le second, il survient de grandes difficultés dans la préhension des aliments, une perte considérable de salive, et la physionomie se dépouille de toute expression.

Si la paralysie est *unilatérale,* l'une des lèvres est *tirée de côté,* entraînée par les muscles encore soumis à l'influence nerveuse. Si elle est *bilatérale,* la lèvre sur laquelle elle porte devient *pendante.*

C'est ce qu'on remarque quelquefois pour la lèvre inférieure chez les vieux chevaux, et beaucoup plus rarement chez les jeunes. Cet état indique bien plus une débilitation profonde de l'organisme et une grande atonie du système musculaire, qu'une véritable paralysie, ou tout au moins qu'une inertie complète de l'organe.

'Néanmoins, la défectuosité dont il s'agit peut être congénitale. *Delphine,* ancienne jument poulinière du haras du Pin, avait la lèvre inférieure pendante et ses produits s'en ressentaient; cependant elle était d'une énergie, d'un sang, qui avaient fait leurs preuves (Richard[1]).

1. Richard (du Cantal), *Étude du cheval,* p. 81, 6ᵉ édit.

Certains chevaux, attelés, montés, au repos ou pendant l'exercice, ont le tic d'agiter continuellement leur lèvre inférieure par des mouvements saccadés, rapides, très disgracieux à l'œil. Dans le langage des écuyers, on dit qu'ils *cassent la noisette* ou *battent de la lèvre*.

D'autres fois le cheval cherche à saisir les branches du mors avec le même organe, habitude vicieuse capable de nuire à sa bonne direction. On y remédie de plusieurs façons : soit en adaptant à la bride une fausse gourmette en cuir, en incurvant en arrière les deux branches du mors, soit, enfin, en imprimant aux rênes ou aux guides de légères secousses à chaque nouvelle tentative de l'animal, afin de lui faire lâcher prise.

La commissure des lèvres, selon qu'elle est portée plus ou moins haut, fait dire de la bouche qu'elle est *bien, trop* ou *pas assez fendue*, ce qui ne constitue pas un défaut grave, car il est toujours possible d'ajuster les montants de la bride de façon à empêcher les canons du mors de venir butter contre la première molaire ou de porter sur le coin.

La plupart des auteurs ont écrit, après Bourgelat, que la lèvre inférieure pouvait apporter un certain obstacle à l'effet du mors sur les *barres*, en lui opposant trop de résistance, ou en s'interposant entre elles et lui. L'animal est alors lourd à la main, s'*arme des lèvres*, comme on le dit encore.

M. Richard a pleinement réfuté cette assertion, en faisant remarquer la très faible résistance que le muscle orbiculaire est capable d'opposer au mors, et en montrant que les bouches dures ne résultent d'ordinaire que de l'inexpérience du cavalier dans l'usage des rênes, ou de l'inaptitude du cheval à exécuter tel ou tel mouvement[1].

Signalons, enfin, une particularité que présente parfois la lèvre supérieure, de chaque côté de la ligne médiane. Ce sont deux faisceaux de poils frisés, plus longs que les autres, qui simulent de véritables *moustaches*, et auxquels on a d'ailleurs conservé ce nom, en raison de cette analogie de forme et de situation.

MALADIES ET TARES. — On observe, dans la région des lèvres, diverses maladies qui retardent ordinairement la mise en vente.

Outre leur *paralysie*, dont nous avons déjà parlé, il s'y trouve quelquefois des *boutons farcineux* sur le trajet des vaisseaux lymphatiques.

Ou bien ce sont des *boutons de horse-pox*. On les rencontre surtout chez les jeunes sujets, sur la face externe, au voisinage du bord libre, de même qu'à l'intérieur de la cavité buccale et au pourtour des ailes du nez. Ils n'offrent aucune espèce de gravité et, avec un peu d'habitude, on arrive

____

1. Richard, *Étude du cheval,* p. 81., 6ᵉ édit.

facilement à les distinguer des précédents, toujours d'un très mauvais augure.

Dans d'autres circonstances, ce sont des *engorgements* considérables, qui défigurent complètement les sujets, parce qu'ils s'étendent aux parties avoisinantes. Ils sont dus à des épanchements œdémateux, conséquences de l'*anasarque*, — à l'ingestion prolongée de certaines plantes, le sarrasin, par exemple, — ou à des applications vésicantes accidentelles que se font les animaux, lorsqu'ils se touchent les régions qui en ont été recouvertes dans un but thérapeutique.

Les *tares* les plus ordinaires des lèvres sont des *dénudations* ou des *cicatrices circulaires* résultant de l'emploi réitéré du tord-nez. Ces sortes de traces indiquent une bête difficile à panser, à atteler, à ferrer, ou ayant subi une opération chirurgicale suivie de longs pansements.

Il n'est pas rare de rencontrer aussi des *incisures*, des *coupures* ou des *entamures* le long du bord libre des lèvres. Ces blessures proviennent de chutes, et il est important d'examiner avec soin l'état du bout du nez, des dents incisives, des genoux, des aplombs, pour se renseigner sur la cause qui a pu les déterminer.

Chez les vieux chevaux, enfin, il est assez commun de voir des *distensions* et des *déchirures* de l'une ou de l'autre *commissure* occasionnées par des tractions violentes et *répétées* sur *le mors*. Il s'ensuit une occlusion imparfaite de la bouche, qui apporte quelque obstacle à la préhension des liquides. Souvent ces blessures sont produites par l'usage d'un mors trop étroit ou mal ajusté ; la gêne et même les douleurs qu'elles causent mettent les animaux pendant un certain temps hors de service.

Disons, en terminant, qu'on voit, chez le cheval atteint d'*immobilité*, des brins de fourrages passer par la commissure des lèvres et rester ainsi sans provoquer le moindre mouvement des mâchoires ; on dit alors qu'il *fume sa pipe*.

2° Des dents et des gencives.

Les *dents* sont des organes d'apparence osseuse implantés dans l'épaisseur des os maxillaires et incisifs. Elles servent à saisir ou broyer les aliments et sont distinguées, d'après leurs usages, en *incisives, canines* et *molaires*.

La partie de la muqueuse buccale qui les entoure et concourt à les fixer dans leurs alvéoles constitue ce qu'on appelle les *gencives*.

Sous le rapport de la détermination de l'âge, les dents sont tellement importantes à connaître que nous leur consacrerons un livre spécial. (Voy. *Age.*)

Bornons-nous à indiquer, pour le moment, que leur examen minutieux doit être fait en même temps que celui de la bouche et porter principalement sur leur intégrité, leur longueur, leur direction et la régularité de leur surface d'usure.

Quant aux *gencives*, elles offrent peu d'intérêt. Dans le jeune âge, elles sont rosées, épaisses, bien adhérentes, mais elles pâlissent, se flétrissent et reviennent sur elles-mêmes à mesure que l'animal vieillit. Des matières alimentaires pénètrent à la longue entre elles et la partie enchâssée des dents, les enflamment et sont souvent le point de départ de périostites et de caries graves.

3° **Des barres** (fig. 25 et fig. 26).

SITUATION. — LIMITES. — BASE ANATOMIQUE. — Les *barres* occupent, de chaque côté, l'espace interdentaire inférieur, et correspondent à cette partie du maxillaire, simplement recouverte par la membrane muqueuse, qui s'étend de la première molaire au crochet. Chez la jument, où le crochet ne se développe pas, elles sont un peu plus longues et vont jusqu'au coin, c'est-à-dire jusqu'à l'incisive la plus excentrique de l'arcade inférieure.

C'est sur cette région que reposent les canons du mors.

Tous les auteurs ont écrit, à ce propos, que la conformation des barres a une grande importance relativement à la douleur qu'elles ressentent de l'appui du mors ; qu'*élevées* ou *tranchantes*, celle-ci est intense, et faible, au contraire, lorsqu'elles sont *arrondies ;* enfin, qu'on doit employer un mors de telle ou telle forme suivant l'une ou l'autre de ces dispositions.

Nous répétons ici ce que nous avons dit plus haut à l'occasion de la barre : à *sensibilité égale*, il est certain que des barres tranchantes seront plus péniblement impressionnées. Mais la cause des différences qu'on observe dans l'action du mors ne réside pas tant dans la conformation de ces parties que dans la sensibilité, l'impressionnabilité, l'irritabilité toutes particulières des sujets. Et comme le dit avec justesse M. Sanson[1] : lorsque les barres tranchantes accompagnent un tempérament nerveux et irritable, c'est uniquement à elles qu'il faut attribuer la bouche *fausse* ou *égarée*, et aussi le défaut de se cabrer et de s'emporter.

La plupart des chevaux de service, sur lesquels des conducteurs ou des cavaliers inexpérimentés ont abusé du mors, présentent des barres aplaties, refoulées. On les qualifie, dans ce cas, de *calleuses* quand, de plus, la muqueuse s'est épaissie et que leur sensibilité s'est émoussée.

Les barres peuvent être le siège de blessures assez graves pour

---

1. A. Sanson, *Nouveau Dictionnaire pratique de médecine, de chirurgie et d'hygiène vétérinaires*, t. II, art. BOUCHE.

s'opposer à l'utilisation des animaux pendant un temps plus ou moins long. Celles-ci, dues à des tractions brutales opérées sur la bride, occasionnent quelquefois des caries, des fistules et des exfoliations d'une partie de l'os qui en forme la base. Elles sont toujours suivies d'une déformation persistante.

En somme, la *netteté* constitue la beauté la plus importante à rechercher dans l'examen des barres.

4º Du canal (fig. 25 et fig. 26).

SITUATION. — LIMITES. — BASE ANATOMIQUE.   On donne généralement le nom de *canal* à l'espace compris entre les deux branches du maxillaire inférieur, dans lequel est logée la langue.

C'est une sorte de rigole dont les côtés sont tapissés par la membrane muqueuse de la bouche. Simple en avant, où elle s'étend jusque sur la face supérieure du corps de la mâchoire, elle est, au contraire, double en arrière, puisqu'elle se prolonge à droite et à gauche de la partie fixe de la langue.

La membrane buccale qui tapisse le canal, doublée en dehors par le muscle mylo-hyoïdien, présente à ce niveau la série linéaire des orifices excréteurs de la glande sublinguale, sous forme d'une crête allongée.

Il y a, de plus, sous la muqueuse des faces latérales de la langue, le canal excréteur (canal de Wharton) de la glande maxillaire correspondante. Il vient s'ouvrir sur la partie supérieure du corps du maxillaire, à droite et à gauche du frein de la langue, sous un prolongement membraneux de la muqueuse, connu sous le nom de *barbillon*, qui a pour but d'en protéger l'entrée contre l'invasion des parcelles alimentaires.

On dit que le canal est à examiner au point de vue de sa profondeur et que celle-ci doit être proportionnelle au volume de la langue. Que si cette dernière n'est pas en rapport avec la capacité de la gouttière qui la contient, il en résultera des inconvénients pour l'embouchure, attendu que, dans un cas, elle supportera seule l'action du mor, tandis que, dans l'autre, l'appui aura lieu exclusivement sur les barres.

Nous devons à la vérité de dire que rien ne démontre le fondement de cette opinion. La profondeur du canal est toujours en rapport avec le volume de la langue, et en serait-il autrement, que l'embouchure n'en éprouverait ni plus ni moins de difficulté, ainsi que nous le verrons plus loin.

Aussi pensons-nous qu'il n'y a ni beauté, ni défectuosité, à apprécies dans cette région.

Mais on y peut observer une inflammation du canal de Wharton dur à l'introduction, par le barbillon, de parcelles de fourrages provenant le plus souvent des épillets du brome stérile. Cet accident se fait surtout remarquer chez les vieux chevaux, à dents irrégulières et nourris de vieille luzerne au milieu de laquelle croit abondamment cette graminée. On dit, dans cette circonstance, que l'animal a un *painvin*.

Autrefois on croyait que les barbillons pouvaient empêcher les animaux de boire. Il est même surprenant que cette croyance ait été partagée par Bourgelat, qui considérait ces organes comme des excroissances de la membrane muqueuse. Aujourd'hui encore, beaucoup de personnes, dans les campagnes, sont imbues de ce préjugé, et il se trouve des maréchaux, des empiriques, qui en pratiquent l'ablation. On comprend sans peine que cette opération barbare facilite la pénétration des corps étrangers dans le canal salivaire dont l'entrée n'est plus protégée.

5º De la langue (fig. 25 et fig. 26).

SITUATION. · LIMITES. · BASE ANATOMIQUE. — La *langue* est un organe préposé à la mastication, à l'insalivation, à la déglutition et à la gustation, placé dans le *canal*, et qui remplit la totalité de la bouche lorsque les deux mâchoires sont rapprochées.

Elle est bornée en haut par le *palais;* en avant par les *dents* incisives et les *lèvres;* sur les côtés, par les *dents* molaires, les *barres* et la face interne des *joues*.

Les parties qui en forment la base principale sont des *muscles*.

On divise la langue, au point de vue anatomique, en deux régions, qui sont : l'antérieure (*partie libre*), la postérieure (*partie fixe*).

En extérieur, c'est la première seule qui mérite d'être examinée.

Pour procéder à cet **EXAMEN**, qui se fait en même temps que celui des dents, on opère de la manière suivante, en supposant qu'on se trouve placé du côté gauche (fig. 26) :

L'observateur se tient en dehors de la ligne d'action du membre antérieur afin d'éviter ses atteintes. La main gauche saisit la lèvre inférieure ou est appliquée sur la face antérieure du chanfrein pour empêcher l'animal d'avancer; la droite est celle qui doit prendre la langue. Pour cela, le médius et l'index sont introduits entre les lèvres, au niveau de l'espace interdentaire; ils vont à la recherche de l'organe qu'ils maintiennent ensuite entre le pouce et l'annulaire, pour l'empêcher de glisser, et l'attirent doucement en dehors de la bouche.

Ces manœuvres demandent à être pratiquées avec *la plus grande douceur;* des tractions brusques seraient très douloureuses à l'animal et pourraient le mettre dans l'obligation de se défendre.

C'est sans doute comme conséquence de ces tractions que se produisent les *déchirures* du muscle kérato-glosse externe que nous avons constatées plusieurs fois sur les chevaux de dissection[1].

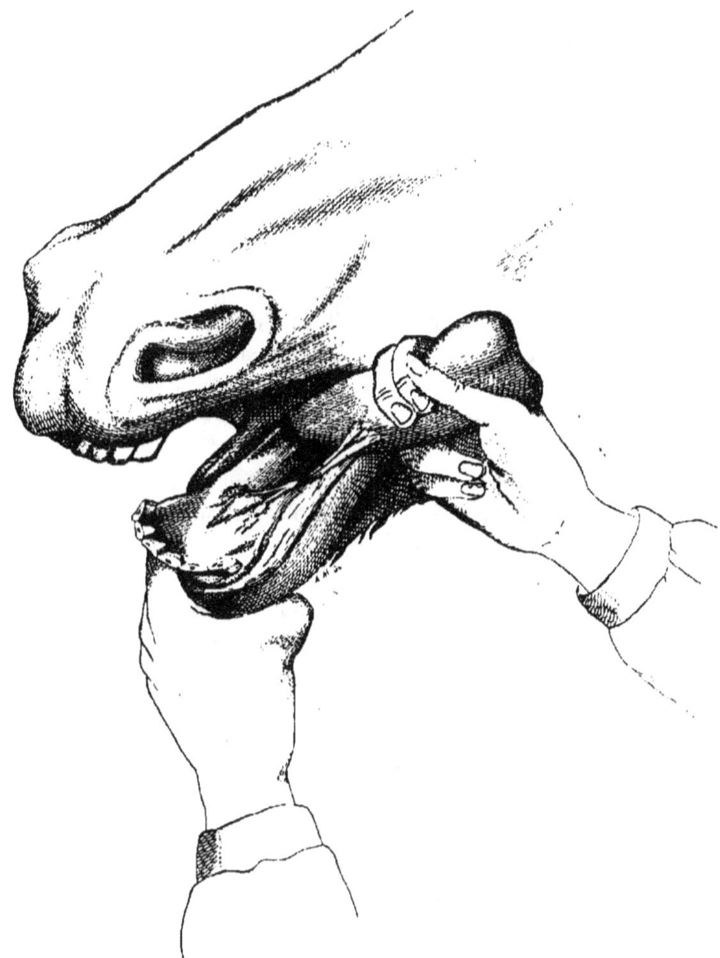

Fig. 26. — Examen de la bouche.

C'est sans doute aussi par la remarque de la douleur qu'elles occasionnent que certains marchands n'hésitent pas à mettre en pratique

1. A. Goubaux, *De quelques pratiques barbares auxquelles on a recours pour examiner la bouche du cheval, pour déterminer son âge, pour le faire reculer,* etc. (*Journal de l'école de Lyon,* 1866, p. 335.)

ce moyen barbare pour faire reculer des chevaux *immobiles*, ainsi que nous avons pu le voir.

La *partie libre* de la langue a une forme spatulée ; elle est aplatie de dessus en dessous. Du milieu de sa face inférieure se détache un prolongement muqueux, de forme triangulaire, qui la relie à la face supérieure du corps du maxillaire. On le désigne sous le nom de *frein de la langue;* il permet à l'organe d'exécuter ses mouvements, mais il en limite l'étendue.

La langue peut, en effet, être portée en haut, en bas, en arrière, en avant, à droite, à gauche; se modifier dans sa forme; devenir plus large, plus épaisse, concave ou convexe, etc.

En général, son VOLUME est proportionné à la capacité de la cavité buccale. Nous n'avons jamais observé, si ce n'est chez les très vieux chevaux, que l'épaisseur de cet organe lui fît dépasser les barres, supporter à lui seul les canons du mors, et atténuât, pour cette raison, la finesse de la bouche. Les différences de sensibilité, assez fréquentes, tiennent à une autre cause ; nous en avons déjà parlé à propos des *barres* et de la *barbe.*

A l'état normal, la langue doit toujours, pendant le travail, être contenue dans l'intérieur de la bouche. C'est elle qui supporte le mors et qui, de concert avec les lèvres, en reçoit la première impression.

Quelques chevaux contractent la mauvaise habitude de *doubler leur langue,* c'est-à-dire d'en recourber la partie libre au-dessus ou au-dessous du mors; on le constate facilement en écartant les lèvres l'une de l'autre, et l'on y remédie en serrant davantage la gourmette.

Il faut aussi s'assurer que la langue est *entière* et *intacte.*

Si l'on attache un cheval avec les rênes de la bride ou avec la longe passée dans la bouche, et que l'animal soit effrayé, il *tire au renard,* suivant l'expression consacrée, ou, en d'autres termes, se renverse violemment en arrière et reporte tout le poids de son corps sur le lien qui le retient. Alors, de deux choses l'une : ou celui-ci se rompt, ou bien l'organe est *coupé* en travers, précisément à l'endroit qui était comprimé. Nous connaissons un fait de ce genre dans lequel la partie libre, complètement séparée, est tombée sur le sol. C'est toujours là un accident grave. Si la section est incomplète, la mastication est plus difficile, plus lente ; si elle est complète, la mort peut en être la conséquence, ce qui est arrivé dans l'exemple dont nous venons de parler.

Il ne faut donc jamais attacher un cheval lorsqu'il a la longe passée dans la bouche ou avec les rênes lorsqu'il est bridé.

D'autres fois, la langue offre au niveau de ses bords latéraux des *entamures* plus ou moins profondes, occasionnées par les irrégularités qui hérissent les arcades molaires chez les vieux chevaux. Ces blessures apportent une grande gêne à la mastication ; on y pare en faisant disparaître les aspérités dentaires dont il s'agit.

Pendant le travail, il y a des chevaux dont la langue sort de la bouche et reste *pendante ;* d'autres chez lesquels, toujours en mouvement, elle sort et rentre alternativement, à la manière de celle des serpents : dans ce dernier cas, elle est dite *serpentine.*

Ces deux états, fort disgracieux, produisent une continuelle déperdition de salive qui pourrait être utilisée pour la digestion ; enfin l'organe ne donne plus au mors le point d'appui qu'il fournit dans les conditions ordinaires.

6° Du palais (fig. 25).

SITUATION. — LIMITES. — BASE ANATOMIQUE. — Cette région, qui forme la paroi supérieure ou antérieure de la cavité buccale, a pour base une partie des os sus-maxillaires et palatins, recouverts par un réseau veineux très riche situé immédiatement au-dessus de la membrane muqueuse.

Elle est limitée en avant par les dents *incisives* supérieures, latéralement par les dents *molaires* et les *espaces interdentaires* supérieurs, en arrière, enfin, par le *voile du palais.*

On n'en voit qu'une fraction lorsqu'on examine la cavité de la bouche. Sa surface est d'une couleur rosée, quelquefois marbrée dans une partie de son étendue. Elle offre des arceaux dirigés en travers, à concavité postérieure, séparés par des sillons et disposés à peu près symétriquement à droite et à gauche de la ligne médiane.

Il n'y a ni beauté ni défectuosité à reconnaître au palais.

Presque tous les auteurs ont répété qu'il est plus ou moins épais suivant l'âge, les conditions physiologiques, et peut déborder les dents incisives au point d'empêcher les animaux de manger. On dit souvent du cheval dont le palais est dans cet état qu'il a la *fève* ou le *lampas.*

Huzard père[1] a depuis longtemps montré combien la pratique d'emporter avec l'instrument tranchant, ou de brûler avec le cautère actuel, la portion saillante de cette région, est inutile et cruelle, et combien elle est propre à empêcher les animaux de manger, plutôt qu'à faire disparaître le dégoût qu'ils paraissent éprouver pour la nourriture.

Cette opération, qu'exécutent encore aujourd'hui quelques maré-

---

1. Bourgelat, *Traité de la conformation extérieure du cheval,* 5e édit., p. 81. (Note de Huzard père.)

chaux et empiriques, s'appelle *brûler le lampas*. C'est encore dans le même but qu'ils font la *saignée au palais* avec des instruments qui occasionnent quelquefois des accidents.

B. — De la bouche en général.

Toutes les régions secondaires que nous venons de passer en revue doivent se trouver en harmonie les unes avec les autres pour que l'ensemble qu'elles constituent remplisse bien ses fonctions.

La bouche, en effet, est à envisager non seulement sous le rapport de la physiologie, mais encore au point de vue de l'extérieur, car c'est sur elle que s'adapte l'instrument de conduction désigné sous le nom de *mors*.

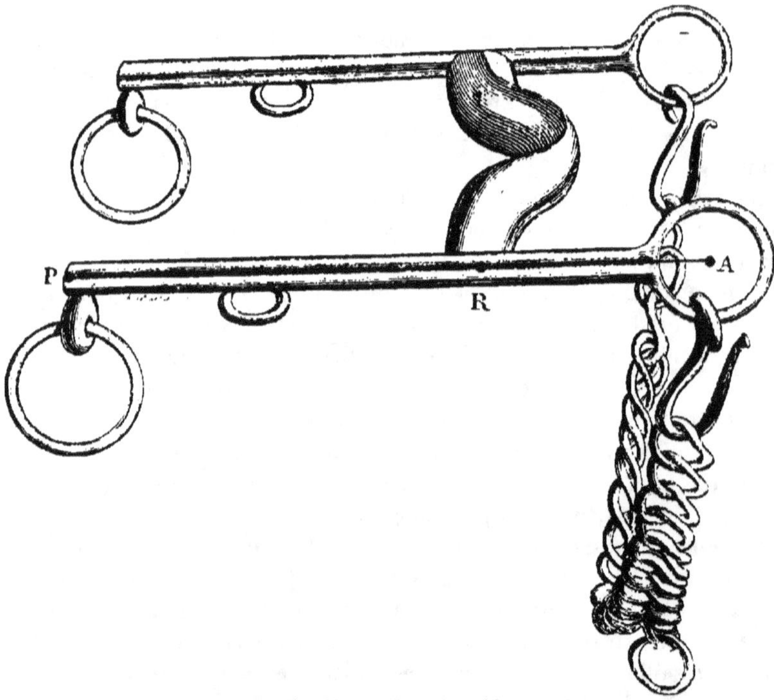

Fig. 27. — Mors de bride.

DU MORS. — Cet instrument (fig. 27) se compose d'un cylindre de bois ou de métal, ayant souvent une courbure, dite *liberté de langue*, et de deux *branches* sur lesquelles sont fixées les *rênes*, la *bride* et la *gourmette*. Les parties du cylindre qui reposent sur les barres s'appellent les *canons* *du mors* ou l'*embouchure ;* ce sont les seules qui soient renfermées dans la bouche.

Le mors joue le rôle d'un levier du deuxième genre, dans lequel la gourmette, A, représente le point fixe, et le point d'attache des rênes, P, la puissance. Quant à la résistance, elle se trouve sur les barres, R.

On comprend, d'après cela, que l'action de cet appareil sera d'autant plus énergique que la longueur des branches, PA, sera plus considérable, puisqu'elle représente le bras de levier de la puissance.

L'action du mors augmentera encore si la distance qui sépare les canons du point d'attache de la gourmette, ou le bras de levier de la résistance, diminue ; si les canons, au lieu d'être arrondis, sont cannelés ; si la liberté de langue est grande ; si enfin la gourmette comprime davantage la barbe.

Au point de vue de ses effets, le mors est donc un appareil de contrainte qui, par ses pressions plus ou moins violentes sur les barres et la barbe, peut causer une douleur d'intensité variable.

TEMPÉRAMENT DE LA BOUCHE. — L'animal réagit contre cette douleur, et Bourgelat appelait *tempérament de la bouche* le mode particulier de ces réactions, ou, en d'autres termes, la manière d'être spéciale de la bouche devant les sensations diverses fournies par le mors.

C'est ainsi qu'on qualifie d'*assurée*, de *bouche à pleine main*, de *bouche loyale*, celle qui supporte le mors avec franchise, sans gène, ni douleur, ni crainte, celle qui ne lutte ni ne cède trop facilement à l'action de la main ;

De *bouche sensible, fine, tendre, légère*, celle qui perçoit les plus délicates impressions de la main et y répond avec justesse ;

De *bouche forte, dure, épaisse*, celle qui ne cède qu'aux tractions énergiques ;

De *bouche égarée*, celle qui réagit à faux devant les indications du mors, quelle que soit d'ailleurs sa sensibilité ;

Enfin, de *bouche fraiche*, de *bouche en action*, celle qui *goûte* le mors, le *mâche* sans cesse et se montre légèrement *écumeuse*, par suite de l'agitation continuelle que ses mouvements communiquent à la salive.

On ne peut juger de ces différentes qualités de la bouche que par l'utilisation des animaux : mais on ne doit pas les négliger pour cela. D'une manière générale, il faut toujours, dans le choix d'un cheval, chercher à se renseigner le plus complètement possible et ne reculer devant aucune épreuve, si cela est nécessaire. Un amour-propre mal placé est trop souvent la cause des méprises les plus singulières. Aussi nous ne saurions trop insister sur l'importance d'examiner *toutes* les parties de la bouche, et trop blâmer ceux qui se bornent à l'inspection des dents en vue de la seule connaissance de l'âge.

FACE INTERNE DES JOUES. — Cette remarque nous fournit l'occasion de parler de la *face interne des joues*, dont nous n'avons étudié jusqu'à présent que la face externe. Elle ne constitue pas une région spéciale, mais elle limite latéralement la bouche, en dehors des molaires, comme le font les lèvres en avant des dents incisives.

Cependant elle mérite qu'on s'y arrête, car on y trouve, en regard de la troisième molaire supérieure, un tubercule arrondi sur lequel vient s'ouvrir le canal excréteur de la glande parotide.

Il peut exister aussi, dans cette région, des blessures de la muqueuse produites par les aspérités dont les molaires sont souvent le siège chez les vieux chevaux.

Les sujets qui présentent ces lésions se nourrissent mal; leur mastication devient incomplète et les aliments s'accumulent fréquemment entre la face interne de leurs joues et les arcades dentaires. Nous avons vu que l'on caractérise cette distension en disant que l'animal *fait grenier* ou *magasin*.

EMBOUCHURE. — On désigne sous le nom d'*embouchure* la méthode qui se propose d'adapter le mors le plus convenable à la bouche d'un cheval. L'*embouchure* est aussi, comme nous l'avons vu plus haut, la partie du mors qui se place dans la bouche, c'est-à-dire les canons. Par extension, on *embouche* encore un cheval, en lui *mettant simplement* un mors dans la bouche.

Il importait qu'on fût bien fixé sur la valeur de ces différentes expressions.

MODE D'ACTION DU MORS. — Un mot maintenant sur le *mode d'action du mors*.

Cet instrument doit être considéré à la fois comme un frein qui arrête, une puissance qui maîtrise, surtout comme un moyen de communication entre le cheval et celui qui le dirige.

L'impression physique qu'il cause peut aller de la sensation la plus légère à la douleur la plus vive. Si, par exemple, l'intensité de son action n'est pas sagement mesurée au degré de sensibilité et à l'intelligence du sujet, il produit des effets opposés à ceux que l'on espérait; il provoque une défense énergique, souvent opiniâtre, dont l'homme ne triomphe pas toujours, et qui n'est pas sans danger pour sa personne.

Mais si, au contraire, l'action mécanique du mors n'intervient, vis-à-vis du cheval, qu'à titre de simple indication, pour lui faire deviner en quelque sorte ce que l'on exige, et, au besoin, lui faire sentir, par la douleur, qu'il doit obéir à une volonté supérieure à la sienne, alors cet instrument devient un moyen d'*éducation* tout à fait rationnel, capable d'assurer un *dressage spécial*. Il constitue un intermédiaire entre deux intelligences, à l'aide duquel doivent s'établir des rapports particuliers : il traduit dans une *langue* qui.lui est propre les procédés de tel ou tel enseignement, de telle ou telle école. Peu à peu le cheval arrive à comprendre cette langue, bien qu'elle varie suivant les cas, qu'elle diffère notamment pour la selle, l'attelage ou le gros trait. L'important est que son initiation soit confiée de bonne heure à un maître doux. patient. ferme, habile et expérimenté.

CHAPITRE V

EXTRÉMITÉ POSTÉRIEURE DE LA TÊTE

Elle comprend trois régions, dont une paire, servant d'union entre la tête et l'encolure ; ce sont : la *nuque*, les *parotides* et la *gorge*.

A. — De la nuque (fig. 19.

SITUATION. — LIMITES. — BASE ANATOMIQUE. — La *nuque* occupe le sommet de la tête ; elle est limitée latéralement par les *oreilles* et les *parotides;* en avant par le *front;* en arrière par l'*encolure* et la *crinière.*

Cette région, qui répond anatomiquement à l'articulation atloïdo-occipitale, a pour base des muscles séparés, sur la ligne médiane, par la corde du ligament sus-épineux cervical. La peau qui la recouvre est, dans l'état ordinaire, protégée par la crinière ; mais on a l'habitude de la couper pour faire place à la têtière du licol ou de la bride qui s'y appuie directement.

Il n'y a qu'à s'assurer de la *netteté* de cette région, par suite de la gravité toute particulière des altérations dont elle peut être le siège[1].

Ses blessures résultent quelquefois de la confection vicieuse de la têtière. Le plus souvent elles sont dues à des contusions causées par la mauvaise habitude de *tirer au renard.* Il n'est pas rare alors de les

---

1. A. Goubaux, *Note sur quelques lésions de la région de la nuque, chez le cheval* (*Arch. vétér.*, 1877, p. 137).

voir se compliquer de la nécrose du ligament cervical à laquelle succède une plaie fistuleuse des plus rebelles à guérir. Dans ce cas l'animal est affecté d'un *mal de nuque*, d'un *mal de taupe* ou de *testudo*.

Il faudrait qu'on fût complètement étranger aux choses du cheval pour acheter un sujet atteint de cette maladie. Néanmoins, comme nous connaissons un exemple de ce genre, nous recommandons de faire enlever le *capuchon* ou la *bonnette* que les marchands placent sur les oreilles dans le but trompeur d'empêcher les insectes d'y pénétrer. Il suffit de passer la main sur la région pour s'assurer qu'elle n'est point affectée d'une sensibilité anormale.

B. — Des parotides (fig. 10).

SITUATION. — LIMITES. — BASE ANATOMIQUE. — La parotide, comme la glande salivaire qui en forme la base, tire son nom de sa proximité de l'*oreille*. Elle est limitée en haut par l'*oreille;* en bas, par la *gorge;* en arrière, par l'*encolure;* en avant, par la *joue* et la *tempe*. Le muscle parotido-auriculaire et le peaucier en doublent immédiatement la peau. La veine faciale passe à la surface ou dans l'épaisseur de la glande dont il vient d'être question.

Ses **BEAUTÉS** et ses **DÉFECTUOSITÉS** sont pure affaire de convention ou de goût.

Pour être belle, dit-on, elle doit se montrer légèrement déprimée, afin que les mouvements de la tête sur l'encolure soient libres et étendus. Trop excavée, relativement aux parties environnantes, ces mouvements seraient trop faciles, le cheval de selle, notamment, pourrait se défendre contre son cavalier, battre à la main, etc., la tête serait *mal attachée;* — en saillie sur les régions qui la confinent, l'animal deviendrait difficile à rassembler, à diriger, la tête serait encore mal attachée ou *plaquée*, ses mouvements ne seraient plus libres, ni étendus, etc.

Tout cela ne repose sur aucune donnée physiologique rationnelle. Il suffit de se rappeler la disposition anatomique des articulations et des muscles pour comprendre ce que ces conventions ont d'arbitraire. D'ailleurs, les faits contradictoires abondent à l'encontre de cette manière de voir. Une dépression moyenne de la parotide est simplement agréable à l'œil, en ce sens qu'elle fait paraître la tête mieux attachée. C'est là ce qui justifie la préférence qu'on lui accorde.

Il est plus utile de constater l'absence de **MALADIES** ou de **TARES**.

On rencontre, en effet, des *tuméfactions*, dues à des tumeurs mélaniques, à une altération de la glande elle-même, à une maladie des parties qu'elle recouvre, ou à une lésion du vaisseau veineux qui la parcourt. Les abcès parotidiens donnent souvent lieu à des *fistules* qui laissent écouler la salive au dehors et rendent les animaux malpropres. Les maquignons cherchent parfois à les dissimuler au moyen du capuchon ou de la bonnette.

Notons encore les *dénudations*, les *cicatrices* et les *traces de feu*, autant de tares qui indiquent l'emploi d'un moyen de traitement pour combattre une maladie du larynx, de la glande ou de la veine faciale. Il importe, dans ces cas, de s'assurer que l'animal n'est pas *corneur* ou n'a pas la jugulaire du même côté oblitérée. (Voy. *Encolure*.)

Signalons, en terminant, *un usage* barbare qui consistait à saisir, et à pincer entre les mors d'une paire de tricoises, la parotide des chevaux atteints de violentes coliques, dont on attribuait la cause à la douleur et à l'engorgement des *arives* (glandes parotides). En pareille occurrence, on disait qu'il fallait *battre les arives* ou les *ouvrir* pour calmer les sujets. Cette pratique, aussi dangereuse qu'absurde, déterminait la gangrène de la région et, suite inévitable de cet accident, la mort de l'animal. Nous en avons constaté un exemple.

<h2 align="center">C. — De la gorge (fig. 19).</h2>

SITUATION. — LIMITES. — BASE ANATOMIQUE. — La gorge occupe le fond du pli de la tête sur l'encolure ou le sinus de l'angle cervico-céphalien.

Elle est limitée, en arrière, par le bord inférieur de l'*encolure*, en avant par l'*auge*, latéralement par les *parotides*.

C'est une région impaire qui répond à la partie inférieure du larynx et à l'origine de la trachée ; elle est séparée de la face interne de la peau par des muscles. Les deux veines glosso-faciales la longent inférieurement et de chaque côté.

Sa *beauté absolue* réside dans sa grande LARGEUR transversale, attendu que le larynx, qui en forme la base principale, appartient à l'appareil respiratoire, dont le développement est toujours à rechercher. Son ÉTROITESSE est donc une défectuosité absolue, puisqu'elle dénote des poumons peu spacieux.

Quand on examine un cheval, on comprime assez généralement la gorge entre les doigts, pour déterminer presque aussitôt la *toux*, dont les caractères ont une importance clinique considérable. Mais tous les sujets ne sont pas aussi sensibles à cette exploration ; chez certains, il est nécessaire d'employer les deux mains pour obtenir le résultat cherché ; parfois même, il est matériellement impossible d'y arriver.

L'état de la toux renseigne sur les bonnes qualités de l'appareil respiratoire ; en la provoquant, on rend quelquefois apparent un *jetage* frauduleusement dissimulé. Aussitôt qu'elle se produit, il faut donc visiter les naseaux et examiner en même temps si l'animal n'effectue pas des mouvements de déglutition. En effet, dans quelques cas rares d'*ulcérations morveuses laryngiennes ou trachéales*, les matières expectorées sont rejetées dans la bouche et immédiatement dégluties. Abadie, de Nantes, qui a fixé l'attention sur ces faits, conseille, dans l'espèce, d'ouvrir la bouche de l'animal pour permettre à ces matières de s'écouler au dehors.

Les **TARES** de la gorge, *dépilations, excoriations* ou *cicatrices*, sont la conséquence de l'emploi de révulsifs indiquant une affection du larynx ou du pharynx.

CHAPITRE VI

DE LA TÊTE EN GÉNÉRAL

Nous avons vu, jusqu'à présent, les diverses parties de la tête, sous le rapport de leur situation, de leur forme, de leurs beautés, de leurs défectuosités, de leurs maladies et de leurs tares. En d'autres termes, nous avons fait un *travail d'analyse*, en nous proposant surtout de rechercher les caractères physiques les plus propres à assurer les bonnes conditions de chaque région en particulier.

Cette étude ne serait pas complète si nous ne jetions maintenant un coup d'œil d'ensemble sur les parties que nous avons, à dessein, détachées du tout. Ce *travail de synthèse* nous permettra d'envisager beaucoup plus facilement les *rapports harmoniques* qui doivent exister entre elles ; il nous fournira, de plus, l'occasion d'examiner la tête au point de vue de sa *longueur*, de son *volume*, de sa *direction*, de sa *forme générale*, de ses *attaches* à l'encolure, de ses *mouvements* et de leur *influence sur les déplacements du centre de gravité*, enfin de son *expression*.

A. — Des rapports harmoniques de la tête.

M. Richard[1] a le premier insisté avec détail sur ce fait que les rapports de confection des diverses régions semblent se commander d'une façon beaucoup plus absolue dans la tête que dans les autres points du corps. Il n'est pas rare, dit-il, de voir, par exemple, un très beau jarret et une hanche défectueuse, une belle épaule avec une mauvaise croupe, un garrot bien fait avec un rein plongé, mal attaché, une poitrine étroite avec un membre bien établi, etc.

---

1. A. Richard, *Étude du cheval*, 5° édit., 1874, p. 127.

Ces disproportions harmoniques sont infiniment moins communes dans la tête. Ainsi des naseaux bien ouverts, un œil bien placé, des oreilles écartées, une auge spacieuse, coïncident presque toujours avec un front large ; tandis que l'étroitesse de celui-ci entraîne la plupart du temps des oreilles longues, haut plantées, rapprochées, des yeux peu ouverts, des naseaux étroits, des ganaches resserrées. La finesse des oreilles, des paupières, leur mobilité, l'ampleur des naseaux, la minceur des lèvres, la vivacité de l'œil, la belle expression de la physionomie, sont des beautés qui coexistent ordinairement.

Il en résulte que la bonne ou la mauvaise conformation d'une partie comporte naturellement la bonne ou la mauvaise disposition d'une autre. La beauté du front ne peut s'associer avec le rétrécissement du chanfrein, celle des naseaux, avec le resserrement des maxillaires, l'air intelligent d'un bel œil avec la stupidité de tout le reste de la face.

En thèse générale, il est vrai de dire que les beautés et les défectuosités de la tête se commandent d'une manière presque absolue ; mais on ne doit pas oublier qu'il existe de nombreux sujets chez lesquels ces relations font défaut. Il ne faudrait donc pas acheter, les yeux fermés, un cheval, par cette seule considération qu'il a le front large. Si l'harmonie est dans la nature, elle se trouve souvent rompue par l'homme qui a changé les conditions d'existence des espèces domestiques ; et l'on peut dire que celui-ci n'a pas toujours eu le temps et la facilité d'adapter aussi parfaitement les types nouveaux qu'il a produits. D'ailleurs, la nature elle-même commet des erreurs, puisqu'elle engendre des formes qui périclitent et succombent dans la lutte vitale. Comment la main humaine en serait-elle exempte, elle dont les moyens et les matériaux sont si restreints !

A propos des proportions, nous reviendrons sur ce sujet. Pour le moment, bornons-nous à signaler les rapports harmoniques de la tête sans en oublier les écarts possibles, ni les exceptions restrictives de la règle un peu absolue que M. Richard a voulu poser.

B. — De la longueur de la tête.

Depuis Bourgelat, on est assez généralement d'accord sur la LONGUEUR classique de la tête : elle doit être comprise *deux fois et demie dans la hauteur du corps*, mesurée du garrot au sol, ou *dans la longueur*, mesurée de l'angle de l'épaule à l'angle de la fesse.

Contenue moins de deux fois et demie dans l'un ou dans l'autre sens, elle est considérée comme *trop longue;* dans le cas contraire, elle est *trop courte.*

Quand la tête a une longueur convenable, elle est portée avec grâce, répond facilement à l'action du mors et ne surcharge pas les membres antérieurs. Trop longue, elle acquiert un poids plus considérable, déplace le centre de gravité en avant, gêne les mouvements des membres antérieurs, *pèse à la main* et diminue d'autant la vitesse de l'animal. Trop courte, elle devient plus légère, plus mobile, expose le cheval à *battre à la main*, mais favorise la vitesse en éloignant le centre de gravité des membres antérieurs.

Ce sont là des raisons d'une assez mince valeur, en ce sens que l'excès ou le défaut de longueur peuvent se trouver compensés par une encolure petite ou longue, ainsi que nous le verrons.

Outre ces compensations, il est encore bon de faire valoir que les inconvénients d'une tête trop longue pour le service de la selle constituent sinon des avantages, mais tout au moins disparaissent quand il s'agit du gros trait.

D'ailleurs nous avons vu maints chevaux excellents qui, relativement aux dimensions rigoureuses indiquées par Bourgelat, avaient cette région trop courte ou trop longue. De telle sorte que la longueur est plus à prendre en considération sous le rapport du développement harmonique de la tête que par son influence sur les qualités réelles de l'animal.

C. — Du volume de la tête.

Le VOLUME variable de la tête lui a fait donner différents noms qui expriment aussi sa manière d'être.

On la dit *sèche*, lorsque les saillies osseuses, les reliefs musculaires, les vaisseaux et les nerfs sous-cutanés, sont bien dessinés. C'est l'indice d'une bonne constitution et d'un grand cachet de finesse, attendu que l'abondance du tissu conjonctif dénote toujours un tempérament mou, lymphatique, une origine commune.

Elle est qualifiée de *grosse*, lorsqu'elle pèche par excès dans toutes ses dimensions, mais surtout quand elle doit son volume au trop grand développement de sa charpente osseuse. Suivant les auteurs, ses inconvénients seraient les mêmes que ceux de la tête longue. Nous les admettons avec les restrictions que nous avons fait valoir plus haut. On comprend que ce n'est pas là une défectuosité pour le cheval de gros trait, devant agir principalement par sa masse et non par la rapidité, l'étendue de ses mouvements.

La tête reçoit le nom de *grasse* et d'*empâtée*, quand, à la grosseur, elle joint un effacement presque complet de toutes les saillies osseuses,

musculaires, vasculaires et nerveuses, par suite de l'épaisseur de la peau
et du tissu sous-jacent. Elle révèle une constitution molle, une race
commune, un tempérament lymphatique et toutes les prédispositions
qui en sont l'apanage.

Enfin, on la dit *vieille* ou *décharnée*, lorsqu'elle est d'une sécheresse
extrême, conséquence de l'émaciation très accusée de tous ses muscles.
Toute l'ossature y devient remarquablement apparente ; les salières se
creusent, l'œil s'enfonce dans l'orbite, les joues s'aplatissent, le chanfrein se déprime sur ses parties latérales, la peau semble collée sur les
os ; en un mot, elle revêt tous les caractères de la sénilité avancée, de
l'épuisement et de l'usure.

Il ne faut pas la confondre avec la tête de *vielle* dont nous parlerons
plus loin.

D. — De la direction de la tête.

Le grand axe de la tête peut être porté dans trois directions principales relativement au fil à plomb : il est *oblique, horizontal* ou *vertical*. Ces deux dernières qualifications ne doivent pas être entendues
dans leur sens le plus absolu ; elles ne caractérisent que des tendances
à l'horizontalité ou à la verticalité.

On considère comme étant dans une **BONNE DIRECTION** la tête portée
obliquement, de haut en bas et d'arrière en avant, qui forme avec le
sol un angle d'environ 45 degrés.

Dans cette situation, le cheval
distingue parfaitement les objets
placés devant lui ; il est en mesure
de les éviter et se trouve moins
exposé à butter ou à faire des chutes.
A ce premier avantage, il faut ajouter que le mors prend un point
d'appui convenable sur les barres,
puisque l'insertion des guides ou
des rênes est plus perpendiculaire
aux branches qui représentent leur
bras de levier.

Mais il y a d'autres raisons, d'ordre
purement mécanique, à faire valoir
(fig. 28) :

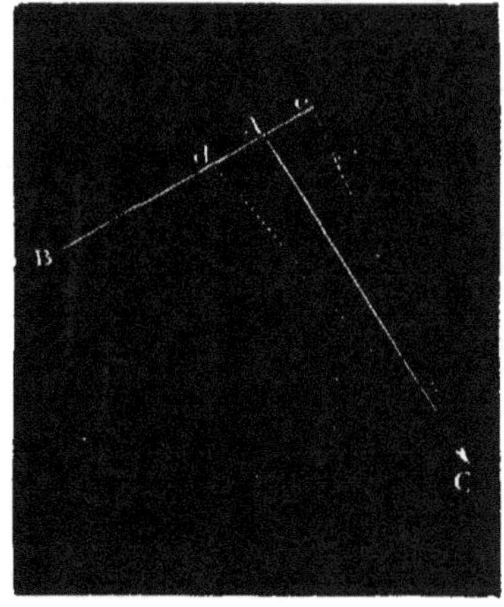

Fig. 28.

Nous représentons, par les lignes
AB et AC, les directions réciproques de la tête et de l'encolure.

Comme les mouvements de la première peuvent être ramenés, d'une manière générale, à des mouvements d'extension et de flexion, nous représentons, d'autre part, la direction des extenseurs et des fléchisseurs par les lignes ponctuées Cd et Ce, afin de voir sous quels angles ils s'insèrent sur la tête, leur bras de levier.

Or, *lorsque celle-ci est portée à 45 degrés*, il est remarquable que les extenseurs et les fléchisseurs ont des incidences se rapprochant de la perpendiculaire, ce qui n'aurait pas lieu pour toute autre position.

L'animal, outre qu'il respire plus facilement, son larynx étant dans cet état moyen qui n'est ni la compression ni la distension exagérées, *rend* sans effort *à la main*, est d'un maniement plus facile et prêt à bien exécuter tel ou tel déplacement de la tête qu'on lui demande.

Lorsque la tête est portée HORIZONTALEMENT, le centre de gravité s'élève et s'éloigne de l'arrière-main, d'où moins de stabilité dans l'équilibre ; le larynx et la trachée, se plaçant en ligne droite, facilitent la pénétration et la sortie de l'air pendant la marche ; la vitesse est plus considérable, en raison de l'allègement relatif de l'arrière-main, dont tout l'effort est utilisé à l'impulsion du tronc, en raison aussi de l'instabilité de l'équilibre, qui sollicite les membres antérieurs à répéter leurs mouvements pour prévenir la chute en avant.

On exprime cette situation particulière en disant que l'animal *porte au vent*. Mais ce n'est pas au repos, c'est toujours pendant l'exercice, surtout chez les sujets qui ont l'*encolure de cerf* ou *renversée*, ainsi que chez les jeunes chevaux de selle, au début du dressage, non habitués à l'action du mors et en souffrant.

S'il y a des avantages à ce que les animaux destinés aux allures rapides portent la tête dans cette direction, avantages qui ressortent de ce que nous venons de dire, il y a aussi des inconvénients dont les plus importants sont les suivants :

Et d'abord, le cheval ne voit pas facilement les obstacles trop rapprochés, ne peut plus apprécier les qualités du terrain sur lequel il marche et se trouve exposé à butter ou à tomber. Cet inconvénient n'est pas, à lui seul, d'une grande valeur, car le conducteur, quelle que soit sa position, a les moyens de suppléer, par sa prévoyance, à l'incapacité dont il s'agit. Le défaut le plus grave que cette direction entraîne tient à ce que le mors n'agit plus perpendiculairement aux barres ; toutes les tractions exercées sur lui tendent à remonter les commissures des lèvres, et à porter l'embouchure contre les premières dents molaires. Dans ce dernier cas, l'animal se soustrait à la volonté de celui qui le conduit, ce que l'on caractérise en disant qu'il a *pris le mors aux dents*.

On remarquera, d'un autre côté, qu'avec l'horizontalité de la tête.
les extenseurs font un angle obtus, incidence très défavorable ; les
fléchisseurs, au contraire, un angle aigu, incidence moins désavanta-
geuse (fig. 29, A). D'autre part, ce port de la tête, dès qu'il devient habituel, s'accompagne presque toujours de la concavité, du renversement de l'encolure. C'est qu'en pareil cas, comme le pense notre collègue, M. le professeur Lesbre [1], les rapports articulaires de l'occipital
et de l'atlas (1re vertèbre cervicale) se trouvent ramenés aux conditions

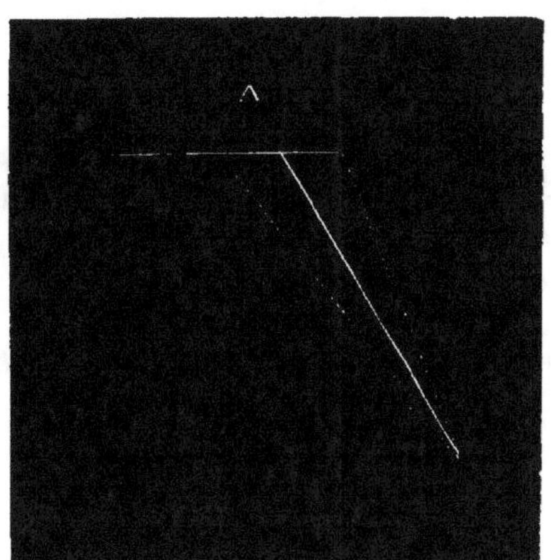

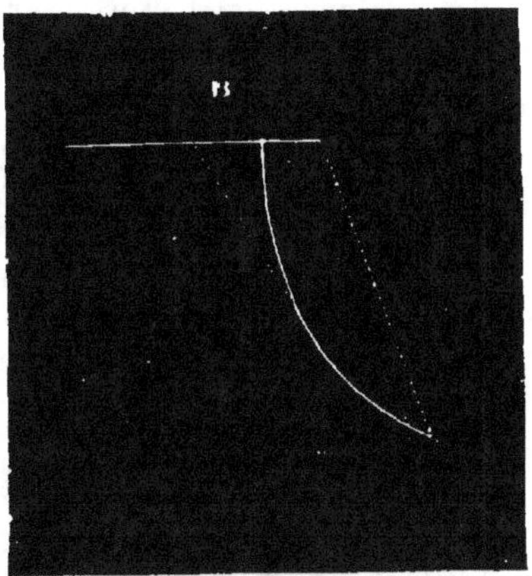

Fig. 29.

normales les plus propres à l'exécution de tous les mouvements. Ceux-ci
seraient, en effet, extrêmement bornés dans l'extension, si la tige cervicale ne s'incurvait pas ; l'anatomie explique que l'inclinaison latérale
de la tête, lors d'une attitude aussi élevée, deviendrait à peu près
impossible, cette inclinaison impliquant, pour se produire, une position
moyenne des surfaces articulaires en contact.

Enfin, ajoutons que le renversement de l'encolure paraît rendre moins
défectueuses les insertions musculaires, en même temps qu'il permet
de mieux utiliser l'action mécanique du ligament cervical (fig. 29, B).

Il est possible d'empêcher un cheval de porter au vent ; le moyen
consiste à employer la *martingale*, lanière de cuir d'une longueur
appropriée, qui se fixe à la muserolle et s'en va, d'autre part, à la
sangle. Mais fréquemment, la martingale, ajoutée aux harnais, n'est
qu'un simple objet d'ornement.

1. Lesbre, Communication orale.

Chez les chevaux de selle, on remédie encore à cette direction vicieuse en faisant usage de *roulants* dans lesquels passent les rênes et qui jouent le rôle de poulies de renvoi pour maintenir celles-ci dans une situation favorable à leur action.

Lorsque la tête est portée VERTICALEMENT, le centre de gravité est refoulé en arrière et en bas, la ligne de gravitation se rapproche du centre de la base de sustentation, d'où beaucoup de stabilité dans l'équilibre et moins de vitesse dans les allures. Il s'ensuit que cette direction est préjudiciable pour les chevaux légers et rapides, tandis qu'elle ne l'est pas pour les chevaux de gros trait qui, du reste, la prennent avec beaucoup de difficulté.

La tête verticale est toujours accompagnée d'une *encolure rouée* ou de *cygne*, qui en rend le port agréable à la vue. Outre le défaut que nous venons de signaler, on peut dire qu'elle ne place pas les sujets dans de bonnes conditions pour voir distinctement les objets situés à une certaine distance. Leur vue ne s'étend pas assez loin, et ils n'ont plus la possibilité d'éviter les obstacles quand ils les aperçoivent. Aussi sont-ils exposés, comme ceux qui portent au vent, à butter, à tomber, mais pour des raisons opposées.

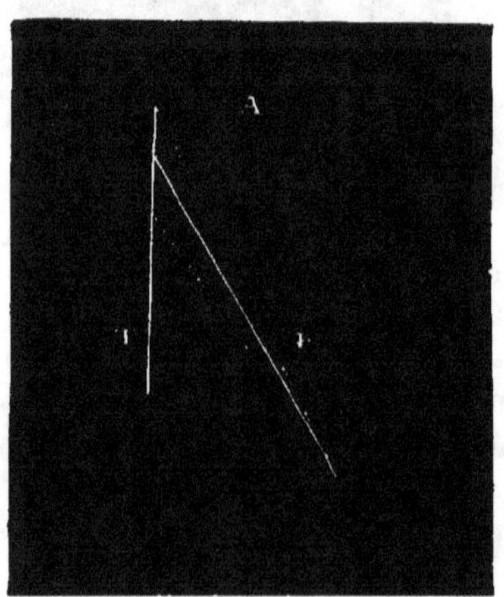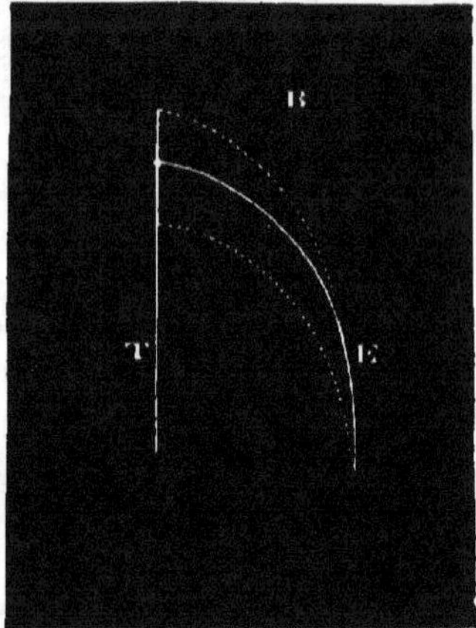

Fig. 30.

Avec cette direction de la tête (fig. 30, A), les extenseurs feraient un angle aigu, les fléchisseurs un angle obtus.

Mais, ici encore, l'encolure s'incurve, se *roue*, à la manière de celle du cygne, pour conserver aux surfaces articulaires occipito-atloïdiennes leurs connexions normales, et rendre en même temps les insertions musculaires plus perpendiculaires à leur bras de levier.

La direction verticale est beaucoup moins défavorable pour le service du manège que pour tous les autres. Le cheval qui la présente a des allures raccourcies, plus enlevées; il est plus léger à la main et encore assez maniable lorsqu'elle n'est pas exagérée.

Dans certains cas, cependant, la verticalité outrée constitue un défaut grave: c'est quand la tête est *oblique de haut en bas et d'avant en arrière*, et que son extrémité inférieure se montre très rapprochée du poitrail. L'inconvénient que nous indiquions, relativement au refoulement en arrière du centre de gravité, est alors porté à ses dernières limites; suivant l'expression consacrée, le cheval s'*encapuchonne*, il ne voit plus les obstacles et se soustrait bientôt complètement à l'action de la main.

On ajoute même que certains sujets viennent prendre un point d'appui sur le poitrail avec les branches du mors. En ce

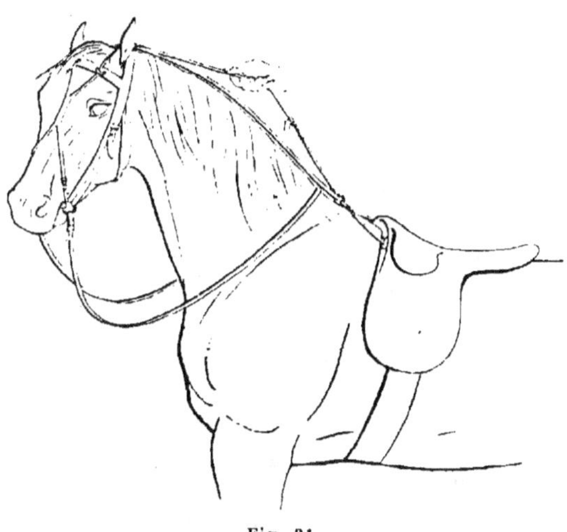

Fig. 31.

qui nous concerne, il ne nous a pas encore été donné de constater ces faits. S'ils sont exacts, on peut y remédier en limitant les mouvements de flexion de l'encolure et de la tête, à l'aide d'un système de courroies partant de la selle ou de la sellette, et venant aboutir, après inflexion sur la têtière, de chaque côté du mors ou du filet (fig. 31).

E. — Des formes de la tête.

Au début, nous avons comparé la forme générale de la tête à celle d'une pyramide quadrangulaire, pour y établir des subdivisions et faciliter les descriptions.

Cette comparaison n'est pas suffisante pour spécifier clairement certaines conformations dont il nous reste à parler et auxquelles on a donné des noms particuliers.

1° La tête est dite CARRÉE, lorsque sa face antérieure est rectiligne dans tous les sens.

Elle s'accompagne ordinairement d'une grande largeur du front, du chanfrein et des naseaux, d'un grand écartement des oreilles, des yeux et des ganaches, d'une grande finesse de la peau, des paupières, des oreilles et des lèvres, enfin d'une haute faculté d'expression. On la considère aujourd'hui comme le type de beauté ; elle indique la noblesse de la race, la pureté du sang, la distinction, le fond, l'énergie, la bonté du tempérament. Apanage des races arabe et anglaise de pur sang, qui la communiquent à leurs produits ou leurs métis, elle est aujourd'hui très recherchée.

2° La tête CONIQUE est celle qui se rétrécit brusquement à son extrémité inférieure.

Elle est regardée comme défectueuse, parce qu'elle offre, dit-on, tous les caractères opposés à ceux de la précédente. Cela est vrai dans beaucoup de cas, et les amateurs qui font remarquer la beauté de la tête en disant que le cheval *pourrait boire dans un verre*, ne se doutent pas qu'ils en signalent précisément le point faible, car l'animal est presque toujours incapable d'un service exigeant de la force et de l'énergie. Toutefois, nous avons connu pendant plusieurs années d'excellents chevaux qui avaient la tête conique.

Dans l'espèce, il faut donc, par un examen général, s'assurer si le front et le chanfrein sont larges, les ganaches bien écartées, en un mot, si l'on n'est pas en présence d'un fait exceptionnel entraînant les inconvénients dont nous venons de parler. Les vieux sujets, par suite de l'amincissement sénile des maxillaires et du changement de direction des dents incisives, acquièrent quelquefois cette forme effilée de la tête.

D'autres configurations sont caractérisées par une *courbure* plus ou moins accentuée de la face antérieure, qui peut être *convexe* ou *concave ;* elles ont reçu des qualifications spéciales. La tête est dite :

3° BUSQUÉE, lorsque tout le profil de sa face antérieure est convexe ;

4° DE LIÈVRE, lorsque la convexité est limitée à la région du front ;

5° MOUTONNÉE, lorsque la convexité porte seulement sur la région du chanfrein.

De Curnieu décrit encore la *tête de vielle*, ainsi nommée à cause de sa ressemblance avec le coffre de cet instrument. Elle présenterait « une courbe plus ou moins prononcée, mais sans interruption ni ressaut, de la nuque aux lèvres ; on y verrait ordinairement de l'expression et une grande pureté de ligne ».

Nous ne pensons pas qu'il soit utile de conserver cette variété, car elle répond en tous points aux caractères de la tête busquée.

La convexité de la tête, quelle que soit son étendue et son degré, n'est pas à rechercher à cause de son peu d'élégance et de l'étroitesse habituelle qu'elle dénote.

Pendant longtemps, surtout dans le siècle dernier, la tête busquée s'est trouvée très en faveur. Mais on a cru reconnaître que les chevaux qui la présentaient avaient les cavités nasales étroites et les ganaches resserrées ; ils étaient, de plus, particulièrement exposés à devenir *corneurs*. Aussi, a-t-on cherché, par des croisements bien dirigés, à la faire disparaître des races où elle était le plus commune, celles du nord de l'Europe, de la Normandie, du Limousin, de l'Espagne, de l'Algérie, etc.

Aujourd'hui, elle est tout à fait démodée, assez rare, et tend à s'effacer comme caractère de race. La plupart des auteurs la considèrent comme impliquant le peu de développement du crâne et de l'appareil respiratoire, ou encore, comme prédisposant à des maladies graves. Pour de Curnieu « elle représente l'apogée de la dégénération ; le cheval ainsi fait serait l'*idiot* de l'espèce et on le rencontrerait dans les pires contrées de l'Angleterre, de l'Allemagne et surtout de la Normandie ».

Toutes ces allégations souffrent de nombreuses exceptions. Nous avons connu des chevaux à tête busquée, qui ont suffi pendant plusieurs années à des services extrêmement pénibles ; chez d'autres, la largeur de l'auge, d'après nos mensurations, était tout aussi considérable que sur les sujets à tête carrée.

Il nous paraît donc très hasardé de croire que cette conformation prédispose au *cornage*, et les faits contradictoires que nous venons de relater semblent prouver que les observations faites au siècle dernier ont été mal interprétées. Ce n'est pas dans les cavités nasales que résident les lésions du cornage chronique ; de plus, on trouve aussi bien des corneurs à tête carrée qu'à tête busquée ; enfin, il ne serait pas étonnant que le cornage fût plus commun chez certaines races que chez d'autres. Nous aurions à faire valoir des raisons du même ordre pour ce qui est des maladies graves, la morve, par exemple, auxquelles les chevaux à tête busquée seraient, dit-on, plus exposés.

Cette conformation n'est réellement défectueuse que lorsqu'elle s'accompagne d'une *étroitesse* véritable du crâne, du front, du chanfrein, des naseaux et de l'auge. Dans les autres cas, elle est parfaitement conciliable avec des services qui exigent de la force ou de la vitesse.

6° La tête est dite CAMUSE, lorsque sa face antérieure est concave ou quand la concavité est limitée à la partie inférieure du front ;

7° Elle est dite DE RHINOCÉROS, si la concavité porte seulement sur la région du chanfrein.

La tête camuse est assez commune dans la race bretonne, chez les chevaux corses, sardes, landais. Ordinairement courte, large, en rapport avec un appareil respiratoire développé, c'est un tort de croire qu'elle dénote un caractère méchant et difficile. Rien ne justifie cette assertion, si ce n'est un certain air de sauvagerie et d'indépendance ; elle s'allie souvent, au contraire, à beaucoup de rusticité, une grande énergie et de sérieuses qualités dans les races où on l'observe.

La tête de rhinocéros, qu'on remarquait autrefois, surtout chez les chevaux ardennais, est encore une bonne conformation, quoique un peu disgracieuse à la vue.

Elle peut être *congénitale* ou *acquise* ; congénitale, si l'animal l'apporte en naissant ; acquise, lorsqu'elle résulte de l'usure ou de la fracture des os propres du nez, ainsi que nous l'avons vu à propos du chanfrein. Elle ne devient défectueuse, dans ce dernier cas, que si les abouts osseux ou le cal qui les unit font saillie à l'intérieur des cavités nasales et occasionnent une gêne pour la respiration.

F. — Des attaches de la tête.

On appelle *attaches de la tête* le mode d'union de cette partie du corps avec l'encolure.

La tête est dite *bien attachée*, quand il existe une légère dépression en avant de l'apophyse transverse de l'atlas, depuis la nuque jusqu'à la gorge ; quand son union avec l'encolure forme une courbe gracieuse, que ses mouvements sont faciles et étendus. Elle est à rechercher de préférence pour le service de la selle et du trait léger ; elle se fait remarquer dans les races distinguées ainsi que dans leurs métis, chez le cheval anglais, l'arabe de pur sang, les anglo-normands, les anglo-bretons, le cheval de Tarbes, etc., etc.

La tête est *mal attachée* ou *décousue*, lorsque la gouttière parotidienne est trop accentuée. Souvent, avec cette disposition, l'encolure est longue, grêle, les membres peu musclés, les reins déprimés, la poitrine étroite ; on qualifie l'animal de *ficelle*.

La tête est *plaquée*, quand le sillon parotidien est effacé. Alors, le sujet paraît lourd à la main, disgracieux ; il est moins propre au service de la selle.

G. — Des mouvements de la tête.

Les mouvements de la tête jouent le plus grand rôle dans l'exécution des fonctions diverses qu'elle remplit.

Elle loge d'abord les sens de l'odorat, de la vue, de l'ouïe et du goût ; nous pouvons y ajouter celui du toucher, bien qu'il appartienne encore à d'autres régions. D'où il suit qu'elle est obligée de prendre des attitudes variables, en vue de placer les organes qui en sont le siège dans les meilleures condi-tions pour établir leurs rapports convenables avec le monde extérieur.

Mais, pour nous, les mouvements les plus intéressants à étudier sont ceux qui ont pour but de modifier la position du centre de gravité pendant la station ou pendant la marche.

La tête occupe, en effet, à la partie antérieure du tronc, une place qui lui permet d'osciller encore comme un véritable balancier à l'extrémité de la tige cervicale.

Elle peut s'élever, s'abaisser, rester dans l'axe du corps, se déplacer sur ses parties latérales, se renverser en arrière, s'étendre en avant : en un mot, mouvoir le centre de gravité en haut, en bas, en avant, en arrière, de côté, l'élever au-dessus de la base de sustentation ou l'en rapprocher, l'éloigner du centre de cette base, l'en faire sortir ou encore l'y faire rentrer. Et elle produit d'autant mieux ces actions multiples qu'elle agit sur une longue encolure et que ses mouvements sont plus aisés, plus étendus.

Dès lors, on comprend toute l'influence qu'elle doit avoir sur la locomotion, puisqu'elle peut, à la volonté de l'animal, changer avec rapidité les conditions de stabilité ou d'instabilité de l'équilibre, ralentir la chute ou la précipiter, en somme, modifier la vitesse.

Non seulement nous parlons de ses déplacements étendus, dont l'effet se saisit à première vue, mais nous faisons allusion aussi à ses mouvements partiels sur l'encolure.

D'après nos recherches, le *centre de gravité de la tête* est situé sur la ligne médiane, à l'intersection d'un plan transversal qui passerait en arrière de la dernière molaire supérieure, et d'un plan horizontal tangent à la voûte palatine.

Que la tête vienne à s'étendre, c'est une masse de 15 à 16 kilogrammes environ qui se portera, par ce seul fait, en avant du levier cervical et qui tendra à faire sortir la ligne de gravitation en avant de la base de sustentation. Aussi est-ce l'attitude qu'elle prend chez le cheval de course, quand il est lancé à toute vitesse sur l'hippodrome. Qu'elle vienne à se fléchir, des effets inverses se produiront ; qu'elle se porte de côté, aussitôt le membre antérieur correspondant sera surchargé et l'autre allégé d'autant.

C'en est assez pour faire comprendre toute l'importance de ces déplacements totaux et partiels ; nous aurons, d'ailleurs, l'occasion d'y revenir au sujet des allures, des attitudes et des mouvements que l'animal exécute sur place.

II. — De l'expression de la tête.

La face du cheval est certainement la partie du corps sur laquelle les sensations et les passions qu'il éprouve se traduisent le mieux. Quand cette faculté d'expression est portée chez lui à un haut degré, on dit *qu'il a de la figure*, de la *physionomie*.

Les régions qui sont plus particulièrement préposées aux manifestations des divers états intérieurs de l'animal sont : l'œil et les paupières, les oreilles, les naseaux, les lèvres et la bouche.

Ces organes, par les attitudes variées qu'ils prennent, peignent tour à tour : la douceur, la vivacité, la colère, la tristesse, l'abattement, la joie, la douleur, la peur, la franchise, le courage, la férocité, l'agression, la sauvagerie, l'indifférence, la stupidité, l'ennui, etc.

D'ordinaire, la faculté d'expression de la tête est en relation directe avec la pureté de la race, la finesse des individus, leur énergie, leur intelligence. Mais c'est une grosse erreur de croire qu'il soit possible d'apprécier les qualités d'un cheval d'après le seul examen de sa physionomie. Celle-ci, comme celle de l'homme, peut tromper, et peut-être plus encore, car elle n'a pas sa mobilité, ses nuances ; son langage nous est moins familier ; il manque de son plus puissant auxiliaire, le geste ; de son meilleur interprète, la parole.

D'ailleurs, entre individus de la même espèce, si les caractères de la physionomie sont assez bien compris, en raison de l'éducation, du commerce habituel, ils deviennent beaucoup moins saisissables lorsqu'il s'agit d'espèces différentes, n'ayant entre elles que des rapports bornés. L'homme lit sur le visage de son semblable les sentiments qu'il éprouve ; une longue observation, une grande habitude, lui sont indispensables, au contraire, pour comprendre les manifestations expressives du cheval. Du reste, qu'on ne s'illusionne pas sur leur valeur. Pour quelques sujets d'élite chez lesquels la tête décèlera clairement la plupart des passions intérieures, la masse l'aura souvent dépourvue d'expression. Aussi l'habileté de l'acheteur consistera donc dans l'appréciation judicieuse des signes fournis par la physionomie et dans la prudence avec laquelle il saura se mettre en garde contre les inductions prématurées qu'il pourrait tirer de leur absence.

On ne doit pas oublier que celui qui expose l'animal en vente a tout intérêt à faire montre des qualités que le cheval n'a pas ou n'a qu'à un faible degré ; celui-là, disons-nous, peut, par une sorte de préparation spéciale, — la crainte de coups, les coups donnés, l'introduction d'un morceau de gingembre dans l'anus, etc., etc., — lui communiquer une apparence de vivacité ou d'énergie qui malheureusement ne sera que passagère.

DEUXIÈME PARTIE

DU CORPS

CHAPITRE PREMIER

FACE SUPÉRIEURE DU CORPS

A. — De l'encolure.

SITUATION. — LIMITES. — BASE ANATOMIQUE. — *L'encolure* est une région impaire, aplatie d'un côté à l'autre, située à la partie antérieure du tronc et supportant la tête.

Libre sur ses parties latérales, elle est limitée, en avant et en haut, par la *nuque*, la *parotide* et la *gorge ;* en arrière et en bas, par le *garrot*, les *épaules* et le *poitrail*.

Elle a pour base un axe osseux formé par les vertèbres cervicales, soutenu supérieurement par les deux portions du ligament sus-épineux et complètement entouré par des muscles nombreux, volumineux. La trachée, l'œsophage, des vaisseaux artériels, veineux et lymphatiques, enfin des nerfs, rampent le long de son bord inférieur. La *crinière* orne son bord supérieur.

Cette région est importante à étudier, car elle constitue, à la partie antérieure du tronc, un bras de levier plus ou moins long, à l'extrémité duquel se trouve appendue la tête, comme une sorte de résistance ou de contrepoids, qui en suit tous les déplacements et concourt avec elle à modifier la situation du centre de gravité pendant les mouvements progressifs.

DIVISIONS. — Quelle que soit la forme particulière de l'encolure, on peut se la représenter comme une pyramide, aplatie d'un côté à l'autre, dont la *base* répondrait à sa partie postérieure et le *sommet* tronqué à son extrémité antérieure. On lui reconnaît, de plus, une *face gauche* et une *face droite*, un *bord supérieur* et un *bord inférieur*.

1° Faces latérales. — Chacune des faces latérales est parcourue dans toute sa longueur par une saillie arrondie, répondant aux vertèbres cervicales recouvertes par des muscles dont le plus superficiel est le mastoïdo-huméral. Au-dessus de cette saillie est une surface irrégulièrement triangulaire, qui laisse voir, chez les chevaux fins et énergiques, les digitations et la direction des muscles les plus rapprochés de la peau. Au-dessous, on observe une dépression longitudinale le long du bord latéral de la trachée, connue sous le nom de *gouttière de la jugulaire*. Sa largeur diminue d'avant en arrière ; sa profondeur varie suivant les sujets, leur état d'embonpoint, la forme de leur encolure, etc. Ceux qui ont l'*encolure de cerf* ou *renversée* ont cette gouttière bien moins profonde. Mais, quelle que soit sa disposition, elle loge sous la peau une grosse veine superficielle, la *jugulaire*, qui devient parfois très apparente lorsque le cours du sang s'y trouve gêné par un obstacle quelconque, la pression d'un collier trop court, par exemple.

2° Bords. — Le *bord inférieur* est épais et arrondi, car il a pour base le tube trachéal. Sa grande dimension d'un côté à l'autre est en rapport avec le calibre de ce conduit et l'ampleur des poumons ; elle constitue donc une beauté absolue.

Le *bord supérieur*, plus mince que le précédent, supporte la *crinière*. Sa minceur est à rechercher ; mais, chez quelques vieux chevaux, les entiers surtout, la graisse l'envahit et lui communique une telle épaisseur qu'il ne peut se soutenir et retombe sur l'une des faces. On a affaire, dans ce cas, à l'*encolure penchante* ou *penchée*, déformation disgracieuse qui rend l'application du collier difficile et s'accompagne presque toujours de sillons, de plis transversaux profonds, d'un nettoyage incommode, dans lesquels se réfugient souvent des colonies d'acares. Nous avons vu des sujets dont les sillons en question étaient si profonds qu'on y pouvait cacher la main, placée de champ, lorsque la tête était soulevée.

L'encolure doit être examinée sous le rapport de sa *forme*, de sa *direction* ou de son *port*, de son *volume*, de sa *longueur*, de ses *attaches* à la tête et de ses *mouvements*.

FORME. — Elle est dite *droite* ou *pyramidale*, lorsque ses bords sont rectilignes, ses faces latérales presque planes ou légèrement arrondies suivant les individus, le sexe, l'état d'embonpoint, etc. La tête est alors bien soutenue et bien dirigée.

L'encolure est *rouée*, lorsque son bord supérieur décrit une convexité plus ou moins prononcée dans toute sa longueur. Dans ce cas, la tête est d'ordinaire portée en situation verticale et présente les inconvénients dont nous avons déjà parlé.

Si la convexité est limitée à sa partie antérieure, l'encolure est dite *de cygne*, par analogie avec le cou de cet oiseau dont elle imite les courbures gracieuses. Cette forme modifie, comme la précédente, le port de la tête, mais la direction verticale qu'elle lui impose est moins marquée.

Enfin, l'encolure reçoit la qualification de *renversée*, quand son bord supérieur est concave, ce qui implique une convexité proportionnelle de l'inférieur. Beaucoup de chevaux offrant cette conformation ont, en avant du garrot, une dépression connue sous le nom de *coup de hache*. La plupart aussi tiennent leur tête dans une direction horizontale et *portent au vent*, ainsi que nous l'avons indiqué.

D'une manière générale, toutes ces formes sont d'autant plus compatibles avec la rapidité des allures que la tête est portée plus en avant de la base de sustentation, et, conséquemment, que la tige cervicale est moins convexe sur son bord supérieur. La forme pyramidale et la renversée sont celles qui éloignent le plus la tête du corps et dénotent la plus grande vitesse. Au contraire, l'encolure rouée, celle de cygne, par la tendance qu'elles ont d'incurver en S les vertèbres du cou, diminuent la longueur de ce dernier, refoulent le centre de gravité en arrière et sont plus favorables aux mouvements cadencés, enlevés, ainsi qu'aux déplacements latéraux du tronc. Aussi offrent-elles des avantages pour les chevaux de manège, pour les animaux de parade, chez lesquels on préfère la facilité, le brillant des mouvements à leur étendue et leur rapidité.

Ces conformations peuvent s'acquérir par le fait d'un dressage bien compris. Tous les écuyers ont l'habitude *d'assouplir* l'encolure de leurs chevaux en lui faisant exécuter progressivement des mouvements d'extension, de flexion ou d'inclinaison latérale. Et l'utilité de cet *assouplissement* se conçoit très bien, puisque cette sorte de gymnastique fonctionnelle n'a d'autre but que d'habituer l'animal à se servir avec adresse et rapidité de ce balancier si puissant, si utile, qui dispose de la lourde résistance de la tête. Nous verrons plus loin que l'exagération de cette gymnastique cervicale se montre préjudiciable pour certains services, tandis que, bien employée, elle devient d'une efficacité incontestable pour certains autres.

DIRECTION OU PORT. — Indépendamment des formes particulières qu'elle affecte, l'encolure se porte dans plusieurs directions relativement à celle du fil à plomb.

Trois cas sont à considérer :

1° Elle peut être verticale, ou, pour mieux dire, *se rapprocher de la verticale*.

Dans cette attitude élevée, qui constitue une beauté et indique l'énergie, la tête est facilement soutenue, *légère à la main*, et les mouvements de l'épaule sont étendus (fig. 32).

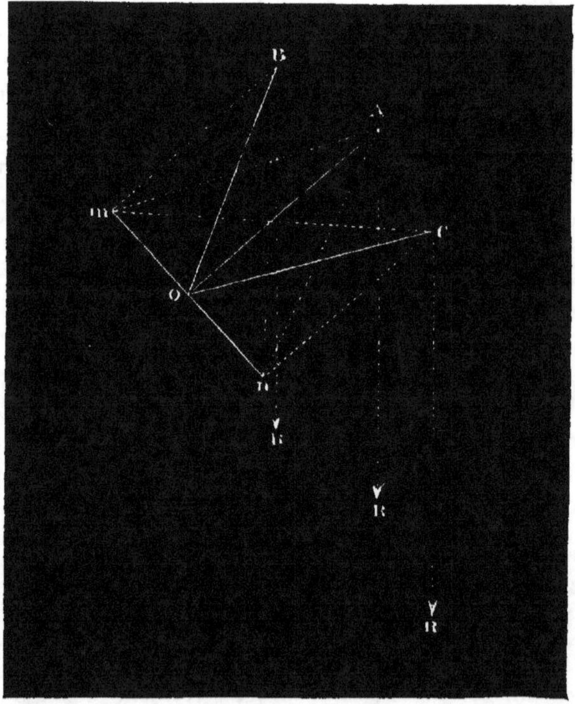

Fig. 32.

Soient, en effet, *mn* et OB, les directions respectives de l'épaule et de l'encolure. Les muscles extenseurs et le mastoïdo-huméral pourront être schématiquement représentés par les lignes *Bm* et *Bn*. On voit alors que ce dernier aura une grande longueur, partant, une grande étendue de contraction pour soulever l'angle scapulo-huméral et faire largement entamer le terrain au membre antérieur.

On voit, de plus, que le poids de la tête, représenté par la ligne BR, s'insère à l'extrémité du levier cervical sous un angle très aigu, incidence qui diminue l'intensité de cette résistance. Voilà pourquoi les sujets qui portent l'encolure dans cette attitude sont légers à la main, puisque leur tête semble moins peser sur la tige cervicale, en raison de l'incidence peu perpendiculaire de sa ligne de gravitation.

Enfin, on remarquera l'insertion très favorable des muscles extenseurs, *Bm*, qui se trouvent dans d'excellentes conditions pour résister au poids de la tête, et la porter en arrière afin de dégager les membres antérieurs. Ainsi conformés, les chevaux sont encore très aptes à tous les mouvements brillants, enlevés, cadencés, du manège ou de la parade.

2° L'encolure est portée **horizontalement**.

On observe cette direction chez les individus peu énergiques, de race commune, et chez ceux qui commencent à se fatiguer. « Si ces derniers, dit H. Bouley, sont empêchés, par la résistance des rênes, de tenir leur tête penchée vers le sol, ils lui impriment des oscillations continuelles de bas en haut et de haut en bas, ce que l'on dépeint techniquement en disant qu'ils *encensent*, et, par ce jeu du balancier cervical, ils se viennent ainsi en aide à eux-mêmes et suppléent à la force qui commence à leur manquer[1]. »

On voit encore les sujets attelés à de pesants fardeaux prendre exceptionnellement cette attitude.

Mais, quelles que soient les circonstances dans lesquelles on la remarque, les animaux sont toujours *pesants à la main* et d'allures raccourcies. Nous laissons de côté, ici, les chevaux de course dont l'encolure, tenue très horizontalement lorsqu'ils sont lancés à toute vitesse sur l'hippodrome, affecte un autre port dans les conditions ordinaires.

Tous ces faits s'expliquent par les considérations mécaniques invoquées plus haut.

Soient, en effet, *mn* et OC les directions relatives de l'épaule et du cou (fig. 32). Il est clair que le mastoïdo-huméral a moins de longueur et, partant, une faible étendue de contraction. Toutefois son insertion sur l'épaule est beaucoup plus perpendiculaire que précédemment; d'où il résulte qu'il sera plus favorisé sous le rapport de son action. On comprend alors comment il se fait que les chevaux usés ou fatigués portent leur encolure de cette façon pendant la marche.

D'autre part, la ligne de gravitation, CR, de la tête tend à se rappro-

---

1. H. Bouley, *Dictionnaire pratique de médecine, de chirurgie et d'hygiène vétérinaires*, t. VI, art. *Encolure*.

cher de plus en plus de la perpendicularité au levier cervical, ce qui donne à la résistance qu'elle représente une intensité plus considérable et ce qui explique pourquoi ces animaux sont toujours lourds à la main.

La tête ainsi tenue déplace, en outre, le centre de gravité en avant, dégage le train postérieur d'une partie du poids du tronc et lui permet de dépenser moins d'efforts dans la propulsion de ce dernier.

3° Enfin, l'encolure peut prendre une direction intermédiaire, c'est-à-dire être **oblique** à 45° environ.

On voit encore, par l'inspection de la figure 31, que les avantages et les inconvénients des deux directions précédentes se partagent presque également. Les muscles ont une longueur moyenne, des incidences convenables à l'épaule ; le pas est assez étendu, la tête, ni trop légère ni trop lourde à la main. En un mot, c'est le port usuel de la plupart des bons chevaux de service, le juste milieu dans lequel il faut se renfermer.

VOLUME. — L'encolure ne doit pas présenter un volume exagéré ; il importe qu'elle soit harmonieusement proportionnée aux autres parties du corps, et ce n'est que par l'habitude qu'on arrive à juger des caractères qui dénotent cette harmonie.

C'est ainsi qu'elle est *grêle* ou *épaisse*, deux conformations intimement liées à l'excès ou au défaut de longueur. Cependant, chez les chevaux entiers, elle acquiert un développement qu'il ne faut pas considérer comme une défectuosité, la castration ayant pour effet d'amincir cette région d'une façon notable.

LONGUEUR. — La longueur de l'encolure — qui se mesure du milieu du bord antérieur de l'épaule à la partie la plus avancée de l'apophyse transverse de l'atlas — est corrélative de son volume ; elle ne doit, non plus, pécher ni par excès ni par défaut, sous peine de nuire à la bonne utilisation de l'animal.

Voyons ce qui se passe lorsque le levier cervical s'allonge ou se raccourcit au delà ou en deçà de ses dimensions normales. Soient (fig. 32) *mn* et OC, les directions relatives de l'épaule et de l'encolure ; soient, d'autre part, OC, OA et OR, des longueurs d'encolure graduellement décroissantes.

1° Quand la *longueur est convenable*, OA, elle comporte une étendue suffisante dans les mouvements de l'épaule et dans les déplacements du centre de gravité ; la tête n'est pas trop pesante à la main ; la tige cervicale jouit d'une souplesse et d'une mobilité moyennes. Si à cette qualité elle joint une bonne direction, un port élevé, elle se trouvera dans les conditions les plus favorables pour tous les services.

Cette juste longueur de l'encolure ne saurait être déterminée mathématiquement, comme l'a voulu Bourgelat, qui lui assignait exactement celle de la tête. Bien que cette relation soit habituelle, on rencontre des compensations corrigeant les écarts dans un sens ou dans l'autre et n'altérant pas plus la beauté extérieure qu'elles n'influent sur les bonnes qualités du sujet. Nous y reviendrons à propos des *proportions*.

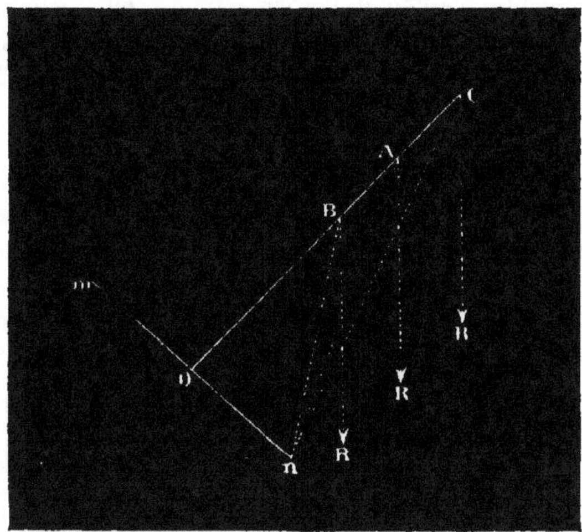

Fig. 33.

2° Quand l'encolure est *trop longue*, OC, son plus grand inconvénient est de surcharger les parties antérieures du corps en rapprochant le centre de gravité des membres de devant; elle pèche, en outre, assez ordinairement par son défaut de volume, paraît grêle, émaciée; enfin elle rend la tête pesante à la main, car elle augmente la longueur du bras de levier de cette résistance, CR.

Toutefois, la nature apporte souvent des *compensations* qui remédient à cette grande longueur et lui donnent alors le caractère d'une beauté véritable. C'est d'abord l'attitude élevée de l'encolure, qui lui permet de ne pas trop surcharger l'avant-main, en refoulant dans une juste mesure le centre de gravité en arrière. C'est ensuite sa musculature ferme, énergique, puissante, qui lui assure un volume suffisant et ne la fait plus paraître trop grêle. C'est enfin la petitesse et la légèreté de la tête, qui diminuent l'intensité de la résistance R, par rapport à la longueur considérable du bras de levier cervical. Cette compensation, jointe à une direction se rapprochant de la verticale, contribue à rendre la tête moins pesante à la main, car la ligne de gravitation de celle-ci s'applique à l'extrémité du cou suivant une incidence très peu perpendiculaire et par conséquent défavorable.

Il n'est pas inutile de faire remarquer aussi que la longueur de l'encolure dénote un développement corrélatif des muscles, *Cn*, élévateurs de l'angle scapulo-huméral et, partant, une grande étendue de leur contraction, ainsi qu'une belle amplitude du pas ; l'insertion de ces muscles sur l'épaule étant plus perpendiculaire, leur action sera, par cela même, plus énergique. En outre, le levier cervical, en s'allongeant, devient plus souple, plus mobile, et acquiert une grande influence sur les déplacements du centre de gravité.

Ce sont là des avantages réels pour les *chevaux de vitesse*, dont l'encolure ne sera véritablement *belle*, que si elle est longue, bien musclée, portée haute et pourvue d'une tête légère.

3° Enfin l'encolure peut être *trop courte*, OB ; dans ce cas, elle présente aussi des avantages et des inconvénients, suivant le service considéré.

Pour le cheval à deux fins, celui de selle surtout, elle manque de souplesse, de mobilité, est généralement épaisse, massive, et rend l'animal peu maniable.

Pour le cheval de vitesse, elle est essentiellement défectueuse, car ses déplacements sont faibles et n'ont qu'une action bornée sur ceux du centre de gravité. Ajoutons que le pas manque d'ampleur, en raison du défaut de longueur des muscles élévateurs de l'épaule. Quant aux chevaux rapides, qui sont pourvus d'une encolure courte, ils doivent moins leur vitesse à l'étendue des mouvements de leurs membres qu'à leur répétition fréquente dans un temps donné.

Il n'en est pas de même pour le service du gros trait, où l'animal doit agir à la fois par sa masse et l'énergie de ses efforts. Ce défaut de longueur pourra être racheté par une musculature ferme et puissante, qui fournira une large surface d'appui au collier, en même temps qu'elle indiquera une grande force. La brièveté du levier cervical sera compensée encore par sa tendance à l'horizontalité, car les muscles élévateurs de l'angle scapulaire bénéficieront d'une insertion plus perpendiculaire, sans que le déplacement en avant du centre de gravité de la tête entraîne trop de surcharge des membres antérieurs. En un mot, l'allure sera lente, les mouvements peu précipités, tandis que l'énergie des efforts sera portée à son maximum, si, comme nous l'avons dit, la région est très vigoureusement musclée.

De tout ce qui précède, on doit conclure que chaque genre de service exige une encolure de longueur déterminée ; — que pour l'extrême vitesse il faut de grandes lignes, *de la branche*, pour nous servir d'une

expression souvent usitée et par laquelle on désigne une encolure
longue, bien portée, supportant une tête légère ; — que pour de grands
et puissants efforts, il faut de la masse et du muscle, c'est-à-dire
une grande quantité d'éléments contractiles assemblés en masses volumineuses ; — enfin, que pour une vitesse, une énergie, moyennes,
l'encolure demande des dimensions intermédiaires.

Dans tous ces cas, on ne devra pas oublier que, de la longueur
moyenne aux extrêmes, se trouvent une foule d'intermédiaires, qui ne
sont ni l'excès, ni le défaut, et que l'encolure, atteindrait-elle ces
extrêmes, il y aurait encore pour elle des compensations parfaitement
compatibles, sinon avec la beauté absolue, du moins avec l'énergie et la
vigueur.

ATTACHES. — Les lignes qui accusent les limites supérieure et inférieure de l'encolure constituent ce qu'on appelle ses *attaches*.

A propos de la tête, nous avons déjà parlé implicitement des attaches
supérieures. On sait qu'un léger sillon existe sur la face externe de la
parotide ; que le larynx et le pharynx se logent facilement dans l'espace
compris entre les deux ganaches ; que la nuque, la parotide et la gorge,
dans leur ensemble, simulent, entre la tête et le cou, un très léger
étranglement, dont le profil arrondi, gracieux, laisse deviner la parfaite liberté de leurs mouvements réciproques. Quand ces conditions
ne se trouvent pas remplies, la tête est dite *plaquée, mal attachée ; ses*
mouvements ne sont plus aussi aisés, ce qu'on remarque surtout dans
le cas d'encolure courte et épaisse.

« Les attaches *inférieures* de l'encolure, dit H. Bouley (*loc. cit.*),
doivent être marquées, de chaque côté, par le léger relief que forme,
sous la peau, le bord antérieur des épaules ; du côté de son bord trachéal, par l'angle de réunion des deux gouttières de la jugulaire, con-
vergeant l'une vers l'autre au-dessus de la pointe du sternum ; et vers
le garrot, par une dépression, généralement peu sensible, en avant du
sommet de cette région. Dans ces conditions, l'encolure est ce qu'on
appelle *bien sortie ;* en d'autres termes, elle s'harmonise bien avec les
parties antérieures du tronc auxquelles elle fait continuité. Mais il n'en
est plus de même lorsque l'encolure, étant maigre et décharnée, son
bord inférieur forme avec le poitrail un angle trop prononcé ; qu'entre
elle et les épaules la démarcation s'établit d'une manière brusque et
saillante ; qu'enfin le *coup de hache* est profondément marqué en avant
du garrot. On a l'habitude de dire, en pareil cas, que l'encolure est
fausse, mal sortie ; ou mieux encore, qu'elle est *fichée dans le thorax*,
expression pittoresque qui donne une idée bien nette de cette conformation défectueuse. »

Puisque nous parlons des attaches inférieures de l'encolure, nous signalerons une particularité qu'on rencontre quelquefois et à laquelle on a donné depuis longtemps le nom de *coup de lance.*

« Le coup de lance, dit de Garsault, est un creux assez profond qu'on voit chez quelques chevaux turcs et espagnols, à la jonction du col à l'épaule, tantôt plus haut, tantôt plus bas. Ceci passe pour une très bonne marque, dont le fondement est une fable, et cette fable est qu'un excellent cheval turc reçut un coup de lance en cet endroit, qu'on le mit au haras, et que toute la race a conservé cette marque d'honneur [1]. »

Lafosse, dans son *Dictionnaire d'hippiatrique*, fait observer avec raison que cette particularité se remarque aussi souvent à gauche qu'à droite et qu'elle n'est pas héréditaire. Nos recherches particulières nous ont démontré qu'elle consiste simplement en une atrophie congénitale de l'une des branches du muscle angulaire de l'omoplate. La digitation atrophiée laisse un enfoncement au niveau de la partie tendineuse par laquelle elle s'insère sur l'apophyse transverse correspondante.

MOUVEMENTS. — Considérée dans ses rapports avec la fonction locomotrice, l'encolure représente un balancier, qui supporte la tête à son extrémité antérieure et dont les déplacements entraînent, à la volonté de l'animal, cette lourde résistance en avant, en arrière, en haut, en bas ou de côté. Remarquablement mobile, par le fait des pièces nombreuses qui forment sa base osseuse et des puissances musculaires qui les meuvent, ce balancier joue le plus grand rôle dans la plupart des attitudes prises par la machine animale en mouvement.

Nous avons déjà vu quelle est son influence au repos sur la situation du centre de gravité (voy. Expériences de Morris et Baucher, page 7). Or, cette influence est encore plus nette lorsque l'animal se lève, se couche, rue, se cabre, marche au pas, au trot, au galop, franchit des obstacles, etc.

Dans toutes ces circonstances, l'encolure se porte d'abord du côté opposé à la partie du corps qui doit se mouvoir la première, puis elle dégage successivement toutes celles qui vont continuer le mouvement ou le terminer. Et ses déplacements sont toujours proportionnels à ceux du corps entier. Très vivement projetée en bas dans la ruade, en haut dans le cabrer, elle se déplace alternativement d'un côté à l'autre dans le pas et d'avant en arrière dans le galop. Quand le mouvement revêt un certain caractère d'uniformité et s'accompagne d'une grande vitesse

---

1. De Garsault, *Le nouveau parfait maréchal*, 1770.

sur la ligne droite, l'encolure acquiert alors une fixité relative, après s'être portée en avant d'une quantité suffisante pour solliciter les membres à se déplacer avec une célérité en rapport avec la rapidité de l'allure. C'est ce qu'on voit, par exemple, pour le grand trot et le galop de course.

On peut tirer de ces faits des indications pratiques précieuses pour la conduite des animaux et surtout pour l'équitation. Le cavalier expérimenté, instruit, doit s'attacher à soustraire à sa monture la *propriété* de son balancier cervical, pour se l'approprier et en user d'une façon intelligente pendant le dressage d'abord, et, plus tard, pendant le travail. C'est ainsi que, dans le *rassembler*, l'écuyer *ramène* peu à peu sur place l'encolure et la tête pendant qu'il excite avec tact l'arrière-main à l'aide des jambes, de façon que tout lui cède et soit prêt à la bonne et prompte exécution de ses ordres quand il les fera connaître. Ainsi préparé, le cheval obéit comme une machine, parce qu'il a abdiqué, pour ainsi dire, à son insu, entre les mains de celui qui le guide, le gouvernail ou la puissance dont il disposait auparavant.

Ce dernier veut-il le faire partir du pied antérieur gauche quand il est au repos, il n'a qu'à porter la main de la bride un peu à droite, de façon à surcharger le membre antérieur droit, et à pousser l'animal en avant. Veut-il le faire changer de pied quand il est au galop, il n'a encore qu'à dégager tel ou tel membre en déplaçant l'encolure sur le plan latéral opposé. Est-ce un obstacle à franchir, il la ramène en arrière, pour faciliter le demi-cabrer qui précède le saut. Est-ce, au contraire, une chute en avant à éviter, il soutient la tête afin d'empêcher le centre de gravité de sortir de la base de sustentation.

Il nous suffit d'indiquer ces quelques exemples pour montrer l'importance du balancier cervical dans les divers mouvements, ainsi que l'emploi intelligent qu'on peut en faire.

MALADIES ET TARES. — Les *tares* de l'encolure sont des *cicatrices* qui ont, suivant leur siège, des significations différentes. On les remarque ordinairement sur les faces latérales, sur le trajet de la gouttière jugulaire, et sur les bords.

Sur les faces latérales, ce sont quelquefois des traces de *sétons*, qui occupent le tiers supérieur de sa longueur. Elles sont assez graves, car elles indiquent que l'animal a été traité pour une maladie des yeux, des cavités nasales ou de l'appareil encéphalique (vertige).

Sur le trajet de la jugulaire, ce sont des *traces de feu*, des *cicatrices linéaires*, qui annoncent que le cheval a été affecté d'une inflammation de la veine ou qu'il a subi dans cette région quelque opération grave. Il importe donc de s'assurer si l'une des veines n'est pas *oblitérée*. Pour cela, il suffit d'exercer, sur son trajet, à la partie inférieure de l'encolure, une compression suffisante pour empêcher le sang de descendre vers le cœur. En imprimant, à l'aide du doigt, de légères secousses à la colonne sanguine, on fait refluer les ondes liquides jusqu'à l'extrémité supérieure de la gouttière quand la veine est intacte. Dans le cas contraire, le vaisseau est oblitéré et la circulation s'est rétablie par des voies collatérales.

Si l'oblitération ne porte que sur l'une des jugulaires, l'inconvénient n'est pas très grave, car la circulation reste encore assez active par la veine du côté opposé. Mais lorsque l'obstruction les a frappées toutes les deux, l'animal est impropre à exécuter un service rapide, parce que les voies collatérales ne suffisent plus à la circulation de retour et que des stases sanguines sont à craindre du côté de l'encéphale. De plus, la jugulaire étant un vaisseau d'élection pour l'opération de la saignée, on ne pourrait y recourir dans un moment pressant.

Assez fréquemment, les saignées, dont une des gouttières a été le siège, laissent leur trace sur la peau. Une cicatrice longitudinale très petite, plus foncée, indique l'endroit où les téguments ont été intéressés par la flamme de l'opérateur. D'autres fois, ces traces sont plus apparentes : elles se traduisent par des dilatations variqueuses, simples ou multiples, sur le trajet de la veine au niveau des points où celle-ci a été ouverte.

Sur le bord inférieur, on rencontre encore des cicatrices résultant de la *trachéotomie*, c'est-à-dire de l'ouverture artificielle de la trachée en prévision de l'asphyxie, les voies naturelles de l'air se trouvant obstruées ou lui laissant un passage insuffisant. Il faut, en pareille occurrence, exercer l'animal de toutes les façons, afin de voir s'il n'est pas *corneur*. Un cheval qui porterait un *tube*[1] à demeure aurait presque complètement perdu sa valeur et on ne devrait pas en faire l'acquisition.

On remarque aussi, sur le bord inférieur de l'encolure, des *aplatissements* d'avant en arrière, provenant de fractures des cerceaux cartilagineux de la trachée ou de déformations de ce conduit, qui trompent sur sa largeur et qui, toujours, diminuent dans une assez forte proportion son calibre intérieur. Des inconvénients en sont parfois la conséquence, et l'on devra s'assurer avec le plus grand soin des conditions dans lesquelles s'effectue la respiration sur les chevaux affectés de semblables déformations.

Enfin, sur le bord supérieur de l'encolure, ce sont des *cicatrices* consécutives à la nécrose du ligament sus-épineux cervical (mal d'encolure), affection des plus longues à guérir, qu'on peut dissimuler par l'application d'une couverture. Ces blessures sont ordinairement déterminées par l'usage de colliers trop courts ou mal rembourrés.

Dans les mêmes circonstances, apparaissent des *durillons* ou *cors* sur le bord antérieur des épaules ou au voisinage du bord supérieur de l'encolure.

Les *maladies* de l'encolure sont des affections de la peau, *gale*, *rouvieux*, sur le bord supérieur ; des inflammations des jugulaires, *thrombus*, *phlébites* ; des lésions de l'œsophage et de la trachée ; des inflammations des vaisseaux lymphatiques, *lymphangites*, auxquelles succèdent des *cordes* ou indurations noueuses sur le trajet de ces vaisseaux, ou enfin des *lésions du ligament cervical* et de la *peau*.

---

1. On désigne ainsi une sorte d'ajutage métallique qu'on adapte, dans ces circonstances, sur l'ouverture artificielle pratiquée à la trachée.

Nous ne saurions, sans sortir de notre domaine, entrer à cet égard dans de plus longs détails. Disons seulement que la plupart de ces affections sont longues, difficiles à guérir, en raison de la situation, de la structure et des mouvements de la région sur laquelle on les observe.

De la crinière et du toupet.

SITUATION. — LIMITES. — La *crinière* et le *toupet* sont formés par les crins qui occupent le bord supérieur de l'*encolure* et qui s'étendent, en avant, jusqu'à l'extrémité supérieure et antérieure de la tête, entre les deux *oreilles*, et, en arrière, jusque sur le *garrot*.

a. La **CRINIÈRE** est à l'encolure du cheval, dit H. Bouley *(loc. cit.)*, ce qu'est un chapiteau à la colonne qu'il surmonte; elle l'embellit, en dissimulant, sous ses touffes ondoyantes, l'angularité de son bord supérieur, et lui donne ainsi un aspect gracieux que ses formes trop abruptes ne comportent pas.

Son abondance varie suivant les races, le sexe, l'âge, l'état des organes génitaux et les individus. Sur les sujets distingués et les poulains, elle est fine, soyeuse, peu fournie, tandis qu'elle est grosse, longue, raide chez les chevaux communs, et plus abondante chez les adultes. De même, elle se montre plus touffue sur le mâle entier comparé, sous ce rapport, au cheval hongre et à la jument. Mais cet état des crins et des poils n'a rien d'absolu et ne se vérifie que d'une manière très générale; à cet égard, les différences individuelles sont si nombreuses qu'on ne saurait tirer de bons renseignements de caractères aussi incertains et aussi trompeurs.

On sépare d'habitude, à l'aide des ciseaux, la crinière du toupet, en la coupant au niveau de la nuque; ces deux parties, normalement continues, deviennent alors distinctes à l'endroit où passe et porte la têtière.

La crinière est dite *simple*, lorsque tous les crins qui la composent tombent d'un seul côté de l'encolure, quelle que soit leur longueur. Chez les chevaux de selle, ils sont rabattus à gauche, afin que le cavalier puisse les saisir pour monter à cheval; chez les chevaux d'attelage qui occupent invariablement la même position relativement au timon, celui qu'on attelle à gauche (le *porteur*) a la crinière de ce côté et celui de droite (le *sous-verge*) la porte à droite. Néanmoins, beaucoup de personnes négligent ce détail et changent les chevaux de place toutes les fois qu'elles sortent, ou les laissent pendant un certain temps d'un côté, pour les atteler ensuite de l'autre.

La crinière reçoit la qualification de *double*, lorsque, divisée naturellement en deux parties, une moitié tombe à gauche, l'autre à droite. Ainsi ouverte sur son milieu, elle est salie par les parcelles de fourrage et la poussière. Très difficile à entretenir, elle laisse s'établir et persister avec tant de ténacité les affections herpétiques et psoriques, qu'il est parfois impossible de les guérir complètement.

Dans les conditions naturelles, ainsi que nous l'avons dit, la crinière tombe par son propre poids; mais, dans certains cas, on en coupe tous les crins, qui alors se tiennent dressés sur leur surface d'implantation. De plus, pour former sur la ligne médiane une sorte de crête dessinant mieux la convexité de l'encolure, on taille obliquement, sur ses parties latérales, l'espèce de brosse ainsi obtenue. Il en résulte que les crins du milieu sont plus longs que ceux des côtés. La crinière qui a subi cette préparation est dite en *brosse*, en *vergette* ou à la *hussarde*; on l'arrange de cette façon sur les petits chevaux, les poneys, et principalement sur ceux qui ont l'encolure de cerf ou renversée, dans le but de donner à celle-ci une meilleure apparence. Aujourd'hui, cette forme est de mode, même dans les attelages de luxe.

Chez les anciens, paraît-il, on était dans l'habitude de couper la crinière en signe de deuil. Pour la rendre plus fournie et plus longue, les Arabes de l'Algérie, d'après Vallon[1], emploieraient aussi cette pratique, à un an et à quatre ans, quelquefois même tous les ans.

Les crins de la crinière, comme ceux de la queue, du reste, sont ordinairement droits; un de nos confrères, Mercier, nous a communiqué à ce sujet une remarque, qu'il tenait lui-même des Arabes : c'est que chez les chevaux blancs ou gris, qui ont les crins frisés, crépus, on trouve toujours à l'intérieur du corps des *tumeurs mélaniques*, bien qu'il n'y en ait souvent aucune trace apparente à l'extérieur, particulièrement sous la queue et autour de l'anus. Cette remarque, dont nous avons vérifié l'exactitude un grand nombre de fois sur l'animal vivant et sur le cadavre, est assez importante, en raison des dangers auxquels sont exposés les chevaux atteints de *mélanose*.

Il n'y a ni *maladies* ni *tares* de la crinière; c'est donc à tort qu'on attribue à cette région ce qui appartient, à cet égard, au bord supérieur de l'encolure.

b. Le **TOUPET** n'est, à proprement parler, que l'extrémité supérieure ou antérieure de la crinière.

C'est une touffe de crins, de longueur et d'abondance variables suivant les races et les individus, qui s'échappe entre les deux oreilles en mèches flottantes venant ombrager le front et les yeux.

---

1. Vallon, *Cours d'hippologie*, tome Ier, p. 330.

Ordinairement, les chevaux anglais de pur sang l'ont peu fourni, fin et soyeux ; c'est le contraire chez les arabes ; les chevaux communs l'ont beaucoup plus grossier. Comme la crinière du reste, il peut être *simple* ou *double*. Toutes proportions gardées, il est plus développé sur les sujets orientaux que sur les autres. En même temps qu'il constitue un ornement pour la tête, il éloigne les insectes des yeux et préserve ceux-ci d'une lumière trop vive ; *peut-être* a-t-il encore, comme on l'a dit, pour effet de protéger les organes contenus dans l'intérieur du crâne contre l'action directe des rayons solaires.

La crinière et le toupet acquièrent parfois des dimensions extraordinaires. Nous avons vu des *chevaux fins* et des *chevaux communs* chez lesquels la première descendait jusqu'au niveau du genou, et le second jusqu'à l'extrémité inférieure de la tête. Mais, à part quelques exceptions, on ne laisse pas ces régions atteindre une aussi grande longueur ; on les éclaircit à l'aide du peigne ou de la griffe, afin d'en rendre le pansage plus facile. D'autres fois, on s'efforce de remettre simple une crinière qui était primitivement double. Il suffit, pour cela, de la dégarnir d'une partie de ses crins, en les arrachant avec la griffe, et de la brosser continuellement dans le même sens : elle tombe alors, soit à droite, soit à gauche, suivant le désir du propriétaire. Si, au lieu d'agir comme nous venons de l'indiquer, on se servait des ciseaux pour couper les crins surabondants, ceux-ci repousseraient tout droits. Nous avons connu un cheval qui, par suite de l'inhabileté de celui qui l'avait arrangé, avait à droite la crinière tombante, tandis qu'elle était en brosse du côté gauche, ce qui le rendait fort disgracieux.

B. — Du garrot.

SITUATION. LIMITES. BASE ANATOMIQUE. — Région impaire située à la partie supérieure du tronc, en arrière de l'*encolure* et de la *crinière*, en avant du *dos* et entre les deux *épaules*.

Le garrot a pour base les cinq ou six vertèbres dorsales qui suivent la première. Leurs sommets renflés, tubéreux, supportent un noyau cartilagineux permanent que recouvre, en s'élargissant, la portion correspondante du grand ligament surépineux cervical et dorso-lombaire.

Flanqué de chaque côté par les cartilages complémentaires des scapulums et les muscles qui s'y attachent, il offre une large surface d'implantation au rhomboïde, aux branches terminales de l'ilio-spinal, et sert d'origine fixe au petit dentelé antérieur de la respiration, au grand complexus et au splénius.

Sa complexité anatomique et sa situation élevée donnent bien l'explication de la gravité toute particulière qu'affectent les blessures dont il peut être le siège.

BEAUTÉS ET DÉFECTUOSITÉS. — *Les beautés* du garrot résident dans sa *sécheresse*, son *élévation*, son *étendue* et sa *netteté*.

1° SÉCHERESSE. — La sécheresse indique que la saillie du garrot est formée des seules parties qui méritent d'en composer essentiellement la base. Ainsi que le fait remarquer H. Bouley[1], cet état ne doit exister qu'à son bord supérieur où ne se trouvent que des parties inertes (os et ligaments). Plus bas, au contraire, son épaisseur dénote le grand développement des muscles qui le séparent de la face interne des cartilages scapulaires.

L'abondance du tissu conjonctif sous-cutané et inter-musculaire, l'état d'embonpoint, le volume, le peu de densité des muscles, sont les principales causes qui produisent l'*empâtement* de la région.

Ajoutons aussi qu'elle affecte ordinairement cet aspect toutes les fois que sa *saillie* au-dessus des parties voisines (épaules et dos) n'est pas assez accusée.

Auront, en effet, le garrot *gras* ou *empâté* : les chevaux très fortement nourris, à peau épaisse, à poils rudes, grossiers, à tissu conjonctif abondant, à muscles volumineux et flasques, mous de tempérament, lourds et massifs de formes.

Par opposition, un embonpoint moyen, une peau fine, des muscles denses, fermes, des formes sveltes, élégantes, distinguées, à reliefs accusés, une nature ardente, seront toujours accompagnés de la *sécheresse* qu'on recherche et qui indique la race, le tempérament, le sang, le fond, en un mot, la noblesse de l'origine avec toutes ses qualités.

Lorsque cette sécheresse est poussée à l'extrême, le garrot est dit *tranchant*. Cette conformation, qu'on voit souvent être la conséquence de l'émaciation résultant de l'âge et de la fatigue, est l'apanage de tous les sujets très maigres soumis à un travail excessif.

Ainsi que le remarque Vallon[2], elle est particulièrement défectueuse chez les chevaux de cavalerie, car elle exige une selle à arcade de devant étroite, élevée, différant beaucoup du modèle courant, et qu'on a rarement à sa dispostion en campagne. De tels animaux sont donc difficiles, dispendieux à harnacher; une marche un peu longue sous un cavalier mal assis, un paquetage mal fait, mal chargé, les rend bientôt indisponibles; ils nécessitent une surveillance continuelle, et du vétérinaire et de celui qui les monte.

1. H. Bouley, *Nouveau Dictionnaire pratique de médecine, de chirurgie et d'hygiène vétérinaires*, t. VIII, p. 72.
2. Vallon, *Cours d'hippologie*, t. Ier, p. 339.

Arrivons à l'examen de la *hauteur*, non moins intéressant, sous le double rapport de l'utilisation et des aplombs.

2° HAUTEUR ET ÉTENDUE. — On n'est pas d'accord sur le sens qu'il faut attacher au mot *hauteur* quand il s'applique au garrot. Et cependant la première condition à remplir pour raisonner d'une chose est de la définir clairement, sous peine de confusions regrettables. C'est ainsi que, dans la première édition de ce livre, nous avions considéré à tort la saillie du garrot comme devant être envisagée à la fois par rapport à la croupe et aux parties environnantes.

Aujourd'hui, tenant compte des critiques qu'on a bien voulu nous adresser, nous reconnaissons que la hauteur relative à la croupe n'est pas afférente à la région qui nous occupe, mais bien à la taille respective de l'avant-main et de l'arrière-main. Aussi en traiterons-nous au chapitre des *Proportions*, à propos des grandes dimensions de l'ensemble (Voy. *Hauteur* et *longueur du corps. — Chevaux hauts et bas du devant*).

Par *hauteur du garrot*, on ne doit donc entendre que la saillie formée par cette partie du corps au-dessus des régions qui l'avoisinent, telles que les épaules, le dos et même le bord supérieur de l'encolure.

Par *étendue*, il faut comprendre les grandes dimensions du garrot dans le sens antéro-postérieur, en un mot le degré dont il se prolonge vers la région du dos. Cette qualité, très étroitement liée à la longueur et à l'inclinaison des apophyses épineuses, implique nécessairement de longs bras de levier pour les muscles extenseurs du rachis, par suite, d'excellentes conditions pour la production de la vitesse.

La *hauteur* ou la *saillie* du garrot dépend au contraire de plusieurs causes assez diverses que nous avons dû rechercher. Parmi elles, nous citerons :

a. La sécheresse ou l'empâtement, dont il a été question déjà, qui concourent à modifier l'obliquité des faces latérales, par conséquent l'épaisseur et le relief de la région tout entière;

b. La longueur et l'obliquité de l'épaule, qui font que celle-ci recouvre une étendue plus ou moins considérable des premières apophyses épineuses dorsales;

c. La longueur absolue et le redressement de ces mêmes apophyses, qui les met en état de déborder d'une façon variable les cartilages scapulaires;

d. Enfin le mode de suspension du thorax entre les membres de devant, dont l'effet est de produire la proéminence plus ou moins accusée du sommet de ces apophyses au-dessus du bord supérieur des épaules.

L'âge, le sexe, l'état des organes génitaux ont également leur influence. Mal dessiné chez le poulain, le jeune sujet, le garrot ne se montre *bien sorti* que vers cinq, six ou sept ans, à l'époque où les os ont atteint toute leur longueur et le corps son ampleur définitive. Chez la jument, on le voit moins saillant que chez le mâle hongre ou entier; par contre, chez ce dernier, dont l'avant-main prend un grand développement, il est d'ordinaire *épais, gras, bas, effacé.*

L'influence de toutes ces causes est aisée à comprendre. Elles peuvent intervenir séparément ou en commun, mais on ne saurait légitimement attribuer la hauteur du garrot à l'une d'entre elles exclusivement, par exemple, à la seule *longueur des apophyses épineuses*, ainsi que l'ont fait jusqu'à présent tous les hippologues, sans démonstration à l'appui.

Bien placés sous ce rapport, nous nous sommes efforcés d'établir ce que cette opinion pouvait avoir de fondé, en entreprenant de nombreuses recherches sur le vivant et sur le cadavre. A la vérité, si nous avons constaté assez fréquemment un excès de longueur de la cinquième apophyse épineuse dorsale (qui forme le point culminant de la région) sur des sujets à garrot élevé et identiques par ailleurs, nous avons trouvé non moins souvent cette apophyse égale et même plus courte. D'autre part, nous pouvons affirmer qu'il n'est pas rare de rencontrer cet excès de longueur sur des chevaux à garrot bas.

Les apophyses épineuses dorsales sont donc sujettes à de grandes variations sur les individus en apparence les moins dissemblables, et ces variations sont capables d'atteindre jusqu'à 5 centimètres dans un sens ou dans l'autre.

Il devient alors évident que d'autres influences doivent déterminer la saillie du garrot. Ce sont celles que nous avons énumérées plus haut.

Mais, parmi elles, la plus importante est sans contredit celle qui a trait au *mode de suspension du thorax entre les deux membres antérieurs*. A cet égard, nos recherches ne laissent pas le moindre doute. On rencontre journellement des sujets qui ont même longueur de côte, d'épaule et d'apophyse épineuse, même inclinaison de scapulum et d'apophyse, même état d'embonpoint, et chez lesquels pourtant le sommet du garrot ne déborde pas de la même quantité les épaules. Comment expliquer ce fait sans admettre chez eux des différences dans le degré d'abaissement de l'avant-corps entre ses colonnes de support? Ce qui le prouve, c'est que, en pareil cas, la distance du passage des sangles au sol augmente en raison directe de la proéminence des apophyses par rapport aux cartilages scapulaires.

Hâtons-nous de dire que, dans la pratique, il est presque impossible d'établir la part qui revient à l'une ou à l'autre des principales causes dont la hauteur du garrot est en quelque sorte fonction : la longueur des apophyses épineuses et le redressement ou l'abaissement du thorax. Mais ce qui est bien démontré par l'expérience, c'est que le garrot doit être choisi *aussi saillant et aussi prolongé en arrière que possible*, surtout pour les services de vitesse et en particulier pour celui de la selle.

Que la détermination de la cause réelle de la saillie ne puisse être faite avec sûreté, cela importe peu en définitive. L'essentiel est de savoir que cette saillie a la plupart du temps pour conséquence ou l'allongement des bras de levier des muscles spinaux, ou l'allègement de l'avant-main, deux conditions qui favorisent soit l'action musculaire, soit le jeu des membres antérieurs. Cela suffit à justifier la préférence qu'on accorde à la hauteur dont il s'agit.

Du reste, l'on ne saurait nier que les chevaux à garrot *bas, effacé*, ont d'ordinaire des actions insuffisantes et une lourdeur manifeste de l'avant-main. Ils déploient mal leurs épaules, sont prédisposés au *forger* ou aux *atteintes*, inaptes à l'allure du galop, à l'exécution du saut et du cabrer; ils soutiennent mal leur tête, pèsent à la main.

Et, se rachèteraient-ils en partie de ces inconvénients, qu'une autre considération aggraverait encore cette défectuosité : c'est celle qui résulte de l'application plus difficile de la selle, de la sellette ou du bât, que la déclivité du dos et l'effacement du garrot sollicitent toujours à se porter en avant. Les foulures, les meurtrissures des tissus, sur lesquels s'accumulent les pressions du harnais dorsal, deviennent alors le point de départ d'accidents inflammatoires dont les suites sont parfois redoutables.

En pareil cas, l'emploi de la croupière constitue d'ordinaire un palliatif insuffisant, quand ce n'est un danger. En reportant à la base de la queue une partie des pressions dont on veut soulager le garrot, on s'expose trop souvent, par ce moyen, à contusionner deux régions au lieu d'une.

Enfin, terminons en disant que *la beauté du garrot* n'implique pas seulement les avantages mécaniques sur lesquels nous venons de nous appesantir; elle *est encore un signe de noblesse et de distinction;* elle commande ou entraîne d'autres qualités importantes, telles que la longueur de l'épaule, la hauteur de la poitrine: et cela se conçoit puisqu'il fait, au point de vue de l'extérieur, partie intégrante de ces régions. Avancer que la poitrine est haute, que l'épaule est longue, oblique, c'est reconnaître implicitement que le garrot est élevé, bien sorti, très prolongé en arrière, l'harmonie générale voulant, *la plu-*

part du temps, que le développement de l'un des éléments d'une somme organique coexiste avec celui des autres, quel que soit leur nombre. Mais, en l'espèce, qu'on se garde d'une généralisation absolue ; il ne faut pas oublier que l'épaule et la poitrine peuvent donner un total dans lequel le garrot n'entre pas toujours avec la part qu'on lui supposait. C'est, du moins, ce qui ressort de nos observations.

MALADIES ET TARES. -- Le garrot, par le fait de sa saillie, de sa situation, de sa complexité anatomique, est exposé à des lésions nombreuses, très variables dans leur gravité. Coups, frottements, meurtrissures, morsures, sont autant de causes dont l'intensité amène des œdèmes, des abcès, des eschares, des plaies, que des complications profondes de nécrose ou de carie rendent redoutables.

Connues sous le nom générique de *maux de garrot*, ces affections se traduisent, dans la majorité des cas, par une exagération extraordinaire de la sensibilité, souvent par un empâtement anormal ou un trajet fistuleux donnant issue à un pus qui ne tarde pas à marquer sa trace sur les parties environnantes. Mais il est bien rare qu'on mette en vente un cheval dans un tel état. Nous en avons noté cependant deux exemples : le marchand avait habilement dissimulé, au moyen d'une couverture, la tuméfaction du garrot et les fistules dont il était le siège.

Il est plus commun de rencontrer des sujets qui offrent des taches blanches accidentelles ou des cicatrices plus ou moins étendues, au niveau desquelles la peau est dénudée, amincie, plus facile à excorier qu'ailleurs au contact des harnais. Du reste, la lésion dont ces cicatrices, véritables tares, accusent la préexistence, peut avoir intéressé les muscles de l'épaule et déterminé, par suite, quelque irrégularité dans les allures. Elles ont donc une assez grande importance quand il s'agit de l'acquisition d'un cheval.

D'autres tares résultent de l'application du feu. Elles n'ont de valeur réelle que si la tumeur contre laquelle la cautérisation a été employée n'a pas disparu, car il est alors à craindre qu'elle augmente ou se complique sous l'action persistante des causes qui l'ont engendrée.

Donc, en thèse générale, la *netteté* du garrot est une qualité aussi indispensable à rechercher que sa sécheresse et sa hauteur chez les chevaux de service.

C. — Du dos.

SITUATION. — **LIMITES**. — **BASE ANATOMIQUE**. — Cette région impaire, située à la partie supérieure du tronc, est limitée en avant par le *garrot*, en arrière par les *reins*, latéralement par les *côtes*.

Elle a pour base osseuse les onze ou douze dernières vertèbres dorsales et l'extrémité supérieure des côtes correspondantes. Sur ces os sont placés les différents muscles qui remplissent les gouttières vertébro-costales, c'est-à-dire le grand dorsal, les petits dentelés de la respiration, l'ilio-spinal, le transversaire épineux et les intercostaux.

Ses usages sont de première importance : c'est lui qui reçoit la selle et le poids du cavalier, le bât, la dossière et la sellette ; il transmet au train antérieur les efforts d'impulsion qui lui sont communiqués par les reins, et il doit conséquemment répondre, par sa conformation, aux diverses exigences dont nous venons de parler.

DIRECTION. — Le dos peut offrir plusieurs directions : il est dit *droit*, lorsqu'il décrit une ligne à peu près horizontale d'avant en arrière. C'est le signe d'une grande force, car toutes les pressions que la région supportera, tendant à affaisser la voûte rachidienne, s'exerceront sur les os. La selle, le bât ou la sellette resteront en bonne situation.

On l'appelle *convexe*, *de carpe*, ou *de mulet*, quand il est mince, tranchant, légèrement convexe, au voisinage des reins. Ainsi conformé, les conditions de solidité qu'il présentait dans le cas précédent se trouvent, pour ainsi dire, exagérées, sa voûte étant encore plus cintrée. Mais il a le tort d'accompagner souvent des côtes plates, une poitrine étroite, et implique pour le cheval des réactions dures, des allures raccourcies. Il est certain qu'une pareille disposition de ses vertèbres constitutives le place de telle façon que tous les efforts exercés sur lui, de haut en bas, seront bien plus supportés par les os que par les ligaments qui les unissent, d'où, par conséquent, moins d'élasticité, de souplesse, dans toutes ses réactions. Le dos convexe est, en outre, assez généralement court et ne laisse pas aux membres postérieurs un jeu suffisant pour se développer en avant dans les allures allongées ; aussi les chevaux chez lesquels on l'observe sont-ils exposés à *forger*, c'est-à-dire à rencontrer leurs pieds de devant avec ceux de derrière, quand on veut accélérer leur marche.

Pour ces raisons, le dos de carpe est peu favorable au service de la selle et du trait léger ; il est sans inconvénient, au contraire, pour celui du bât et du gros trait.

Quand le dos est *concave* d'avant en arrière, on dit que l'animal est *ensellé*, qu'il a le *dos creux*. Cette conformation, *congénitale* ou *acquise*, est des plus défectueuses, car elle témoigne d'un affaissement marqué de la voûte formée par les vertèbres de la région. Celles-ci, au lieu de se soutenir mutuellement pour résister aux pressions continuelles qu'elles supportent de haut en bas, font effort sur les ligaments qui s'opposent à ce que la tige rachidienne devienne rectiligne et, à plus forte raison, convexe sur sa face inférieure. Ces ligaments, qui sous-tendent l'arc dorsal, subissent donc des tractions permanentes pendant les allures, surtout si une charge se trouve surajoutée au propre poids des viscères. Nous avons constaté maintes fois, sur de vieux chevaux, des exostoses plus ou moins volumineuses, disposées en chapelet le long du ligament vertébral commun inférieur. Nous croyons devoir les attribuer aux violentes et longues pressions de la dossière, de la selle ou du bât. Si nous sommes dans le vrai, on comprendra aisément la plus grande fréquence de ces altérations du corps des vertèbres sur les sujets qui, au lieu d'avoir le dos droit, l'ont assez fortement ensellé.

Le premier défaut de l'ensellement consiste donc à surcharger les ligaments vertébraux aux dépens des os, à les tirailler, à les distendre et à communiquer au rachis une flexibilité plus considérable qu'il ne convient. Il en résulte que celui-ci ne transmet plus aussi bien à l'avant-main l'action impulsive des membres postérieurs; il manque d'une rigidité suffisante, et une certaine partie de cette action est perdue pour la vitesse, puisqu'elle a pour effet de dévier la tige rachidienne de sa rectitude normale.

Aussi les animaux ensellés ne conviennent-ils pas pour le service des transports à dos exigeant beaucoup de force et de résistance ; ils ne pourront être employés comme bêtes de chasse, de course ou de cavalerie, et l'on devra les réserver pour le tirage des voitures légères, de préférence à quatre roues.

Avec H. Bouley[1], nous pensons cependant qu'il faut se garder de confondre l'ensellement véritable avec l'*ensellement apparent* que présentent certains sujets capables des plus grands efforts. Ces derniers *semblent* tenir la concavité de leur dos à la courbe particulière formée par la série des apophyses épineuses de la région, lesquelles seraient plus courtes dans la partie moyenne qu'on ne l'observe habituellement. Dans ce cas, la voûte rachidienne existerait toujours et remplirait encore son but. On devra, par conséquent, tenir compte de cette remarque, ne rien préjuger avant d'avoir vu les animaux à l'épreuve.

On a dit aussi que les chevaux ainsi conformés avaient les réactions moins dures et se montraient plus agréables pour le service de la selle. Quelques auteurs, de Curnieu, Eug. Gayot, Vallon, prétendent, au contraire, que c'est dans un autre ordre de faits que se trouvent la souplesse, la douceur des mouvements ; elles résulteraient de l'ensemble de la conformation, non des conditions particulières d'une seule région du corps.

Cette dernière interprétation est très juste, mais elle n'infirme pas le bien fondé de la première, une cause isolée pouvant, en somme, produire le même effet que plusieurs autres réunies.

---

1. H. Bouley, *Nouveau Dictionnaire pratique de médecine, de chirurgie et d'hygiène vétérinaires*, t. V, p. 130.

Nous pensons, pour notre compte, qu'une tige est d'autant plus apte à l'amortissement des chocs ou des tractions un peu violentes qu'elle est plus flexible, plus élastique. Toutefois, elle perd cette qualité dès que les efforts alternatifs qui la dépriment n'agissent plus d'une façon régulière. Qu'on se rappelle les oscillations cadencées du danseur de corde ; rien de plus moelleux et de mieux rythmé. Mais croit-on qu'elles auraient les mêmes caractères si, par exemple, le danseur essayait de sauter à contre-temps sur sa corde? Évidemment non ! Cette comparaison s'applique, jusqu'à un certain point, à notre sujet. Pendant les allures, le poids du tronc met en jeu, à chaque appui, l'élasticité de la tige dorsale, qui décrit des oscillations dont l'amplitude est proportionnelle à son élasticité, à son degré de tension, ainsi qu'à l'énergie des tractions qu'elle subit. Que si, pour une cause ou pour une autre, ces oscillations viennent à se produire à contre-temps avec les *battues* de l'allure, il en résultera un antagonisme évident, des contre-coups qui rendront les réactions moins douces et peut-être même plus dures que si l'on avait affaire à une conformation opposée. Voilà, selon nous, la cause de ces divergences d'opinion. Les chevaux ensellés auront fréquemment des réactions douces quand ils seront menés à des allures bien rythmées, parfaitement régulières, le trot et le galop ordinaires, par exemple; ils paraîtront durs toutes les fois que les oscillations de leur tige rachidienne ne concorderont pas avec les battues de leurs pieds, comme dans le pas et le trot allongés, le galop de course également.

Quelquefois, la ligne du dos est *oblique* de haut en bas et d'arrière en avant, au lieu d'être horizontale, convexe ou concave. On qualifie alors le dos de *plongeant*. Cette direction, due à une élévation plus ou moins marquée de la croupe sur le garrot, entraîne une répartition inégale du poids du corps sur les quatre extrémités. Dans ce cas, le centre de gravité est reporté vers les membres antérieurs, surchargés d'autant. Nous aurons l'occasion de revenir sur les inconvénients d'une pareille disposition à propos des *aplombs*.

FORME. — Chez les chevaux dont le système musculaire est très développé, l'épine dorsale se dessine suivant une ligne ou un sillon que surmontent légèrement les parties environnantes, à cause du volume considérable des muscles situés dans les deux gouttières vertébro-costales. On caractérise ce fait en disant que le dos est *double*. Cette particularité se remarque chez les chevaux de gros trait, bien en chair, dont la poitrine est large, le dos un peu ensellé.

Beaucoup de sujets qui, au moment de leur acquisition, avaient le dos double ne présentent plus cette conformation pendant le reste de leur vie.

Sous l'influence du travail et d'une alimentation peu réparatrice, moins substantielle, leur dos est devenu simple. Par contre, il en est chez lesquels le développement général se traduit par des effets absolument opposés. Ces différences trouvent leur explication dans le mode d'alimentation et d'entraînement auxquels les animaux ont été soumis.

Par opposition la crête spinale est en relief sur les muscles voisins, toutes les fois que ceux-ci sont émaciés par suite des progrès de l'âge ou que la poitrine est étroite et le dos plus ou moins convexe. A cette dernière forme, la région joint donc encore l'inconvénient d'être *tranchante;* elle se trouve beaucoup plus exposée, par cela même, aux blessures de la selle ou de la sellette.

LONGUEUR. — La longueur du dos est en rapport avec la profondeur de la poitrine et la rapidité des allures.

Elle se mesure avec celle des *reins* et comprend d'ordinaire un peu plus d'une tête, prise depuis l'angle dorsal du scapulum jusqu'à la hanche. Dans cette somme, il est indispensable de rechercher la part qui revient aux reins aussi faible que possible.

Le dos *long* implique d'abord une grande profondeur de poitrine, puisqu'il forme la paroi supérieure, la voûte de la cavité thoracique. Or nous savons qu'on ne saurait trop rechercher, pour tous les genres de services, les dispositions organiques assurant le développement de l'appareil respiratoire.

Il dénote ensuite un écartement convenable des membres antérieurs et des postérieurs, lequel est en relation avec la rapidité des allures, car il commande une grande longueur des muscles qui, du tronc, vont s'insérer sur les rayons supérieurs des colonnes motrices (psoas, grand dorsal, pectoraux) ainsi que de ceux qui, logés dans les gouttières vertébro-costales, ont pour rôle de produire l'extension du rachis. D'autre part, il laisse sous le tronc un espace suffisamment étendu pour le jeu des membres postérieurs; ceux-ci ne sont pas exposés à venir rencontrer les antérieurs et à faire entendre ce bruit désagréable qui s'appelle *forger.*

Mais ces avantages sont mitigés par les inconvénients suivants, que la brièveté des reins ne corrige pas toujours :

La tige dorsale étant plus longue tend à se déformer sous l'impulsion énergique qu'elle reçoit du train postérieur pendant les divers mouvements progressifs: une certaine partie de cette impulsion est donc nécessairement perdue pour la vitesse. De plus, la flexibilité plus grande qu'elle acquiert fait qu'elle est moins solide, se déprime d'une façon exagérée, et s'encselle même si on lui fait supporter des fardeaux un peu lourds.

Quant au dos *court*, s'il transmet mieux l'action des membres postérieurs, présente les conditions d'une très grande solidité et s'enselle rarement, par contre, il manque de souplesse, diminue l'étendue de la cavité thoracique et borne le jeu des membres postérieurs. L'animal se met à *forger* dès qu'on l'oblige à allonger ses allures, à moins que les reins, par un excès de longueur, ne conservent à la tige dorso-lombaire les proportions voulues. Mais en pareille occurrence, la défectuosité risque fort d'être dissimulée par une plus grave, ainsi que nous le verrons plus loin.

La plupart des auteurs ont écrit et répété que la brièveté constituait la première beauté du dos. H. Bouley a très judicieusement relevé ce que cette proposition présente de trop absolu[1]. Elle n'est fondée que pour les animaux destinés à porter de lourds fardeaux, tels que limoniers, chevaux de bât, mulets, ânes et chevaux de selle. Pour ces derniers, desquels on exige de la vitesse, le défaut de longueur de la poitrine sera compensé par la rondeur des côtes et par leur forte projection en arrière. Quant au jeu moins étendu de leurs membres, il sera racheté par la multiplicité, la rapidité de leurs mouvements. On les empêchera de forger en leur tenant la tête haute pour les asseoir en quelque sorte sur l'arrière-main. D'ailleurs, par le dressage bien compris, on arrive à habituer peu à peu les membres antérieurs à se lever, à se développer assez tôt et assez loin en avant pour qu'ils ne soient pas atteints par ceux de derrière.

Les mêmes considérations sont applicables aux chevaux de trait léger et d'attelage, chez lesquels on pourra tolérer un dos long, à la condition que la tige dorso-lombaire soit bien dirigée, vigoureusement musclée.

LARGEUR. — La *largeur* est encore une des qualités que doit présenter le dos. Elle est en rapport avec l'étendue transversale de la poitrine et le volume des muscles ilio-spinaux. Lorsque le dos est étroit, les côtes sont souvent plates, la poitrine peu spacieuse, la crête spinale tranchante; la selle ou la sellette sont plus exposées à le blesser: aussi, pour toutes ces raisons, est-il défectueux.

MALADIES ET TARES. — On observe parfois, dans cette région, diverses lésions résultant d'une mauvaise confection, d'une application vicieuse de la selle, du bât ou de la sellette. Ce sont des dénudations, des excoriations, des plaies, des cors, des kystes, des abcès ou des fistules qu'on rencontre sur la ligne médiane ou sur les parties latérales, et dont la gravité varie en raison de leur siège et de la structure anatomique des parties intéressées. Leur guérison est d'autant plus difficile qu'elles sont situées

1. H. Bouley, *loc. cit.*, article *Dos*.

plus près de la ligne médiane. Si bénignes qu'elles soient, au début, il y a toujours à craindre des complications qui mettent les animaux hors de service pendant des mois entiers. La présence de cicatrices ou de poils blancs est la marque indélébile qui succède à ces sortes d'altérations. Enfin, on y trouve encore des traces de feu indiquant que les sujets ont été traités pour l'une quelconque d'entre elles.

D. — Des reins.

SITUATION. — LIMITES. — BASE ANATOMIQUE. — Cette région impaire, située en arrière du *dos*, en avant de la *croupe* et des *hanches*, limitée, sur les côtés, par les *flancs*, a pour base les six vertèbres *lombaires* (quelquefois cinq seulement) dont les apophyses transverses continuent, en arrière, les deux gouttières vertébro-costales recouvertes par les muscles transversaire épineux, ilio-spinal, la pointe pyramidale du grand fessier et l'aponévrose du grand dorsal.

On doit l'examiner sous le rapport de sa largeur, de sa longueur, de sa forme, de sa direction et de ses attaches.

LARGEUR. — La largeur des reins est directement proportionnelle au développement des apophyses transverses des vertèbres lombaires et, par conséquent, à celui des muscles précités. Aussi faut-il la regarder comme une beauté absolue.

LONGUEUR. — Quel que soit le service, les reins seront aussi courts que possible, condition de solidité d'autant plus importante à rechercher que les vertèbres lombaires n'ont aucun appui latéralement, qu'elles sont simplement articulées les unes à la suite des autres, et enfin que l'impulsion transmise par les membres postérieurs le sera avec d'autant moins de perte, qu'il y aura moins de mobilité dans la région que cette force d'impulsion doit traverser.

Pour une longueur dorso-lombaire déterminée, il faut rechercher le dos long et les reins courts surtout chez les animaux de selle et de bât ; on ne saurait trop y insister.

FORME. — Elle est liée à la musculature. Comme pour le dos, l'épine médiane est indiquée par une crête ou par un sillon. Dans le premier cas, les reins sont dits *simples* et bien musclés ; dans le second, ils sont *doubles*. Mais on les qualifie de *tranchants*, lorsque la crête est très accusée, ce qui implique leur maigreur et leur faible résistance.

DIRECTION. — Quant à leur direction, ils sont le plus ordinairement *droits*, et l'on n'y observe de *convexité* que sur les vieux chevaux, usés, fatigués, dont la colonne vertébrale est lésée par suite des fardeaux qu'ils ont eu à supporter. Chez l'animal gravement malade, les reins sont souvent *voussés* et ont perdu de leur souplesse.

ATTACHES. — Ils doivent s'unir insensiblement à la croupe. Quand ils sont mal liés à celle-ci, il existe au devant d'elle une dépression plus ou moins profonde qui les fait dire *bas, mous, faux, mal attachés, plongés.* Souvent ils ont, de plus, l'inconvénient d'être *longs, étroits et faibles.*

EXPLORATION. — Toutes les fois qu'on examine un cheval, on a l'habitude de lui *pincer* les reins pour juger de leur souplesse et de l'état de santé du sujet.

Cette pratique doit se faire avec quelques précautions. Il faut se placer sur le côté, à peu près au niveau du passage des sangles, tourner le dos à la tête, glisser la main la plus rapprochée du tronc le long du dos et, arrivé sur les reins, les pincer sur la ligne médiane entre le pouce et l'index, en appuyant légèrement. Sous l'influence de ce pincement, l'animal fléchit la colonne vertébrale. Les chevaux faibles fléchissent davantage, les malades résistent quelquefois complètement, certains individus chatouilleux se défendent, enfin il en est d'autres qui, prévenus de ce qu'on va leur faire, après avoir fléchi une première fois, se raidissent devant de nouvelles tentatives. Pour éviter les atteintes des pieds et des dents des animaux irritables, on devra faire tenir la tête haute et s'éloigner un peu du corps.

MALADIES ET TARES. — Les blessures de cette région sont de même nature que celles du dos. Elles résultent presque toujours de la mauvaise application ou de la mauvaise confection du harnachement. La partie postérieure de la selle porte fréquemment sur l'origine des reins et les blesse sur la ligne médiane; il en était de même autrefois du porte-manteau. Ces blessures sont lentes à cicatriser, toujours douloureuses et mettent les animaux hors de service pendant longtemps. Anciennement, on les désignait sous le nom de *maux de rognons.*

On observe aussi une affection beaucoup plus grave, mais dont nous parlerons au sujet des *défectuosités des allures:* c'est l'*effort de reins,* vulgairement désigne sous le nom de *tour de bateau.*

Il se traduit par une faiblesse très grande de l'arrière-main, qui se déplace péniblement dans la marche et ne peut plus suffire à un travail actif.

Les *tares* sont des traces de feu plus ou moins étendues, provenant d'une cautérisation ancienne dans le cas d'affections graves, l'effort de reins principalement. Ce peuvent être encore des dénudations, des marques blanches sur les chevaux de robe foncée ou des cicatrices de même nature que celles que nous avons signalées dans la région du dos.

E. — De la croupe.

SITUATION. – LIMITES. — La *croupe,* région impaire, située en arrière des *reins,* en avant de la *queue,* est limitée, à droite et à gauche, par la cuisse et la partie supérieure de la fesse.

Quoique sous le rapport anatomique et physiologique la croupe forme la première section du membre abdominal, nous préférons l'étudier comme la partie terminale du tronc chargée de s'appuyer sur les colonnes postérieures. Solidement unie au rachis par ses os et ses muscles, elle concourt,

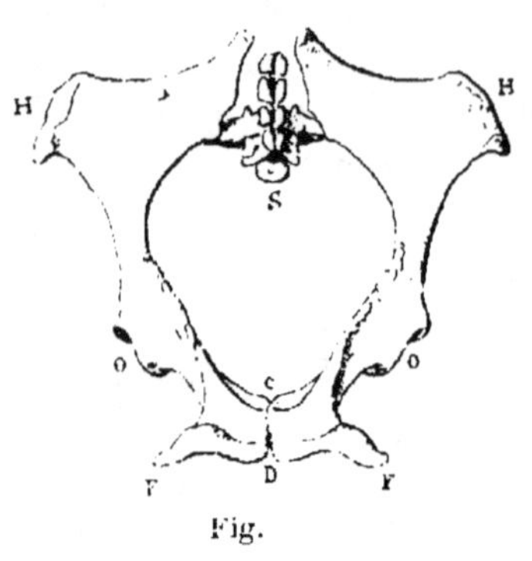

Fig.

de plus, à compléter en arrière la grande cavité abdominale. Aussi ne la séparons-nous pas des autres régions du corps avec lesquelles on la trouve si intimement confondue.

BASE ANATOMIQUE. — Elle a pour base les deux coxaux, HF, HF (fig. 34), soudés entre eux sur la ligne médiane, CD, qui s'articulent et s'appuient solidement, de chaque côté, sur le sacrum, S. Des masses musculaires considérables recouvrent ces os et se portent sur le fémur ou s'étendent jusqu'au tibia. Une articulation des plus mobiles, l'articulation coxo-fémorale, O, dans laquelle est reçue la tête du fémur, se montre sur ses parties latérales et la soutient sur les deux membres postérieurs.

Au point de vue de la mécanique animale, la base osseuse de la croupe peut être représentée (fig. 35) par un levier coudé HOF, composé de deux parties : l'une

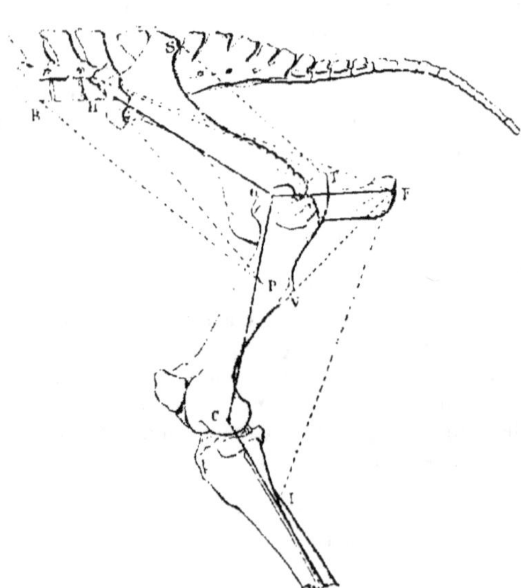

Fig. 35.

antérieure, HO, formant l'os *ilium* et allant de l'angle de la hanche, H, au centre articulaire, O; l'autre, constituée par l'*ischium*, OF, joignant ce même centre à la pointe de la fesse, F.

Les deux os précités figurent par leur ensemble un angle très ouvert, HOF, dont la valeur moyenne, d'après nos recherches, est de 140 à 145 degrés, mais qui peut varier de 10 degrés dans un sens ou dans l'autre suivant les individus. Nous l'appellerons *angle ilio-ischial.*

Il repose, par son sommet, O, sur la tête du fémur, d'une façon qui diffère encore selon les sujets : tantôt il s'incline en avant, et alors la *ligne directrice*, HF, tend à devenir plus horizontale; tantôt il affecte une inclinaison opposée.

Enfin, le fémur lui-même n'ayant pas toujours la même obliquité, l'ilium et l'ischium forment avec lui, par cette raison, des angles HOC (*ilio-fémoral*) et FOC (*ischio-fémoral*) plus ou moins ouverts ou fermés.

On remarquera que le fémur surmonte le centre articulaire, O, par une apophyse, T, appelée *trochanter*.

Parmi les masses musculaires, nous signalerons :

1° Les *fessiers*, TH, TS, portant la cuisse en arrière quand leur point fixe est en H, ou tendant à redresser l'ilium quand ce point fixe est en T.

2° Les *fléchisseurs du fémur*, HP, notamment les psoas RP, portant la cuisse en avant quand leur point fixe est en H, ou tendant à abaisser l'ilium, quand ce point fixe est en P.

3° Les *ischio-tibiaux*, FI et FI', portant la cuisse en arrière et fléchissant la jambe quand leur point fixe est en F ou en S, opérant au contraire la bascule de l'ischium, OF, quand ce point fixe est en I ou I'.

Les autres muscles croupiens sont assimilables aux précédents.

On voit, en somme, que la croupe offre deux principales sortes de muscles à considérer. Les uns, PH, qui actionnent le fémur pour le *fléchir*; les autres TH, FI, FV plus volumineux, qui agissent pour l'*étendre*. Mais ces muscles, en prenant leur insertion *fixe* inférieurement, sur le fémur, sont capables de produire de tout autres mouvements. Les fléchisseurs, HP, opèrent alors la bascule du coxal en avant; les extenseurs font basculer cet os en arrière et contribuent ainsi, directement ou indirectement, au soutènement de la colonne dorso-lombaire.

La croupe doit être examinée sous le rapport de sa *longueur*, de sa *largeur*, de son *épaisseur*, de sa *direction*, de sa *musculature* et de ses *formes particulières*.

LONGUEUR. — Elle se mesure de l'angle de la hanche à la pointe de la fesse.

Bourgelat lui assignait la distance comprise entre le sommet de la tête et la commissure des lèvres. Ces dimensions se retrouvent encore chez la plupart des chevaux d'une conformation régulière, sauf chez le pur sang où elles sont plus considérables, par suite de la petitesse exceptionnelle de la tête.

La grande longueur du coxal est, sans conteste, la plus importante condition de beauté de la croupe pour tous les services rapides. Si elle n'est pas indispensable aux animaux de gros trait, on ne saurait la reprocher à ceux qui la présentent.

Cette qualité est, du reste, bien appréciée des Arabes : « Le cheval dont la croupe est aussi longue que le dos et les reins réunis, disent-ils, dans leur langage imagé, prends-le les yeux fermés ; c'est une bénédiction ! » Il ne faut voir dans cette métaphore que l'idée juste qui s'y cache, c'est-à-dire le conseil de rechercher la croupe aux grandes lignes à l'exclusion des autres.

La raison en est facile à saisir. Ce grand développement d'avant en arrière est en rapport avec la longueur des muscles croupiens, notamment des fessiers, les principaux extenseurs du fémur. Ce sont eux qui, de concert avec les autres extenseurs du membre, concourent à communiquer au tronc l'impulsion qui le porte en avant, par l'ouverture de tous les angles locomoteurs. Plus leur longueur sera considérable, plus ils seront capables de se raccourcir en vue d'opérer une détente fémorale étendue.

Cette détente aura, en outre, une grande énergie, parce qu'ils seront pourvus d'une meilleure incidence, la ligne CD', qui en représente la direction (fig. 36), étant moins oblique sur BC que la ligne CD.

Enfin, la longueur de la croupe entraînera aussi celle des ischio-tibiaux, AB, A'B, qui ont pour effet, en même temps que de fléchir la jambe, de faire basculer le coxal en arrière, lors du cabrer ou des mouvements progressifs qui s'y rattachent, tels que le galop et le saut.

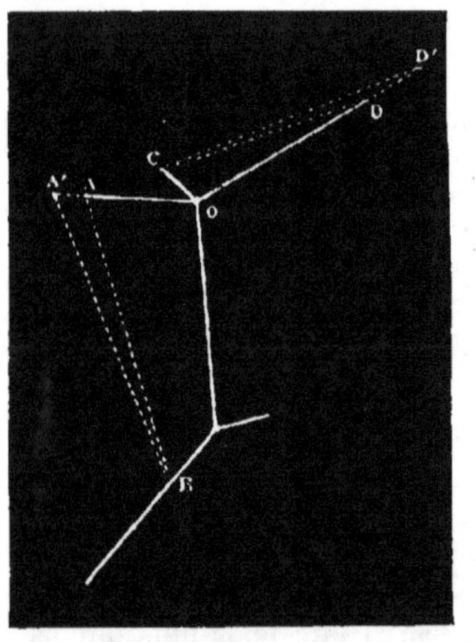

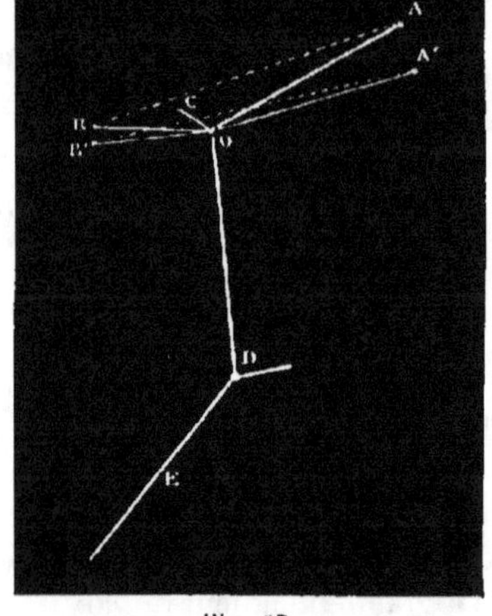

Fig. 36. Fig. 37.

Mais ce n'est pas tout. Il est encore utile de se renseigner sur la façon dont la longueur croupienne est réalisée, car elle est fonction de trois causes principales :

1° Du degré d'ouverture de l'angle ilio-ischial, 2° de la longueur de l'ilium, 3° de celle de l'ischium. Ces causes, d'après nos recherches, sont susceptibles de varier dans de notables proportions suivant les individus.

L'ouverture ilio-ischiale, selon qu'elle est plus ou moins grande, a pour conséquence d'écarter plus ou moins la hanche de la pointe de

la fesse et de faire paraître la croupe longue ou courte. C'est ce dont
rend compte la figure 37. Les lignes AB, A'B', n'ont pas la même valeur,
bien qu'elles sous-tendent des angles dont les côtés sont rigoureusement
égaux ; seule, l'inclinaison de ces lignes a changé. Il découle de ce
dernier point, que si l'accroissement de longueur de la croupe peut être
sans influence sur la longueur réelle de l'ilium et de l'ischium, il modifie cependant la direction de la région qui tend à devenir, en général,
plus horizontale ; nous y reviendrons plus loin.

Il est curieux de constater que, chez nos grands quadrupèdes, la
ligne directrice de la croupe passe toujours sensiblement au-dessus
du centre articulaire coxo-fémoral, tandis que sur les petites espèces,
carnassiers et rongeurs, par exemple, l'ilium et l'ischium étant dans
le prolongement l'un de l'autre, cette ligne passe presque par ce centre.
L'ouverture ilio-ischiale semble, à cet égard, d'autant plus accusée,
ou si l'on préfère, l'angle est d'autant plus effacé, que la masse du
corps est plus faible et la vélocité plus grande. Ainsi il augmente graduellement d'ouverture du bœuf et du cheval au porc, de celui-ci aux
petits ruminants, enfin de ces derniers aux carnassiers et aux rongeurs.
Cette disposition paraît mieux convenir à l'exécution du galop et du
saut, par les modifications qu'elle imprime à la longueur des muscles,
à leurs incidences sur les leviers osseux et au jeu des angles locomoteurs de l'arrière-main.

Quoi qu'il en soit de l'interprétation, il est certain que chez les chevaux
de grande vitesse, l'angle ilio-ischial est plus ouvert que chez ceux de
gros trait ; il y a donc lieu, pour les services rapides, de rechercher cette
conformation. Extérieurement, elle se traduira par le rapprochement
du centre articulaire coxo-fémoral de la ligne directrice de la croupe.

Mais la longueur croupienne est surtout fonction de celle de l'ilium et
de celle de l'ischium, l'angle ilio-ischial restant le même. D'importantes différences individuelles s'observent en effet. Ainsi nous avons
vu le rapport $\frac{ilium}{ischium}$ varier de 1,55 à 1,87. Il augmente chez les
grands trotteurs et diminue chez les chevaux de chasse, de manège et
de trait. C'est que la grande longueur de l'ilium favorise l'amplitude
de la détente fémorale, tandis que l'allongement de l'ischium facilite
le soutènement du rachis et la bascule du bassin en arrière.

Voici d'ailleurs des chiffres très démonstratifs qui indiquent la valeur du
rapport dont il s'agit pour diverses espèces autres que le cheval :

Nous l'avons trouvé de 0,57 chez le cygne ; de 0,87 chez le dindon ; de
1,22 chez le lièvre et le lapin ; de 1,30 chez le lion ; de 1,50 chez le chat ; de
1,60 chez un grand lévrier ; de 1,56 chez la chèvre, etc. Sur le bœuf, il ne
s'est montré que de 1,24.

Toutes les fois que l'avant-train n'est pas soutenu (oiseaux) ou pèse beaucoup comparativement à l'arrière (grands ruminants), ou encore lorsque l'allure habituelle est le saut, le galop, on voit le rapport diminuer par suite de l'accroissement relatif de l'ischium.

Il est aisé d'apprécier, sur le vivant, les proportions des deux leviers constitutifs du coxal, par la distance comprise entre le centre articulaire et la pointe de la fesse. Cette appréciation est au moins utile, sinon nécessaire, pour en déduire les aptitudes probables des sujets.

En résumé, la longueur de la croupe est en relation étroite avec la production de la vitesse. La ligne ilio-ischiale fournit sous ce rapport des indications insuffisantes, quelquefois entachées d'erreur. Aussi devra-t-on d'abord rechercher cette longueur dans le grand développement de l'ilium et de l'ischium, puis, secondairement, dans l'étendue de la ligne ilio-ischiale ou; en un mot, dans l'ouverture de l'angle du même nom.

ÉPAISSEUR. — Il est une dimension croupienne sur laquelle les auteurs sont muets et dont il y a pourtant lieu de tenir compte. Nous voulons parler de la grandeur de l'intervalle compris entre l'axe du coxal et le contour supérieur de l'épine sacrée. Pour éviter les périphrases, nous proposons de donner le nom d'*épaisseur* à cette nouvelle dimension.

L'intervalle coxo-sacré est plus grand en arrière qu'en avant à cause de l'inclinaison de l'axe directeur de la croupe et de la tendance à l'horizontalité de l'axe du sacrum. Il varie singulièrement suivant les sujets. Cela tient à la forme particulière de l'épine sacrée et à la direction générale du sacrum. Cet os se montre, en effet, très souvent incurvé chez les chevaux de gros trait, tandis qu'il est d'ordinaire plus ou moins rectiligne sur les animaux rapides, notamment sur ceux de provenance anglaise ou leurs dérivés.

Or, plus le sacrum est abaissé, moins l'intervalle coxo-sacré est grand, moins la croupe est *épaisse*. Quand il se redresse, au contraire, l'intervalle augmente, et la ligne supérieure par laquelle la croupe se profile contraste d'autant plus avec la ligne directrice ilio-ischiale; la région paraît plus horizontale.

C'est sur l'épine sacrée que viennent se terminer de nombreux faisceaux musculaires provenant des ischio-tibiaux, chargés, comme eux, d'opérer la bascule du bassin en arrière et le soutènement du rachis. Le redressement du sacrum, autrement dit, l'*épaisseur* de la croupe, est donc en rapport avec la longueur de ces faisceaux et l'étendue de ce mouvement de bascule, par conséquent, avec l'aptitude pour le galop ou le saut. On doit en même temps le considérer, chez les sujets de vitesse, comme l'indice d'une plus grande solidité du dessus.

LARGEUR. — Elle se mesure d'une hanche à l'autre, mais on doit aussi en juger par le degré d'écartement des pointes des fesses.

Sur le squelette, l'intervalle des hanches est toujours un peu plus considérable que la distance ilio-ischiale: en d'autres termes, le bassin est plus large que long, l'excès de largeur variant de 2 à 7 centimètres, d'après nos mensurations.

Sur le vivant, il n'en est plus ainsi, à cause de l'épaisseur des muscles qui recouvrent la pointe de la fesse: la longueur de la croupe devient égale à la largeur ou la dépasse même, chez les chevaux de gros trait, de 2 à 5 centimètres.

Le grand développement transversal du bassin varie évidemment suivant la facture des sujets, mais il est, en général, l'indice de la largeur de ses muscles, partant, d'une grande puissance de contraction, puisque chacun d'eux se compose, en pareil cas, de fibres ou d'unités contractiles plus nombreuses. C'est donc une beauté absolue pour tous les services, celui de gros trait surtout, dans lequel on exige des efforts aussi intenses que possible. On le recherchera également pour les juments qu'on destine à la reproduction.

Mais l'écartement des hanches est loin de fournir, ainsi qu'on va le voir, le meilleur critérium d'appréciation.

Des chevaux ayant une égale largeur de hanches peuvent avoir, en réalité, des iliums d'une étendue transversale notablement différente. D'autre part, il n'est pas rare d'en rencontrer qui ont les hanches moins écartées que d'autres et qui, à la mensuration de leur bassin, offrent des surfaces iliales sensiblement plus grandes.

Nous nous sommes assurés que ces variations individuelles dépendent des deux causes suivantes : 1° du degré d'inclinaison des iliums sur les côtés du rachis; 2° du degré de concavité de leur face supérieure.

La première de ces causes a pour effet d'abaisser la hanche par rapport au sommet de la croupe et de la rapprocher du plan médian du corps, disposition qui diminue, il est vrai, l'écartement des hanches, mais qui peut n'influer en aucune façon sur le développement des surfaces osseuses affectées aux insertions musculaires. Cette *étroitesse apparente* de la croupe est capable d'atteindre, toutes choses égales d'ailleurs, plus de 6 centimètres.

Quant au degré de concavité de la face supérieure des iliums, il est aisé d'en comprendre l'influence, en ce sens que l'étendue de la surface d'insertion destinée aux muscles en est par cela même augmentée. Bornons-nous à dire qu'elle est souvent beaucoup plus accusée qu'on ne se l'imagine.

La conclusion pratique à tirer de ces constatations est simple : pour bien juger de la largeur de la croupe, il suffira d'évaluer les dimensions transversales d'*un seul côté du bassin*. A largeur d'ilium égale, on donnera la préférence au cheval dont les côtés de la région seront inclinés; ce qui revient à dire que la grande différence de niveau entre la hanche et le sommet de la croupe est à rechercher, l'écartement des hanches étant supposé le même.

Mais deux inconvénients peuvent résulter de l'excès de largeur de la croupe ou de la trop grande inclinaison de ses côtés.

Trop écartées du plan médian, les articulations coxo-fémorales entraînent une base de sustentation trop large, et par conséquent des oscillations latérales de l'arrière-main exagérées pendant les allures. Il en résulte un balancement disgracieux qui fait dire que les animaux *se bercent*, d'où une perte de temps et de force proportionnelle à l'étendue de ce balancement, les conditions de la vitesse exigeant que la translation du centre de gravité se fasse suivant une ligne aussi droite que possible. Pour le gros trait, ce défaut n'a pas d'importance; il en a beaucoup au contraire pour les autres services où la croupe à côtés moyennement inclinés sera préférable.

Des défectuosités non moins graves peuvent résulter d'une inclinaison excessive des parties latérales de la croupe, comme on le voit, notamment dans celle qui est qualifiée de *tranchante*. Ici, la base de sustentation manquant de largeur, le jeu des membres de derrière n'a plus la liberté nécessaire pendant les allures rapides. Les animaux trop serrés du derrière sont exposés à *se couper*. Ajoutons qu'une pareille croupe manque de puissance et accompagne souvent une poitrine peu développée, autant de raisons qui la rendent impropre à tous les genres d'utilisation.

Quant à l'*étroitesse absolue* de la région, elle sera, dans tous les cas, regardée comme défectueuse.

DIRECTION. — La direction de la croupe a fait l'objet de longues discussions parmi les auteurs qui ont écrit sur l'extérieur. Tout récemment, notre savant collègue, M. le professeur Neumann, dans un travail plein de judicieux aperçus[1], a bien voulu nous adresser diverses critiques au sujet des idées que nous avons soutenues sur ce point dans notre première édition. Ces critiques nous ont conduits à

---

1. G. Neumann, *Sur la direction de la croupe;* in *Revue vétérinaire,* 1887, p. 521.

une revision attentive de cette partie de notre livre et nous ont poussés à entreprendre de nombreuses recherches nouvelles dont on trouvera l'exposé ci-après. Nous continuons à rester convaincus que les divergences de vues qui partagent encore les hommes de cheval, à propos de la direction de la croupe, sont moins profondes qu'on ne le croit. On ne tient pas suffisamment compte des causes d'erreur, des compensations, des exigences commandées par les services. Souvent on voit mal ce qui est; plus fréquemment on attribue à une direction de région des qualités ou des défauts qui appartiennent à d'autres caractères de la conformation; enfin, il est tout aussi commun de se montrer partisan exclusif de telle ou telle inclinaison dont on a constaté les bons résultats, sans réfléchir qu'à des besoins spéciaux correspondent aussi des conditions de structure particulières, dotant le mécanisme d'aptitudes également déterminées.

Les développements dans lesquels nous allons entrer vont en fournir la preuve.

Et d'abord, comment apprécie-t-on la direction de la croupe?

Certains pensent à tort qu'elle est indiquée par la ligne courbe qui s'étend sur le plan médian, de la terminaison des reins à la naissance de la queue. Cette ligne supérieure ne renseigne que sur le degré de convexité de l'épine sacrée. Elle est tout à fait indépendante de la direction générale du coxal et n'influe guère que sur la *forme* de la région.

Pour nous, l'axe de la croupe répond à peu près à une ligne unissant la hanche à la pointe de la fesse et passant à quelque distance de l'articulation coxo-fémorale; nous l'appellerons *ligne ilio-ischiale*.

Nous sommes en mesure d'avancer que la direction de cette ligne obéit aux deux principales influences suivantes :

1° Elle peut dépendre du degré d'ouverture de l'angle ilio-ischial;

2° De la situation plus ou moins inclinée du coxal, cet angle ne variant pas.

a. — **Influence du degré d'ouverture de l'angle ilio-ischial.** — Deux causes sont capables de modifier l'ouverture de cet angle; elles peuvent agir isolément ou simultanément.

Ou bien c'est l'inclinaison de l'ilium qui varie seule; ou bien c'est celle de l'ischium; ou enfin ce sont les deux qui changent en même temps.

Examinons chacun de ces cas en particulier.

1° *Variations de l'inclinaison iliale.* — *Lorsque l'ilium se redresse* (fig 38), la croupe A'B est plus oblique, mais plus courte que la croupe AB.

La longueur des fessiers A'C diminue; cependant leur incidence est plus favorable que AC, soit pour opérer l'extension de la cuisse, soit pour soutenir la tige rachidienne. Les avantages qui découlent de cette bonne incidence sont plus efficaces qu'on ne le pense. Ne sont-ils pas évidents, par exemple, chez le cheval de gros trait qui cherche à démarrer sa charge? Il incline sa croupe et ferme d'autant plus ses angles articulaires qu'ils étaient au préalable plus ouverts. Et la conséquence immédiate de ces changements n'est-elle pas propre à augmenter l'intensité de la contraction des muscles, en rendant ceux-ci plus perpendiculaires sur leurs bras de levier? Si donc, par sa conformation, l'animal se rapproche déjà de l'attitude qu'il sera obligé de prendre pendant le travail, il réalisera, de ce chef, une certaine économie de force qui n'est pas à négliger.

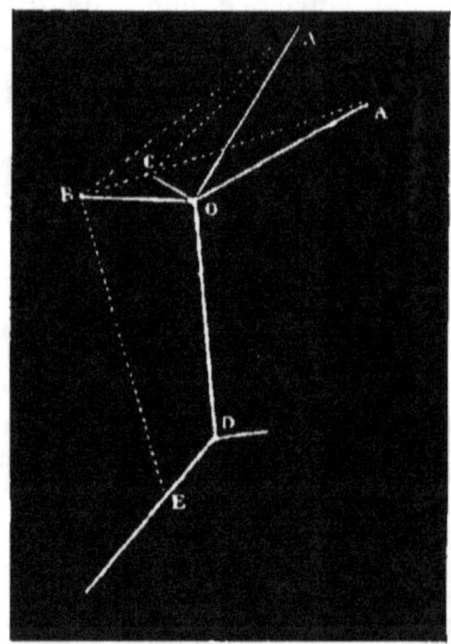

Fig. 38.

L'angle coxo-fémoral, A'OD, étant plus ouvert, le poids du corps se répartira davantage sur les os, et les muscles, A'C et BE, chargés du soutènement de la colonne vertébrale, auront moins de force à déployer.

D'autre part, l'ouverture plus accusée de l'angle coxo-fémoral, A'OD, place le fémur dans une situation plus rapprochée de sa limite d'extension (Voyez : *Généralités sur les membres*). Il s'ensuit que si le coxal, par son redressement, donne à l'angle A'OD une ouverture déjà très grande, il ne pourra plus s'opérer qu'une extension bornée, au moment de l'impulsion, parce que la limite postérieure du jeu fémoral sera plus vite atteinte. La détente sera, au contraire, beaucoup plus étendue avec l'angle AOD, plus fermé, grâce à l'horizontalité relative de l'ilium.

Lorsque l'ilium s'abaisse, les conséquences sont d'ordre absolument inverse; nous n'y insistons donc pas.

Concluons :

Avec un *ilium oblique*, les muscles fessiers sont plus courts, mais mieux placés pour agir avec intensité; — le soutènement du rachis est plus facile; — la détente fémorale manque d'amplitude; — l'impulsion est transmise trop verticalement. La force est favorisée aux dépens de la vitesse.

Avec un *ilium horizontal* (c'est-à-dire moins redressé), les conditions mécaniques sont l'opposé des précédentes : longs muscles, extension fémorale étendue, impulsion transmise horizontalement, mais inapti-

tude au soutènement du rachis. La vitesse est favorisée aux dépens
de la force.

On devra, par conséquent, rechercher la première conformation
pour les chevaux qui ont à déployer une grande force et à porter, la
seconde conviendra mieux à tous ceux qui doivent progresser à des
allures allongées, avec peu ou point de charge dorsale.

2° *Variations de l'inclinaison ischiale*. — Lorsque c'est l'ischium qui
s'abaisse (fig. 39), la croupe AB' est plus oblique et paraît plus longue.

La longueur des ischio-tibiaux,
B'E, diminue, mais ces muscles acquièrent une incidence plus favorable, soit pour opérer la bascule
du coxal en vue du soutènement
de la tige rachidienne, soit pour
fléchir la jambe pendant la progression.

L'angle coxo-fémoral, AOD, ne
varie pas, et l'extension de la
cuisse conserve toute son amplitude pourvu que l'ilium, AO, reste
bien dirigé.

De même, l'impulsion continue à
se transmettre suivant la direction
convenable OA.

Néanmoins, la fesse diminue de longueur, et l'animal ne peut se racheter
de ce raccourcissement que par une
ouverture plus grande de l'angle fémoro-tibial ODE, fait que l'on constate souvent chez les chevaux de
course dont la jambe est ordinairement très peu inclinée (jambe anglaise).

Quant aux fessiers, AC, ils ne varient pas.

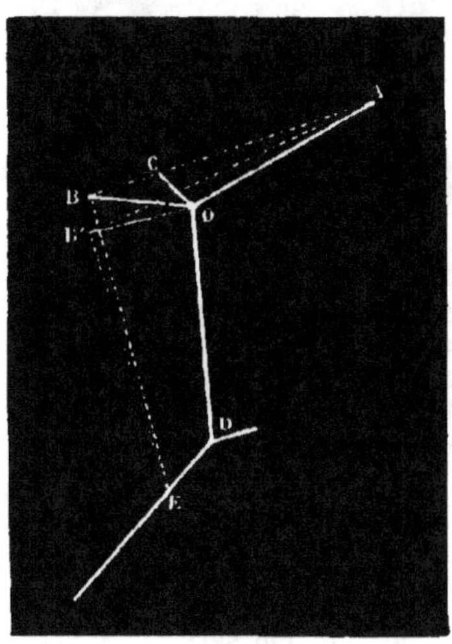

Fig. 39.

Que faut-il conclure de ces constatations? Simplement ceci : c'est
que l'obliquité de la croupe due au seul abaissement de l'ischium,
ou si l'on aime mieux de la pointe de la fesse, favorise encore la force
aux dépens de la vitesse, mais d'une façon moins préjudiciable pour
celle-ci que dans le cas précédent, puisque l'amplitude fémorale est
conservée, ainsi que la bonne direction de l'impulsion.

Cette conformation, si elle n'est pas exagérée, sera excellente pour
la plupart des services, en ce sens qu'elle répond le mieux aux conditions *moyennes* de puissance, de résistance et de vitesse demandées
au cheval d'aujourd'hui.

3° *Variations simultanées de l'ilium et de l'ischium*. — Si au lieu de
conserver son ouverture moyenne, l'angle AOB (fig. 40) se ferme, par

le redressement de ses deux côtés, pour devenir A'OB', les résultats seront les suivants :

La longueur apparente de la croupe, A'B', diminuera, bien que les dimensions des leviers OA' et OB' n'aient pas changé.

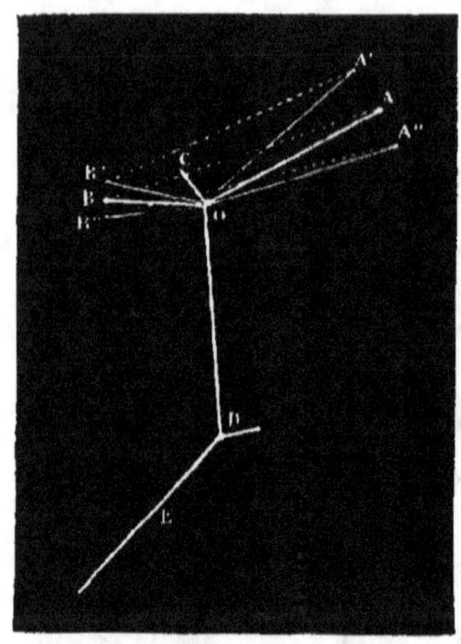

Fig. 40.

La fesse sera plus longue.

L'angle coxo-fémoral A'OD, plus ouvert, entraînera une détente fémorale réduite, inconvénient principal de cette conformation, ainsi qu'une transmission d'impulsion trop verticale.

Le soutènement dorso-lombaire sera facile et puissant, par suite du redressement de l'ilium et des meilleures incidences des fessiers, A'C.

Une pareille croupe paraîtra courte, peu distinguée ; l'animal manquera de chasse et développera son impulsion en hauteur ; toutefois il sera solide du dessus et apte à exécuter le galop, le saut, à cause de la longueur de sa fesse, mais sans vitesse marquée. Nous avons connu beaucoup de chevaux de troupe dont la croupe avait ces caractères et qui faisaient un bon service moyen.

Avec la conformation opposée A"OB", la croupe semblera plus longue, mais elle sera faible, vu l'horizontalité de l'ilium.

La détente fémorale aura plus d'amplitude, l'angle A"OD étant moins ouvert.

L'impulsion sera mieux transmise que dans le cas précédent.

Enfin la fesse sera plus courte.

Faiblesse du dessus, chasse du derrière, peu d'aptitude pour le galop et le saut, tels seront les caractères principaux dans ce cas particulier. Les allures ne manqueront ni de longueur, ni de brillant, mais il faudra réduire à son minimum la charge dorsale. Le sujet pourra faire un bon service d'attelage ou de trait léger.

Une remarque intéressante à noter en passant : c'est que dans les trois variétés ci-dessus (AB, A'B' et A"B"), *la direction générale de la croupe ne se modifie pas sensiblement*, tandis que les conditions de force, de solidité et de vitesse sont d'ordre tout différent. Nous y reviendrons plus loin.

b. — **Influence des déplacements d'ensemble du coxal, l'angle ilio-ischial ne variant pas.** — Le bassin tout entier peut se trouver plus ou moins incliné sur l'horizon.

Quoique ces déplacements d'ensemble soient plus rares et moins étendus que les déplacements partiels, on les observe néanmoins.

En pareil cas, l'angle ilio-ischial est d'ordinaire plus fermé que de coutume, par le fait du redressement de l'ischium. La bascule du coxal en arrière ou en avant peut alors se produire sans que le plancher du bassin ait à se modifier beaucoup dans sa disposition.

Cette bascule, dans un sens ou dans l'autre, modifie plus que les déplacements partiels l'inclinaison de la croupe (fig. 41).

La bascule a-t-elle lieu en arrière, A'OB', qu'on se trouve en présence des avantages et des inconvénients combinés résultant du redressement de l'ilium et de l'abaissement de l'ischium. La vitesse est défavorisée, la force accrue. Solidité du dessus,

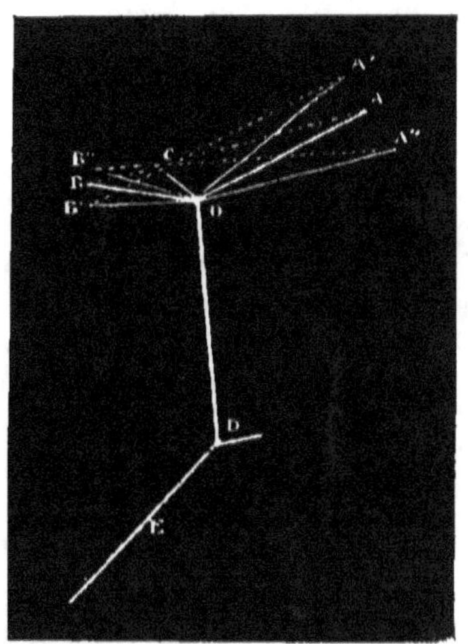

Fig. 41.

puissance de l'effort, mais extension fémorale réduite et impulsion transmise trop verticalement. Exagérée, cette conformation fausse souvent les aplombs en plaçant le cheval *sous lui du derrière;* elle devient tout à fait impropre à une grande vélocité d'allures, tandis qu'elle ne nuit point aux services lents exigeant une force considérable.

Le déplacement de sens inverse, A"OB", entraîne naturellement des conséquences opposées : longs mouvements, beaucoup de chasse, transmission plus horizontale de l'impulsion; par contre, faiblesse progressive du dessus.

Dès que l'horizontalité du bassin dépasse certaines limites, le membre postérieur tend à se porter en arrière de la ligne d'aplomb, et alors l'étendue de l'extension fémorale se montre insuffisante. Il y a tendance à quelque chose d'analogue chez le bœuf, dont les reins sont faibles, non seulement à cause de leur grande longueur, mais encore par suite de l'inclinaison peu accusée de la croupe.

Réflexions générales relatives à la direction de la croupe. — Si le lecteur ne s'est pas rebuté en nous suivant dans la minutieuse analyse que nous venons de faire. il sera de lui-même conduit à reconnaître que les termes *croupe horizontale* et *croupe oblique* n'ont qu'une signification relative, toujours plus ou moins vague si on ne les définit pas autrement. Et il saura que telle croupe n'est pas nécessairement bien dirigée, par ce seul fait que sa ligne ilio-ischiale se montre, suivant les cas, horizontale ou oblique.

Il comprendra ensuite l'importance des distinctions à établir au sujet des deux facteurs, ilium et ischium, qui prennent une si grande part aux modifications de la direction générale du coxal.

Il verra enfin que chaque aptitude spéciale s'accommode mieux d'une inclinaison particulière de l'un ou de l'autre de ces facteurs.

Par sa conformation, notre cheval moderne doit répondre à de multiples exigences. Les deux principales, celles qui embrassent toutes les autres, l'obligent à déployer soit de la *force*, soit de la *vitesse*. Or les puissances musculaires qui, dans les deux cas, sont préposées à ce double résultat, ont besoin, pour la production de l'une ou de l'autre, d'actionner un mécanisme essentiellement différent quant à son mode d'agencement. Où nous rencontrerons les données absolues de la vitesse, celles de la force seront absentes, et réciproquement.

Dans la région de la croupe, toute inclinaison osseuse qui impliquera de longs muscles fessiers, de longs ischio-tibiaux, une grande extension fémorale et une transmission d'impulsion aussi horizontale que possible, devra être considérée comme réalisant une condition primordiale de vitesse.

La *croupe nettement horizontale* (inclinée de 20 à 25 degrés), à ilium abaissé (incliné de 25 à 30 degrés), à ischium redressé, à angle ilio-ischial ouvert, est dans ce cas. L'animal qui en sera pourvu, si son fémur est bien dirigé, aura un angle coxo-fémoral de 105 à 110 degrés, grâce auquel le champ d'oscillation de la cuisse se ratrès étendu dans le sens de l'extension, la limite de celle-ci se trouvant reportée loin en arrière de la ligne d'aplomb du membre. On sait, en effet, que l'impulsion n'est surtout utilisée pour la progression qu'au moment où l'axe directeur du membre postérieur a dépassé en arrière la ligne d'aplomb passant par le centre articulaire coxo-fémoral.

Mais un pareil cheval deviendra incapable de porter, sans prompte fatigue, un fardeau un peu lourd sur le dos. Le plus léger jockey lui sera nécessaire. Attelé, il ne pourra traîner qu'un véhicule très roulant, presque sans poids. Construit pour courir, ne transporter que sa propre masse, sa rapidité sera prodigieuse; on ne saurait lui demander davantage. Combien en paraît-il de semblables sur le turf, qui déploient une étonnante vitesse dans une petite course, et qui ne peuvent soutenir la lutte, écrasés par la charge, quand la distance augmente!

Changeons maintenant les données du problème. Imposons au moteur la plus grande intensité possible dans l'effort à produire, soit pour porter un gros poids, soit pour traîner une très lourde charge. Quelle sera alors l'influence de la direction de la croupe?

Avec M. Neumann [1], nous répondrons qu'elle dépendra pour ainsi dire exclusivement de l'inclinaison générale de la charpente coxosacrée, ou, si l'on préfère, de la position de l'ilium sous la voûte dorso-lombaire. Ici, la longueur des muscles, l'étendue des mouvements, importent peu: il suffit de vaincre une résistance de masse considérable. Par conséquent, toute disposition anatomique qui aura pour effet de reporter sur les pièces du squelette une partie de l'effort incombant aux muscles, ou qui fournira à ceux-ci des incidences plus favorables pour l'utilisation de leur contraction, devra être regardée comme une bonne adaptation du sujet à ce genre de travail.

La *croupe fortement oblique* (inclinée de 40 à 45 degrés), à ilium redressé (incliné de 45 à 50 degrés), à ischium abaissé, remplira bien ces conditions. La grande ouverture de l'angle coxo-fémoral, qui en sera la conséquence, placera le coxal comme un puissant contre-fort sous la colonne vertébrale et rendra facile aux muscles le soutènement de celle-ci, même pesamment chargée. Mais exiger la moindre vitesse d'un cheval ainsi construit, serait un contre-sens physiologique; il n'est apte qu'à déployer de la force à la lente allure du pas.

Toutefois, il n'y a pas que des *extrêmes* dans la nature. Entre eux, se rangent de nombreux types qu'il est possible de grouper assez légitimement dans l'une des trois catégories ci-après :

1° *Les sujets de selle*, qui ont à déplacer une charge plus ou moins pesante, portée sur le dos, à une assez grande vitesse, soit au galop, soit au trot. Ceux qu'on destine à la course de résistance devront avoir une croupe se rapprochant de l'horizontale idéale (25 degrés), mais à ilium plus redressé (30 degrés), de façon à communiquer de la solidité au-dessus. — Les trotteurs de course gagneront encore à

1. G. Neumann, *loc. cit.*, p. 527.

un redressement plus accusé de l'ilium (35 degrés). — Quant aux chevaux dits de cavalerie et de chasse, véritables montures pratiques, auxquelles on demande une grande puissance de reins et des allures moins rapides, leur croupe devra tenir un juste milieu entre l'obliquité du cheval de gros trait et l'horizontalité très accusée du moteur à grande vitesse. Un ilium incliné de 35 degrés et un ischium un peu abaissé, de telle sorte que la ligne ilio-ischiale conserve à peu près cette inclinaison moyenne, leur conviendra parfaitement.

2° *Les chevaux d'attelage*, employés pour la course ou les services de luxe, exclusivement à l'allure du trot et sans charge dorsale, pourront sans inconvénient avoir la croupe très horizontale, plus élégante et plus distinguée.

Enfin, pour *les chevaux de gros trait rapide*, moteurs mixtes devant produire à la fois de la force par leur masse, leur musculature puissante, et une certaine vitesse par de la légèreté relative unie à de la longueur de rayons, une croupe un peu plus inclinée que celle des chevaux de cavalerie et de trait léger remplira bien les conditions exigées.

Des erreurs d'appréciation relatives à la direction de la croupe. — La situation profonde de la charpente coxo-sacrée, les grosses masses musculaires qui la recouvrent et la dissimulent plus ou moins, enfin la complexité des fonctions qu'elle remplit comme appareil de station, d'impulsion et de locomotion, rendent son étude particulièrement difficile. Sans un œil éclairé, exercé, découvrant et devinant souvent l'anatomie à travers la forme extérieure, les erreurs sont non seulement possibles mais fréquentes, même de la part des connaisseurs. Celui-ci préfère les croupes horizontales, celui-là les obliques, tel autre ne fait point de différence entre les deux directions, reconnaissant par là que la seule inclinaison du coxal est sans effet sur les aptitudes locomotrices.

Pourtant, ici, comme en tout, l'éclectisme est de règle. Chaque direction offre des avantages qui répondent à des exigences déterminées, chacune aussi a ses inconvénients eu égard aux qualités de vitesse ou de force que l'on veut obtenir. Le difficile est de bien établir le genre de conformation qui convient à chaque cas spécial.

Pour ce faire, on doit approfondir, se défier des apparences. Rien ne donne, par exemple, l'illusion de l'horizontalité comme le peu de saillie, le peu de convexité de la ligne supérieure de la croupe, comme le redressement de l'ischium et celui du sacrum. Par contre, un ischium et un sacrum abaissés, une ligne croupienne supérieure incurvée et oblique, semblent augmenter l'inclinaison du coxal. Dans les deux cas cependant, il se peut, ainsi que nous l'avons vu, que l'ilium ait une égale obliquité, et soit même plus horizontal dans la croupe qui paraîtra la plus oblique. Or, c'est surtout la direction de l'ilium qu'il faut prendre en considération quand on cherche les conditions de puissance et de solidité du dessus, abstraction faite, bien entendu, des caractères de longueur, de largeur et d'épaisseur dont il a déjà été traité. Une certaine initiation est nécessaire pour en bien juger, et tout le monde ne la possède pas, d'où des erreurs d'appréciation si communes.

D'un autre côté, M. Richard a bien raison d'objecter aux personnes qui ne font aucune différence, pour la vitesse, entre le cheval à croupe horizontale et son concurrent à croupe oblique, que des *compensations* peuvent niveler leurs aptitudes mécaniques, sinon comme sang, du moins comme structure [1]. Et Vallon [2] n'a pas exprimé autre chose en avançant qu'une croupe oblique, longue, puissante, élevée, est capable de chasser fortement la masse, de communiquer une grande vitesse, pourvu que l'avant-main soit bas et léger. La longueur des rayons locomoteurs, le degré d'ouverture des angles articulaires, la position des membres sous le tronc, la musculature du dessus, le sang, le fond, l'entraînement et bien d'autres facteurs de la vitesse, peuvent accompagner une croupe à ilium oblique et faire plus ou moins défaut chez le sujet à croupe horizontale. Il serait puéril de vouloir rattacher une aptitude quelconque à la conformation d'une seule région, et *à fortiori* de prétendre qu'elle dépend exclusivement d'une inclinaisson osseuse particulière. N'y insistons pas.

Modifications qui surviennent dans la direction de la croupe par suite du service. — La direction de la croupe n'est pas toujours congénitale; elle se modifie souvent par le fait de l'utilisation.

Les jeunes chevaux qu'on attelle trop tôt à de lourdes charges, ceux qu'on emploie dans les pays montagneux à tirer ou à porter, prennent à la longue une croupe de plus en plus oblique. Cette région tend au contraire à devenir plus horizontale chez les sujets de selle, de course et de bât qu'on met prématurément en service.

MUSCULATURE. — Outre les conditions de longueur, de largeur,

1. Richard (du Cantal), *Étude du cheval de service et de guerre*, 6e édition, p. 215. Paris, 1882.

2. Vallon, *Cours d'hippologie*, tome Ier, p. 406. Paris, 1863.

d'épaisseur et de direction que nous venons de reconnaître à la croupe, il faut encore que ses muscles soient denses, fermes, dessinés, bien développés. Sans cette nouvelle qualité, elle manquerait totalement de puissance. Ce défaut est commun chez beaucoup de chevaux mous, lymphatiques, provenant des régions basses et humides.

FORMES. — Les différentes *formes* de la croupe dépendent :

1° De ses dimensions en longueur et en largeur;

2° De la direction de son grand axe :

3° De celle de sa ligne supérieure :

4° De sa musculature :

5° De ses mouvements.

Les développements dans lesquels nous sommes entrés plus haut nous permettront de les passer rapidement en revue.

1° Sous le rapport de ses DIMENSIONS, la croupe peut être *longue, courte, large* ou *étroite.* Lorsque les hanches et les pointes des fesses sont sur deux lignes *tendant au parallélisme*, et qu'en même temps la région est large et longue, on dit que le cheval a *un beau carré de derrière*, qualité à rechercher parce qu'elle donne force et vitesse[1]. Quand elle conserve une certaine largeur en avant et qu'elle se rétrécit en arrière, elle est dite *en amande* ou *en cul-de-mulet ;* le cheval, vu de derrière, paraît *pointu*.

2° Relativement à la DIRECTION DE SON GRAND AXE, nous savons que la croupe se montre *horizontale ou oblique.* Ce sont les noms par lesquels on la désigne lorsque ces directions ne sont pas exagérées , mais il arrive souvent qu'elle pêche par excès ou par défaut, dans un sens ou dans l'autre.

Trop horizontale, elle manque de puissance, rend l'animal impropre à porter la moindre charge dorsale, et fausse les aplombs en reportant le membre postérieur trop loin en arrière; *trop oblique*, elle vicie encore les aplombs, place le cheval *sous lui*, transmet mal l'impulsion et amène la ruine prématurée du jarret. On la dit alors *basse, avalée, coupée, en pupitre*.

3° DIRECTION DE SA LIGNE SUPÉRIEURE. — Lorsque l'épine sus-sacrée est saillante, que ses côtés s'abaissent fortement en dehors et en bas, comme on le remarque chez certaines races légères du midi et du centre de la France, on a affaire à la *croupe tranchante* ou *de mulet*. Cette conformation, assez commune encore chez les chevaux barbes, andalous, ne devient défectueuse que si elle s'accompagne d'une

---

1. **A.** Rivet, *Guide pratique de l'acheteur de chevaux*, 1877.

étroitesse de l'arrière-main pouvant nuire à la solidité et à la rapidité des allures.

La croupe est appelée *en cul-de-poule*, quand elle présente une dépression plus ou moins marquée à la naissance de la queue. En pareil cas, celle-ci est mal portée; l'aspect qu'elle offre la fait qualifier de *queue en lapin, queue plantée comme dans une pomme*, ainsi qu'on l'observe chez certains chevaux hollandais ou allemands à croupe très avalée [1].

4° La MUSCULATURE de la croupe varie suivant les races.

Lorsque l'épine sus-sacrée est indiquée par un sillon, limité de chaque côté par la saillie considérable des muscles fessiers, la croupe est *double*. Le plus souvent aussi elle est large. On la remarque et on la recherche chez les chevaux de gros trait: elle serait au dernier point défectueuse pour les animaux destinés aux allures rapides, car elle surcharge l'arrière-main et occasionne des déplacements latéraux trop étendus du centre de gravité.

Quand, au contraire, ce sont les éminences osseuses qui l'emportent en saillie sur les muscles voisins, bien développés d'ailleurs, la croupe est dite alors *anguleuse*. Cette conformation, qui donne à l'animal des contours plus accusés et des lignes quelque peu heurtées, n'est pas défectueuse. Elle dénote souvent des leviers d'une grande puissance. Mais si elle résulte d'un défaut d'harmonie entre les os et les muscles, si ces derniers sont peu nourris, sans vigueur, il est clair que, de par ce fait, les avantages précédents disparaîtront.

« Lorsque la jument a les muscles croupiens *affaissés, déprimés;* que la queue se détache mieux et que le *ventre bas* déborde à droite et à gauche, on doit présumer qu'elle est pleine; une démarche prudente et pesante confirme cette présomption. » (Capitaine Rivet.)

5° Enfin, sous le rapport de ses MOUVEMENTS, la croupe doit chasser le corps en avant sans osciller d'un côté ou de l'autre. Quand cette condition n'est pas remplie, on dit qu'elle est *vacillante*, et si le défaut est plus marqué, l'animal *se berce*.

Dans le premier cas, l'arrière-main pèche par sa faiblesse; dans le second, l'allure est disgracieuse et manque de vitesse.

« Chez la jument pleine, neuf fois sur dix, les muscles allant du sommet de la croupe, à droite et à gauche de la naissance de la queue, *tremblent, vacillent, ballottent*, lorsque l'animal marche au pas. » (Capi-

---

1. A. Rivet, *loc. cit.*

taine Rivet.) Cet état est la conséquence du relâchement du ligament sacro-sciatique, ainsi que nous l'avons démontré [1].

MALADIES ET TARES. — Certains auteurs signalent que l'articulation coxo-fémorale est assez fréquemment le siège d'une entorse particulière, *écart de la hanche* ou *allonge*, contre laquelle on emploie la cautérisation, les sétons, les vésicatoires (Vallon, Merche).

Cette affection, reléguée aujourd'hui avec celles dont nous avait encombrés l'ancienne hippiatrique, sert de prétexte aux moyens de traitement dont la région porte quelquefois les traces et qui sont trop souvent la preuve de l'indécision dans laquelle les boiteries, dites *à siège inconnu*, laissent le vétérinaire. Quoi qu'il en soit, il y a lieu d'examiner avec soin les autres parties du membre postérieur sur l'articulation coxo-fémorale duquel on constatera de pareilles traces.

Les *tares* de la croupe sont assez rares. Elles sont dues à des dénudations, à des blessures, qui tiennent aux frottements réitérés, à la mauvaise confection ou à l'application vicieuse de la croupière.

Les muscles de la croupe deviennent parfois, avec ceux de la fesse et de la cuisse, le siège d'une *atrophie* assez prompte à se produire et qui, se traduisant par une réduction considérable de leurs masses, met en relief l'appareil osseux de support [2].

Cette atrophie de la croupe, d'origine nerveuse ou autre, qui tient toujours à l'inaction prolongée de ses muscles, est quelquefois très rebelle ; elle déprécie beaucoup les animaux, surtout quand elle est la manifestation d'une paralysie définitive.

De la hanche.

SITUATION. — LIMITES. — BASE ANATOMIQUE. — Cette région paire est située à la partie antérieure et externe de la croupe, avec laquelle elle est plus ou moins confondue suivant les sujets. Pour cette raison, elle pourrait même ne pas être étudiée en particulier.

Limitée en bas par le *flanc* et la *cuisse*, en haut par les *reins* et la *croupe*, elle a principalement pour base l'angle antérieur externe de l'ilium et les muscles qui s'y attachent.

Bornant en arrière le creux du flanc, confondue, au contraire, avec la croupe, elle forme, sur les individus d'une constitution sèche, une légère saillie qui la fait qualifier de *bien sortie*.

Mais si sa proéminence ne tient qu'au faible développement des muscles environnants, comme on le remarque sur les sujets maigres, épuisés, sur les croupes anguleuses de certains chevaux allemands et sur beaucoup de croupes avalées, elle devient défectueuse

1. Arm. Goubaux, *Société de Biologie*, année 1869, p. 125.
2. H. Bouley, *Nouveau Dictionnaire de médecine, d'hygiène et de chirurgie vétérinaires*, t. VIII, p. 517.

et rend l'animal *cornu*. « Il y avait une plaisanterie, dit de Curnieu, qui consistait à faire semblant d'accrocher son chapeau à la hanche d'un cheval qu'on trouvait trop maigre [1]. »

Quand la saillie de la hanche n'est pas le résultat d'une conformation vicieuse de la croupe, elle rend simplement l'animal disgracieux et n'influe en rien sur ses qualités.

Dans d'autres cas, cette région affecte une disposition opposée : elle n'est pas assez saillante et devient alors *effacée, noyée, coulée, fondue*. C'est la forme habituelle qu'elle revêt chez les chevaux très gras ou chez ceux dont la croupe manque de largeur; nous nous sommes étendus suffisamment sur ce dernier défaut pour n'avoir pas à y revenir ici.

De ce qui précède, il découle qu'il n'est guère possible de tirer des indications de quelque importance par le seul examen de la hanche. Et cependant, tel n'est pas l'avis de beaucoup d'hippologues. En voici la raison : Bourgelat, le premier, a considéré la hanche comme ayant pour base toute l'étendue de l'ilium, c'est-à-dire cette partie du corps qui va de l'angle antérieur externe de cet os à l'articulation coxo-fémorale. Beaucoup de ses continuateurs ayant suivi son exemple, on s'explique, dès lors, les expressions de *hanches longues, courtes, étroites, larges, droites, obliques*, qui ont cours aujourd'hui encore dans le monde hippique, et dont l'intelligence serait difficile si l'on n'était renseigné sur leur valeur réelle.

On n'a pas tardé à s'apercevoir qu'il était illogique de faire une pareille distinction, de séparer la partie antérieure du coxal de son autre portion, d'appeler l'une *hanche*, et l'autre *croupe*, de les examiner isolément alors qu'elles sont si remarquablement solidaires, si harmonieusement confondues dans la nature. Aussi bien, pour éviter les répétitions et les confusions qui ne devaient pas manquer de naître dans l'esprit, n'a-t-on plus regardé la hanche que comme une partie très secondaire de la croupe, intéressante seulement au point de vue de ses formes particulières, surtout de ses tares. Ce sont les raisons pour lesquelles nous avons imité ceux de nos devanciers qui n'ont pas cru fondée la distinction établie par Bourgelat.

MALADIES ET TARES. — La hanche peut être le siège d'excoriations, de plaies plus ou moins profondes, à complications quelquefois redoutables. On les constate toujours sur les sujets qui ont subi des heurts en franchissant des portes trop étroites, sur ceux qui sont restés longtemps couchés, par le fait

---

1. De Curnieu, *Leçons de science hippique générale*, 1855 t. I, p. 248.

d'opérations chirurgicales ou de maladies graves, sur une litière insuffisamment garnie, ou enfin chez ceux qui, atteints de coliques violentes, se sont débattus sur le sol.

Dans certains cas, ce sont des tumeurs sanguines, des kystes, des abcès, des eschares, des fractures partielles ou totales. Ces dernières s'accompagnent de déformations très accusées de la région ; une des hanches reste plus basse que l'autre, en raison de ce que la partie fracturée se trouve entraînée en avant et en bas par la contraction des muscles ilio-aponévrotique et petit oblique de l'abdomen. La claudication légère, qui se manifeste au début de ces accidents, disparaît au bout d'un certain temps, mais la déformation persiste toujours. L'animal qui la présente est dit *épointé*, *éhanché* : il a reçu un *coup de balai*.

« Enfin, il est possible que, dans les jeunes chevaux, le noyau complémentaire qui forme épiphyse à l'angle externe de l'ilium, soit détaché par la puissance de la contraction musculaire, dans les attitudes forcées qu'on leur donne pour leur faire subir une opération chirurgicale, la castration, par exemple, et qu'ainsi soit produit un accident qui, s'il n'est pas une fracture à proprement parler, la simule parfaitement par sa forme et par ses résultats [1]. »

CHAPITRE II

EXTRÉMITÉ ANTÉRIEURE DU CORPS

A. — Du poitrail.

SITUATION. — LIMITES. — BASE ANATOMIQUE. — Le *poitrail* est une région impaire, située à la partie antérieure du tronc, au-dessous du bord inférieur de l'*encolure* qui le limite en avant et en haut, au-dessus de l'*inter-ars* et des *ars* et entre les *bras*.

Il a pour base osseuse l'extrémité antérieure du sternum, sur laquelle viennent s'insérer les sterno-hyoïdiens, thyroïdiens, maxillaires et huméraux ; un tissu conjonctif abondant sépare ces muscles de la face interne de la peau.

FORME. — Les détails de la surface extérieure du poitrail varient suivant les individus, par le fait du volume des muscles précités, qui laissent plus ou moins en saillie l'appendice trachélien du sternum. On y prête ordinairement peu d'attention. Cependant lorsque cette

---

1. H. Bouley, *loc. cit.*

saillie est très marquée, on qualifie le poitrail de *tranchant*. D'autres
fois, cette région offre deux dépressions assez profondes situées en
dedans des deux angles scapulaires. Elles sont dues au grand état de
maigreur des sujets ou à un changement de direction de l'angle scapulo-
huméral, très commun à observer chez les chevaux arqués qui ont
souvent ce qu'on appelle le poitrail *creux* ou *enfoncé*.

LARGEUR. — C'est principalement sous le rapport de sa largeur qu'on
examine le poitrail qui, ainsi que le disait Bourgelat, doit être proportionné au volume du corps ou au développement général de l'individu.

Presque tous les auteurs avancent que cette largeur est en rapport
avec celle de la poitrine.

A notre avis, il faut ne voir dans cette assertion que la fausse interprétation d'un fait assez ordinairement exact, à savoir, que l'étroitesse
du poitrail accompagne une poitrine peu spacieuse et des membres
grêles.

Il semblerait, en effet, qu'il dût y avoir une certaine relation entre
cette étroitesse et l'espace intercepté par les deux premières côtes.
C'est une erreur que nous avons relevée par plus de cinquante observations faites sur le vivant et complétées ensuite sur le cadavre. Nous
n'avons jamais constaté, à cet égard, de différences sensibles chez les
sujets de même taille, quelle que fût la largeur du poitrail, par cette
raison bien simple que ce n'est pas dans ses parties antérieures que
les dimensions de la poitrine varient beaucoup, mais bien plutôt dans
ses régions moyenne et postérieure. Aussi les différences de largeur
du poitrail tiennent-elles à d'autres causes qu'à l'écartement des côtes
antérieures ; il faut les attribuer à l'épaisseur plus ou moins considérable des muscles pectoraux qui en forment la base. Et cela est si vrai,
que cette région peut devenir accidentellement étroite sur des animaux
dont la poitrine est très spacieuse. On n'a qu'à placer ceux-ci dans de
mauvaises conditions hygiéniques, sous le rapport du travail et de la
nourriture, pour se convaincre que leur état d'émaciation entraîne la
diminution de largeur dont nous parlons.

Mais ce qui est physiologiquement exact, c'est que le développement
général de l'appareil respiratoire est directement proportionnel à celui
du système musculaire. Le muscle qui se contracte souvent augmente
graduellement de volume et sa contraction se traduit par une grande
consommation d'oxygène. Pas de poumons, pas de muscles, peut-on
dire, et réciproquement, des muscles denses, vigoureux, exigent une
poitrine considérable. D'où il suit que la largeur du poitrail, tenant au
volume de ses muscles, doit coïncider avec une certaine puissance

respiratoire, et que si, par exemple, cette région est étroite, il faut s'enquérir de savoir à quelles causes cette étroitesse est due, à celle de la poitrine ou à l'état de maigreur de l'animal.

A taille égale, les chevaux anglais de course ont le poitrail moins large que les gros carrossiers, tandis qu'ils sont doués d'une poitrine aussi ou sinon plus spacieuse. Dans ce cas encore, les harmonies de développement qui existent entre l'appareil locomoteur se font remarquer : les muscles, au lieu de tenir leur puissance de leur épaisseur, la doivent à leur longueur, car ils viennent s'attacher à un sternum très proéminent : en outre, ces muscles sont denses, fermes et habitués à exécuter des contractions répétées, énergiques, étendues.

Il y a donc deux choses à considérer dans la largeur du poitrail, savoir : si elle dépend seulement du volume des muscles pectoraux ou si, à cette première cause, se joint une poitrine développée. Dans le premier cas, cette largeur variera suivant l'état d'entretien de l'animal ; dans le second, ses variations, de quelque nature qu'elles soient, ne pourront jamais faire présumer l'étroitesse ou le faible développement de la cavité thoracique.

Cette largeur ne doit cependant pas dépasser certaines limites, au delà desquelles elle serait défectueuse, en donnant une trop grande étendue à la base de sustentation. Il faut que le cheval de vitesse soit *bien ouvert du devant ;* il ne faut pas qu'il le soit *trop*, car les déplacements latéraux du centre de gravité ne peuvent avoir lieu qu'au détriment de la vélocité de l'allure.

D'ailleurs le cheval anglais de pur sang bien conformé n'est jamais trop ouvert du devant ; son poitrail, qui paraît étroit, est haut, saillant, en ce sens que la carène sternale y est très proéminente et donne attache à de longs pectoraux.

Le cheval de gros trait supporte, sans inconvénient, d'être trop ouvert du devant : les oscillations latérales de son centre de gravité n'étant préjudiciables qu'à la vitesse, lui laisseront toute l'énergie de ses efforts. C'est par sa masse qu'il doit agir ; ce sont, par conséquent, des muscles fermes, volumineux, qu'il faut lui demander ; sous ce rapport, il est permis de considérer la grande largeur du poitrail comme une beauté véritable, car elle contribue à donner au tronc l'ampleur qui lui est nécessaire pour déplacer facilement, mais lentement, de pesants fardeaux.

Lorsque le poitrail est très étroit, on dit que le cheval est *serré du devant*. Dans tous les cas, cette conformation, l'opposée de la précédente, est défectueuse. Elle indique, en effet, l'existence d'un système musculaire peu développé, et bien souvent un appareil respiratoire dépourvu d'ampleur. Si les animaux qui la présentent offrent quelque apparence d'énergie quand on les exerce, ils sont généralement incapables de suffire à des travaux continus et pénibles.

L'étroitesse du poitrail se montre, comme sa largeur du reste. *congénitale* ou *acquise*. Lorsqu'elle est congénitale, on l'observe chez les sujets qui, dès leur naissance, se sont fait remarquer par le défaut de développement de leur système musculaire et de leur appareil respiratoire. Lorsqu'elle est acquise, au contraire, elle tient à l'état d'émaciation des muscles, à la fatigue, à diverses maladies de longue durée et, en général, à une débilitation profonde de l'organisme. Dans ce cas, la carène sternale devient saillante, les pointes des épaules se déplacent en avant et laissent voir, entre elles et le poitrail, deux dépressions profondes qui terminent inférieurement les deux gouttières jugulaires.

Les **TARES** du poitrail sont, le plus ordinairement, des traces de sétons; mais il ne faut pas y prêter beaucoup d'attention, car les propriétaires ont l'habitude de faire placer ces exutoires pour les raisons les plus futiles. On y rencontre aussi des dénudations, des cicatrices plus ou moins étendues, qui résultent de l'application de sinapismes ou de vésicatoires, dans le cas d'affections graves de l'appareil respiratoire.

Enfin, chez les chevaux de trait, il est commun d'observer des dénudations ou des cicatrices qui, de la partie inférieure de l'encolure, remontent sur le bord antérieur des épaules et sont disposées en forme d'écharpe. On n'y attache guère d'importance; il arrive même que les marchands les signalent à l'acheteur pour lui prouver que le cheval *donne franchement dans le collier*.

B. — De l'inter-ars.

SITUATION. — LIMITES. — BASE ANATOMIQUE. — L'*inter-ars* est une région impaire, limitée en avant par le *poitrail*, en arrière, par le *passage des sangles*, de chaque côté, par l'*ars*. Il répond au bord inférieur du sternum et à l'origine des muscles sterno-huméraux et sterno-aponévrotiques.

Indiqué d'une manière variable, en creux ou en relief, suivant le volume des muscles, il ne présente rien de remarquable au point de vue de l'extérieur. On y applique des sétons auxquels on n'attache, dans l'immense majorité des cas, pas plus d'attention qu'aux cicatrices qui leur succèdent.

C. — De l'ars.

SITUATION. — LIMITES. — BASE ANATOMIQUE. — Cette région paire répond au point de jonction de l'extrémité supérieure et interne de l'avant-bras avec le tronc.

Limitée en avant par le *poitrail*, en arrière par le *passage des sangles* et le *coude*, en dedans par l'*inter-ars*, en dehors par l'*avant-bras*, elle a pour base le muscle sterno-aponévrotique et un interstice musculaire situé entre les bords correspondants du sterno-huméral et du mastoïdo-huméral, dans lequel rampe la veine de l'ars ; la peau y est ordinairement fort mobile.

On attache peu d'attention à l'ars sous le rapport de l'extérieur. Néanmoins certains sujets fins et gras, dont la peau offre toujours à cet endroit des plis nombreux, y montrent, pendant l'été, après des marches un peu longues sur des routes poussiéreuses, des dénudations accompagnées de rougeur et d'une sensibilité très grande qui les empêche de travailler pendant quelques jours. Cet accident, fréquent sur les chevaux de troupe et qui n'a pas, en général, de gravité, fait dire qu'ils se *frayent aux ars*.

Signalons encore la *saignée à l'ars*, à la suite de laquelle on constate parfois un thrombus.

———

CHAPITRE III

FACE INFÉRIEURE DU CORPS

———

A. — **Passage des sangles.**

SITUATION. — LIMITES. — BASE ANATOMIQUE. — Le *passage des sangles* correspond à la partie postérieure du sternum, aplatie de dessus en dessous, au niveau de laquelle passent habituellement la sangle et la sous-ventrière, quand le thorax est convenablement suspendu entre les membres antérieurs et le ventre bien conformé. Si, en effet, le garrot est bas, élevé, le ventre levretté, ces pièces du harnachement se trouveront reportées en avant ou en arrière. On comprend sans peine que la délimitation du passage des sangles n'en doive pas être changée pour cela.

Borné en avant par l'*inter-ars ;* en arrière et sur les côtés, par le *ventre* et les *côtes ;* à droite et à gauche, par l'*ars* et le *coude*, il est indiqué, suivant les individus, par une légère concavité, ou bien il se confond insensiblement avec les parties avoisinantes. le ventre notamment.

Il est d'un médiocre intérêt au point de vue des renseignements qu'il fournit: mais on y rencontre des **TARES** et des **BLESSURES**.

Les premières sont des dénudations, des cicatrices assez étendues, traces éloignées ou récentes de sinapismes, de vésicatoires, appliqués dans un but thérapeutique pour des affections graves de l'appareil respiratoire. La maladie de poitrine, qui a nécessité l'emploi de ces moyens, peut n'avoir laissé aucune lésion au sein des organes; il sera bon de s'en assurer par un examen attentif du flanc.

Les secondes reconnaissent généralement pour cause la mauvaise confection des harnais ou leur emploi inintelligent. Chez les chevaux de selle, qui s'animent beaucoup pendant la marche, des sangles trop dures, trop larges, inégalement serrées ou malpropres, irritent la peau, la pincent et la rendent extrêmement douloureuse. Il faut alors les remplacer par des sangles de fil ou les rétrécir. Chez les chevaux de trait, les mêmes blessures sont occasionnées par des pincements qui ont lieu entre la sangle et la sous-ventrière. Elles disparaissent et ne se renouvellent plus lorsqu'on fait usage d'une large sangle, sous laquelle se trouve maintenue, à l'aide de deux passants, une sous-ventrière plus étroite. Les autres moyens, tels que peaux de mouton, garnitures de poils, rembourrages, sont insuffisants, irritants ou d'un nettoyage ennuyeux.

B. — Du ventre.

SITUATION. — LIMITES. — BASE ANATOMIQUE. — En extérieur, cette région répond à la paroi inférieure de la cavité abdominale.

Elle est circonscrite, en avant, par le *passage* des *sangles ;* en arrière, par le *fourreau* et les *bourses* chez le mâle, les *mamelles* chez la jument; de chaque côté, par les *côtes*, le *flanc* et l'aine.

Les parties qui en forment la base sont, en procédant de dehors en dedans : la peau, le peaucier du tronc, la tunique abdominale, les muscles abdominaux, enfin le péritoine, membrane séreuse qui tapisse les organes et les parois de la cavité abdominale.

BEAUTÉS ET DÉFECTUOSITÉS. — La région du ventre est importante à considérer, car, par son volume et son poids, elle influe sur les mouvements progressifs ; par certains autres caractères, elle renseigne sur les qualités de l'animal, son état de santé ou de maladie.

Son examen porte sur les deux points suivants, intimement liés entre eux : le *volume* et la *forme*.

VOLUME. — Dans les conditions physiologiques, le ventre, souple, cède à la pression dans toute son étendue, mais son volume augmente après les repas et diminue à mesure que le travail digestif s'achève.

Il doit être proportionné à la taille et au type de l'animal. Au reste, il diffère suivant les races. Plus considérable chez les unes, un peu plus faible chez les autres, il n'est pas pour cela disproportionné. Ainsi, sa hauteur verticale, mesurée au milieu du dos, est le plus ordinairement égale à la longueur de la tête sur les animaux de trait lent ou rapide ; elle est toujours plus considérable sur le cheval de selle léger issu de métissages avec le pur sang, ou sur ce dernier lui-même, sauf pendant la période d'entraînement. Ce n'est pas à dire qu'il soit défectueux dans l'un ou l'autre cas.

Il est plus exact de considérer, à l'exemple de M. Eug. Gayot, le volume du ventre comme *beau*, toutes les fois que cette région continuera la forme extérieure de la poitrine, c'est-à-dire lorsqu'elle se fondra doucement avec le cercle des côtes et les flancs. La ligne inférieure, qui en forme le profil, devra s'élever graduellement en courbe gracieuse depuis le passage des sangles jusqu'à la région inguinale. Dans ce cas, il est à présumer que l'animal se nourrit bien, car l'ampleur du ventre répond au volume des viscères abdominaux, toujours en rapport avec leur activité fonctionnelle, surtout quand elle s'exerce sur des aliments de bonne qualité.

Lorsque le ventre pèche par défaut de volume, c'est l'indice d'un sujet qui se nourrit mal, dont les organes souffrants rendent les digestions irrégulières et incomplètes, à moins que cet état ne soit dû à l'alimentation, à la gymnastique spéciales auxquelles on soumet les chevaux de course.

Un ventre trop volumineux dénote un animal gros mangeur, d'origine commune, ou bien provenant d'un pays bas, humide, fournissant des fourrages grossiers, très aqueux, pauvres en principes nutritifs. Contraint de prendre une grande quantité d'aliments pour y trouver les matériaux nécessaires, le cheval soumis à ce régime offre un estomac et un intestin distendus, qui refoulent le diaphragme en avant, compriment le poumon et le cœur ; ses muscles restent faibles, flasques, peu développés ; sa peau devient épaisse, ses poils rudes ; ses formes s'empâtent, sa constitution s'amollit. Sa démarche alourdie, sa respiration gênée par le poids de la masse intestinale, ses allures, ralenties par l'abaissement et le déplacement en avant du centre de gravité, le mettront dans l'impossibilité d'exécuter longtemps le moindre travail pénible.

Chez les jeunes chevaux, le ventre est ordinairement volumineux, vu la quantité et la nature des substances qu'ils ingèrent ; ils reçoivent peu de grains ; leur nourriture se compose surtout de fourrages secs, ou bien ils sont entretenus au régime du pâturage.

Les poulinières ont aussi l'abdomen plus développé, soit par le fait de la gestation, soit par celui de l'alimentation.

Nous ne pensons pas, à l'exemple de quelques hippologues, que le volume du ventre ait de l'influence sur le caractère de l'animal. Si certains sujets se montrent irritables, quinteux, doux ou tranquilles, cela tient à leur propre nature et non exclusivement à la conformation de telle ou telle partie de leur corps. Sous ce rapport, les exceptions seraient d'ailleurs tellement fréquentes qu'il est inutile de nous y arrêter.

FORME. — Le ventre, dont la forme se lie intimement au volume, est assez régulièrement cylindrique chez les animaux qui se nourrissent bien.

Si sa ligne inférieure, au lieu de décrire la courbe gracieuse dont nous avons parlé, se montre presque droite, oblique en arrière et en haut, comme on le remarque chez les chiens lévriers, il est dit *levretté*. Le cheval qui le présente est *étroit de boyaux, cousu, manque de corps, se nourrit mal; il lui passe beaucoup d'air sous le ventre*; ses fonctions digestives s'exécutent mal. Arrivé à l'écurie après une longue course, il se tient éloigné de la mangeoire, boude sur sa ration, *lit la gazette*, suivant le langage des maquignons, et se montre incapable de recommencer le lendemain ce qu'il a fait la veille. On pourrait lui appliquer ce qu'on dit quelquefois de l'homme qui fait des travaux au-dessus de ses forces, que, chez lui, *la lame use le fourreau*. Il ne faut pas confondre cet état avec la rétraction de l'abdomen constaté temporairement chez le cheval entraîné ou chez celui qui, nourri exclusivement d'avoine, fait un service pénible.

Si, au contraire, la ligne inférieure du ventre, très convexe, descend brusquement en arrière du sternum, on le qualifie de *tombant*, d'*avalé* ou de *ventre de vache*, conformation indiquant, comme on l'a vu, un cheval grand mangeur, mou, sans allures, prédisposé à l'ensellement et court d'haleine. Dans les pays d'élevage, où les fourrages poussent au gras, tel que la vallée d'Auge et le Cotentin, il ne faut cependant pas s'effrayer d'un ventre volumineux, quand la construction de la poitrine est bonne, surtout chez les juments qui viennent de sevrer, et chez les poulains; le régime, l'exercice, le font vite remonter. Le talent de l'acheteur est de savoir deviner, sous un aspect lourd, souvent peu attrayant, l'animal qui deviendra léger et distingué[1].

MALADIES ET TARES. — Les maladies et les tares du ventre sont importantes à connaître; ce sont :

1° L'*œdème* ou l'infiltration séreuse du tissu cellulaire, sorte de tumeur molle sans gravité, conservant l'impression du doigt, qui résulte souvent d'un séjour prolongé à l'écurie, et qui est aussi quelquefois consécutive à

____

1. A. Rivet, *Guide pratique de l'acheteur de chevaux*, p. 71.

la castration ou à l'application de substances irritantes employées dans un but thérapeutique.

2° L'*exomphale* ou la *hernie ombilicale*, assez commune chez les poulains, et consistant dans la sortie d'une anse d'intestin à travers l'anneau ombilical dont l'oblitération ne s'est pas faite après la naissance. Cette affection est très rare chez les adultes, parce qu'elle est toujours traitée de bonne heure et guérit le plus ordinairement.

3° La *hernie ventrale*, qui ne diffère de la précédente qu'en ce que l'ouverture livrant passage à l'organe abdominal est *accidentelle* et située sur un point quelconque du ventre, au lieu d'être *naturelle* et d'occuper toujours la place de l'anneau ombilical. Elle est due à une déchirure des parois musculaires et fibreuses de l'abdomen. Lorsque la solution de continuité s'est étendue à la peau, on a affaire à l'*éventration*. Ces deux expressions n'ont donc pas la même valeur, bien qu'elles s'appliquent à deux formes d'un même accident, qui, sous le rapport de la gravité, ne sont pas comparables.

4° Des *traces de sétons* que certains propriétaires font placer plutôt dans cette région que dans celle de l'ars ou de l'inter-ars, pour ne pas gêner l'application de la sangle et de la sous-ventrière. Elles n'ont pas d'importance.

5° Des *dénudations*, suites de vésicatoires ou de sinapismes, qui doivent porter l'acheteur à examiner avec soin l'état du poumon, car ces agents ont pu être intentionnellement placés ici pour détourner l'attention du lieu où il fallait plus particulièrement l'arrêter.

Disons enfin que chez quelques sujets, le ventre est *tendu, ballonné, douloureux* à la pression. Ces symptômes indiquent l'inflammation aiguë ou chronique des viscères digestifs, de la séreuse péritonéale, ou la présence de diverses lésions profondes que nous nous bornons à signaler.

CHAPITRE IV

FACES LATÉRALES DU CORPS

A. — Des côtes.

SITUATION. — LIMITES. — BASE ANATOMIQUE. — La région des côtes est située sur les parties latérales du tronc, au-dessous du *dos*, en arrière de *l'épaule et du bras*, en avant du *flanc*, au-dessus du *passage des sangles* et du *ventre*.

Elle a pour base environ les douze dernières côtes qui ne sont pas cachées par l'épaule et que recouvrent les muscles grand dorsal, grand dentelé et grand oblique de l'abdomen; les intercostaux, internes et externes, comblent les espaces qu'elles laissent entre elles.

MOUVEMENTS. — A l'état normal, les côtes exécutent régulièrement des mouvements alternatifs d'élévation et d'abaissement plus ou moins étendus suivant l'état de la respiration et les circonstances nombreuses qui en modifient le rythme. Ces mouvements, surtout perceptibles sous la peau des sujets maigres, sont de deux sortes : les uns ont lieu pendant l'inspiration et se traduisent par l'écartement des espaces intercostaux, la projection des côtes en avant et leur éloignement de la ligne médiane ; ils correspondent à la dilatation de la cavité thoracique et des poumons ; — les autres, s'effectuant pendant l'expiration, consistent dans le rapprochement des côtes ainsi que dans leur projection en arrière et en dedans ; ils coïncident avec le resserrement du thorax et l'affaissement du poumon.

FORME. — Un peu aplatie vers sa partie supérieure et d'autant plus arrondie qu'on l'examine plus en arrière, cette région présente deux conformations opposées. On dit les côtes *rondes*, quand elles décrivent dans leur ensemble une convexité bien prononcée de haut en bas ; elles sont *plates* dans le cas contraire.

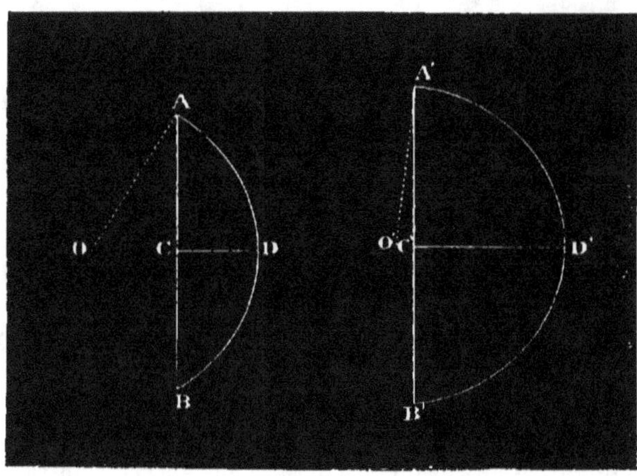

Fig. 42.

BEAUTÉS. — La rondeur des côtes, leur écartement les unes des autres et leur longueur sont trois beautés absolues à rechercher pour tous les chevaux, quel que soit leur service. En en faisant connaître les raisons, nous aurons, par cela même, démontré les inconvénient de leur aplatissement, de leur rapprochement et de leur manque de longueur.

1° L'INCURVATION des côtes est en relation directe avec la grande dimension transversale de la cavité thoracique, par conséquent, avec le développement de l'appareil respiratoire.

Avant d'aller plus loin, précisons ce qu'on entend par *convexité d'une courbe*. C'est le rapport qui existe entre la hauteur de sa flèche et la longueur de sa corde, en supposant, bien entendu, qu'on ait affaire à une courbe régulière.

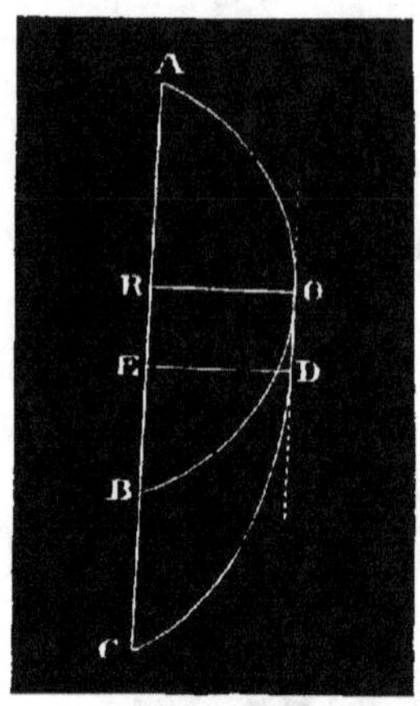

Fig. 43.

En d'autres termes, une courbe est d'autant plus convexe qu'elle fait plus de saillie sur une corde moins longue. Ainsi les deux arcs ADB, A'D'B' (fig. 43), bien qu'appartenant à deux circonférences de *même rayon* (OA=O'A'), n'ont pas la même convexité relativement à la corde qui les sous-tend, car leurs flèches et leurs cordes sont différentes et les rapports $\frac{CD}{AB}$, $\frac{C'D'}{A'B'}$ ne sont pas égaux. De même, la courbe AOB (fig. 43) est plus convexe que la courbe AOC, bien que sa flèche soit égale, parce que le rapport $\frac{OB}{AB}$ est plus grand que le rapport $\frac{DE}{AC}$.

Par conséquent, de ce que deux courbes font la même saillie sur leur corde, il n'en faut pas conclure que leur convexité soit la même, cette condition n'étant réalisée que si les cordes sont égales.

Ce que nous venons d'appliquer aux arcs, on peut l'étendre aux côtes, bien que l'assimilation complète ne soit pas possible, vu l'irrégularité de leur courbure, les variations de leur longueur et de leur forme.

Henry Cline a démontré depuis longtemps [1] que plus la cavité thoracique s'éloigne de la forme cylindrique, plus sa capacité diminue. Il s'ensuit que la côte qui offrira la plus forte courbure sera celle aussi qui circonscrira le plus grand espace. Déprimez un cône ou un cylindre, la réduction de leur volume sera proportionnelle à l'aplatissement de leur surface. Ainsi se comporte le thorax, et c'est ce qui nous fait dire que : *pour une égale longueur de côte*, la poitrine ne peut jamais récupérer en hauteur ce qu'elle a perdu en largeur, ou, en d'autres termes, que la rondeur de la côte est la première beauté à rechercher pour la bonne conformation de cette région.

2° Mais ce n'est pas la seule ; la côte doit encore être LONGUE, car sa longueur indique, *pour une même largeur de poitrine*, l'étendue thoracique dans le sens vertical. Or, le volume d'un solide dépend de la relation qui existe entre ses trois dimensions; pour être considérable, il faut nécessairement que celles-ci soient toutes aussi grandes que possible.

1. Henry Cline, *Traité sur la forme des animaux*, inséré dans l'ouvrage de **M. G. Le-fèvre de Sainte-Marie** : *De la race bovine courte corne améliorée, dite Race de Durham*, **Paris, 1849, p. 325.**

Il est néanmoins intéressant de savoir si la côte peut racheter en longueur ce qu'elle perd en convexité. Cette proposition, qui paraît en contradiction avec ce que nous venons de poser en principe plus haut, n'est cependant que très logique, ainsi qu'on va s'en assurer.

Dans le cas précédent, nous supposions la longueur de la côte invariable et nous faisions varier sa courbure. Maintenant nous envisageons le problème sous ses deux faces, en modifiant ses données, pour trouver les compensations si elles existent. Voici, d'ailleurs, comment on doit l'entendre :

Y a-t-il pour deux chevaux ayant, l'un, les côtes très rondes et la poitrine peu haute, l'autre, les côtes moins convexes et la poitrine très haute, compensation sous le rapport de la capacité thoracique ?

Presque tous les auteurs résolvent cette question par l'affirmative, et, théoriquement, ils ont raison.

Soient les deux côtes AOB et ADC (fig. 44). Rappelons d'abord qu'elles n'ont pas la même convexité, puisque le rapport $\frac{OR}{AB}$ est plus grand que le rapport $\frac{DE}{AC}$, ce qui indique que la première est plus courbée que la seconde.

Or, il suffit de jeter les yeux sur la figure pour constater que non seulement la côte ADC circonscrit une surface égale à celle de la côte AOB, mais qu'elle l'emporte de beaucoup sur celle-ci. Voilà donc deux sujets, ayant même largeur de poitrine et convexité de côte différente, pour lesquels il y a plus que de la compensation. On pourrait trouver telle autre forme de côte AOG, par exemple, circonscrivant une poitrine moins large et pour laquelle il y aurait juste compensation.

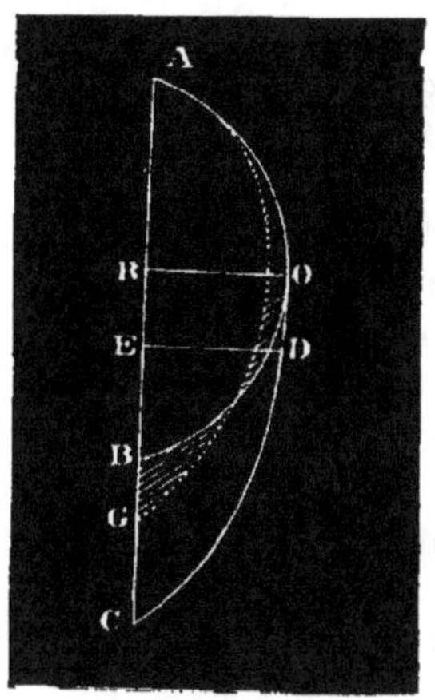

Fig. 44.

Telles sont les inductions qu'on serait en droit de tirer de l'examen de la figure.

Malheureusement pour les partisans de cette opinion, il y a très loin ici de la théorie à la pratique; et puisqu'il faut, après tout, voir les chevaux comme ils sont et non pas tels qu'on les voudrait, nous dirons que le rapport existant entre la hauteur de la poitrine et sa largeur ne varie pas dans des limites bien étendues. Sur 36 chevaux de différentes races, mesurés à cet effet, nous l'avons vu osciller entre 1,125 et 1,468; il serait en moyenne de 1,273.

Il en découle que les compensations offertes par la poitrine, dans sa hauteur, ne sont pas aussi tranchées qu'on serait tenté de le croire au premier abord, à cause des relations harmoniques qui existent entre les divers diamètres du thorax. Une côte plate est la plupart du temps courte, une ronde est le plus souvent longue ; la cage thoracique, peu développée dans un sens, a bien des chances de l'être aussi peu dans l'autre, et *c'est là surtout la raison pour laquelle une côte plate doit être rejetée.*

Toutefois, ce serait au mépris de l'observation la plus élémentaire qu'on nierait d'une façon absolue l'existence des compensations pectorales. Celles-ci sont possibles théoriquement, et dans la pratique on les constate ; mais elles sont rares et très faibles. Quand on mesure un grand nombre de chevaux, il s'en trouve quelques-uns, de même taille et de même largeur de poitrine, qui diffèrent par la hauteur de cette dernière de 2 ou 3 centimètres seulement. D'autres, moins communs, présentent une largeur moindre de 1 ou 2 centimètres à peine, et se rachètent par un excès de hauteur de 3 ou 4 centimètres au plus. Encore ces derniers sont-ils des exceptions tellement difficiles à rencontrer qu'on est en droit de se demander si les mensurations intérieures du thorax donneraient bien la preuve d'une compensation réelle.

Toujours est-il qu'une côte, manquant de convexité, est encore capable de former une cavité thoracique spacieuse, à la seule condition qu'elle soit longue et que son aplatissement ne soit pas très marqué. La question est de savoir apprécier dans quel cas le défaut sera compensé, dans quel autre il ne le sera pas. C'est là un point qui exige une grande habileté pratique et sur lequel se trompent même les connaisseurs. Nous croyons donner un bon conseil aux débutants en leur recommandant de se défier toujours de la côte plate, quelle que soit sa longueur apparente. Ils ne devront pas négliger, en présence d'une conformation pareille, de s'assurer, par un examen plus complet des autres régions, de l'état de développement que présentent, en réalité, les organes respiratoires. C'est, à notre avis, le moyen le plus sûr et le plus facile de reconnaître la compensation, si tant est qu'elle existe.

D'ailleurs, la rondeur de la côte, souvent plus apparente que réelle, peut induire en erreur les observateurs superficiels. Le volume des muscles qui recouvrent les parois thoraciques, l'abondance de la graisse et du tissu conjonctif sous-cutané, ont pour effet d'arrondir les côtés de la poitrine et de cacher la forme essentielle des pièces osseuses qui en constituent la base, en limitent la cavité intérieure.

3° L'ÉTENDUE DES ESPACES INTERCOSTAUX n'est pas une beauté moins importante à rechercher. Quand les côtes sont bien espacées, les parois thoraciques présentent une grande surface d'avant en arrière et circonscrivent une cavité plus profonde. Leur écartement les unes des autres coïncide, du reste, avec leur forte *projection en arrière*, et l'on comprend sans peine que celle-ci donne la mesure de leur projection en avant pendant l'inspiration. Les mouvements des différentes parties du thorax doivent être aussi accentués que possible pour que le jeu pulmonaire ait une action suffisante. Aussi de larges espaces intercostaux commandent-ils de bons muscles inspirateurs, par conséquent, de grands déplacements des parois pectorales.

En résumé, la beauté des côtes résidera :

1° Dans leur forte arcure à partir de l'épaule ;

2° Dans leur longueur ou dans l'étendue verticale du périmètre thoracique ;

3° Dans leur forte projection en arrière ;

4° Enfin, dans leur écartement les unes des autres.

DÉFECTUOSITÉS. — Les côtes *plates, courtes, peu inclinées en arrière, peu écartées*, annoncent un cheval court d'haleine et sans moyens, quels que soient son sang, sa structure, la noblesse de son origine.

Dans le langage ordinaire, on exprime cette conformation vicieuse en disant que *les fausses côtes sont courtes, les cerceaux peu descendus*, ou que l'animal *a besoin de prendre de la côte*.

MALADIES ET TARES. — *a.* Les chevaux qui ont fait de longues maladies et qui, pour ce motif, sont restés longtemps couchés, présentent quelquefois un aplatissement de l'une ou de l'autre région des côtes.

b. Ceux qui ont été affectés d'une inflammation grave du poumon, des plèvres, et auxquels on a fait des applications réitérées de sinapismes, de vésicatoires, montrent souvent, dans un point très rapproché du passage des sangles, des dénudations accompagnées de larges décolorations de la peau ou des poils. Il importe alors d'examiner attentivement les caractères de la toux et du flanc pour s'assurer qu'il ne subsiste plus rien de ces affections.

c. D'autres fois, ce sont des cicatrices situées au niveau des parties recouvertes par la selle ou la sellette, et dues à des sétons placés antérieurement dans les mêmes circonstances. Ces exutoires sont dirigés verticalement ou légèrement obliques de haut en bas et d'avant en arrière. Quand on les observe ou qu'on en retrouve les traces, il faut donc se renseigner plus complètement suivant le mode indiqué ci-dessus.

d. Les chevaux de gros trait, de trait léger et de selle offrent encore, — dans les points qui reçoivent les pressions, les frottements des limons, des brancards, des traits, de la selle, de la sellette et des sangles, — des dépilations, des plaies, des cicatrices, ou des durillons connus sous le nom de *cors*, qui sont le résultat de blessures occasionnées par ces pièces du harnachement.

e. Enfin, on peut rencontrer des tumeurs osseuses sur la longueur d'une ou de plusieurs côtes. Ce sont des traces de fractures anciennes, siégeant habituellement sur les parties moyennes de la région. Presque toujours, elles déterminent à leur endroit une adhérence du poumon, par le fait d'une inflammation localisée de la plèvre qui recouvre les abouts osseux. Aussi, comme l'a dit Lecoq, doit-on craindre, surtout lorsque plusieurs côtes ont été fracturées, qu'une affection de poitrine survenant ne s'aggrave par cette cause.

De la poitrine en général.

Maintenant que nous avons examiné isolément les régions qui concourent à former cette vaste cavité, nous devons l'envisager dans son ensemble sous le rapport de ses dimensions et de ses beautés.

DÉFINITION. — LIMITES. — BASE ANATOMIQUE. — USAGES. — La poitrine est cette partie du corps qui répond à la cage osseuse désignée sous le nom de *thorax*. Bornée en haut par le *garrot* et le *dos ;* en avant, par l'*encolure* et le *poitrail ;* de chaque côté, par l'*épaule*, le *bras*, l'*ars* et les *côtes ;* en bas, par l'*inter-ars*, le *passage des sangles* et le *ventre ;* en arrière enfin, par le *ventre* et les *flancs*, elle a pour base les parties suivantes :

a. Sur la ligne médiane et en haut, le corps de toutes les vertèbres dorsales ;

b. Latéralement, les côtes et les espaces intercostaux ;

c. Inférieurement, la face supérieure du sternum et les cartilages de prolongement des côtes ;

d. En arrière, le muscle diaphragme, convexe en avant et percé de trois ouvertures traversées par l'artère aorte, l'œsophage et la veine cave postérieure.

Ouverte en avant pour livrer passage à la trachée, à l'œsophage, aux vaisseaux de la tête et des membres antérieurs, ainsi qu'à des nerfs importants, elle a, dans son ensemble, la forme d'un cône, à base postérieure, obliquement tronqué de haut en bas, d'arrière en avant et déprimé sur ses faces latérales.

Ses fonctions sont complexes et de trois sortes :

Par ses pièces osseuses, elle est d'abord un appareil de *protection* pour les organes centraux de la respiration et de la circulation. Par la mobilité dont elles sont douées, elle constitue ensuite l'agent le plus important de la *mécanique respiratoire*. Enfin, par sa résistance, ses connexions avec le rachis et la grandeur de sa surface squelettique, elle joue un rôle important dans la *locomotion*, en fournissant de nombreux points d'attache aux muscles, qui, de ses différentes parties, se rendent aux sections supérieures des membres thoraciques. Aussi, pour remplir ce dernier but, ses premières pièces sont-elles courtes, fortes, droites et peu mobiles, car leur jeu eût été très gêné par la présence de l'épaule et du bras. Les dernières, au contraire, s'incurvent de plus en plus, se rétrécissent, s'éloignent du plan médian et laissent une large place à l'extrémité postérieure des lobes pulmonaires.

BEAUTÉS. — Quoique la poitrine soit loin d'être apparente dans toute son étendue à l'extérieur, il est possible de s'assurer de sa capacité avec assez de précision. Cette connaissance est de la plus haute importance, car elle renseigne sur les éléments essentiels de la valeur du cheval.

On la dit *belle*, quand elle est *haute, large* et *longue.* Voyons la signification qu'il faut attacher à ces trois mots.

1° **HAUTEUR.** — Elle se mesure du sommet du garrot au passage des sangles et indique, par conséquent, l'étendue verticale réelle du thorax, plus la longueur de la cinquième apophyse épineuse dorsale qui forme, comme nous l'avons vu, le point culminant du garrot.

On ne doit pas confondre cette dimension avec la *profondeur*, qui s'apprécie d'avant en arrière; il est regrettable que plusieurs hippologues aient détourné, à ce sujet, le sens d'une expression consacrée depuis longtemps par l'usage[1].

A propos des côtes, nous avons dit que cette hauteur, à largeur égale, se montre directement proportionnelle à la longueur de ces arcs osseux. Quand elle est considérable, la poitrine est qualifiée de *bien descendue*, épithète qui dépeint sa situation relativement au sol.

Nous rappellerons, en outre, que la valeur du périmètre thoracique est une des conditions de l'ampleur pectorale. Mais on ne devra pas oublier que cette notion, à elle seule, est insuffisante pour connaître le développement de la cage thoracique; il faut la compléter par celle de l'incurvation des côtes. Abstraction faite de la longueur de la cinquième apophyse épineuse dorsale, la hauteur de la poitrine n'est autre chose que la corde de l'arc représenté par les côtes. Elle n'est plus d'aucune importance si on ne la compare à la courbure de celles-ci. Tout le monde sait, en effet, qu'en déprimant un cylindre on réduit sa capacité sans diminuer sa surface.

Il n'est pas exact de croire que la hauteur de la poitrine est toujours en rapport avec le développement du garrot. Nous avons démontré déjà que la longueur des apophyses épineuses de cette région est sujette à de nombreuses variations, et que la *saillie* du garrot tient souvent au mode de suspension du tronc entre les membres antérieurs. Il n'est donc pas utile d'y revenir ici.

Un cheval dont la poitrine offre une bonne hauteur présenterait, d'après M. Gayot[2], plus de distance du sommet du garrot à la face inférieure du sternum que de ce point au sol. La première longueur l'em-

---

1. La profondeur d'une chose, dit Littré, est l'étendue de cette chose, considérée depuis son entrée jusqu'au fond. L'*entrée* de la poitrine est située entre les deux premières côtes, son *fond* est le diaphragme. Donc, ici, *profondeur* est synonyme de *longueur.*

2. L. Moll et Eug. Gayot, *La connaissance générale du cheval*, Paris, 1861, p. 137.

porterait de 0ᵐ30 sur la seconde, chez les animaux de selle ou d'attelage rapide bien conformés et d'une taille de 1ᵐ60 environ, tandis qu'elle ne dépasserait pas 0ᵐ15 ou 0ᵐ20 chez les sujets moins bien conformés.

Nous devons à la vérité d'avouer que nous sommes encore à la recherche de proportions pareilles. Non seulement la distance comprise entre le sol et le passage des sangles n'est pas égale à la hauteur de la poitrine, mais elle lui est toujours supérieure de quelques centimètres; la différence peut même aller jusqu'à 20 centimètres. Nos mesures ont été prises à l'aide de la potence métrique et du compâs d'épaisseur sur plus de 50 chevaux de toutes sortes (trait lent, léger, rapide, selle, manège, course); elle ont porté sur des sujets communs, des percherons, des boulonnais, des belges, des bretons, des normands, des berrichons, des andalous, des barbes, des tarbéens et des anglais de pur sang.

Nous avons à peine besoin de dire que c'est sur le côté du cheval qu'il faut examiner cette hauteur; il serait impossible de l'apprécier exactement en se plaçant d'une autre façon. La poitrine doit s'arrêter assez loin au-dessous du sommet du coude, pour être *haute* et *bien descendue*.

2° **LARGEUR.** — La largeur de la poitrine est la conséquence de l'incurvation de ses parties osseuses. Elle se mesure des côtes moyennes à celles qui leur correspondent sur le plan latéral opposé.

Pour cela, on se met en avant de l'animal, en considérant le profil des côtes et la quantité dont elles débordent ses épaules à droite et à gauche. On juge, en outre, de leur rondeur en voyant le cheval de biais ou de trois quarts, soit en avant, soit en arrière.

Il n'est pas nécessaire de revenir ici sur les avantages du grand développement transversal de la cage thoracique, mais nous devons mettre le lecteur en garde contre certaines idées trop absolues qui ont cours parmi les gens de cheval. Les uns préfèrent la poitrine cylindrique pour les animaux de gros trait; ils la repoussent, au contraire, pour les services rapides et la veulent elliptique. Cette dernière, tout en étant aussi spacieuse, rendrait les déplacements latéraux du centre de gravité moins étendus, et faciliterait la vélocité des allures. Les autres contestent qu'il y ait compensation suffisante entre les deux formes et considèrent la largeur comme une beauté dans tous les cas.

Nous avons vu, à propos des côtes, qu'une poitrine haute n'est spacieuse qu'en raison de sa largeur proportionnelle, mais que le rapport entre le diamètre vertical et le transversal varie moins qu'on ne le pense généralement. Le développement dans un sens entraîne le plus souvent un développement corrélatif dans l'autre. Les écarts qui semblent contredire ce principe sont plus apparents que réels, car l'état d'embonpoint influe beaucoup sur les dimensions extérieures de la poitrine. Prenez un cheval en bonne santé, vigoureux, bien proportionné, soumettez-le à un travail excessif, à une alimentation insuffisante, et mesurez sa poitrine lorsque l'amaigrissement sera parvenu à ses extrêmes limites. Non seulement il sera méconnaissable dans ses formes générales, mais son thorax étroit, ses côtes longues, plates, auront modifié le rapport de ses deux diamètres pectoraux, et on sera tout étonné de le trouver de 1,4 alors qu'il était de 1,2, par exemple. Quand les animaux souffrent, quand une bonne nourriture, un exercice modéré n'entretiennent plus les harmonies de l'ensemble, toutes les fonctions se ralentissent, celles de la respiration et de la circulation surtout. La poitrine s'affaisse en même temps que les muscles s'émacient, car le poumon devient moins actif chez l'animal qui dépérit.

Et pour faire la contre-expérience, prenez le même cheval, changez du tout au tout ses conditions d'existence, vous verrez sa poitrine reprendre de l'ampleur, à mesure que ses muscles se récupèreront de leur volume, de leur densité, de leur énergie.

L'entraînement qu'on fait subir aux sujets destinés à l'hippodrome, celui qui résulte, pour les animaux de service, du travail spécial auquel on les soumet, sont encore d'importantes causes capables de développer l'ampleur de la poitrine. Chez le cheval, comme chez l'homme, la gymnastique musculaire a pour effet d'augmenter le périmètre thoracique. Et si l'on n'était pas convaincu de ce fait dans la pratique, tous les jours nos officiers acheteurs repousseraient des chevaux dont la poitrine n'est certainement pas parfaite au moment de la vente. Nos remontes les prennent, parce qu'elles savent que cette défectuosité s'effacera en partie après la mise en service.

Ainsi, pour nous, l'ampleur thoracique doit se rechercher dans tous les diamètres pectoraux, quel que soit le genre d'utilisation, car ils sont corrélatifs les uns des autres. Les variations, à cet égard, sont si faibles qu'elles ne méritent pas d'être prises en considération. Le cheval anglais diffère essentiellement, par sa forme, du cheval de gros trait, mais les rapports des trois dimensions de sa poitrine sont sensiblement les mêmes que chez ce dernier, quand, toutefois, l'un et l'autre ont un poumon spacieux. Toutes proportions gardées, il a peut-être la côte un peu plus longue et moins convexe; ce qui tend surtout à la faire paraître ainsi, c'est la nature particulière des muscles et des tissus qui la recouvrent.

3° **PROFONDEUR** ou **LONGUEUR.** — La longueur de la poitrine se mesure d'avant en arrière, de l'angle de l'épaule à la partie moyenne de

la dernière côte. On l'apprécie convenablement en examinant le cheval
de profil. Elle dépend : 1° de l'étendue des espaces intercostaux, 2° du
degré de projection des côtes en arrière.

Il se peut que la poitrine soit profonde sans que le dos acquière, pour
cela, une longueur démesurée.

En effet, des côtes très incurvées, fortement obliques en arrière
et en bas, font que la cavité thoracique empiète dans une certaine proportion sur l'abdomen. Néanmoins, comme l'étendue des espaces
intercostaux est en raison directe de la longueur de la région dorsale, il s'ensuit qu'une poitrine *longue* est incompatible avec un dos
court. Le cheval anglais offre une très belle profondeur pectorale
quand il est bien conformé, et il transmet assez facilement cette beauté
à ses descendants, ainsi qu'aux produits de ses croisements avec nos
races indigènes.

DÉFECTUOSITÉS. — Quand la poitrine manque de *hauteur*, on dit le
cheval *trop loin de terre* ou *enlevé; il n'a pas de poitrine, pas de passage
de sangles; il lui passe trop d'air sous le ventre; il manque de sanglage;
il a la côte* ou *les fausses côtes courtes; ses cerceaux ne sont pas assez
descendus.*

Quand elle manque de *largeur*, elle est dite *étroite* ou *serrée; courte*,
au contraire, lorsqu'elle manque de *longueur* ou de *profondeur*.

Enfin, lorsqu'elle pêche dans ses trois dimensions, l'animal *manque*
ou *n'a pas de dedans.*

En faisant ressortir les beautés inhérentes au grand développement de la poitrine, nous avons, par cela même, montré les inconvénients de ses défectuosités; il n'est donc pas nécessaire d'y revenir.

En résumé, la poitrine, pour être *belle*, doit être *haute, large* et *longue*.

Le rapport existant entre ses divers diamètres *varie peu* sur des chevaux de même taille et de même race.

Les *différences* tiennent, la plupart du temps, à l'état d'embonpoint
ou de souffrance des sujets, ou encore au défaut d'entrainement.

Aussi, d'une manière générale, la poitrine *est* ou *n'est pas spacieuse*,
l'harmonie de l'ensemble voulant qu'une augmentation dans un sens
soit suivie ordinairement d'une augmentation dans les autres.

C'est à ce point de vue surtout que les animaux *diffèrent* sous le rapport de la capacité thoracique.

Toutefois des *exceptions* se font remarquer.

Certains sujets *pêchent par défaut* dans l'un ou l'autre des diamètres,
le plus souvent dans la *largeur*.

En pareil cas, les *compensations* sont *possibles*, mais dans une *très
faible limite*.

Elles sont toujours *très rares* et d'une *appréciation fort difficile.*

On ne manquera pas, alors, de se *défier des apparences* et d'asseoir le jugement sur un examen beaucoup plus complet des autres parties de l'appareil respiratoire.

B. — Du flanc.

SITUATION. — LIMITES. — BASE ANATOMIQUE. — Le *flanc* est une région paire, située en arrière des *côtes*, en avant de la *hanche*, de la *cuisse* et du *grasset*, au-dessous des *reins* et au-dessus du *ventre* avec lequel il se confond. Il a principalement pour base le muscle petit oblique de l'abdomen, ainsi qu'une portion du grand oblique et du transverse.

DIVISIONS. — On y reconnaît trois parties, plus ou moins distinctes suivant les individus et les conditions où ils sont placés; les noms qu'on leur a donnés rappellent assez exactement la configuration spéciale qu'elles présentent.

La première, au-dessous des lombes et en avant de la hanche, s'appelle le *creux du flanc*, parce qu'elle offre une dépression d'autant plus accusée que la masse intestinale est plus pesante et s'en éloigne davantage. Elle est très prononcée chez les chevaux *à ventre avalé* ou *de vache.*

La deuxième, ou la *corde du flanc*, répond surtout à la partie charnue du muscle petit oblique de l'abdomen. Elle forme un relief arrondi, oblique en bas et en avant, qui part de l'angle de la hanche et va rejoindre le cercle cartilagineux des fausses côtes.

La troisième enfin, la plus inférieure de toutes, connue sous le nom de *fuyant* ou de *partie fuyante du flanc*, unie au grasset par un repli cutané très mobile, se réunit insensiblement au ventre.

Trois choses sont à examiner dans cette région : sa *forme*, son *étendue* et ses *mouvements.*

1° FORME. — Lorsque le flanc est bien conformé, son creux est peu marqué, sa corde à peine saillante et son fuyant continue régulièrement la surface extérieure du ventre et des dernières côtes. C'est ainsi qu'il se présente chez les animaux bien nourris et dans un état d'embonpoint satisfaisant.

Mais lorsque sa concavité est trop profonde, il est qualifié de *creux*, comme on l'observe chez les chevaux mous, communs, au tempérament lymphatique, aux formes empâtées et à ventre avalé. On le rencontre aussi sur les sujets maigres, sur ceux qui se nourrissent mal ou qui ont eu à supporter de grandes fatigues et de longues maladies.

Il est dit *cordé*, quand sa corde ou sa partie moyenne est en saillie sur les deux autres, par l'effet simultané de l'enfoncement de l'une et de la rétraction de l'autre. Cet état se fait remarquer dans les mêmes circonstances que celles dont il vient d'être question.

Lorsque le fuyant se confond brusquement avec le ventre et semble refoulé vers la région sous-lombaire, le flanc est appelé *retroussé*. Quelques auteurs le disent encore *levretté*, quand il affecte une rétraction permanente, le retroussement n'étant, pour eux, qu'une disposition tout artificielle et passagère disparaissant toujours par un régime approprié. Le flanc levretté, au contraire, constitue une défectuosité véritable « qui indique que l'animal ne mange pas suffisamment, faute d'un appétit assez développé, et qu'il lui est impossible de réparer dans la juste mesure les déperditions qu'entraîne le fonctionnement de l'appareil locomoteur; et comme, par une singulière contradiction de nature, il est ordinaire que les chevaux levrettés soient doués d'une très grande énergie, ils se trouvent exposés à une ruine hâtive, quand on ne sait pas en user avec ménagement, puisque, aussi bien, les pertes qu'ils font ne sont que lentement réparées [1] ».

Enfin, si le flanc réunit les trois conformations vicieuses précédentes, si, en d'autres termes, il est creux, cordé et retroussé, on dit que l'animal est *efflanqué*.

2° **ÉTENDUE**. — L'étendue de cette région s'évalue, en largeur, de l'angle de la hanche à la dernière côte. Elle doit être aussi faible que possible, ce qui la fait qualifier de *courte* ou d'*étroite*. Voyons-en les raisons.

La plupart des hippologues avancent que la largeur du flanc est en rapport direct avec la longueur des reins et que la mesure de l'un donne exactement celle de l'autre. Cette assertion ne peut être considérée que comme très relative, en ce sens que la dernière côte, par le fait de sa projection en arrière, ne s'arrête pas où commencent les lombes. Sans aucun doute, de la plus ou moins grande étendue de ces dernières dépendra, jusqu'à un certain point, celle du flanc, car la côte arrivera plus ou moins près de la hanche. Mais, pour que cette proposition fût rigoureusement vraie, il faudrait qu'à une même longueur de reins correspondît toujours une même largeur de flanc, ce qui n'est pas.

Il y a donc une relation plus exacte à établir : c'est que cette largeur est la conséquence de la profondeur de la poitrine, d'abord, de la longueur des lombes, ensuite. Celle-ci varie beaucoup moins qu'on ne serait tenté de le croire, pour des sujets de même taille et de même race. Il en est tout autrement de la première. A propos de la poitrine,

---

1. H. Bouley, *Nouveau dictionnaire pratique*, etc., art. FLANC, t. VII, p. 54.

nous avons vu que la profondeur différente de cette cavité dépend surtout du degré de projection des côtes en arrière, en supposant une longueur de dos constante. La brièveté du flanc est donc l'expression d'une poitrine profonde, de reins courts, bien musclés, et c'est en cela que réside sa beauté. Tout le monde est d'accord sur ce point. Aussi les marchands de chevaux ne manquent-ils pas de dire, en mettant deux doigts à plat sur la région, que l'*animal n'a que deux doigts de flanc.*

Il nous semble inutile de faire ressortir les inconvénients de la disposition contraire. Il est clair que le trop d'étendue est une défectuosité, indiquant à la fois la mobilité, le peu de solidité des reins et le défaut d'ampleur de la poitrine. Dans ce cas, le flanc est qualifié de *long.*

MOUVEMENTS. — Composé exclusivement de parties molles et tenant à la dernière côte dont il suit les mouvements normaux ou anormaux, le flanc est bien, comme on l'a dit, le véritable *miroir de la poitrine.*

Dans les conditions ordinaires, chez le cheval au repos, il se soulève et s'abaisse, se rapproche et s'éloigne alternativement de la ligne médiane, selon que l'air pénètre dans le poumon ou s'en échappe. Pendant l'inspiration, sa corde s'efface, son creux se déprime, sa partie fuyante grossit, descend et se confond avec le cercle de l'hypochondre.

Lors de l'expiration, au contraire, sa corde se dessine, son creux devient moins profond, son fuyant remonte, se rétrécit et laisse apparaître le relief des fausses côtes.

Ces mouvements doivent se faire régulièrement, lentement, sans secousses et se succéder à des intervalles à peu près égaux. Notons cependant une observation très exacte de J. Girard, qui pourrait induire en erreur celui qui n'en serait pas prévenu, c'est que, après six ou sept respirations égales, il en survient une plus longue.

Le nombre des *battements du flanc* varie suivant l'âge, les saisons, les conditions physiologiques; mais on peut le porter en moyenne à 12 ou 14 dans l'espace d'une minute. Il augmente, après l'exercice, avec la durée, l'étendue, la rapidité, l'intensité des efforts que l'animal a dû faire. Nous l'avons trouvé de 87 après un galop d'une demi-heure environ. Dans tous les cas, ce nombre est toujours beaucoup plus considérable immédiatement après que pendant l'exercice. Cela tient à ce que le thorax fournit de nombreux points d'appui aux muscles locomoteurs et qu'il ne perd sa rigidité, pendant le travail, que juste dans la mesure voulue pour assurer la ventilation pulmonaire et éviter l'asphyxie. Après la course, au contraire, les muscles qui se rendent du thorax aux membres n'agissant plus, les côtes n'ont plus besoin de conserver la même fixité; aussi les mouvements respira-toires sont-ils d'autant plus précipités qu'ils avaient été plus espacés auparavant.

Tous les sujets ne *battent pas du flanc* dans la même proportion après le travail; les uns s'essoufflent beaucoup plus vite que d'autres. Nous trouverons l'explication de ce fait quand nous traiterons du *fond*. Quoi qu'il en soit, le cheval qui reste longtemps essoufflé après l'action manque de résistance; il est dit *souffleur* ou *court d'haleine* et a ordi-nairement la poitrine étroite, le flanc retroussé.

EXAMEN DU FLANC. — Souvent on se borne à un examen superficiel de cette région et c'est à tort, car il est des plus importants. Pour peu qu'il y ait le moindre doute sur la régularité de ses mouvements, l'observateur devra toujours prendre les précautions suivantes :

1° L'examen se fera le matin et au repos;

2° Après un certain temps d'exercice.

Il sera bon, dans les deux circonstances, de donner à l'animal quel-ques poignées d'avoine. Voici les raisons de ce *modus faciendi :*

Au repos et le matin, les mouvements respiratoires sont peu nom-breux; le cheval est tranquille; on le surprend, en quelque sorte, dans la manifestation la plus régulière et la plus normale de ses fonctions.

Après un léger exercice, la respiration s'accélérant, les battements du flanc sont plus nombreux, plus étendus, et décèlent quelquefois des troubles respiratoires qui seraient restés inaperçus si l'on n'avait pas contraint, pour ainsi dire, les organes à montrer eux-mêmes, par une activité plus grande, leur imperfection physiologique ou leurs altérations pathologiques.

Enfin, les quelques poignées d'avoine qu'on fait manger à l'animal ont pour but de détourner son attention des personnes ou des choses qui l'entourent. Pendant l'été, il sera bon aussi d'éloigner de lui les insectes qui pourraient le tourmenter.

L'observateur devra se placer de façon à voir le flanc de biais, pour en mieux distinguer le profil, et cela, soit en avant, à hauteur et à un mètre de l'épaule, soit en arrière, à hauteur et à la même distance de la croupe; le regard suivra alors avec soin et très facilement les oscillations de la partie fuyante, au niveau de son attache au cercle de l'hypochondre. L'examen portera successivement sur les deux flancs, car il se fait quelquefois mieux d'un côté que de l'autre. L'explication purement anatomique qu'on a cherché à en donner n'est pas assez satisfaisante pour que nous y insistions.

A l'aide de ces précautions, il sera possible de constater les modi-fications du nombre et du rythme des mouvements sans trop de difficultés. Néanmoins, il faut une certaine habitude et posséder des connaissances sur les diverses maladies qui peuvent se refléter sur la région, car il s'agit là de nuances parfois peu accusées dont l'appréciation nécessite le concours d'un homme de l'art.

Parmi les altérations du flanc les plus communes, il en est une, très compatible avec tous les signes apparents de la santé, qui se fait remarquer assez fréquemment au moment de la vente : c'est celle de la *pousse*, altération qui révèle l'existence de l'*emphysème pulmonaire*, c'est-à-dire de l'infiltration de l'air dans le parenchyme du poumon. Cette lésion, bien constatée, entraîne la rédhibition ou autorise l'ouverture d'une action en réduction de prix, aux termes de l'article 2 de la loi du 2 août 1884.

Chez le cheval *poussif*, le mouvement d'expiration se fait *en deux temps*, séparés par un *soubresaut*, appelé encore *coup de fouet*, *contre-temps* ou *double temps*, pendant lequel le flanc grossit brusquement et s'arrête un instant pour reprendre son mouvement primitif.

Cette irrégularité est plus ou moins apparente suivant le degré de la pousse ; quand elle est portée à l'extrême, on dit le cheval *poussif outré*.

Quoi qu'il en soit, dès qu'on la constate, il faut faire tousser l'animal en lui comprimant l'origine de la trachée. Si la toux est sèche, petite, avortée, répétée plusieurs fois; si les naseaux sont très dilatés après la course, s'ils sont souillés tous les deux, par les temps froids, d'un jetage grisâtre, adhérent à leurs ailes; si la poitrine a une sonorité anormale : si les soubresauts du flanc impriment des secousses à tout le corps, particulièrement à l'anus; si l'essoufflement est rapide par les temps chauds, la respiration bruyante, l'anxiété extrême, etc., on peut affirmer sûrement l'existence d'une pousse très avancée.

Malheureusement, ces caractères sont loin d'être aussi accusés au moment de la vente et ils passent bien souvent inaperçus aux yeux des personnes inexpérimentées. En plaçant les animaux dans des conditions spéciales d'alimentation, en les soumettant à un traitement particulier, dans lequel l'acide arsénieux joue un rôle important, les marchands arrivent quelquefois à dissimuler la pousse, ou tout au moins à l'atténuer d'une façon notable. Aussi l'acheteur ne saurait-il se montrer trop exigeant sur l'intégrité des mouvements du flanc, ni se trop défier de toutes les raisons plus ou moins spécieuses que le vendeur ne manque jamais, en pareil cas, d'opposer à ses allégations.

MALADIES ET TARES. — Les flancs peuvent être le siège de tumeurs de différente nature. Tantôt ce sont des indurations de la peau, sortes de callosités produites par l'anneau de l'avaloire, chez les limoniers; d'autres fois, ce sont des abcès qui ont encore pour cause le frottement continuel de cette partie du harnachement. Ou bien elles sont le résultat de l'irruption, sous la peau, d'une anse d'intestin sortie de sa cavité à la faveur d'une déchirure des parois abdominales. Ou, enfin, elles sont dues à la présence de boutons farcineux, de cordes analogues, qui croisent la direction du flanc pour se rendre aux ganglions de l'aine.

« L'expulsion fréquente de gaz par l'anus, occasionnée chez les chevaux poussifs par les efforts de la toux, a fait imaginer à des maréchaux ignorants le *rossignol* ou *sifflet*, fistule artificielle à l'anus (pratiquée au-dessus ou sur le côté, par laquelle ils prétendaient débarrasser le cheval de la grande quantité d'air qu'il avait dans le corps. On a complètement abandonné aujourd'hui cette opération ridicule, qui annulait autrefois l'action rédhibitoire à l'égard des chevaux sur lesquels on l'avait pratiquée [1]. »

Le but du *rossignol*, dont nous avons constaté encore quelques exemples, était surtout d'empêcher l'expulsion *bruyante* des gaz par l'anus, en leur ménageant une sortie plus discrète, afin de dissimuler, jusqu'à un certain point, la pousse outrée dont ils sont une des manifestations.

C. — De l'aine.

SITUATION. — LIMITES. — BASE ANATOMIQUE . — L'aine qui, jusqu'à présent, n'avait pas été comprise parmi les régions, en extérieur, mérite cependant d'être signalée à cause de l'exploration qu'on doit en faire.

Elle correspond, de chaque côté, au pli du ventre sur la cuisse, et a pour base l'anneau inguinal inférieur, qui, ainsi qu'on le sait, livre passage : chez le mâle, au cordon testiculaire et aux vaisseaux honteux externes ; chez la femelle, aux nerfs et aux vaisseaux mammaires. On y rencontre aussi le paquet des ganglions inguinaux superficiels, du côté du ventre, et beaucoup plus profondément, du côté de la cuisse, le groupe allongé des ganglions inguinaux profonds, moins directement explorables que les premiers ; enfin une peau fine, peu poilue, onctueuse au toucher, ordinairement noire et très mobile.

Bornée en avant par le *ventre*, en arrière et en dehors par l'extrémité supérieure et interne de la *cuisse*, en dedans par les *bourses* ou par les *mamelles*, cette région n'offre, à proprement parler, ni beautés ni défectuosités. On s'assure seulement de sa **NETTETÉ**.

Pour en pratiquer l'*exploration*, il faut user de quelques précautions, surtout chez les sujets irritables.

S'il s'agit de l'aine du côté droit, par exemple, l'observateur, après avoir prévenu l'animal, se placera à hauteur du flanc, appliquera la main gauche sur la croupe et, de la droite, ira à la recherche de l'anneau inguinal, en ayant soin de se tenir incliné pour éviter les atteintes des membres postérieurs. Si la bête est trop chatouilleuse, essaie de ruer, de mordre ou de frapper, on lui fera lever un membre anté-

---

1. Lecoq, *Traité de l'extérieur du cheval*, 5e édition, p. 92.

rieur ou le membre postérieur gauche. Les manœuvres sont de même nature, mais d'ordre inverse, quand on explore l'aine du côté opposé.

Les principales *altérations* qu'on rencontre dans cette région sont des engorgements connus sous le nom de *glandes*, qui portent sur les ganglions inguinaux superficiels, et dont la présence coïncide souvent avec l'apparition de la diathèse morvo-farcineuse. Il sera prudent, en pareil cas, d'examiner soigneusement le membre correspondant et la surface du corps, particulièrement sur le trajet des lymphatiques, pour voir s'il n'existe pas d'autres symptômes du farcin, tels que des cordes et des boutons.

D'autres fois, on observe dans l'aine des *hernies inguinales* qui empâtent le cordon testiculaire et ne laissent plus roulantes sous les doigts les diverses parties qui le composent. Nous y reviendrons à propos des bourses.

CHAPITRE V

EXTRÉMITÉ POSTÉRIEURE

A. — De la queue.

SITUATION. — LIMITES. — BASE ANATOMIQUE. — La *queue* est un appendice long, flexible, situé à la partie postérieure du tronc, limité en avant par la *croupe*, en bas par l'*anus*, et latéralement par la pointe de la *fesse*.

Cette région est un ornement pour le cheval, au même titre que la crinière, et lui constitue un organe d'une grande utilité pour le débarrasser des insectes.

Elle a pour base les os coccygiens ainsi que les muscles sacro, ischio et intercoccygiens, qui, de chaque côté, en recouvrent la surface. Ces muscles lui impriment des mouvements d'élévation, d'abaissement et d'inclinaison latérale; la peau très adhérente qui les revêt est garnie de longs *crins* dans toute son étendue, excepté sur sa face inférieure et au niveau de sa base.

On reconnaît à cette région deux parties, le *tronçon* et les *crins*.

ATTACHE ET PORT. — La queue doit être forte à son origine, partir de haut sur la croupe et se trouver harmonieusement soutenue pendant la marche. On la qualifie alors de *bien attachée* et de *bien portée*. Quand elle ne présente pas cet ensemble de caractères, elle est *mal attachée, mal portée*. Souvent, chez les chevaux très énergiques, pendant le travail, elle est concave supérieurement et se renverse même en avant, ce qu'on exprime en disant qu'elle est *en trompe*.

Quelques personnes la disent *en lapin*, *plantée comme dans une pomme*, lorsqu'elle sort à peu près horizontalement d'une croupe très avalée.

Il est facile de se convaincre que son attache et son port dépendent de la direction de la croupe. Quand celle-ci est horizontale, l'animal porte cet organe avec élégance; avec une croupe oblique, au contraire, il est mal soutenu, appliqué contre les fesses.

De sa bonne ou de sa mauvaise position, les amateurs de chevaux, d'une façon tout empirique, tirent une conclusion juste sur l'énergie, la vigueur des animaux. La cause de ce fait tient à ce que les muscles releveurs sont très développés et ont sur les abaisseurs une action prédominante, toujours d'un excellent augure chez les sujets dont le système musculaire général est fortement accusé. Mais, comme les chevaux de race distinguée ont le sacrum rectiligne d'avant en arrière, tandis que ceux de race commune l'ont ordinairement convexe dans le même sens, — comme, d'autre part, cette direction de l'os influe sur celle de la croupe et, conséquemment, sur le port de la queue, — il faut se garder de conclure que la belle attitude de cette dernière, dans tous les cas, est l'expression d'une grande énergie.

Autrefois, les marchands, les propriétaires, essayaient fréquemment de remédier au port disgracieux de la queue en faisant exciser une partie des muscles abaisseurs pour laisser aux releveurs toute leur liberté d'action ; on allégeait encore le rôle de ceux-ci en retranchant une portion plus ou moins considérable du tronçon. C'était là l'opération de la *queue à l'anglaise* ou de l'*anglaisage;* l'animal qui l'avait subie était *anglaisé* ou *courtaudé à l'anglaise*, ce qui lui donnait un certain cachet de distinction. Quand le tronçon était respecté et les muscles abaisseurs seuls atteints, on avait pratiqué le *niquetage;* le sujet était *niqueté*.

Cette coutume était très ancienne, puisque Hartmann[1] rapporte que le concile de Calchyd, tenu en Angleterre vers la fin du huitième siècle, défendit de courtauder ainsi les chevaux, sous prétexte que c'était un usage païen[2]. C'est sans doute à cet usage qu'on doit rapporter le sobriquet qu'on donna, dans le treizième siècle, aux Anglais, en les appelant *caudati*[3]. Il n'en continua pas moins en Angleterre, d'où il passa en Allemagne[4].

---

1. Hartmann, *Traité des haras*, p. 274.
2. *Journal de Paris*, année 1787, n°s 201 et 216.
3. Dufresne, *Glossar*, mot CAUDATI.
4. *Neve Kriegs Bibliotheck*, Breslau, 1771, in-8°, 6e cah.

Ce n'est pas ici le lieu de traiter des différents accidents qui peuvent être la conséquence de l'anglaisage: ils sont assez nombreux et plus ou moins graves. Il suffit que nous indiquions, en passant, que cette opération n'est pas toujours sans danger.

On voyait autrefois beaucoup de chevaux anglaisés porter la queue soit à droite, soit à gauche, à la manière de certains chiens terriers. Cela tenait à ce qu'après l'opération, on la relevait sur la croupe en la fixant de chaque côté du surfaix et en l'appuyant, par sa face supérieure, sur un bottillon de paille. Ce dernier se dérangeait souvent pendant la marche, basculait sur la croupe et rendait la cicatrisation irrégulière.

ETAT DU TRONÇON. — Le tronçon a la forme d'une pyramide quadrangulaire dont le sommet répond à l'extrémité libre; sa face inférieure est toujours normalement dégarnie de crins.

La queue dont le tronçon est intact est dite *entière*; on la qualifie d'*écourtée*, lorsqu'on a retranché un segment de celui-ci. Il ne faut pas négliger de noter l'un ou l'autre de ces états quand on dresse le signalement de l'animal.

Quelques-uns attachent de l'importance au développement de cette partie, car il est généralement en rapport avec celui des autres muscles du corps. Aussi est-on dans l'habitude de la soulever lors de la vente. et, selon le degré de résistance qu'elle oppose, on en conclut à la vigueur plus ou moins grande du sujet. Comme l'avance H. Bouley. « les renseignements fournis par cette espèce de dynamomètre con duisent rarement à l'erreur [1] ».

ÉTAT DES CRINS. — Lorsque la queue est *entière*, son tronçon, intact, porte naturellement tous les crins qui peuvent s'y fixer. Aujourd'hui, le cheval est dit *à tous crins*, quand ceux-ci n'ont pas été raccourcis. En pareil cas, leur abondance, leur longueur, varient beaucoup suivant les races, les individus. On sait que, chez les chevaux arabes, ils descendent souvent jusque sur le sol; chez les autres, ils s'arrêtent d'ordinaire plus ou moins au-dessous de jarret; toujours ils se disposent en pointe inférieurement, comme les brins d'un pinceau.

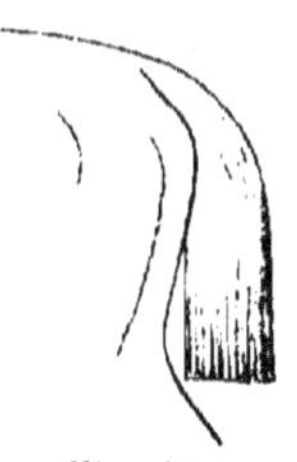

Fig. 45.

Mais il est rare qu'on les laisse en cet état. D'habitude on les taille de diverses façons, en les sectionnant transversalement, tantôt au niveau des châtaignes, de la pointe des jarrets, tantôt plus haut, vers le pli de la fesse. Dans le signalement, il faut indiquer ce genre de coupe

---

1. H. Bouley, *Maison rustique du XIX⁰ siècle*, 1. II, p. 203.

de la manière suivante : *queue entière, crins écourtés*. Tous les chevaux de course sont ainsi arrangés (fig. 45). La queue devient alors plus facile à *trousser ;* elle salit moins le cavalier et s'emmêle plus difficilement dans les guides, accident trop souvent grave par les ruades énergiques qu'il provoque.

Dès que le tronçon a été raccourci, il est clair qu'un certain nombre de crins font défaut ; on ne peut donc plus signaler le sujet *à tous crins*. Aussi emploie-t-on des désignations spéciales qui rappellent d'assez loin la disposition particulière de ces derniers.

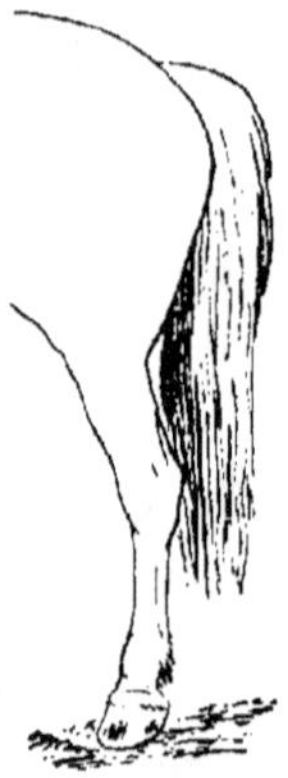

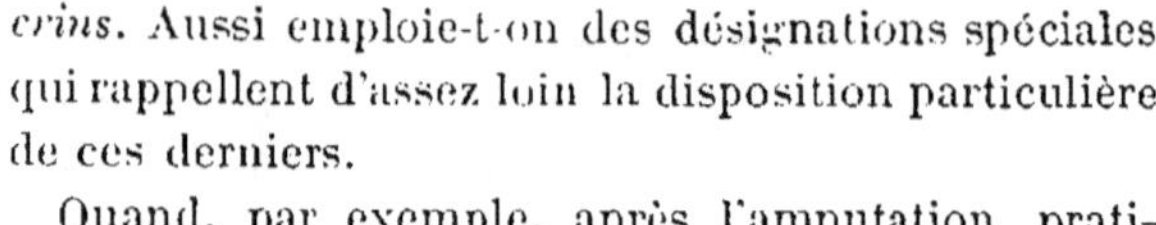

Quand, par exemple, après l'amputation pratiquée sur le tronçon, on a conservé aux crins restants toute leur longueur, la queue est en *balai* (fig. 46), à cause de l'aspect qu'elle présente ; inférieurement, elle se termine en pointe effilée, en pinceau, comme chez le cheval *à tous crins*. Lorsqu'on la trouve trop longue, on l'écourte quelquefois avec le couteau, mais en lui maintenant cette forme. C'est ainsi qu'on la laisse aux chevaux de gros trait.

Si, après l'amputation de quelques nœuds du tronçon, les crins sont coupés transversalement au niveau du pli de la fesse ou très peu au-dessous, la

Fig. 46.

queue, encore assez longue, est dite de *paon* ou *en éventail*. Tel est l'usage adopté dans l'armée, et pour les chevaux de trait léger, les carrossiers, etc.

Aujourd'hui, il est de plus en plus de mode de tenir la queue *très courte* à certains sujets de luxe, notamment aux cobs, chevaux de chasse et poneys. Elle ne dépasse guère alors la pointe des fesses.

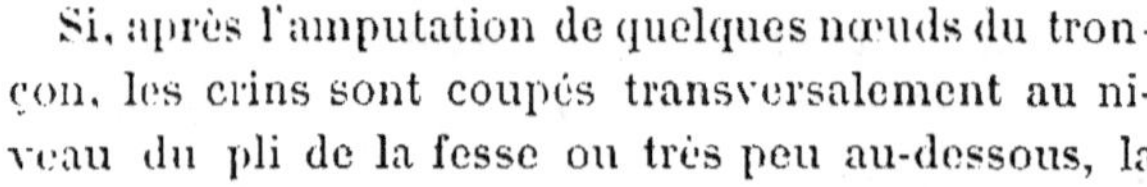

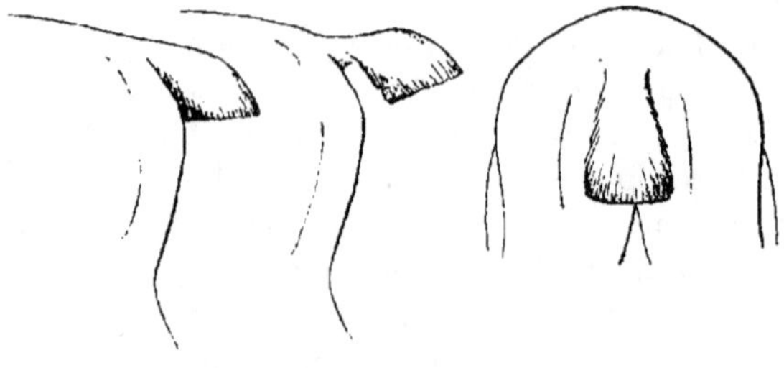

Fig 47.

Trois formes principales lui sont communiqu es par la façon dont les crins en sont taillés ; d'autre part, elle n'a pas le même aspect sur l'animal au repos que pendant le travail, sur le profil que de derrière, ainsi que le montrent les figures.

On la nomme *courte queue* toutes les fois que les crins ont été sectionnés perpendiculairement au tronçon et au ras de celui-ci (fig. 47).

On l'appelle *en sifflet*, quand les crins, toujours de même longueur

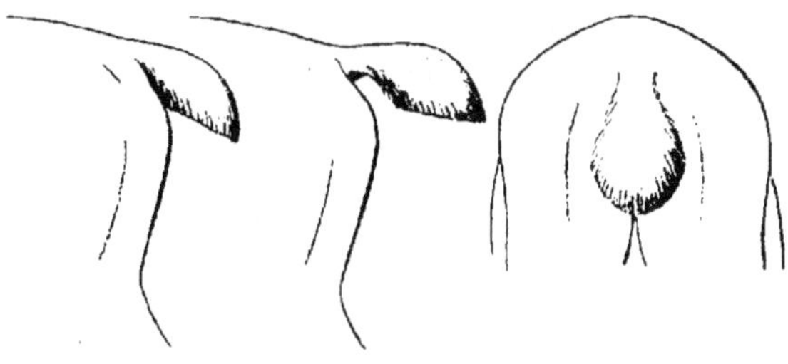

Fig. 48.

que le tronçon, se trouvent coupés obliquement de bas en haut et d'arrière en avant (fig. 48).

Enfin, on la dit *en brosse*, lorsque les crins, un peu plus longs que le tronçon, sont taillés obliquement, comme dans la queue en sifflet, mais suivant une courbe convexe, qui va insensiblement, de chaque côté, se confondre avec la racine du tronçon. Bien soutenue, elle

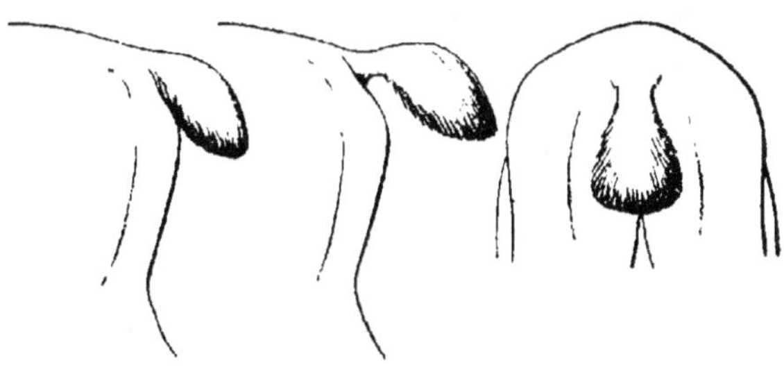

Fig. 49.

offre assez d'analogie avec les brosses dont se servent les boulangers pour nettoyer leurs pains (fig. 49).

Autrefois on désignait sous le nom de *queue en catogan*, celle dont le tronçon, coupé très court, de même que les crins du milieu, présentait sur les côtés deux longues mèches qu'on laissait librement flotter. L'origine de cette appellation étant fort controversée, au surplus peu intéressante, nous n'en dirons rien. Cette forme de queue n'est plus usitée. Pourtant Lecoq rapporte qu'on la rencontre encore quelquefois chez les chevaux de halage[1].

Enfin le cheval est dit à *queue de rat*, quand les crins, clair-semés, laissent apercevoir la peau en partie dénudée du tronçon. Quoiqu'un proverbe avance que *jamais cheval à queue de rat n'a laissé son maître dans l'embarras*, on devra toujours considérer cette conformation comme un inconvénient, en raison des usages dévolus à cette région, surtout chez les juments poulinières, et on la rejettera pour les services de luxe, à cause de la tournure disgracieuse qu'elle communique aux animaux.

Nous avons déjà dit, en parlant de la crinière, que les individus de robe grise ou blanche, à crins frisés, crépus, ont toujours de la matière mélanique déposée à l'intérieur du corps. Cet état des crins s'applique aussi à la queue et constitue une cause de dépréciation d'autant plus grande qu'il est plus accentué, car les *tumeurs mélaniques* amènent souvent des accidents de la plus haute gravité.

Les marchands ont l'habitude de *trousser la queue* de leurs chevaux, principalement de ceux de gros trait, lorsqu'ils les exposent en vente et que les crins en sont très longs. Cette pratique, destinée à donner plus d'ampleur à la partie postérieure du tronc et à faire ressortir les contours vigoureux du train de derrière, s'accompagne constamment d'une petite supercherie qui consiste à introduire un morceau de gingembre dans l'anus. Soudain l'animal exprime une énergie fortuite, qu'il traduit par le port élevé de sa queue, la vivacité de ses mouvements. Nous reviendrons sur cet usage à l'occasion de l'*animal en vente*.

Une fraude plus sérieuse, mais dont l'emploi est rare, a trait à l'application d'une *fausse queue*, lorsqu'il s'agit d'un cheval à queue de rat, par exemple, ou bien d'une paire de chevaux, chez lesquels cette région est dissemblable. Si l'on a quelque doute à l'égard de cette manœuvre, on pourra toujours la reconnaître en faisant *détrousser la queue*, retirer la paille et autres accessoires que les maquignons placent pour annoncer que le cheval est à vendre.

Lorsque la queue a été l'objet d'opérations pratiquées chez les marchands, il n'est pas inutile, au moment de l'achat, de s'en faire garantir les suites possibles. Dans deux circonstances, nous avons vu des animaux mourir du tétanos à la suite de l'amputation de cet organe faite chez le vendeur.

Sous le rapport de ses MOUVEMENTS, la queue, pendant le travail, doit

1. Lecoq, *Extérieur du cheval*, p. 73.

être portée haute et immobile. Si elle est agitée d'une façon saccadée, l'animal *fouaille*, ainsi qu'on le voit chez les juments *pisseuses, chatouilleuses*, dont on touche ou approche les parties postérieures du corps. Il faut prendre garde alors aux ruades et aux morsures : l'attitude des oreilles et l'expression de la physionomie renseignent d'ailleurs sur les intentions du sujet.

Signalons en terminant, que le cheval menacé ou frappé par derrière serre instinctivement la queue entre les fesses. Il suffit souvent de le saisir par cet appendice et d'exercer sur les crins une forte traction de haut en bas pour l'empêcher de ruer.

Les **MALADIES** de cette région sont le plus ordinairement des démangeaisons occasionnées par la malpropreté de la peau du tronçon, quelquefois par la présence de vers intestinaux (oxyures), ou la gale, qui se manifeste par des dépilations, des excoriations, des eschares, plus ou moins étendues. Ces affections débutent toujours par un redressement particulier des crins qui doit appeler l'attention de l'acheteur ; elles n'offrent, du reste, aucune gravité.

La croupière cause assez fréquemment des blessures, lorsque son culeron n'est pas bien rembourré, surtout chez les animaux bas du devant dont la selle, le bât ou la sellette ont de la tendance à glisser vers le garrot. Elles s'observent aussi sur les chevaux de trait bien conformés qu'on attelle sans avaloire et qui ont à descendre des côtes assez raides. Quoi qu'il en soit, ces blessures mettent parfois l'animal dans l'impossibilité de supporter la croupière. Nous les avons vues tellement profondes, qu'elles pouvaient tenir lieu du niquetage. Généralement, il suffit d'augmenter l'épaisseur du culeron ou de supprimer l'emploi de cette partie du harnachement pour les voir se guérir aussitôt.

Indiquons encore des cicatrices longitudinales ou transversales, traces de l'anglaisage et du niquetage, — des fistules très longues à se fermer qui compliquent ces opérations, — enfin des tumeurs mélaniques, quelquefois ulcérées, qui laissent écouler une matière noire, fétide et malpropre.

B. — De l'anus.

SITUATION. — LIMITES. — BASE ANATOMIQUE. — L'*anus* est l'orifice postérieure du tube digestif. Situé au-dessous de la *queue* et au-dessus du *périnée*, il a pour base les fibres blanches les plus postérieures du rectum, enveloppées par un sphincter énergique et flanquées, sur les côtés, de deux muscles rétracteurs (ischio-anaux). La peau en est fine, grasse, onctueuse, dépourvue de poils et de couleur noire, même chez les chevaux blancs ; on peut y trouver cependant, comme au voisinage des autres ouvertures naturelles, des surfaces rosées, privées de pigment, dites *taches de ladre*. En dedans, il est tapissé par la muqueuse rectale.

Chez le cheval vigoureux, bien portant, l'anus forme une saillie arrondie, ferme, déprimée et plissée à son centre à la manière d'une bourse à coulant; on le qualifie alors de *bien marronné*. Mais, sur les sujets épuisés par l'âge, le travail et la maladie, il se montre enfoncé, flasque, quelquefois *béant*. Dans ce cas, il laisse apparaître sa muqueuse intérieure, et devient impuissant à retenir les matières fécales qui, mal moulées, par suite de l'atonie générale du tube digestif, sont expulsées avec de nombreux gaz, pendant la marche ou lors des inspirations profondes. On caractérise cet état en donnant à l'animal l'épithète de *vidard*.

MALADIES et **TARES**. — L'anus est surtout à examiner sous le rapport de ses *altérations*.

Citons en première ligne, sur les chevaux blancs ou gris, les *tumeurs mélaniques* dont le volume peut mettre obstacle à l'expulsion des excréments. Elles ne tardent pas à se ramollir, à s'ulcérer, deviennent d'un aspect repoussant, acquièrent une odeur infecte et présagent des accidents mortels dès que l'inflammation s'y allume.

Les *fistules anales* étaient assez communes à l'époque où l'on pratiquait usuellement l'opération de la queue à l'anglaise, dont elles constituaient une des complications. Il était non moins fréquent de rencontrer cette autre fistule qu'on établissait volontairement sous le nom de *sifflet* ou de *rossignol*, en vue de soulager les chevaux affectés de pousse outrée, chez lesquels l'expulsion des gaz par l'anus est presque continuelle. Depuis longtemps, nous l'avons vu page 175, cette pratique est tombée dans l'oubli ou n'est plus que l'apanage d'un empirisme grossier.

Sur certains chevaux, on trouve quelquefois une larve particulière, fixée avec force sur la marge de l'anus par les crochets de son armature céphalique : c'est celle de l'*OEstrus hemorrhoidalis*, qui vient de l'estomac et sort du tube digestif pour opérer ses métamorphoses.

Ou bien ce sont des *hippobosques* (*Hippobosca equina*), plus connues sous les noms de *mouches plates*, *mouches araignées*, à cause de leur forme spéciale. Elles se tiennent sous la queue, sur les côtés de l'anus, au pourtour des organes génitaux, particulièrement chez les chevaux orientaux. Aplaties, résistantes à la pression, très adhérentes aux parties sus-indiquées, ces mouches émigrent parfois sur des animaux qui n'y sont pas habitués et les mettent dans un tel état d'agitation, qu'ils sont pris subitement de frayeur, s'emportent, brisant tout sur leur passage. Il suffit de faire disparaître la cause de cette agitation, au moment où elle se manifeste, pour éviter sûrement de redoutables dangers.

C. — Du périnée et du raphé.

Le **PÉRINÉE** est une région impaire comprise entre l'anus et les parties génitales externes.

Chez le **MÂLE**, il s'étend depuis la partie postérieure des bourses jusqu'au-dessous de l'anus. Situé d'abord entre les *cuisses*, puis entre les *fesses*, il répond, sous le rapport anatomique, à la partie correspondante du canal de l'uréthre et aux aponévroses qui le recouvrent. La peau y est noire, quelquefois marbrée, par la présence de *taches de ladre*, qu'on ne doit pas omettre dans le signalement.

Il n'offre à considérer ni beautés ni défectuosités: on le veut parfaitement *net* et exempt de cicatrices qui pourraient être le résultat d'une opération grave, l'*uréthrotomie*, pratiquée dans le cas de calculs de la vessie, ou la conséquence de coups reçus par l'animal.

Chez la JUMENT, la région est beaucoup moins étendue; elle répond seulement à l'espace intercepté par la vulve et l'anus.

Par extension, quelques auteurs la font aller jusqu'aux mamelles, dont la situation rappelle assez bien celle des testicules. Mais, à supposer qu'on voulût conserver cette analogie, l'étude du périnée, sous le rapport de l'extérieur, n'y gagnerait point en importance.

Quant au RAPHÉ, ainsi que l'indique son nom, c'est une sorte de couture cutanée, qui marque la ligne médiane, depuis le fourreau, les testicules ou les mamelles, jusqu'à l'anus. Il se présente sous la forme d'une petite crête, plus ou moins saillante suivant les individus, simple particularité des régions sur lesquelles on l'observe, par conséquent, dépourvue de tout intérêt.

CHAPITRE VI

DES ORGANES GÉNITAUX

L'examen des organes génitaux ne doit pas être négligé, soit qu'il s'agisse de s'assurer de leur bonne conformation sur les animaux qu'on destine à la reproduction, soit qu'on veuille, au contraire, se renseigner simplement sur leur état de santé ou de maladie.

§ 1. — ORGANES GÉNITAUX DU MALE.

Ils comprennent, au point de vue de l'extérieur, les *testicules* et la *verge*, auxquels sont annexées des parties protectrices, dépendances des téguments, connues sous le nom de *bourses* pour les premiers, et de *fourreau* pour la seconde.

A. — Des testicules et des bourses.

Les organes sécréteurs du *sperme*, liqueur fécondante du mâle, sont deux glandes placées à droite et à gauche de la ligne médiane, sous la région inguinale, dans l'entre-deux des cuisses. Par leur ensemble, ils constituent une masse assez régulièrement arrondie, divisée dans son milieu en deux lobes à peu près égaux par un léger sillon, sorte de couture que continue le *raphé*, en arrière, et qui se prolonge, en avant, jusque sur la face inférieure du *fourreau*.

1° **DES BOURSES**. — Les testicules sont entourés de plusieurs enveloppes superposées, qui sont, en procédant des parties superficielles vers les parties profondes :

a, le *scrotum* ou la peau ;

b, le *dartos*, très adhérent à celle-ci, et formant à chaque glande un sac musculo-élastique indépendant ;

c, le *tissu conjonctif sus-dartosien*, dont les couches plus ou moins denses établissent les rapports du dartos avec l'enveloppe suivante ;

d, la *tunique fibreuse*, qui double et renforce le sac séreux dans lequel roule le testicule ;

e, le *crémaster* ou la *tunique érythroïde*, muscle rouge, qui se fixe sur la face externe de la tunique fibreuse et détermine les mouvements d'ascension brusque de la glande ;

f, enfin, la *tunique* ou la *gaine vaginale*, diverticulum du péritoine tapissant la face profonde de la tunique fibreuse et logeant le testicule, ainsi que son cordon suspenseur.

Le développement des bourses varie selon diverses circonstances, telles que le degré de descente de leur contenu, l'état de santé ou de maladie, le repos ou l'exercice, la température, la race, etc.

Contrairement à l'opinion générale, elles sont toujours *formées* au moment de la naissance, par suite d'un commencement de descente du testicule, puis *s'effacent* au bout de quelque temps, pour *reparaître* vers la fin de la première année, en suivant, par conséquent, les migrations de l'organe qu'elles protègent.

Minces, molles, onctueuses, luisantes, sur les sujets fins et bien nourris, elles sont épaisses, grossières, ternes, velues, chez les chevaux communs. A moins d'exceptions, le scrotum ou la peau est presque glabre, de couleur noire, et seulement revêtu de quelques poils duveteux. Cependant, sur les animaux de robe claire, il est quelquefois dépourvu de pigment par endroits, et offre alors des taches blanchâtres ou rosées, d'étendue variable, auxquelles on a donné le nom de *taches de ladre*.

2° **DES TESTICULES**. — Suspendues à l'extrémité d'un *cordon* constitué par le canal déférent, des vaisseaux et des nerfs, ces glandes représentent deux masses ovoïdes, déprimées latéralement, portant sur leur face externe et leur bord supérieur un organe allongé, l'*épididyme*, renflé à ses deux extrémités et formé par les mille replis de leur canal excréteur. Elles flottent librement dans leurs enveloppes, mais ne sont ni sur le même plan horizontal ni sur la même ligne transversale : l'une, la gauche, d'habitude, est plus inférieure et plus postérieure que l'autre. Les deux testicules sont donc disposés pour pouvoir se rapprocher sans se comprimer mutuellement lors des mouvements d'adduction des membres entre lesquels ils se trouvent. On pressent combien ces froissements seraient douloureux pour l'animal et dangereux pour ces organes s'ils étaient fréquemment renouvelés.

Pour *explorer* la région testiculaire, il faut employer quelques précautions, surtout s'il s'agit d'un sujet irritable et chatouilleux.

Supposons qu'on veuille pratiquer cet examen du côté gauche :

La tête est maintenue en situation élevée par un aide; quelquefois il est bon de faire tenir le pied antérieur droit, sans laisser prendre de point d'appui à l'animal. Cela fait, l'observateur se tourne du côté de la croupe, s'appuie, de la main gauche, sur la région dorso-lombaire, en ayant soin de se placer en dehors de la ligne d'action du membre postérieur correspondant, et va, de la droite, à la recherche des testicules, après avoir préalablement flatté les parties dont il veut approcher.

Lorsque ces organes, bien développés, sont contenus dans les bourses, par conséquent apparents et explorables à l'extérieur, le cheval est *entier;* on l'appelle *hongre* [1], dans le cas où l'ablation en a été faite pour un motif ou pour un autre, le plus ordinairement en vue d'annuler complètement leurs fonctions.

Chez le mâle entier, les testicules doivent être bien descendus, arrondis, à peu près égaux, fermes, *roulants* sous la pression des doigts, et n'accuser aucune sensibilité anormale. Ils sont plus gros chez l'animal adulte, l'étalon, les chevaux arabes, barbes et andalous, que chez les autres. Par les temps chauds, lourds, ils deviennent quelque peu flasques et pendants. Mais quand ils sont petits, rétractés vers l'orifice inférieur du trajet inguinal, mous ou tout à fait *pendants*, cela indique un sujet épuisé, sans énergie, sans vigueur, toujours à repousser s'il est destiné à la reproduction.

Le cheval hongre a les bourses déprimées, peu distinctes de la partie postérieure du fourreau. Il existe constamment, de chaque côté de la ligne médiane, à l'endroit où devraient faire saillie les testicules, deux cicatrices longitudinales, légèrement excavées, qui présentent les mêmes caractères chez tous les animaux émasculés par l'*ablation* des glandes génitales.

Mais, de fait, un cheval peut avoir subi une opération l'ayant dé-

1. De *Hongrie*, parce qu'on amenait autrefois de ce pays beaucoup de chevaux ainsi mutilés (Littré, *Dictionnaire de la langue française).*

pouillé de ses facultés reproductrices et posséder encore ses testicules dans les bourses. Cette opération, connue sous le nom de *bistournage*, n'est autre chose qu'une torsion sous-cutanée du cordon testiculaire, laquelle est bientôt suivie d'une atrophie complète de l'organe, dont on a ainsi oblitéré les voies nourricières et fonctionnelles.

Bien que très peu usité aujourd'hui sur le cheval, le bistournage laisse après lui des traces qui permettent d'en reconnaître assez facilement l'emploi : les testicules n'ont plus guère que le volume d'une grosse noix ; ils occupent une situation élevée et ne sont plus roulants dans leurs enveloppes, par suite des adhérences nombreuses qui se sont établies sous l'influence des phénomènes inflammatoires consécutifs à la torsion.

Lorsque les bourses offrent les caractères que nous leur avons reconnus chez les chevaux hongres et qu'il n'existe à leur surface aucune cicatrice appréciable, — lorsque, de plus, l'animal hennit fréquemment, entre en érection à l'approche des juments et se montre doué, en apparence du moins, de tous les instincts, de tous les appétits du mâle entier le plus vigoureux, on peut avoir la certitude qu'il n'a été ni *châtré* ni *bistourné*, mais que ses testicules n'ont pas opéré leur descente normale, soit parce qu'ils flottent encore dans la cavité abdominale, soit parce qu'ils sont restés engagés dans le trajet inguinal. Dans l'un et l'autre de ces cas, le sujet est qualifié de *cryptorchide*[1] ou d'*énorchide*[2]. Assez généralement, on le dit encore *anorchide*[3], mais c'est là une dénomination impropre, puisqu'elle indique l'absence des testicules, au lieu d'exprimer simplement leur situation irrégulière.

Dans le langage ordinaire, les chevaux cryptorchides sont appelés *pifs*, et *bistournés*, suivant de Curnieu, bien à tort assurément, car ce mot a une tout autre signification, ainsi que nous l'avons vu[4]. Nous ne faisons pas les honneurs du texte à une dernière expression, née dans l'écurie et qui pourtant n'a pas su y rester, si nous en jugeons par la faveur dont elle jouit parmi les gens d'un certain monde[5].

Quelle que soit la variété de cette terminologie, il n'en est pas moins vrai que la cryptorchidie ne se fait pas toujours remarquer des deux côtés à la fois. Il est assez commun de la trouver unilatérale, mais c'est une erreur de croire qu'elle affecte plutôt le côté droit que le gauche. Dès 1847, nous avons établi le peu de fondement

---

1. De κρύπτω, je cache, et ὄρχις, testicule.
2. De ἐν, dans, et ὄρχις, testicule.
3. De ά privatif et de ὄρχις, testicule.
4. De Curnieu, *loc. cit.*, t. III, p. 400.
5. Il s'agit du mot trivial *couillard*, équivalent des précédents.

de cette opinion ; aussi n'est-il pas utile de s'y arrêter davantage.

De tout temps, les énorchides ont été considérés avec raison comme difficiles et dangereux, aussi bien pour leurs voisins que pour l'homme lui-même. Souvent ils dérangent l'ordre des manœuvres de cavalerie, en attaquant de la dent et du pied, se détachent la nuit et vont saillir les juments qu'ils rencontrent. Très portés, en effet, à la copulation, ils s'y livrent assez facilement, bien que cet acte paraisse les fatiguer outre mesure. Nous n'avons pu réussir à le leur faire répéter dans la même journée. Enfin, on ne doit pas oublier que ces animaux sont inféconds toutes les fois que les deux testicules sont demeurés dans l'abdomen : leur sperme ne présente pas de spermatozoïdes. Ce liquide a les mêmes caractères chez ceux dont les glandes sont restées dans les trajets inguinaux, ainsi que nous l'avons constaté plusieurs fois ; mais nous n'affirmons pas qu'il en soit toujours ainsi.

L'importance de ces faits ressortira clairement des deux relations suivantes :

L'une d'elles, due à Bouley jeune, a trait au singulier procès Rivière-Rouleau, qui eut tant de retentissement dans le monde vétérinaire parisien, il y a bientôt un demi-siècle [1].

Il s'agissait d'un cheval vendu et garanti comme *entier* par le sieur Rivière à la dame Rouleau, et chez lequel les deux testicules, à peine gros comme de petits œufs de poule, étaient restés dans les trajets inguinaux. Bouley jeune, dans son rapport, conclut à la résiliation de la vente, estimant :

1° Que les testicules n'avaient acquis que le cinquième environ de leur développement normal, — qu'ils étaient atrophiés et ne pouvaient, par conséquent, remplir qu'imparfaitement leurs fonctions ;

2° Que, dans cette circonstance, la dame Rouleau avait été trompée, en achetant comme cheval entier un animal imparfait, atteint d'un vice d'organisation dont elle n'avait pu se convaincre, qui diminuait la valeur de ce cheval et le rendait **moins** propre au service auquel elle le destinait.

En présence de ces conclusions et sur l'avis conforme de trois nouveaux arbitres nommés par le tribunal, le sieur Rivière reprit son cheval et l'affaire en resta là.

Le second exemple est celui de *la Clôture*, cheval cryptorchide, de formes et de qualités remarquables, qui remporta deux fois de suite les prix aux courses du Champ de Mars. Acheté quelque temps après par l'administration des haras, il saillit, à Pompadour, quarante juments sans avoir réussi à en féconder une seule !

Pour s'assurer de l'existence de la cryptorchidie, on pourrait, ainsi que l'ont fait, en 1832, Henry et Symphorien Bouley, à propos de *la Clôture*, voir si la région scrotale porte ou ne porte pas les cicatrices indélébiles de la castration. Mais nous devons dire ici que, dans

---

1. Bouley jeune, *Recueil de médecine vétérinaire pratique*, 1832, p. 487.

un but frauduleux, on peut simuler ces traces et donner à un tel cheval les apparences de celui qui a été châtré. Le seul moyen qu'il conviendrait alors d'employer serait de conduire l'animal à la jument, pour le faire entrer en érection, et permettre de recueillir un peu de fluide séminal dont on rechercherait la constitution au microscope[1].

MALADIES ET TARES. — Toutes les fois que les testicules, les bourses et les cordons ne se présentent pas avec les caractères indiqués plus haut, il y a lieu de les considérer comme malades, et le pronostic qu'on en doit tirer est la plupart du temps de très mauvais augure. Nombreuses et variables sont, en effet, les affections de la région testiculaire ; aussi ne ferons-nous que les signaler en passant.

Ce sont : 1° L'*œdème*, simple infiltration du tissu conjonctif des enveloppes, qui peut être la conséquence du repos absolu dans lequel on a laissé l'animal, de même que l'expression d'une affection locale ou d'une maladie générale grave.

2° L'*orchite*, inflammation aiguë de la substance testiculaire, dont les causes multiples amènent souvent des complications sérieuses.

3° Le *sarcocèle*, qui est d'ordinaire une des terminaisons chroniques de l'orchite et consiste en une induration plus ou moins avancée de la glande. Il produit une tumeur volumineuse, peu sensible à la pression, parfois compliquée d'hydropisie de la gaine vaginale, et accompagnée d'un engorgement considérable du cordon. Le sarcocèle, par son poids, finit par gêner beaucoup les animaux ; mais ce serait là un mince inconvénient, s'il n'était fréquemment une des manifestations de la morve ou le signe d'un état cancéreux. Comme le diagnostic différentiel en est difficile et qu'il y a toujours à craindre l'apparition de la diathèse morvo-farcineuse, il sera prudent de refuser les animaux qui en seraient atteints, à plus forte raison si on les destinait à la reproduction.

On appelle *sarcocèle faux* celui qui a son siège dans les enveloppes testiculaires. Il est parfois d'un pronostic tout aussi fâcheux que le précédent.

4° L'*hydrocèle*, qui n'est qu'une hydropisie aiguë ou chronique de la gaine vaginale. Cette dernière forme est surtout grave en ce qu'elle prédispose aux hernies, occasionne une grande gêne et détermine l'atrophie du testicule. Elle s'ajoute assez communément au sarcocèle.

5° Le *varicocèle*, dilatation variqueuse des veines qui se rendent aux enveloppes, au cordon et à la glande. Il est très rare chez le cheval.

6° Le *cancer*, qui résulte de l'envahissement et de l'atrophie consécutive de la substance testiculaire par une néoplasie du nom de *carcinome*. Cette tumeur est une des formes du sarcocèle.

7° Les *kystes*, distingués en *dermoïdes* ou *séreux*, selon leur nature ; ils sont peu communs et siègent dans le testicule, le cordon ou les enveloppes.

8° Le *champignon*, tumeur indurée de l'extrémité du cordon, qui survient après la castration, d'un côté ou de l'autre, et n'a aucune tendance à la cicatrisation, car elle offre à son intérieur une fistule profonde donnant

1. Goubaux et Follin, *Mémoire sur la cryptorchidie*, in *Recueil de médecine vétérinaire*, année 1856, p. 820.

beaucoup de pus. C'est là une affection commune et grave à cause de ses complications.

9° Enfin, la *hernie*, dite *inguinale* ou *testiculaire*, due à l'irruption d'une anse d'intestin dans la gaine vaginale. Elle se montre *aiguë* ou *chronique*, suivant son ancienneté et ses caractères symptomatiques. Mais les coliques si violentes qui décèlent la forme aiguë empêcheront toujours la mise en vente de l'animal. Il n'en est pas de même pour la forme chronique, dont on rencontre des exemples assez fréquents chez les étalons.

L'ancienne loi sur les vices rédhibitoires comprenait les hernies chroniques *intermittentes* parmi les maladies capables d'entraîner la résiliation de la vente; la loi du 2 août 1884 ne les a pas maintenues.

Quoi qu'il en soit, on ne devra jamais faire l'acquisition d'un cheval atteint d'une hernie; d'un jour à l'autre, il peut succomber à l'engouement de l'anse herniée, accident toujours à craindre, par cette raison qu'il est toujours possible.

B. — Du fourreau et de la verge.

Aux organes chargés de sécréter le sperme, se trouve annexé un appareil d'excrétion, la *verge*, qui sert en même temps à la copulation et à l'émission des urines. Celle-ci est protégée, aussi bien que maintenue dans sa situation normale par un repli cutané, le *fourreau*, que nous allons d'abord examiner.

1° Du **FOURREAU**. — Le *fourreau* est à la verge ce que les bourses sont aux testicules.

Constitué par la peau qui, en se repliant sur elle-même d'avant en arrière, forme une sorte de poche ouverte en avant, il est destiné à contenir le pénis dans l'état de non-érection. Entre les deux épaisseurs tégumentaires qui lui servent de base, existe une expansion fibro-élastique, dépendance de la tunique abdominale, qui lui fournit, de chaque côté, un *ligament suspenseur* particulier. A son intérieur, la peau est dépourvue de poils, irrégulièrement plissée sur elle-même, grasse, onctueuse, par suite de la présence de nombreuses glandes sébacées, dites *préputiales*, qui sécrètent une matière ardoisée, d'odeur forte et désagréable, connue sous le nom impropre et vulgaire de *cambouis*.

Le fourreau s'efface tout à fait au moment de l'érection du membre génital. Son développement est variable suivant les individus : chez le cheval entier, il est ample, généralement peu souillé de cambouis; chez le cheval hongre, il est revenu sur lui-même, et son entrée étroite gêne quelquefois la sortie de la verge lors de la miction. Il se produit alors, comme le fait remarquer Lecoq, une hypersécrétion des glandes sébacées, irritées par l'urine, ainsi que des ulcérations difficiles à guérir, qui peuvent se propager à la verge[1].

Dans certains cas, en effet, on y observe des *verrues* ou *poireaux*, sortes

F. Lecoq, *Extérieur du cheval*, p. 97.

d'excroissances de la peau, dit-on, contagieuses, bien qu'on n'en ait donné jusqu'à présent aucune preuve irréfutable.

L'*œdème* du fourreau dépend du séjour prolongé de la verge dans son intérieur, du contact de l'urine ou de la présence d'une abondante couche de cambouis. Il disparaît facilement sous l'influence de quelques soins de propreté.

Enfin on y rencontre des *tumeurs mélaniques* dont le volume gêne parfois la sortie du pénis et s'oppose en partie à l'émission des urines.

Il est des chevaux qui font entendre pendant le travail, particulièrement à l'allure du trot et du galop, un bruit, toujours désagréable, dit *bruit de grenouilles*. Il cesse ordinairement au bout d'un certain temps d'exercice. Quelques personnes l'attribuent à tort au mélange des liquides et des gaz renfermés dans le cæcum, cette partie si remarquablement développée du gros intestin. Mais, depuis longtemps, nous avions fait la remarque qu'on ne l'entend jamais chez les juments, lorsque Franconi, notre condisciple et ami, nous apprit un jour qu'on pouvait le faire disparaître en bourrant le fourreau avec des étoupes. Nous avons vérifié nous-mêmes l'efficacité de ce moyen ingénieux, dont on comprend sans peine l'action, étant donné le mécanisme suivant lequel le bruit se produit. Pendant la marche, en effet, le fourreau s'élève et s'abaisse alternativement, en même temps que la verge exécute dans sa cavité des mouvements de va-et-vient plus ou moins étendus. Il en résulte une aspiration et un refoulement successifs de l'air extérieur, qui occasionnent le gargouillement particulier qu'on a caractérisé d'une façon si pittoresque. Son intensité paraît dépendre de la flaccidité et de la disproportion de volume des parties se déplaçant ainsi les unes sur les autres ; sa cessation tiendrait, au contraire, à une coaptation plus complète de ces mêmes parties, laquelle existe vraisemblablement chez les sujets où il ne se manifeste pas.

2° De la **VERGE**. — La *verge*, le *pénis*, le *membre génital*, est l'organe de la copulation chez le mâle. Elle représente une tige érectile constituée par le corps caverneux, et supporte dans toute sa longueur le canal de l'urèthre. Mais, en extérieur, on ne s'occupe que de la *partie libre* de cette tige, qui, dans l'état de relâchement, est contenue dans l'intérieur du fourreau et n'apparaît au dehors qu'au moment de l'érection, lorsque le sang la distend et l'allonge.

Elle se montre alors revêtue d'une peau fine, onctueuse, luisante, noirâtre, quelquefois rose et marbrée dans les points dépourvus de pigment. Délimitée à sa base par une sorte de bourrelet circulaire, elle conserve une forme à peu près cylindrique jusqu'à son extrémité libre où elle se renfle brusquement. Celle-ci, connue sous le nom *tête de la verge*, échancrée en arrière et en bas (*échancrure sous-uréthrale*), est creusée dans son milieu d'une cavité peu profonde, que surmonte un relief arrondi formé par la pointe du corps caverneux, et au centre de laquelle émerge le *tube uréthral*, saillant de 1 ou 2 centimètres environ. Au-dessus de celui-ci s'aperçoit l'orifice du *sinus uréthral*, dépression biloculaire assez spacieuse, souvent obstruée de matière sébacée très consistante qui comprime l'urèthre et s'oppose à la miction.

C'est le tissu érectile de l'urèthre, tout à fait indépendant de celui du corps caverneux, qui compose la tête de la verge. Au début de l'érection, ce dernier se dilate seul, de façon à donner au membre la rigidité nécessaire pour pénétrer dans les voies génitales femelles. Mais, dès que l'intromission a eu lieu, le premier se distend à son tour et communique à l'extrémité libre du pénis l'aspect d'un champignon ou d'une pomme d'arrosoir, comme on le voit chez l'étalon aussitôt après la saillie, et quelquefois chez le cheval entier.

Dans les conditions habituelles, la tête de la verge n'est pas visible à l'entrée du fourreau; elle est masquée par les replis de la peau. Aussi est-ce à tort que les peintres et les sculpteurs représentent cette partie à peu près avec la même disposition qu'elle affecte chez l'homme.

La verge de l'animal entier est plus volumineuse, plus ferme que celle du cheval hongre; mais, sous ce rapport, elle est susceptible de varier beaucoup suivant les sujets. Ces variations n'ont pas, comme on le croit, d'influence sur les qualités de ceux qu'on destine à la reproduction; il en est de même de celles qui concernent la tête de la verge, souvent très différente sur des étalons de même race, de même taille et d'ardeur égale.

Il est plus important de s'assurer que le membre génital se meut avec facilité dans l'intérieur de son enveloppe protectrice. Le cheval entier a des érections assez fréquentes ; il est commun même de le voir se masturber, soit à l'écurie, soit au repos lorsqu'il est attelé. Quand ces érections se produisent, la verge sort du fourreau avec plus ou moins de rapidité, et acquiert à la fois du volume, de la longueur et de la tension.

Dans ces conditions, il est facile de constater l'état des parties et de juger de leur bonne conformation. Les choses ne sont pas aussi nettes lors de la miction, car la verge n'apparaît qu'en partie.

Chez le cheval hongre, au contraire, l'érection est rare; l'organe copulateur, toujours moins développé, est renfermé dans un fourreau étroit. Lorsqu'il n'en sort pas au moment de l'émission des urines, l'animal *urine* ou *pisse dans son fourreau*, défaut important à raison de l'irritation que finit par y déterminer le séjour de produits essentiellement putrescibles. Chez les sujets malproprement tenus, des écailles desséchées de matière sébacée occasionnent à la longue une inflammation de la peau que les soins hygiéniques les plus simples pourraient éviter.

Nous avons observé quelquefois des *tumeurs mélaniques* sur la verge. En se ramollissant, elles donnent lieu à des ulcérations d'où s'échappe une matière noirâtre d'odeur désagréable; par leur volume, elles déterminent aussi des compressions de l'urèthre et gênent le libre écoulement de l'urine.

D'autres fois, ce sont des *tumeurs sanguines* du corps caverneux, résultant de coups portés sur l'organe en érection, ou provoquées par les efforts de l'étalon pendant la monte. De véritables *plaies* se rencontrent même sur le membre, en pareils cas, dont le pronostic est d'autant plus sérieux, qu'il y a souvent à craindre des hémorrhagies ou des complications ultérieures de gangrène devant nécessiter l'amputation.

Enfin on devra repousser tout sujet offrant sur un point quelconque du pénis des *ulcérations* de mauvaise nature ; elles sont parfois l'expression d'une affection contagieuse des plus graves, la *maladie du coït* ou la *dourine*, plus commune chez les chevaux orientaux. Il ne faut pas confondre ces ulcérations avec les *pustules de horse-pox*, qui y ressemblent beaucoup, et sur le diagnostic différentiel desquelles notre distingué collègue, M. le professeur Peuch, a spécialement insisté (1).

La *paralysie* du membre génital est particulière aux étalons surmenés aux vieux chevaux épuisés. La verge n'est plus alors contenue dans le fourreau ; on la qualifie de *pendante*. Flasque, infiltrée, violacée, froide, gonflée, elle décrit des oscillations dans tous les sens pendant la marche, se trouve continuellement exposée aux blessures et aux contusions. Il convient de la placer dans un étui en cuir, sorte de suspensoir, que l'on maintient en situation à l'aide de courroies fixées sur la région des reins.

§ 2. — ORGANES GÉNITAUX DE LA FEMELLE.

A. — De la vulve.

La *vulve* est la seule partie génitale dont on s'occupe, chez la femelle : la plupart des auteurs y joignent encore la description des *mamelles*. Nous ne changerons rien à l'usage établi.

On désigne sous le nom de vulve l'orifice extérieur de l'appareil génito-urinaire de la femelle. Situé au-dessous et à quelque distance de l'*anus*, cet orifice a la forme d'une fente verticale à laquelle on peut reconnaître deux lèvres latérales, et deux commissures, l'une supérieure, l'autre inférieure.

Les *lèvres* s'opposent l'une à l'autre dans les conditions ordinaires ; la peau qui les tapisse est fine, onctueuse, dépourvue de poils, habituellement noire et très adhérente. Elle se continue, au niveau de leur bord libre, avec la membrane muqueuse intérieure.

Des *commissures*, la supérieure est aiguë ; l'inférieure, arrondie, laisse voir, quand on écarte les lèvres, un organe impair, globuleux, le *clitoris*, véritable verge en miniature, logé dans un repli muqueux qui

---

1. F. Peuch, *Note sur le horse-pox simulant la dourine*, in *Revue vétérinaire*, année 1880, p. 297.

lui constitue une sorte de prépuce d'une couleur rosée, quelquefois
noire ou marbrée.

A l'époque des *chaleurs*, les juments ont la vulve légèrement entr'ouverte, un peu gonflée, plus chaude, plus sensible, d'un rouge
plus vif dans toutes les parties que recouvre la muqueuse. Une faible
quantité de liquide s'écoule par la commissure inférieure et agglutine
les lèvres. Les bêtes se campent fréquemment, rejettent une petite
quantité d'urine, font saillir leur clitoris à plusieurs reprises et d'une
façon convulsive à la suite de ces efforts. Souvent alors elles se
montrent *chatouilleuses*, difficiles à approcher, détachent la ruade au
moindre attouchement. On les dit *pisseuses*, lorsque cet état devient
habituel; l'*ovariotomie* (ablation des ovaires) peut y remédier; d'autres
fois, elle demeure sans effet.

Assez généralement, les juments qui ont déjà pouliné présentent des
plis longitudinaux sur la face externe et la partie inférieure des lèvres
vulvaires. Ces plis sont d'autant plus nombreux que les parturitions
ont été plus répétées. Chez les vieilles et très maigres, la région vulvo-
anale, fort excavée, prédispose aux *erreurs de lieu* lors de la saillie.

Dans certains cas, on *boucle* les pouliches dont on veut éviter l'accou-
plement dans les pâturages où elles sont abandonnées avec les mâles.
Cette opération consiste simplement à affronter les lèvres de la vulve
en les traversant d'outre en outre au moyen de fils métalliques disposés en anneaux superposés, ou simulant, au contraire, un véritable
grillage protégeant la fente vulvaire.

Bien que le bouclement s'oppose à la saillie, en empêchant l'intromission du membre génital, il n'enlève, on le conçoit, à aucun des
animaux qui tentent de l'accomplir, le désir impérieux d'assouvir leur
besoin, et, à ce titre, il n'est pas exempt d'inconvénients. L'étalon,
dans ses efforts, déchire parfois les lèvres de la vulve, les arrache
même à belles dents, ou commet une *erreur de lieu* presque toujours
mortelle pour la femelle, sans préjudice des blessures qu'il peut faire
à ses propres organes.

Il n'y a ni beautés ni défectuosités à remarquer dans cette région.
On doit surtout rechercher sa *netteté*.

On y rencontre, en effet, des *plaies*, des *déchirures*, des *morsures*, œuvres
de l'étalon, des *pustules de horse-pox* ou des *ulcérations* se rattachant à la
maladie du coït. Ces dernières sont d'un pronostic très grave. Les *ruptures*
de la commissure supérieure sont dues presque toujours à des parturitions
laborieuses. D'après J.-B. Huzard, la présence des *verrues* ou *poireaux* en
raison de leur caractère héréditaire, ferait exclure la jument des haras [1].

1. Cl. Bourgelat, *Extérieur du cheval*, 5ᵉ édit., p. 162. (Note de J.-B. Huzard.)

B. — Des mamelles.

Les *mamelles* sont deux glandes préposées à la sécrétion du lait, spéciales à la jument. Elles forment deux saillies hémisphériques, placées dans la région inguinale et séparées l'une de l'autre par un sillon médian. Chacune d'elles porte dans sa partie centrale un petit appendice, le *mamelon*, dont l'extrémité libre offre en son milieu une légère dépression au fond de laquelle viennent s'ouvrir deux orifices excréteurs qui aboutissent dans l'intérieur de l'organe.

Très peu développées chez la pouliche et la jument qui n'a jamais porté, elles acquièrent un certain volume vers la fin de la gestation ; elles le conservent, après la parturition, pendant l'allaitement, pour reprendre ensuite leurs caractères primitifs.

Les *maladies* des mamelles sont rares ; citons plus particulièrement les *dépôts mélaniques* dont elles sont quelquefois le siège chez les juments blanches ou grises.

Assez communément, on y trouve, comme sur le fourreau d'ailleurs, des *cicatrices linéaires*, qui proviennent de coups de fouet très fréquents donnés dans cette région.

Enfin elles sont souvent un lieu d'élection pour les *cordes farcineuses*, en raison de l'abondance des vaisseaux lymphatiques qui s'en dégagent.

TROISIÈME PARTIE

DES MEMBRES

CONSIDÉRATIONS GÉNÉRALES. — Les *membres* sont les *supports* et les *moteurs* naturels du tronc.

Ils représentent quatre colonnes articulées, brisées d'espace en espace, situées sur les parties latérales du corps, en avant et en arrière du centre de gravité, et distinguées, par cela même, en *antérieures* et en *postérieures*.

Les rayons qui les composent diminuent, de haut en bas, de volume, de surface et, en général, d'inclinaison, mais augmentent graduellement de nombre, de compacité et de résistance. Entourés de puissantes masses musculaires dans leurs sections supérieures, ils sont, pour ainsi dire, réduits à leur squelette inférieurement. Heureuses dispositions, dont l'effet est de disséminer, d'atténuer, les actions combinées de la pesanteur et de la vitesse, de fournir de larges surfaces d'implantation aux puissances motrices, tout en conservant au centre de gravité une certaine élévation compatible avec l'étendue de ses déplacements, et au tronc la gracilité ainsi que l'harmonieuse élégance du support. Si les membres avaient été garnis de muscles sur toute leur longueur, la forme eût été pesante, la démarche lourde, lente, à cause de l'ampleur obligée des extrémités et de l'abaissement consécutif du centre de gravité.

Pendant la marche, les colonnes locomotrices sont tour à tour à l'appui et en l'air ; elles reçoivent la masse qui retombe, lui impriment une certaine impulsion, puis se projettent en avant pour entamer le terrain.

Rôle. — Mais, à cet égard, le *rôle* des membres est bien différent.

Les ANTÉRIEURS, placés en avant et très près du centre de gravité, plus surchargés par conséquent, font plutôt l'office d'organes de soutènement et d'amortissement. Leur action impulsive n'est réellement évidente qu'à la lente allure du pas, lorsque l'animal traîne un lourd fardeau. Dans cette circonstance (fig. 50), le corps, fortement incliné en avant, leur donne une direction oblique en arrière, qui leur permet de pousser sur le collier contre lequel les épaules s'appuient avec énergie. C'est par l'extension de tous leurs angles articulaires, au préalable à demi fléchis, qu'ils accomplissent ce résultat. Obliques en sens inverse, comme au début de l'appui, par exemple, la traction qu'on les voit parfois exercer sur le tronc est à peu près négligeable; elle ne peut se produire que grâce aux aspérités que leur fournit un sol rugueux. On l'observe pourtant assez nettement sur le cheval

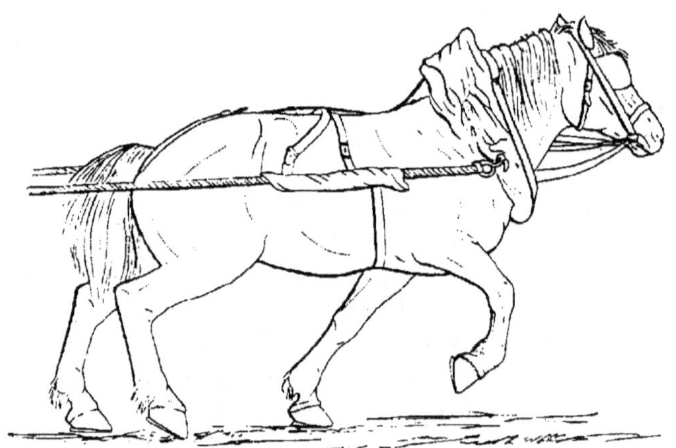

Fig. 50 (d'après une photographie instantanée des auteurs).

de gros trait qui démarre sa charge, lorsque le terrain venant à céder, les pieds de devant glissent brusquement en arrière.

A part ces exceptions, le membre antérieur n'est bien, comme tous l'admettent, qu'une colonne de support, qu'un appareil de dispersion et d'amortissement. Aussi son mode d'attache et la disposition de ses rayons sont-ils appropriés d'une façon fort remarquable à ce double but. Fixé au thorax à l'aide de muscles et de lames élastiques, il a ses angles articulaires plus ouverts; l'un d'eux, le radio-métacarpien, est même complètement effacé. Il oppose à la pesanteur, aux réactions locomotrices, des obstacles plus particulièrement mécaniques, dont la passivité soulage l'action musculaire; ses os, ses ligaments, ses tendons, bien plus que ses corps charnus, résistent aux pressions, aux chocs des allures.

Tout autre est la constitution des MEMBRES POSTÉRIEURS. Très allégés en tant que supports du tronc, bien situés par rapport au centre de gravité, ils s'articulent solidement avec le bassin, sans danger pour leur intégrité. Par l'inclinaison de leurs divers segments, ils se transforment, à un moment donné, en puissants ressorts, capables de se débander contre la masse et de lui communiquer force ou vitesse. Aussi bien, leurs muscles, toujours obligés de se contracter à cause de l'état de fermeture des angles locomoteurs, sont-ils plus nombreux, plus volumineux, pour soutenir sans fatigue la part du poids total que la charpente osseuse leur abandonne.

Ce sont donc surtout des agents d'impulsion, et c'est au moment où leur ligne directrice (celle qui unit leur centre supérieur de mouvement au pied) a franchi la verticale en arrière, qu'ils actionnent avec la plus grande efficacité le tronc sur lequel ils sont arc-boutés. Inclinés en sens inverse, au début de la première phase de leur appui, ils ne font guère que soutenir l'arrière-main, prendre position, préparer la détente qu'ils opéreront l'instant suivant. D'ailleurs

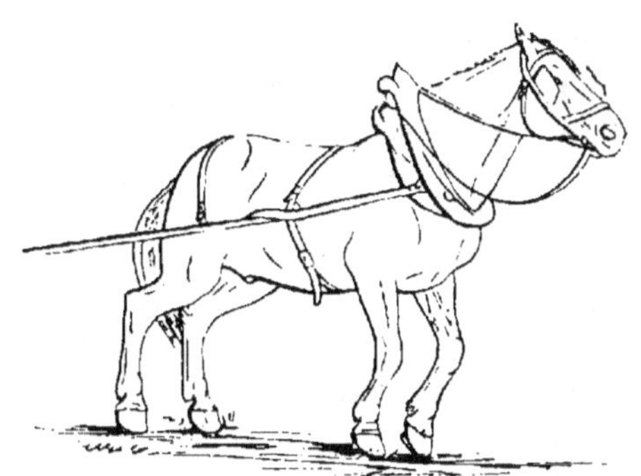

Fig. 51.

cette phase est de très courte durée; bientôt l'obliquité en arrière se manifeste; elle existe déjà à la fin du poser, alors que le canon est encore incliné en avant; et certes on ne la soupçonnerait pas, surtout chez le moteur de gros trait, si l'on ne réfléchissait que le corps de celui-ci demeure constamment penché en avant pendant le travail de forte traction. A cet égard, les photographies instantanées lèvent tous les doutes (fig. 51) [1].

Mécanisme de l'impulsion. — Mais, quels que soient les membres examinés, la *force impulsive* qu'ils développent à une certaine période de l'appui, résulte constamment d'une extension plus ou moins accusée des angles articulaires, au moment où ces membres sont arc-boutés sur le corps ou sur le collier.

Il est fort curieux de constater que cette extension peut provenir

1. Voyez, pour plus amples détails, les intéressantes controverses des auteurs modernes ci-après :

H. Bouley, *Nouveau dictionnaire de médecine, de chirurgie et d'hygiène vétérinaires*, tome Ier, art. ALLURES, p. 360. Paris, 1856.

d'une coopération de la plupart des muscles appartenant à l'extrémité qui provoque l'impulsion. Beaucoup de fléchisseurs sont susceptibles d'y contribuer, soit parce qu'ils franchissent plusieurs angles articulaires et prennent attache sur la convexité de l'un d'eux [1], soit parce qu'ils partent du tronc et concourent à redresser les rayons inclinés sur lesquels ils se terminent [2]. Quant aux adducteurs et aux abducteurs, il en est qui, en combinant leur action, jouent sans conteste le rôle d'extenseurs. Les autres maintiennent les rayons osseux dans le champ qu'ils doivent parcourir ; ils empêchent leurs déviations en dedans ou en dehors, à la façon des cordages qui fixent les mâts des navires.

Pendant l'impulsion, on est donc porté à penser qu'il n'y a plus d'effets antagonistes, mais seulement des puissances aptes à produire l'allongement du membre suivant un plan déterminé. Pour s'en convaincre, qu'on explore sur soi les muscles d'une jambe à demi fléchie au moment où elle s'étend pour redresser le corps : toutes ses parties sont rigides, parce que toutes paraissent se contracter ensemble en vue de la résistance à surmonter.

D'un autre côté, dans l'arrière-main, des dispositions mécaniques d'une grande puissance associent, solidarisent les angles articulaires, de telle sorte que l'un d'eux ne puisse s'étendre sans occasionner l'ouverture *simultanée* des autres. Il suit de là que tous les efforts qui se font sentir en un point se transmettent en *même temps* aux points voisins et s'additionnent à ceux qui ont pu s'exercer sur ces derniers. Cette sorte d'accumulation rend compte de ces détentes à la fois si soudaines et si énergiques dont les membres postérieurs sont le siège.

Jeu articulaire, — orientation des angles locomoteurs, — positions-limites des rayons osseux. — Le *jeu articulaire*, étroitement subordonné à l'étendue de la révolution des rayons qui l'accomplissent, donne lieu aussi à des considérations générales dont nous devons dire quelques mots.

En principe, on doit admettre que son amplitude croît en raison de

<hr>

G. Colin, *Physiologie comparée des animaux*, tome Ier, p. 448, 3e édition. Paris, 1886.

G. Neumann, *Du tirage du cheval*, in *Rec. de mém. et observ. sur l'hyg. et la méd. vét. milit.*, année 1876.

Ibid., *Sur les éléments de l'impulsion*, in *Revue vétérinaire*, année 1886, p. 528.

G. Chénier, *Contribution à l'étude des actes locomoteurs*, in *Écho des soc. et assoc. vétér.*, juin 1886.

1. Tels sont : les fléchisseurs du métacarpe, des phalanges, de l'avant-bras, du métatarse, les ischio-tibiaux, etc.

2. Tels sont : les psoas, le fessier superficiel, le grand dorsal, etc.

l'écartement initial des leviers osseux, considérés à l'état de repos dans leur aplomb régulier.

Mais l'effet utile dont ce jeu est capable dépend d'une autre cause, d'importance primordiale : il est indispensable que le champ d'action des rayons entretienne certaines relations déterminées avec la verticale passant par leur centre de mouvement. En d'autres termes, il ne suffit pas que l'angle articulaire qu'ils concourent à former soit *bien ouvert*, il faut surtout qu'il soit *bien placé*, *bien orienté*, pour la progression en avant.

Cette condition se trouve réalisée chaque fois que le déplacement angulaire des branches d'un angle locomoteur contribue à écarter les **deux** extrémités du membre auquel il appartient suivant une ligne très oblique, et non selon la verticale ou toute autre direction analogue.

Quand il n'en est pas ainsi, la colonne locomotrice, embrassant moins de terrain à chaque oscillation, ne se développe plus en avant, mais en hauteur, et l'impulsion transmise ne suit plus une trajectoire voisine de l'horizontale.

L'inclinaison des rayons osseux doit donc satisfaire à cette double exigence : augmenter l'effet utile du jeu articulaire, sans rien diminuer de son étendue.

Tout rayon locomoteur, pris isolément, offre à envisager (fig. 52) une *limite d'extension*, A, et une *limite de flexion*, B, en un mot, un *champ d'oscillation* AB, d'ouverture et de fermeture, qu'il ne peut franchir, à raison des obstacles opposés par les surfaces articulaires et les ligaments.

L'étendue de ce champ, AB, l'anatomie la détermine d'une manière

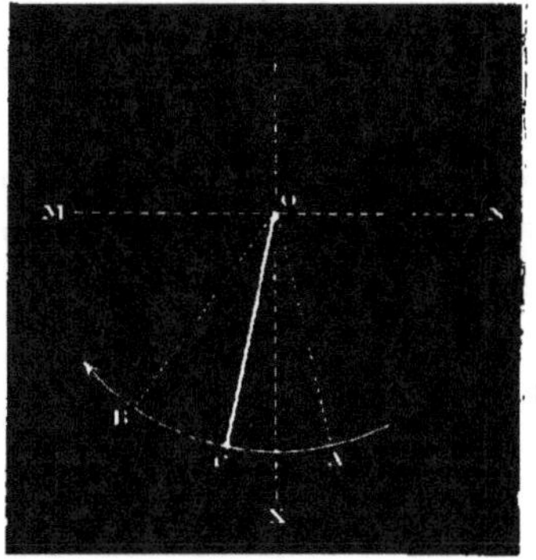

Fig. 52.

assez satisfaisante, sur le cadavre, ainsi que l'ont fait Vincent et Goiffon[1] ; mais, où elle est impuissante, c'est lorsqu'il s'agit de préciser l'orientation de l'angle AOB par rapport à la verticale OX, ou, ce qui revient au même, de fixer les *positions-limites*, A et B, atteintes sur le vivant par la révolution de OC.

C'est de ce côté que doivent se poursuivre maintenant les investigations.

1. Vincent et Goiffon, *Mémoire artificielle des principes relatifs à la fidèle représentation des animaux,* tome 2. Paris, 1779.

On pressent, en effet, que si l'on connaissait exactement ces positions-limites, *sur les chevaux de vitesse*, il deviendrait facile d'établir la meilleure inclinaison à rechercher pour les leviers osseux. Évidemment, cette inclinaison devrait avoir la direction OC, bissectrice de l'angle AOB. C'est dans ce cas seulement que le champ d'oscillation se montrerait le plus étendu, car l'extrémité C, équidistante de A et de B, obéirait à une flexion et une extension égales, aussi grandes que possible ; toute direction différente réduirait l'une ou l'autre de celles-ci.

Les seuls documents que la science possède sur ce point nous sont fournis, d'abord par les observations usuelles de chacun, ensuite par les recherches incomparablement plus précises que MM. Marey et Pagès[1] ont entreprises à l'aide de la photographie instantanée des animaux en mouvement.

Malheureusement, ces expérimentateurs n'ont encore pu recueillir que les positions-limites du pas, du trot et du petit galop ; on ignore ce qu'elles deviennent dans les allures allongées, la course, par exemple.

Néanmoins, une constatation importante se dégage déjà des faits acquis, c'est que *la limite d'extension des rayons locomoteurs occupe, chez les chevaux de vitesse, un point, A, assez voisin de la verticale passant par leur centre de mouvement.*

Suivant les angles considérés, ce point est situé soit en avant de la verticale dont il s'agit (angles à sinus postérieur), soit en arrière (angles à sinus antérieur).

Or, il est clair que, plus la limite d'extension dépassera la verticale du centre de mouvement, plus l'angle dont le rayon fait partie sera en mesure d'augmenter l'obliquité du membre, lors de son ouverture, et par suite de faire grandir l'amplitude du pas ou l'étendue de la détente.

Il suit de là que l'inclinaison la plus favorable d'un levier osseux est celle qui l'éloigne le moins de la verticale OX pendant la flexion ; c'est par conséquent celle qui tend à le rapprocher de cette verticale pendant la station. En pareil cas, la direction du rayon a plus de chances de se confondre avec la bissectrice OC, qui s'accommode le mieux, on le sait, avec le champ oscillatoire le plus large.

---

1. Pagès, *Analyse cinématique de la locomotion du cheval*, in *Comptes rendus* de l'Académie des sciences, 1885, p. 702.
　　Marey et Pagès, *Analyse cinématique des allures du cheval*, in *Comptes rendus*. 1886.
　　Id., *Mouvements du membre pelvien chez l'homme, l'éléphant et le cheval*, in *Comptes rendus*, 1887.

Dans tout ce qui précède, nous avons envisagé un rayon locomoteur isolé, comme s'il se mouvait librement au-dessus de l'horizontale MN, sans l'intervention d'aucune influence étrangère. Cela nous a permis d'indiquer la meilleure direction capable de lui assurer une oscillation grande et efficace.

Mais dans les conditions de nature, les choses ne sont pas aussi simples, puisque les leviers se montrent associés deux à deux ou trois à trois pour constituer les angles locomoteurs. On est donc en droit de se demander si, dans ces circonstances, les positions-limites A et B restent toujours les mêmes par rapport à la verticale OX du centre de mouvement.

Il est facile de s'assurer du contraire. Ces positions dépendent, en effet, du degré d'inclinaison du rayon avec lequel celui que l'on considère est articulé. La valeur maxima de l'angle articulaire pourra être pareille, on devra même la faire égale pour le raisonnement, mais l'orientation de cet angle étant différente, les positions-limites A et B

seront déplacées, soit en avant, soit en arrière de la verticale, suivant l'obliquité du rayon adjacent. Il en résultera nécessairement des différences dans l'utilisation du jeu articulaire pour la progression en avant.

Soient deux rayons OC et OC' (fig. 53) diversement obliques sur la verticale OX.

Soit, d'autre part, COB', l'ouverture maxima de l'angle COB.

Toutes choses égales d'ailleurs, avec le rayon OC', la limite d'extension de OB sera B''. Or la simple inspection montre que OB'', moins incliné sur OX que

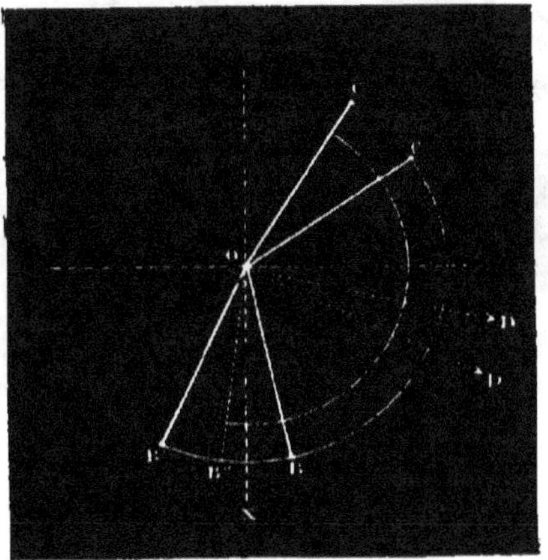

Fig. 53.

OB', sera aussi moins efficacement dirigé que OB' par rapport à la verticale OX. Donc l'orientation OD, bissectrice de l'angle COB, est plus favorable que l'orientation OD', bissectrice de l'angle C'OB.

Et l'on ne peut alléguer que l'angle C'OB, plus ouvert en station, devra l'être de même en action, car, s'il en était ainsi, les *choses ne seraient plus égales d'ailleurs*, par conséquent, plus comparables. Les conditions d'ouverture maxima de l'angle C'OB changeant, on aurait le droit de faire varier aussi dans le même sens celles de l'angle COB. Au surplus, l'anatomie apprend qu'il existe pour ces deux angles un écartement maximum sensiblement constant, commandé par la disposition des surfaces articulaires et des ligaments limitant les déplacements de celles-ci. La seule différence qui les distingue, c'est qu'au repos leurs branches sont inégalement rapprochées.

Mode d'évolution des membres pendant la progression. — Le *mode d'évolution des membres* pendant la progression en avant est d'une analyse assez complexe, mais on doit le connaître dans ses traits généraux pour comprendre les développements ultérieurs.

Examinons-le sommairement dans les allures dites *marchées*, où le corps ne quitte jamais complètement la terre.

Le pied, tour à tour détaché du sol et en contact avec lui parcourt deux *phases* principales : une de *soutien*, pendant laquelle il est en l'air, une d'*appui*, pendant laquelle il supporte sa part du poids de la masse.

Durant leur évolution, la ligne *directrice* du membre paraît osciller

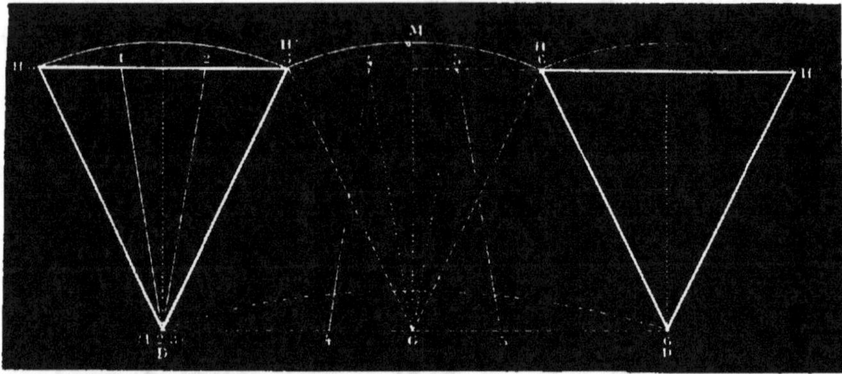

Fig. 54. — Schéma de l'évolution de deux membres congénères pendant les phases d'appui et de soutien.

autour de deux points alternativement placés en haut et en bas de celle-ci : le pied, l'inférieur, est celui de la phase d'appui; le supérieur, centre de mouvement de l'épaule ou de la hanche, est celui de la phase de soutien. Mais tandis que le premier est immobile, le second, au contraire, décrit un arc de cercle, subit en avant une translation due à l'impulsion.

Au moment où le pied, D (fig. 54), va quitter le sol, la ligne directrice, H'D, est inclinée en arrière et en bas; à l'instant, D', où il y revient, sa direction, H"D', est de sens inverse.

Enfin, dans le même bipède (antérieur ou postérieur), la phase, DD', de soutien d'un membre coïncide toujours exactement avec la phase d'appui, H'H'', de l'autre, G. Les positions successives d'un membre quelconque sont donc symétriquement inverses de celles de son congénère.

Quant aux *vitesses relatives de translation du corps et des pieds*, elles sont différentes, mais toujours dans un rapport simple : le pied, dans le même temps, parcourt un espace, DD', double de celui, H'H'', du centre de mouvement; sa vitesse est donc deux fois plus grande.

Depuis de longues années, le capitaine Raabe[1] et M. Colin *schématisent* l'oscillation des extrémités de la manière suivante :

Supposons qu'il s'agisse de l'évolution du bipède postérieur, par exemple.

Pendant la phase d'appui, le centre de la hanche, H, avance d'un mouvement uniforme qui le porte de H en H', appuyé sur le membre postérieur droit, D. A ce moment H', ce membre va se lever, H'D; le postérieur gauche, G, va au contraire se poser, H'G, à une distance DG égale à un demi-pas.

Mais pendant que le membre G opère son appui, le centre de la hanche progresse à nouveau de H' en H'', décrivant un arc de cercle H'H'' égal à l'arc parcouru précédemment, parce que, dans l'allure bien réglée, *les pas sont égaux*.

Arrivé en H'', le membre gauche, G, va se lever H''G; le droit, par contre, va se poser, H''D', pour opérer un nouvel appui à une distance, GD', égale encore à un demi-pas.

Pendant sa translation, le pied droit est donc parti de la position initiale D pour atteindre sa position finale D'; il a parcouru, par conséquent, l'arc DD', tandis que le centre de la hanche n'a accompli que le trajet H'H'', lequel est précisément la moitié du chemin DD'.

En effet, H'H'' est parallèle à DD', car les triangles *isocèles* GH'D et GH''D' sont égaux, puisque GD=GD'. D'autre part, les angles analogues GDH' et D'GH'' étant égaux, les lignes DH' et GH'' sont parallèles.

Donc
$$H'H'' = DG = \frac{DD'}{2}.$$

Lorsque l'un des membres a passé successivement par les deux phases d'appui et de soutien, le corps a effectué ce qu'on appelle un *pas complet*, les deux bipèdes (antérieur et postérieur) étant solidarisés. Durant cette évolution, on voit que le centre de mouvement, H, et par suite le centre de gravité, a progressé de H en H'', ou, ce qui revient au même, d'une distance, DD', égale au trajet parcouru par l'un quelconque des pieds, trajet compté entre deux attitudes, HD, H''D', identiques et successives.

1. Raabe, Examen du *Traité de l'extérieur du cheval*, de Lecoq, et de la *Physiologie comparée*, de M. Colin. Paris, 1857.

Voyez en outre les planches très claires du *Traité de physiologie* de M. Colin, tome Ier, p. 445, 3e édit. Paris, 1886.

Il suit de là que la *longueur du pas* sera mesurée par l'écartement DD', compris entre deux empreintes successives laissées sur le sol par le même pied.

Mais, pour les besoins d'une analyse approfondie, souvent nécessaire, les deux phases principales, *appui* et *soutien*, dont nous venons de parler, sont insuffisantes : il y a utilité de les subdiviser en phases secondaires *égales*, appelées *périodes*. Tous les écuyers, avec le capitaine Raabe, reconnaissent aujourd'hui les six suivantes (voy. la fig. 55) :

Phase d'appui ou de contact.	1re période : de 0 à 1...	*Commencement de l'appui.*
	2e période : de 1 à 2...	*Milieu de l'appui.*
	3e période : de 2 à 3...	*Fin de l'appui.*
Phase de soutien ou de translation.	4e période : de 3 à 4..	*Lever.*
	5e période : de 4 à 5...	*Milieu du soutien.*
	6e période : de 5 à 6...	*Poser.*

Analyse cinématique du jeu des membres. — Le schéma général que nous venons de donner de l'évolution des membres nous a permis de constater un certain nombre de faits et de les présenter sous une forme facile à saisir. Dans leur ensemble, toutes les conclusions que nous avons tirées sont exactes. Mais si l'on se livre à une analyse plus minutieuse des phénomènes, on arrive à reconnaitre que ceux-ci ne se déroulent pas aussi simplement.

Le membre ne peut pas être assimilé à une sorte de long rayon qui tournerait alternativement autour de son extrémité inférieure pendant l'appui, de la supérieure pendant le soutien ; en un mot, ses déplacements ne sont pas assimilables à une *oscillation pendulaire*, comme le supposent le capitaine Raabe et ses élèves [1]. Ils résultent d'une série de mouvements *partiels*, qui s'influencent mutuellement et impriment aux centres articulaires des *trajectoires* fort compliquées. La connaissance de ces actions secondaires offre de l'intérêt au point de vue du rôle mécanique particulier rempli par chaque région ; aussi devons-nous en faire l'objet d'un exposé sommaire.

MM. Marey et Pagès [2], par leurs récentes et belles recherches, sont parvenus, grâce à la *chrono-photographie* (voy. *Généralités sur les allures*), à enregistrer les positions successives des divers rayons

<hr>

1. Ces vues ont été exposées dans un livre récent, intitulé : *L'art équestre*, par M. Barroil ; p. 21 et suiv. Paris, 1887. Chez Rothschild.

2. Marey et Pagès, *Analyse cinématique des allures du cheval*, in *Comptes rendus de l'Académie des sciences*, 27 septembre 1886.

Id., *Mouvement du membre pelvien chez l'homme, l'éléphant et le cheval*, in *Comptes rendus*, 18 juillet 1887.

locomoteurs et la durée relative de leur révolution pendant l'exécution des deux phases principales d'appui et de soutien du pas complet.

Voyons quelle interprétation il est possible de donner, dès maintenant, de ces premiers travaux. Nous prendrons comme exemple l'analyse du jeu des membres dans l'allure du trot ordinaire, et, à l'instar de MM. Marey et Pagès, nous choisirons, parmi les nombreuses images recueillies par les appareils, un certain nombre d'attitudes bien caractérisées par l'extension, la flexion, de quelques rayons, ou par des modifications importantes des trajectoires articulaires.

1° — JEU DU MEMBRE ANTÉRIEUR (fig. 55).

A. PHASE D'APPUI. — Pendant cette phase, le membre antérieur qui arrive au *poser* dans une attitude extensive dont le degré varie avec l'étendue du pas et la nature de l'allure, doit remplir deux rôles successifs bien distincts : amortir le choc contre le sol, puis s'étendre. Après cela, il se prépare à se lever.

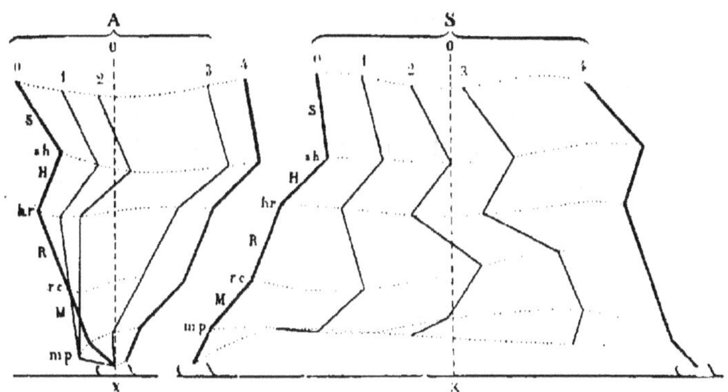

Fig. 55. — Jeu du membre antérieur dans le trot.

A. Phase d'appui. | S. Phase de soutien.

1° *Amortissement.* — Il s'opère de 0 à 2 par la fermeture des deux angles extrêmes (celui du boulet et celui de l'épaule), placés aux extrémités du rayon radio-métacarpien rigide. Le boulet s'abaisse fortement et le rayon radio-métacarpien pivote en avant sur le paturon devenu horizontal et immobile. C'est pendant le deuxième temps, de 1 à 2, que l'angle scapulo-huméral se ferme le plus.

2° *Extension du membre.* — Elle a lieu d'une manière progressive, de 2 à 3. La ligne directrice du membre devient verticale, s'allonge et finit par être oblique en arrière et en bas. L'angle du boulet et celui du coude s'ouvrent : le premier par le redressement graduel du paturon qui pivote sur l'os de la couronne et arrive à la verticalité; le second, par la bascule en avant du rayon radio-métacarpien rigide, qui pivote sur la première phalange. Quant à l'angle de l'épaule, il s'ouvre légèrement par la bascule du scapulum en avant. On ne saurait nier que pendant cette période le membre ne puisse remplir un office d'impulsion, surtout lorsque l'obstacle à la progression en avant est considérable, comme dans la forte traction par exemple.

Préparation au lever. — Elle se manifeste de 3 à 4 et dure peu. Le paturon continue sa bascule en avant, entraînant le pied qui pivote sur la pince. L'angle radio-métacarpien se fléchit légèrement; quant à celui de l'épaule, il continue à s'ouvrir. Au moment du lever, presque tous les angles articulaires sont à leur maximum d'extension.

S. Phase de soutien. — Pendant cette phase, le pied doit quitter le sol et opérer sa translation pour entamer le terrain, enfin se poser en vue d'un nouvel appui. D'oblique en arrière et en bas, le membre finit par être incliné en sens inverse. Il lui faut donc se raccourcir, s'étendre et, en dernier lieu, se préparer au *poser*.

1° Le *raccourcissement* se manifeste surtout de 0 à 2. Il est caractérisé d'abord par la flexion maxima du paturon, produisant la fermeture du boulet; — par celle du canon et de l'avant-bras, déterminant la fermeture du carpe et celle du coude. Arrivé à la position 2, l'angle du boulet commence déjà à s'ouvrir, par suite du redressement du paturon. Quant à l'épaule, en basculant en arrière, elle contribue aussi au raccourcissement, parce qu'elle ferme, quoique d'une façon peu accusée, l'angle scapulo-huméral.

La diminution de longueur du membre est donc progressive et s'opère de bas en haut, par la flexion de plus en plus grande des angles articulaires.

2° L'*allongement* qui vient de commencer, en 2, par l'ouverture du boulet, se continue, en 3, par celle du coude, enfin par celle de l'épaule. Ces ouvertures articulaires ne sont pas simultanées; elles sont dues à l'extension graduelle et successive du paturon, du canon et du bras. L'allongement de la partie inférieure du membre se produit avant que le raccourcissement de la partie supérieure ait atteint son maximum.

La *préparation au poser* (4) a pour effet de porter la colonne antérieure à sa limite d'extension : l'angle du genou s'efface, celui du coude et celui de l'épaule atteignent leur maximum d'ouverture; quant au paturon, il redevient oblique en avant et en bas; le pied se trouve dans son prolongement.

2° — JEU DU MEMBRE POSTÉRIEUR (fig. 56).

Agent d'amortissement, d'impulsion et *d'ambulation,* le membre postérieur va offrir des attitudes analogues.

A. PHASE D'APPUI. — Comme l'antérieur, ce membre arrive au poser dans une position extensive dont le degré varie avec l'étendue du pas et la nature de l'allure.

Durant cette phase, il a également à amortir le choc contre le sol et

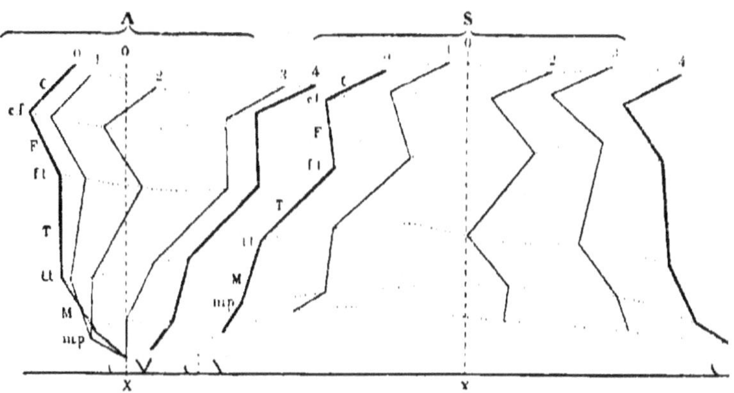

Fig. 56. — Jeu du membre postérieur dans le trot.

A. Phase d'appui. | S. Phase de soutien.

à développer l'impulsion; en dernier lieu, il doit se préparer au lever.

1° L'*amortissement* se produit de 0 à 2 par la fermeture du boulet, puis par celle du grasset et celle de la hanche, de 1 à 2. Ces phénomènes articulaires sont dus : à l'horizontalité brusque du paturon, qui pivote sur l'os de la couronne et entraine l'abaissement du boulet ainsi que le redressement du canon; à la bascule de la jambe en avant, sur le jarret, qui opère l'abaissement du grasset; enfin à une obliquité plus grande du fémur, qui fait descendre de même l'angle coxo-fémoral.

2° Le *développement de l'impulsion* s'effectue de 2 à 4 pendant la plus grande partie de l'appui. Bientôt la ligne directrice du membre devient oblique en arrière et en bas, et la colonne postérieure s'allonge progressivement par l'ouverture presque simultanée de tous ses angles. C'est d'abord le paturon qui, basculant en avant sur l'os de la couronne, arrive à la verticalité et ouvre le boulet; puis c'est le canon qui s'étend et ouvre le jarret; c'est enfin la jambe, plus oblique en avant, et le fémur qui se porte en arrière, qui occasionnent la détente du grasset et celle de la jointure coxo-fémorale.

La *préparation au lever* succède à la période impulsive et se manifeste en 4. Le sabot et le paturon pivotent en avant sur la pince, d'où légère flexion du boulet; le canon, se fléchissant à son tour, produit aussi une faible fermeture du jarret.

S. Phase de soutien. — Ici encore le pied va quitter le sol, opérer sa translation, enfin se poser. La ligne directrice du membre, d'inclinée en arrière, va devenir oblique en avant. La colonne postérieure, comme l'antérieure doit donc successivement se raccourcir, s'étendre, puis se préparer au poser.

1° *Raccourcissement.* — Voici ce qu'on observe : *a.* Flexion maxima du paturon, légère du canon et de la cuisse, déterminant un fort soulèvement du pied, et une fermeture maxima du boulet, faible, au contraire, du jarret, du grasset et de la hanche (de 0 à 1); — *b.* Flexion très accusée du canon et du fémur, d'où fermeture considérable de tous les angles articulaires, sauf du boulet, cette jointure commençant à s'ouvrir par l'extension des phalanges (de 1 à 2).

2° *Allongement du membre.* — Il vient de commencer par l'ouverture du boulet; on le voit se continuer par celle du grasset et du jarret, sous la seule influence de l'extension de la jambe (de 2 à 4). L'angle de la hanche (coxo-fémoral) est à son maximum de fermeture.

La *préparation au poser* amène les jointures du grasset, du jarret et du boulet à leur limite d'extension, toujours sous l'influence à peu près exclusive de la jambe, qui atteint elle-même sa limite d'extension, et du paturon, qui tend à redevenir horizontal (4), portant ainsi le sabot très loin en avant.

Ce sont toutes les conditions de structure plus ou moins étroitement liées à la production de la force ou de la vitesse que nous allons examiner dans les pages qui vont suivre. Ici encore, nous nous efforcerons de démontrer que les moteurs animés n'échappent pas davantage à l'analyse scientifique que ceux qui naissent de toutes pièces des combinaisons plus ou moins savantes de l'industrie humaine.

CHAPITRE PREMIER

MEMBRE ANTÉRIEUR

Les membres antérieurs comprennent plusieurs régions que nous décrirons dans l'ordre ci-après : l'*épaule*, le *bras*, l'*avant-bras*, le *coude*, le *genou*, le *canon*, le *boulet*, le *fanon*, l'*ergot*, le *paturon*, la *couronne* et le *pied*.

A. — De l'épaule

Plusieurs auteurs ont réuni à dessein la description de l'épaule et du bras, se fondant sur ce qu'il n'existe entre eux, sous le rapport de l'extérieur, aucune délimination tranchée, et que, sous celui de leurs fonctions, ils se montrent étroitement solidaires l'un de l'autre. Il n'y a cependant pas plus de raison de confondre ces régions qu'on ne le fait pour la croupe et la cuisse, le dos et les reins, l'encolure et la tête. Nous les étudierons donc isolément.

SITUATION. — LIMITES. — BASE ANATOMIQUE. — Située entre l'*encolure* et les *côtes*, le *garrot* et le *bras*, l'épaule occupe, sans délimitation précise, la région latérale et antérieure de la poitrine.

Un os plat, triangulaire, pourvu d'une forte épine sur sa face externe et d'un large prolongement cartilagineux sur son bord supérieur, le scapulum, en forme la base squelettique, et donne attache à deux sortes de muscles qu'on peut distinguer, eu égard au membre antérieur, en intrinsèques et en extrinsèques. De plus, elle concourt, par son extrémité inférieure, à la formation d'une jointure très mobile, centre de ses mouvements sur le bras.

Les muscles extrinsèques partent du rachis, des côtes et du sternum; envisagés seulement au point de vue de leur action sur l'épaule, ils ont à la fois pour effet de la fixer au tronc et d'en opérer les déplacements.

Quant aux muscles intrinsèques, ils embrassent, soutiennent de toutes parts l'arthrodie scapulo-humérale et agissent exclusivement sur le bras, sauf deux qui s'étendent jusqu'à l'avant-bras, le gros extenseur et le long fléchisseur de ce rayon. Tous ces muscles commandent la plupart des mouvements de l'humérus et entraînent cet os dans l'extension, la flexion, l'abduction, l'adduction; ils s'opposent aussi à la fermeture de l'angle articulaire pendant la station, en maintenant dans les rapports voulus les deux os qui le composent.

FORME. — Il est difficile d'assigner une forme géométrique à l'épaule à cause de ses connexions intimes avec le thorax, l'encolure, le bras et le garrot.

Chez les sujets maigres, les parties les plus saillantes de son squelette se dessinent très bien sous la peau : en avant, son bord antérieur surplombe la base de l'encolure ; en haut, son cartilage s'accuse par une courbe parallèle à la ligne supérieure du garrot ; sur sa face externe, une longue *crête* la parcourt de haut en bas et en délimite l'épine ; en arrière, un sillon à peine marqué la sépare des côtes ; en avant et en bas, une saillie volumineuse, arrondie, connue sous le nom impropre de *pointe de l'épaule*[1], forme le sommet de l'angle articulaire scapulo-huméral et indique extérieurement l'origine de la région du bras ; enfin, immédiatement en arrière de cet angle, sur la face externe du muscle gros extenseur de l'avant-bras, se trouve ce qu'on appelle le *défaut de l'épaule*. Une ordonnance de police du 31 août 1842 prescrivait de marquer d'une équerre, à cet endroit, les chevaux suspects de maladies contagieuses.

Chez les sujets gras, bien musclés, tous les reliefs s'effacent à peu près complètement : la face externe, le bord antérieur et la pointe s'arrondissent et se confondent insensiblement avec les régions voisines ; l'épaule se devine plutôt qu'elle ne s'aperçoit, à moins qu'on n'en décèle la présence en exerçant l'animal à une allure plus ou moins rapide, auquel cas ses mouvements renseignent tout à fait sur sa forme générale, ses dimensions, sa direction.

MOUVEMENTS. — Lorsque le membre antérieur quitte son appui pendant la marche, il se raccourcit avant de s'étendre en avant, tous ses angles articulaires se ferment par la flexion de leurs branches constituantes et le pied est soulevé à une certaine distance au-dessus du sol. Mais si ce raccourcissement se faisait purement en hauteur, il est aisé de comprendre que le sabot retomberait exactement sur le point qu'il occupait d'abord, en supposant nulle, bien entendu, l'impulsion du train de derrière. Pour donner au pas une certaine *amplitude*[2], il est donc encore indispensable que les rayons osseux se portent en avant, et que leur déplacement commence par les supérieurs pour s'étendre de proche en proche aux inférieurs. Or, l'épaule est

---

1. Elle est formée, en effet, par l'extrémité supérieure de l'humérus et mériterait beaucoup mieux le nom de *pointe du bras*, sous lequel la désignait Bourgelat.

2. Nous désignons sous ce nom le déplacement linéaire de l'extrémité inférieure d'un membre en avant de sa ligne d'aplomb, déplacement consécutif aux mouvements angulaires et successifs de ses divers rayons locomoteurs. Ce déplacement est égal à la moitié de l'*oscillation* de la colonne locomotrice, celle-ci étant, par une métaphore jusqu'à un certain point permise, assimilée dans son ensemble à un corps allant et venant en sens contraire, comme le ferait un pendule articulé, mais avec cette différence que la contraction musculaire remplace ici la pesanteur, qui seule fait osciller ce dernier.

précisément la région d'où procède le mouvement initial du membre qui veut entamer le terrain.

Pour ce faire, elle bascule un peu au-dessus de sa partie moyenne environ : son angle huméral s'élève pendant que son cartilage se porte en arrière et en bas, et la mesure de ce mouvement est directement proportionnelle à la longueur des muscles qui l'opèrent.

L'élévation de l'angle inférieur a pour agent principal le grand muscle mastoïdo-huméral, qui vient s'épanouir sur la face antérieure de l'articulation de l'épaule. Il est aidé dans son action par le sterno-huméral, dont la direction est oblique, en arrière, en bas et en dehors. Enfin, on doit y ajouter le grand dentelé, qui tire l'angle dorsal du scapulum en arrière et en bas.

L'élévation de l'extrémité supérieure par conséquent, l'abaissement de l'angle articulaire, se produisent dès que le membre s'est complètement développé, afin de le ramener dans sa situation primitive. Ces deux mouvements, tout à fait solidaires, s'effectuent d'abord passivement sous l'influence de la pesanteur, puis activement sous celle de l'action musculaire dont les agents sont le rhomboïde, le releveur propre, l'angulaire, le trapèze, d'une part, le sterno-trochinien et le sterno-pré-scapulaire, de l'autre.

Le jeu scapulaire, nous avons à peine besoin de le dire, doit être aussi souple, facile et étendu que possible. Il est des cas, cependant, où l'épaule, très régulièrement construite, se trouve empêchée d'agir avec tous ses moyens et ne permet au membre que des mouvements raccourcis; on la dit alors *chevillée* (Voy. : *Défectuosités des allures*).

LONGUEUR. — La première condition à exiger de l'épaule, c'est sa longueur, ou, en d'autres termes, son grand développement depuis le sommet du garrot jusqu'à sa pointe.

Cette dimension, on le sait, comprend deux facteurs : la saillie des premières apophyses dorsales au-dessus des cartilages scapulaires et la longueur de l'épaule proprement dite. Or, comme les variations de l'un des éléments de cette somme organique ne sont pas toujours corrélatives de celles de l'autre, il s'ensuit, d'une manière absolue, que la longueur réelle de l'épaule n'est pas rigoureusement donnée par la distance du sommet du garrot à la pointe du bras. Cette restriction établie, voyons néanmoins les limites assignées à cette longueur et les avantages qui en découlent lorsqu'elle atteint une étendue considérable.

Bourgelat, le premier, a dit que la distance comprise entre le sommet de la tête et la commissure des lèvres donne à peu près exactement la mesure de l'épaule, depuis le garrot jusqu'à l'insertion de l'encolure dans le poitrail [1]. C'est là une indication remplie de jus-

1. C. Bourgelat, *loc. cit.*, p. 204.

tesse, comme on le remarque pour beaucoup d'autres du fondateur des écoles vétérinaires, malgré la très vive opposition que lui ont faite le presque généralité des hippologues. Ceux qui, comme nous, ont

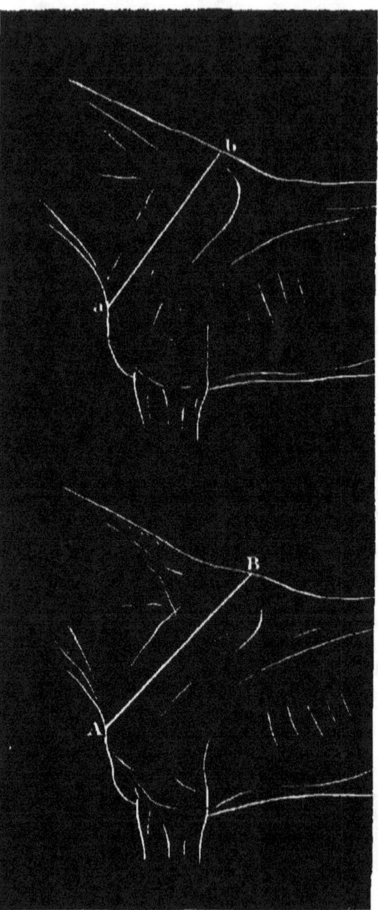

Fig. 57.

pris la peine de contrôler, par de nombreuses mensurations, l'exactitude de ce fait, M. le colonel Duhousset entre autres, en ont quelque peu modifié les données primitives en disant qu'une tête entière se compte depuis le sommet du garrot jusqu'à la pointe de l'épaule. Il en est ainsi, du moins, chez tous les beaux chevaux, quel que soit, du reste, le service auquel leur conformation les destine. Les écarts sont beaucoup plus rares qu'on ne serait tenté de le croire. Ils existent cependant, bien que très faibles, et c'est de leur constatation, par le simple coup d'œil, qu'on a pu reconnaître des épaules *longues* et des épaules *courtes* (fig. 57).

Mais, pour être bien comprise, la longueur de l'épaule doit être envisagée sous deux côtés différents : d'une manière absolue et par rapport au bras.

1° Longueur absolue de l'épaule. — Il faut, pour plusieurs raisons, la rechercher aussi grande que possible.

Et d'abord, à cause du développement corrélatif des muscles intrinsèques, dont l'étendue de contraction se montre directement proportionnelle aux mouvements de l'humérus.

Ensuite, parce que l'amplitude des oscillations scapulaires tient sous sa dépendance celle du membre tout entier, et que les chemins parcourus par les extrémités d'un levier osseux, se mouvant autour d'un point déterminé, sont d'autant plus considérables que le rayon représenté par ce levier offre lui-même plus de longueur.

Enfin, parce que cette longueur, d'ailleurs en rapport avec la hauteur de la poitrine, a encore pour effet de rendre l'épaule plus oblique, autre beauté dont nous ferons ressortir tout à l'heure les avantages chez les chevaux de vitesse. Qu'on applique, verticalement ou obliquement, une longue épaule sur les côtés du thorax, il va de soi qu'on élèvera ou qu'on abaissera le centre de gravité, car on augmentera ou l'on diminuera la longueur totale du membre dans la mesure où l'avant-corps aura été déplacé. Or, le centre de gravité, pour satisfaire aux lois de l'équilibre et de la vitesse, doit se trouver en situation convenable, non à trop grande hauteur. Aussi l'épaule ne peut-elle bénéficier de sa longueur qu'en s'inclinant davantage, sous peine de faire un cheval enlevé, sans action, par suite de l'orientation défectueuse de ses angles articulaires supérieurs.

Une idée assez généralement répandue est celle qui consiste à croire que la longueur de l'épaule, chez le cheval de trait, constitue plutôt un défaut qu'une qualité. C'est là encore une erreur que les partisans de cette opinion auraient pu facilement éviter par quelques mensurations pratiquées sur les beaux spécimens de ce genre de service ; chez eux aussi, l'épaule mesure une tête. En sorte que les grandes dimensions de cette région sont pour nous, dans tous les cas, la première et la plus importante condition de sa beauté. Sans aucun doute, il est des sujets de gros trait à épaule courte, capables néanmoins de grands efforts ; c'est que les inconvénients de ce défaut n'ont pas pour eux l'importance qu'il entraîne chez le cheval de vitesse. Dans le premier cas, l'amplitude du pas est secondaire ; tout réside dans la résistance vaincue, dans la puissance des muscles et la bonne incidence de leurs insertions. Mais, de là, dire que la longueur scapulaire en arrive, chez ces moteurs, à être défectueuse, c'est poser en principe et sans preuves à l'appui qu'elle est incompatible avec une musculature puissante, ce qui est tout à fait inexact.

2° Longueur de l'épaule par rapport au bras. — En thèse générale, l'épaule et le bras doivent être longs, d'une manière absolue, pour favoriser la vitesse ; mais, pour une même longueur totale des deux rayons, il vaut mieux que l'épaule soit longue et le bras court. C'est ce qui va ressortir de la démonstration suivante :

Soient, en effet (fig. 58), les deux épaules AB, AB', et les deux bras CD, CD', ayant même inclinaison réciproque et donnant au total la même somme, AB + CD étant égal à AB' + C'D', par hypothèse.

D'après nos évaluations, le rapport $\frac{AC}{AD}$ est égal à $\frac{1}{3}$; nous avons conservé la même relation pour le rapport $\frac{AC'}{AD'}$ tout est donc comparable dans les deux cas.

Supposons maintenant que les extenseurs de CD et ceux de C'D' se raccourcissent de la même quantité (CE = C'F), ce qui, en réalité, est impossible, puisque ces muscles sont de longueur différente. Le bras CD sera porté en EG, tandis que C'D' se placera en FH. D'où il suit que le point D atteindra une situation plus avancée, G, par rapport à sa position-limite, que le point D', qui n'aura parcouru que l'arc D'H, toujours plus petit que l'arc DG, dans les conditions spéciales où nous nous sommes placés $\left(\frac{AC}{AD} \text{ égalant } \frac{AC'}{AD'} \right)$.

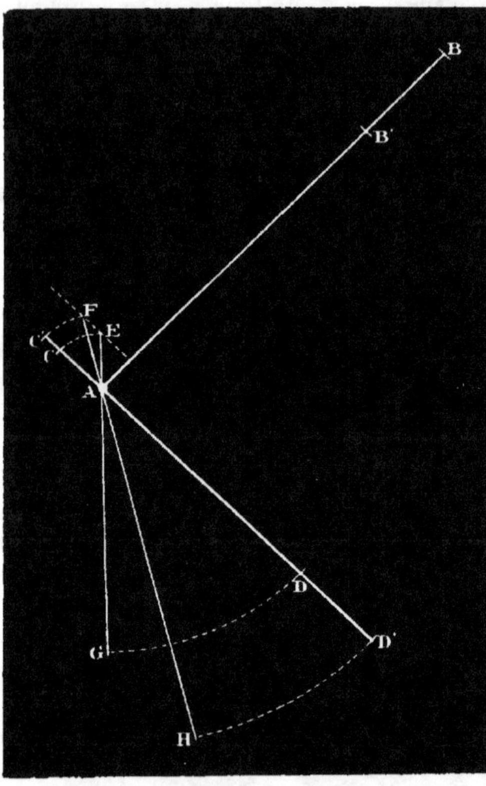

Fig. 58.

Le déplacement angulaire d'un bras court, CD, est donc plus étendu pour un raccourcissement musculaire de même valeur, que celui d'un bras long, C'D'.

D'autre part, l'épaule AB a des extenseurs plus longs que l'épaule AB'. Par conséquent, les muscles de cette dernière seront obligés de se raccourcir davantage pour arriver à produire le déplacement DG que les extenseurs de AB effectueront sans fatigue.

Enfin, comme l'effort d'un muscle varie suivant certaines conditions, entre autres avec la résistance à déplacer, il s'ensuit que l'épaule AB opérera plus facilement l'extension du bras CD, que AB' celle du bras C'D', puisque le premier est plus court et, à cause de cela, moins pesant que le second.

Ainsi la longueur de l'épaule par rapport au bras doit être aussi considérable que possible, par la raison qu'elle entraîne une amplitude humérale plus grande pour une contraction musculaire plus faible.

DIRECTION. — Une autre condition de beauté inhérente à l'épaule du cheval de vitesse réside dans son *obliquité*.

Cette direction est indiquée par une ligne fictive qui joindrait le sommet du garrot au centre de l'articulation scapulo-humérale. L'observation démontre que cette ligne passe un peu en arrière de l'épine scapulaire.

La grande obliquité de l'épaule a été de tout temps considérée comme une beauté relative, en liaison étroite avec la vitesse, tandis qu'elle est à peu près indifférente au point de vue du développement de la force. Rien n'est plus facile à comprendre.

Soient (fig. 59) OA et OA', deux épaules inégalement obliques, et OB, l'humérus qu'elles sont chargées d'actionner. Supposons, d'autre part, que AOB' soit l'ouverture maxima de l'angle AOB.

Toutes choses égales d'ailleurs, avec l'épaule OA', la limite d'extension de l'humérus se trouvera reportée en B'', puisque, de par les connexions anatomiques, l'angle A'OB'' doit être de même valeur

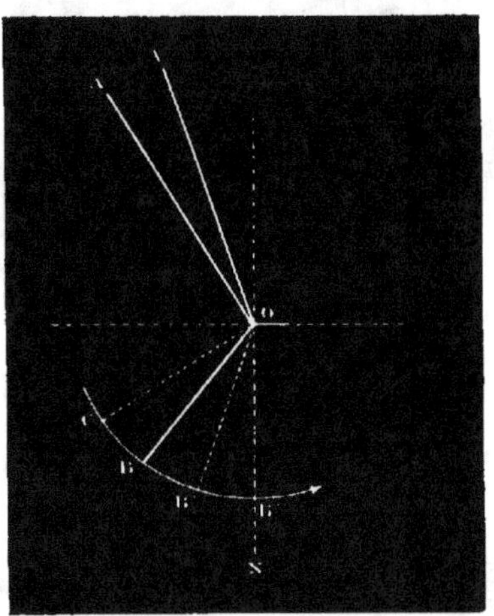

Fig. 59.

que l'angle AOB' (Voy. : *Généralités sur les membres*, p. 203). Or, OB'', étant plus éloigné de la verticale que OB', sera aussi moins efficacement dirigé que OB', par rapport à la verticale OX.

Donc l'orientation de l'angle scapulo-huméral est plus favorable à la progression en avant quand l'épaule est oblique ; les parties inférieures du membre se déploieront mieux, et une telle épaule, si elle est longue, sera capable de produire une révolution humérale, BB', beaucoup plus étendue.

Quand, au lieu de s'ouvrir sous l'influence du redressement de l'épaule, l'angle scapulo-huméral reste le même (A'OC = AOB), il est facile de s'assurer que, pour un égal raccourcissement musculaire, l'humérus OC sera toujours porté moins loin en avant que l'humérus OB.

Telles sont les premières raisons qui militent en faveur d'une grande inclinaison pour les animaux de vitesse. Ce ne sont pas les seules.

Si nous envisageons le jeu de l'épaule prise isolément, il est évident que, *pour une égale élévation de sa pointe*, celle-ci se portera encore bien plus en avant avec un rayon oblique qu'avec un rayon droit.

En effet, soient AB et A'B' (fig. 60) les deux directions différentes; BM et B'M', deux verticales abaissées de l'extrémité supérieure de chaque épaule;

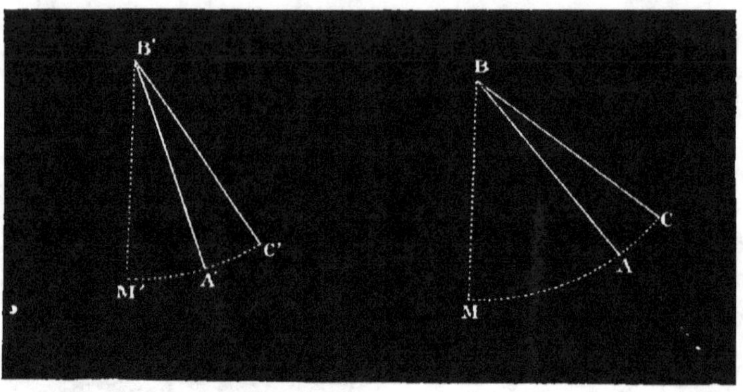

Fig. 60.

enfin AC et A'C' les amplitudes *égales* des deux oscillations scapulaires. On a, par hypothèse, AM > A'M'. D'où il suit que AM + AC est > A'M' + A'C' ou, en d'autres termes, que MC est > M'C'.

Donc, pour le même chemin parcouru par la pointe de chaque épaule, la plus oblique occupera une situation plus antérieure qui permettra à l'humérus de s'étendre davantage et à l'avant-bras d'entamer une plus grande étendue de terrain.

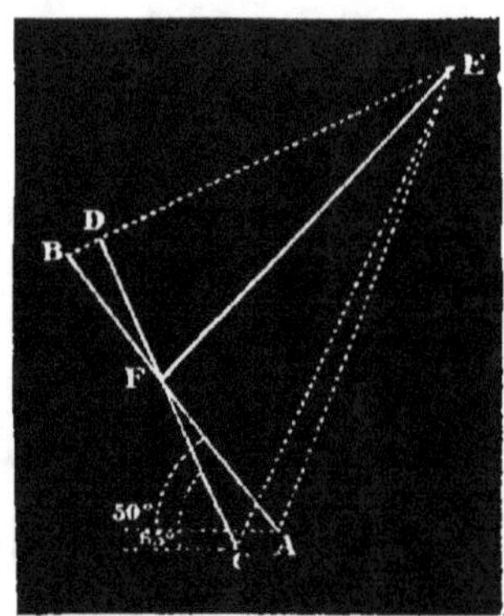

Fig. 61.

Il est certain, *à priori*, qu'une épaule droite est capable d'une oscillation en avant plus considérable; toutefois, on ne doit pas oublier que le degré de l'amplitude scapulaire est le résultat du raccourcissement des muscles élévateurs de la pointe du bras. Ce raccourcissement seul en donne la mesure et l'on sait qu'il est proportionnel à leur longueur. Nous avons suffisamment développé ce point particulier à propos de l'encolure sans qu'il soit utile d'y revenir ici.

Un dernier avantage de l'épaule oblique a trait à la perpendicularité de ses insertions musculaires (fig. 61).

La ligne AE, qui indique la direction des élévateurs de l'épaule AB, est plus perpendiculaire sur ce rayon, et conséquemment plus avantageuse, que sa correspondante CE relativement à l'épaule CD. Mais on comprend que les inconvénients mécaniques ressortissant à cette dernière seront mitigés par une direction plus horizontale de l'encolure EF. Aussi les chevaux à épaule droite, qui ont à déployer une grande force, portent-ils leur encolure très bas, autant pour soulager leurs muscles par de meilleures insertions que pour solliciter leur centre de gravité à se déplacer plus facilement en avant.

De l'angle scapulo-huméral. — L'obliquité de l'épaule, condition de vitesse à rechercher, a pour effet de réduire l'ouverture de l'angle scapulo-huméral; elle restreindrait, par suite, l'étendue du jeu de ce dernier, si l'os du bras, en se redressant, ne lui conservait pas un écartement convenable.

Mais quelle que soit la valeur du redressement huméral, il n'arrive jamais au point de donner à la jointure scapulaire le degré d'ouverture qu'atteignent les autres angles locomoteurs, hormis le coxo-fémoral. Normalement, chez les animaux de vitesse, cette jointure est donc beaucoup plus fermée que les autres. Cependant, la seule considération de cette fermeture ne suffit pas. Il faut que le bras ait lui-même une bonne direction, en un mot, que l'angle reste bien *orienté*, sous peine de faire perdre au scapulum les bénéfices qu'il tirait de son inclinaison.

Nos mensurations nous montrent, en effet (fig. 62), tout aussi bien les angles AOD que les angles AOC, et les angles BOD que les angles BOC.

Ce qui revient à dire qu'on peut observer une grande ouverture scapulo-humérale avec une épaule oblique et, réciproquement, une petite avec une épaule droite. On

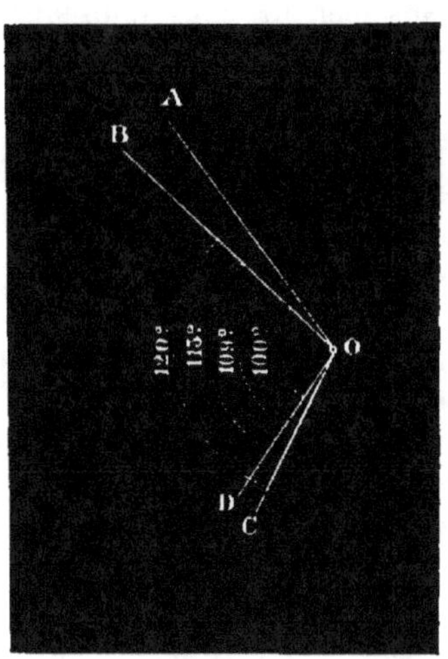

Fig. 62.

s'explique, dès lors, pourquoi tant de belles épaules manquent aux espérances que l'on fondait sur elles, et comment aussi un bras incliné constitue, jusqu'à un certain point, une compensation à une épaule droite.

Dans ce dernier cas, l'animal est encore capable de vitesse, mais il ne bénéficie pas des avantages que lui vaut la fermeture de son angle scapulo-huméral. Chaque fois que son membre antérieur entame le terrain, la pointe de l'épaule n'est pas assez élevée pour permettre aux autres rayons de se développer entièrement ; il s'ensuit que le cheval manque d'allure, *rase le tapis*, ses pieds de devant s'élevant d'autant moins au-dessus du sol qu'on l'oblige davantage à précipiter ses mouvements.

L'angle scapulo-huméral n'est pas de 90 degrés, chez les sujets de la meilleure conformation, ainsi que beaucoup le pensent, et *à fortiori* les inclinaisons de ses deux branches constitutives s'éloignent-elles de 45 degrés sur l'horizon. Quand il s'agit d'angles articulaires, les axes de mouvement des branches doivent se rencontrer au centre probable des articulations. Or le point central de la jointure scapulaire n'est pas, comme on serait tenté de le croire, la pointe du bras (sommet du trochiter et du trochin) ; situé plus en arrière, il correspond extérieurement à la convexité du trochiter, sur laquelle glisse le tendon du muscle sous-épineux. C'est là que les axes de l'épaule et du bras se rencontrent. On peut alors mesurer l'angle formé par ces lignes sur l'animal vivant, après avoir placé celui-ci dans ses aplombs normaux.

Nos mensurations nous ont donné, comme *inclinaison moyenne* du scapulum, 55 degrés chez les sujets rapides, et 65 à 70 degrés chez ceux de gros trait lent. Les beaux modèles de gros trait *rapide* ne diffèrent pas *sensiblement*, sous ce rapport, des vainqueurs de Longchamps ; nous n'hésitons pas à l'affirmer aux plus obstinés partisans de l'épaule oblique, mais qui ne la veulent ainsi que chez le cheval de vitesse, la déclarant défectueuse pour celui de gros trait. Les observations inédites que M. le professeur Laulanié a bien voulu nous communiquer sur ce point, corroborent les nôtres, bien que moins nombreuses. Pour notre distingué collègue, l'inclinaison scapulaire moyenne serait de 57 degrés, ses termes extrêmes oscillant autour de 50 et de 66 degrés.

Quant à l'angle scapulo-huméral, nous l'avons trouvé en moyenne de 115 degrés, et nous l'avons vu osciller entre 110 et 130 degrés, sur des chevaux de toutes sortes.

RÉSUMÉ. — De tout ce qui précède, il résulte que la direction de l'épaule est en relation intime avec la vitesse. Cette région sera donc recherchée aussi inclinée que possible, car son obliquité comportera une extension humérale étendue ; elle permettra au membre de se soulever dans une grande mesure et lui laissera accomplir tout son jeu avant son retour sur le sol ; elle le projettera fortement, sera compatible avec une bonne orientation de l'angle scapulo-huméral, enfin, donnera de la souplesse, du brillant, de l'ampleur aux allures, en même temps qu'elle atténuera les réactions, dont les effets sont aussi nuisibles pour le cavalier que pour sa monture. L'obliquité scapulaire accompagne d'ordinaire un garrot élevé, une grande hauteur de poitrine; elle communique au sujet un cachet de distinction qui dénote la noblesse de son origine.

Toute autre direction serait défavorable pour le cheval de vitesse, par le fait d'inconvénients diamétralement opposés. Mais ces inconvénients disparaissent, on le comprend, pour le gros trait lent, où la force seule est à rechercher.

De là, penser qu'une épaule est défectueuse chez un gros percheron parce qu'elle n'est pas droite, il y a loin; et ceux qui voudront s'en assurer par des mensurations sérieuses reconnaitront que cette région est néanmoins capable, sur les beaux modèles de ce genre, d'une assez grande inclinaison. Sans doute, en pareil cas, la plus belle épaule est celle qui offre la plus grande surface possible à l'appui du collier. On se méprend pourtant, en doutant qu'un scapulum incliné ne puisse fournir les éléments de cette large surface, car elle n'exclut en rien une puissante musculature.

On a dit aussi que l'appui du collier se faisait seulement sur l'articulation scapulo-humérale dans le cas d'épaule inclinée, d'où une certaine douleur dans les efforts de tirage un peu vifs, meurtrissures de cette partie sensible, cors, blessures, etc. Ce sont là des objections qui n'ont de valeur que si l'épaule est trop sèche, émaciée, décharnée, et laisse, par suite, très en relief son angle articulaire. Mais alors elle devient défectueuse pour cette cause seulement, et non parce qu'elle est oblique. Bien musclée, ces inconvénients disparaitront, surtout si l'on prend la précaution de relever le crochet de tirage. Il semble oiseux d'avoir si souvent à répéter cette naïveté que le harnachement est fait pour le cheval et non le cheval pour le harnachement. Cependant les bourreliers ne paraissent guère le comprendre : pour un peu, ils vous conseilleraient volontiers de choisir le collier avant d'acheter le cheval!

L'inclinaison du rayon scapulaire n'ayant d'influence marquée que sur la vitesse, on peut accepter l'épaule droite pour le moteur qui doit travailler exclusivement en mode de masse. Pour les moteurs rapides, ses défectuosités augmenteront toutes les fois qu'ils seront bas du devant, notamment lorsqu'ils devront cette conformation à la situation déclive du tronc entre les membres antérieurs. Déjà empêchés de se développer facilement en haut et en avant à cause de cette direction vicieuse, ces membres entameront le terrain avec d'autant plus de peine qu'ils auront à supporter une plus grande partie du poids du corps. Dans ces conditions, si l'animal galope encore et suffit à un bon service au trot sur des routes unies, dans un pays de plaine, il devient dangereux à la descente et se heurte à toutes les inégalités du sol dès qu'on pousse un peu son allure.

Enfin, l'épaule mérite de fixer l'attention au point de vue des *modifications qui surviennent dans sa direction*. Selon le mode d'entretien et d'utilisation, elle se redresse ou s'incline, d'oblique ou de droite qu'elle était d'abord. Il y a longtemps déjà que Ch. de Sourdeval, dans le *Journal des Haras*, a fait connaître, à ce sujet, l'influence des attitudes que les animaux prennent pour consommer leur nourriture. Cet observateur judicieux a constaté que l'épaule devient plus verticale chez ceux qui sont obligés de manger sur le sol ou qui sont entretenus au pâturage, tandis qu'elle devient plus oblique chez ceux qui vivent à l'écurie et qui tirent leurs fourrages d'un râtelier très haut placé. D'un autre côté, la plupart des hommes de cheval pensent que, pour les animaux de selle, un bon dressage au manège incline le rayon scapulaire dans une notable mesure, et que, pour ceux de trait, les pressions continuelles du collier la redressent. C'est aussi notre avis.

POSITION. — Il ne suffit pas que l'épaule soit longue et bien dirigée, elle doit encore être bien *placée* sur la tige rachidienne, c'est-à-dire maintenir entre elle et la croupe un écartement convenable. Quand cette condition n'est pas remplie, la colonne vertébrale est trop longue, manque de force, transmet mal l'action impulsive du train postérieur, et s'enselle par la suite. Presque toujours ce défaut, très commun d'ailleurs chez les chevaux de trait, s'accompagne et se complique d'une direction vicieuse et d'une longueur insuffisante de la région scapulaire, qu'on dit alors *courte*, *droite*, *en avant*. On s'assure qu'il n'en est pas ainsi, en appréciant la distance comprise entre l'angle dorsal de l'épaule et l'angle de la hanche. Sur la belle nature, cette distance ne comporte environ qu'une tête, tandis qu'elle en mesure un quart et même un tiers de plus sur les sujets disproportionnés (Voy. : *Proportions*, longueur du corps).

MUSCULATURE OU VOLUME. — Le développement musculaire de l'épaule est une des conditions indispensables de sa beauté, quel que soit le service envisagé. Mais cette qualité a des degrés inhérents à la race, au tempérament, au mode d'entretien et d'élevage. Le muscle du cheval anglais est plutôt remarquable par la densité, la finesse, la sécheresse de ses fibres, que celui du gros percheron, qui les a volumineuses, courtes, séparées par du tissu conjonctif abondant. Dans un cas, elles communiquent à l'ensemble des formes élancées, sveltes, gracieuses ; dans l'autre, c'est la masse, l'ampleur, la puissance. Aussi ne doit-on pas demander au premier un développement musculaire qui changerait du tout au tout les conditions de son utilisation.

Lorsque les reliefs osseux de l'épaule, particulièrement sa pointe, son épine et sa tubérosité, son angle dorsal et son cartilage de prolongement, forment une saillie à peine accusée, qui fait simplement soupçonner la situation de ces parties, on la qualifie de *sèche*. C'est ainsi qu'elle se présente chez tous les sujets de race distinguée.

Lorsque, au contraire, les mêmes reliefs sont très apparents sous la peau, par l'effet d'un commencement d'émaciation ou d'atrophie musculaire, comme on l'observe sur les chevaux épuisés par la fatigue, les privations, on la dit *maigre*, et elle exprime une certaine faiblesse de l'appareil locomoteur.

Quand, enfin, cette maigreur est telle que le scapulum se dessine à peu près complètement sous les téguments dans ses reliefs et sa configuration générale, quand la place des muscles sus et sous-épineux se traduit par une dépression profonde, quand le cartilage scapulaire se délimite en haut et en arrière par une courbe accusée, quand, en un mot, la région tout entière surplombe, pour ainsi dire, les parties adjacentes des régions voisines (encolure, côtes, garrot, dos), on la dit alors *décharnée*.

Par contre, si la musculature, au lieu de pécher par défaut, excède le volume compatible avec la spécialisation du service, volume commandé d'ailleurs par l'harmonie générale ; si, par exemple, elle affecte chez le cheval de manège la puissance qu'on recherche pour celui de gros trait, elle alourdit la démarche en surchargeant l'avant-main, s'oppose au développement complet du membre antérieur et l'expose à recevoir les atteintes de celui de derrière pendant les allures allongées. C'est dans ces conditions qu'on appelle l'épaule *massive, charnue, épaisse, trop chargée de chair, noyée, plaquée.*

MALADIES ET TARES. — Ce sont des *dénudations*, des *excoriations*, dues à la confection vicieuse du collier, auxquelles succèdent des cicatrices blanches ou rosées formées par une peau dépourvue de poils, plus mince, plus irritable, beaucoup moins résistante aux frottements. Ces blessures ont leur siège au niveau du bord antérieur des épaules où elles simulent une sorte d'*écharpe* qui circonscrit la base de l'encolure. Les marchands ne manquent jamais de les donner comme une preuve que l'animal est *franc du collier*. Peu graves par elles-mêmes, elles constituent néanmoins une cause de dépréciation, en raison de l'impressionnabilité toute particulière qu'elles communiquent à la région et des difficultés qu'on éprouve plus tard à harnacher le cheval.

D'autres fois, ce sont de véritables *abcès chauds*, mettant les sujets dans l'impossibilité de travailler pendant le temps de leur évolution. Ou bien, ce sont des *tumeurs indurées* du tissu conjonctif sous-cutané, d'abord indolentes, mais bientôt tellement sensibles aux pressions du collier que l'animal le plus doux devient assez vite intraitable.

Les plus sérieuses de ces tumeurs sont celles de la pointe de l'épaule, par le fait du volume énorme qu'elles peuvent acquérir, des difficultés qu'on a de guérir les plaies qui les intéressent plus ou moins profondément, enfin des dangers que présente leur extirpation. Elles doivent leur cause au harnais mal ajusté, insuffisamment rembourré, trop pesant.

Il ne faut pas confondre ces tumeurs avec l'engorgement diffus de l'articulation scapulo-humérale, survenant dans cette affection particulière, connue en clinique sous le nom d'*écart,* qui se traduit par une claudication dans laquelle le membre antérieur se projette en dehors, pour entamer le terrain, au lieu de se mouvoir parallèlement à l'axe du corps. Ce mouvement, qu'on appelle *faucher*, est dû à l'immobilisation du bras sur l'épaule, immobilisation qui tient à des lésions diverses des appareils ligamenteux, musculaire, osseux, vasculaire ou nerveux. Bien que l'*écart* véritable soit assez rare, la pointe de l'épaule n'en porte pas moins souvent, à tort ou à raison, les traces du traitement employé pour le combattre. Ce sont des marques de *cautérisation*, de *trochisques*, de *sétons*, de *vésicatoires*, qui ont occasionné des dépilations, des taches blanches accidentelles ou des cicatrices de forme particulière sur une partie plus ou moins étendue de la région. Les tares les plus graves sont surtout les traces de feu, sauf cependant chez les chevaux barbes, où cet agent thérapeutique est presque toujours appliqué à titre de moyen préventif contre les affections articulaires à venir. Il importe, en pareil cas, d'examiner avec soin les régions inférieures du membre correspondant, la lésion scapulaire pouvant très bien être simulée, ou, ce qui est plus fréquent, dénoter l'incertitude absolue du diagnostic.

Signalons, enfin, la *paralysie* de l'épaule et l'*atrophie* des muscles sus et sous-épineux, que l'on observe aussi quelquefois, mais qui n'occasionnent pas de claudication.

B. — Du bras.

SITUATION. — LIMITES. — BASE ANATOMIQUE. — FORME. — Peu détaché du tronc, le bras est situé entre l'*épaule*, avec laquelle il se confond, et l'*avant-bras*, dont il est séparé par un sillon oblique en arrière et en bas.

Limité en avant par le *poitrail* et l'*ars*, en arrière par les *côtes* et plus bas par le *coude*, il a pour base un os long, volumineux, l'humérus, environné de deux sortes de muscles : les uns, venant de l'épaule, de l'encolure, des côtes et du sternum, chargés de le mouvoir dans tous les sens; les autres, se portant sur l'avant-bras et le pied, préposés aux déplacements des sections inférieures du membre.

MOUVEMENTS. — Lorsque le membre thoracique se porte en avant pour entamer le terrain, l'humérus se fléchit, puis son extrémité inférieure décrit un arc de cercle en avant pour agrandir l'ouverture de l'angle scapulo-huméral. Ce n'est pas, comme le dit notre distingué confrère M. Chénier [1], à la fin de l'appui que l'extension humérale est terminée, c'est à la fin du soutien, lors du poser, que les deux rayons atteignent leur maximum d'écartement. Les mêmes phénomènes se passent sur le membre du côté opposé, tandis que pendant leur évolution le premier angle se ferme, par le rapprochement de ses branches, jusqu'à ce qu'un nouveau pas soit sur le point de s'effectuer.

LONGUEUR. — Ce que nous avons dit au sujet de l'épaule nous dispensera d'insister beaucoup sur ce point particulier. En principe, le bras doit être aussi long que possible pour donner plus d'étendue à ceux de ses muscles qui se portent sur l'avant-bras, et pour décrire à son extrémité inférieure un arc de cercle considérable. Mais sa longueur serait défectueuse si elle devenait excessive, c'est-à-dire disproportionnée relativement à l'épaule. Dans ce cas, comme nous le savons (voy. fig. 58), l'espace parcouru n'est pas augmenté; le mouvement général du membre se passe à peu de distance du sol; le cheval *rase le tapis ;* il est exposé à butter et à tomber, à moins que son épaule ne soit longue et oblique. Il faut donc que, *par rapport à cette dernière région,* le bras soit court pour donner à son oscillation l'étendue et la rapidité nécessaires. D'après nos mensurations, conformes à celles de MM. Colin et Duhousset, la distance comprise entre la pointe de l'épaule et le centre de l'articulation huméro-radiale, doit être égale environ à la moitié de la tête, chez les animaux de trait ; elle est toujours un peu plus grande, au contraire, chez les sujets de vitesse, ceux d'hippodrome, par exemple.

Cette dimension est importante à connaître, surtout au point de vue purement artistique, car, en négligeant de s'en rendre compte, les statuaires et les peintres, dit M. le colonel Duhousset [2], commirent de graves erreurs dans l'antiquité et jusqu'à nos jours ; presque tous représentèrent l'humérus trop long, en plaçant beaucoup trop haut la pointe du bras, laquelle ne doit pas dépasser la pointe du sternum.

Si la longueur exagérée du bras constitue un défaut qui n'est pas toujours compensé, sa brièveté entraine des inconvénients d'ordre inverse et tout aussi graves en ce qui concerne la rapidité des allures.

---

1. G. Chénier. *Analyse de la première édition du présent ouvrage,* in *Écho des sociétés et associations vétérinaires,* année 1882.
2. E. Duhousset, *Le cheval,* Paris, 1881, p. 67.

Trop court, il accomplit une extension brève, bornée; ses muscles se raccourcissent faiblement et restreignent le jeu de l'avant-bras; l'animal relève outre mesure ses extrémités antérieures pendant la marche, *trousse*, comme on le dit, et déploie son membre en hauteur au lieu de le développer en avant, d'où une perte de temps qui, si faible qu'elle soit à chaque pas, finit par déterminer un ralentissement marqué de la vitesse totale.

DIRECTION. — La direction du bras est indiquée par une ligne fictive qui joindrait la convexité du trochiter au milieu du ligament latéral externe du coude.

Elle doit satisfaire aux deux principales exigences suivantes : laisser à l'angle scapulo-huméral, déjà réduit par l'obliquité de l'épaule, une ouverture suffisante, et ne pas nuire à la régularité des aplombs, laquelle implique la verticalité de l'avant-bras.

Nous estimons, d'après nos recherches, qu'une inclinaison moyenne de 60 degrés est favorable à la vitesse; lorsqu'elle dépasse ce chiffre, il est alors nécessaire que le rayon scapulaire augmente d'obliquité. Pour le gros trait lent, le bras ne perd rien en devenant plus oblique, puisque le scapulum est plus droit. Quant aux chevaux de gros trait rapide, ils sont intermédiaires aux deux types précédents.

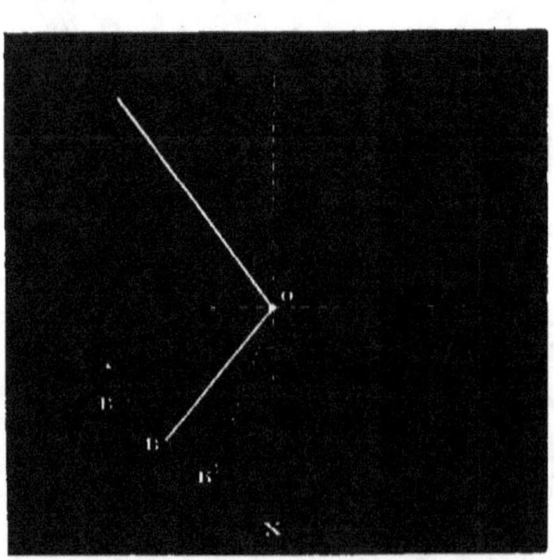

Fig. 63.

Les documents fournis par les photographies instantanées des animaux en mouvement[1] nous montrent que la limite d'extension de l'humérus est très voisine de la verticale passant par le centre scapulo-huméral.

En principe, il ne faut donc pas que ce rayon soit *trop droit*, au repos, c'est-à-dire au moment où la ligne diretrice du membre se confond avec la verticale (ligne d'aplomb) qui tombe du centre de suspension du tronc sur ce membre. Quand il en est ainsi, le jeu d'extension de l'humérus est nécessairement borné; un tel bras est inca-

1. Voyez les figures de MM. Marey et Pagès, reproduisant les détails de l'oscillation des membres pendant les *allures*.

pable de profiter des avantages d'une longue épaule. Il est certain (fig. 63) que le rayon OB', par exemple, a beaucoup moins de chemin à parcourir, pour atteindre la verticale OX. que le rayon OB supposé bien dirigé. Avec ce dernier, l'oscillation en avant sera plus grande : aussi répondra-t-il mieux aux actions d'une longue épaule, laquelle, on le sait, donne la mesure de ses déplacements.

Trop oblique, au contraire, comme OB″, il n'amène pas l'articulation

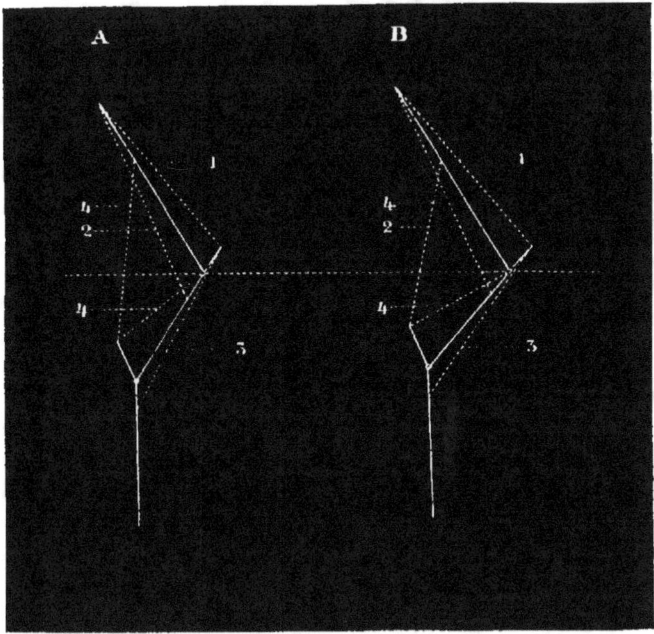

Fig. 64. — Schéma des incidences musculaires dans le cas de bras droit, A, et de bras oblique, B.

1. Extenseurs de l'humérus ; — 2, Fléchisseurs ; — 3. Fléchisseurs de l'avant-bras ; — 4. Extenseurs.

huméro-radiale assez en avant pour permettre à l'avant-bras et au canon de se développer convenablement ; il oblige le cheval à multiplier ses mouvements, *à trotter du genou*, à déplacer son membre en hauteur, au lieu de l'étendre devant lui à la manière des chevaux qui *steppent*.

Mais le bras très oblique a de meilleures insertions musculaires que le droit, ainsi qu'on peut s'en rendre compte par l'examen des deux dessins (A et B) de la figure 64, sur lesquels sont tracées les directions des fléchisseurs et des extenseurs de l'humérus et du radius. Par contre, ses muscles sont moins longs. Aussi n'est-il pas désavantageux pour les services qui exigent de la force.

D'un autre côté, le degré de l'inclinaison brachiale ayant de l'influence sur la valeur de l'angle scapulo-huméral, on peut se demander si, pour la vitesse, une épaule droite ne serait pas en mesure de racheter l'excès d'obliquité du bras. En d'autres termes, est-il rationnel de préférer (fig. 65) un angle AOB à un angle COD, l'un et l'autre ayant d'ailleurs une égale ouverture? Évidemment oui : à bras droit épaule oblique, telle est la règle, et cela pour plusieurs raisons déjà connues. Nous les rappelons : Une épaule oblique, pour le même raccourcissement musculaire, déplace sa

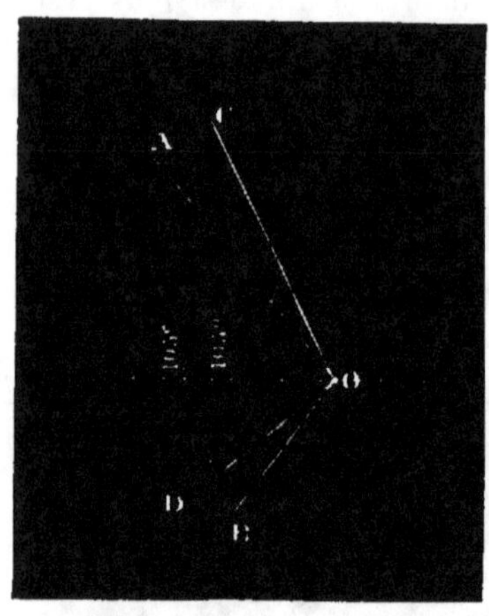

Fig. 65.

pointe plus haut et plus en avant. D'où il suit que l'extrémité du membre sera portée elle-même plus loin de sa situation primitive. Et comme le redressement du bras amène de semblables résultats, les deux effets s'ajouteront pour augmenter l'amplitude du pas.

Que si, au contraire, les choses étaient inverses, si nous avions un bras très oblique sur une épaule droite, l'angle scapulo-huméral, bien qu'égal au précédent, serait contraint à un moins grand écartement, parce que la pointe scapulaire et la jointure radiale resteraient trop en arrière pour laisser à l'avant-bras et au canon la facilité, le temps, de se porter assez loin en avant.

En résumé, l'inclinaison de l'humérus ne devra donc pas être excessive chez le cheval de vitesse, et c'est dans l'épaule qu'il faudra rechercher les conditions d'une bonne orientation scapulo-humérale.

Cela nous explique pourquoi certains sujets, en apparence bien dotés sous le rapport de leurs angles articulaires, ne confirment pas les présomptions qu'on avait fondées sur eux. Il ne suffit pas (ainsi que nous l'avons vu p. 200) que les angles puissent jouer dans une large mesure, il faut encore qu'ils soient capables de le faire dans le sens du mouvement. Si leur orientation par rapport à la verticale du centre de mouvement est défectueuse, tous les avantages mécaniques de l'ensemble sont perdus pour le but final à atteindre : **la vitesse**.

Ces considérations, sur lesquelles nous insistons volontiers, vu leur importance, ne s'appliquent pas aux services qui exigent de la force. Nous en excepterons néanmoins le cheval de gros trait rapide, chez lequel les éléments de la force semblent agir sur les rouages de la vitesse. Aussi trouvons-nous très souvent sur ce type des inclinaisons et des ouvertures articulaires pour ainsi dire calquées sur celles des chevaux de sang.

Mais il n'en est plus de même pour le gros trait lent ; ici on rencontre fréquemment une épaule droite soutenue sur un bras très oblique. Dans ce cas, l'obliquité humérale n'est pas un défaut, car elle favorise l'action des muscles en rendant leurs insertions plus perpendiculaires. Quant à la brièveté du pas, conséquence inévitable d'une pareille conformation, elle n'offre aucune espèce d'intérêt, puisque, pour les moteurs de cette nature, le problème à résoudre consiste non dans l'étendue, mais dans la puissance de l'effort à produire.

DIRECTION DU BRAS PAR RAPPORT AU PLAN MÉDIAN DU CORPS. — Pour que les déplacements du bras puissent s'effectuer convenablement, il faut que son grand axe soit à peu près parallèle au plan médian du corps. Si son extrémité inférieure se projette trop en dehors, tout le membre se dévie dans la même mesure, les aplombs ne sont plus réguliers et le pied se tourne en dedans (voy. *cheval cagneux*). Si, au contraire, le coude est déjeté en dedans, la partie inférieure du membre se tourne en dehors (voy. *cheval panard*). Nous reviendrons sur ces inconvénients à propos des *aplombs*.

MUSCULATURE. — Son développement est une beauté absolue à rechercher ; elle s'apprécie de préférence par la saillie, la largeur des muscles olécrâniens (extenseurs de l'avant-bras), qui comblent l'espace angulaire compris entre le bras et l'épaule, et par le relief que forme le biceps en avant de la région.

MALADIES ET TARES. — La région du bras en est le plus souvent exempte ; on n'y observe guère que des *contusions*, quelquefois des *fractures*, occasionnées par des coups de pied que reçoivent les animaux de ceux qui les précèdent, quand ils sont attelés en file ; pendant la promenade, quand ils sont tenus en main ; pendant les manœuvres, les reprises de manège, etc., lorsque les cavaliers ne conservent pas leurs distances.

C. -- Du coude.

SITUATION. — LIMITES. — BASE ANATOMIQUE. — Cette région, située entre le *bras* et l'*avant-bras*, en avant du *passage des sangles*, a pour base l'extrémité supérieure du cubitus, longue apophyse connue sous le nom d'*olécrâne*. Elle donne principalement attache aux extenseurs de l'avant-bras.

Trois choses sont à rechercher dans le coude : sa longueur, une bonne direction et sa netteté.

LONGUEUR. — L'éminence osseuse qui forme l'olécrâne représente un bras de levier considérable pour les muscles qui s'y insèrent. Chargés de soutenir, pendant la station, le sommet de l'angle huméro-radial, incessamment sollicité par le poids du corps; — de produire l'extension du même angle, lors de la phase impulsive de l'appui (fig. 66); — enfin de ramener pendant la marche le rayon antibrachial dans sa position primitive, ces muscles seront d'autant plus favorisés que le bras de levier dont il s'agit sera plus grand, plus recourbé en arrière. Pour ces raisons. il faudra donc donner la préférence au coude allongé, proéminent, à celui qui. en un mot, empiètera beaucoup sur le bras.

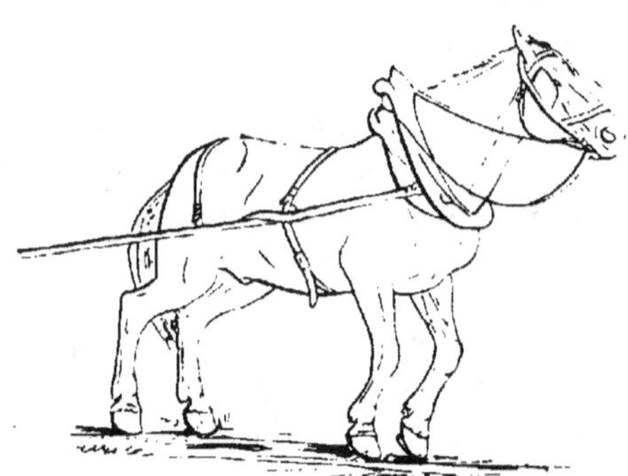

Fig. 66. — Décalque d'une photographie instantanée.

DIRECTION. — La direction du coude est liée à celle du bras. On la considère comme belle, quand elle occupe un plan parallèle à l'axe du corps, et que, de plus, ce plan est suffisamment espacé des faces latérales du thorax. L'animal est dit alors avoir les *coudes écartés*, bien dirigés.

Mais si, par le faible développement des muscles qui séparent le membre antérieur des côtes, l'éminence en question, quoique toujours parallèle au plan médian, est trop rapprochée de celles-ci, le cheval a les *coudes au corps;* il manque de vigueur, d'énergie et d'ampleur dans sa poitrine.

Lorsque le coude est *tourné en dehors*, l'extrémité inférieure du membre est déviée en dedans, ce qui caractérise le cheval *cagneux*.

Si, au contraire, le coude est oblique en dedans, le pied se dirige en dehors, et l'animal est qualifié de *panard*.

Chacune de ces directions est vicieuse, car elle rend le sujet disgracieux pendant la marche, fausse ses aplombs et l'expose à une ruine précoce, ainsi qu'au défaut de *se couper*.

NETTETÉ. — Les blessures de la région du coude peuvent être la conséquence d'une mauvaise application de la sous-ventrière, quand on attelle un cheval en brancards, particulièrement au cabriolet à deux roues ou à la tapissière.

En général, elles sont dues au mode suivant lequel a lieu le décubitus. Certains chevaux, en effet, ont l'habitude de se *coucher en vache*, c'est-à-dire en tenant les membres antérieurs fléchis sous la poitrine. Il en résulte que l'extrémité des branches du fer, connue sous le nom d'*éponge*, vient directement porter sur la pointe du coude, irrite la peau, la contusionne et donne lieu à une tumeur plus ou moins volumineuse, appelée elle-même *éponge*, à raison de la cause qui l'a engendrée. Ces sortes de tumeurs sont parfois sensibles au point de nécessiter la suspension du travail. D'ordinaire elles ne sont que gênantes, disgracieuses ; nous avons suivi pendant plusieurs années un cheval qui faisait un service très actif et portait à chacun des coudes une éponge du volume de la tête d'un homme.

Dès qu'on aperçoit quelque excoriation de la peau de cette région, il importe donc de surveiller l'animal pour voir comment il se couche, afin de faire raccourcir immédiatement les branches du fer, ou simplement celle du côté interne, qui, la plupart du temps, porte seule.

Signalons, en passant, les *fractures* de l'olécrâne, qui entraînent une déformation persistante du coude, l'about fracturé se trouvant attiré en haut par la masse rétractée des muscles extenseurs de l'avant-bras. Une fois consolidées, elles donnent lieu à une claudication sur la nature de laquelle un observateur attentif pourra toujours se prononcer.

D. — De l'avant-bras.

SITUATION. — **LIMITES**. — **BASE ANATOMIQUE**. — L'*avant-bras*, situé entre le *bras* et le *genou*, est limité, en arrière et en haut, par le *coude*.

Deux os en forment la base : le radius et une grande partie du cubitus. Ces os sont recouverts par plusieurs couches de muscles qui tous agissent sur le métacarpe ou les phalanges ; les uns, antérieurs, comprennent les extenseurs de ces régions ; les autres, postérieurs, en sont les fléchisseurs. Indirectement et secondairement, ils peuvent aussi mouvoir l'avant-bras, le porter dans l'extension ou la flexion, selon leur situation par rapport à ce rayon. Et, comme ils opèrent pour la plupart sur des leviers du troisième genre, leur rôle principal est de faire déployer de la vitesse ; rarement ils concourent d'une manière active au soutènement du corps, des dispositions mécaniques spéciales pourvoyant à cette dernière nécessité.

FORME. — Dans son ensemble, l'avant-bras a la forme d'un conoïde, déprimé d'un côté à l'autre au niveau de sa base, supérieure, dont le volume est en rapport avec celui des muscles précités.

Sa *face externe* est séparée du bras et du coude par un sillon à convexité inférieure, dû à la saillie des extenseurs de l'avant-bras sur les extenseurs du métacarpe et des phalanges. Plus bas, et longeant le bord externe du radius, un autre sillon sépare les corps charnus antérieurs des postérieurs.

La *face interne* est dépourvue de muscles dans la plus grande partie de son étendue ; la peau s'y montre directement appliquée sur le radius. Une veine, à laquelle on pratique quelquefois la saignée, parcourt cette face de bas en haut et croise un peu sa direction. Enfin on rencontre dans sa partie moyenne ou dans son tiers inférieur, une production cornée à laquelle on a donné le nom de *châtaigne*.

Les faces, *antérieure* et *postérieure*, arrondies d'un côté à l'autre, sont garnies de muscles ; leur épaisseur est proportionnelle au volume de ceux-ci.

MOUVEMENTS. — En raison du mode d'union des os de l'avant-bras, entre eux ou avec l'humérus, cette région ne peut exécuter que deux mouvements : la *flexion* et l'*extension*.

La première, d'autant plus étendue que ses agents sont eux-mêmes plus longs, et que l'angle huméro-radial est plus ouvert, porte le genou en avant et en haut pour permettre au pied tout entier d'entamer le terrain ; elle est accomplie quelque peu avant le poser du pied.

La seconde agit surtout pendant la dernière moitié de l'appui, ainsi que le montrent les photographies instantanées ; elle contribue donc dans une certaine mesure à l'impulsion, puisque à cette période le membre tout entier est oblique en arrière et en bas.

BEAUTÉS. — Pour se trouver dans les meilleures conditions sous le rapport de la vitesse, l'avant-bras doit être *long*, *large*, *épais* et *bien dirigé*.

LONGUEUR. — La longueur du levier antibrachial mérite d'être envisagée à deux points de vue différents : d'une manière absolue, et relativement au canon.

a. **Longueur absolue.** — Il faut la rechercher aussi grande que possible, d'abord en raison de ce fait qu'un rayon parcourt un chemin proportionnel à sa longueur ; ensuite parce que cette longueur entraîne forcément celle des muscles qui le recouvrent. La vitesse dépend surtout de la valeur de ces deux données.

Si l'avant-bras est court, son oscillation, il est vrai, sera plus rapide. mais, à chaque pas, l'animal perdra du terrain ; il ne pourra conserver de vélocité qu'à la condition de répéter ses mouvements, de se fatiguer davantage. D'autre part, son genou, porté plus haut, obligera le membre à se déployer en hauteur au lieu de le faire en avant. Il trottera sur place, *troussera*, aura des actions plus relevées, plus brillantes, plus faciles, mieux cadencées. Comme cheval d'arme, de manège ou de parade, il sera sans doute agréable, d'un maniement commode, et, à ce titre, d'une utilisation encore avantageuse ; il évitera les inégalités d'un terrain accidenté, en surmontera bien les obstacles, pourra convenir aux exigences de quelques travaux spéciaux, mais il ne sera jamais rapide, abstraction faite du *fond*, bien entendu.

Les sujets pourvus de longs avant-bras meuvent leurs membres plus près du sol, *rasent le tapis ;* ils offrent moins de sécurité pour le cavalier, quand ils n'ont plus à opérer sur la ligne droite, sur des routes bien unies. Toutefois, un dressage intelligent, un entraînement rationnel, arrivent à faire disparaître, à atténuer tout au moins, la plupart de ces inconvénients.

b. **Longueur par rapport au canon.** — Presque tous les auteurs avancent que le levier brisé radio-métacarpien doit tenir sa longueur de l'avant-bras ou de sa section supérieure, et non de celle du canon. Ce qui revient à dire qu'il faut, pour la vitesse, donner la préférence à un avant-bras long et à un canon court.

Lorsqu'on mesure ces régions sur un grand nombre de chevaux de même taille au garrot, on constate que leur longueur relative varie dans de faibles proportions. Mais les quelques centimètres par lesquels se chiffrent ces variations suffisent pour produire à l'extrémité du membre de très notables effets.

M. le professeur Neumann[1] fait d'abord remarquer avec beaucoup de raison, que si l'on considère le métacarpe au moment du lever du pied, lorsqu'il est incliné de haut en bas et d'avant en arrière, on voit qu'il joue le rôle d'un levier sur l'extrémité supérieure duquel le poids du corps se décompose en deux forces secondaires : l'une, perpendiculaire au canon, qui tend à porter le genou en avant ; l'autre, parallèle à ce rayon, et marquant l'intensité avec laquelle le pied presse sur le sol. Celle-ci, détruite par la résistance de ce dernier, n'offre pour nous qu'un faible intérêt. Quant à la première, elle a pour bras de levier le métacarpe, et pour antagonistes les extenseurs de cette région. Plus ce bras sera court, moins la force en question sera favorisée, et moins les muscles auront à se fatiguer pour combattre la tendance à la flexion.

Avec un avant-bras long, le membre à l'appui pourra supporter plus facilement, plus longtemps. le poids du corps, et, sans une plus grande dépense de force, s'incliner davantage avant de se lever, condition qui permettra à la colonne locomotrice d'entamer ensuite beaucoup plus de terrain.

D'un autre côté, lorsque l'extrémité inférieure d'un tel avant-bras arrive au terme de sa course, elle est animée, pour un égal déplacement angulaire, d'une quantité de mouvement plus grande, puisque

---

1. G. Neumann, *De l'avant-bras du cheval et de l'influence de sa longueur sur la rapidité des allures*, in *Journal de médecine vétérinaire militaire*, t. XI, année 1873-1874, p. 157.

celle-ci est toujours proportionnelle à la vitesse acquise, laquelle est elle-même en raison directe de l'espace parcouru pendant l'unité de temps. Or l'extension du canon ayant lieu après la flexion de l'avant-bras, la quantité de mouvement imprimée à ce dernier viendra augmenter celle que les muscles antibrachiaux communiqueront au canon, au bénéfice de la projection étendue, rapide, de la partie inférieure du membre.

Il y a ensuite nécessité de rechercher le développement de la région sur laquelle se trouvent les corps charnus des muscles, le degré de leur raccourcissement donnant la mesure des déplacements angulaires des os. Pour ce motif, il est préférable de diminuer le canon par rapport à l'avant-bras. Au point de vue de la locomotion, on est fondé à dire que, de ces deux rayons, l'un est actif, l'autre passif; le premier, par sa puissance, doit vaincre l'inertie du second.

Enfin, avec un avant-bras court, le déplacement du genou s'effectue en hauteur, au lieu de se produire en avant, dans le sens du mouvement. Le bras de levier (radius) de la résistance (poids du canon) diminue, tandis que celui de la puissance (fléchisseurs du radius) reste le même, ce qui la favorise d'autant, et lui donne plus de facilité pour relever le genou. — Avec un avant-bras long, le bras de levier (radius) de la résistance (poids du canon) augmente, alors que celui de la puissance (extenseurs du métacarpe), demeure invariable, ce qui l'avantage encore et le place plus favorablement pour étendre le canon. Voilà pourquoi, dans le premier cas, l'animal *trousse*, *trotte du genou*, déploie mal son membre et n'avance pas: voilà pourquoi, dans le second, il ne relève pas, développe bien ses rayons, *nage*, comme on le dit, et acquiert plus de vitesse sans multiplier ses efforts et sans compromettre l'intégrité de son appareil locomoteur.

LARGEUR. — Il ne suffit pas que l'avant-bras soit long, il faut encore qu'il soit *large*, ce qui indique le volume de ses muscles.

Cette largeur se mesure d'avant en arrière, au-dessous du coude, en considérant le cheval de profil; elle est toujours un peu supérieure à celle de la jambe au niveau de la partie la plus renflée de ses muscles antérieurs; elle est égale, enfin, à celle de cette même région, comptée du point où elle reçoit l'insertion de la fesse (*pli de la fesse*).

Il en est ainsi chez les chevaux bien conformés, ce qui fait qualifier l'avant-bras de *large*, *musculeux*, *bien musclé*, quelquefois, mais improprement, de *nerveux*.

Dans de telles conditions, les tendons qui succèdent aux muscles postérieurs de la région sont épais et forts; ils sont bien écartés du canon, heureusement disposés pour remplir leur rôle de soupente à l'égard du boulet. C'est surtout chez le cheval de trait que cette largeur doit être considérable, car elle est en rapport avec la force de contraction des muscles. pourvu que ceux-ci soient denses, fermes, pauvres en tissu conjonctif et en graisse.

Lorsque l'avant-bras s'écarte des dimensions précédentes, il pèche par défaut de volume: on le dit *grêle*. Il caractérise ordinairement un cheval sans énergie, à membres longs, disproportionnés, une *ficelle*, suivant l'expression consacrée, manquant de puissance, de solidité, et défectueux dans la plupart de ses autres régions.

ÉPAISSEUR. — L'épaisseur, en corrélation étroite avec la largeur. se mesure d'une face à l'autre, en voyant l'animal par devant; elle s'accuse par la saillie que forment, en dehors, les muscles antibrachiaux antérieurs. Il faut la rechercher aussi étendue que possible, pour les raisons que nous venons de faire valoir; on remarquera cependant que l'avant-bras n'a pas la même musculature chez le cheval de pur sang que chez le cheval de trait; il parait plat sur le premier, tandis qu'il semble arrondi sur le second.

DIRECTION. — La direction de l'avant-bras est une beauté aussi importante à exiger que sa longueur et sa largeur. Elle doit être verticale quand on examine le cheval de profil, parallèle au plan médian du corps quand on le considère de face. Dans ce cas, les aplombs sont réguliers, les membres bien placés pour supporter le poids de la masse.

Mais si, inférieurement, la région se dévie en avant, en arrière, en dehors, en dedans de la verticale, sa direction est vicieuse: certaines parties des extrémités se fatiguent, se ruinent de bonne heure, ainsi que nous le ferons ressortir en parlant du *genou* et des *aplombs*, car toute déviation de ce genre, enlevant au rayon sa verticalité, occasionne aux muscles un surcroît de travail équivalant à la part de poids que le squelette ne supporte plus.

Il n'est pas sans intérêt de mettre ici en évidence le rôle que joue la direction du bras sur la bonne utilisation du jeu antibrachial. En effet, l'angle formé par les deux rayons dépend de l'obliquité plus ou moins grande de l'humérus sur l'horizon. Lorsque celui-ci se rapproche de l'horizontale, cet angle est beaucoup plus fermé que dans le cas où l'os en question se redresse. Or, pour que le cheval ait de la vitesse, il faut non seulement que son avant-bras soit long, mais aussi qu'il puisse se fléchir dans une grande mesure pour donner au pas le plus d'amplitude possible. Dès lors, cette condition sera d'autant mieux remplie que le bras sera plus droit. Une pareille direction favorisera, en outre, l'ouverture de l'angle huméro-radial dans le sens du mouvement en avant, autre nécessité qui s'impose à tous les angles articulaires chez les sujets rapides. Ici, l'observation confirme les données théoriques exposées à propos du bras. Les chevaux de course n'ont pas cette région inclinée, ce qui ne s'oppose nullement, ainsi qu'on l'a vu, à une bonne fermeture de l'angle scapulo-huméral, puisque le scapulum, en devenant plus oblique, rachète ce que l'humérus perd en se redressant.

Ces faibles différences dans la direction des rayons et dans le mode d'ouverture des angles articulaires supérieurs des membres contribuent à expliquer les résultats contradictoires qu'on observe sur les coureurs *en apparence* les mieux conformés. Très difficiles à saisir, ces nuances passent souvent inaperçues, parce qu'on se méprend sur l'importance de leurs effets.

Cependant ceux-ci peuvent être considérables, ainsi qu'on va le voir.

Supposons, pour un instant, qu'un cheval, à chaque pas, soit capable d'ouvrir son angle scapulo-huméral et de fermer l'huméro-radial, chacun d'un degré de plus que son concurrent. Supposons enfin, pour nous servir de nombres ronds, que cette faible amplitude de deux degrés se traduise sur un levier d'un mètre seulement. On sait que le chemin parcouru par l'extrémité de ce levier sera, pour un degré, de :

$$\frac{2 \pi R}{360} = \frac{2 \times 3,1416}{360} = 0^m,017.$$

Ce qui signifie que chaque pas de notre cheval l'emportera de 34 millimètres sur ceux de l'autre. Or, ces 34 millimètres lui donneront, pour une distance de 4,000 mètres parcourue au galop de course (les pas étant de 6 mètres), une avance de 22 mètres 644 ; — parcourue au trot allongé (les pas étant de 3 mètres), une avance de 68 mètres.

Ainsi, l'influence des angles articulaires mérite d'être prise en considération, en ce qui concerne la vitesse qu'ils font déployer à un animal donné. Et qu'on le remarque bien, nous n'avons tenu compte que d'un écart très faible pour un pendule très court, dans l'exemple que nous avons choisi. Qu'eussent été les résultats si, au lieu de les calculer sur deux degrés, nous les avions évalués sur quatre, six ou huit, comme cela se rencontre fréquemment ?

MALADIES ET TARES. — Ce sont des *blessures*, conséquences de coups de pied portés sur la région, mais qui n'offrent de gravité que lorsqu'elles en ont intéressé la face interne, où l'os, comme on le sait, est immédiatement sous-cutané ; celui-ci est même assez souvent *fracturé* dans de telles conditions.

D'autres fois, ce sont des *dilatations synoviales*, qui procèdent de la région du genou et n'apparaissent sur l'avant-bras qu'autant qu'elles ont acquis un grand développement. Celles de l'articulation huméro-radio-cubitale sont extrêmement rares ; pour notre part, nous n'en avons observé que deux exemples. Elles sont placées en arrière du ligament latéral externe de cette jointure. On les voit nettement lorsque l'animal a le membre appuyé sur le sol ; elles acquièrent alors la moitié environ d'un œuf de poule, et disparaissent tout à fait lorsque le membre est en l'air.

Enfin, signalons les blessures qui portent sur le ligament latéral externe de la jointure huméro-radio-cubitale. Elles sont dues à la saillie que forme son côté externe sur le reste du membre, saillie qui reçoit les pressions et ressent tous les frottements que l'animal subit quand il reste longtemps couché sur une litière insuffisamment garnie. Ces blessures sont très graves, car elles se compliquent parfois de l'ouverture de l'articulation et entraînent la mort du sujet.

Quant aux *vices de direction*, véritables tares, nous les étudierons à propos des *aplombs*.

E. — De la châtaigne.

On donne le nom de *châtaigne* à une production cornée, plus ou moins volumineuse suivant la race, située vers la partie moyenne ou le tiers inférieur de la face interne de l'avant-bras.

Peu développée sur les sujets fins, elle l'est beaucoup plus sur les chevaux communs, auxquels on est dans l'habitude de la couper à l'occasion de la *toilette*, lors de la mise en vente.

On en a signalé l'absence aux membres antérieurs, mais c'est là un fait très rare.

F. — Du genou.

SITUATION. — Le *genou* correspond au *poignet* de l'homme et, par conséquent, à toutes les articulations carpiennes. C'est à cet endroit que commence le pied anatomique ; c'est aussi le point où le membre antérieur se dépouille à peu près complètement de ses muscles, pour ne plus se trouver constitué que de pièces squelettiques, de tendons et de ligaments.

LIMITES. – BASE ANATOMIQUE — Limité en haut par l'*avant-bras*, en bas par le *canon*, il a pour base sept osselets répartis en deux rangées superposées. L'un de ces os, le premier ou le plus externe des quatre de la rangée supérieure, est situé hors rang ; on le nomme *sus-carpien* ou *os crochu* : il fait, en arrière, une saillie assez prononcée sous la peau.

Des *ligaments spéciaux*, courts, nombreux, résistants, unissent les pièces d'une même rangée entre elles ; d'autres maintiennent les deux rangées en rapport de contiguïté, ou bien concourent à fixer l'une ou l'autre à l'avant-bras ou au canon ; enfin, il en est de beaucoup plus longs et plus puissants auxquels semble dévolu un rôle de consolidation générale et qui sont *communs* à toutes les articulations carpiennes.

Parmi ces derniers, deux sont latéraux, funiculaires, circonscrivent le carpe en dehors et en dedans, partent des tubérosités radiales et se terminent sur la tête des métacarpiens rudimentaires. Les deux autres sont membraneux ; mais tandis que l'un, l'antérieur, est mince, plus particulièrement préposé à contenir la synovie des jointures et à fournir des surfaces de glissement aux tendons qui le parcourent ; l'autre, le postérieur, semble plutôt une gangue fibreuse, extrêmement épaisse, résistante, qui nivelle toutes les aspérités des os carpiens et transforme leur face postérieure en une véritable *gaine*, que l'os crochu, de concert avec une arcade fibreuse, ferme complètement en arrière, et dans laquelle sont logés les tendons fléchisseurs des phalanges. Ce ligament, l'un des plus puissants de l'organisme, fournit, en outre, de sa partie inférieure, une forte lanière, dite *bride carpienne*, qui se jette dans l'un de ces tendons (celui du fléchisseur profond), et joue un rôle passif important dans le mode de soutènement de l'articulation du boulet.

Trois *synoviales* lubrifient les surfaces articulaires, facilitent leurs mouvements. Presque partout solidement contenues par l'appareil ligamenteux, ainsi que par les tendons extenseurs du pied, elles offrent néanmoins quelques points faibles au niveau desquels elles peuvent anormalement se dilater. Nous y reviendrons à propos des *tares*.

La *face antérieure* du carpe est parcourue de haut en bas par deux *tendons* principaux qui y sont maintenus au moyen de gaines synoviales spéciales : l'un d'eux est celui de l'extenseur antérieur du métacarpe, l'autre, celui de l'extenseur antérieur des phalanges.

Du *côté externe*, glisse le tendon de l'extenseur latéral des phalanges ; du *côté interne*, celui du fléchisseur interne du métacarpe.

Enfin, sur la *face postérieure* de la région, se trouve la vaste *gaine carpienne*, dont la synoviale revêt les deux tendons fléchisseurs des phalanges, remonte derrière le radius jusqu'à son quart inférieur environ, et descend contre le métacarpe sur tout le trajet de son tiers supérieur. Bien que vigoureusement affermie, en haut par le cône musculeux des fléchisseurs du canon et l'aponévrose antibrachiale ; en bas et dans sa partie moyenne, par l'arcade carpienne, elle apparaît cependant, quand elle est le siège d'une distension anormale, sous forme de tumeurs dont nous indiquerons plus loin exactement la situation et les caractères.

Les **MOUVEMENTS** du canon sur l'avant-bras se passent au niveau du genou ; ils consistent dans la *flexion* et l'*extension*.

La première se produit lorsque le pied s'élève au-dessus du sol pour entamer le terrain ; elle est remarquable en ce que l'extrémité inférieure du membre, au lieu de se mouvoir dans le plan de celui-ci, se dévie en dehors, par suite de l'obliquité toute particulière des surfaces articulaires, et n'est pas ainsi exposée à venir rencontrer la face postérieure de l'avant-bras.

La seconde n'a lieu que lorsque le membre, suffisamment dégagé du poids qu'il supportait, se projette en avant pour effectuer le pas et revenir à l'appui. Elle est parvenue à ses limites extrêmes dès que les deux rayons se sont remis en ligne droite, comme ils l'étaient d'ailleurs pendant la station.

Quant aux déplacements que subissent les os carpiens les uns sur les autres, leur importance est considérable sous le rapport de la répartition de la quantité de mouvement sur les surfaces métacarpiennes. Leurs facettes multiples représentent, en effet, de nombreux plans inclinés qui amortissent les chocs en les disséminant sur les ligaments puissants qui unissent ces os.

FORME. — Les détails anatomiques que nous venons de rappeler sommairement étaient indispensables pour se faire une idée exacte de l'aspect extérieur du genou bien constitué.

Chez les sujets de race fine, distinguée, la peau, mince, recouvre toutes les aspérités de la région, en décèle les contours avec la netteté la plus parfaite. Aussi est-ce sur eux qu'on peut le mieux étudier les caractères de la belle conformation.

Vu *de face et en avant* (fig. 67, A , le genou se montre légèrement arrondi d'un côté à l'autre, un peu plus large en haut qu'en bas. Il offre en son

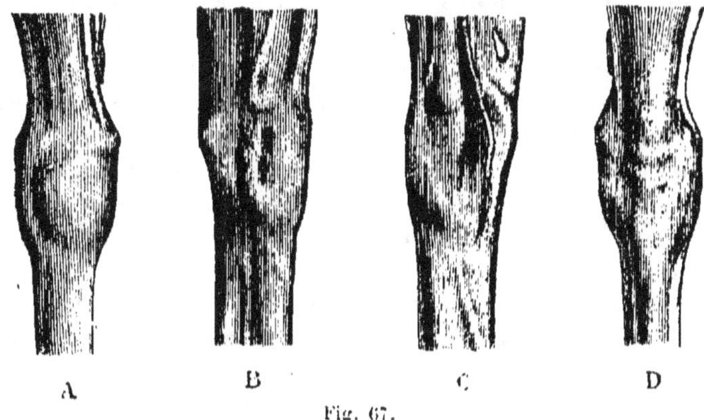

A   B   C   D

Fig. 67.

milieu une saillie allongée, terminaison du tendon extenseur antérieur du métacarpe. Sur les côtés, deux lignes courbes le circonscrivent : l'interne commence à la tubérosité radiale, très accusée ; l'externe part à peu près du même niveau, mais naît d'un angle moins saillant ; toutes deux viennent mourir assez brusquement sur le canon, au-dessous de la tête des métacarpiens rudimentaires.

Examiné *de profil et en dehors* (fig. 67, B), sa ligne antérieure, presque droite, continue celle de l'avant-bras ; deux saillies à peine marquées, la mouvementent légèrement et dénotent le relief des deux rangées carpiennes. Sa ligne postérieure, au contraire, présente un angle très prononcé, dû à l'os sus-carpien, au-dessous duquel elle descend obliquement en avant sur le tendon. Entre l'une et l'autre de ces lignes, deux points lumineux indiquent la tubérosité externe du radius, en haut, et la tête du métacarpien rudimentaire correspondant, en bas. De cette dernière, se dégage le tendon de l'extenseur latéral des phalanges allant rejoindre celui de l'extenseur antérieur.

De *profil et en dedans* (fig. 67, C), le genou est insensiblement pareil à ce que nous venons de voir en dehors. On y aperçoit, toutefois, la tubérosité radiale interne bien dessinée, une division veineuse, ainsi que la tête du métacarpien rudimentaire.

Enfin, vu *de derrière* (fig. 67, D), les lignes qui le circonscrivent sur les côtés sont semblables à celles que nous avons décrites à l'occasion de la face antérieure, tandis que dans son milieu il est parcouru par un volumineux relief conique formé par la terminaison des fléchisseurs du métacarpe sur l'os crochu. Un peu déprimé au-dessous de celui-ci, dans un point appelé *pli du genou*, ce relief se continue inférieurement sans démarcation tranchée avec les tendons fléchisseurs des phalanges.

BEAUTÉS. — Pour être beau, il faut que le genou soit *sec*, *épais*, *large*, *bien descendu*, *bien dirigé* et *net*.

SÉCHERESSE. — Cette qualité est à rechercher, d'une manière générale, pour toutes les articulations, car elle dénote qu'elles sont formées des seules parties qui doivent les constituer. Elle réside dans la saillie apparente des reliefs squelettiques, ligamenteux et tendineux normaux, ce qui implique la finesse de la peau, le peu d'abondance, la densité du tissu conjonctif qui les recouvrent. Tous les sujets de race distinguée se font remarquer par cette sécheresse; ceux de race commune la présentent à un moins haut degré, et chez les animaux mous, lymphatiques, elle fait absolument défaut; les articulations de ces derniers sont toujours plus ou moins *empâtées*.

ÉPAISSEUR. — Nous mesurons l'épaisseur du genou, transversalement, de dehors en dedans. On la recherche considérable, parce que cette qualité est en rapport avec le développement transversal des surfaces articulaires, avec des assises osseuses puissantes et, conséquemment, avec la solidité de l'appui, la sûreté de l'allure. Lorsque cette région est *mince*, l'animal est exposé à **broncher**, à une ruine précoce de ses extrémités, trop faibles pour supporter le poids de la masse, animée d'une certaine vitesse.

LARGEUR. — Nous la mesurons *d'avant en arrière*, car l'étendue du genou l'emporte plus dans ce sens que d'un côté à l'autre. Une grande largeur indique à la fois, le développement antéro-postérieur des surfaces articulaires et la forte saillie de l'os crochu. La première de ces beautés a pour effet de rendre les assises carpiennes plus solides, d'augmenter les mouvements de flexion et d'extension, en même temps que de faire paraître le radius plus renflé à son extrémité inférieure, disposition qui écarte les muscles de leur parallélisme avec les os, favorise leur action. La seconde implique seulement un plus grand bras de levier pour les fléchisseurs du métacarpe.

On appelle *genou de veau* celui qui pèche par la largeur, l'épaisseur et l'effacement de toutes ses parties osseuses ; il dénote la faiblesse générale du membre, le volume d'une articulation commandant aussi celui des régions qui y confinent.

HAUTEUR. — La hauteur du genou au-dessus du sol dépend de la longueur relative de l'avant-bras et du canon. Nous avons vu qu'il y a tout avantage à rechercher de longs muscles antibrachiaux. C'est pour cette raison qu'on donne la préférence à un genou *bien descendu*, placé très bas. Sous ce rapport, les chevaux de vitesse comparés aux chevaux de trait l'ont, toutes choses égales d'ailleurs, plus élevé, ainsi qu'il est facile de s'en convaincre par les mensurations. Leurs canons sont plus longs; leur corps est moins près de terre. Toutefois cela ne change rien au principe que nous venons de poser. Celui-ci ne s'applique qu'aux sujets dont la conformation est comparable, non aux autres.

DIRECTION. — La verticalité de l'avant-bras et du canon, à n'en pas douter, est une des principales conditions de solidité des membres antérieurs. Cela est si vrai, que tout est agencé dans les articulations du carpe pour faciliter ce mode de superposition des rayons osseux. Cependant, telle n'est pas toujours la direction du genou. Tantôt elle se dévie en avant ou en arrière de la verticale; tantôt c'est en dedans ou en dehors. Il en résulte des vices d'aplombs graves auxquels on a donné des noms particuliers.

Ainsi on appelle *arqué*, *brassicourt*, le cheval dont cette région se projette *en avant* (fig. 68). Mais ces expressions ne sont pas employées dans le même sens, bien qu'elles visent toutes deux la même imperfection.

On réserve la qualification d'*arqué*, à l'animal chez lequel elle provient de la fatigue, de l'usure; on le dit, au contraire, *brassicourt*, quand elle est de nature congénitale. Dans le premier cas, on a affaire à une défectuosité grave qui témoigne de la faiblesse musculaire du membre, de son usure ou de la rétraction de ses cordes tendineuses postérieures; le sujet est dénué de solidité; il n'offre aucune sécurité pour le cavalier, et se trouve à chaque instant exposé à des chutes sur les genoux, ainsi que l'accusent ordinairement les traces indélébiles dont ils sont tarés. Dans le second cas, la défectuosité n'est

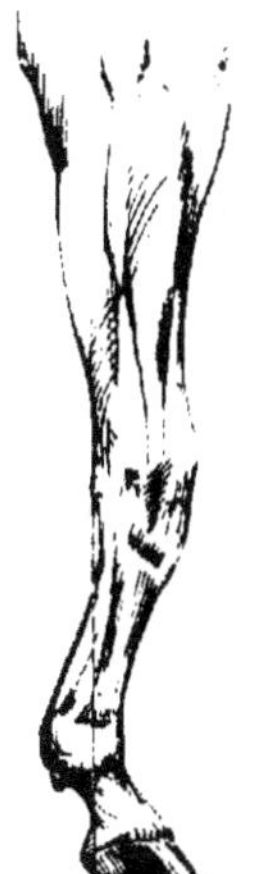

Fig. 68.

qu'apparente; elle ne nuit en rien à la solidité de l'appui, à la liberté des mouvements. Il est même des sujets brassicourts, dit H. Bouley[1], dont les genoux sont tellement *courbes* dans la station, qu'on a peine à

1. **H.** Bouley, *Nouveau Dictionnaire pratique de médecine, de chirurgie et d'hygiène vétérinaires*, t. VIII, p. 201.

comprendre comment ils peuvent se tenir, et cependant, même lorsque ce défaut est porté à ce degré extrême d'exagération, ils ne bronchent pas, une fois mis en mouvement. C'est que cette attitude singulière n'est pas, chez eux, l'expression d'un affaiblissement dans la puissance des extenseurs, comme chez le cheval qui s'est *arqué* par suite de fatigue et de vieillesse.

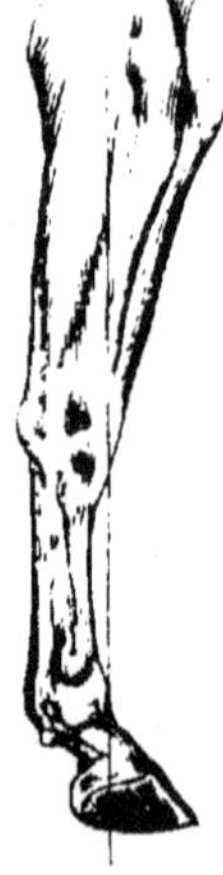

Fig. 69.

L'utilisation, seule, permet de distinguer l'*arcure* véritable; ajoutons qu'elle se décèle encore par la *vacillation* des genoux lorsque les sujets sont au repos, ainsi que par la présence habituelle de tares molles ou dures sur les régions inférieures des membres.

Si, contrairement à ce que nous venons de voir, le genou se dévie *en arrière* de la verticale (fig. 69), on le dit *effacé, enfoncé, creux* ou *de mouton*.

Cette défectuosité, caractérisée par une dépression de la face antérieure et la saillie plus considérable de l'os crochu, n'a pas, que nous sachions, au point de vue de la vitesse, l'importance qu'on veut bien y attacher. Elle implique, sans doute, de la part des fléchisseurs du métacarpe une contraction un peu plus étendue pour amener ce rayon dans l'attitude que comporte la flexion normale, d'où une perte de temps dans la succession des mouvements. Mais cette perte de temps et la fatigue musculaire qui en résultent sont insignifiantes, fort difficiles à apprécier. Une pareille conformation est plutôt vicieuse en ce qu'elle entraîne la distension continuelle de l'appareil ligamenteux postérieur du carpe et de la bride carpienne, distension qui porte aussi sur les ligaments latéraux et qui s'exagère encore, à chaque instant de l'appui, lorsque l'animal se déplace à grande vitesse. Ces tractions exagérées, ressenties par les liens articulaires, se traduisent à la longue sous forme de tumeurs, à leurs points d'insertion sur les os, ou bien par des indurations persistantes de la bride carpienne et du ligament suspenseur du boulet.

Des considérations du même ordre s'appliquent au genou dévié *en dedans* de la verticale et que l'on qualifie de *genou de bœuf*, par analogie avec la disposition qu'il affecte chez cet animal (fig. 70). Très convexe sur sa face interne, concave en dehors, il ne s'allie plus, dans ce cas, avec une répartition régulière du poids du corps sur les assises métacarpiennes, parce que ses surfaces articulaires, chez le cheval, sont tout autrement taillées que chez le bœuf. A l'état de repos, et lors de l'appui pendant la marche, la déviation en dedans tend à s'accentuer; la moitié externe des os se trouve surchargée, tandis que le ligament latéral interne est tiraillé outre mesure. Aussi cette conformation nous semble-t-elle, d'abord à cause de cela, défectueuse au premier chef, pour les chevaux de selle en particulier, et pour ceux de vitesse, en général. De plus, elle exagère, pendant la flexion, le mouvement d'abduction du métacarpe, toujours très peu marqué dans les conditions ordinaires. L'animal, en déjetant, à chaque pas, son canon en dehors de la verticale, perd du temps à le ramener dans une attitude régulière et s'en sert d'une façon des plus disgracieuses, qui a fait dire à H. Bouley que son allure paraît comme « *dégingandée* et choque l'œil du vrai connaisseur. » Enfin, la conséquence obligée de cette forme du genou c'est la déviation, en dehors, de la partie inférieure du membre, notamment du sabot. Nous y reviendrons à propos du *cheval panard*. (Voy. *Aplombs*.)

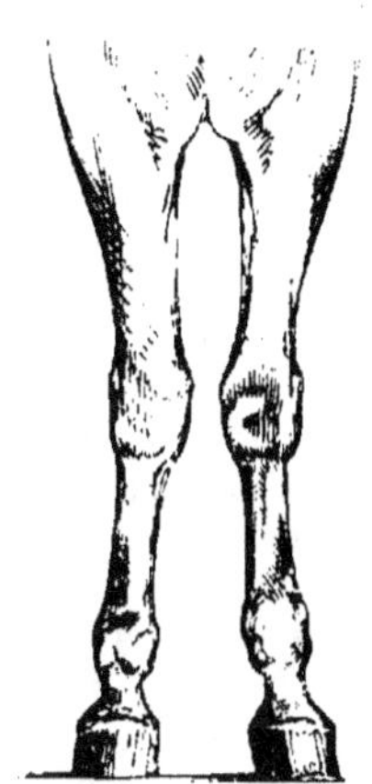

Fig. 70.

Lorsque la région carpienne est déviée *en dehors* de la verticale, l'animal est dit *cambré du genou*, défectuosité grave qui s'accuse par un membre convexe du côté externe, concave en dedans, ainsi que par la convergence des deux sabots (fig. 71). Cette disposition n'est pas commune; elle détermine, comme la précédente, un appui inégal, des tiraillements ligamenteux. Ici, c'est la face interne des articulations qui se trouve surchargée et les ligaments latéraux externes qui supportent les tractions anormales; aussi des tares précoces sont-elles l'apanage du genou cambré. D'autre part, comme la pince des sabots est tournée en dedans, le cheval est *cagneux*, sujet, par conséquent, à tous les inconvénients de ce défaut, surtout à celui de *se couper*.

NETTETÉ. — Il ne suffit pas que le genou soit sec, large, épais, bien situé et bien dirigé, il est absolument indispensable encore qu'il soit parfaitement *net*, c'est-à-dire pur dans ses lignes extérieures,

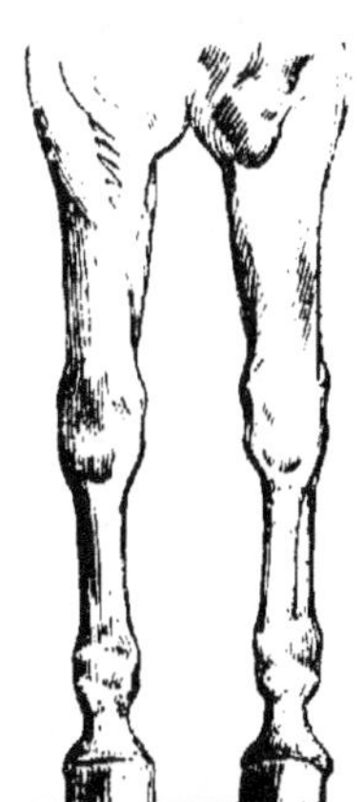

Fig. 71.

qu'on le regarde de face ou de profil. Toute déformation, même légère, doit être considérée comme grave, car elle est l'indice de la faiblesse, de la ruine du membre sur lequel on la constate.

MALADIES ET TARES. — H. Bouley[1] a, selon son habitude, fort bien exposé les maladies et les tares du genou; nous nous bornerons donc à résumer ce qu'il a écrit sur ce point.

1° **Lésions et maladies récentes.** — Ce sont d'abord des *dénudations*, des *excoriations* ou des *blessures* plus ou moins profondes de la peau antérieure de la région, suites de chutes sur le sol, et dont la gravité varie suivant la nature du terrain, la vitesse de l'allure, le poids de la charge que supportait l'animal. Ces lésions ont une forme assez régulièrement circulaire, ainsi que les cicatrices qui leur succèdent, et font qualifier de *couronné* le cheval qui les présente. Il importe de s'assurer si elles sont le résultat d'un défaut de solidité des membres antérieurs, ou dues à des chutes accidentelles. Il faut encore reconnaître si la plaie du genou a intéressé seulement les téguments, le tissu conjonctif sous-cutané, ou si, au contraire, les gaines synoviales ont été atteintes, car la gravité n'est pas la même dans ces diverses circonstances. En général, les plaies superficielles ne s'accusent pas par une grande difficulté de la marche, tandis que les profondes, celles qui ont amené l'ouverture des articulations, sont extrêmement douloureuses et rendent tout appui impossible.

Quelquefois, les heurts, les chutes, n'ont déterminé autre chose qu'un simple enlèvement de l'épiderme et des poils correspondants qui repoussent d'ailleurs avec leur coloration. D'autres fois, la région a été plus ou moins contusionnée, sans perte de substance, et les épanchements de sang ou de sérosité produits sous la peau ont occasionné la formation d'abcès capables de mettre les sujets hors de service pendant quelque temps.

2° **Lésions et maladies chroniques.** — Dans cette catégorie se rangent des altérations et des affections beaucoup plus nombreuses, qui revêtent, pour la plupart, la signification de véritables *tares*. Elles portent sur la peau, le tissu conjonctif sous-cutané, les synoviales articulaires et tendineuses, l'appareil osseux. Examinons-les rapidement.

a. PEAU. — Nous venons de voir que le cheval qui *se couronne* peut se faire, sur la face antérieure des genoux, des blessures de gravité très différente. Mais la peau n'en conserve les traces persistantes que si elle a été intéressée dans ses parties essentielles. Les plus légères de ces traces sont celles qui proviennent d'une simple modification des follicules pileux. A leur endroit, les poils repoussent blancs, témoignant ainsi de la chute qui a eu lieu. Dans d'autres cas, le tégument a été lésé dans sa profondeur ou même a subi une perte de substance, et alors les poils correspondants font défaut dès que la cicatrisation est opérée.

Dans l'une et l'autre de ces circonstances, qu'il y ait une tache blanche anormale sur le genou ou une cicatrice indélébile, dépourvue de poils, l'animal n'en est pas moins stigmatisé aux yeux des connaisseurs; il est considéré comme faible sur ses membres, prédisposé à des chutes nouvelles, par suite, gravement déprécié au point de vue commercial, bien que parfois le couronnement soit tout à fait accidentel. Aussi importe-t-il de se tenir en garde contre les prétendus moyens que ne manquent jamais de vous proposer les marchands pour faire repousser les poils. Il importe surtout de se

---

1. H. Bouley, *loc. cit.*

prémunir contre les manœuvres frauduleuses que certains mettent en usage dans le but de dissimuler, aux yeux de l'acheteur trop crédule, une tare qui déjoue toutes les tentatives. On en a vu qui sont allés jusqu'à noircir la place couronnée avec un cirage particulier ; d'autres y déposent avec assez d'habileté de faux poils maintenus en situation momentanée à l'aide d'une petite application de dextrine ! Tous ces expédients, on le conçoit, ne sont pas de nature à tromper l'observateur attentif et exercé.

Dans la région du pli du genou, on rencontre des *crevasses* connues sous le nom de *malandres*. Elles sont graves en ce sens qu'elles causent une grande douleur et sont souvent très longues à guérir.

b. TISSU CONJONCTIF SOUS-CUTANÉ. — Il n'est pas rare d'observer, après les contusions du genou. des épanchements plus ou moins abondants dans le tissu conjonctif sous-cutané. On voit alors, sur la face antérieure de la région, une tumeur fluctuante, volumineuse, indolente, dont les parois, d'abord minces, ne tardent pas à s'indurer, à s'épaissir irrégulièrement ; c'est là l'*hygroma* du genou. Il s'enflamme quelquefois, devient très douloureux ; en règle générale, il n'oppose à la locomotion qu'un obstacle mécanique et n'est que disgracieux.

Les *tumeurs indurées* du tissu cellulaire reconnaissent la même origine ; elles diffèrent des hygromas en ce qu'elles ne sont pas fluctuantes et qu'on peut en obtenir beaucoup plus facilement la résolution.

c. SYNOVIALES ARTICULAIRES ET TENDINEUSES. — Une articulation comme le genou, complexe, douée de mouvements étendus, doit traduire sa fatigue à la longue par des hydropisies synoviales au niveau des jointures les plus mobiles, c'est-à-dire dans les points où l'appareil de glissement a dû mettre en jeu une suractivité fonctionnelle presque incessante. Et, en effet, c'est ce que l'on observe à l'égard des charnières radio et inter-carpiennes, malgré les puissants moyens d'union qui les assujettissent.

L'hydarthrose de la première se manifeste par la présence de deux tumeurs, molles, fluctuantes, lorsque le membre est dans la demi-flexion, tendues et convexes lorsqu'il est dans l'extension : l'une est située au côté externe, immédiatement au-dessus de l'os sus-carpien, contre le radius ; l'autre se décèle en haut de la face antérieure du genou. Elles correspondent donc, on le voit, aux parties non soutenues de la membrane synoviale, et les pressions exercées sur la tumeur latérale se transmettent intégralement sur l'antérieure, fait qui met en évidence les relations étroites qu'elles ont ensemble.

L'hydarthrose de la jointure inter-carpienne se dénonce, sur le membre à l'appui, par l'apparition de deux ou trois nodosités, de la grosseur d'une noisette ou d'une noix, entre les tendons extenseurs des phalanges et du métacarpe, vers le milieu à peu près de la face antérieure de la région.

Quand les *vessigons* articulaires du genou sont très anciens, leurs parois s'indurent et vont même jusqu'à s'ossifier, ce qui constitue, dans ce dernier cas, une des variétés du *genou cerclé* dont nous parlerons plus loin.

Les *dilatations des gaines synoviales tendineuses* sont de deux sortes : elles apparaissent sur le trajet des tendons fléchisseurs, ou sur celui des extenseurs. De proportions plus considérables, elles acquièrent un très grand volume ; il arrive quelquefois, au moins en ce qui concerne les secondes, de les voir communiquer entre elles et avec les capsules articulaires : particularité importante qui doit prémunir contre le danger de les ouvrir.

L'hydropisie de la gaine carpienne, plus connue sous le nom de *vessigon carpien* ou *tendineux du genou*, se dénote par la formation de deux tumeurs en arrière du carpe, entre le radius et les muscles fléchisseurs du métacarpe. Chacune d'elles est ovoïde, l'interne ordinairement plus petite que l'externe, mais toutes deux remontent plus haut que le vessigon articulaire. Inférieurement, ce qui n'arrive jamais pour celui-ci, le vessigon tendineux se prolonge au-dessous du genou par une tumeur molle, allongée, irrégulièrement bosselée, qui suit le trajet des tendons fléchisseurs et transmet ses pressions, ses fluctuations, aux deux culs-de-sac supérieurs, donnant ainsi la preuve de sa communication avec eux.

Les dilatations synoviales des gaines tendineuses situées sur le ligament capsulaire antérieur du carpe revêtent des caractères analogues. Elles se traduisent par des tumeurs allongées, placées sous les tendons extenseurs, toujours parfaitement distinctes les unes des autres au début de leur développement. Plus tard, elles envahissent la face antérieure du genou, peuvent devenir communicantes entre elles et avec les synoviales articulaires; leurs parois s'indurent, s'ossifient par endroits; n'était leur situation relative aux cordes tendineuses, on les confondrait facilement avec les hygromas qui leur sont constamment superficiels.

d. APPAREIL OSSEUX. — Il n'est pas jusqu'à l'appareil osseux qui ne porte, lui aussi, les traces de l'usure résultant de l'âge ou du travail excessif. Des végétations apparaissent à la longue sur la face antérieure des os carpiens et sur la périphérie de leurs marges articulaires, dans les points correspondant aux insertions ligamenteuses. Ces tumeurs osseuses du genou ont reçu le nom générique d'*osselets*. Elles débutent sur la tête des métacarpiens rudimentaires, de préférence au côté interne, puis s'étendent de proche en proche aux pièces des deux rangées. Lorsqu'elles sont ainsi généralisées, on est dans l'habitude de dire que le genou est *cerclé*, très heureuse expression qui donne à l'esprit l'idée des altérations dont la région est le siège. Les osselets, de même que les vessigons articulaires et tendineux, sont des *tares* graves : ils déparent l'animal, occasionnent une déviation de l'avant-bras et du canon, enfin, donnent lieu à une claudication d'intensité variable, souvent très rebelle, quelquefois persistante.

Comme les régions situées au-dessous du genou et du jarret offrent fort peu de différences, tant sous le rapport de l'anatomie qu'au point de vue de l'extérieur, nous en ferons l'objet d'une même étude.

CHAPITRE II

MEMBRE POSTÉRIEUR

A propos de la *croupe*, nous avons fait valoir les raisons pour lesquelles nous placions cette région dans le tronc. Il n'y a donc pas à y revenir ici.

Dans les membres postérieurs, on retrouve les mêmes parties que dans les antérieurs, sauf quelques variantes sans importance, inhérentes au mode particulier suivant lequel ces membres effectuent leurs mouvements.

C'est ainsi que la *cuisse* correspond au *bras* ; le *grasset*, au *coude*; la *jambe*, à l'*avant-bras*; le *jarret*, au *genou*. Telles sont les diverses régions qu'il nous reste à examiner.

A. — De la cuisse et de la fesse.

SITUATION. — LIMITES. — BASE ANATOMIQUE. — Il nous paraît rationnel de réunir dans une seule description la *fesse* et la *cuisse*, qui ont entre elles de si étroites connexions.

Nous nous bornerons à considérer la première comme la partie de la seconde préposée à la flexion de la jambe, à l'extension du fémur et à la bascule du coxal.

La *cuisse* est le point où le membre postérieur se détache du tronc. Elle est *limitée* en haut par la *croupe* et la *hanche* ; en bas, par la *jambe* et le *grasset*; en avant, par le *flanc* ; en dedans, par l'*aine* (dans les deux sexes), le *fourreau*, et les *bourses*, chez les mâles, les *mamelles*, chez la jument; en arrière, enfin, elle est tout à fait libre, simplement en rapport avec le tronçon et les crins de la *queue*.

Elle a pour *base* anatomique le fémur et de nombreux muscles, qui, partant des régions voisines, viennent s'y terminer, ou, au contraire, s'en détachent et se portent sur les sections immédiatement inférieures : la jambe et le pied.

FORME. — On reconnaît à la cuisse deux faces et deux bords.

Sa *face externe* se montre légèrement arrondie, suivant sa longueur et sa largeur, chez les chevaux en bon état d'embonpoint. Elle forme, dans ce cas, au-dessous de la croupe, un plan à peu près vertical qui se confond, en bas, avec la face correspondante de la jambe, et en avant, avec le fuyant du flanc. Mais la fatigue, les privations accusent fortement les reliefs squelettiques et les interstices musculaires : le fémur se traduit par une épaisse moulure longitudinale au devant de laquelle les muscles se décèlent en creux, par suite de la rétraction du flanc; les tubérosités ischiale et trochantérienne, très saillantes, laissent entre elles une ligne profondément creusée, qui sépare le muscle ischio-tibial externe de l'ischio-tibial postérieur, et que l'on connaît sous le nom pittoresque de *raie de misère*.

La *face interne*, appelée *plat de la cuisse*, est aussi plus ou moins convexe. Elle est parcourue, dans sa hauteur et d'arrière en avant, par une veine à laquelle on pratique quelquefois la saignée : c'est la *veine saphène*, qui est longée par la petite artère du même nom et enlacée par des divisions nerveuses, ainsi que des vaisseaux lymphatiques dont la situation est importante à retenir.

Sur son *bord antérieur*, la cuisse est constituée par une masse musculaire volumineuse, le triceps crural, préposée à l'extension de la jambe. C'est sur la partie moyenne et inférieure de ce bord que se jette un repli cutané, dit *pli du grasset*, qui émane du fuyant du flanc et se porte sur la face antérieure de la rotule.

Quant au *bord postérieur*, il représente à lui seul la sous-région de la *fesse* et a pour base les muscles ischio-tibiaux. Il décrit, à partir de la base de la queue où il se confond avec la croupe, une ligne régulièrement arrondie qui se creuse inférieurement et vient mourir sur le bord postérieur de la jambe. Le point le plus saillant de cette courbe gracieuse a reçu le nom de *pointe* ou *d'angle de la fesse :* il est dû à la proéminence de la tubérosité ischiale du coxal. Par opposition, on appelle *pli de la fesse*, l'endroit le plus concave de celle-ci, lieu qui correspond environ au centre de flexion de la jambe sur la cuisse. Il est digne de remarque que, sur les sujets très maigres, la pointe et le pli de la fesse sont toujours fortement accusés, tandis qu'ils sont à peine indiqués chez ceux dont l'état d'embonpoint ne laisse rien à désirer, particulièrement sur les chevaux de gros trait à musculature puissante.

Vue par derrière, la cuisse est d'autant plus épaisse que ses masses musculaires sont plus développées et que l'animal appartient à une race moins distinguée.

MOUVEMENTS. — Sous le rapport de la locomotion, la région qui nous occupe est des plus intéressantes à considérer. Elle décrit deux mouvements principaux dont le centre est l'articulation coxo-fémorale : ce sont la flexion et l'extension. Leur amplitude maxima est d'environ 30 degrés.

Pendant la *flexion*, le fémur se déplace angulairement pour entamer le pas. Il arrive au terme de sa course, un peu avant que le pied ne revienne à l'appui, de façon à permettre l'extension de la jambe, qui n'est pas encore achevée au moment où la flexion fémorale est accomplie.

Pendant l'*extension*, les phénomènes sont d'ordre inverse : le fémur se porte en arrière, ouvrant ainsi fortement l'angle coxo-fémoral; son obliquité a changé de direction ; il est devenu vertical et se trouve même incliné en arrière, et en bas, lorsque le membre va se lever. L'extension de la cuisse se produit donc pendant la dernière phase de l'appui : elle cesse dès que le pied quitte le sol pour effectuer un nouveau pas. Les muscles qui la déterminent sont plus nombreux, plus forts, que ceux qui opèrent la flexion, fait qui n'a rien d'extraordinaire, ces puissances ayant à lutter contre le poids du corps, à vaincre l'inertie de la masse, tandis que dans le second cas elles ont seulement à soulever le membre postérieur, et à le projeter en avant. De l'énergie et de l'étendue de leur contraction dépendront l'intensité, l'amplitude de la détente fémorale, qui communique au tronc, de concert avec le jarret et le grasset, l'impulsion initiale, la *chasse*, comme on est dans l'habitude de le dire.

DIRECTION. — On ne peut raisonner convenablement de la direction de la cuisse que si l'on s'entend bien sur la signification qu'il faut accorder à ce mot.

En mécanique animale, les rayons osseux ont un axe de figure qui n'est pas toujours leur axe de mouvement. Ce dernier étant défini la ligne fictive qui joint les centres probables de mouvement, il est clair qu'il différera de l'axe de figure toutes les fois que les contacts articulaires seront situés en avant, en arrière, en dedans ou en dehors de celui-ci. C'est ce que nous avons constaté déjà à propos de l'humérus; c'est ce qui est encore manifeste quand il s'agit du fémur. Pour cet os, l'axe de figure passe à peu près suivant une ligne menée du trochanter à la fossette qui existe entre la trochlée et le condyle externe : l'axe de mouvement, au contraire, joint le centre coxo-fémoral au centre fémoro-tibial, et croise verticalement le premier, à raison de ce fait que la tête du fémur occupe le côté interne de ce rayon, au lieu de se trouver directement à son extrémité supérieure.

Malgré les difficultés qui, sur le vivant, s'opposent à cette détermination, il est possible néanmoins d'y parvenir d'une façon *approximative*, en recherchant les deux points en regard des deux centres articulaires précités : ce sont, d'une part, la convexité du trochanter; d'autre part, le milieu de la longueur du ligament fémoro-tibial externe. En joignant ces points par une ligne, on obtient l'axe de mouvement du fémur. Sur beaucoup de sujets, il se montre presque vertical, l'animal étant supposé d'aplomb; sur d'autres, il est légèrement oblique en avant et en bas; enfin, il en est qui le présentent oblique en sens inverse, c'est-à-dire en bas et en arrière.

La direction de la cuisse doit satisfaire aux quatre principales exigences ci-après :

1° Donner à l'angle coxo-fémoral, déjà réduit par suite de l'horizontalité de la croupe, une ouverture suffisante;

2° Permettre à l'angle fémoro-tibial un grand écartement de ses branches, tout en laissant à la jambe une faible obliquité;

3° Ne pas nuire à la régularité des aplombs, laquelle implique la tangence du jarret à la verticale tombant de la pointe de la fesse;

4° Enfin, maintenir le grasset dans un certain état d'écartement du plan médian.

Nous estimons, d'après nos recherches, qu'une inclinaison moyenne de 80 degrés répond à tous ces *desiderata* chez les chevaux de vitesse.

Pour le gros trait lent, l'obliquité pourrait être plus accusée, puisque le coxal est moins horizontal, mais cette modification s'observe rarement; d'ordinaire, dans ce genre de service, le fémur se redresse en même temps que la croupe s'avale, la jointure de la hanche s'ouvre au lieu de se fermer, afin de disposer les parties inférieures du membre d'une façon moins défectueuse au point de vue des aplombs.

L'examen des photographies instantanées apprend que la limite d'extension du rayon crural est située assez peu en arrière de la verticale passant par le centre articulaire coxo-fémoral.

En principe, il ne faut donc pas que la cuisse soit *trop droite*, pendant la station régulière, c'est-à-dire lorsque la ligne directrice du

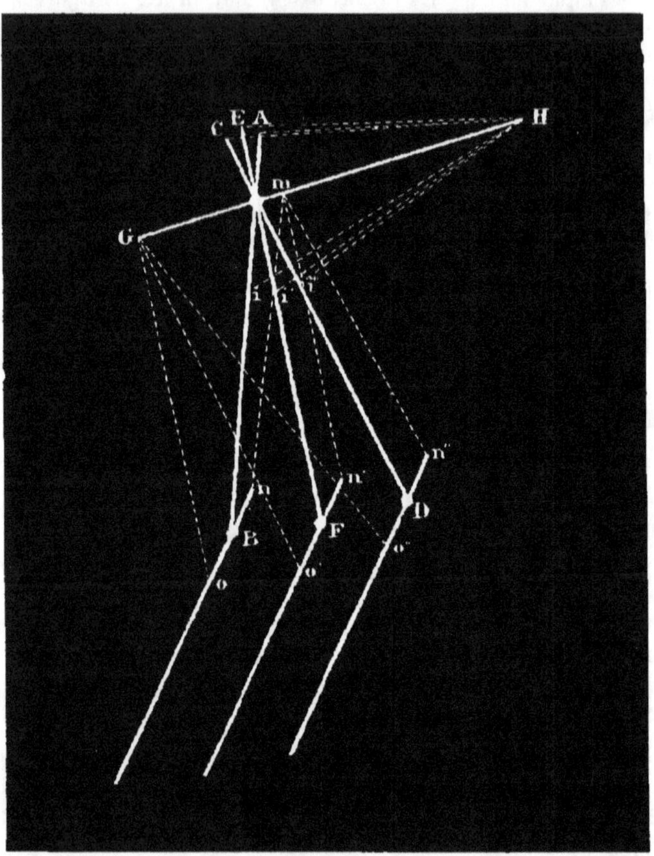

Fig. 72.

membre se confond avec la verticale qui tombe du centre de suspension du tronc sur ce membre (Voy. **Aplombs**).

Quand il en est ainsi (fig. 72, AB), le jeu d'extension du fémur est nécessairement borné, l'animal manque de chasse, il est incapable de profiter des avantages d'une longue croupe. De plus, ses aplombs sont vicieux, et le jarret, le pied, trop reportés en arrière, le rendent *campé*

du derrière. Quant aux muscles, les fessiers, HA, les extenseurs de
la jambe, *mn*, et les ischio-tibiaux, Go, sont courts ; seuls, les fléchisseurs, *iH*, sont longs.

Trop oblique, au contraire, comme CD, c'est la flexion qui est bornée.
Le cheval, *sous lui* du derrière, entame peu de terrain à chaque pas,
son membre trop engagé sous le tronc, se déploie en hauteur et perd
une partie de sa force extensive à soulever le corps au lieu de le projeter en avant, quelle que soit d'ailleurs la longueur plus considérable
des fessiers, HC, des ischio-tibiaux, GO″, et des extenseurs de la
jambe, *mn″*.

D'un autre côté, le degré d'inclinaison de la cuisse étant capable de
modifier la valeur de l'angle coxo-fémoral, on est en droit de se demander si, pour la vitesse, le redressement de la croupe ne serait pas
en mesure de racheter l'excès d'obliquité du rayon crural, de façon à
laisser à l'angle la même ouverture et, par conséquent, le même développement.

Cette compensation, comme on l'a vu plus haut, est possible, mais
dans des limites très restreintes, parce que l'*orientation* de l'angle articulaire devient vite défectueuse ; sa bissectrice prend une direction
trop horizontale. Ici, comme pour le bras, la règle est que : à croupe
horizontale doit correspondre une cuisse droite.

D'autre part, si le fémur est dans la nécessité de conserver une
ouverture convenable et efficace à la jointure coxo-fémorale, il faut
aussi qu'il dote d'une bonne orientation l'angle qu'il forme avec la
jambe, tout en laissant à celui-ci un grand écartement. L'observation
démontre, en effet, que la charnière fémoro-tibiale offre toujours une
ouverture plus accusée sur les animaux rapides ; c'est grâce à elle que
le tibia peut éviter une inclinaison excessive qui le placerait désa-
vantageusement sous le rapport d'une révolution étendue et utile pour
la progression en avant.

Aussi pensons-nous qu'une cuisse peu oblique remplira bien ces
diverses exigences. C'est celle qui s'alliera le mieux avec de longues
enjambées, une grande détente, une chasse puissante et de bons
aplombs. Il y a loin de là, on le voit, aux données classiques d'une
certaine école qui veut que tous les rayons supérieurs des membres
soient inclinés à 45 degrés sur l'horizon !

Enfin une dernière beauté de la cuisse résidera dans son *écartement
du plan médian* vers son extrémité inférieure. Dans ces conditions, la
région du *grasset*, dont nous parlerons bientôt, ne sera pas exposée,
lors des allures rapides, à venir rencontrer les parois du ventre. Si
pourtant cet écartement était trop marqué, il entraînerait la déviation

des parties inférieures du membre en dehors; beaucoup de chevaux clos du derrière et panards doivent à cette cause la direction vicieuse de leurs extrémités postérieures (Voy. *Aplombs*).

LONGUEUR. — La longueur de la cuisse, on le comprend, est en relation étroite avec l'amplitude des oscillations dont elle est capable; d'autre part, elle commande l'étendue des déplacements du tibia. Selon nous, il faut la compter de l'articulation coxo-fémorale à la partie inférieure du grasset. Mais ses variations se traduisent surtout au niveau de son bord postérieur. Aussi est-on dans l'habitude de les caractériser, en qualifiant la *fesse* de *longue* ou *bien descendue* (fig. 73), ce qui constitue pour cette région une beauté de premier ordre, dont les chevaux anglais, notamment, offrent un remarquable exemple.

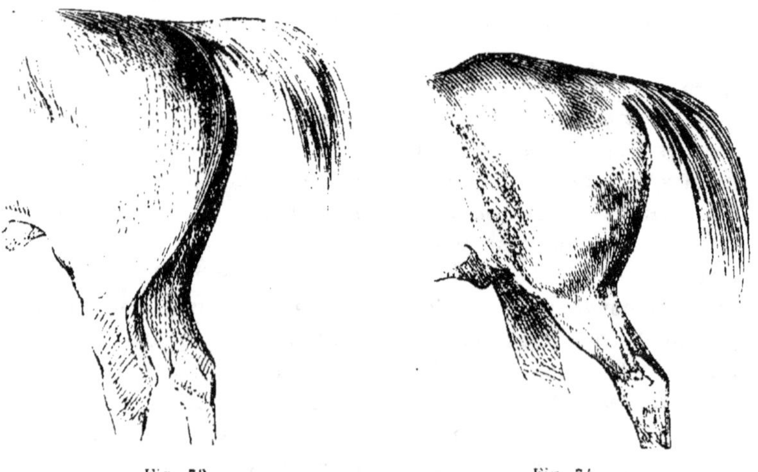

Fig. 73.　　　　　　　　　　　　Fig. 74.

Lorsque la cuisse manque de longueur, elle rend la fesse *courte*, *ronde*, *coupée* (fig. 74), défaut qui peut provenir aussi d'une trop grande fermeture de l'angle fémoro-tibial. On dit encore la fesse *saillante*, lorsque sa pointe est bien accusée chez le cheval en bon état d'entretien, ce qui dénote une bascule facile du coxal sur les membres postérieurs.

LARGEUR ET ÉPAISSEUR. — La *largeur* de la cuisse se mesure suivant une horizontale qui la couperait transversalement au-dessous de l'articulation coxo-fémorale; son *épaisseur* s'apprécie, au contraire, d'un côté à l'autre, soit en voyant l'animal par derrière, soit en le considérant de biais et en avant.

Il est presque superflu d'insister sur l'importance de ces deux dimensions, qui décèlent le développement musculaire de la région, et, par conséquent, la puissance impulsive de l'arrière-main. Le manque d'épaisseur de la fesse fait qualifier celle-ci de *tranchante ;* quand il porte sur la cuisse tout entière et qu'il s'accompagne d'un *défaut de largeur*, la cuisse est dite *plate*, *maigre* ou de *grenouille ;* le cheval est appelé, en argot hippique, *grenouillard*, en raison de la faiblesse marquée de son train postérieur.

La belle musculature de la cuisse se caractérise d'un mot : l'animal est *bien culotté*, *bien gigotté ;* il a la fesse *bien fournie ;* sa chair est ferme, dense, élastique.

MARQUES PARTICULIÈRES. — On observe souvent sur la face externe des cuisses des *marques de cautérisation* pratiquées dans le but de distinguer les sujets, de reconnaître leur provenance, de témoigner de leur acquisition ou de certaines récompenses qui leur auraient été accordées.

L'armée, il n'y a pas très longtemps, marquait ses chevaux sur la cuisse gauche : d'une grenade, pour ceux qui provenaient des carabiniers ; — d'un C, pour les cuirassiers ; — d'un D, pour les dragons ; — d'un H, pour les hussards ; — d'un A, pour les artilleurs ; — d'un cor de chasse, pour les chasseurs ; — de deux lances en croix, pour les lanciers ; — d'un T et d'un E, pour le train des équipages; etc. — Puis, voyant que ces marques occasionnaient parfois des chutes de peau et déparaient les sujets, elle les plaça sur les faces latérales de l'encolure où elles étaient plus ou moins dissimulées par la crinière. Les accidents de personnes, la douleur, les complications et les tares qui en résultaient la déterminèrent enfin à adopter une prescription beaucoup plus sage, la *marque au sabot*, aujourd'hui seule employée.

Néanmoins, malgré les nombreux inconvénients du marquage au fer rouge, quelques grandes administrations ont cru devoir le conserver. La Compagnie générale des omnibus a tous ses chevaux pourvus de leur numéro matricule sur la face gauche de l'encolure; ceux des Petites Voitures, au contraire, le portent au sabot. Il est des cas où l'une des cuisses offre encore des marques particulières. Tantôt ce sont des numéros matricules, tantôt un millésime, d'autres fois des lettres, très souvent un P chez les chevaux primés dans un concours, enfin, des figures de forme spéciale, ainsi qu'on le voit sur beaucoup de chevaux russes, hongrois, andalous, etc., ou sur les animaux de certains haras.

MALADIES ET TARES. — Les maladies de la cuisse et de la fesse sont, en général, des blessures, des abcès, des tumeurs sanguines, provenant de coups, de heurts, de chutes ou d'autres causes tout accidentelles. Il en est cependant une contre laquelle on doit se tenir en garde : c'est l'*engorgement* inflammatoire *des vaisseaux lymphatiques* du plat de la cuisse. En explorant le trajet de ces vaisseaux, on perçoit un cordon dur, cylindrique, quelquefois bosselé, très sensible ou indolent, de volume variable, qui remonte jusqu'aux ganglions de l'aine. Cette tumeur allongée, connue sous le nom de *corde*, est parfois le symptôme de la diathèse morvo-farcineuse et, pour cela, de très mauvais augure. Dans d'autres cas, la corde est la conséquence d'une affection du pied ou des régions inférieures du membre. Quoi qu'il en soit, sa constatation implique un examen consciencieux de la part de celui qui se propose d'acheter l'animal.

Signalons encore les caillots de la partie supérieure de la veine saphène et qui n'ont d'ailleurs aucune espèce de gravité ; enfin, les blessures, les cicatrices plus ou moins nombreuses qui sont le résultat de coups de fouet portés sur la région.

La fesse est un lieu d'élection pour l'application des *sétons*, de même que le poitrail, l'ars, les côtes, les faces latérales de l'encolure, etc. Leurs traces montrent que le sujet a été affecté d'une maladie chronique du pied telle que les eaux aux jambes, le crapaud, ou que ces exutoires ont été employés à titre de révulsifs contre des altérations graves de l'encéphale ou de la moelle.

La face externe de la cuisse porte assez fréquemment aussi des *traces de feu*, au voisinage de l'articulation coxo-fémorale, dans le cas de claudications à siège inconnu, contre lesquelles ont échoué la plupart des autres moyens de traitement. Leur présence nécessite un examen minutieux de toutes les articulations inférieures du membre, voire même du sabot ; grandes sont les chances d'y trouver la véritable cause de la boiterie.

B. — Du grasset.

SITUATION. — LIMITES. — BASE ANATOMIQUE. — Cette région répond à l'articulation fémoro-rotulienne, et se trouve comprise entre l'extrémité inférieure de la cuisse et la partie supérieure de la jambe.

Extérieurement, elle se dessine sous la forme de deux saillies arrondies, inégales, superposées. La supérieure, plus volumineuse, due aux muscles rotuliens, surplombe l'inférieure, plus petite, constituée par la rotule. Au-dessous de celle-ci, existe une légère dépression correspondant aux ligaments et au coussinet adipeux rotuliens. Enfin un repli cutané, connu sous le nom de *pli du grasset*, se porte de la saillie supérieure dont nous venons de parler à la partie fuyante du flanc dans la direction de l'hypochondre.

Sous le rapport de sa conformation, le grasset n'offre à considérer ni beautés ni défectuosités. Il importe surtout qu'on en puisse distinguer nettement les parties fondamentales. Sa hauteur au-dessus du sol est ordinairement égale à celle du coude, aussi bien chez les chevaux de vitesse que chez les autres, quoi qu'on en ait dit.

Mais si la *netteté* de cette région est une qualité à rechercher, il ne faut pas négliger non plus d'en examiner la *direction*. On préfère avec raison un grasset rapproché du ventre, légèrement dévié en dehors, à celui qui est bas, dévié en dedans, ou même parallèle au plan médian. La première direction indique, en effet, une grande longueur, une belle obliquité de la cuisse, beaucoup d'aisance pour les mouvements de flexion de ce rayon. Dans le second cas, il se trouve exposé à rencontrer les parois du ventre, inconvénient qui ne laisse pas que d'avoir une certaine importance sur la rapidité de l'allure, car il borne le déplacement de la cuisse en avant, d'autant qu'il coïncide souvent avec un fémur court et peu oblique.

Néanmoins, un trop grand écartement des grassets serait défectueux, en ce sens qu'il provoquerait à coup sûr la déviation en dehors de l'extrémité inférieure du membre et rendrait l'animal *panard*. Nous reviendrons sur ce point à propos des *aplombs*.

MALADIES ET TARES. — Le grasset présente diverses altérations qui méritent de fixer l'attention. Ce sont :

1° Des dilatations synoviales, sortes de *vessigons*, qui apparaissent sous la forme d'une tumeur molle, plus accusée en dedans qu'en dehors, résidant au niveau des ligaments rotuliens, et se traduisant par une saillie arrondie, de volume parfois considérable. Lorsque le vessigon rotulien est très développé, la synoviale est refoulée au-dessus de la rotule sous les masses musculaires de la région crurale antérieure où elle forme un relief plus ou moins accentué. Son pronostic est alors assez grave, à cause de la claudication et des difficultés qu'on éprouve pour obtenir la résolution de la tumeur.

2° Des *tumeurs osseuses,* dont le siège est à la face antérieure de la rotule et qui proviennent très probablement de violences extérieures.

3° Des *blessures superficielles ou profondes*, occasionnées par des heurts ou des coups. Elles n'ont pas de gravité tant que la peau seule a été intéressée ; mais les coups peuvent avoir pour conséquence immédiate la *fracture de la rotule*, accident rare heureusement, car il met l'animal hors de service pendant longtemps et entraîne presque toujours une claudication persistante.

4° Des déplacements, dits *luxations de la rotule*, communs chez les poulains, désignés vulgairement sous le nom de *poulinailles* ou de *crampes*. Cet os, pour les uns, est supposé déjeté en dehors de sa cavité de réception, c'est-à-dire tout à fait luxé ; pour les autres, il est arc-bouté ou mieux, accroché, arrêté, sur l'épaulement très saillant formé par la lèvre interne de la trochlée fémorale à son extrémité supérieure [1]. Cette opinion prévaut aujourd'hui. Quoi qu'il en soit, de deux choses l'une : ou l'accident ne se renouvelle pas, ou il se reproduit par intermittences, à raison de ce que l'os se remet de lui-même en situation convenable, pour se déplacer à nouveau spontanément au bout d'un temps variable. Dans l'un et l'autre cas, il survient une claudication très forte, dont le principal caractère consiste dans l'attitude du membre, qui reste en extension forcée et ne se porte en avant que par un mouvement d'abduction très accusé. Aussi, dans un tel état, le cheval

---

1. Voy., pour plus de détails, *Bulletin de la Société centrale de médecine vétérinaire*, séances du 11 août et du 27 octobre 1881. (MM. Bouley, Chuchu, Cagny, Nocard, Trasbot, Weber.)

n'est-il pas en condition d'être vendu, à moins pourtant qu'on en fasse l'acquisition pendant l'intervalle de deux déplacements rotuliens, fait que nous avons eu cinq fois l'occasion d'observer.

5° Des *traces de vésicatoires ou de feu*, dénotant que la région a été traitée pour l'une des affections dont il vient d'être question, principalement le vessigon rotulien.

C. — De la jambe.

SITUATION. LIMITES. BASE ANATOMIQUE. — La *jambe* est la région intermédiaire à la *cuisse* et au *jarret;* le *grasset* et la *fesse* la bornent encore en haut.

Deux os en forment la base résistante : le tibia et le péroné; mais ce dernier est si peu développé, chez le cheval, qu'il est à peu près inutile d'en tenir compte au point de vue de la mécanique animale. Le tibia, au contraire, fort, prismatique, est situé obliquement, de haut en bas et d'avant en arrière, sous le fémur auquel il est uni par une articulation très mobile.

Deux groupes de muscles puissants le recouvrent en avant, en arrière et en dehors; sa face interne, seule, se montre sous-cutanée, par conséquent, exposée davantage aux violences extérieures. Les muscles tibiaux antérieurs ont pour rôle de fléchir le canon ou d'étendre les phalanges les unes sur les autres et sur ce dernier rayon. Les muscles tibiaux postérieurs ont une action absolument inverse : à l'exception d'un seul, le poplité, ce sont tous des extenseurs du métatarse ou des fléchisseurs de la région digitée. Extérieurement, ils sont en grande partie dissimulés par l'extrémité inférieure des ischio-tibiaux qui les recouvrent. Enfin, la plupart s'infléchissent sur la face postérieure du jarret, c'est-à-dire sur le sommet de l'angle tibio-tarsien, et concourent, de par ce fait, à empêcher cet angle de se fermer pendant la station.

FORME EXTÉRIEURE. — Les muscles jambiers, comme les muscles antibrachiaux, du reste, ont ceci de particulier qu'ils sont constitués par un corps charnu supérieur et continués en bas par une corde tendineuse plus ou moins longue, destinée à transmettre leur action au canon ou aux phalanges. Il en résulte que la région, considérée dans son ensemble, affecte une forme assez manifestement pyramidale ou conique, plus large en haut qu'en bas, et déprimée d'un côté à l'autre. On peut lui reconnaître quatre faces, dont deux surtout, l'externe et l'interne, méritent d'attirer l'attention.

La *face externe*, à peu près plane supérieurement et confondue avec la partie la plus déclive de la cuisse et de la fesse, montre assez nettement les divers reliefs musculaires dont nous avons parlé plus haut. Limitée en avant par la *crête du tibia*, en arrière, par la corde des jumeaux et du perforé (*corde du jarret*), qui va s'insérer sur le sommet du calcanéum, elle se modifie inférieurement, près du jarret, laisse apparaître, en avant, la tubérosité externe du tibia, en arrière, la corde calcanéenne, et, entre ces deux saillies, une dépression qui est l'origine du *creux du jarret*.

La *face interne*, sous-cutanée, presque plane, est parcourue par la veine saphène, qu'accompagnent l'artère du même nom et plusieurs vaisseaux lymphatiques volumineux, mais non apparents dans l'état ordinaire. Tout à

fait en bas, cette face décèle en relief la tubérosité tibiale interne, ainsi
que la partie correspondante de la corde du jarret, que sépare l'une de
l'autre l'évidement déjà indiqué sous le nom de creux du jarret.

MOUVEMENTS. — La jambe, en raison de son mode d'articulation avec
la cuisse, est le siège de deux mouvements principaux : la flexion et
l'extension.

Pendant la première, elle se porte en haut et en arrière; l'angle
fémoro-tibial se ferme proportionnellement à la longueur des muscles
fléchisseurs. La flexion a lieu à la fin de l'appui et se termine peu
après le lever du pied, mais elle n'entraîne pas une grande fatigue
des agents qui en sont chargés, puisque ceux-ci n'ont à vaincre seulement que le poids du membre à soulever.

Dès que la cuisse a effectué son oscillation en avant, la jambe accomplit rapidement la sienne, et l'amplitude de l'arc de cercle que décrit
ainsi son extrémité inférieure dépend à la fois (abstraction faite de la
longueur du rayon tibial) du degré de flexion dans lequel elle se trouvait, et de la hauteur atteinte par le pied au-dessus du sol. Que si
la partie terminale du membre n'est pas suffisamment soulevée au
moment où elle doit entamer le terrain, l'extension de la jambe n'a
pas le temps de s'opérer avec toute l'ampleur désirable avant que
le sabot ne revienne à l'appui. Il est clair que l'étendue du pas se
trouve directement en rapport avec celle de l'extension tibiale.

LONGUEUR. — La longueur de la jambe se mesure de la partie inférieure du grasset au pli du jarret. Toujours égale à celle de l'avant
bras, on doit la rechercher aussi développée que possible chez l'animal de vitesse. Elle commande, en effet, l'étendue des déplacements
subis par son extrémité inférieure, en même temps qu'elle implique
une longueur proportionnelle des muscles qui recouvrent le rayon
tibial. Et, comme ces muscles sont destinés à mouvoir le canon, il
s'ensuit qu'une jambe *longue* est indispensable à la vélocité de l'allure.

Trop courte, le cheval entamera moins de terrain à chaque pas;
il ne pourra conserver sa vitesse qu'à la condition de multiplier ses
mouvements, de se fatiguer davantage. Il va de soi que cette conformation n'offre pas d'inconvénient pour le moteur de gros trait lent,
duquel on n'exige qu'un grand déploiement de force.

La longueur de la jambe mérite encore d'être envisagée *par rapport
à celle du canon.* A ce point de vue, tous les auteurs qui en ont parlé
s'accordent à reconnaître qu'un canon court est une beauté à l'extrémité d'une jambe longue. Mais pourquoi? Personne ne le dit. Il est
cependant facile de s'en rendre compte. Les raisons sont de même
ordre que celles qui ont été exposées à propos de l'avant-bras.

Ici encore, le métatarse fait, à l'appui, l'office d'un levier sur l'extrémité supérieure duquel le poids de la masse se décompose en deux forces secondaires : l'une, perpendiculaire au canon, qui tend à porter le jarret en arrière ; l'autre, parallèle à ce rayon, marquant l'intensité avec laquelle le pied presse sur le sol. Celle-ci, détruite par la résistance de ce dernier, n'offre pas d'intérêt ; quant à la première, elle a pour bras de levier le métatarse et pour antagonistes les extenseurs de cette région. Plus ce bras sera court, moins les muscles auront à se fatiguer pour combattre la tendance à la flexion. Lors de l'impulsion, l'extension du canon s'opérera également sans une plus grande dépense de force.

Un canon court relativement à la jambe décrit un arc de cercle moins étendu ; son poids est plus faible ; autres motifs pour lesquels les muscles jambiers auront à se contracter avec moins d'intensité et dans une moins forte proportion.

D'un autre côté, le métatarse n'est recouvert que par des tendons, cordes inertes, simples agents de transmission ; le tibia, au contraire, est entouré par les corps charnus des muscles, organes contractiles, dont le raccourcissement donne la mesure des déplacements osseux. Il y a donc avantage à rechercher les grandes dimensions de la région qui constitue, on peut le dire, la partie active du pendule brisé représenté par le tibia et le métatarse. Le canon ne rachetant pas en longueur ce qui manque à la jambe, vu son rôle absolument passif dans la locomotion, il y a intérêt à le choisir très court par rapport à celle-ci, dès qu'il s'agit de réunir les meilleures données de la vitesse. Pour le cheval de gros trait, cette considération n'a pas d'importance.

LARGEUR. — La largeur de la jambe s'apprécie à l'extrémité supérieure, au niveau de la partie renflée des extenseurs, et d'avant en arrière. Elle est toujours un peu inférieure à celle de l'avant-bras.

Quoi qu'il en soit, elle indique le développement musculaire dans la zone correspondante, et l'on sait que la densité, le volume, la fermeté des muscles sont, pour les sections supérieures des membres, des beautés de premier ordre. Le cheval à jambe ainsi musclée est dit *bien gigotté ;* il a *les mollets accusés, vigoureux.* Dans le cas contraire, la jambe est *grêle, plate,* ou *de grenouille,* par analogie avec celle de cet animal. C'est là une défectuosité grave, particulièrement pour le gros trait.

Mais la largeur jambière doit exister encore au voisinage du tarse : il faut que la corde calcanéenne soit très écartée du tibia, car alors les chances sont nombreuses pour que l'écartement tienne à la lon-

gueur du calcanéum, bras de levier des muscles produisant la détente, l'extension du jarret.

Cependant, qu'on ne s'y méprenne pas, l'écartement dont il est question peut dépendre d'une autre cause : l'inclinaison plus ou moins
marquée du tibia sur le canon.

Il est évident, d'après le seul examen des schémas de la figure 75,
représentant deux jambes, OM et ON, diversement inclinées sur leurs
canons respectifs, que la jambe la plus large est aussi la plus inclinée,
OM, bien que son levier calcanéen, OC, soit absolument de même
longueur que celui, OD, de la jambe droite, ON. Il est donc utile de tenir

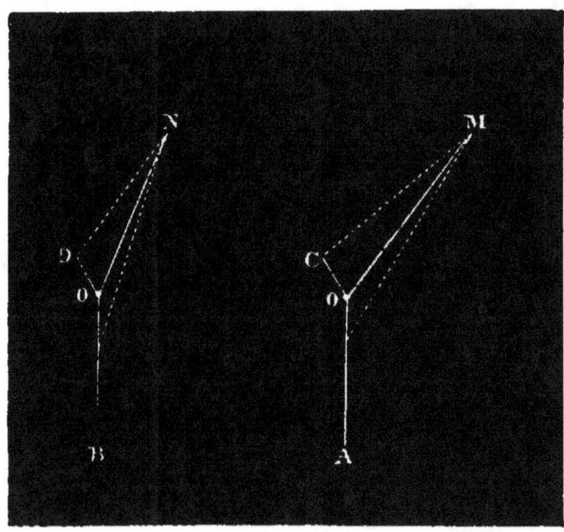

Fig. 75.

compte de la direction du tibia, toutes les fois qu'il s'agira d'évaluer
la largeur de la jambe à sa partie inférieure.

ÉPAISSEUR. — Pour bien juger de la musculature de la région, il est
nécessaire d'en considérer l'épaisseur, en d'autres termes, le diamètre transversal. On y parvient en examinant le cheval de biais, en
avant, ou en le voyant par devant ou par derrière. Dans l'une ou
l'autre de ces positions, les reliefs des corps charnus antérieurs doivent être bien accusés, fortement convexes en dehors. Quand la jambe
est peu épaisse, elle manque de puissance; on la qualifie alors de
mince, *grêle*, *plate*, comme on l'a vu plus haut.

DIRECTION. — La direction de la jambe est aussi importante à envisager au point de vue de la production de la force qu'à celui du déploie-

ment de la vitesse, car elle favorise l'action musculaire ou facilite le jeu des angles articulaires, selon l'obliquité qu'elle affecte. Elle est donnée par une ligne joignant deux points situés, l'un au-dessus, l'autre au-dessous des deux tubérosités tibiales externes, supérieure et inférieure.

Comme celle de la cuisse, cette direction doit satisfaire à deux exigences principales, savoir :

1° Ne pas nuire à la régularité des aplombs, lesquels impliquent la verticalité du canon et la tangence du jarret à la verticale tombant de la pointe de la fesse ;

2° Maintenir une grande ouverture et une bonne orientation aux angles fémoro-tibial et tibio-tarsien.

D'après nos recherches, une inclinaison moyenne de 65 à 70 degrés répond bien à ces conditions, chez les animaux de vitesse. Les photographies instantanées montrent, en effet, que la limite d'extension du rayon tibial est située à peu près sur la verticale passant par le centre fémoro-tibial. Il est donc naturel que, dans l'aplomb normal, son obliquité soit plus accusée que celle du fémur, puisque ce dernier est capable de franchir, en arrière, la verticale de son centre de mouvement.

Lorsque la jambe est *trop droite*, ce qui est rare, son jeu d'extension est nécessairement borné, le pas est court, quelle que soit la longueur de la cuisse ; le pied, déplacé en avant, rend le cheval *sous lui du derrière*. *Trop oblique*, c'est la flexion, au contraire, qui est réduite, et le jarret, reporté en arrière, produit un vice d'aplomb opposé, le *camper du derrière*.

En parlant ainsi, nous supposons invariable la direction du fémur et du métatarse, car on comprend que le premier de ces rayons, en modifiant son inclinaison, pourrait rétablir les aplombs. Mais, étant connue la belle obliquité fémorale, étant donnée, d'autre part, la verticalité du canon comme nécessaire, la situation du tibia influe à la fois sur les aplombs et sur le degré d'ouverture des angles fémoro-tibial et tibio-tarsien. Se redresse-t-il, il ouvre ces angles, allonge le membre, enlève le corps, diminue la stabilité de l'équilibre, favorise la vitesse ; s'incline-t-il, il les ferme, raccourcit la colonne de soutien, rapproche le corps du sol, favorise les insertions musculaires et la production de la force.

Il n'est pas difficile de comprendre que plus le tibia se fléchit sur la cuisse, plus ses muscles s'insèrent perpendiculairement sur leur bras de levier et sont aidés dans leur action. Ces deux rayons ne sont jamais obliques l'un sur l'autre au point de faire entre eux un angle droit, même pendant la période de soutien du membre. Quoique normalement très obtus, l'angle fémoro-tibial plus fermé est donc très heureusement disposé pour toutes les manifestations de la force. Il rend la fesse courte, sans l'empêcher d'être vigoureusement musclée; il fait le sujet plus près de terre, tout en lui permettant d'accroître sa masse. Et d'ailleurs n'est-ce pas l'attitude que donne à cet angle le cheval de gros trait, appelé à mettre sa charge en mouvement, à déployer une grande force? Ne le voit-on pas incliner sa croupe, sa cuisse, sa jambe, son canon, fermer tous ses angles, se rapprocher du sol, rectifier ses insertions musculaires et adapter, en un mot, sa machine de vitesse aux conditions nouvelles qui lui sont imposées?

Mais, chez le moteur rapide, l'angle du grasset doit offrir une plus grande ouverture. Si dans le membre abdominal, en effet, il faut rechercher, une certaine horizontalité de la croupe en vue d'augmenter la puissance, l'étendue de contraction des muscles, il n'en est plus de même des rayons inférieurs, fémur, tibia, canon, qui réclament peu l'obliquité, pour pouvoir jouer l'un sur l'autre dans une grande mesure, lorsque le pied quitte le sol. C'est pour cela que l'angle fémoro-tibial est beaucoup plus ouvert chez les chevaux de course que chez les autres. Avec une inclinaison exagérée par rapport au rayon crural, le rayon tibial n'atteindrait pas assez vite sa limite d'extension : celle-ci prendrait trop de temps et ne serait pas terminée avant que le pied revînt à l'appui. Nous avons vu, au sujet de la cuisse, que l'angle fémoro-tibial est environ de 145 à 150 degrés sur les animaux de vitesse. C'est là une beauté que nous avons reconnue chez les meilleurs coursiers et que nous ne donnons, du reste, que comme simple point de repère pour fixer les idées, car l'angle en question varie suivant les types examinés.

Pour favoriser la vitesse, il faut, en outre, que l'angle tibio-tarsien soit très ouvert, autre condition qui implique la direction peu inclinée de la jambe. Alors, le canon se fléchit fortement, embrasse beaucoup le terrain; l'enjambée est considérable, surtout si le tibia est long, bien musclé. De plus, lorsque le pied retombe sur le sol, la détente du jarret est étendue, à cause du degré de fermeture auquel l'angle était parvenu, et aussi parce que les muscles extenseurs du canon sont en position plus convenable pour agir avec intensité.

Quand l'angle tibio-tarsien manque d'ouverture, de deux choses l'une : ou bien cela tient à l'obliquité du canon et alors une partie de la force se perd à soulever le tronc au lieu de le porter en avant; ou bien la fermeture dépend de ce que la jambe, trop inclinée, trop reportée en arrière, ne peut se développer suffisamment sous le fémur,

dans le sens du mouvement, ce qui oblige l'animal à *relever*, à *trotte*
sur place, et lui enlève toute vitesse.

D'après nos mensurations, l'angle tibio-tarsien oscille autour de 15
ou de 160 degrés chez les plus beaux coureurs. Il n'est jamais de 13
degrés, comme l'affirment les partisans de la théorie du parallélism
des rayons, même chez les chevaux de trait où il est plus fermé et où
d'ailleurs, son examen n'offre pas d'importance.

A cet égard, nos observations sont absolument concordantes ave
celles de notre collègue, M. le professeur Laulanié.

MALADIES ET TARES. — Les maladies de cette région, peu nombreuses, son
pourtant susceptibles de revêtir des caractères de gravité exceptionnel-
Nous citerons :

1° Les *plaies*, résultat de coups de pied reçus pendant le travail, à la pro
menade, dans les rangs, au manège, à l'écurie. Généralement ces blessure
ont leur siège à la face interne du tibia ou sur sa face antérieure ; elles son
moins graves sur la face externe, parce que l'os, protégé par les muscles
est moins exposé aux fêlures. Mais la claudication intense qui accompagn
ces sortes de contusions empêche ordinairement le marchand de mettr
l'animal en vente.

2° Les *tumeurs osseuses*, de la grosseur d'un œuf de poule environ, qu'o
voit parfois à la face interne des deux tibias, méritent la plus grande at
tention de la part de l'acheteur. Bien que leur présence puisse se rattache
à une simple violence extérieure, elle est souvent l'expression d'un véri
table *cal*, c'est-à-dire d'un travail de consolidation, qui s'est établi dan
un point où l'os s'est trouvé fêlé à la suite d'un choc plus ou moins intense
L'expérience démontre que les os incomplètement fracturés, mal conso
lidés, peuvent se briser tout à fait sous l'influence de la seule contractio
musculaire. Il importe donc de différer l'acquisition d'un sujet qui serai
ainsi taré.

3° Enfin, citons la boiterie due à la *rupture de la corde tendineuse du flé
chisseur du métatarse*. Cette corde, partie intégrante du muscle en question
est tendue de l'extrémité inférieure et externe du fémur, à l'extrémit
supérieure et antérieure du canon ; elle joue un rôle mécanique des plu
importants, en ce sens qu'elle associe d'une façon intime les mouvement
du métatarse à ceux de la cuisse. Sous l'action des efforts énergique
effectués par les animaux pour se dégager de leurs liens, quand ils son
maintenus, par exemple, dans cet appareil de contrainte connu sous le nom
de *travail* ; — dans le cas de ruade avec retenue du membre dans la voiture
ou lorsqu'ils sont couchés, ou encore sous l'influence d'une forte glissade e
arrière, etc., la corde tendineuse dont nous venons de parler est capable d
se rupturer, et aussitôt disparaît le synchronisme qui existait tout d'abor
entre les mouvements des deux rayons précités. Le canon ne se fléchit plu
en même temps que la cuisse ; il reste quelquefois pendant au-dessous d
la jambe ; enfin la corde du jarret demeure flasque, plissée ; quant à l'appui
il est normal.

Cette claudication, qu'il ne faut pas considérer comme le symptôme d'une racture du tibia, malgré les apparences, n'est pas grave d'ordinaire. Elle rend simplement l'animal indisponible pendant six ou huit semaines.

4° Nous ne faisons que signaler, en terminant, les *excoriations* que la jambe porte assez fréquemment chez les chevaux *rueurs*. Elles sont communes à la face interne de la région sur ceux qui *s'embarrent*, c'est-à-dire, qui retombent sur le bat-flanc ou barre de séparation, à la suite d'une ruade, et font des efforts pour se dégager. La constatation de ces blessures de la peau ou de leurs traces doit prémunir l'acquéreur contre le mauvais caractère du sujet qui lui est présenté.

D. — Du Jarret.

SITUATION. — LIMITES. — BASE ANATOMIQUE. — Le *jarret*, chez le cheval, est l'analogue du *genou*. Il répond aux diverses articulations tarsiennes, supporte les os de la jambe et forme le centre des grands mouvements du pied.

Au point de vue de ses fonctions, il constitue surtout une région d'amortissement et de détente. C'est sur lui que se concentrent les efforts des muscles extenseurs qui impriment l'impulsion à la masse ; — qu'aboutissent les réactions locomotrices, au moment où cette masse, animée d'une grande vitesse et projetée en avant, retombe sur le sol ; — enfin que, pendant le cabrer, tout le poids du corps vient accumuler une si grande somme de pressions.

A ces divers titres, son étude est pleine d'intérêt, tant sous le rapport de la mécanique animale que sous celui de la pathologie.

Examinons avec quelques détails les parties qui le composent :

Os. — Le tarse du cheval est l'assemblage de six petits os, quelquefois de sept à raison du défaut de soudure de l'un d'eux. Parmi ces os, il en est deux dont le volume et les fonctions sont tout particuliers ; ce sont l'astragale et le calcanéum. Le premier représente une poulie articulaire très mobile, qui s'oppose à l'extrémité inférieure du tibia ; le second, une saillie plus ou moins longue, située en arrière du précédent, continuant le canon par sa direction, et formant un puissant bras de levier pour les muscles extenseurs de ce dernier.

Sous ces deux os principaux se trouvent les quatre autres, aplatis de haut en bas, à facettes nombreuses. Très solidement unis au calcanéum et à l'astragale, aux trois pièces du métatarse et entre eux, ils jouent le rôle de surfaces dispersantes pour le poids de la masse en mouvement.

Ligaments. — Les os dont nous venons de parler sont fixés aux régions limitrophes, tibia et métatarse, de la façon la plus intime par des liens funiculaires et membraneux, qui laissent absolument libre et étendu le jeu de la charnière tarsienne.

Parmi ces ligaments, deux, *latéraux*, joignent chaque tubérosité tibiale, externe ou interne, à la tête des métatarsiens rudimentaires correspondants. Allongés, inextensibles, arrondis, tordus suivant leur longueur, ils projettent chemin faisant plusieurs trousseaux de fibres sur les faces latérales des os au voisinage desquels ils passent.

Deux autres, membraneux, mais inégalement résistants, protègent le tarse en avant et en arrière. L'*antérieur*, assez mince, plus fort en dehors, s'étend de la surface articulaire tibiale aux os du canon. Il contient la synoviale tibio-astragalienne en avant. Le *postérieur* affecte une disposition générale analogue quant à ses attaches, mais il est mince, membraneux, dans sa partie supérieure, pour pouvoir se prêter avec facilité aux mouvements de flexion, tandis qu'il est renforcé, à son centre et en bas, par une plaque fibro-cartilagineuse qui sert de surface de glissement au tendon fléchisseur profond des phalanges. Il maintient la synoviale articulaire en arrière.

Synoviales articulaires. — Des cinq articulations tarsiennes, une seule est intéressante au point de vue de l'extérieur : c'est la tibio-astragalienne, que tapisse une membrane synoviale spéciale. Celle-ci, — bien que très solidement soutenue sur les côtés par les ligaments latéraux, en avant et en arrière, par les expansions membraniformes décrites plus haut, — n'est pas cependant sans offrir quelques points faibles capables de céder sous l'action de la poussée intra-articulaire de la synovie anormalement produite. Ces points sont au nombre de trois : l'un antérieur et interne, les deux autres postérieurs et situés au-dessus du renforcement fibro-cartilagineux du ligament postérieur. En pressant sur l'une quelconque de ces dilatations, on fait refluer le liquide dans les autres, ce qui démontre assez manifestement leurs communications.

Tendons et synoviales tendineuses. — Les parties tendineuses de divers muscles passent à la surface des os ou des ligaments du jarret et y glissent au moyen de synoviales dont il importe de dire quelques mots.

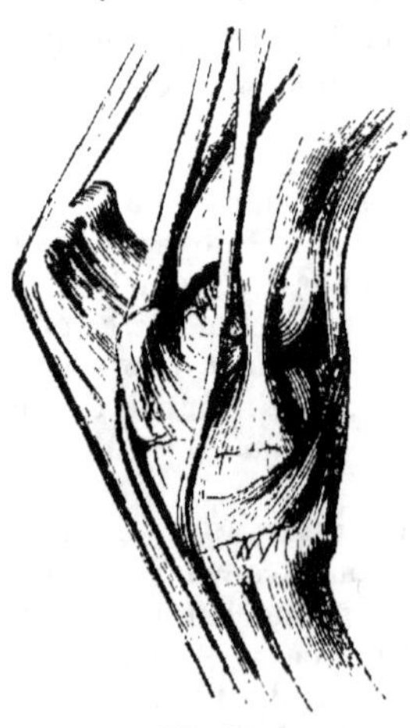

Fig. 76.

En avant et en dehors, le ligament capsulaire est soutenu par les tendons de l'extenseur antérieur des phalanges et du fléchisseur du métatarse, que des brides fibreuses maintiennent dans le pli du jarret; leurs mouvements s'effectuent par l'intermédiaire du tissu conjonctif sous-jacent.

En dehors, se trouve le tendon de l'extenseur latéral des phalanges, que fait glisser, dans une duplicature du ligament latéral externe, une synoviale propre.

En dedans, c'est celui du fléchisseur oblique des phalanges (fig. 76), à peu près de même disposition le long du ligament latéral interne tandis qu'en bas glisse encore, à l'aide d'une synoviale spéciale, la bride cunéenne du fléchisseur du métatarse, qui, d'après H. Bouley [1] est susceptible, quand elle est dans un état de plénitude anormale, de simuler un éparvin par le relief qu'elle forme sous la peau, au lieu précis où l'éparvin a son siège.

Enfin, en arrière, le tarse est transformé en une véritable gaine par la

<hr>

1. H. Bouley, *Nouveau Dictionnaire pratique*, etc., t. X, p. 569.

présence d'une arcade fibreuse jetée à la manière d'un pont, du bord postérieur du calcanéum au côté interne de la région. C'est dans cette vaste gaine, dite *tarsienne*, que glisse le tendon fléchisseur profond des phalanges, par l'intermédiaire d'une synoviale, étendue du quart inférieur du tibia au tiers supérieur du canon environ. Quand cette synoviale est dilatée, elle vient faire hernie supérieurement dans la partie évidée du jarret, en arrière des culs-de-sac correspondants de la synoviale tibio-astragalienne. Elle se prolonge aussi en bas, le long des tendons fléchisseurs, sous forme de nodosités inégalement volumineuses.

Sur le sommet du calcanéum, s'insère le tendon des muscles jumeaux de la jambe, qu'une petite synoviale lubrifie, près de son insertion, pour faciliter son glissement sur l'os précité, lors des mouvements de flexion et d'extension du métatarse. Elle n'est pas exposée à se distendre et à former une tumeur extérieure, car elle est trop fortement soutenue ; mais il n'en est pas de même de la synoviale qui facilite le jeu du tendon perforé ou fléchisseur superficiel des phalanges, sur le sommet et le long du bord postérieur du calcanéum qu'elle tapisse entièrement. Ce tendon, en effet, après s'être enroulé autour de celui des jumeaux de la jambe, s'épanouit, s'infléchit, sur la tête du calcanéum, en l'enveloppant à peu près complètement, et se continue ensuite dans la région du canon. Or, c'est dans une étendue de 5 centimètres environ, en avant du sommet calcanéen et le long de la corde du jarret, que la synoviale du perforé fait hernie quand elle est distendue outre mesure.

CONFORMATION EXTÉRIEURE. — Le jarret est un centre de mouvement dont la parfaite intégrité est tellement importante au point de vue de l'utilisation des animaux, que l'œil doit en posséder et en connaître la forme normale jusque dans ses moindres détails.

On a divisé cette région en quatre faces : une antérieure, une postérieure et deux latérales.

a. **Face antérieure.** — La face antérieure (fig. 77, A) correspond au sommet de l'angle tibio-tarsien ; elle a reçu le nom de *pli du jarret*, et montre, de chaque côté, le profil des faces latérales. — En dehors, en arrière et en haut, le sommet, *a*, du calcanéum ; plus bas, la tubérosité externe du tibia, *b* ; enfin, au-dessous, la saillie, *c*, formée par la base du calcanéum, le cuboïde et la tête du métatarsien rudimentaire externe. — En dedans, la tubérosité interne du tibia, très accusée, *d* ; au-dessous, le tubercule interne de l'astragale, *e* ; enfin, tout à fait en bas, le relief de la tête du métatarsien interne, *f*. — Dans son milieu, le tendon du fléchisseur du métatarse et de l'extenseur antérieur des phalanges, *g* ; au-dessous, la gorge, *h*, de la poulie astragalienne ; en dedans, la veine saphène qui rampe obliquement de bas en haut, *i* ; enfin, toujours en dedans, le point *k*, non soutenu de la synoviale articulaire.

b. **Face postérieure.** — Cette face (fig. 77, B) est anguleuse et constituée de haut en bas : par la *corde*, *l*, et la *pointe du jarret*, *a* ; le bord postérieur, *a'*, du calcanéum et le *tendon*, *t*. Mais, vu de derrière, le jarret présente encore : les profils des faces *b*, *n*, *c*, et *d*, *e*, *f* (mêmes lettres que pour la figure précédente) ; le creux, *m*, *m*, et la châtaigne, *o*.

c. **Face externe**. — Cette face est limitée, en avant, par une ligne qui porte, dans sa partie moyenne, une saillie, *h* (fig. 77, C), correspondant à la poulie astragalienne ; en arrière, la ligne formant le profil de cette même face est très fortement anguleuse au niveau du sommet du calcanéum, *a*, dans un point connu, en extérieur, sous le nom de *pointe du jarret*. De cet endroit au boulet, se succèdent verticalement : le bord postérieur du calcanéum, *a'*, puis le tendon, *t* ; au-dessus de la pointe du jarret se détache très nettement la *corde du jarret*, *l*, en avant de laquelle on voit une dépression profonde, *m*, appelée *creux du jarret*. Dans le reste de son étendue, la face externe accuse en son milieu trois saillies superposées : la première

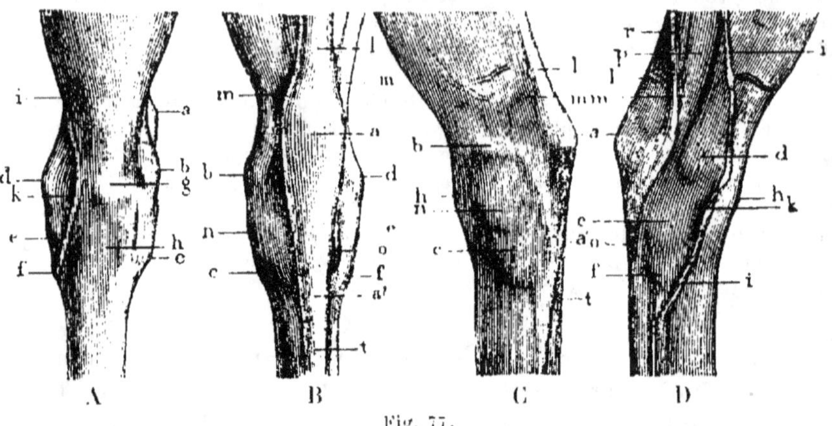

Fig. 77.

est due à la tubérosité inférieure externe du tibia, *b* ; la deuxième, plus effacée, est produite par la base du calcanéum, *n* ; quant à la troisième, l'inférieure, *c*, elle est formée par le cuboïde et la tête du métatarsien rudimentaire externe.

d. **Face interne**. — La face interne offre à peu de chose près les mêmes détails que l'externe. C'est ainsi qu'on y voit, en avant, le relief de l'astragale, *h* (fig. 77, D) : en arrière, la *pointe*, *a*, la *corde*, *l*, le *creux*, *m*, du jarret ; au milieu et de haut en bas, la tubérosité inférieure interne du tibia, *d*, le tubercule interne de l'astragale, *e*, enfin le grand cunéiforme et la tête du métatarsien rudimentaire interne, *f*. Mais on trouve en outre sur cette face : le corps charnu bien dessiné du fléchisseur profond des phalanges, *p*, sur lequel rampe une division veineuse, *r* ; la veine saphène, *i*, et la châtaigne, *o* ; enfin le point, *k*, non soutenu de la synoviale articulaire.

Telle est la conformation sous laquelle se présente le jarret normal quand on l'examine sous ses quatre faces. Nous y avons beaucoup insisté, afin que le débutant ne prenne point pour des tares commençantes des saillies, des dépressions, qui ne sont que la manifestation d'une des premières beautés de la région : sa netteté.

EXAMEN DU JARRET. — Les tares du jarret, dès qu'elles apparaissent, ne tardent pas à modifier la pureté de ses lignes. L'observateur exercé, attentif, ne s'y trompe pas ; mais il n'en est pas de même de l'élève. Aussi conseillons-nous à celui-ci d'observer avec soin la région, en avant et en arrière, pour juger du profil des faces latérales, puis de la voir sur le côté, pour constater l'aspect de la partie antérieure et du bord postérieur. Quand il aura acquis une certaine habitude, il pourra essayer de l'examen plus compliqué, mais plus rapide, qu'on appelle *de biais* ou *de trois quarts*, soit en avant, soit en arrière. La complexité, la rapidité plus grandes de l'examen de biais se comprennent facilement, puisque, en pareil cas, l'œil se propose d'apprécier du même coup les deux faces adjacentes de la région.

Quelques personnes professent qu'il est ridicule de se placer entre les deux membres de devant pour examiner un jarret ; d'autres le pensent à l'égard de ceux qui, non contents de voir avec minutie, veulent encore toucher pour se renseigner davantage. C'est là du respect humain mal compris, aussi bien qu'un très mauvais conseil donné aux débutants dont les écoles sont déjà assez nombreuses. Nous ne sachons pas que quiconque ait la science infuse; pour connaitre, il faut s'être donné la peine d'apprendre. Or, ce livre est fait pour des élèves surtout, qu'il importe de bien pénétrer de cette grande vérité : c'est que, dans le commerce des chevaux, « qui n'ouvre pas les yeux ouvre sa bourse ! » On doit donc regarder jusqu'à ce que la certitude s'empare de l'esprit, toucher au besoin si cela est nécessaire. Jamais on ne regrettera cet excès de prudence s'il a pu éviter une faute: et, dans tous les cas, ce n'est pas le client qui s'en plaindra.

Quoi qu'il en soit des précautions employées, l'examen sérieux du jarret comportera toujours un temps préparatoire pour l'animal. Il faudra *le placer*, c'est-à-dire faire en sorte que les quatre membres supportent leur part du poids du corps et se disposent suivant leurs aplombs naturels. Si l'on négligeait cette particularité, on serait trompé sur les véritables dimensions de la région, ainsi qu'on le verra plus loin.

MOUVEMENTS. — Le jarret n'est le siège que de deux mouvements étendus, celui de *flexion* et celui d'*extension*. Grâce à l'obliquité de la poulie astragalienne, le champ de ces mouvements est légèrement oblique en dehors, disposition qui, coïncidant avec une certaine obliquité du fémur, permet au membre d'entamer le terrain, sans qu'il soit gêné par l'obstacle du ventre.

A côté de ces mouvements principaux, il en est d'autres, très limités, consistant en de simples glissements des os contigus, qui ont pour effet d'atténuer les réactions locomotrices, et font du jarret un appareil de dispersion analogue à celui du genou.

Partant de l'état de repos, le mouvement de flexion est toujours plus étendu que celui d'extension, et l'un et l'autre s'opèrent avec la plus parfaite régularité. Mais, lorsque les articulations du membre sont malades, soit celle de la jambe, soit celle du jarret, ainsi que cela ressort des observations de Rigot et des nôtres, la flexion est brusque, saccadée, exagérée, et quelquefois tellement prolongée, que la face antérieure du boulet vient presque toucher les parois du ventre. C'est là ce qui constitue le *harper* ou l'*éparvin sec*. Le jarret n'offre d'ailleurs aucune trace de déformation extérieure. Nous y reviendrons à l'occasion des *allures*.

Enfin quand, au moment de l'appui, les pointes des calcanéums se dirigent en dehors, par une sorte de mouvement de torsion dont le pied serait le centre, le cheval est dit avoir les *jarrets vacillants*. (Voy. *Allures*.)

Le jarret comme centre d'amortissement et d'impulsion. — Cette région est un des plus énergiques centres d'impulsion du membre postérieur; c'est à son aide que l'angle tibio-tarsien peut s'ouvrir brusquement, à la fin de l'appui, pour projeter la masse en avant.

Après s'être une première fois disséminée sur les os et sur les ligaments au niveau de l'articulation coxo-fémorale, puis une deuxième à l'endroit de l'articulation fémoro-tibiale, la quantité de mouvement du corps se transmet à l'articulation tibio-astragalienne, où une nouvelle partie s'épuise encore, se disperse, sur les os tarsiens et leurs ligaments. Les actions combinées du poids de la masse et de la vitesse ont pour résultat d'opérer la fermeture de l'angle tibio-tarsien, de même qu'elles tendaient à le faire pour les angles supérieurs du membre. Au jarret, comme ailleurs, les muscles extenseurs empêchent cette fermeture, en agissant aussi par le mécanisme du levier du deuxième genre ou de la force. Le canon, qui n'est autre que ce levier, vient, pour cela, prendre son point d'appui au sol et reçoit le poids du corps sur la poulie astragalienne, tandis que la puissance, représentée par les muscles jumeaux et le perforé, fait équilibre à ce poids par une forte traction sur l'extrémité du bras calcanéen.

Mais un fait frappe l'esprit de qui considère la nature de cette puissance ayant à vaincre à tout moment une résistance de plus de 100 kilogrammes! C'est sa faiblesse relative; c'est le petit volume du corps charnu des jumeaux et du perforé, voire même du perforant qui peut, lui aussi, soutenir l'angle tibio-tarsien; c'est le petit volume de ces agents comparés aux puissants muscles croupiens et rotuliens, que M. le professeur Lemoigne regarde à juste titre comme une *clef de raidissement* pour le membre, clef sans laquelle tous les autres exten-

seurs manqueraient de point d'appui [1]. Il semble qu'il y ait là contradiction flagrante entre les moyens dont l'organisme dispose et les
effets qu'il doit produire.

L'inconséquence n'est qu'apparente; elle disparait dès qu'on se reporte
au mécanisme suivant lequel se fait l'extension du jarret. En raison des connexions qui existent entre le fémur et
le calcanéum, par l'intermédiaire de la
corde *ab* (fig. 78), l'angle fémoro-tibial
est dans l'impossibilité de s'ouvrir sans
occasionner en même temps, et dans la
même proportion, l'ouverture de l'angle
tibio-tarsien. Et comme l'ouverture du
premier peut dépendre du redressement de sa branche crurale ou de celui
de sa branche jambière, sous l'action
de leurs extenseurs propres, *ef*, *cd*, il
s'ensuit que tout effort musculaire agissant au sommet, *e*, du trochanter, ou
au sommet, *c*, de la rotule, s'exerce
aussi dans le même sens et avec une
égale intensité au sommet, *a*, du calcanéum.

C'est ainsi que, malgré leur éloignement, les extenseurs du fémur et
du tibia participent d'une manière indirecte à l'extension du canon, c'est-

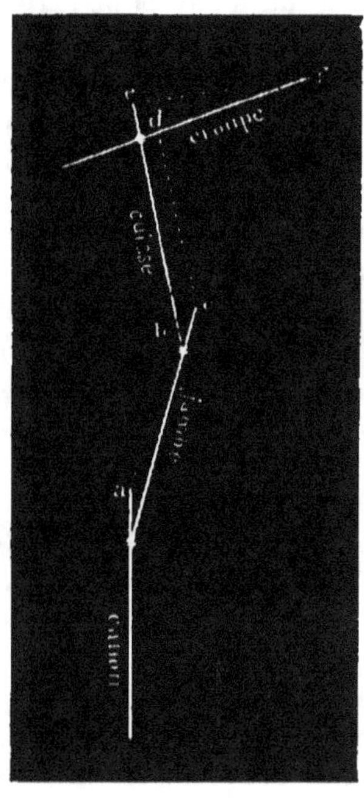

Fig. 78.

à-dire au soutènement de l'angle tibio-tarsien, par suite du rôle
mécanique de la corde du jarret. Cette remarquable synergie, qu'on
observe dans l'extension des angles articulaires du membre postérieur, explique la vigueur, la précision, la soudaineté de la détente de ce membre pendant les allures. Elle rend bien compte également de la véritable action de la corde du jarret, qui devient, par cela
même, l'agent de transmission commun des muscles croupiens, rotuliens et calcanéens, muscles énormes, agissant de concert et simultanément pour lutter contre l'inertie de la masse et la projeter en
avant.

Aussi l'organisation de cette corde répond-elle admirablement aux
efforts qu'elle doit supporter. Constituée par deux volumineux tendons,

---

1. A. Lemoigne. *Note communiquée.*

celui du perforé et celui des jumeaux, enroulés l'un sur l'autre et solidement fixés sur le sommet du calcanéum; renforcée encore par une épaisse lanière fournie par l'aponévrose jambière, elle agit, en outre, presque perpendiculairement à l'extrémité de l'un des plus longs bras de levier de l'économie. Le tarse, par le nombre de ses os, la faiblesse de leurs dimensions, la puissance de leurs moyens d'union, l'exiguïté de leurs mouvements, devient enfin l'assise puissante qui reçoit la force, la transmet, l'atténue, la disperse et la décompose sans inconvénients pour la machine vivante, à condition toutefois que cette base soit établie selon les principes que nous allons exposer.

BEAUTÉS. — Pour être bien conformé, le jarret doit être *net, sec, large, épais, bien ouvert* et *bien dirigé.*

NETTETÉ. — Le jarret est dit *net, bien évidé,* quand il reproduit exactement la forme que nous avons décrite plus haut. En pareil cas, il est exempt de tares ; son creux est très prononcé.

SÉCHERESSE. — Cette région est, de plus, qualifiée de *sèche,* lorsque toutes ses saillies et dépressions normales sont bien accusées, recouvertes par une peau fine, souple, adhérente aux parties sous-jacentes. La netteté indique l'intégrité des pièces de l'appareil tarsien; la sécheresse implique, au contraire, la pureté de la race, la finesse de la constitution, l'énergie, l'excitabilité de l'individu. Chez les sujets à tempérament mou, lymphatique, du nord de la France et de quelques parties de l'ouest, la peau et les poils sont épais, le tissu conjonctif sous-cutané abondant, tous les reliefs osseux plus ou moins effacés. Ces animaux ont fréquemment le jarret *gras, plein, empâté.* Il ne faut pas confondre cet état avec un défaut de netteté, car on s'exposerait souvent à repousser des chevaux excellents, chez lesquels, à raison de la race, du climat, du sol, il n'est pas possible d'obtenir la sécheresse qu'on observe habituellement chez les chevaux des pays méridionaux, surtout chez les sujets de sang.

LARGEUR. — La largeur tarsienne est une beauté absolue, mais il est indispensable, pour l'apprécier, que le cheval soit placé dans ses aplombs réguliers. Elle se mesure, en effet, de la pointe au pli de la région. On conçoit que si le canon se trouve engagé sous le tronc, par exemple, elle paraîtra plus considérable par suite de l'obliquité moins grande du calcanéum sur le tibia. C'est précisément à cause de cette erreur possible, résultant d'un défaut d'aplomb très commun ou d'une obliquité variable de la jambe, qu'on peut être trompé sur la largeur du jarret, et que celle-ci n'est pas toujours, tant s'en faut, l'expression de la longueur du levier calcanéen, ainsi que beaucoup le pensent. Mais, avec H. Bouley, nous conseillerons de ne pas s'en tenir à la seule dimension indiquée plus haut. Il faut encore évaluer la distance comprise entre la corde et le profil antérieur de la jambe, d'une part : le tendon et le profil antérieur du canon, de l'autre. En d'autres termes, il est indispensable de rechercher la largeur du jarret en haut, au milieu et en bas. Si ces trois conditions ne sont pas remplies, la région ne peut être qualifiée de *large*, car elle est éminemment défectueuse, par la disproportion même de ses parties.

D'ordinaire, c'est inférieurement, au niveau de sa base, qu'elle montre une étroitesse anormale, ce qui la fait appeler *étranglée*. Dans ce cas, les assises tarsiennes inférieures ne sont pas en rapport de développement avec les dimensions de l'astragale, du tibia et du calcanéum, de ce dernier surtout, qui ne perd rien de sa puissance et agit, de par ce fait, avec d'autant plus de force sur les liens qui l'unissent au levier métatarsien dont il constitue en réalité l'extrémité supérieure. Aussi le jarret étranglé se tare-t-il de bonne heure et doit-il être repoussé pour les services très pénibles de la selle ou du trait.

Quand la région manque de largeur dans toute son étendue, elle est dite *grêle, étroite*. C'est là, selon nous, un défaut capital, bien qu'il se soit trouvé des auteurs pour l'excuser, même l'admettre parmi les conformations assez bonnes. Or, de deux choses l'une : la largeur est une beauté absolue, ou une défectuosité. Si l'on opte pour la première de ces opinions, il va de soi qu'on ne reconnaîtra pas à l'étroitesse les mêmes qualités qu'à la largeur qui est tout le contraire! C'est pourtant ce qu'ont fait, sans s'en douter, les auteurs dont nous parlons, alors qu'il n'y avait cependant pas lieu de commettre cette inconséquence.

En effet, la largeur du jarret (nous le supposons bien dirigé et bien ouvert) implique :

1° L'écartement de la corde calcanéenne qui, à son tour, dépend et du volume des muscles jambiers postérieurs, et de la longueur du calcanéum (largeur supérieure);

2° L'étendue antéro-postérieure de l'articulation tibio-astragalienne et, encore une fois, la longueur du bras de levier calcanéen (largeur moyenne);

3° Enfin, le développement d'avant en arrière de l'assise tarsienne inférieure (largeur inférieure).

Ce qui revient à dire qu'un jarret large commande une jambe très musclée; une corde tarsienne bien dirigée par rapport à son bras de levier, puissant lui-même, par suite de sa grande longueur; des surfaces articulaires très étendues assurant beaucoup d'ampleur aux mouvements d'extension et de flexion; enfin, une assise solide sur la colonne métatarsienne dont la largeur est évidemment corrélative.

Le jarret grêle, étroit, revêt précisément une conformation tout opposée. Pour des raisons inverses, il est donc défectueux, ce que d'ailleurs l'observation confirme. C'est faire à son insu un étrange sophisme que de se demander l'utilité d'un pareil et puissant jarret associé à une croupe faible et à de mauvais reins[1]. La solidité d'une région peut quelquefois exagérer, il est vrai, la faiblesse d'une autre; mais ce n'est pas le cas dans l'exemple choisi. Si une telle croupe, de tels reins, transmettent mal l'impulsion, que sera celle-ci avec un jarret grêle? Les deux défauts s'ajouteront sans aucun espoir de compensation, voilà tout!

ÉPAISSEUR. — L'épaisseur du jarret se mesure d'une face latérale à l'autre et s'apprécie en examinant la région en avant ou en arrière: de biais, si l'on a plus d'expérience, de coup d'œil. Comme la largeur, il faut l'envisager en haut, au milieu et en bas, afin de s'assurer qu'il y a bien corrélation de développement entre chacune de ces parties secondaires. Le jarret *épais* ne mérite ce nom, n'est vraiment beau, qu'à la condition de sa grande étendue transversale au niveau du tibia, de l'astragale et de l'extrémité supérieure du canon.

L'épaisseur tarsienne indique celle de la jambe, du canon, du boulet et du paturon. Elle dénote la solidité des assises postérieures à tous les étages du membre, tandis que la largeur commande, en outre, l'étendue des mouvements, puisque ceux-ci s'opèrent d'avant en arrière ou d'arrière en avant.

Mais il est bien évident que cette épaisseur ne doit pas être comparée du cheval de gros trait au cheval de course, par exemple, deux types essentiellement différents. A l'un, les os volumineux, courts, les muscles puissants: à l'autre, les os élancés, relativement grêles, les muscles longs. Et si chacun exige au même titre des articulations larges et épaisses, beautés absolues s'appliquant à tous les services, encore faut-il que les proportions, l'harmonie générale, n'en souffrent pas.

OUVERTURE DE L'ANGLE TIBIO-TARSIEN. — Comme le jarret n'est, en somme, qu'une jointure articulaire, le sommet d'un angle, il n'est pas inutile de rechercher si son degré d'ouverture est capable d'influer sur ses fonctions, et si cet angle, une fois déterminé, peut indistinctement devoir l'écartement de ses branches au plus ou moins d'inclinaison de l'une d'entre elles. Autrement dit, quelle est la valeur de l'angle tibio-tarsien, et comment doit-il être orienté sous le membre pour se trouver dans l'attitude la plus favorable au développement de la force ou au déploiement de la vitesse?

---

1. Merche, *Nouveau Traité des formes extérieures du cheval*, p. 447.

La plupart des auteurs ont essayé de répondre à cette question par l'exposé de vues théoriques insuffisamment basées sur les faits. Aussi trouve-t-on dans leurs écrits de nombreuses contradictions. Nous pensons avoir été plus logiques en étudiant d'abord de très beaux modèles, de façon à raisonner ensuite plus facilement des cas particuliers qui ne sont ni la beauté ni la défectuosité véritables, et qu'on rencontre si souvent dans la pratique.

Laissant de côté, pour le moment, l'inclinaison de la jambe, nous dirons que l'angle du jarret subit plus ou moins l'influence des trois directions métatarsiennes suivantes :

a. Le canon reste vertical;

b. Il est oblique en avant et en bas;

c. Il est oblique en arrière et en bas.

Dans chacune de ces circonstances, nous supposerons la pointe du jarret tangente à une verticale qui partirait de la pointe de la fesse, ainsi qu'on le remarque dans les aplombs réguliers (Voy. *Aplombs*).

a. **Le canon reste vertical.** — Dans ce cas, le canon est tangent, dans toute sa longueur, à la verticale dont nous venons de parler. C'est la position du membre la plus favorable à la bonne exécution de sa fonction locomotrice, comme nous le verrons à propos des aplombs. C'est d'ailleurs celle de tous les chevaux bien conformés, quel que soit le service auquel on les destine.

Mais, en pareille occurrence, l'angle tibio-tarsien peut être plus ou moins ouvert selon la situation du tibia qui en constitue la branche supérieure. D'où, par conséquent, deux cas secondaires se rattachant à la direction de ce dernier rayon.

1° Le tibia est droit. — Nous appelons ainsi celui dont l'obliquité est peu marquée (65 à 70° environ). Le jarret qui lui correspond est dit *droit*; l'angle qu'il forme est très ouvert (fig. 79). Une semblable conformation est favorable à la vitesse, car elle permet de grandes enjambées, pendant lesquelles les calcanéums deviennent de plus en plus perpendiculaires aux muscles chargés de les mouvoir. De plus, le pied, en arrivant sur le sol, se trouve fortement fléchi sur la jambe, ce qui donne au jarret une détente énergique et étendue.

Les chevaux de course ont d'ordinaire cette région ainsi disposée; leur angle tibio-tarsien est environ de 155 à 160 degrés, comme on l'a déjà vu à propos de la jambe.

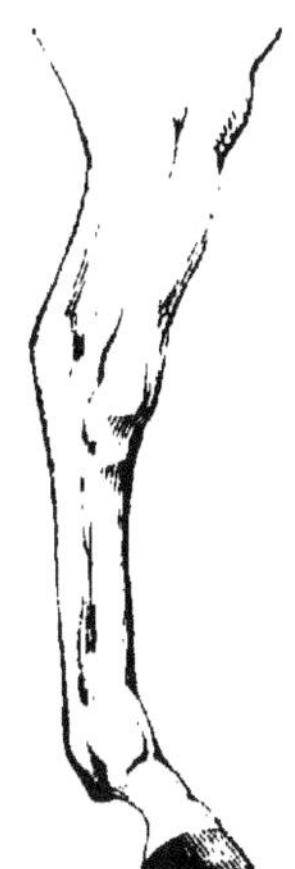

Fig. 79.

On est facilement trompé sur la largeur du jarret droit, à cause de la direction qu'y affecte le calcanéum. Aussi faut-il juger de la longueur de cet os pendant la marche. Mais c'est une erreur de croire que ce jarret, impliquant une jambe peu inclinée, fausse nécessairement les aplombs, en engageant davantage le membre postérieur sous le tronc. Il suffit, pour se convaincre du contraire, d'observer les chevaux de course, qui ont presque tous la jointure tibio-tarsienne très ouverte, et de pratiquer, comme nous l'avons fait, des mensurations de leurs angles articulaires. On verra alors que leurs aplombs sont normaux, par suite d'une direction convenable de la croupe et de la cuisse.

Le jarret droit, qui semble devoir beaucoup fatiguer l'animal pendant la station, par le peu de perpendicularité de sa corde sur le calcanéum, se trouve précisément disposé pour que la contraction musculaire, défavorisée, n'ait pas à intervenir dans une grande mesure. Ainsi que le remarque H. Bouley [1], « quand on fait mouvoir les pièces d'un jarret fraîchement disséqué, il est facile de reconnaître qu'aux limites de son mouvement d'extension et de flexion, il s'ouvre et se ferme par un jeu de ressort qu'on ne saurait mieux comparer qu'à celui d'une lame de couteau sur son manche. L'articulation une fois ouverte, ses deux rayons restent à l'état d'extension, par le fait même du mode de coaptation de leurs surfaces de rencontre, et l'intervention d'une force pour les maintenir redressés n'est nullement nécessaire. »

Le jarret droit, enfin, a cet autre avantage, au point de vue de la vitesse, qu'il comporte d'habitude un membre postérieur long, capable de larges enjambées. En supposant égales les longueurs des rayons crural, tibial et métatarsien, il est évident que leur superposition, d'après le mode plus ou moins vertical, donnera, au total, une hauteur plus considérable au membre, que si ces articles se rencontraient suivant des directions plus obliques. D'où il découle qu'un cheval, ayant ses os ainsi articulés, aura son appareil locomoteur plus développé, relativement à son corps, et sera pour cela plus rapide.

2° LE TIBIA EST OBLIQUE. — La première conséquence d'une pareille direction, c'est la fermeture de l'angle tibio-tarsien, impliquant pour les mouvements de flexion moins d'étendue que si cet angle était plus ouvert. C'est ensuite l'insertion plus perpendiculaire de la corde du jarret, la plaçant dans de meilleures conditions pour la bonne utilisation de sa force. C'est enfin la moindre longueur totale du

---

1. H. Bouley, *loc. cit.*, p. 580.

membre postérieur, défavorisant d'autant l'animal sous le rapport de la vitesse.

Ainsi conformé, le cheval est plus près de terre; son jarret est puissant, ses muscles bien favorisés; mais son pas est plus court, à cause de la fermeture de son angle tarsien et du peu de longueur de son membre. Il sera, toutes choses égales d'ailleurs, de petites allures, à moins qu'il ne rachète, par la répétition de ses mouvements. l'espace et le temps perdus à chaque enjambée, auquel cas il fatiguera davantage, s'usera plus vite. Mais si son pas manque d'ampleur et son membre de longueur, ses muscles pourront être volumineux, son corps développé, sa masse considérable. Capable alors des efforts les plus énergiques à une allure très lente, la quantité de mouvement (mv) produite n'en sera pas moins grande, puisqu'il déplacera une masse plus forte à une vitesse plus faible. Mauvais pour la course, il deviendra excellent pour le trait, pourvu que sa conformation se soit modifiée dans le sens que nous venons d'indiquer.

Selon nous, le jarret peu ouvert, que nous appellerons *commun*, parce qu'il est ordinaire de le rencontrer chez les chevaux usuels de gros trait rapide ou de trait léger, est plus favorable au déploiement de la force. Est-ce à dire que le jarret droit soit défectueux pour les services pénibles et qu'on l'observe seulement chez les sujets de grandes allures? En aucune façon. Il est encore assez fréquent chez nos grosses races de trait, ainsi que le constatent nos mensurations; en pareil cas, on ne doit le considérer comme défectueux que s'il pèche en même temps par un défaut de largeur, ce qui n'est pas rare, ou s'il n'est pas suffisamment utilisé par une jambe musculeuse et puissante.

b. **Le canon est oblique en avant et en bas**. — Cette conformation, dans laquelle le canon se trouve dévié en avant de la ligne d'aplomb partant de la pointe de la fesse, a fait qualifier le jarret de *coudé* (fig. 80).

Ce jarret, dit H. Bouley[1], « parait toujours large dans sa partie supérieure, parce qu'en effet sa coudure a pour résultat d'écarter le calcanéum

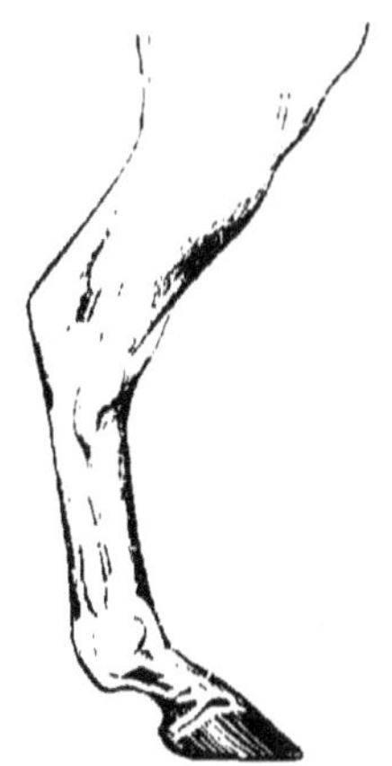

Fig. 80.

du tibia, et, conséquemment, de placer la corde calcanéenne à une plus grande distance de ce dernier os : d'où un élargissement de la sur-

1. H. Bouley, *loc. cit.*, t. X. p. 579.

face extérieure. D'autre part, cette coudure a encore cette conséquence de placer le bras de levier calcanéen dans les conditions les plus favorables pour la production de la force.

« Mais, à côté de ces avantages, se trouvent des inconvénients réels qui doivent faire considérer cette conformation comme défectueuse. D'abord, la colonne de support se trouvant en situation oblique, sous le rayon du tibia, il en résulte que les pressions du poids du corps, au lieu d'être transmises au sol par les assises osseuses exclusivement, comme dans l'attitude verticale du rayon, font effort, dans une certaine mesure en rapport avec le degré de l'obliquité, contre l'appareil ligamenteux qui associe ensemble les os du tarse et du métatarse, et l'obligent à un fonctionnement anormal. D'autre part, cet appareil, pendant l'exercice de la locomotion, subit des efforts de tiraillement d'autant plus énergiques, que la force musculaire trouve dans la direction du bras de levier calcanéen des conditions plus favorables son développement. Double cause, on le voit, pour que l'appareil du jarret fatigue davantage et soit plus vite usé. C'est ce dont témoigne l'expérience. Rien n'est ordinaire comme de voir se développer, à la base des jarrets coudés, les tumeurs osseuses qui sont l'expression des excès, des efforts, que ces jarrets sont prédisposés à subir par le fait même de leur conformation défectueuse. On doit comprendre que ce défaut tendra davantage à s'exagérer si le jarret, au lieu de correspondre à la verticale des ischions, est davantage engagé sous le centre de gravité. Les chevaux dont les jarrets sont coudés sont souvent des animaux de qualité supérieure, au point de vue de l'énergie au travail, et qui, par conséquent, sont exposés à se ruiner d'autant plus vite que l'appareil sur lequel ils appliquent leurs forces se trouve dans des conditions moins favorables de résistance. »

Le savant auteur de ces lignes aurait pu ajouter que le jarret coudé, en rapprochant du centre de gravité la partie inférieure du membre, en occasionnant une fermeture exagérée de l'angle tibio-tarsien, et en engageant trop en avant le pied sous le corps, détermine, en outre, une surcharge du membre postérieur préjudiciable à ses fonctions, augmente le travail des muscles extenseurs du métatarse pendant la station, diminue l'amplitude du pas en restreignant le mouvement de flexion, enfin dépense en pure perte une partie de l'effort d'impulsion à soulever le tronc au lieu de le porter directement en avant.

Pour toutes ces raisons, un pareil jarret doit être repoussé, malgré sa largeur apparente, car il est le résultat d'un vice d'aplomb grave qui le ruine de bonne heure.

c. **Le canon est oblique en arrière et en bas.** — Cette direction du canon place le membre postérieur dans l'attitude qu'on appelle *campée*, qui se rapproche, d'ailleurs, de celle que prennent les animaux pour uriner. Nous aurons l'occasion d'y revenir en traitant des aplombs. Dès maintenant, nous dirons qu'elle met le membre en très mauvaise situation pour remplir convenablement ses fonctions de colonne de soutien et d'agent d'impulsion relativement au tronc. Elle l'éloigne trop du centre de gravité, reporte une partie du poids de la masse sur les extrémités antérieures et les reins, rend la détente plus faible, moins étendue, prédispose aux glissades en arrière, fatigue beaucoup l'animal, l'expose à s'enseller, etc. (Voy. *Aplombs*).

Il ne faut pas confondre cette conformation avec celle qui est propre au jarret droit. Dans celui-ci, les angles fémoro-tibial et tibio-tarsien se sont ouverts, en conservant au membre ses aplombs réguliers, tandis que, dans le cheval campé du derrière (à partir du jarret seulement), le tibia reste très oblique, tout en laissant à l'angle tarsien beaucoup d'ouverture. D'où il suit que cet angle est mal disposé pour le fonctionnement de ses branches pendant la locomotion, ainsi que pour résister à l'effort qui concourt à les rapprocher l'une de l'autre pendant la station; sa bissectrice, prolongée jusqu'au sol, ne le rencontre pas dans un point assez éloigné de celui où les extrémités postérieures effectuent leur appui, et il en découle qu'il est tout aussi *mal ouvert* pour la production de la vitesse que pour celle de la force.

DIRECTION DU JARRET. — La direction du jarret mérite d'être envisagée à deux points de vue différents : par rapport au plan médian du corps, et par rapport à l'axe du membre.

1° Direction relative au plan médian. — Relativement au plan médian du corps, le jarret peut affecter les trois situations suivantes :

Il est *parallèle* et alors *bien dirigé ;*

Il est *dévié en dedans* et qualifié de *clos*, de *crochu ;*

Ou enfin, il est *dévié en dehors*, ce qui rend le cheval *ouvert* du derrière.

Pour avoir une direction convenable, le jarret doit être parallèle à la ligne médiane, car ses branches se fléchissent et s'étendent l'une sur l'autre dans un plan également parallèle, abstraction faite de la déviation normale qui porte sur la partie inférieure du membre pendant la flexion. Dans ce cas, l'impulsion fournie par l'arrière-main se transmet sans oscillations latérales au rachis dont elle suit la direction, et il n'y a aucune déperdition de force dans la projection du corps en avant. Le jeu des extrémités est facile ; les pieds ne sont pas exposés à s'atteindre ; leur appui est égal ; les allures sont franches, régulières, brillantes, et l'appareil tarsien résiste bien à un long service.

Lorsque les jarrets sont *clos* ou *crochus* (fig. 81) et qu'on les voit par derrière, leurs pointes sont convergentes et la partie inférieure des membres est déviée en dehors. Le cheval est alors dit *jarreté* ; ses mouvements sont sans élégance, quoique cette conformation coïncide souvent avec de très sérieuses qualités.

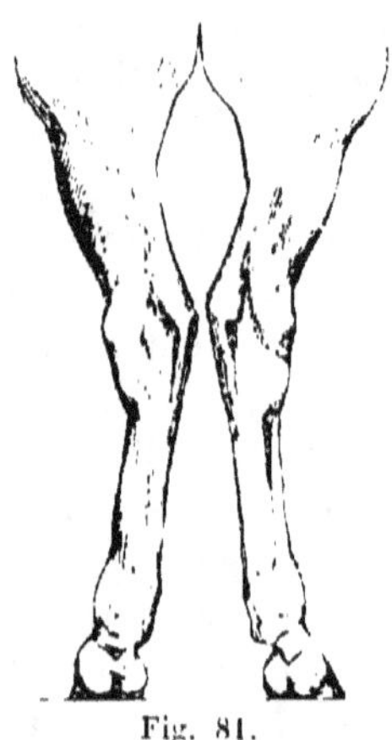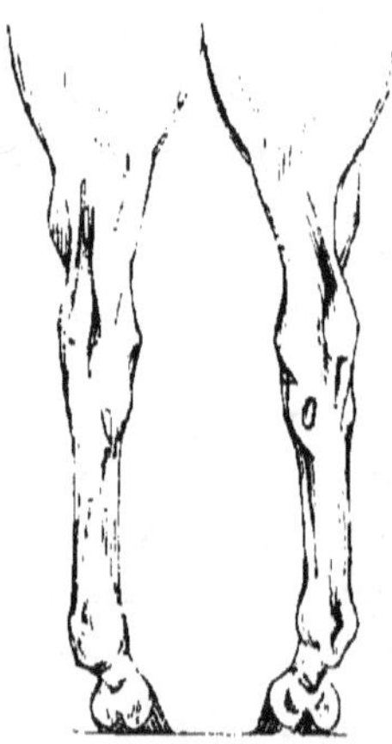

Fig. 81.   Fig. 82.

Si, au contraire (fig. 82), les pointes des jarrets sont divergentes, l'extrémité inférieure du membre est tournée en dedans ; l'animal est *ouvert* ou *trop ouvert du derrière*, à raison du grand écartement qui existe entre ses calcanéums.

Nous exposerons, à propos des *aplombs*, les inconvénients de ces défauts qui donnent aux sujets des allures on ne peut plus désagréables.

2° Direction relative à l'axe du membre. — Pour que l'appareil tarsien remplisse bien ses fonctions, il ne suffit pas que ses rayons soient dans des plans parallèles à l'axe du corps, il faut encore que la ligne médiane du membre les partage en deux moitiés sensiblement égales. Si cette condition n'est pas réalisée, la région du jarret se montre déviée en dedans ou en dehors, et il en résulte des irrégularités de l'appui plus ou moins préjudiciables à l'intégrité des rouages locomoteurs.

On appelle *jambes en pieds de banc* celles dont les jarrets sont fortement convexes en dedans et de haut en bas. Le plus ordinairement, ils sont en même temps coudés en avant, et l'animal est clos du derrière.

La déviation opposée à celle-ci, commune sur les sujets trop ouverts

du derrière, consiste dans une concavité assez marquée de tout le
membre du côté de sa face interne, en vertu de laquelle les calcanéums sont rendus très divergents, tandis que les deux sabots, plus
rapprochés que de raison, convergent même l'un vers l'autre dans
la région de la pince. On pourrait appeler *bancal*, le cheval offrant
cette conformation, à cause de son analogie d'aspect avec l'homme
dont les jambes sont ainsi dirigées.

Dans les deux cas, le jarret ne donne pas au corps une impulsion
convenable et les membres se meuvent d'une façon très disgracieuse
(Voy. *Aplombs*).

MALADIES ET TARES. — Les altérations dont le jarret peut être le siège,
dit H. Bouley [1], sont nombreuses, variées, souvent d'une gravité
extrême. On les rencontre dans toutes les parties constitutives de cet
appareil complexe : les os, les synoviales, les ligaments, les tendons
et leurs gaines de glissement, enfin dans le tissu cellulaire sous-
cutané. La peau, elle-même, en présente quelquefois, mais d'une
importance secondaire, quand on les compare à celles des pièces
intrinsèques de la région.

Le nombre, la gravité, de ces altérations s'expliquent par le rôle si
important du jarret dans la fonction locomotrice.

Suivant la méthode de H. Bouley, nous les étudierons en procédant
de la surface vers la profondeur. Elles portent, en effet, sur la peau,
le tissu cellulaire, les tendons et leurs synoviales, les os et la synoviale
articulaire tibio-tarsienne.

a. **Peau.** — La pointe du jarret montre assez fréquemment des *dénudations*,
des *excoriations*, dont la présence doit attirer l'attention. Ces blessures, en
raison de leur siège, sont trop souvent l'indice du mauvais caractère de
l'animal, de sa nature irritable. Elles proviennent de coups, heurts, ruades,
et sont particulièrement communes chez les juments pisseuses. Il leur succède quelquefois des *marques blanches* accidentelles, chez les sujets à extrémités foncées; d'autres fois, des *cicatrices* de configuration variable, apparentes à l'extérieur, recouvertes par les poils environnants, ou dissimulées
frauduleusement par un enduit coloré.

Des *traces de feu*, en pointes ou en raies, qu'on voit sur les jarrets tarés,
devront faire rechercher si les affections pour lesquelles la cautérisation a
été employée ont totalement disparu, ou si elles se sont amendées de façon
à permettre une meilleure utilisation de l'animal.

Mais c'est dans le pli du jaret qu'on observe la plus grave des lésions cutanées de la région. Elle consiste en une crevasse transversale, connue sous
le nom vulgaire de *solandre*, occasionnée d'abord par une irritation extérieure, d'habitude un frottement, une application vésicante. Primitivement
bénigne, la solandre ne tarde pas à se compliquer, par suite des mouvements

---

1. H. Bouley, *loc. cit.*, p. 586.

incessants du pli du jarret, et aussi d'autres causes, telles que l'humidité, l'élévation de la température, la malpropreté, etc. Il en résulte une plaie à cicatrisation rebelle, à bords épais, calleux, recouverte de croûtes, et toujours très douloureuse pendant les saisons chaudes.

b. **Tissu cellulaire.** — Le tissu cellulaire sous-cutané de la pointe du jarret, sous l'influence de contusions, de frottements répétés, peut s'infiltrer de sérosité, et former au bout d'un certain temps une tumeur molle, fluctuante, quelquefois rénitente, mobile et indolente, désignée sous les noms de *capelet, passe-campane* [1] (fig. 83).

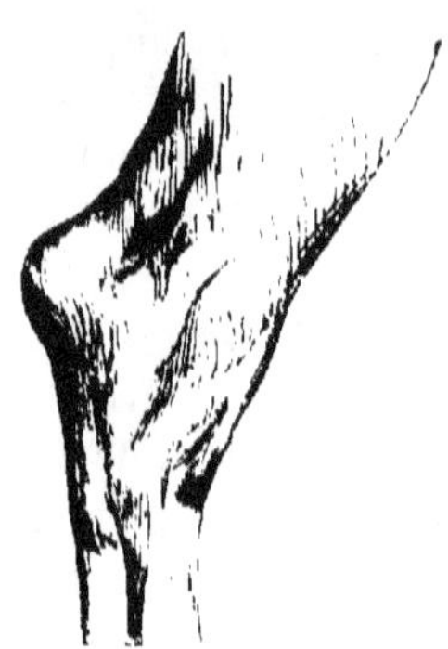

Fig. 83.

Le capelet n'est autre chose que l'*hygroma* du sommet du calcanéum. Son plus grand inconvénient est de déformer la pointe du jarret, mais il n'entraîne aucune claudication. Il n'en constitue pas moins une tare assez grave, pour les chevaux de luxe, par la difformité qu'il occasionne et la ténacité qu'il affecte en présence des moyens résolutifs qu'on lui oppose. On ne devra pas le confondre avec l'engorgement tout accidentel de la pointe du jarret, chez les sujets maintenus trop longtemps à l'écurie, et qui disparaît promptement sous l'influence de l'exercice.

c. **Tendons et synoviales tendineuses.** — Nous mentionnerons, en passant, la *rupture de la corde tendineuse du fléchisseur du métatarse*, dont nous avons déjà parlé à propos de la jambe, et qui donne lieu à une claudication d'un caractère tout spécial.

Nous signalerons aussi un accident, d'ailleurs exceptionnel, la *luxation de la calotte calcanéenne du perforé*. Dans les deux cas connus, la portion tendineuse de ce muscle avait rompu ses adhérences par le fait d'un effort très violent, s'était reportée en dehors de la pointe du jarret et avait produit une déformation si accusée, qu'on n'aurait pu exposer l'animal en vente.

Il en est de même de l'*ossification de cette calotte calcanéenne*, ainsi que d'une partie du tendon perforé, que nous avons observée une seule fois sur un vieux cheval sacrifié pour les travaux anatomiques et dont nous avons déposé le jarret au cabinet des collections d'Alfort.

Ces lésions n'ont d'autre intérêt que leur rareté. Mais il en est autrement des dilatations anormales des gaines synoviales qui facilitent le glissement des tendons dans la région du jarret. Elles sont, au contraire, des plus communes, toujours très graves (quelques-unes d'entre elles, au moins) au point de vue de la dépréciation qu'elles causent à l'animal. On les connaît sous la dénomination générique de *vessigons tendineux*.

Le plus fréquent, le plus grave d'entre eux est, sans contredit, celui de la gaine tarsienne qui, pour ce motif, a reçu le nom de *vessigon tarsien*. Il se

---

1. « Le premier de ces noms vient sans doute de ce que la tumeur a été comparée à un *chapelet* (petit chapeau) coiffant la tête du calcanéum. Quant au second, il signifierait, d'après Littré, que le volume de cette tumeur dépasse, *passe*, celui d'une *campane* ou petite cloche. C'est donc bien *passe-campane* qu'il faut dire et non *passe-campagne*, car cette dénomination n'a aucun sens » (H. Bouley).

caractérise par des tumeurs sous-cutanées qui apparaissent à la partie supérieure ou inférieure du jarret, dans les points où la membrane synoviale n'est pas soutenue. La tumeur supérieure est située dans le creux du jarret, immédiatement au-dessous de la corde, le long de celle-ci. Plus saillante du côté interne, elle est quelquefois bilobée et remonte jusqu'au quart inférieur de la jambe. Quand elle très volumineuse, les pressions exercées sur elle ne refoulent pas le liquide sur la face antérieure de la région, car la gaine tarsienne ne communique pas avec la synoviale articulaire ; mais ces pressions, se transmettant sur les tumeurs de la partie inférieure du jarret, les rendent plus apparentes.

Ces dernières, moins développées que la précédente, d'aspect moniliforme, par suite de l'épaisseur inégale des parois de la gaine, longent le trajet des tendons fléchisseurs dans le tiers supérieur du canon.

Le vessigon tarsien, dit H. Bouley, « est susceptible d'acquérir des dimensions énormes, surtout du côté interne ; on en a vu qui s'étaient agrandis dans de telles proportions, que l'espace entre les deux membres ne leur suffisant plus pour leur développement, la peau de leur surface se frayait et s'excoriait pendant les mouvements de la marche, par ses frottements contre le jarret opposé. »

La synoviale qui facilite le glissement de la calotte du perforé sur le sommet du calcanéum est aussi capable de se dilater d'une façon anormale. Très fortement contenue à cet endroit, elle peut néanmoins céder à la poussée des liquides contre ses parois, au-dessus et en avant du calcanéum, en formant le long de la corde une tumeur allongée, cylindroïde, ordinairement d'un faible volume, et d'une longueur de dix centimètres environ. C'est là ce qu'on appelle le *vessigon calcanéen*.

H. Bouley fait observer avec justesse que la synoviale vésiculaire qui permet au tendon des jumeaux de la jambe de glisser sur le sommet du calcanéum, lors des mouvements de flexion étendus, est si puissamment soutenue par la calotte du perforé, qu'il lui est absolument impossible de se dilater sous forme de tumeurs extérieures ; et il ajoute, avec autant d'exactitude, que cette synoviale ne peut en aucune façon donner naissance à la tumeur que nous avons étudiée plus haut sous le nom de *capelet*.

Enfin, il est possible de rencontrer encore l'hydropisie de la petite gaine qui facilite le glissement de la branche cunéenne du fléchisseur du métatarse sur le côté interne du tarse. Il en résulte une petite tumeur molle, dépressible, du volume d'une grosse fève, située en avant du point où se développe l'exostose de l'éparvin. Ce vessigon a reçu le nom de *vessigon cunéen*, à cause de son siège et de la branche tendineuse sous laquelle il se développe.

d. **Synoviale articulaire et os du jarret.** — Il est assez commun de rencontrer sur la poulie astragalienne et dans les gorges correspondantes du tibia des *rayures* multiples, plus ou moins profondes, d'une régularité parfaite, toutes parallèles aux lèvres de l'astragale. Ces rayures des surfaces articulaires se voient sur les vieux chevaux de préférence ; elles se rattachent sans doute à une irritation obscure, très lente, de la jointure tibio-tarsienne et correspondent probablement à une irrégularité spéciale de ses mouvements. Mais jusqu'à présent, la clinique n'a pas déterminé d'une façon assez précise les symptômes extérieurs de ces sortes de lésions pour que nous y insistions davantage (Voy. *Défectuosités des allures : éparvin sec*).

L'altération la plus grave de l'articulation tibio-astragalienne est consécutive à l'hydropisie de sa membrane synoviale. Sous l'influence d'une suractivité fonctionnelle de cette membrane, la synovie s'épanche en plus grande quantité dans la cavité articulaire et y exerce à la longue une poussée de dedans en dehors qui en refoule peu à peu les parois. Mais comme celles-ci ne se trouvent pas partout également soutenues, les points qui offrent le moins de résistance aux pressions intérieures se distendent au delà de leurs limites physiologiques, viennent faire hernie, en formant sous la peau trois tumeurs dont la place est fixe et dont le volume, la tension, seuls, changent suivant les cas. Ce sont ces trois tumeurs qui constituent ce qu'on appelle le *ressigon articulaire du jarret*.

La première existe dans le pli du jarret et un peu du côté interne. Elle modifie le profil de la face antérieure de cette région par la présence d'une courbe anormale, dépressible, toujours plus tendue sous le doigt quand le membre est à l'appui.

Les deux autres tumeurs articulaires sont situées en arrière, au-dessus des ligaments latéraux, entre le tibia et le tendon perforant. Elles ont un volume très variable, qui oscille entre celui d'une noix et celui d'une tête d'enfant; l'interne est plus grosse, plus fréquente, que l'externe qui manque quelquefois. Mais, constamment, la présence de l'une d'elles coexiste avec celle de la tumeur antérieure, et cela se conçoit, puisque toutes trois ne sont que les diverticulums de la même cavité. Les pressions exercées sur un de leurs points se transmettent intégralement aux autres.

Les tumeurs synoviales du jarret sont, en général, moins graves que les tumeurs osseuses ; pendant longtemps elles restent compatibles avec la liberté des mouvements. Elles ne font boiter les animaux, les articulaires surtout, que dans le cas d'une hypersécrétion abondante de synovie, d'une tension excessive. Très anciennes, leurs parois s'épaississent, deviennent rigides, s'ossifient même par endroits, gênant alors beaucoup l'accomplissement du jeu tarsien. Quand l'ossification est très étendue, elle constitue pour l'articulation une fausse ankylose, qui rend la locomotion rapide absolument impossible.

Les tares osseuses de la région du jarret ont reçu des noms particuliers; ce sont : la *courbe*, l'*éparvin* et la *jarde*.

1° **Courbe.** — La *courbe* (fig. 84, B, et fig. 85, A) est une périostose de la tubérosité inférieure et interne du tibia, qui se développe sous l'influence d'une violence extérieure ou d'un effort de l'articulation. Elle est caractérisée par la formation de couches osseuses nouvelles, qui se disposent en strates régulières sur la tubérosité tibiale, dans toute sa surface recouverte par l'épanouissement du ligament latéral interne. Cette formation offre une coulisse longitudinale dans laquelle glisse le tendon du muscle fléchisseur oblique des phalanges, et se traduit extérieurement par une *courbe*, plus accusée qu'à l'état normal, lorsqu'on regarde le jarret de face ou de biais. Au début, elle est souvent difficile à reconnaître, à cause de ses faibles dimensions, ce qui rend nécessaire la comparaison des deux jarrets. A moins que l'un et l'autre ne soient tarés, il est généralement facile d'y parvenir, et encore y arriverait-on dans cette dernière hypothèse, car il est exceptionnel que les deux tumeurs soient absolument identiques sous le rapport du volume et de la forme. La courbe ne fait boiter que dans le principe ; une fois développée, la claudication disparaît. Néanmoins, il en est qui, par l'extension qu'elles affectent, couvrent de leurs végétations les marges de la surface articulaire tibiale et mettent ainsi plus ou moins obstacle à la liberté

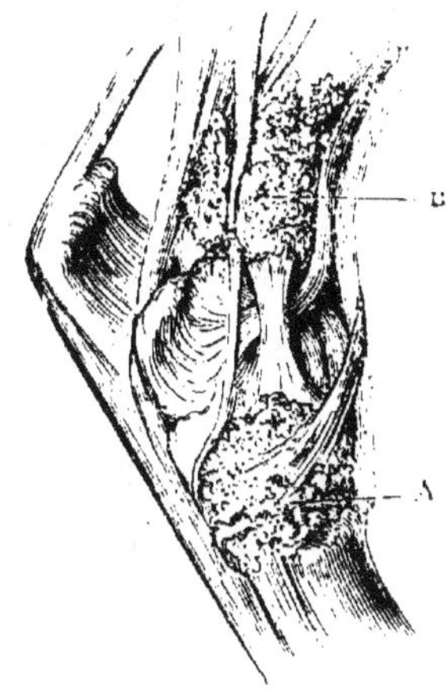
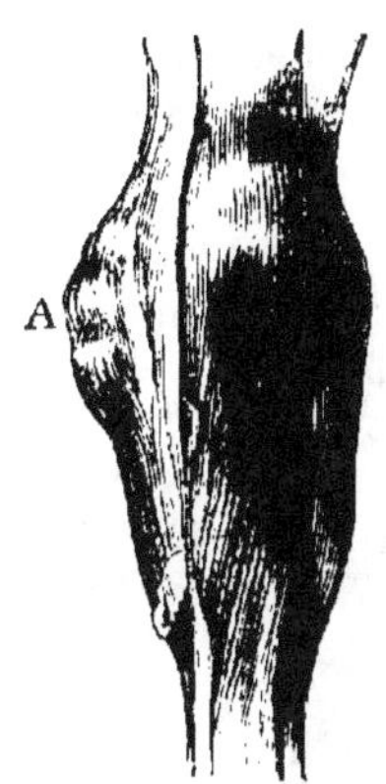

Fig. 84.   Fig. 85.

des mouvements: dans ce cas, elles sont d'autant plus graves qu'on les voit rebelles à tout moyen de traitement.

2° **Éparvin**. — On doit réserver le nom d'*éparvin* à la périostose qui se manifeste à la base et à la partie interne du jarret (fig. 84 et 86, A). Elle envahit habituellement toute la portion des os du tarse et du métatarse recouverte par l'épanouissement de l'extrémité inférieure du ligament latéral interne de l'articulation, c'est-à-dire la tête du métatarsien rudimentaire, une petite étendue du métatarsien principal, les cunéiformes, le scaphoïde, voire la base de l'astragale. Mais elle est souvent beaucoup plus circonscrite, ce qui a porté H. Bouley à qualifier de *métatarsien* l'éparvin qui a sa situation au sommet des os du canon, et de *tarso-métatarsien*, celui qui englobe tout à la fois les uns et les autres.

Le premier se traduit à l'extérieur par l'exagération de la saillie formée par la tête du métatarsien interne, ou encore, lorsqu'il est plus antérieur, par le volume plus considérable de la tubérosité d'insertion du muscle fléchisseur du métatarse. Quelquefois, il est compliqué d'un *suros* du canon, par suite de l'ossification anormale du ligament interosseux qui unit le métatarsien rudimentaire au principal. Quoi qu'il en soit de son siège exact, susceptible de varier quelque peu ainsi qu'on vient de le

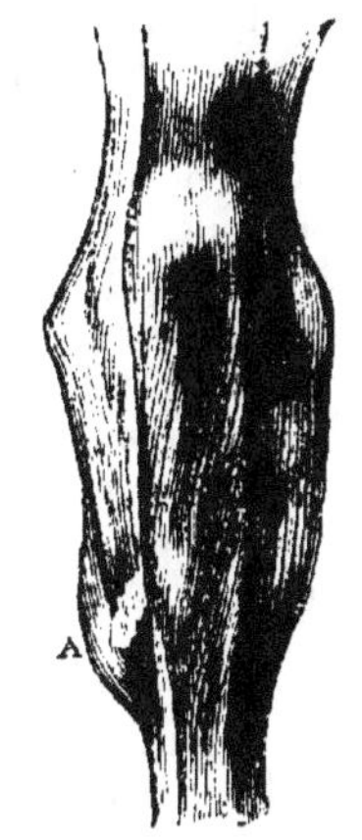

Fig. 86.

voir, l'éparvin *métatarsien* ne donne lieu ordinairement qu'à une boiterie temporaire, qui cesse la plupart du temps lorsque le travail d'ossification est achevé.

Quant à l'éparvin *tarso-métatarsien* ou *calleux*, sa gravité est bien différente, sa fréquence bien plus grande. Il constitue, en effet, une sorte de *cal* qui soude les os inférieurs du tarse, entre eux et avec les métatarsiens, cal limité d'abord à la périphérie des marges articulaires, puis envahissant progressivement les surfaces de glissement. Mais cette dernière complication, dont les fâcheux effets se comprennent, en un mot, l'ankylose véritable, n'existe pas toujours, même dans le cas d'éparvins volumineux; nombre de fois nous avons trouvé, sur de vieux chevaux, les surfaces articulaires encore intactes. Pareilles lésions, on le conçoit, n'annihilent pas complètement le jeu des jointures tarsiennes et atténuent, par conséquent, la gravité du pronostic qu'on en peut tirer.

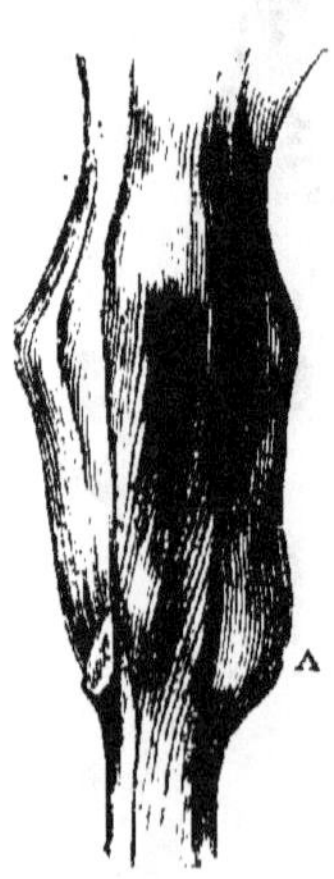

Fig. 87.

Au début de sa formation, et avant l'apparition de toute tumeur extérieure, l'éparvin calleux détermine une claudication généralement très intense sur la nature de laquelle il est presque impossible de se prononcer avec certitude. La boiterie qui survient n'a aucun caractère pathognomonique, même quand elle se traduit par le *harper* de l'éparvin sec. Ce n'est qu'au bout d'un certain temps que l'exostose se profile sur le côté interne du jarret, ce qui fait qualifier l'éparvin de *sorti*. Son volume et son siège sont, en pareil cas, très variables. Tantôt à peine distinct, tantôt bien apparent, il saille en dedans, en avant ou en arrière de l'articulation. Assez souvent alors la claudication diminue d'intensité ou disparaît même tout à fait; mais la plupart du temps elle persiste et se montre en rapport avec l'étendue de la tumeur. Les caractères ne sont plus les mêmes; l'animal accuse une douleur moins vive et sa boiterie semble plutôt tenir à la difficulté mécanique qu'éprouvent les pièces tarsiennes dans leurs déplacements. Quoi qu'il en soit, il est clair que la gravité du pronostic varie avec la nature des lésions articulaires, l'obstacle apporté à la locomotion, la persistance et la ténacité des symptômes rationnels auxquels cette tare donne lieu.

3° **Jarde.** — La *jarde* ou le *jardon* (fig. 87) n'est pas, comme tout le monde le croit à tort, une tumeur osseuse reproduisant identiquement, sur le côté externe du jarret, la saillie que l'éparvin forme sur le côté interne de la même région. Elle est tout bonnement une *périostose plus ou moins étendue de la tête du métatarsien rudimentaire externe*. Fort souvent, elle se complique d'un suros, comme dans le cas que nous représentons (fig. 88 et 89); d'autres fois, et ce sont peut-être les circonstances les plus communes, on ne trouve pas autre chose qu'une tumeur développée à la partie supérieure et externe du canon, c'est-à-dire un simple suros. C'est du moins l'opinion que nous avons acquise sur la foi de recherches qui représentent une période d'observation de plus de quarante années, dans des conditions tout à fait exceptionnelles au point de vue de la richesse des sujets d'étude.

La jarde n'est jamais située à la même hauteur que l'éparvin; elle est toujours plus basse, ce qui implique déjà que les os tarsiens externes n'en sont pas le siège. De plus, elle reste confinée en dehors ou en arrière et ne s'étend pas en avant ainsi que le fait l'éparvin; enfin, elle a plutôt de la tendance à descendre le long du métatarsien rudimentaire qu'à monter sur le cuboïde ou la base du calcanéum, autres raisons qui militent en faveur de son origine métatarsienne. Elle ne saurait donc, ni comme siège, ni comme

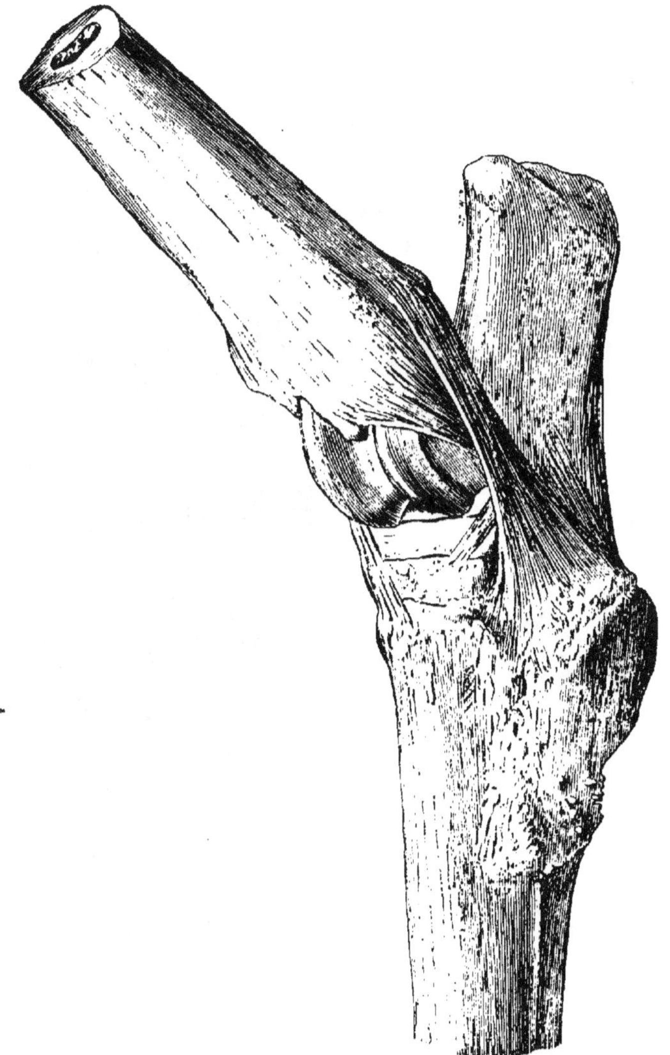

Fig. 88. — La jarde sur le jarret disséqué.

lésions, ni comme gravité, être considérée comme le pendant de l'éparvin.

Nous sommes encore à découvrir, en dehors du jarret, une tumeur localisée sur la base du calcanéum, le scaphoïde, le cuboïde et la tête du métatarsien externe, une tumeur suffisamment circonscrite pour mériter vraiment une appellation spéciale autre que celle de *verclure* dont nous dirons d'ailleurs un mot plus loin.

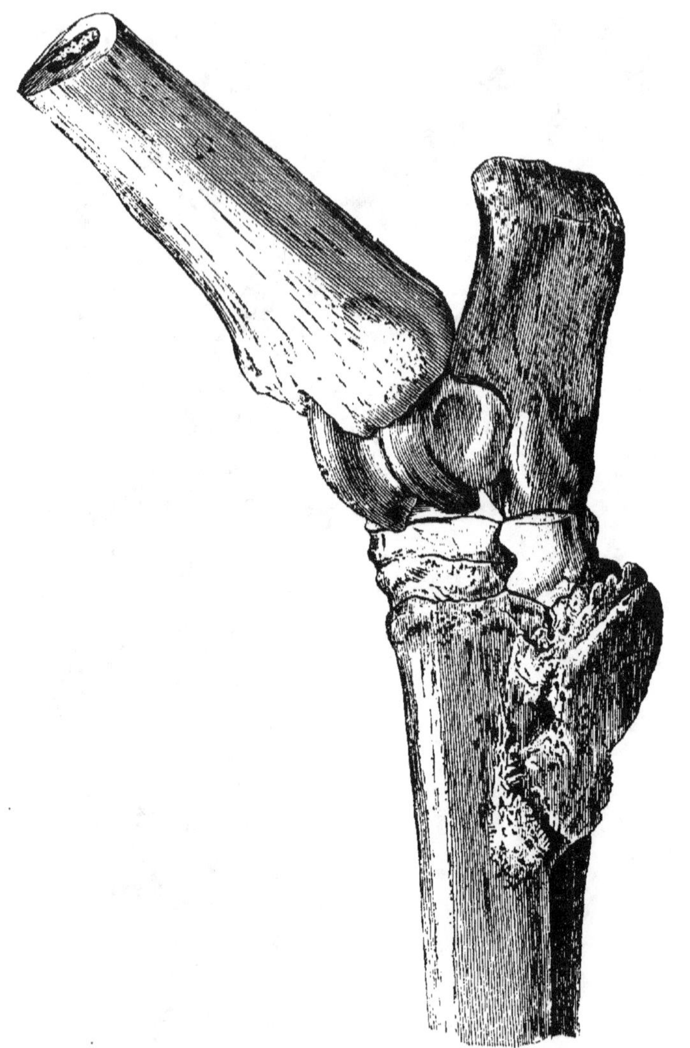

Fig. 89. — La jarde sur le jarret macéré.

Dès 1852, M. Gillet[1] a figuré la jarde véritable avec une grande exacti-

. Gillet, *Des Tares osseuses des membres du cheval*, i n *Recueil de mémoires et*

tude, quoique, par une singulière déférence pour les opinions erronées de ses devanciers et de ses contemporains, il n'ait pas voulu s'en rapporter à ses propres observations. Son dessin, tout à fait semblable aux nôtres (fig. 88 et 89), s'écarte à bon droit de toutes les autres reproductions plus ou moins fantaisistes qui ont été faites de la tare en question. Nous ajouterons même qu'il est *très rare* de rencontrer des lésions de cette nature, et nous sommes certains, sur ce point, de n'être pas contredits par ceux qui se sont donné la peine de les chercher.

Les données anatomiques expliquent pourquoi la périostose dont il s'agit ne peut réellement prendre naissance que sur la tête du métatarsien externe et non ailleurs. Il importe d'abord de se rappeler que les tumeurs des os résultant de l'usure n'apparaissent jamais qu'aux points d'implantation des grands ligaments articulaires; c'est au niveau de ces points que les tiraillements, les distensions, se propagent au périoste et l'enflamment. L'irritation se transmettant de proche en proche finit par envahir toutes les surfaces osseuses recouvertes par les ligaments. C'est suivant ce processus que se manifestent la courbe, l'éparvin, les tumeurs du corps des vertèbres; c'est lui que nous retrouverons quand il s'agira des suros ou exostoses du canon. Or, la jarde ne fait pas exception à la règle.

Elle débute sur la tête du métatarsien externe (fig. 90), c'est-à-dire à l'insertion inférieure du puissant ligament calcanéo-métatarsien, *b*, d'autant plus exposé aux tiraillements de ses fibres composantes, que les tractions qui les produisent s'exercent à l'extrémité d'un calcanéum plus long et plus oblique sur le tibia. Aussi a-t-elle été considérée de tout temps comme l'apanage des *jarrets coudés*. Une fois formée, la tumeur n'a aucune tendance à remonter; elle se localise à l'endroit que nous venons d'indiquer, ou même se complique d'un suros sur le trajet du ligament interosseux qui unit le métatarsien principal au métatarsien rudimentaire correspondant. Sous le rapport de son siège, on peut donc la définir la périostose des ligaments calcanéo-métatarsien, *b* (fig. 90), et tibio-tarsien externe, *a* (fig. 91), et l'éparvin, celle des ligaments astragalo-métatarsien, *b* (fig. 91), et tibio-tarsien interne, *a* (fig. 90).

Mais, quelle que soit sa situation, on la voit occasionner une déformation très caractéristique du profil de la base du jarret. La ligne qui part du sommet du calcanéum, au lieu de tomber parfaitement droite jusque sur le boulet, décrit, au contraire, une courbe à convexité postérieure, au niveau de la tête du métatarsien externe et le plus ordinairement un peu au-dessous. La tumeur s'aperçoit encore sur le jarret vu de face, de derrière ou de biais. Lorsque la jarde est en forme de suros, il lui arrive de soulever le ligament suspenseur du boulet, en se développant dans l'espèce de gouttière qui sert en quelque sorte de cavité de réception à ce dernier. Alors, c'est la ligne du tendon qui perd de sa rectitude et devient plus ou moins convexe en arrière.

Avant de quitter ce sujet, nous devons mettre nos lecteurs en garde contre une tendance assez généralisée parmi les hommes de cheval, particulièrement dans l'armée : c'est la *manie de la jarde*, qu'on nous passe l'expression.

observations sur l'hygiène et la médecine vétérinaires militaires, t. IV, p. 317, chez Dumaine. — Paris, 1852.

Beaucoup de jardons n'existent souvent que dans l'imagination de ceux qui en parlent et qui, jusqu'à un certain point, ne sauraient voir de cheval sans en trouver. A notre avis, la tête du métatarsien externe n'a pas toujours la même configuration ; elle est parfois très anguleuse et peut, dans ce cas, altérer extérieurement la pureté du profil tarsien postérieur, surtout si le jarret est coudé, sans qu'il soit permis, pour cela, de conclure à l'existence

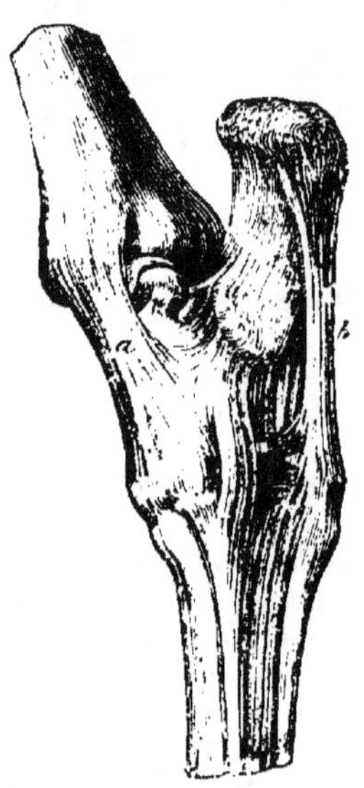
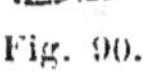
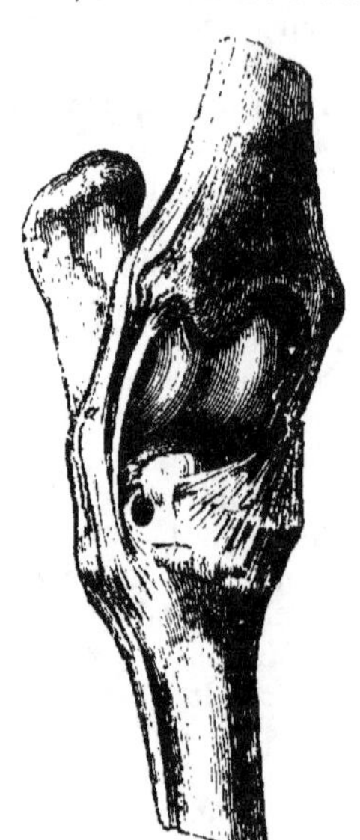

<table>
<tr><td>Fig. 90.</td><td>Fig. 91.</td></tr>
<tr><td>Jarret disséqué vu en dedans et en arrière.</td><td>Jarret disséqué vu en dedans et en avant.</td></tr>
</table>

d'une tare, puisque les choses sont encore ou resteront parfaitement normales.

La jarde est loin d'offrir la gravité de l'éparvin. Cela tient simplement à ce qu'elle n'entraine jamais l'ankylose des articulations tarsiennes inférieures ; celles-ci demeurent absolument intactes.

La claudication qu'elle détermine, une fois le travail d'ossification achevé, dépend de la gène éprouvée par la petite arthrodie métatarsienne externe, ou de la compression du ligament suspenseur du boulet et des tendons fléchisseurs.

Cerclure. — Mais le jarret n'offre pas toujours une délimitation aussi nette de ses tares osseuses ; il est assez fréquemment le siège, sur les très vieux chevaux, de périostoses disséminées, dont le point de départ se montre, soit dans l'épaisseur du ligament capsulaire antérieur, soit dans celle des ligaments latéraux, soit encore dans celle des membranes synoviales articulaires ou tendineuses. Cet état, ainsi que nous l'avons vu, est l'ultime complication des vessigons et n'a, par conséquent, rien d'étonnant. Dans de telles conditions, les profils normaux du jarret sont complètement changés. Au niveau des tumeurs osseuses, la région présente des reliefs plus ou moins volumineux, durs, irréguliers, qui ont une grande tendance à se rejoindre à la longue et à entourer l'appareil tarsien, ce qu'on exprime, en clinique, en qualifiant le jarret de *cerclé*, aspect qui doit avoir, aux yeux de celui qui le constate, la signification de la ruine et de l'usure poussées à leurs dernières limites.

E. — De la châtaigne.

Dans le membre postérieur, la *châtaigne*, o (fig. 77, B et D), est située à la partie inférieure de la face interne du jarret: elle répond anatomiquement au petit cunéiforme. Elle peut quelquefois manquer. Huzard père a signalé son absence et nous l'avons constatée aussi dans plusieurs circonstances. Dans ce cas, le signalement doit en faire mention. Comme celle du membre antérieur, son étendue et son volume varient dans une assez grande proportion suivant les individus: elle n'a. du reste, aucune espèce d'intérêt.

F. — Du canon et du tendon.

SITUATION. — LIMITES. — BASE ANATOMIQUE. — Le *canon* est la région des membres qui s'étend verticalement du *genou* ou du *jarret* au *boulet*.

Il a pour base les os métacarpiens ou métatarsiens, au nombre de trois, ainsi que les tendons des différents muscles moteurs des phalanges et un très fort ligament connu sous le nom de *suspenseur du boulet*, à cause de ses fonctions.

Des trois os dont il vient d'être question, l'un, le métacarpien ou le métatarsien principal, est beaucoup plus développé que les deux autres, qui sont tout à fait *rudimentaires*. Ces derniers (fig. 92) se trouvent unis à l'os principal et sur ses côtés au moyen d'un ligament interosseux très résistant qui s'ossifie avec l'âge, sauf à ses deux extrémités. La partie supérieure ou la *tête* de ces petits os styloïdes est articulée par deux facettes diarthrodiales avec la pièce médiane du canon; leur partie inférieure, légèrement renflée en *bouton*, presque libre, dépressible sous le doigt, n'est reliée que par un peu de tissu fibreux à la région que nous étudierons sous le nom d'*ergot*.

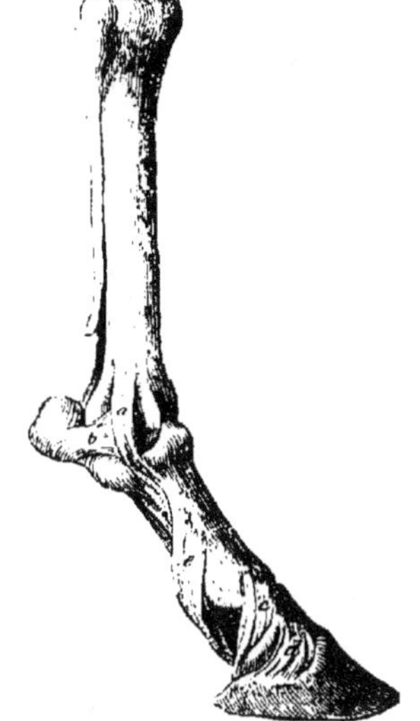

Fig. 92.

Ainsi constitué, le canon s'articule en haut, par l'intermédiaire de ses pièces composantes, avec les os de la rangée inférieure du carpe ou du tarse, dont il reçoit et transmet les pressions; en bas, sa pièce médiane forme avec la première phalange une jointure très mobile que complète, en arrière, la poulie de renvoi représentée par les grands sésamoïdes.

Aucun corps charnu digne d'attention n'existe dans cette région; on n'y trouve que les cordes tendineuses des muscles extenseurs des phalanges, sur sa face antérieure, et celles des fléchisseurs qui parcourent toute l'étendue de sa face postérieure. Signalons, en outre, les *brides carpienne* et *tarsienne*, lanières fibreuses inextensibles, qui émanent des ligaments postérieurs du carpe et du tarse, et vont se jeter, après un trajet plus ou moins long, dans le tendon fléchisseur profond de la région digitée.

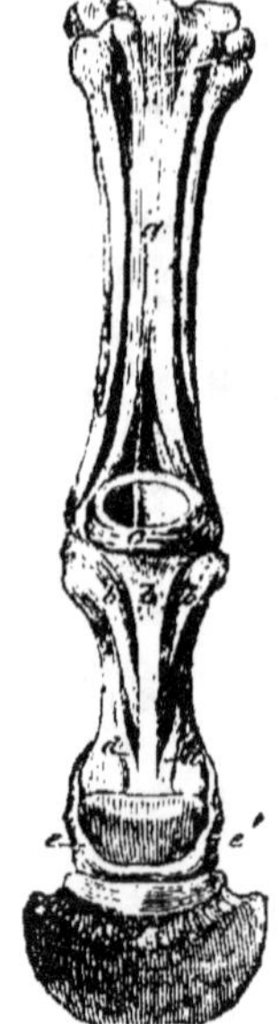

Deux grandes synoviales empiètent, en haut et en bas, sur le tiers environ de la longueur du canon. La supérieure nous est déjà connue : c'est la *gaine carpienne* ou *tarsienne;* l'inférieure sera étudiée à propos du boulet : c'est la *gaine métacarpo* ou *métatarso-phalangienne*, encore appelée *grande sésamoïdienne*. L'une et l'autre facilitent le glissement des tendons fléchisseurs des phalanges, la première, contre la face postérieure du genou ou du jarret; la seconde, derrière l'angle du boulet; toutes deux permettent, en outre, les mouvements des deux cordes l'une sur l'autre.

Enfin, contre la face postérieure de l'os principal du canon, dans une sorte de gouttière formée par les métacarpiens rudimentaires, se trouve logée la vaste soupente ligamenteuse du boulet, *a* (fig. 93), qui, bifide inférieurement, se termine sur les grands sésamoïdes.

Il n'est pas sans intérêt de noter, en passant, **un fait** assez rare, mais dont la science possède néanmoins aujourd'hui un certain nombre d'exemples; nous voulons parler de l'existence d'un *doigt surnuméraire* à la face interne du canon, sur un ou deux membres ou sur les quatre à la fois, chez le cheval. Cette particularité consiste dans le développement anormal et presque complet du doigt

Fig. 93.

interne qui, dans les conditions ordinaires, se trouve simplement représenté par le métacarpien ou métatarsien rudimentaire correspondant.

Le doigt externe apparaît beaucoup plus rarement. M. le professeur R. Huidekoper, directeur de l'école vétérinaire de Philadelphie', en a observé un cas fort remarquable sur un cheval du Texas. L'animal avait, en tout, dix sabots : trois à chaque membre antérieur, deux seulement aux membres postérieurs. Les doigts surnuméraires antérieurs étaient pourvus chacun de trois phalanges; leurs sabots descendaient presque jusqu'au sol. Les doigts surnuméraires postérieurs n'existaient que du côté interne; leurs phalanges étaient rudimentaires et leurs sabots n'arrivaient que jusqu'au milieu du paturon[1].

ROLE ET ACTION DU CANON. — Le canon est un levier locomoteur qui joue un rôle des plus importants pendant la progression, la station et

___

1. R. Huidekoper. *Note communiquée.*

lors de l'impulsion. Examinons-le rapidement sous ces divers points de vue.

Il est d'abord le siège de deux mouvements principaux: la *flexion* et l'*extension*.

La première, beaucoup plus accusée dans le membre antérieur, soulève le pied et met le canon dans des conditions favorables pour accomplir la seconde qu'on devra rechercher aussi étendue que possible. La longueur de l'avant-bras et celle de la jambe sont, on le sait, en rapport avec l'amplitude de ces déplacements.

Mais le jeu du canon est d'ordre inverse dans les deux membres, à cause de la disposition différente des angles articulaires. Lorsqu'il s'étend, dans l'antérieur, il entame simplement le terrain, se place dans le prolongement du radius, arrive ainsi sur le sol et conserve cette attitude tant que dure l'appui. Dans le membre postérieur, son extension, commencée un peu avant le poser du pied, se poursuit pendant toute la période d'appui, de telle sorte qu'au moment du lever le tibia et le métatarse se trouvent presque en droite ligne. Il est manifeste, d'après cela, que le canon antérieur, lors de l'appui, est surtout utilisé comme organe de soutènement, tandis que le postérieur devient un véritable agent d'impulsion.

Mais cette région ne remplit jamais qu'un rôle passif dans la locomotion : c'est un levier inerte n'influant pas par lui-même sur les mouvements de ceux qui le précèdent ou qui le suivent, puisqu'il n'est parcouru, dans sa longueur, que par des cordes tendineuses, organes de transmission, et non par des corps charnus contractiles. Il en est de même pendant la station : sa direction verticale, son inertie, en font une véritable colonne de soutien pour le poids du corps, dont toutes les pressions s'accumulent sur lui. Aussi est-il très heureusement disposé pour remplir ce but. Outre sa verticalité, il a encore une forme à peu près cylindrique : sa pièce médiane a des parois d'une grande épaisseur; le tissu qui la constitue est extrêmement compacte; enfin, par le concours que lui apportent les os styliformes et rudimentaires de ses parties latérales, il augmente l'étendue de sa surface supérieure, tout en la faisant servir comme appareil d'amortissement important, à raison de la double brisure qui s'y trouve et des mouvements obscurs qui s'y produisent.

Il n'est pas jusqu'à ses cordes tendineuses et à son ligament postérieurs qui, eux aussi, ne bénéficient de dispositions spéciales pour servir avec efficacité comme appareil de soutènement. La présence de la bride carpienne ou tarsienne soulage les premières en reportant une grande partie des pressions sur les os, tandis que la structure obscurément musculeuse, le mode d'entre-croisement des fibres du suspenseur du boulet[1], font de ce ligament une véritable soupente élastique qui épuise les effets de la pesanteur dans la mesure où ils peuvent rester compatibles avec la résistance et l'intégrité des tissus.

Sous le rapport de l'impulsion, enfin, l'action du canon n'est pas la même dans les deux sortes de membres. Ce rôle, comme nous venons de le voir, est plus particulièrement dévolu aux postérieurs. Aussi les muscles extenseurs des métatarses sont-ils pourvus de bras de leviers plus puissants : les calcanéums, par leur longueur, par la saillie qu'ils forment au-dessus et en arrière du centre articulaire tibio-tarsien, placent ces muscles dans des conditions très favorables, relativement à l'intensité de la force et à la rapidité de la vitesse.

FORME. — On a reconnu au canon quatre faces : une antérieure, une postérieure et deux latérales. Elles offrent quelques légères différences, suivant qu'on les examine dans le bipède antérieur ou dans le postérieur.

Vue de face et en avant, la région est rectiligne selon sa longueur, arrondie transversalement et plus large au voisinage de ses extrémités.

Ses faces latérales, aplaties, laissent deviner sous la peau, à l'œil et au doigt, les parties que nous connaissons déjà, savoir : — en avant, les bords du métacarpien ou du métatarsien principal ; — en arrière et en haut, sous le jarret ou le genou, la saillie de l'os rudimentaire correspondant ; — plus bas, et un peu au-dessus du boulet, le bouton de cet os ; — en arrière et dans la partie moyenne, un sillon augmentant de profondeur et de largeur jusqu'au boulet, qui sépare le suspenseur de celui-ci de l'os principal du canon ; c'est dans ce sillon que viennent faire hernie les dilatations synoviales de l'articulation métacarpo ou métatarso-phalangienne ; — plus en arrière, le ligament suspenseur du boulet, dont la saillie longitudinale s'accentue de haut en bas ; — puis un nouveau sillon, moins profond que le précédent, excepté en bas, séparant le suspenseur du boulet des tendons fléchisseurs, et logeant les dilatations synoviales de la grande gaine sésamoïdienne ; — enfin la corde des fléchisseurs, connue, en extérieur, sous le nom de *tendon*, forte, résistante, qui tombe perpendiculairement de l'os crochu ou du calcanéum sur le boulet.

Une saillie rectiligne de haut en bas, étroite et arrondie d'un côté à l'autre, le *tendon*, forme exclusivement la face postérieure.

La peau du canon est plus ou moins épaisse, ainsi que la couche de tissu conjonctif sous-jacente, suivant la finesse de la race. Il s'ensuit qu'on n'observe pas, chez tous les sujets, les détails minutieux, mais im-

---

1. Au point de vue de l'anatomie comparée, le suspenseur du boulet n'est, en effet, qu'un muscle modifié qui acquiert tout son développement chez les espèces dont la main ou le pied se rapprochent, par le nombre de leurs divisions, de ce qu'on observe chez l'homme ; c'est ainsi qu'il se présente sur les singes, les carnassiers, les rongeurs et beaucoup d'insectivores.

portants, que nous venons de décrire; ils sont l'apanage des chevaux
de sang ou d'une grande distinction.

Les poils de la face postérieure sont toujours plus longs, plus abondants, plus raides, que les autres, excepté chez les individus de race
très fine, de pur sang anglais ou arabe, par exemple.

Les chevaux grossiers, mous, lymphatiques, se font remarquer, au
contraire, par l'abondance, la longueur de ces crins, qui ne sont d'ailleurs que l'origine de ceux du *fanon*. Les marchands, beaucoup de propriétaires, ont l'habitude de les couper, de les tailler, de les brûler,
lors de la préparation du cheval à la vente, pour donner à ses membres une apparence de légèreté et de distinction qu'ont tous les individus d'une écurie bien tenue; on les ménage chez les chevaux de gros
trait. Nous aurons l'occasion de revenir sur cette pratique à propos de
la *toilette*.

BEAUTÉS ET DÉFECTUOSITÉS. — Pour être *beau*, il faut que le canon soit
vertical, court, large, épais, sec et net; que sa partie postérieure, ou
le *tendon*, soit aussi sèche, nette, ferme et bien détachée. Il est défectueux dans les conditions opposées.

DIRECTION. — Nous n'avons qu'un mot à dire au sujet de la direction,
qui doit être perpendiculaire au sol pour la sustentation convenable du
poids du corps, surtout dans les membres antérieurs, eu égard à leur
rôle et à leur situation plus rapprochée du centre de gravité. Le moindre
écart en avant, en arrière, en dehors, en dedans, fait paraître le cheval
mal d'aplomb; ses articulations se trouvent surchargées dans certaines
de leurs parties; leurs pièces constituantes, et les ligaments qui les unissent, se ressentent à la longue de la violence des percussions, des efforts
de tiraillement, conséquence obligée du mode de superposition des
rayons locomoteurs. Enfin, les muscles eux-mêmes, à supposer que les
articulations restent saines, sont contraints de déployer plus de force
pour maintenir en bonne direction les os qui, dans les conditions ordinaires, se réclament peu de leur concours pour conserver leur équilibre. Les déviations du canon sont moins préjudiciables à l'intégrité
de l'appareil locomoteur quand elles ne portent que sur les membres
postérieurs; l'animal n'en est pas moins défectueux à ce point de vue;
seulement les effets de ces inconvénients sont plus longs à se manifester. Nous reviendrons sur tous ces points lorsque nous nous occuperons des *aplombs*.

LONGUEUR. — La longueur *absolue* du canon mérite d'être prise en
considération quand il s'agit des animaux de vitesse; elle n'a pas une
bien grande importance pour le gros trait.

Chez les sujets bien conformés, quelle que soit leur race, les métatarses sont toujours plus longs que les métacarpes. Nous dirons, de plus, que, toutes choses égales d'ailleurs, les uns et les autres l'emportent constamment chez les animaux de vitesse, quand on les compare, sous ce rapport, à ceux de gros trait. A égalité de taille, le canon du limonier est plus court que celui du cheval anglais : le corps du premier est plus près de terre, plus ramassé, que celui du second qui semble, jusqu'à un certain point, monté sur des échasses. Il est facile de contrôler cette remarque, à l'aide de quelques mensurations, comme nous avons pris soin de le faire nous-mêmes avant d'abandonner l'opinion classique qui veut que les chevaux de course aient le jarret aussi descendu que possible. On voit alors que, toutes proportions gardées bien entendu, leurs canons sont toujours plus longs qu'on ne le croit ; aussi ces animaux sont-ils plus rapides ; nécessairement ils embrassent, à chaque pas, une plus grande étendue de terrain.

La longueur *relative* du canon doit être envisagée par rapport au rayon qui le surmonte : jambe ou avant-bras.

Nous savons déjà que la longueur du levier brisé radio-métacarpien ou tibio-métatarsien tient, chez les sujets de vitesse, au développement de l'os supérieur, tibia ou radius. Il faut donc qu'en pareil cas le canon soit court. Quand il en est ainsi, on sait que les muscles éprouvent moins de fatigue et se contractent davantage. Un canon court

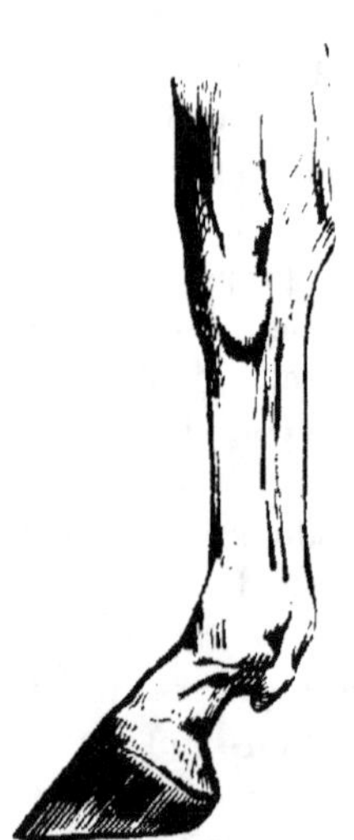

Fig. 94.

est plus léger, oscille plus vite, se développe mieux et n'oblige pas le membre à s'enlever beaucoup au-dessus du sol pour se déployer complètement en avant. Aussi y a-t-il utilité à rechercher, dans le pendule examiné, la grande étendue de ce que nous avons déjà appelé sa partie *active ;* sa partie *passive*, le canon, rayon inerte, étant incapable d'accélérer ou de ralentir le mouvement qui lui est communiqué (Voy. *Avant-bras* et *Jambe*).

LARGEUR ET ÉPAISSEUR. — La *largeur* du canon se mesure d'avant en arrière, en considérant l'animal de profil. Elle provient de l'écartement de l'os principal de la région et des tendons fléchisseurs des phalanges, ce qui fait qualifier ceux-ci de *bien détachés* (fig. 94). Elle est due, dans les membres antérieurs, au volume des muscles antibrachiaux ; dans les postérieurs, à la largeur du jarret qui reporte plus en arrière le sommet du calcanéum ; et, dans chacun de ces membres, elle résulte, en outre, du plus

ou moins de saillie des grands sésamoïdes en arrière de l'articulation
du boulet.

Maintenant, est-il besoin de dire que cette largeur est une beauté
absolue pour tous les services? Évidemment non, puisqu'elle dérive
elle-même d'autres beautés sur lesquelles nous nous sommes déjà
appesantis, savoir : le volume des corps charnus, la largeur des articulations, et la longueur des bras de levier.

Mais si, en principe, la largeur du canon, dans le membre antérieur,
coïncide généralement avec celle du boulet, il
est possible que, malgré le développement de
celui-ci, le premier pèche par une trop grande
étroitesse de sa partie supérieure.

Alors les tendons fléchisseurs, trop fortement
bridés dans le pli du genou par la gaine carpienne, descendent obliquement sur les sésamoïdes, en s'écartant graduellement du métacarpe, vice de conformation qui fait qualifier le
tendon de *failli* (fig. 95). Le cheval affecté de ce
défaut parait grêle dans sa membrure, qui
manque, en effet, de solidité. Pour le dissimuler,
les marchands, en faisant la *toilette*, laissent aux
poils de l'origine du tendon toute leur longueur,
tandis qu'ils taillent de près ceux du bas, supercherie d'ailleurs facile à constater.

Le tendon n'est jamais *failli* dans les membres
postérieurs, en raison de la disposition particulière de la gaine tarsienne.

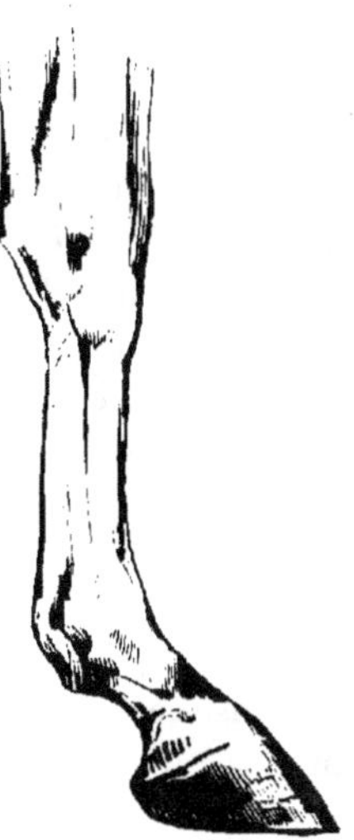

Fig. 95.

L'*épaisseur* du canon se mesure, au contraire, d'un côté à l'autre,
en considérant le cheval de face. Cette dimension, — d'où émane le
développement transversal de l'os principal et, par suite, celui des
régions entre lesquelles il se trouve placé, — est toujours plus considérable dans les membres de devant, colonnes de soutien, que dans
ceux de derrière, agents d'impulsion. Il y a là une adaptation heureuse
d'une partie de l'appareil locomoteur appelée à remplir des fonctions
différentes.

Un canon épais constitue donc une beauté absolue qui dénote une
grande solidité de membres; et, de ce qu'elle n'est pas la même, à
taille égale, chez les chevaux fins que chez les chevaux communs; de
ce que son exiguïté ne comporte pas la faiblesse dans les premiers, il
ne s'ensuit pas, comme plusieurs auteurs l'ont avancé, qu'il faille
n'en tenir aucun compte. H. Bouley a fort bien mis en lumière le peu

fondé de cette manière de voir, en disant : « *L'os du canon doit être développé proportionnellement à la masse qu'il supporte.* » Cette considération est importante. La gracilité de la région n'implique pas seulement sa faiblesse comme support, elle entraîne aussi celle des rayon voisins et de l'appareil tendineux qui lui est annexé. Lorsque le canon est grêle, le genou est étroit ; les phalanges, les sésamoïdes, les tendons, manquent de développement. Dans ces conditions, les membres, faibles, se ruinent de bonne heure et d'autant plus vite que le corps est plus pesant, que l'animal est doté, par sa race, d'une plus grande énergie ; choses communes à rencontrer dans les chevaux que l'on appelle *manqués*, parce qu'ils résultent d'accouplements mal entendus (H. Bouley).

Lorsque la région pèche par défaut de largeur et d'épaisseur, on dit le canon *grêle, étroit, mince;* quand, à ces caractères, elle joint une longueur excessive, l'animal est dit encore *monté sur des allumettes;* enfin, ce même cheval *n'a rien sous le genou*, lorsque son tendon n'est pas assez développé, tandis qu'on qualifie de *bien trempés*, les membres où la corde des fléchisseurs est forte, très écartée de son bras de levier.

SÉCHERESSE. — La sécheresse du canon est caractérisée par la finesse de la peau, le peu d'abondance du tissu conjonctif sous-jacent, qui laissent voir à l'extérieur, avec tous leurs détails, les os, le ligament suspenseur du boulet, les tendons. Cet état indique une origine distinguée ; on le retrouve chez les chevaux de race noble et ceux de leurs métis qui ont beaucoup de sang.

Habituellement, on juge de cette qualité au coup d'œil ; mais beaucoup cherchent encore à l'apprécier en faisant glisser la main sur les faces latérales de la région, exploration qui a, sur la première, l'avantage de renseigner sur l'existence des tares. Il importe de prévenir l'animal, quand on se propose de la pratiquer sur le membre postérieur, pour éviter les morsures ou les coups de pied.

Chez les sujets communs, même les meilleurs, la peau est épaisse, le tissu conjonctif abondant. Poussés trop loin, ces caractères font dire que le canon est *rond*, le tendon *mou, empâté*, défaut essentiellement préjudiciable aux animaux de luxe, où la pureté des lignes, la finesse des extrémités sont les conditions *sine quâ non* de leur valeur, tandis qu'on n'y attache pas d'importance pour les chevaux de gros trait.

FERMETÉ. — La fermeté du tendon dénote la densité des tissus, l'énergie, la vivacité des mouvements, le sang, la race, la résistance de la constitution. On s'en assure par le toucher, et non en heurtant du pied la corde des fléchisseurs, ainsi que le font certaines personnes pour juger, en outre, de la solidité de l'animal. Il est facile de comprendre qu'une telle pratique ne peut donner aucun renseignement utile, puisque c'est la surprise et non la faiblesse qui porte le sujet à fléchir sur ses membres.

NETTETÉ. — Enfin la netteté, c'est-à-dire l'absence de tares, est la plus importante condition que doit réaliser le canon. Il est indispensable qu'à la vue et au toucher ses contours soient normaux, que les reliefs, les sillons, que nous y avons décrits s'y montrent purs de toute altération.

MALADIES ET TARES. — Ce sont d'abord des *blessures de la peau*, résultant de contusions, de coups donnés ou reçus. Occasionnées pendant la marche, par la rencontre, le frottement, réitérés des pieds opposés, elles portent le nom d'*atteintes* et font dire que l'animal *s'attrape, se coupe, s'atteint*. Nous y reviendrons à propos des *défectuosités des allures*. '

Il n'est pas rare de voir encore des *tumeurs sanguines*, des *abcès chauds*, des *engorgements inflammatoires* du tissu conjonctif sous-cutané ou des vaisseaux lymphatiques de la face interne des canons. Il faudra se tenir en garde contre les *lymphangites* de mauvais caractère, souvent symptomatiques de la diathèse morvo-farcineuse. Indiquons aussi des *indurations* énormes de la peau et du tissu cellulaire sous-jacent, très communes sur les membres de derrière, et déformant complètement les régions, du jarret au sabot. Ces indurations, connues aujourd'hui sous le nom de *fibromes éléphantiasiques* (Trasbot), à cause de leur analogie avec l'*éléphantiasis* de l'homme et de l'aspect qu'elles donnent aux membres, se compliquent parfois de lésions osseuses; mais, malgré leur dureté, leur volume, les compressions exercées sur les organes qu'elles englobent, elles n'amènent pas une bien grande difficulté de la marche et permettent encore l'utilisation de l'animal au pas; elles sont rebelles à tout traitement et les moyens employés pour les combattre n'arrivent même, la plupart du temps, qu'à y développer une recrudescence d'activité analogue à celle qu'on observe, du reste, en pareil cas, sur les formations néoplasiques qui auraient avec elles, selon notre collègue, M. le professeur Trasbot, les relations d'une étroite parenté.

Citons encore l'*engorgement*, dur et indolent, de l'*aponévrose jambière*, au point où elle vient se terminer sur les tendons des muscles extenseurs des phalanges. Cet engorgement, qui a son siège dans le tiers supérieur environ de la face antérieure du canon de derrière, est susceptible de s'ulcérer sous l'action des frottements, et semble plus particulièrement l'apanage des chevaux anglais, des sujets de grandes allures.

Les *eaux aux jambes*, affection chronique de la peau, assez rare aujourd'hui, consistant en un écoulement abondant et fétide de la partie tout à fait inférieure des membres, peuvent remonter jusque dans la région postérieure du canon lorsqu'elles sont très anciennes. Sans mettre l'animal dans l'impossibilité de travailler, elles doivent néanmoins être considérées comme graves, par la malpropreté qu'elles engendrent et les soins qu'elles nécessitent.

Les distensions et les contusions tendineuses du canon sont fréquentes sur les membres antérieurs, tandis qu'elles sont pour ainsi dire inconnues, au moins d'après nos recherches, dans les membres postérieurs.

Désignées sous le nom de *nerf-férures* ou mieux d'*efforts de tendon*, elles proviennent de tiraillements, de déchirures partielles, des fibres tendineuses pendant les efforts violents de la locomotion à grande vitesse. De cette altération du tendon ou des parties situées plus profondément (bride carpienne), dérive une inflammation plus ou moins aiguë, accompagnée d'une vive claudication au début, et à laquelle succède bientôt un engorgement (*ganglion*) qui rend l'organe noueux et toujours très sensible. Au bout d'un certain temps, les symptômes s'atténuent, mais l'engorgement et la claudication persistent, pendant que s'opèrent la rétraction de la corde tendineuse et la déformation consécutive de l'angle du boulet. Pour ces raisons, la *nerf-férure* est donc déjà un accident grave. Elle déprécie d'autant plus le sujet, que c'est un animal de luxe et qu'il a fallu employer contre elle des moyens énergiques de traitement, tels que le feu ou la ténotomie, dont les traces indélébiles ont tous les caractères des tares les plus flétrissantes.

On dit vulgairement du cheval d'hippodrome, qui contracte une nerf-férure, sur le champ de course, qu'*il s'est claqué un tendon*, qu'*il est claqué*.

L'autre tare la plus commune du canon, résidant sur les os eux-mêmes, se traduit par la présence des tumeurs connues sous le nom de *suros*.

Dans la grande majorité des cas, ces exostoses ont leur siège sur le ligament interosseux qui unit le métacarpien ou le métatarsien rudimentaire à l'os principal du canon; celles qui surviennent sur la face antérieure de ce dernier résultent de contusions et ont peu de gravité; elles se résorbent la plupart du temps d'elles-mêmes, sont d'ailleurs beaucoup plus rares et n'apparaissent que fortuitement à toutes les époques de la vie.

Les suros se remarquent plus souvent aux membres antérieurs qu'aux postérieurs, et du côté interne qu'en dehors. Cela tient à leur mode de développement. Ils sont dus, en effet, aux tiraillements subis par le ligament interosseux sous l'influence des pressions verticales qui s'exercent sur la tête des métacarpiens rudimentaires pendant les allures rapides. Tant que ces petits os ne sont pas soudés à l'os principal, par suite de l'ossification normale de leur ligament d'union, ils tendent à glisser contre lui, et selon sa longueur, dans la mesure des pressions qu'ils supportent. D'où des distensions ligamenteuses qui se propagent au périoste, l'irritent et amènent bientôt l'apparition d'une ou plusieurs tumeurs sur le trajet des synarthroses métacarpiennes ou métatarsiennes.

Dès lors, on comprend que la formation des suros soit une maladie plus fréquente sur les jeunes chevaux, utilisés trop tôt et sans mesure à des travaux pénibles, que sur les vieux, où elle n'a plus sa raison d'être, étant donnée la soudure déjà produite des os rudimentaires du canon. On comprend tout aussi bien, d'autre part, qu'ils soient plus communs aux membres antérieurs, plus rapprochés du centre de gravité, qui ressentent surtout les effets de la quantité de mouvement lors des allures rapides. Enfin, il est également facile d'expliquer leur présence habituelle sur le côté interne, si l'on se rappelle : 1° que le poids du corps surcharge davantage les parties internes des articulations; 2° que les pressions éprouvées

par les os sont proportionnelles à l'étendue des surfaces comprimées. Or,
à ce dernier point de vue, nous dirons que, toutes proportions gardées,
les surfaces articulaires des métacarpiens ou métatarsiens internes sont
plus grandes que leurs correspondantes du côté externe; d'où il suit que
ces os sont plus sollicités que les autres à glisser contre la pièce médiane
qui les supporte, et par conséquent à tirailler leur ligament interosseux.

Les *suros*, dont le volume oscille entre celui d'une petite noisette et celui
d'un œuf de poule, se caractérisent extérieurement par le relief qu'ils forment sous la peau et par la sensation de dureté que ressent la main qui
les palpe. On les aperçoit très bien en regardant les canons de face [1].

Leur disposition est très variable : tantôt il n'en existe qu'un seul (*suros
simple*); tantôt il y en a deux, situés presque à la même hauteur, de chaque
côté du membre (*suros chevillés*); d'autres fois, plusieurs se succèdent, de
haut en bas, sur la même face et avec un volume à peu près uniforme (*suros
en chapelet*); enfin il en est qui, sous le rapport de la grosseur, forment une
série décroissante, de haut en bas, d'un côté ou de l'autre (*suros en fusée*).

Quoi qu'il en soit, ces tumeurs sont d'autant plus graves qu'elles se rapprochent des articulations carpiennes ou tarsiennes et se développent dans
l'espèce de gouttière réservée au ligament suspenseur du boulet. Dans ces
cas, leur présence cause une gêne évidente et entraine une claudication trop
souvent persistante. Le plus ordinairement le suros ne fait boiter que dès
le principe, alors que le travail inflammatoire du périoste est encore en
pleine activité; la marche redevient normale aussitôt que la tumeur est
définitivement constituée.

Les *fractures* du canon, assez communes, sont, en ce qui concerne notre
étude, absolument dépourvues d'intérêt. Il en est cependant que nous
devons au moins mentionner : ce sont celles des métacarpiens ou des métatarsiens rudimentaires. Occasionnées par des coups, elles ne donnent lieu
à d'autre complication qu'à la formation d'un suros à l'endroit de la soudure
des deux segments osseux.

Quant aux *dilatations synoviales* du canon, elles appartiennent en propre
à l'une ou à l'autre des articulations entre lesquelles cette région est placée.
Les supérieures ont déjà été signalées à propos du *genou* : elles sont dues à
la distention anormale de la gaine carpienne. Les inférieures, connues sous
le nom de *molettes*, sont déterminées par l'hydropisie de la synoviale métacarpo-phalangienne ou de la grande gaine sésamoïdienne et seront étudiées
à l'occasion du *boulet*.

Enfin, on trouve encore, sur la longueur du canon, des *traces de feu*, de
configuration et d'étendue diverses, qui indiquent, suivant leur siège, que
l'animal a été traité pour une affection de l'appareil osseux, des tendons ou
des synoviales. Malgré ces traces, les altérations dont elles sont le témoignage peuvent ne pas avoir disparu, et il sera bon, par conséquent, de
soumettre le membre qui les porte à un examen minutieux. Dans tous les
cas, le cheval n'en a pas moins perdu une partie de sa valeur, car il est
taré, et d'autant plus gravement que le traitement auquel on l'a soumis a
été moins efficace.

---

1. On se gardera de considérer comme tels les boutons des os rudimentaires du
canon.

G. — Du boulet.

SITUATION. — LIMITES. — BASE ANATOMIQUE. — Cette région, qui doit son nom à sa forme arrondie, est située entre le *canon* et le *paturon* et supporte, à sa partie postérieure, une production cornée, l'*ergot*, ainsi qu'un bouquet de poils auquel on a donné le nom de *fanon*.

Elle a pour base anatomique l'articulation métacarpo ou métatarso-phalangienne, et résulte de l'opposition de l'extrémité inférieure de l'os du canon à l'extrémité supérieure de la première phalange que complètent, en arrière, les grands sésamoïdes (fig. 96).

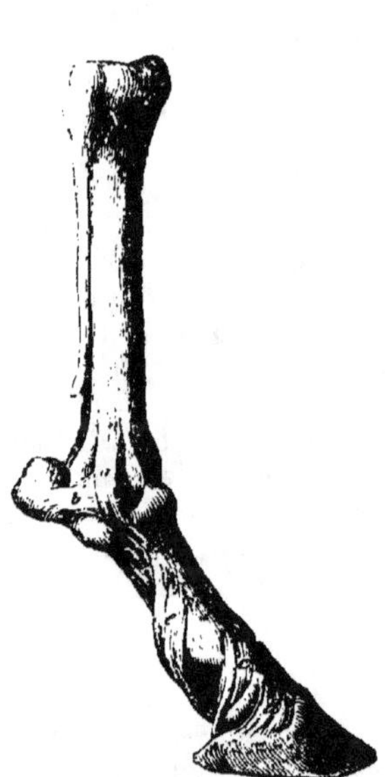
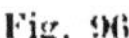

Fig. 96.

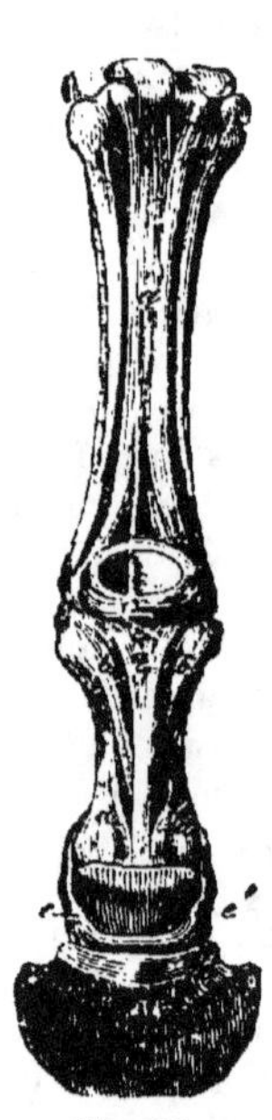

Fig. 97.

Ces os sont réunis par des *ligaments* assez nombreux : un capsulaire antérieur ; — deux funiculaires latéraux, *a* ; — un postérieur, le *suspenseur du boulet*, qui nous est déjà connu et dont les deux branches se terminent sur les grands sésamoïdes, *a* (fig. 97) ; — enfin, le groupe des ligaments sésamoïdiens inférieurs, *b* (fig. 97), et latéraux, *b* (fig. 96), forts, courts, qui fixent ces os à la première phalange et au canon. Les grands sésamoïdes sont, en outre, intimement unis l'un à l'autre au moyen d'une gangue fibro-cartilagineuse, qui transforme leur face postérieure en une poulie, *c* (fig. 97), sur laquelle glissent les tendons fléchisseurs des phalanges.

Cet appareil ligamenteux, d'une grande puissance, est encore affermi : en avant, par les tendons extenseurs des phalanges et, en arrière, par les tendons fléchisseurs, qui remplissent aussi le rôle de suspenseurs, comme le ligament sésamoïdien supérieur, dont ils complètent la fonction.

Trois *synoviales* indépendantes existent dans la région du boulet : une articulaire et deux tendineuses.

La première, solidement contenue en avant et sur les côtés, peut se développer, en arrière et en haut, entre l'os du canon et le suspenseur du boulet ; en arrière et en bas, sur les côtés de la première phalange.

Des synoviales tendineuses, la plus vaste, postérieure à l'articulation, sert au glissement des tendons contre la poulie sésamoïdienne : on la connaît sous le nom de *grande gaine métacarpo* ou *métatarso-phalangienne*. Étendue depuis le tiers inférieur du canon jusqu'à la partie supérieure de la deuxième phalange, inégalement soutenue, elle se dilate quelquefois, de chaque côté, au-dessus du boulet, entre le ligament suspenseur et la corde des tendons ; elle présente aussi, sur la longueur du paturon, deux autres points faibles que nous ne faisons que mentionner, leurs saillies étant toujours beaucoup moins marquées que les précédentes.

La seconde et la plus petite des synoviales tendineuses se trouve en avant, sous les tendons extenseurs des phalanges, et permet leur glissement sur la face externe du ligament capsulaire. Ce n'est que très rarement qu'on la voit communiquer avec la synoviale articulaire. Elle est susceptible de se distendre sur toute sa périphérie, non contenue par les tendons, et même de rompre ses parois dans le tissu conjonctif ambiant sous l'influence des pressions intérieures.

MÉCANISME DE L'ARTICULATION DU BOULET. — En raison de la direction oblique de la première phalange et de sa surface articulaire supérieure, lesquelles jouent à l'égard du poids du corps le rôle d'un plan incliné, l'os principal du canon tend constamment (fig. 98) à glisser sur les grands sésamoïdes, A, et à provoquer la fermeture de l'angle PBC.

Or, l'appareil ligamenteux et tendineux qui existe en arrière de cet angle, luttant incessamment contre cette fermeture, transforme, par sa ténacité aussi bien que par son élasticité, la jointure articulaire en un véritable ressort admirablement disposé pour le soutènement du corps, l'amortissement des réactions et l'impulsion de la masse.

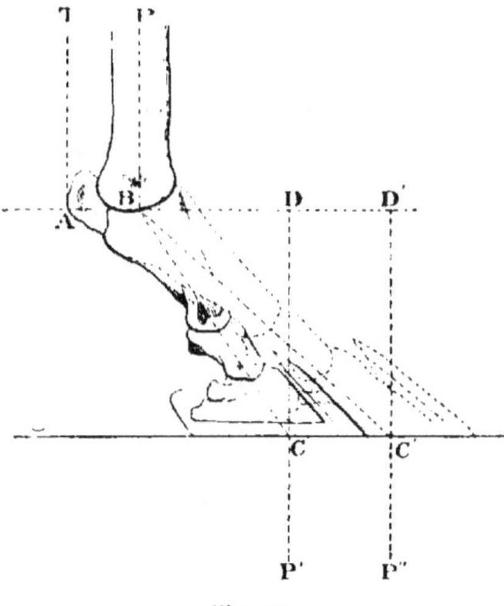

Fig. 98.

Le ligament suspenseur du boulet, résistant, élastique, grâce à quelques faisceaux musculaires entrant dans sa composition, se prête plus ou moins, selon l'intensité des tractions qu'il supporte, à l'abaissement des grands sésamoïdes, et par ses attaches sur les os du canon, reporte sur ceux-ci une partie des pressions du poids du corps sous une forme compatible avec leur intégrité.

Quant à la corde T, beaucoup moins élastique, des tendons fléchisseurs, elle agit également à l'extrémité du bras de levier AB, pour limiter en quelque sorte le mouvement de descente du boulet et l'empêcher de dépasser la limite d'élasticité de son ligament suspenseur. Mais, comme elle est en rapport, supérieurement, avec les corps charnus des muscles correspondants, et que l'intermittence d'action s'impose à tous les organes contractiles, il y a, en arrière et au-dessous des articulations carpienne et tarsienne, une forte bride ligamenteuse, émanant des ligaments postérieurs de celles-ci, qui permet précisément aux tendons fléchisseurs de remplir le rôle d'organes passifs de suspension, en leur donnant une complète indépendance vis-à-vis de leurs corps charnus respectifs. Les *brides carpienne* et *tarsienne* reportent donc à l'extrémité supérieure des os du canon l'autre partie des pressions de la masse qui n'ont pas été complètement épuisées par l'élasticité du suspenseur du boulet. Aussi leur force de résistance est-elle en rapport avec l'intensité des tractions qu'elles ont à supporter, et c'est pour ce motif que la bride carpienne a toujours un volume plus considérable que sa correspondante dans le membre postérieur.

Le rôle du boulet se déduit des considérations qui précèdent. C'est un véritable *ressort*, qui constitue à la fois, pour la machine si pesante du cheval, un appareil de sustentation et un appareil d'amortissement: il soulage les muscles chargés du soutènement du corps, en même temps qu'il prévient, par son élasticité, les effets du choc de celui-ci contre le sol.

FORME EXTÉRIEURE. — Vu de face, le boulet forme un relief sphéroïdal circonscrit latéralement par deux lignes convexes qui se confondent en haut et en bas avec les faces latérales du canon et du paturon. Vu de côté, il est limité, au contraire, en avant, par une courbe concave qui continue harmonieusement le profil de la face antérieure des régions voisines, tandis qu'il présente, en arrière, un angle saillant dont la branche supérieure est tangente au tendon, et dont le sommet répond à un bouquet de poils, le *fanon*, portant à son centre la production cornée appelée *ergot*. Une peau fine, des poils peu abondants, le recouvrent et en laissent deviner jusqu'à un certain point l'anatomie chez les animaux de race distinguée. Par contre, chez ceux de race commune, les détails extérieurs sont plus ou moins masqués par l'épaisseur des téguments, la quantité, la grossièreté de leurs productions pileuses.

Aussi la région est-elle l'objet, en pareil cas, de la part des marchands, de soins tout spéciaux, qui consistent à tailler les crins du fanon, pour donner aux animaux un cachet de finesse et de distinction qu'ils n'ont pas réellement. Nous y reviendrons à propos de la *toilette*.

BEAUTÉS. — Comme toutes les articulations, le boulet, pour être *beau*, doit se montrer large, épais, bien dirigé, sec et net.

LARGEUR. — La *largeur* est donnée par l'étendue du diamètre antéro-postérieur et s'apprécie, en conséquence, en examinant le cheval de profil. Elle dépend de deux éléments : du volume de l'extrémité inférieure du canon et de celui des grands sésamoïdes (fig. 98); d'où il appert qu'il faut la rechercher considérable, car elle est proportionnelle à la solidité de l'appui, à l'étendue des mouvements, enfin à la longueur du bras de levier AB, dont le développement favorise l'action de l'appareil suspenseur tendineux et ligamenteux du boulet. Lorsque la région est *étroite*, le tendon semble collé au canon, l'animal, peu solide, manque de force, et se ruine d'autant plus vite que ses membres sont plus faibles, comme colonnes de soutien par rapport au corps.

ÉPAISSEUR. — L'*épaisseur* se mesure transversalement : elle indique le grand développement, d'un côté à l'autre, de l'extrémité inférieure du canon et de la partie correspondante de la première phalange. Nous n'avons pas besoin d'insister sur ses avantages ; il va de soi qu'elle dénote de larges surfaces articulaires, un appui solide et sûr, conditions importantes à exiger, quel que soit le service.

Le boulet qui pèche par défaut de largeur et d'épaisseur, par défaut de volume, en un mot, est dit *grêle, rond, coulé;* l'animal est encore accusé d'avoir les *poignets minces, légers,* de *manquer de poignets,* d'*avoir les attaches faibles,* etc.

DIRECTION. — Aux deux qualités précédentes, il importe d'en ajouter une troisième, c'est la bonne *direction* des rayons qui concourent à former l'articulation. Nous savons déjà que l'un d'eux, le canon, doit être vertical ; quant à l'autre, il comporte une certaine obliquité que nous aurons à déterminer lorsque nous traiterons du *paturon.* Pour l'instant, bornons-nous à dire que cette obliquité serait très exagérée si elle était de 40 ou de 45° sur l'horizon ; il n'est pas de chevaux bien conformés chez lesquels elle n'atteigne au moins 55°.

Lorsque les branches du ressort représenté par le boulet se redressent l'une sur l'autre, leur angle devient de plus en plus obtus et tend même à s'effacer. L'animal est alors *droit* ou *piqué sur ses membres, sur ses boulets.* Mais, dans certains cas, la déviation des rayons est telle que leur obliquité a lieu dans des sens opposés à ceux qu'ils affectaient tout d'abord : le sommet de l'angle articulaire est dirigé en avant, tandis que son sinus regarde en arrière. C'est là une déformation assez commune, à laquelle on a donné le nom de *bouleture;* nous en traiterons à propos du *paturon* et des *aplombs.*

D'autres fois, la déviation, accidentelle, momentanée, résulte de la fatigue, et ne porte que sur les boulets postérieurs, lesquels se projettent brusquement en avant lorsque l'animal s'arrête, pour se remettre en bonne situation aussitôt qu'il reprend sa marche. Cette singulière attitude, qui se manifeste même à l'écurie, s'exprime en disant que le cheval est *juché.*

Enfin, lorsque la déviation, au lieu de se faire parallèlement au plan médian, en avant ou en arrière de l'axe du membre, se produit dans un plan oblique, en dedans ou en dehors, par rapport à la ligne médiane du corps, le sujet est qualifié de *cagneux* ou de *panard.* Il s'agit là encore de vices d'aplombs que nous étudierons ultérieurement.

SÉCHERESSE. — La *sécheresse* du boulet implique la finesse de la peau et des poils qui le recouvrent, le peu d'abondance du tissu conjonctif sous-jacent, la délimitation nette, précise, de toutes ses parties. On la considère comme un signe de distinction, de sang, d'énergie, de vigueur. Lorsqu'elle fait défaut, la région est dite *empâtée.* A cet égard, les chevaux de race distinguée se rapprochent beaucoup de ceux de race commune selon leurs conditions d'entretien. Nous en avons connu un assez grand nombre qui, travaillant dans des pays bas et humides ou sur des sols boueux et malpropres, avaient fini par acquérir des poils longs, abondants, des extrémités plus ou moins infiltrées.

NETTETÉ. — Le boulet est *net* lorsqu'il est exempt de tares ou de maladies. La raison de cette dernière beauté ressortira de ce qui va suivre.

MALADIES ET TARES. — Par la situation qu'il occupe, de nombreuses affections aiguës, chroniques, plusieurs accidents, peuvent l'atteindre, qui déprécient l'animal à des titres différents.

La peau d'abord est souvent le siège de *contusions,* d'*excoriations,* de *blessures,* plus fréquentes en dedans qu'en dehors, et résultant généralement d'*atteintes* que les sujets se donnent en marchant. On dit alors que le cheval *s'attrape, se coupe, se touche, se taille, s'entre-taille;* il est affecté de mauvais aplombs et a ordinairement des allures disgracieuses (Voy. *Défectuosités des allures*).

Comme le genou, le boulet se *couronne* plus ou moins gravement sur sa face antérieure, à la suite de chutes sur un sol dur et irrégulier.

D'autres fois, ce sont des *cicatrices,* des *callosités,* des *crevasses,* des *traces de feu,* en pointes ou en raies, de configuration et d'étendue variables.

Ou bien, mais plus rarement, les téguments offrent un écoulement abondant, fétide, qui transsude d'excroissances verruqueuses appelées *fics* et aggluline les poils, assez clairsemés d'ailleurs, des surfaces malades. Cette maladie, connue sous le nom d'*eaux-aux-jambes*, de *grappes*, de *fics*, de *grease* (angl.), etc , indice d'une constitution molle, d'un tempérament lymphatique, dépend le plus souvent d'une mauvaise hygiène. On la regarde comme grave à cause de sa chronicité, de sa tendance à remonter dans la région du canon ou à descendre vers celle du pied, de l'odeur infecte qui se dégage des sujets et de la difficulté qu'on éprouve à les guérir.

Le tissu conjonctif est fréquemment atteint d'*œdèmes*, de *kystes*, de *tumeurs sanguines*, d'*abcès*, de *lymphangites*, de *plaies fistuleuses*, etc., de causes très diverses sur lesquelles il serait hors de propos de nous étendre, étant donné le caractère aigu de toutes ces affections.

Mais il n'en est pas de même des *tumeurs kysteuses* qu'on rencontre soit à la face antérieure, soit à la face interne, et qui proviennent presque constamment des contusions répétées de la marche. Le kyste de la face antérieure, parfois très volumineux, s'accuse par une convexité anormale de la région, quand on la considère de profil. Il est indolent, uniformément fluctuant et tendu, quelle que soit l'attitude du membre, ce qui permet de le distinguer d'une dilatation synoviale. Il n'a pas de gravité ; mais il constitue une dépréciation importante pour les chevaux de luxe par suite de la déformation qu'il entraîne.

Le kyste de la face interne, toujours beaucoup plus petit, réside sur le trajet du ligament latéral de la jointure métacarpo ou métatarso-phalangienne. Ses signes sont les mêmes que ceux qui décèlent le précédent, mais la tare qu'il occasionne est moins grave.

A propos du canon, nous avons parlé des indurations énormes du tissu conjonctif sous-cutané que M. le professeur Trasbot désigne aujourd'hui sous le nom de *fibromes éléphantiasiques des membres*. Dans la région du boulet, elles acquièrent parfois des dimensions colossales. H. Bouley [1] en a vu qui s'étendaient de la moitié inférieure du canon jusqu'aux sabots qu'elles enveloppaient comme un capuchon. Mesurant plus d'un mètre de circonférence, elles touchaient le sol en arrière au moment de l'appui, et frottaient, dans la marche, contre le membre opposé, qui avait fait sur elles une profonde entaille. Deux tumeurs de cette nature, dont Prudhomme [2] a donné la description, pesaient l'une vingt et un kilos, l'autre vingt-sept. La base profonde de ces énormes engorgements est d'ordinaire formée par des végétations extrêmement développées du périoste.

Les lésions les plus communes du boulet, celles qui indiquent au premier chef la fatigue de cette articulation, l'usure prématurée du membre, sont sans contredit les dilatations synoviales, tendineuses ou articulaires, qui ont reçu la dénomination générique de *molettes*.

Il est cependant une de ces dilatations, celle de la synoviale, qui facilite le glissement des tendons extenseurs sur la face superficielle du ligament capsulaire antérieur de l'articulation, qu'on pourrait appeler la *molette antérieure*, et qui, sous le rapport de son développement, est absolument identique aux autres.

Il ne faut pas la confondre avec le kyste antérieur dont nous avons parlé

---

1. H. Bouley, *loc. cit.*, p. 580.
2. Prudhomme, *Recueil de médecine vétérinaire*, 1844, p. 589.

plus haut. Comme lui, elle détermine une saillie anormale sur la région, selon le degré de l'hydropisie synoviale ; mais ce qui permettra toujours de la différencier, c'est sa situation relative au tendon. Dans le premier cas, on ne perçoit jamais à la surface de la tumeur la corde fibreuse en question ; dans le second, au contraire, on la constate le plus habituellement, à moins que, sous l'effet d'une distension extrême, les parois peu résistantes de la membrane synoviale n'aient laissé échapper leur contenu dans les mailles du tissu conjonctif ambiant. Toutefois, avant d'en arriver là, on voit sur le milieu de la tumeur un sillon qui la rend bilobée et qui est dû à la compression exercée par l'extenseur antérieur des phalanges. Rarement la *molette antérieure* du boulet communique avec la synoviale articulaire. Cependant le fait se présente (Rigot), et il est facile de s'en apercevoir, en ce sens qu'il existe en même temps d'autres dilatations, latérales cette fois, dont les pressions se transmettent intégralement à la première (Bouley).

Les véritables *molettes* sont de deux sortes : ou *articulaires* ou *tendineuses*. Il est important de savoir les distinguer.

Les *molettes articulaires* apparaissent au-dessus du boulet sous forme de deux petites tumeurs arrondies, tendues lorsque le membre est à l'appui, dépressibles lorsqu'il est au soutien, et très exactement situées dans l'espace angulaire compris entre le bord de l'os principal du canon et la branche correspondante du ligament suspenseur du boulet. Ce n'est que lorsqu'elles ont acquis un volume déjà considérable qu'il se dessine, contre la première phalange, dans le pli du paturon et de chaque côté, deux autres tumeurs toujours beaucoup plus petites, dont les fluctuations se transmettent aux précédentes. Nous avons vu que ce sont là, en effet, les points non soutenus de la synoviale articulaire.

Les *molettes tendineuses*, formées aux dépens de la grande gaine sésamoïdienne, sont plus volumineuses et remontent plus haut que les articulaires, en arrière desquelles elles se trouvent. Leur place exacte est l'espace compris, de chaque côté, entre le ligament suspenseur et les tendons ; c'est le point qui correspond au cul-de-sac supérieur de la gaine en question. Au-dessous du boulet, on découvre encore deux autres petites tumeurs, dans le pli du paturon, sur les parties latérales des tendons fléchisseurs ; elles communiquent avec les supérieures, mais ne sont visibles que dans l'état de réplétion de la synoviale.

Les parois des molettes s'épaississent, s'indurent, s'ossifient même à la longue. L'accumulation d'une grande quantité de synovie à leur intérieur rend les mouvements moins faciles et occasionne des pressions douloureuses pour les tissus voisins. Aussi les abouts articulaires sont-ils déviés de leur direction normale, par suite de la gêne mécanique qu'ils éprouvent et de la douleur ressentie pendant la station quadrupédale.

Les cordes tendineuses, soustraites, en quelque sorte instinctivement, à leur tension habituelle, se rétractent et rendent peu à peu définitif le redressement de l'angle du boulet, complication toujours grave, en raison du vice d'aplomb qui en dérive, la *bouleture*. C'est alors que les extrémités articulaires, dépossédées de leur appareil d'amortissement, traduisent la violence des chocs qu'elles subissent pendant les allures par l'apparition de végétations osseuses sur leur périphérie. Les périostoses qui se manifestent sous l'influence de ces causes, sur la face antérieure et les faces latérales du boulet, ont reçu le nom d'*osselets*.

En général, les maladies chroniques de la région qui nous occupe sont compatibles avec le fonctionnement régulier de la jointure. Mais la forte induration des tissus, l'envahissement des marges articulaires par les végétations osseuses, produisent une certaine gêne des mouvements. Malgré la raideur de leurs membres, les animaux sont encore utilisables; sauf exceptions, assez rares du reste, la claudication plus ou moins accusée n'apparait qu'à la longue, quand, par exemple, les molettes se montrent très distendues et les surfaces articulaires notablement altérées.

H. — Du fanon et de l'ergot.

On appelle **fanon** un bouquet de poils ou de crins situé en arrière du *boulet*, autour de l'*ergot*. A proprement parler, il ne mérite pas beaucoup d'attention quand il s'agit de l'examen de l'animal en vente. Peu abondant, formé de poils fins chez les chevaux de race distinguée, il présente des caractères tout opposés chez ceux de race commune dont le système pileux de la partie inférieure des membres est en général touffu, grossier, très étendu, surtout si les sujets proviennent de localités basses et humides. Il n'est pas rare de rencontrer, chez ceux-ci, les crins du fanon arrivant jusque sur le sol et remontant souvent jusqu'à l'arrière du genou.

Beaucoup de marchands, en *faisant les crins*, ne manquent pas de tailler le fanon à la forme de celui des chevaux anglais, pour donner à leurs animaux une apparence de distinction qu'ils n'ont pas réellement.

L'**ergot** est une production cornée, plus ou moins volumineuse et saillante, qui occupe la partie postérieure du *boulet* au milieu des poils du *fanon*.

Sous le rapport de l'anatomie comparée, on le considère, en raison de sa situation, de ses connexions et des parties qui en forment la base chez quelques espèces, comme le vestige d'un doigt avorté. Mais il est sans intérêt au point de vue de l'extérieur.

Comme le fanon, il acquiert une assez grande longueur chez les chevaux communs; on le voit quelquefois se diviser, sous l'influence de la dessiccation, en languettes qui finissent par tomber. Quand il offre trop de volume, on le coupe en faisant les crins; pratique inutile sur les sujets de race noble où il a toujours de très faibles dimensions.

L'ergot, malgré son insignifiance apparente, n'en joue pas moins un certain rôle de protection, pendant la locomotion à grande vitesse, à l'égard des parties postérieures du boulet que la violence des réactions tend à baisser jusqu'au sol. Il est fréquent de rencontrer sur l'hippodrome, après la course, des sujets dont les ergots sont usés jusqu'au sang, preuve évidente que le boulet a dû porter par terre à chaque temps de l'appui ; c'est toujours, dans ce cas, le bipède diagonal sur lequel le cheval galope qui se trouve le plus endommagé, résultat facile à comprendre puisque les pieds qui le constituent supportent à tour de rôle et à eux seuls tout le poids de la masse multiplié par la vitesse qui l'anime.

I. — Du paturon.

SITUATION. — LIMITES. — Le *paturon* est situé entre le *boulet* et la *couronne :* c'est la partie la plus rétrécie des membres du cheval, et il doit sans doute à ce caractère le nom de *poignet* par lequel on le désigne encore dans le langage ordinaire.

BASE ANATOMIQUE. — La première phalange en forme la base osseuse et lui communique, par conséquent, sa direction oblique de haut en bas et d'arrière en avant. Nous avons fait observer plus haut (voy. *Boulet*) tous les avantages mécaniques qui dépendent de l'inclinaison de la surface articulaire supérieure de cet os ; il en découlera d'autres quand nous nous occuperons de l'obliquité de son grand axe ; nous ferons ressortir, à ce propos, le rôle du paturon comme plan incliné de surface et comme plan incliné de rayon, recevant le poids du corps et le transmettant au sabot, mais après l'avoir disséminé en partie sur les appareils contentifs environnants.

La première phalange est unie, en arrière, aux grands sésamoïdes ; en haut, à l'os principal du canon, par l'intermédiaire des ligaments que nous avons déjà fait connaître (voy. *Boulet*). En bas, elle est solidement articulée avec la deuxième phalange par des ligaments latéraux, *e, e* (fig. 96), qui vont concourir, un peu plus loin, à consolider l'articulation du pied.

Ces moyens d'union sont complétés, en avant, par le tendon de l'extenseur antérieur des phalanges, en arrière, par la corde des fléchisseurs, séparée des ligaments sésamoïdiens inférieurs, *b, b, b* (fig. 97), par le cul-de-sac inférieur de la grande gaine sésamoïdienne.

MOUVEMENTS. — Le paturon est le siège de deux mouvements, la flexion et l'extension, pendant chacun desquels il modifie l'ouverture de l'angle métacarpo ou métatarso-phalangien qu'on peut considérer à l'état de repos comme en attitude d'extension outrée. Mais ils n'ont pas la même étendue ; des obstacles presque insurmontables s'opposent, nous l'avons vu, à une plus grande extension ; ils résident dans la présence du ligament suspenseur et des tendons fléchisseurs sur la

artie saillante de cet angle, heureuse disposition en vertu de laquelle
s os conservent encore leur rôle dans le soutènement de la masse,
ns essuyer les effets trop violents des percussions pendant les grands
placements de celle-ci.

La flexion du paturon, au contraire, n'a pour ainsi dire pas de
mites; la jointure articulaire est capable, non seulement de faire dis-
araître l'angle primitif, mais même de le rendre inversement disposé
e ce qu'il était tout d'abord. Dans ce cas, l'obstacle à la fermeture du
ouvel angle est tout mécanique; il tient à la présence des grands
samoïdes et des parties molles, qui viennent interposer leur épais-
ur entre le canon et le rayon phalangien.

Au moment de l'appui, quand la masse retombe sur le sol, le boulet
trograde, s'abaisse; le paturon tend à devenir horizontal. Il se
dresse ensuite graduellement sur le canon jusqu'à la fin de l'appui.
ors du lever, les deux rayons sont presque en droite ligne; puis le
aturon se fléchit fortement, soulève le pied et enfin se replace dans le
rolongement du canon pour effectuer le poser. Ces diverses attitudes
t été rigoureusement enregistrées par MM. Marey et Pagès au moyen
 la photographie instantanée[1].

FORME. — On reconnaît au paturon une face antérieure, légèrement
ranglée dans son milieu, surtout chez les sujets qui ont cette région
 peu longue; une postérieure, moins étendue, connue sous le nom
 pli du paturon, centre apparent des mouvements de flexion du
bot sur le levier phalangien; — enfin, deux faces latérales, presque
us-cutanées, croisées de haut en bas et d'arrière en avant par une
ride d'assujettissement que le suspenseur du boulet envoie au tenon de l'extenseur antérieur du doigt. La peau qui recouvre toutes ces
arties est plus ou moins épaisse suivant les individus; les poils y ont
ussi une abondance, une finesse, variables.

BEAUTÉS. — Le paturon doit être large, épais, de longueur moyenne,
en dirigé, sec et net.

LARGEUR ET ÉPAISSEUR. — La *largeur* se mesure d'avant en arrière, en
nsidérant l'animal de profil; l'*épaisseur* s'apprécie, au contraire, d'un
té à l'autre, en examinant le sujet de face.

Il faut rechercher, cela va sans dire, le grand développement de
une et de l'autre de ces dimensions. La largeur indique le volume de
 première phalange et des tendons qui passent sur ses deux faces.
'épaisseur implique l'étendue transversale des surfaces articulaires,
quelle, on le comprend, est corrélative de celle du boulet et de celle

<hr>

1. Marey et Pagès, *Analyse cinématique des allures du cheval*, in *Comptes rendus des
ances de l'Académie des sciences;* Paris, 27 septembre 1886.

de la couronne. Or, la principale condition de solidité à réaliser dans les membres du cheval, c'est le volume des os et des liens fibreux chargés de les unir ou de soutenir leurs angles locomoteurs. On en jugera donc par rapport à l'ensemble du corps, tout en tenant compte de l'épaisseur des téguments et de l'abondance des productions pileuses qui les recouvrent.

LONGUEUR. — Ce serait entrer dans de trop minutieux détails que de vouloir assigner une longueur absolue au paturon, l'excès ou le défaut, dans ce sens, pouvant être compensés, et l'étant même assez fréquemment, par la direction plus ou moins oblique du levier phalangien sous le canon. Il s'agit là d'une nuance que l'œil arrive assez vite à saisir. Aussi n'y insisterons-nous que pour montrer les avantages ou les inconvénients qu'entraînent ses variations sur le service auquel on se propose d'utiliser les animaux.

Un cheval dont les paturons sont trop longs est dit *long-jointé*; il est *court-jointé* dans le cas contraire. Chacune de ces conformations est considérée comme une défectuosité absolue, si elle n'est rachetée, en partie au moins, par une direction convenable, ainsi qu'on le verra plus loin.

Jusqu'à présent, et pour les besoins des démonstrations, le rayon phalangien était considéré comme une tige à peu près rigide, reliant le boulet au sol.

Cette manière de voir, trop absolue, a été récemment combattue par notre confrère, M. Pader [1], qui a signalé avec raison l'articulation du pied, c'est-à-dire la dernière articulation phalangienne, et non l'extrémité du sabot, comme le centre des mouvements de bascule du levier phalangien sur le sol.

Cette remarque étant faite, on peut donc représenter schématiquement ce rayon, *pendant la station*, par le levier coudé AOB (fig. 99), qui repose par son point B (point fixe) sur la troisième phalange, et reçoit en O (boulet) le poids du corps, OR, transmis par le canon, OC.

L'action musculaire, M, s'exerçant sur les grands sésamoïdes, A, doit donc, à chaque instant de l'appui, pour maintenir l'équilibre, lutter contre la force R et la contrebalancer, afin que le boulet, O, où elle s'applique, reste dans sa situation normale.

Menons maintenant, du point d'appui B, les perpendiculaires BF et BE sur la direction des deux forces M et R; ces lignes, on le sait, sont les bras de levier respectifs de chacune de ces forces, et l'on voit qu'ici, comme dans tout levier du deuxième genre, le bras, BF, de la puissance l'emporte sur celui, BE, de la résistance.

1. Pader, *De la ferrure normale*, in *Bulletin de la Soc. cent. de méd., vét.* année 1888, p. 497.

On sait, d'autre part, que le levier est en équilibre lorsque les moments de ses forces sont égaux.

Dans l'espèce, puisque l'équilibre existe, on a donc :
M × BF (mom. de la force M) = R × BE ou IH (mom. de la force R).

Cela posé, allongeons le paturon et faisons-le OD, par exemple.

Les nouveaux bras de levier seront DG et DI. Tous deux auront augmenté de la même quantité HD, ce qui amènera nécessairement une rupture de l'équilibre, car celui de la plus petite aurait dû croitre d'une quantité supérieure à celui de la plus grande. Or, l'augmentation étant égale pour l'une et pour l'autre, le maintien de l'équilibre exigera nécessairement que la puissance, ou l'action musculaire, soit plus intense pour contre-balancer la résistance, ou le poids du corps, dont le bras a grandi au delà des limites voulues par les lois de la mécanique.

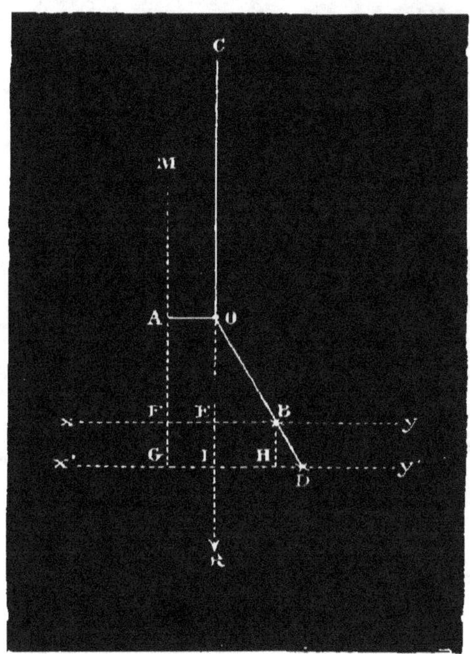

Fig. 99.

D'où il suit que l'allongement du paturon favorise la force R aux dépens de la force M, parce qu'il a pour effet d'augmenter le bras de levier d'une même quantité, au lieu de le faire en raison inverse des forces qui les meuvent ; ce qu'il fallait démontrer.

Pendant la marche, quand le pied arrive à l'appui, ce ne sont plus les premières phalanges qui constituent le rayon phalangien, comme le croit M. Pader[1], c'est la région digitée tout entière, sabot compris.

Celle-ci forme bien, il est vrai, un levier brisé composé de deux articles (1° les deux premières phalanges, 2° le sabot), mais leurs mouvements successifs, toujours de même sens, s'associent et s'ajoutent, pour donner au total un déplacement d'ensemble analogue à celui que produirait un rayon rigide, OB (fig. 100), allant du sol, B, au boulet, O.

Avec une quantité de mouvement qui varie selon le poids du corps

1. Pader, *loc. cit.*

et la vitesse de l'allure, l'extrémité, B, de ce rayon vient à chaque appui percuter le sol, *xy*, lequel réagit nécessairement en proportion de l'action qu'il subit de la part du sabot. Il est facile de s'assurer que cette action se modifie encore suivant les variations de longueur de la région digitée.

Représentons par la ligne BH la force qui, agissant à l'extrémité B du levier BOA, tend à le faire tourner autour du point O et à fermer, par conséquent, l'angle BOC, en luttant contre l'action musculaire, M, laquelle s'exerce à l'autre extrémité, A, du même levier. Dans ce cas, le boulet devient donc le point fixe, et le levier passe du deuxième genre au premier.

Cherchons, comme plus haut, les bras de levier des forces BH et AM, en menant, du point d'appui, des per-

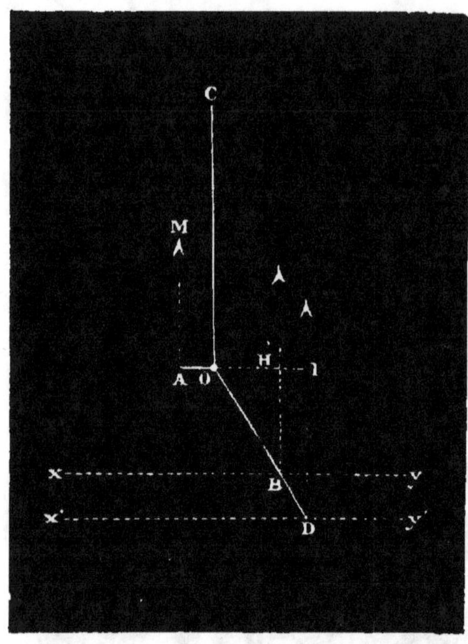

Fig. 100.

pendiculaires sur leur direction ; ces bras sont évidemment OH et OA.

Allongeons maintenant le levier OB jusqu'en OD, et nous verrons que le bras de la force BH deviendra OI, alors que celui de AM restera toujours OA.

Ainsi, plus le paturon grandit, plus la réaction du sol contre le poids du corps augmente et fatigue les tendons ou les ligaments qui s'insèrent, en A, sur les grands sésamoïdes. Et importantes sont les causes qui tendent à augmenter la longueur du rayon phalangien, abstraction faite, bien entendu, des dimensions des os.

Nous placerons en première ligne l'allongement du sabot, résultant de la pousse normale de l'ongle, chez les animaux dont la ferrure n'est pas renouvelée assez souvent ; nous signalerons ensuite l'inhabileté du maréchal à parer suffisamment et convenablement le pied ; enfin, la tendance si fréquente qu'ont maréchaux ou propriétaires, selon leurs intérêts, d'appliquer des fers trop épais pour n'avoir pas la peine ou les frais de les relever toutes les fois que l'état du sabot l'exige.

Le *défaut de longueur du paturon* a évidemment des inconvénients inverses. Le cheval *court-jointé* surcharge ses os outre mesure ; il

manque de souplesse, par suite de l'insuffisance de son boulet comme
appareil d'amortissement et a, de par ce fait, les *réactions dures;* en
outre, il est plus exposé à contracter des tares osseuses sur le trajet de
ses rayons locomoteurs.

Les inconvénients de la *longue-jointure* et de la *courte-jointure*
n'ont pas, à beaucoup près, la même importance dans les deux sortes
de membres, à cause de leur inégal éloignement du centre de gravité. Il
est hors de doute que les extrémités antérieures, incomparablement
plus surchargées que les postérieures dans le soutènement de la masse,
ressentiront plus vite et plus gravement les effets nuisibles de ces défectuosités. Et de fait, c'est ce que l'expérience a démontré : les tares antérieures sont plus communes que les postérieures, et la part qu'y prend
le paturon y est plus accusée, cette région étant toujours plus longue
dans les membres de devant que dans ceux de derrière, plus oblique
aussi, sans doute en raison de leur rapprochement du centre de gravité.

DIRECTION. — Ici, la direction est intimement liée à la longueur
c'est-à-dire qu'un paturon long
est le plus souvent trop horizontal, tandis qu'il se rapproche
de la verticale lorsqu'il est trop
court. Dans le premier cas, le
cheval est *bas-jointé*, dans le
second, on le qualifie de *droit-
jointé* (fig. 101 et fig. 102).

Cette sorte de parenté étroite
qui associe la *longue-jointure*
à la *basse-jointure* est facile à

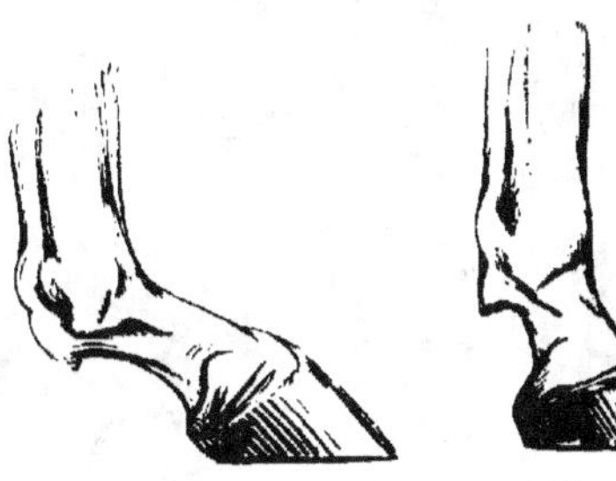

Fig. 101.   Fig. 102.

comprendre, le paturon devenant de moins en moins colonne de
soutien et de plus en plus ressort élastique à mesure que sa longueur augmente. Nous avons vu plus haut qu'alors, le bras de
levier de la résistance (poids du corps) s'allonge et contraint les
muscles ou les ligaments à de plus grands efforts. Or, un ressort cède
d'autant mieux qu'il est plus souple et que les pressions qu'il subit
sont plus considérables. C'est précisément ce qui a lieu pour le paturon *long-jointé;* presque toujours, il est en même temps *bas-jointé*,
parce qu'il est relativement faible et flexible devant le poids et les réactions de la masse.

Quelques chevaux font cependant exception. Soit par la grande résistance de leurs fibres ligamenteuses ou tendineuses à la traction, par
le mode d'articulation de leurs os, par une énergie plus marquée de
leurs muscles, une intensité d'action mieux servie par la longueur des

bras de levier et la perpendicularité des insertions, soit enfin pour toute autre cause, ces animaux rachètent l'excès de longueur de leur paturon et en mitigent les inconvénients par une direction moins oblique. Mais ces faits sont rares, ce qui n'a rien que de très naturel, ainsi qu'on vient de le voir.

Presque tous les auteurs, qui parlent de la direction de cette région, la veulent de 40 à 45° environ, de façon à former un angle du boulet de 130 à 135° d'ouverture. Vallon et M. Lemoigne sont les seuls, à notre connaissance, qui semblent avoir mesuré cette inclinaison avec quelque soin sur l'animal vivant ou sur le squelette. Partant de cette idée toute théorique que le paturon doit avoir une direction intermédiaire entre la verticale et l'horizontalité absolues, on a cru de bonne logique de recommander le moyen terme 45°, sans s'apercevoir que ce raisonnement péchait tout d'abord par la base puisqu'il ne s'appuyait pas sur les faits.

Pour nous, l'obliquité moyenne oscille autour de 60° sur l'horizon dans les membres antérieurs et en atteint 65 dans ceux de derrière, toujours plus droits sur leurs boulets. L'inclinaison de 45° ne s'observe pas sur les chevaux bien conformés, pourvus de bons aplombs ; elle constitue, au contraire, une basse-jointure assez marquée.

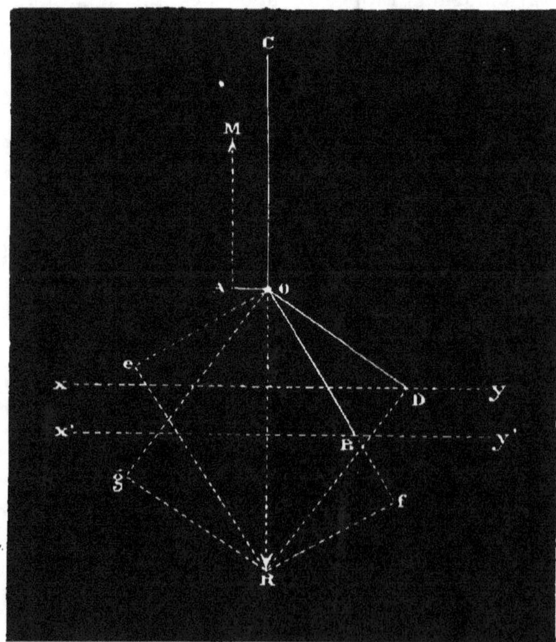

Fig. 103.

Voyons maintenant les inconvénients qui ressortissent à l'excès ou au défaut d'obliquité ; ils sont, d'ailleurs, de même nature que ceux qui découlent de l'excès ou du défaut de longueur. Il y a plusieurs moyens de s'en rendre compte :

Envisageons d'abord le paturon, *comme plan incliné de surface et de rayon*, dans la décomposition des forces parallèles de la pesanteur.

Soient (fig. 103) les deux paturons OB et OD, *de même longueur*, mais inégalement inclinés sous le canon OC. Par le fait de cette inclinaison, le poids du corps, que nous représentons en grandeur et en direction par la ligne OR, se décompose, au niveau du boulet O, en deux forces dont l'une est parallèle au rayon osseux, qui l'épuise par sa propre résistance, et l'autre perpendiculaire à la précédente. Cette dernière fait effort sur les grands sésamoïdes et tend à abaisser l'angle du boulet contre le sommet duquel sont appliqués les tendons.

Ces deux composantes de la résultante OR sont, en construisant le parallélogramme des forces : Pour OB, O*e* et O*f*; pour OD, O*g* et OD. Elles indiquent l'une et l'autre, pour chaque inclinaison, la part qui incombe aux os et aux muscles. La seule inspection de la figure montre qu'avec le paturon OB (*droit-jointé*), la composante O*f* l'emporte sur O*e* et, par suite, sur OD qui lui correspond dans l'autre cas.

Donc, la droite-jointure surcharge les os et soulage les muscles AM qui luttent contre la force O*e*, tandis que la longue-jointure dégage les os aux dépens des tendons qu'elle fatigue.

Le paturon n'a pas un rôle moins important à jouer *comme levier*, quelle que soit la façon suivant laquelle on l'examine.

Soient toujours les deux paturons OB et OD (fig. 104), de même longueur, mais diversement inclinés sous le canon OC. Ils forment avec les grands sésamoïdes, A, deux leviers coudés, AOB, AOD, du deuxième genre, dont le point d'appui est au sol, en B ou en D, la résistance R, en O, et la puissance M, en A.

Il est clair qu'en menant les perpendiculaires BF et DE, des points d'appui sur la direction de la force R, c'est-à-dire les bras de levier de la résistance

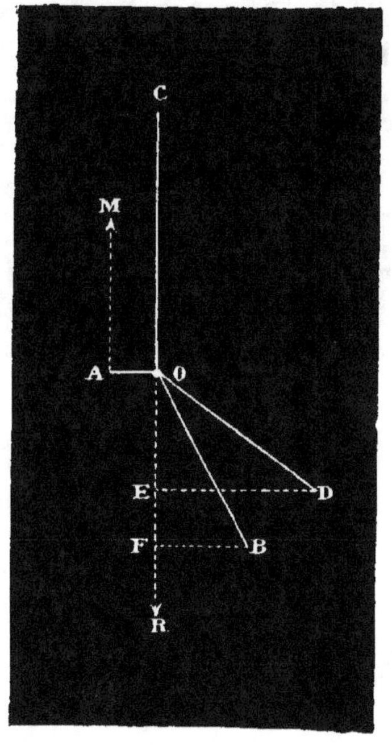

Fig. 104.

pour chacune des inclinaisons, cette force agira à l'extrémité d'un bras plus considérable dans le cas de paturon bas-jointé que dans celui de paturon droit-jointé.

L'obliquité du levier phalangien oblige donc les muscles AM, dont le bras reste invariable, à des contractions plus énergiques, pour maintenir en équilibre l'articulation du boulet qui reçoit le poids du corps dont le bras a augmenté.

Enfin, les résultats sont identiques lorsque la machine, animée d'une grande vitesse, *retombe sur le sol* à chaque battue de l'allure.

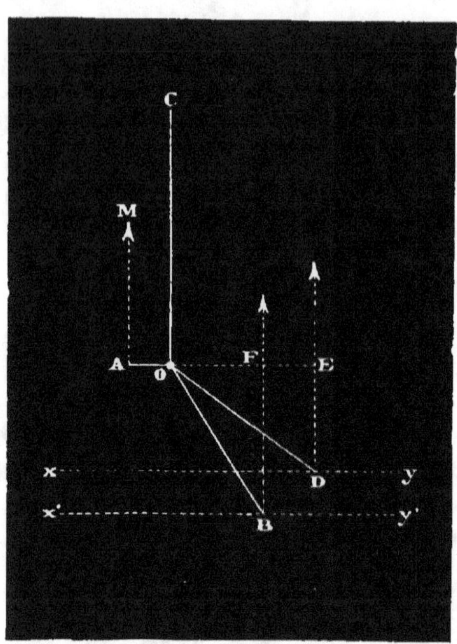

Fig. 105.

Alors, les leviers AOB et AOD (fig. 105) sont du premier genre ; la puissance s'applique toujours en A, le point d'appui est en O, tandis que la résistance devient la réaction, DE, BF, du sol contre le poids du corps qui le percute en B et en D. En menant les perpendiculaires OF et OE, du point d'appui sur la direction des forces verticales BF et DE, on trouve, comme dans les figures précédentes, que plus le paturon s'incline, plus les bras OE, OF, augmentent aux dépens du bras, OA, des muscles AM.

Ce qui revient dire que l'obliquité du rayon phalangien rend plus pénibles, plus fatigantes, pour les tendons, les réactions du sol contre la quantité de mouvement dont le corps est animé pendant les allures rapides.

De ce qui précède, il résulte que les inconvénients de la basse-jointure sont de même valeur que ceux de la longue-jointure, et il s'ensuit qu'ils s'ajouteront chez les sujets atteints simultanément de ces deux défectuosités. Nous en dirons autant de la droite et de la courte-jointure.

Néanmoins, ces conformations n'offrent pas la même gravité pour tous les services. Le paturon long et oblique rend le cheval plus souple, plus agréable comme monture ; il lui permet de supporter plus facilement les percussions violentes de la locomotion à grande vitesse, et il serait à rechercher pour la selle, le trait léger, l'hippodrome, n'étaient les dangers qu'il présente pour les tendons. Court et droit, le paturon est fort ; il n'a pas d'influence bien fâcheuse pour le service du gros

trait, mais il rend les réactions dures, préjudiciables à l'intégrité de
l'appareil osseux ; aussi ne convient-il pas pour le manége et les allures
rapides.

En somme, inconvénients nombreux et quelques avantages dans les
deux cas, tel est le bilan du paturon péchant par sa longueur et par sa
direction. Qu'on mette les uns et les autres en balance, et l'on verra
qu'il n'y a jamais lieu de préconiser une de ces conformations de préférence à celle que nous avons indiquée comme étant la belle : les
longues, basses, droites et *courtes-jointures* resteront toujours des défectuosités.

SÉCHERESSE ET NETTETÉ. — Le paturon est dit sec, lorsque sa peau est
mince, le tissu conjonctif sous-jacent peu abondant, les poils fins et
courts ; les os, les tendons, apparaissent alors avec leur forme et leur
direction spéciales.

Ici encore, la *sécheresse* est un caractère de noblesse et de sang que
les chevaux anglais offrent au plus haut degré. Les sujets communs de
gros trait ont la région plus ou moins empâtée et les poils du fanon en
recouvrent presque la face postérieure. On est dans l'habitude de les
couper chez les chevaux de trait léger qui manquent de distinction,
pour donner plus de gracilité à leurs membres et rendre le nettoyage
des extrémités plus facile ; mais cette toilette ne se fait pas à l'égard des
premiers où ces poils remplissent le rôle d'organes protecteurs contre
la poussière et la boue.

Quant à la *netteté* du paturon, elle implique, comme partout, d'ailleurs, l'absence de maladies et de tares.

MALADIES ET TARES. — Beaucoup d'affections du boulet se font remarquer
ou s'étendent sur cette région : telles sont les contusions, excoriations,
blessures superficielles de la peau, atteintes, crevasses, callosités, eaux aux
jambes, abcès, lymphangites, fibromes éléphantiasiques, etc. ; nous ne ferons
que les signaler en passant.

Pourtant il en est dont le siège est assez bien localisé au paturon.

Citons d'abord l'*enchevêtrure*, l'*empiétrure* ou *prise de longe*, blessure transversale ou oblique que peut déterminer sur le pli du paturon le frottement
de la longe attachant le cheval à la mangeoire. Cet accident se produit
d'ordinaire lorsque, les animaux cherchant à se gratter la crinière avec l'un
des pieds postérieurs, ou le paturon d'un de ces pieds avec les dents, le
membre porté en avant se trouve engagé dans l'anse flottante de la corde du
licou ; ils font alors un violent effort pour se dépêtrer, et la longe, fortement
tendue par les actions inverses de l'encolure qui se redresse et du pied qui
se porte en arrière, opère, sur la peau, un mouvement de scie d'où résultent
des blessures plus ou moins profondes [1]. Quelquefois l'animal perd l'équi-

---

1. H. Bouley, *Nouveau Dictionnaire de médecine, de chirurgie et d'hygiène vétérinaires*, t. V, p. 662.

libre et tombe sur le sol, l'encolure repliée, ce qui détermine une déviation persistante de cette dernière. Mais la prise de longe se produit encore dans d'autres circonstances, lorsque, par exemple, le cheval est attaché au piquet; ou à la corde avec une entrave fixée à l'un de ses paturons antérieurs, lorsqu'il est assujetti sur un lit de paille pour la pratique d'une opération chirurgicale; lorsqu'on lui donne à manger sur le sol, étant attelé, et qu'il se prend un des membres dans les guides, etc. Les symptômes et la gravité de cet accident varient suivant les qualités du corps frottant, la durée, l'intensité du frottement et la nature des lésions. Nous ne pouvons y insister. Disons seulement qu'il succède à l'enchevêtrure une cicatrice, la plupart du temps indélébile, sur laquelle les poils ne repoussent pas. Parfois, le tissu cicatriciel est si abondant que la région reste engorgée et déformée pour toujours; les mouvements de flexion du pied sont rendus moins faciles et la peau est beaucoup plus sensible à toutes les causes capables de l'irriter et de l'excorier. Enfin, il est des cas où la cicatrisation n'a pas lieu et où la plaie suinte sans cesse; on voit survenir alors une crevasse incurable, souvent même les eaux aux jambes à la surface des parties avoisinantes.

Les *crevasses* du paturon sont plus graves que partout ailleurs, en raison des mouvements et de la difficulté qu'on a de maintenir la plaie qu'elles occasionnent dans un état de propreté convenable.

Les *tumeurs molles* qu'on y observe sont des dilatations synoviales provenant de la grande gaine sésamoïdienne ou de l'articulation du boulet. Elles apparaissent de chaque côté des tendons fléchisseurs, mais n'acquièrent pas habituellement un grand volume. Quoi qu'il en soit, elles accompagnent les *molettes* et ne se montrent que lorsque celles-ci sont très développées.

On rencontre sur les parties latérales du paturon des *cicatrices linéaires*, indiquant que l'animal a été opéré de la *névrotomie* pour une affection chronique des organes contenus dans le sabot ou pour des tumeurs osseuses de la région coronaire; il y a donc lieu de s'assurer si l'affection contre laquelle ce moyen a été employé a disparu.

Les *exostoses* de la première phalange reçoivent le nom d'*osselets*; quelques-uns les qualifient à tort de *formes,* cette appellation étant réservée aux tumeurs dures de la couronne ou des fibro-cartilages complémentaires de l'os du pied. Les osselets causent ou non des claudications selon la gêne qu'éprouvent les tendons et les jointures articulaires; ils dérivent généralement de l'usure et sont plus fréquents sur les membres antérieurs, sur les paturons court et droit-jointés que sur les autres; quelquefois, cependant, ils résultent de coups et sont même la conséquence de fractures consolidées de la première phalange.

Signalons enfin des *traces de feu,* en pointes ou en raies, dans les cas où l'on a dû combattre des tumeurs, des indurations de la peau ou toute autre affection chronique de la région. Mais ces traces ne sont, la plupart du temps, que l'extension de celles qui dépendent de la cautérisation du boulet ou de la couronne; quand on les constate, il importe donc d'examiner avec soin les parties avoisinantes du membre, afin d'assigner à ces tares leur juste valeur dans la dépréciation qu'elles entraînent.

J. — De la couronne.

SITUATION. — LIMITES. — BASE ANATOMIQUE. — La *couronne*, assez difficile à circonscrire, est cette région des membres située entre le paturon et le sabot.

Elle a pour base la partie de la deuxième phalange non contenue dans la boîte cornée, recouverte en avant par le tendon du muscle extenseur antérieur des phalanges, en arrière par celui du fléchisseur profond, et latéralement par la portion supérieure des cartilages complémentaires de l'os du pied, ainsi que par les bulbes du coussinet plantaire.

Arrondie d'un côté à l'autre sur sa face antérieure; plus large en bas qu'en haut, par suite de la présence du bourrelet kératogène; déprimée sur sa face postérieure, au niveau de l'interstice qui sépare les deux bulbes du coussinet précité, la couronne laisse percevoir, en dehors et en dedans, les tubérosités qui donnent attache aux ligaments latéraux de la première articulation interphalangienne. Elle est enfin recouverte d'une peau épaisse, pourvue de poils plus ou moins abondants et grossiers suivant la finesse des individus.

Lorsqu'on expose en vente un sujet commun destiné à un service de luxe, on en coupe les poils pour donner aux ,membres une certaine apparence de légèreté. Mais on ne soumet jamais à cette toilette les chevaux de race distinguée, ni les gros chevaux de trait, parce que, sur les premiers, les poils sont fins, peu abondants, et que, sur les seconds, ils constituent un appareil de protection dont on aurait grand tort de les priver.

Dans les régiments, il est défendu de *faire les crins* sur les parties correspondant à la couronne, afin de la préserver autant que possible des *atteintes* si fréquentes pendant les manœuvres.

BEAUTÉS. — On ne recherche dans cette région que la *largeur*, la *sécheresse* et la *netteté*.

La première implique la largeur corrélative des phalanges, la solidité du membre. La deuxième consiste dans la finesse de la peau et des poils; elle indique la distinction de l'origine, le sang, l'énergie, la vigueur. Quant à la troisième, elle se reconnaît à la parfaite régularité des parties, à l'absence des maladies ou des tares.

MALADIES ET TARES. — La couronne montre, comme toutes les régions inférieures des membres, des altérations nombreuses, qui portent soit sur la peau et le tissu conjonctif sous-cutané, soit sur les tendons et les os; leur gravité dépend nécessairement de la nature des lésions, de leur siège, de leur ancienneté et des troubles qu'elles amènent dans la fonction locomotrice.

Ce sont d'abord des *atteintes*, blessures de profondeur, d'étendue variables, qui résultent de la rencontre des pieds dans quelques circonstances, les marches latérales, les courses de vitesse, les sauts d'obstacles, par exemple.

Les *eaux aux jambes*, déjà signalées à propos du canon, du boulet et du paturon, débutent souvent par la couronne, dont elles agglutinent les poils en petits bouquets séparés, d'un aspect hérissé tout particulier ; on dit vulgairement, dans ce cas, que l'animal *a le peigne*.

Les atteintes, les contusions, produisent parfois des altérations profondes des cartilages complémentaires, des tendons, des bulbes du coussinet plantaire ou même de la peau, et donnent lieu à des nécroses partielles de ces organes, connues sous le nom générique de *javarts*. Les javarts peuvent être *tendineux, cartilagineux* ou *cutanés*, selon le tissu mortifié. En général, on doit les considérer comme graves, car ils mettent pendant longtemps les animaux hors de service et compromettent leur existence par les complications dont ils s'accompagnent. (Voy. *Pied.*)

La face antérieure de la couronne est quelquefois sujette à une affection, la *crapaudine*, qui se caractérise par une modification particulière de la fonction sécrétoire du bourrelet kératogène, lequel se crevasse et se fendille à la façon de l'écorce d'un vieil arbre. (Voy. *Pied.*)

Quant aux tumeurs osseuses de la région, elles ont reçu le nom de *formes*, et se localisent sur sa face antérieure ou ses parties latérales. En clinique, on les distingue en *coronaires* et en *cartilagineuses*, selon qu'elles se développent sur la deuxième phalange ou dans l'épaisseur des cartilages complémentaires du pied.

Quoi qu'il en soit, elles sont la conséquence habituelle de percussions violentes reçues par les os pendant les allures, de contusions des cartilages ; elles succèdent aussi à des affections inflammatoires de nature diverse, telles que les abcès coronaires, les javarts tendineux ou cartilagineux, les clous de rue, etc. ; enfin, elles sont fréquemment dues à des fractures, et, dans ce cas, il est d'observation qu'elles sont persistantes. Les chevaux court-jointés, les jeunes animaux qu'on soumet à des travaux pénibles, à un entrainement précoce, les adultes qu'on utilise à des services trop fatigants sur le pavé des grandes villes, sont beaucoup plus prédisposés aux formes que les autres. L'influence de l'hérédité est, en outre, depuis longtemps reconnue ; certaines familles de chevaux, par suite d'accouplements mal entendus, transmettent invariablement cette tare à tous leurs descendants.

Les formes se reconnaissent à une tuméfaction dure, résistante, qui survient sur les faces antérieure ou latérales de la région coronaire, et se traduit par une convexité anormale lorsqu'on examine le cheval de face ou de profil. Bien que la tumeur se décèle le plus souvent à l'œil, elle est quelquefois dissimulée par l'épaisseur des téguments ou l'abondance des poils ; il faut donc compléter l'examen à l'aide de l'exploration de la main, surtout chez les sujets dont la couronne n'est jamais d'une sécheresse bien accusée.

Le plus ordinairement la forme qui débute occasionne une claudication ; mais, une fois la tumeur constituée, la boiterie disparait, à moins que les végétations osseuses n'aient gagné le pourtour des surfaces articulaires.

La *bouleture* se manifeste également comme une complication des formes d'ancienne date ; il en est de même des rétrécissements de la boîte cornée dus à la déviation du bourrelet kératogène.

Les formes constituent toujours une tare sérieuse. Cependant il est des degrés dans leur gravité. Il est clair que la cause de dépréciation qu'elles entraînent est d'autant plus importante, qu'on a affaire à des sujets de luxe et que les troubles de la fonction locomotrice sont plus accusés. Beaucoup de chevaux communs sont peu dépréciés par une forme même volumineuse qui ne les fait pas boiter ou dont la claudication n'empêche pas leur utilisation au service du gros trait. Il en est tout différemment pour les animaux de luxe chez lesquels la pureté des lignes et la netteté des membres sont une des conditions *sine quâ non* de leur acquisition. Enfin, ces exostoses sont, par leur caractère héréditaire, un motif absolu de rejet pour les chevaux qu'on destine à la reproduction.

La couronne présente à sa surface assez communément des *traces de feu*, en pointes ou en raies. Nous répéterons ici ce que nous avons souvent conseillé en pareil cas, c'est de s'assurer par un examen minutieux que l'affection contre laquelle ce moyen a été employé a réellement disparu. Certains marchands, en effet, dans une intention frauduleuse, font appliquer le feu sur un membre pour dissimuler une boiterie dont le siège est plus ou moins éloigné de la partie cautérisée.

Disons, en terminant, qu'il est une sorte de *gale* particulière aux extrémités inférieures des membres du cheval : c'est celle que l'on qualifie de *symbiotique* ou de *chorioptique*, parce qu'elle est déterminée par un acare du nom de *symbiotes* ou *chorioptes spathiferus*. Elle réside à la couronne, au pli du paturon et au fanon, qui se recouvrent bientôt d'une abondante desquamation furfuracée de l'épiderme et ne tardent pas à se dépiler, mais dans une faible mesure. Cette gale est bénigne, en raison de sa marche très lente et du peu de tendance de son acare à l'émigration ; elle passe facilement d'un membre antérieur ou d'un postérieur à l'autre, tandis qu'il est plus rare de la voir se communiquer d'un membre antérieur à son correspondant de derrière. Quoi qu'il en soit, elle occasionne des démangeaisons assez vives, qui, survenant pendant la nuit ou après le travail, portent les animaux à se gratter, à se mordre. A ce titre, elle trouble leur repos, les fatigue inutilement et les expose à des blessures qui sont toujours à redouter à cause de leur siège. Elle n'est guère contagieuse du cheval au cheval, pas du tout du cheval à l'homme.

CHAPITRE III

DU PIED

DÉFINITION. — Sous le rapport de l'anatomie comparée, le *pied* est toute cette partie des membres qui suit l'avant-bras ou la jambe.

En extérieur, au contraire, cette désignation, beaucoup plus restreinte, ne s'applique qu'à l'extrémité de ces membres qui repose sur le sol, à l'*ongle* proprement dit, à la *boîte cornée*, connue vulgairement sous le nom de *sabot*, laquelle contient et protège des tissus vivants très sensibles, de texture et de propriétés variables.

DISTINCTION. — Au nombre de quatre, les pieds sont qualifiés *de devant* ou *de derrière* selon leur situation relative au centre de gravité. Les uns et les autres ont la même organisation générale ; ils diffèrent cependant par quelques caractères extérieurs que nous exposerons plus loin.

Dans chaque bipède antérieur ou postérieur, on les distingue en *droit* et en *gauche ;* leur conformation est d'ailleurs absolument identique.

A. — Organisation du pied.

De tout temps, le pied a été considéré comme une des régions les plus importantes à étudier, et on le comprendra d'autant mieux quand on connaîtra son rôle dans la station et la locomotion, l'influence de ses beautés et de ses défectuosités sur l'aptitude aux divers services, enfin la gravité de ses maladies.

Il y a plus de vingt-deux siècles que Xénophon a dit que les membres sont la première chose à examiner dans un cheval : « Une maison ne saurait servir à aucun usage, quelque parfaite qu'elle pût être dans ses parties supérieures, si elle n'avait des fondatoins convenables ; il en est de même d'un cheval de guerre ; il ne serait bon à rien si, étant parfait du reste, il avait de mauvaises jambes (membres) ; il ne pourrait alors se servir de ce qu'il aurait de bon.

« *Dans l'examen des jambes, regardez d'abord le pied* [1]. »

C'est la même idée qui se trouve, de nos jours, reproduite sous forme d'aphorisme dans tous les traités d'extérieur :

« *Pas de pied, pas de cheval !* » disait Lafosse ;

« *No foot, no horse !* » répètent les Anglais.

Bracy-Clark n'a fait encore que traduire la pensée de Xénophon quand il a écrit : « *Incerta basis instabile ædificium !* »

Le pied est formé par un certain nombre de *parties intérieures*, recouvertes par la peau modifiée et admirablement adaptée à des fonctions spéciales, ainsi que par une enveloppe cornée connue sous le nom de *sabot*. Examinons-les rapidement.

1° Parties intérieures du pied.

Ces parties sont nombreuses, complexes ; on en reconnaît fort bien les rapports sur des sections verticales et antéro-postérieures de l'organe (fig. 106).

Trois os en forment la base résistante et en permettent les mouvements ;

----

1. Xénophon, *De l'Equitation*, traduction du baron de Curnieu, chap. I, p. 7. — Paris, 1840.

ce sont : *l'os du pied* ou la troisième phalange (*a*) ; *l'os de la couronne* ou la deuxième phalange (*b*) ; enfin *l'os naviculaire* ou le *petit sésamoïde* (*c*), situé en arrière des précédents et complétant la jointure articulaire que ceux-ci constituent.

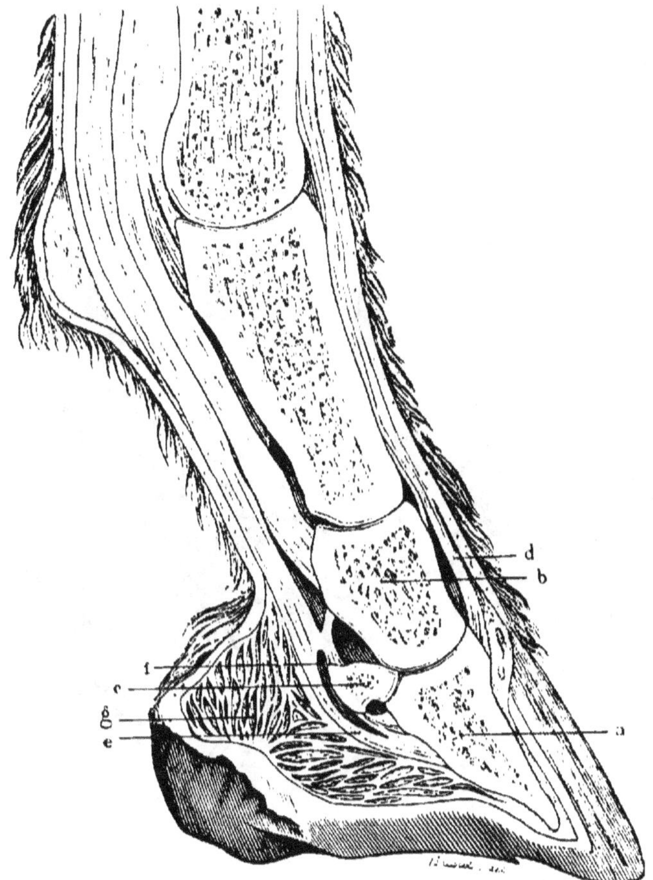

Fig. 106. — Section longitudinale et médiane du pied.

Des *ligaments* courts, puissants, consolident cette jointure sur les côtés, tandis que deux larges plaques fibro-cartilagineuses, *cartilages de l'os du pied*, intimement fixées à la troisième phalange, semblent comme deux ressorts élastiques divergents, placés en dehors et en dedans de cet os, pour l'empêcher de descendre trop brusquement dans le sabot au moment où celui-ci vient rencontrer le sol.

Deux forts *tendons* épanouis se terminent sur la phalange onguéale : l'antérieur (*d*) la porte dans l'extension ; le postérieur (*e*) lui permet, au contraire, de se fléchir sur l'os de la couronne ; il glisse sur la face inférieure du

petit sésamoïde au moyen d'une gaine synoviale, désignée sous le nom de
petite gaine sésamoïdienne (*f*).

Enfin, un volumineux coussin fibro-élastique (*g*), dit *coussinet plantaire*,
est placé à la manière d'un coin, pointu en avant, bifurqué en arrière
(fig. 107, B : *d*) sous le tendon fléchisseur auquel il sert d'assise flexible quand
le pied arrive à l'appui. Toutes les pressions subies par le sabot, de bas
en haut, tendent à le déprimer et à le chasser sur les parties latérales où

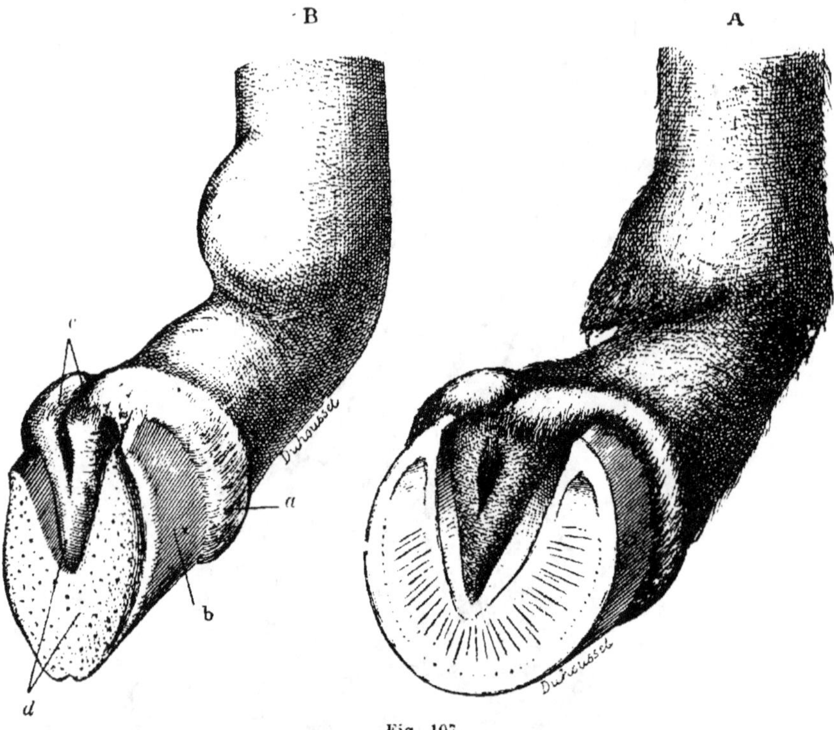

B   A

Fig. 107.

A, le pied normal avant la macération ; — B, le pied après la macération.

il est maintenu cependant par les deux cartilages élastiques indiqués plus
haut.

ENVELOPPE CUTANÉE DU PIED. — C'est la peau, modifiée dans ses caractères
extérieurs et ses fonctions, qui recouvre la surface de tous ces organes. Et
la preuve, c'est qu'il suffit d'obtenir, par la macération, la chute artificielle
de la boîte cornée et des poils de l'extrémité digitale, pour voir les téguments se continuer directement avec les parties vives qu'on serait tenté de
prendre, au premier abord, pour des tissus doués d'une organisation différente. La figure 107 représente, en A, le pied normal avant la macération;

en B, le même pied après un séjour prolongé dans l'eau : les productions épidermiques, ongle et poils, détachées naturellement, ont laissé intact le revêtement cutané.

Celui-ci, connu vulgairement sous le nom d'*enveloppe de chair*, de *chair du pied*, est remarquable par sa grande vascularité, l'abondance de ses nerfs. Aussi est-il prompt à se congestionner, à s'enflammer, dès que le sabot qui l'entoure a perdu ses propriétés physiologiques. Toutes ses lésions, de quelque nature qu'elles soient, s'accompagnent toujours de douleurs intenses, la tuméfaction des parties vives devenant impossible, enserrées qu'elles sont dans une enveloppe résistante, à peu près inextensible.

Trois régions importantes se partagent la surface de la chair du pied. Ce sont :

a. Le **bourrelet** ou **cutidure** (fig. 107 B : *a*), sorte de côte circulaire, renflée, couronnant supérieurement les parties vives et venant se terminer, en arrière, aux branches, *d*, du coussinet plantaire. Il offre sur toute la longueur de son bord supérieur une côte secondaire beaucoup plus petite, connue sous le nom de *bourrelet périoplique*, à laquelle sont dévolues des fonctions spéciales.

Dans le reste de son étendue, il se montre hérissé d'une multitude de prolongements filamenteux, faciles à apercevoir lorsqu'on les fait flotter dans l'eau, qui pénètrent, par autant d'ouvertures, dans l'épaisseur de la corne Préposé à l'élaboration de cette dernière, au moins en ce qui touche la région du sabot sur laquelle il se moule, le bourrelet constitue encore, par ses *villosités* si riches en nerfs, un véritable organe de tact pour le cheval qui peut ainsi reconnaître, avec toute la perfection désirable, les qualités du terrain sur lequel son pied se pose.

b. Le **tissu podophylleux**, la **chair cannelée** ou **feuilletée** (fig. 107 B : *b*) comprend toute la périphérie de l'enveloppe de chair située au-dessous du bourrelet. Ce tissu, qui doit son nom aux nombreuses lamelles, cannelures longitudinales qu'il présente, forme également une corne blanche, composée de feuillets intimement soudés avec celle qui descend de la cutidure. Et cette adhérence des deux cornes est si forte qu'elle résiste à la macération la plus prolongée. En arrière, la chair cannelée se replie de chaque côté des branches du coussinet plantaire pour se mettre en rapport avec cette partie de la paroi du sabot qu'on appelle l'*arc-boutant*.

c. Enfin, la **chair veloutée** (fig. 107 B : *c*), dont l'aspect se rapproche d'un gazon touffu, par suite des villosités innombrables de sa surface, recouvre la totalité de la face plantaire du pied, y compris le coussinet ou la *fourchette de chair*. A l'instar de celles du bourrelet, ces villosités sont reçues dans une multitude de perforations de la corne subjacente, laquelle est produite d'ailleurs par les couches les plus superficielles du tissu velouté.

2° Sabot.

Le *sabot*, ainsi qu'on le sait, est l'enveloppe cornée extérieure du pied, l'*ongle* proprement dit du cheval.

Sa forme est celle d'un tronc de cône à base inférieure et à sommet coupé obliquement de haut en bas et d'avant en arrière (fig. 108). Mais sa disposition conoïde, toujours très légère, n'est bien apparente que lorsqu'on l'examine par devant ou par derrière ; vu de profil, il a plutôt l'aspect d'un cylindre, comme l'a fait remarquer Bracy-Clark [1] (fig. 109).

Concave en dessous, fendu en arrière, couronné supérieurement par la peau du membre, il est composé de trois pièces distinctes, intimement soudées entre elles. A la suite d'une macération ou d'une ébullition prolongées, ces pièces se séparent les unes des autres ; on les connait sous les noms de *paroi*, de *sole* et de *fourchette* ; il faut en faire une étude particulière pour en bien comprendre le mécanisme.

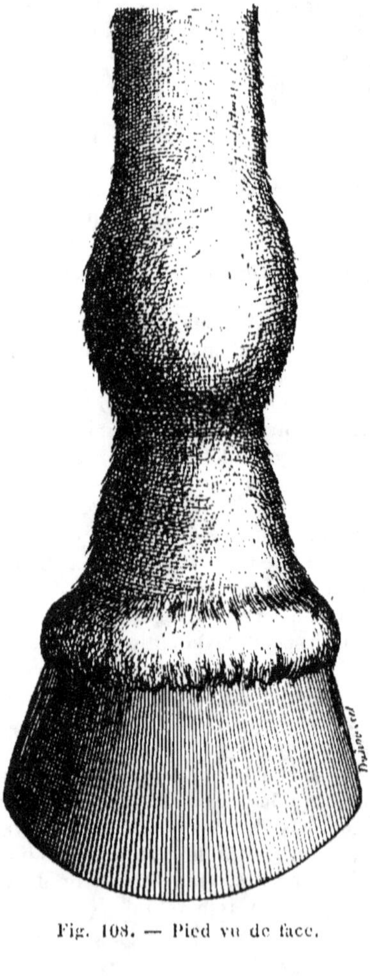

a. **Paroi.** — La *paroi* ou la *muraille* forme, comme son nom l'indique, le pourtour du sabot et toute la portion de la boîte cornée qu'on aperçoit lorsque le pied repose sur le sol. C'est un large croissant de corne incurvé sur lui-même (fig. 110), placé de champ contre la face antérieure du pied sur laquelle il se moule ; et replié d'arrière en avant à ses extrémités ; celles-ci se terminent en pointe, convergent l'une vers l'autre en encadrant la fourchette, et *vont se réunir à la pointe de cette dernière.*

On divise la paroi en plusieurs régions importantes, diversement qualifiées (fig. 109 et 111) :

La *pince*, a, en est la partie impaire, médiane et antérieure ;

La *mamelle*, b, flanque celle-ci en dedans et en dehors ;

Le *quartier*, c, constitue la zone latérale de la muraille et vient immédiatement après la précédente ;

Le *talon*, d, situé tout à fait en arrière, correspond au point où la paroi s'infléchit en dedans pour encadrer la fourchette ;

Enfin, l'*arc-boutant* ou la *barre*, e (fig. 111), visible seulement sur le pied levé, est une portion réfléchie, placée de champ, représentée par les

Fig. 108. — Pied vu de face.

extrémités repliées de la muraille qui vont se rejoindre en avant de la pointe furculaire.

Outre ces régions, la paroi offre encore à considérer deux *faces* et deux *bords*.

Les *faces*, distinguées en *externe*, c (fig. 109), et en *interne*, q (fig. 112 et 113),

<hr>

1. Bracy-Clark, *Recherches sur la construction du sabot du cheval.*

diminuent graduellement de hauteur depuis la pince jusqu'à l'extrémité des arcs-boutants.

La *première*, convexe en travers, rectiligne de haut en bas, est lisse, polie, luisante, plus oblique en avant que sur les côtés, eux-mêmes inégalement inclinés et incurvés. Le quartier interne est toujours plus droit, moins arrondi que l'externe.

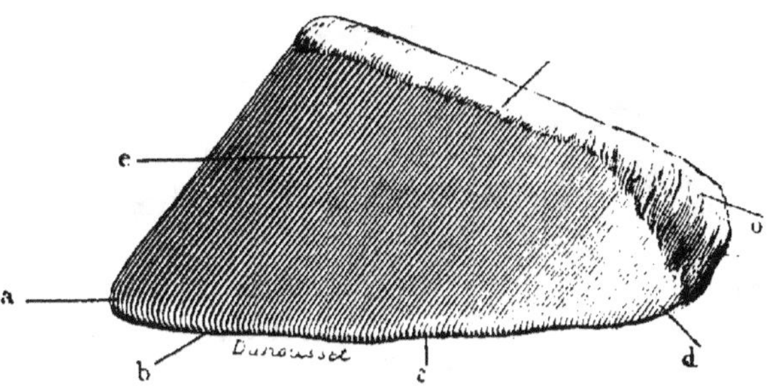

Fig. 109. — Profil de sabot.

La *seconde*, concave d'un côté à l'autre, est doublée de feuillets, *q*, de corne blanche (*tissu kéraphylleux*), placés de champ suivant sa hauteur et solidement engrenés avec les feuillets rouges de la chair cannelée du pied.

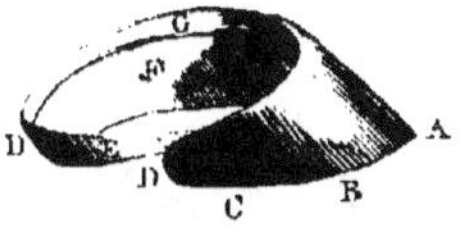

Fig. 110.

Quant aux *bords*, l'*inférieur* (fig. 111), le plus long repose sur le sol, frotte et use contre lui, surtout en pince et en mamelles, dans les conditions de nature ; portant, au contraire, sur la face supérieure du fer, chez le cheval domestiqué, il est abattu à chaque ferrure par le maréchal, qui doit toujours, en cela, s'efforcer d'imiter l'usure naturelle. Son épaisseur diminue de la pince aux talons, puis augmente brusquement à ce niveau pour former la barre ; enfin, il est intimement soudé sur toute sa périphérie au pourtour de la sole.

Le *supérieur*, mince et tranchant, plus court que le précédent, longé en dehors par la bande périoplique, *p* (fig. 109 et 117), est creusé en dedans d'une gouttière, *g* (fig. 112 et 113), demi-cylindrique, qui le parcourt dans toute son étendue et loge le bourrelet. C'est à l'endroit de cette gouttière, dite *cavité cutigérale* ou *biseau*, qui s'efface d'ailleurs dans la région de l'arc-boutant, que la corne pariétale se trouve élaborée par le renflement cutané en question.

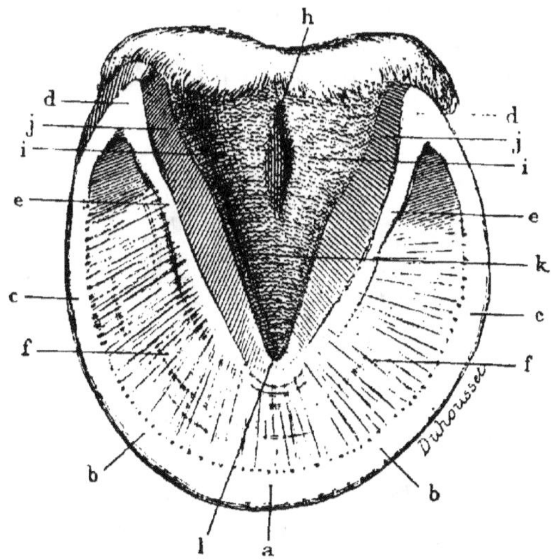

Fig. 111. — Face inférieure du sabot.

b. **Sole.** — La *sole* est une large plaque cornée (fig. 111), fortement échancrée en arrière pour loger la fourchette, qui occupe la face inférieure du pied. Concave par-dessous, bombée en haut, elle comble l'intervalle qui existe entre le bord inférieur de la paroi et les barres.

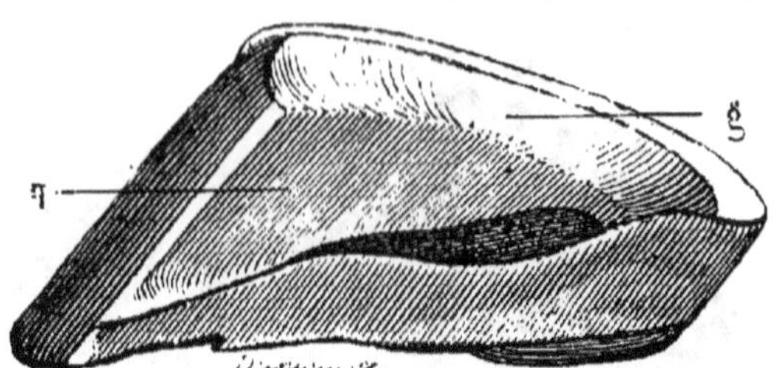

Fig. 112. — Coupe antéro-postérieure et verticale du sabot (face interne).

Sa face *supérieure* ou *interne* (fig. 114: *a*), criblée de porosités dans lesquelles s'enfoncent les nombreuses papilles de la chair veloutée, reçoit les pressions de la troisième phalange.

L'*inférieure,f* (fig. 111) excavée en voûte, en rapport seulement avec les inégalités du sol dans les conditions normales, est dure, sèche, écailleuse.

De ses deux *bords*, l'*externe* ou l'*antérieur* figure à peu près une demi-circonférence et s'unit intimement avec le bord inférieur de la paroi. L'*interne* ou *postérieur*, au contraire, beaucoup moins étendu, simule un angle

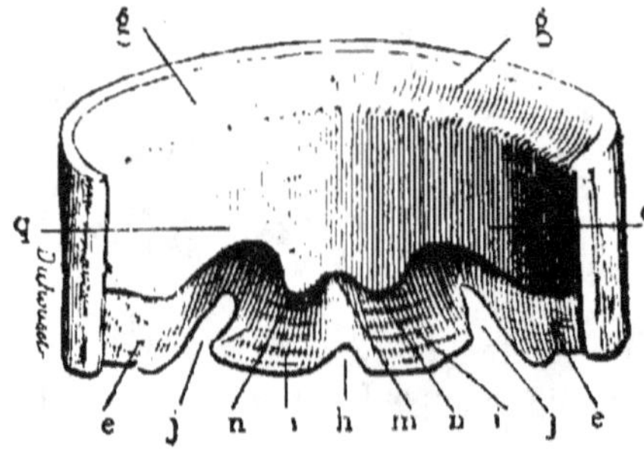

Fig. 113. — Section transversale du sabot (partie antérieure).

rentrant, à sommet dirigé en avant, dont les côtés adhèrent aux barres.

c **Fourchette.** — La *fourchette* est un coin de corne molle, élastique, qui recouvre le coussinet plantaire et en reproduit tous les détails. Logée dans l'angle formé par les extrémités repliées de la paroi et le bord postérieur de la sole, simple en avant, bifide en arrière, on lui reconnaît deux faces et deux extrémités.

La *face supérieure* ou *interne, b* (fig. 114), est l'inverse de la face inférieure, du coussinet plantaire : elle présente, par conséquent, sur la ligne médiane un relief accusé connu sous le nom d'*arrête-fourchette, m* (fig. 113 et 115) et, de chaque côté, deux dépressions, *n, n*, convergentes en avant, qui répondent aux bran-

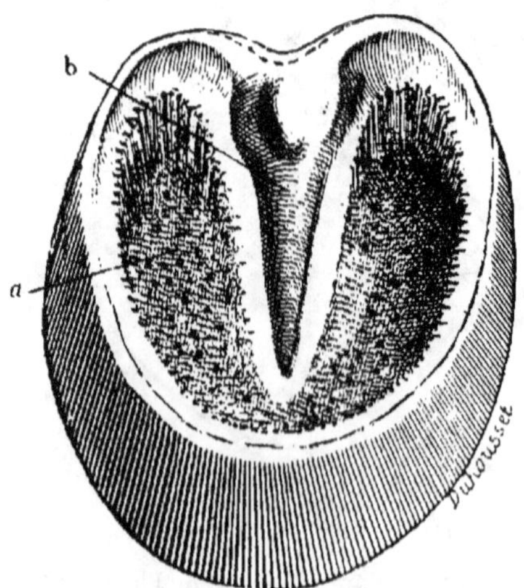

Fig. 114. — Intérieur du sabot.

ches du coussinet. A l'instar de la sole elle est criblée aussi d'une multitude
de perforations qui reçoivent les villosités correspondantes du tissu velouté.

La *face inférieure* ou *externe* (fig. 111 et 116), beaucoup plus importante
sous le rapport de l'extérieur, est creusée, dans son milieu, d'une cavité, *h*,
dite *lacune médiane,* séparant les deux
branches, *i*, *i*, l'une de l'autre. Entre
chaque branche, *i*, et la barre, *e*, se
trouvent les *lacunes latérales, j, j* (fig. 111,
113 et 115); enfin, on a réservé le nom
de *corps* de la fourchette au point de

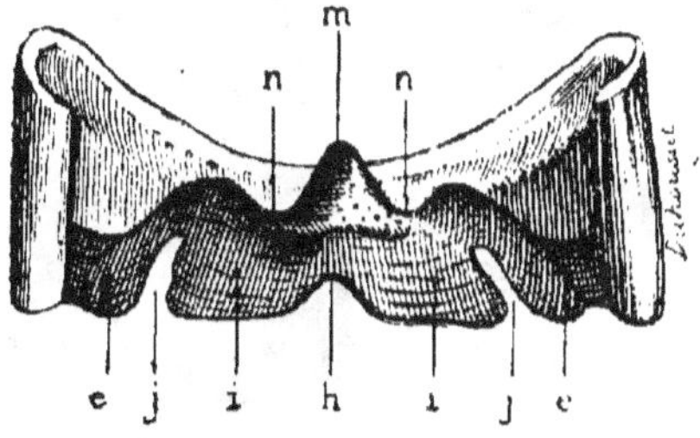

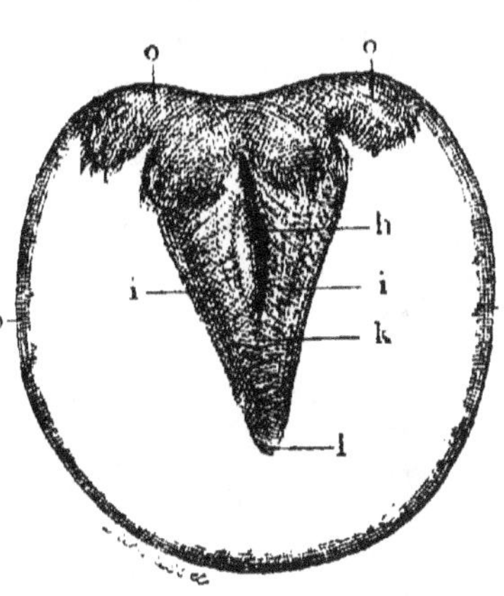

Fig. 115. — Section transversale du sabot   Fig. 116. — Fourchette et périople.
            (partie postérieure).

jonction, *k*, des branches. Dans les conditions de nature, la face inférieure
des branches furculaires est sur le même plan que les talons et les arcs-
boutants; elle repose par conséquent sur le sol, ainsi qu'on peut s'en rendre
compte par l'examen
des coupes transver-
sales représentées
figures 113 et 115, pra-
tiquées sur des pieds
vierges de ferrure.

A son *extrémité anté-
rieure*, la fourchette se
termine par une *pointe*
(fig. 111 et 116), qui
s'avance vers la sole au
point de réunion des
deux arcs-boutants.

Son *extrémité posté-
rieure*, bifurquée, se
termine par deux ren-
flements, *o, o* (fig. 109,
116 et 117), appelés *glô-*

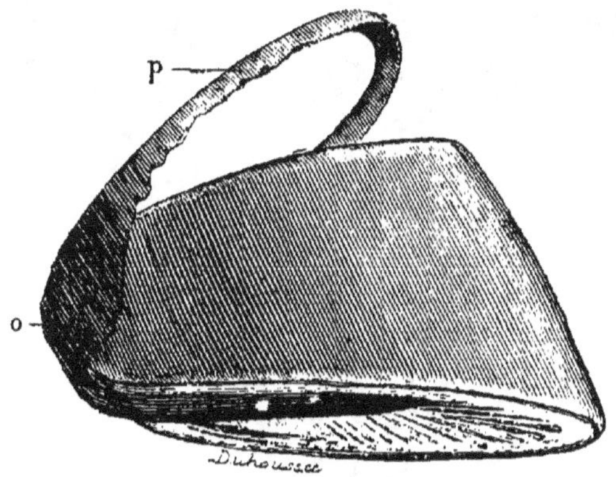

Fig. 117. — Sabot dont la bande périoplique est détachée.

mes, qui surplombent les talons et se continuent le long du bord supérieur
de la paroi par une mince bande de corne, *p*, molle, flexible, peu perméable
à l'eau. Cette dernière production, connue sous le nom de *périople* et secrétée
par le bourrelet secondaire dont nous avons déjà parlé, n'est autre chose

que le prolongement de l'épiderme cutané sur le sabot, auquel il forme une sorte de vernis protecteur contre les alternatives de sécheresse et d'humidité.

Telle est, sommairement exposée, la constitution anatomique du pied du cheval. Voyons maintenant les particularités concernant cet organe quand on l'examine dans les deux sortes de membres.

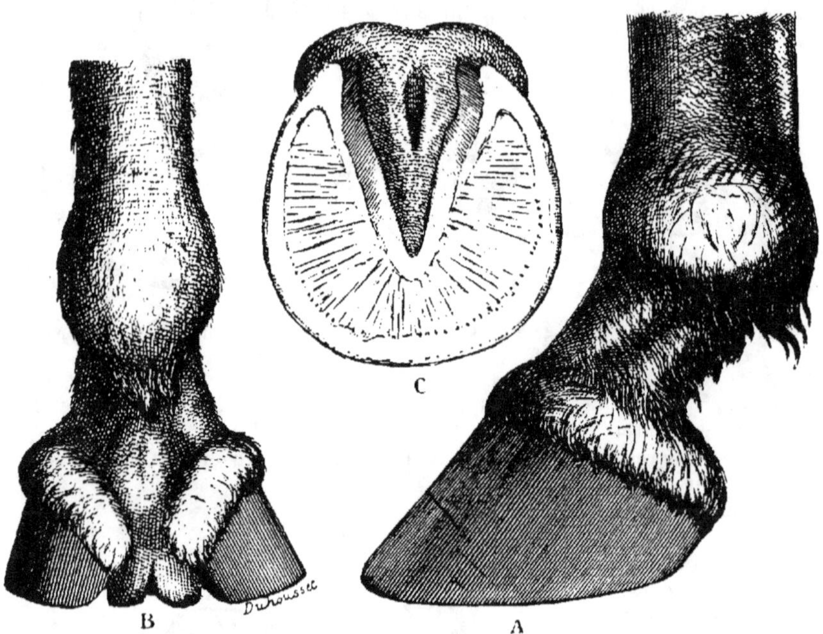

Fig. 118. — Pied de devant. — (A. Profil ; — B. Derrière ; — C. Dessous.)

DIFFÉRENCES ENTRE LES PIEDS DE DEVANT ET CEUX DE DERRIÈRE, — LES GAUCHES ET LES DROITS. — Ces différences sont secondaires, tout à fait superficielles, et ne modifient en rien les détails précédents qui ont trait à l'organisation générale.

Le *pied de devant* (fig. 118, A, B, C) est plus arrondi, plus évasé, moins concave et un peu plus large que celui de derrière ; ses talons sont moins écartés ; sa paroi, vue de profil, est plus oblique ; sa fourchette un peu moins longue, mais plus volumineuse, plus épaisse et plus rapprochée du sol.

Le *pied de derrière* (fig. 119, A, B, C), au contraire, est ovale, creux, à talons plus écartés et plus élevés, à paroi plus verticale ; les branches de sa fourchette sont moins épaisses et s'écartent davantage ; les barres, enfin, en sont un peu plus fortes.

Rien n'est plus facile, d'autre part, que de distinguer un *pied gauche* d'un *pied droit*, qu'il s'agisse du bipède antérieur ou du postérieur : le côté externe de la paroi est constamment plus incliné et plus convexe

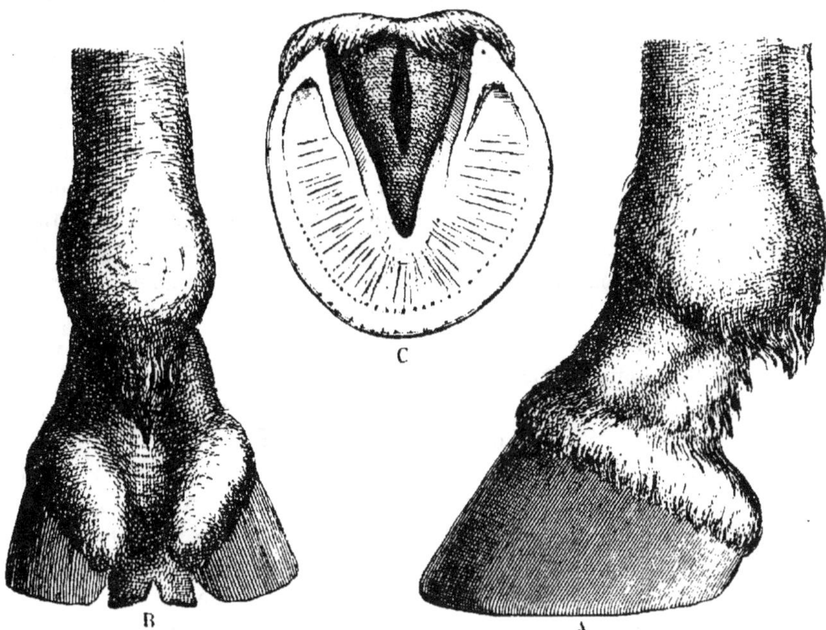

Fig. 119. — Pied de derrière. — A. Profil ; — B. Derrière ;   C. Dessous.

que l'interne ; de même, le bord inférieur de la muraille est toujours plus arrondi et plus fort de ce côté que de l'autre.

B. — Propriétés et mécanisme du pied.

Le pied du cheval, tel que nous venons de l'envisager, est un organe qui jouit de certaines propriétés, inhérentes à la fois à la nature, à la disposition des tissus qui composent ses parties intérieures et à ces mêmes qualités considérées dans son enveloppe cornée. C'est grâce à ces propriétés qu'il peut remplir avec toute la perfection désirable les importantes fonctions qui lui sont dévolues.

DE LA CORNE : **Propriétés**. — La *corne* est une substance solide, résistante, compacte, élastique et tenace, qui se ramollit au contact de l'eau ou sous l'influence de l'humidité et durcit en se desséchant. Très combustible, elle donne naissance, en brûlant, à une abondante fumée d'odeur caractéristique et à une matière carbonisée adhérente qui protège les tissus vivants contre l'action de la chaleur.

Origine. — Les diverses régions de la matrice du sabot (*chair du pied*) ne contribuent pas de la même façon à la formation de cette substance. Comme le fait judicieusement remarquer notre collègue M. Arloing[1], les unes sont *kératogènes* et les autres *kératophores*. Aux premières (bourrelet, tissu velouté, bourrelet périoplique) s'impose l'élaboration de l'ongle proprement dit ; aux secondes (tissu podophylleux) est plus particulièrement dévolu un rôle de soutien, de consolidation et d'union. Analogues à une sorte de ciment physiologique, celles-ci établissent les rapports et les adhérences de celles-là avec les parties vives ; elles sont représentées dans le pied par cette agglomération de lames de corne blanche, situées à la face profonde de la paroi, et que nous avons signalées, plus haut, sous le nom de *tissu kéraphylleux*.

Ainsi, la paroi, la sole et la fourchette sont issues des régions kératogènes de la matrice onguéale.

Structure. — Au *microscope*, la corne se montre constituée par une foule de tubes parallèles entre eux, rectilignes (paroi, sole) ou ondulés (fourchette), qui émergent des villo-papilles du bourrelet ou du tissu velouté en les coiffant de la manière la plus intime. Tout à fait comparables à des poils de gros calibre placés côte à côte, ces tubes sont formés par une multitude de cellules cornées disposées autour de l'axe en nombreuses couches concentriques emboîtées les unes dans les autres. Les plus périphériques de ces couches affectent une orientation différente : elles deviennent perpendiculaires à la direction des tubes au lieu de lui rester parallèles, et, de cette façon, se produit la corne intertubulaire, véritable substance unissante qui agglutine solidement les cylindres pileux entre eux.

Couleur. — Provenant des cellules *kératinisées* du corps muqueux et de la couche cornée de l'épiderme cutané, le sabot revêt une coloration noire ou blanche selon que les parties dont il émane sont ou non pourvues de pigment. Quand la peau du bourrelet est rose, la corne pariétale est blanche dans une égale étendue ; dans le cas opposé, elle reste noire ; les mêmes considérations s'appliquent à celle de la sole et de la fourchette.

Consistance. — La consistance de l'ongle est directement en rapport avec le degré d'humidité de la corne. Et cette humidité, le pied la

---

1. S. Arloing. *Poils et Ongles*, thèse d'agrégation, 1880, p. 111.

prend au milieu extérieur ou l'emprunte à ses propres tissus.

La fraîcheur du sol, la qualité des pâturages, l'état hygrométrique de l'air, l'époque de l'année, la nature du climat, sont autant de causes dont l'influence est manifeste et qu'il est inutile de développer.

De même, la corne devient d'autant plus souple et plus molle qu'on l'examine plus près des tissus vivants ; elle est, au contraire, dure, résistante, cassante, difficile à entamer dès qu'on s'en éloigne. Les parties superficielles de la fourchette, de la sole et de la paroi, le bord inférieur de celle-ci, sont toujours d'une sécheresse excessive comparées aux parties profondes de ces régions.

Ces divers états du sabot, quand ils sont poussés à l'extrême, offrent des inconvénients sérieux au double point de vue de la conservation du pied et de l'utilisation de l'animal. Nous aurons l'occasion d'y revenir au chapitre des *défectuosités*.

POUSSE ET USURE DU SABOT. — De nouvelles couches de corne se forment incessamment au niveau des villo-papilles de l'appareil kératogène, chassant devant elles les anciennes pour réparer les pertes occasionnées par l'usure. Il est clair que chaque portion du sabot pousse suivant la direction de ses fibres propres : la paroi selon sa hauteur, la sole et la fourchette dans le sens de leur épaisseur.

Cette croissance, qu'en langage technique on appelle *avalure*, s'effectue lentement ; il lui faut environ huit mois pour produire un renouvellement complet de la boite cornée ; toutes les pertes de substance de la paroi sont donc très longues à se réparer ; d'où l'indication de les éviter le plus possible.

Dans les conditions de nature, cet accroissement continuel, toujours compensé par une usure proportionnelle, n'entraîne pas ordinairement de déformation de l'ongle. Mais il n'en est pas de même chez les animaux que nous utilisons comme moteurs, à cause de la ferrure qui gêne le pied dans son élasticité et le sabot dans sa pousse normale. En pareil cas, la paroi peut acquérir une longueur excessive si le maréchal ne prend pas le soin de la raccourcir sur toute l'étendue de son bord inférieur dans les limites que comporterait l'usure naturelle. Quant à la sole et à la fourchette, leur mode d'élimination est tel, que leur épaisseur ne devient jamais exagérée : elles se dessèchent, se fendillent et tombent d'elles-mêmes par écailles plus ou moins volumineuses.

La pousse de la corne est suractivée par certaines influences provenant de la température extérieure, de l'état de santé ou de maladie, de la nourriture, etc. On sait qu'elle est plus marquée dans les pays chauds que dans les froids, en été qu'en hiver, sur l'animal sain, abondamment nourri, bien entretenu, que sur l'animal malade, soumis à une mauvaise hygiène, à une alimentation parcimonieuse, peu alibile. Et cela est tellement vrai que le sabot témoigne lui-même souvent, par les zones inégales dont il est le siège, des phases de souffrance que le cheval a traversées. Quelques pieds *cerclés* n'ont, la plupart du temps, pas d'autre origine.

ÉLASTICITÉ DU PIED. — L'extrémité digitale des équidés est disposée, à partir du boulet, pour amortir les pressions et les chocs qu'elle reçoit pendant les allures, au moment où le corps lancé à une grande vitesse vient retomber sur le sol. Non seulement la quantité de mouvement dont la masse est animée se disperse et se décompose sur des plans inclinés de surface et de rayon, mais elle s'épuise aussi par la mise en jeu de l'élasticité de plusieurs organes que nous connaissons. C'est donc déjà considérablement atténuée qu'elle arrive au sabot, où se trouvent encore des appareils élastiques dont nous devons exposer rapidement le mode de fonctionnement. Ces appareils sont : le tendon perforant, les cartilages latéraux, le coussinet plantaire et les diverses parties de l'ongle (la paroi, la sole et la fourchette).

Le premier effet de la chute du pied sur le sol est de faire glisser, de haut en bas, la troisième phalange dans l'intérieur de la boîte cornée (fig. 90). Cet os est empêché dans ce mouvement par l'action mécanique de trois causes bien évidentes : en avant et sur la périphérie, par les adhérences du podophylle au kéraphylle ; en haut et sur les côtés, par la résistance des cartilages latéraux ; en bas, enfin, par l'aponévrose et le coussinet plantaires.

L'union si solide du sabot avec la chair est due surtout à l'engrènement intime des feuillets de chair et des feuillets de corne [1]. Or, les unes et les autres de ces lames ne sont pas simplement juxtaposées parallèlement, elles se pénètrent par les prolongements secondaires nombreux qu'elles offrent sur leurs faces et qui s'y insèrent à la façon des barbes d'une plume sur leur rachis. Cette disposition a pour résultat un très léger glissement des feuillets résistants de la paroi sur les feuillets mous et flexibles de la chair, d'où, par conséquent, une première décomposition de force à leur niveau.

---

1. M. Pader a appelé récemment l'attention sur la façon remarquable dont la boîte cornée se rattache aux parties vives. D'après lui, chez un cheval de taille moyenne, le tissu feuilleté du pied étant supposé avoir une étendue d'un décimètre carré, la surface totale des lames principales et secondaires, qu'il a eu la patience d'évaluer, atteindrait environ *un mètre carré!* On comprend alors combien le système d'engrènement des feuillets est propre à assurer l'union intime de la corne et de la chair, à décomposer les chocs parfois énormes que reçoit l'extrémité onguéale, et à répartir uniformément les pressions sur toute la face interne de la paroi.

(Voy. pour plus de détails : *Bulletin de la Soc. cent. de méd. vétér.*, année 1888, p. 494.)

D'autre part, le coin formé par la troisième phalange n'est pas seulement sollicité à descendre parallèlement à la paroi : il opère aussi une sorte de bascule verticale, par le fait des pressions transmises par la deuxième phalange au petit sésamoïde. Ces pressions s'exercent d'abord sur l'aponévrose plantaire, *e*, qui sous-tend l'angle articulaire, et, en second lieu, sur le coussinet élastique situé immédiatement plus bas. D'où il suit qu'il existe encore, à cet endroit, deux nouveaux appareils dont l'élasticité mise en jeu au moment de l'appui diminue notablement l'intensité des réactions.

Mais les choses n'en restent pas là. Le coussinet, fortement comprimé en haut par le poids du corps, tend à déprimer la voûte solaire, en même temps qu'à fuir sur les côtés, où il est maintenu par les deux cartilages latéraux. Ceux-ci, larges, souples, très élastiques, surplombent en arrière le bord supérieur de la paroi et s'écartent sensiblement l'un de l'autre, sous l'influence des pressions excentriques qu'ils reçoivent du coussinet. Ils s'opposent donc à leur tour, et de par ce fait, à la descente du pied dans le sabot qu'on sait légèrement conique supérieurement.

Ainsi, de proche en proche, les parties intérieures du pied décomposent les actions de la pesanteur, en se déformant simultanément, et finissent, en dernière analyse, par concentrer leurs efforts sur les divers segments de la boîte cornée.

La sole s'aplatit, devient moins concave en dessous : son bord périphérique s'évase davantage et refoule en dehors la paroi, dont les extrémités minces et étroites s'écartent faiblement l'une de l'autre.

La fourchette se déprime dans la même mesure : sa lacune médiane s'agrandit ; ses branches se projettent en dehors et viennent presser contre les barres arc-boutées sur elles à la manière de deux ressorts.

Enfin, la paroi réagit à son tour devant les pressions simultanées des cartilages latéraux, de la sole et de la fourchette. Son bord supérieur se dilate et ses extrémités s'éloignent.

L'élasticité du sabot se traduit donc, en définitive, par un léger mouvement d'écartement et de rapprochement des talons, dont l'amplitude est d'autant plus marquée que la fourchette est plus grosse et appuie mieux sur le sol, condition toujours réalisée à l'état de nature (fig. 97 et 99).

Aussi la ferrure rationnelle ne doit-elle jamais s'opposer à l'ouverture de la fente postérieure du pied, au moment de l'appui, et à sa fermeture lors du lever.

Il faut que le maréchal, en *parant* le pied, imite l'usure naturelle, respecte ce qu'elle épargne : elle arrondit, écourte fortement la pince, un peu moins les mamelles ; intéresse la sole seulement à son pourtour antérieur, sans trop affaiblir sa soudure avec la paroi; arrondit davantage en dehors qu'en dedans le bord tranchant de cette dernière ; n'enlève de la sole, de la fourchette et des barres que ce qui s'élimine spontanément. Le pied qui a usé naturellement est ajusté dans le sens de la marche et porte à plat des mamelles aux talons [1].

CONSERVATION DE LA FORME DU SABOT. — Le sabot, à l'état de nature, dit encore la *Commission d'hygiène hippique* [2], conserve sa forme et ses qualités, par suite des conditions suivantes :

1° Son élasticité est complète quand la fourchette appuie en plein sur la terre ;

2° Son usure constante lui maintient une longueur convenable et un aplomb régulier ;

3° La sole a toute son épaisseur, toute sa force, et empêche les talons de se resserrer ;

4° Les poils de la couronne recouvrent, garantissent le bourrelet; le vernis de la paroi (périople) protège la corne contre les alternatives de sécheresse et d'humidité;

5° Enfin, l'eau du sol, la rosée, la fraîcheur de l'herbe, l'entretiennent dans un état d'humidité favorable à la conservation de sa forme.

C. — Beautés du pied.

Le volume du pied est susceptible de varier dans de notables proportions sans qu'il soit pour cela considéré comme défectueux. Les chevaux anglais, ainsi que ceux de l'Algérie et du midi de la France, ont généralement le pied petit, sec, résistant. Ceux de race commune, de tempérament lymphatique, nés dans des pays bas et humides, ont, par contre, cette région plus volumineuse. Dans tous les cas, elle devra être proportionnée à la taille de l'animal, à son poids, à sa conformation particulière et à ses aptitudes. La largeur du jarret, mesurée de la pointe au pli de cette articulation, indique celle du sabot, de la pince aux talons, à très peu de chose près, chez le beau cheval de trait ; elle est toujours plus considérable chez le cheval de luxe dont les pieds sont néanmoins bien conformés.

« Le pied *vierge de ferrure* d'un cheval élevé sur un bon sol et suffisamment exercé est un type de beauté et de perfection. Comparé au

---

1. *Manuel de maréchalerie*, rédigé par les soins de la Commission d'hygiène hippique, p. 105. — Paris, 1876.
2. *Loc. cit.*, p. 55.

pied ferré, il est grand et fort. aussi large que long, bien d'aplomb : il constitue un solide support.

« *Vu de face*, il est moins large en haut qu'en bas, plus évasé en dehors qu'en dedans et d'une égale hauteur sur chacun de ses côtés.

« *Vu de profil*, la ligne de pince est moyennement inclinée[1]; la hauteur des talons est égale à la moitié au moins de la hauteur de la pince aux talons.

« *Vu par derrière*, le beau pied a des talons largement écartés, égaux et également élevés, qui tombent verticalement sur le sol, surtout le talon du dedans, sensiblement plus vertical que l'autre.

« *Vu en dessous*, il a la sole creuse et épaisse, la fourchette forte, saine et assez dure, les barres ni trop droites, ni trop couchées; la pince et les mamelles de la paroi et de la sole sont fortement attaquées par l'usure.

« La *corne* du beau pied est noire ou gris foncé ; la paroi, lisse et luisante, laisse voir sa structure fibreuse[2]. »

Tels sont les caractères des pieds vierges de ferrure que nous avons fait représenter dans le texte[3].

D. — Défectuosités du pied.

La plupart des auteurs ont accru outre mesure la liste des défectuosités du pied, en y comprenant un certain nombre de conformations qui ne sont autre chose que l'expression d'un état maladif très commun et très variable dans ses manifestations : l'encastelure.

Le pied du cheval peut être défectueux sous quatre chefs différents auxquels correspondent des appellations spéciales :

1º PAR DÉFAUT DE VOLUME ET DE PROPORTION : Pieds *grands*, *petits*, *étroits* et *inégaux*.

2º PAR DÉFAUT DE CONFORMATION : Pieds *plats*, *pleins*, *combles*, *à oignons*, *à talons hauts*, *bas*, *fuyants*.

3º PAR DÉFAUT D'APLOMB : Pieds *panards*, *cagneux*, *de travers*, *pinçards*, *bots*.

4º PAR DÉFAUT DE QUALITÉ DE LA CORNE : Pieds *gras*, *maigres*, *dérobés*, *à talons faibles*.

Examinons rapidement chacune de ces défectuosités en particulier.

---

1. 50 degrés environ pour les pieds de devant, 60 pour ceux de derrière.
2. Commission d'hygiène hippique, *loc. cit.*, p. 56.
3. Voy. pour plus de détails : Mathieu, *De la face inférieure du sabot, chez le cheval vierge de ferrure*, in *Recueil de médecine vétérinaire*, année 1876, p. 761.

1° Défauts de volume et de proportion.

PIED GRAND. — L'excès de volume du pied a de sérieux inconvénients pour le cheval de vitesse, à raison de son poids, de sa largeur et des dimensions de ses fers.

L'appui est lourd, maladroit; les percussions sur le sol sont trop violentes. L'animal est exposé à butter, à se déferrer, à se couper ; il est plus enclin aux contusions de la sole et à la congestion du sabot (fourbure); sa corne est souvent dénuée de résistance et retient mal les clous. Enfin, apanage des chevaux mous, lymphatiques, il indique toujours le manque de distinction.

Ces inconvénients disparaissent pour le cheval de gros trait lent qui, par le genre de son allure, calcule mieux son appui et le rend moins préjudiciable à l'intégrité de son appareil de soutien.

Il lui faut un fer *couvert* (large), à pince bien relevée, sans *garniture* en dedans (ne le débordant pas), et peu *garni* en dehors.

PIED PETIT. — Le pied trop petit, malgré sa finesse et sa légèreté, pèche surtout par la réduction trop grande qu'il amène dans la largeur de la base de sustentation. Sa corne est peu épaisse, ordinairement sèche, cassante. Il se contusionne, se resserre facilement, devient douloureux après un exercice prolongé et se montre toujours impressionnable. On le remarque particulièrement dans les races du midi, sur des sujets énergiques, très ardents. Il est d'autant plus défectueux qu'il est plus disproportionné avec le volume du corps et la taille de l'animal.

Un fer demi-couvert, pourvu d'une bonne *garniture*, c'est-à-dire le débordant plus que d'habitude en dehors et en dedans, le soulage beaucoup.

PIED ÉTROIT. — Ce pied diffère du précédent par la faible étendue de son diamètre transversal comparé à son diamètre antéro-postérieur. Sa pince acquiert une longueur exagérée qui augmente, par suite, celle du paturon, au grand détriment des tendons, ainsi qu'on le sait (voy. *Paturon*, page 308). Il est d'ailleurs sujet, comme le pied petit, à l'encastelure, c'est-à-dire au resserrement de ses parties postérieures ; sa ferrure est la même.

PIEDS INÉGAUX. — L'inégalité de volume des pieds serait sans doute plus rationnellement étudiée au chapitre des maladies, car elle est rarement congénitale. Quoi qu'il en soit, elle doit être considérée comme grave, à raison de son origine. C'est toujours le pied le plus petit qui, dans ce cas, s'altère le premier, vu sa faiblesse relative. Parmi les affections dont il peut être le siège, le resserrement des quartiers et

des talons tient sans contredit la première ligne. On y obviera dans une
certaine mesure en lui adaptant un fer plus couvert, mais léger, auquel
on donnera une garniture proportionnelle à la réduction de volume du
sabot; il conviendra d'employer des clous minces.

2° Défauts de conformation.

PIED PLAT. — Ce pied est ainsi nommé à cause de l'aplatissement de
sa face solaire. Ordinairement grand, à paroi oblique, évasée, à talons
bas, à barres très inclinées, à fourchette volumineuse, il offre plus de
difficultés à la ferrure qu'on ne serait tenté de le croire. Le maréchal
donnera au fer de la couverture, de la légèreté et une concavité suffisante (ajusture) pour qu'il ne touche pas la sole, toujours très peu
voûtée; il respectera les talons, fera une légère toilette de la fourchette,
tiendra la pince bien relevée et les éponges planes, jamais épaisses; en
outre, il *brochera* ses clous avec une inclinaison convenable pour les
empêcher de sortir trop tôt ou de rentrer dans les parties vives : deux
conditions qui exigent un grand tact de sa part.

Pour le cheval de luxe, on emploiera le fer Charlier, le fer anglais ou
le fer français ajusté à l'anglaise, avec plaque de cuir ou de caoutchouc
sous la sole pour la protéger.

Le pied plat est, en effet, prédisposé aux contusions de la sole, des
talons et de la fourchette ; disgracieux par sa forme et par son volume ;
sa grande largeur porte le cheval à se couper ; il tient mal le pavé.

PIED PLEIN. — Ce défaut n'est que l'exagération du précédent. Ici, la
sole n'a plus la moindre concavité ; elle est à peu près plane dans
toute son étendue. Ce pied est encore plus exposé aux contusions ; il
lui faut aussi un fer très couvert, avec des clous à lame mince pour
éviter de le serrer ou de le piquer.

PIED COMBLE. — Dans le pied comble, non seulement la sole n'est pas
plane, mais elle est convexe du côté du fer et dépasse le bord inférieur
de la paroi sur presque toute sa périphérie. Les difficultés de le bien
ferrer s'accroissent proportionnellement au degré du défaut dont il est
atteint. Le maréchal, en augmentant l'ajusture du fer, s'il n'est pas très
habile, fausse les aplombs du cheval, lui déforme le pied et diminue
la sûreté de son appui.

Ce vice de conformation ne consiste pas dans une simple défectuosité du sabot; il s'étend encore à la troisième phalange, dont la face
inférieure est devenue plane ou convexe. Un cheval à pieds combles
peut sans doute rendre des services, mais il demeure inutilisable dès
qu'il vient à se déferrer, sa face plantaire n'étant plus à l'abri des con-

tusions incessantes qui lui sont occasionnées par les aspérités du sol : on devra le réserver pour la culture.

PIED A OIGNONS. — On désigne ainsi le pied qui présente sur sa face inférieure, au niveau des quartiers, des saillies plus ou moins volumineuses (*oignons*) dues à une conformation anormale de la troisième phalange dans les points correspondants. Cette défectuosité accompagne le plus souvent les pieds pleins ou combles, et il est plus commun de l'observer en dedans qu'en dehors. Elle occasionne des foulures de la sole, en regard des saillies dont celle-ci est le siège, et exige une ferrure particulière assez délicate à bien exécuter. Le fer, en effet, doit avoir beaucoup de couverture (de largeur) et d'ajusture en regard de la tumeur, qu'on pourra protéger avec de l'étoupade goudronnée, maintenue par une plaque de cuir. Si l'animal vient à le perdre en route, il ne tarde pas à boiter.

Les pieds *plats*, *pleins*, *combles* et à *oignons* sont particuliers aux membres antérieurs, la sole des postérieurs étant moins surchargée et toujours plus concave.

PIED A TALONS HAUTS (fig. 120). — Cette conformation, commune chez quelques chevaux des parties méridionales de la France, ne résulte pas,

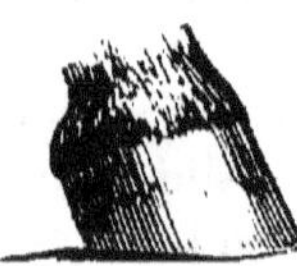

Fig. 120.

comme on pourrait le croire, d'un excès de hauteur de la paroi en talons. La sole y est creuse et la fourchette élevée. Le paturon, par le fait de cette mauvaise direction, se redresse, rend l'animal droit-jointé, et reporte l'appui en pince. Beaucoup de chevaux ont les talons hauts par suite de la négligence du maréchal à les raccourcir lors du renouvellement de la ferrure.

Aussi, à la longue, marchent-ils à l'encastelure. En pareil cas, il n'est pas difficile d'y remédier : il suffit d'abattre régulièrement les talons et de leur laisser une hauteur convenable. Si la défectuosité est congénitale, force est bien de se contenter du pied tel qu'il est ; on cherchera seulement à ne pas accentuer le défaut par la ferrure, en employant un fer à éponges peu épaisses.

PIED A TALONS BAS. — On relève contre ce pied (fig. 121) des inconvénients d'ordre inverse. Le poids du corps se reporte

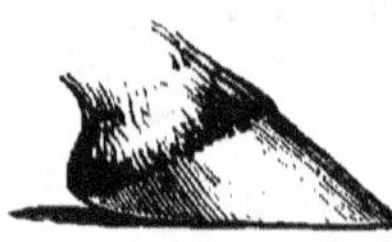

Fig. 121.

dans la région des talons, ordinairement faible, sensible, l'écrase et la contusionne. Il en résulte, d'autre part, une inclinaison plus forte du paturon qui fatigue les tendons, et cela d'autant mieux que la pince est plus longue et le cheval plus long-jointé. La ferrure, dans ces conditions, doit s'efforcer de restituer au pied son aplomb normal, en même temps que le protéger dans ses parties postérieures. C'est dans ce but que l'on conseille l'usage d'un fer demi-couvert, bien garni en talons. On ne devra jamais épaissir les éponges, comme on a de la tendance à l'indiquer. Mieux vaut relever les talons en interposant, entre eux et le fer, une ou deux épaisseurs de cuir, de caoutchouc pour le cheval de luxe, ou encore appliquer des patins anglais, en un mot, des corps élastiques, incapables de contusionner. Si la fourchette est bonne, il sera bon d'alterner le fer à éponges couvertes avec le fer à planche léger.

PIED A TALONS FUYANTS. — Ici, les talons sont très inclinés en avant et acquièrent une longueur anormale, disposition qui entraîne avec soi les inconvénients du cheval bas et long-jointé.

Il y a donc indication de raccourcir le pied dans toute son étendue, surtout en avant. Mais on usera de précautions en le parant, car la pince n'est pas aussi longue qu'on pourrait le croire. Celle-ci sera tronquée le plus possible. Le fer aura une bonne ajusture en pince et le pinçon en sera bien incrusté dans la corne ; les éponges seront tenues un peu longues. Des plaques de cuir sous les talons ou des patins anglais, en relevant le sabot en arrière, contribueront à rétablir les aplombs.

Les talons *bas* et les talons *fuyants* sont le partage des pieds de devant.

3° Défauts d'aplomb.

PIED PANARD. — Le pied panard est celui dans lequel la pince est tournée en dehors ; on l'observe plus souvent dans les membres postérieurs que dans les antérieurs. Nous avons déjà vu que cette conformation se lie, la plupart du temps, à une déviation du membre à partir du genou ou du jarret. Mais elle peut tenir aussi à un simple changement de direction du pied. Dans l'un et l'autre cas, le sabot ne tarde pas à ressentir les effets de ce vice d'aplomb. Le quartier interne, plus rapproché de la ligne médiane et, par conséquent, plus surchargé, a de la tendance à s'écraser, à se resserrer et à chevaucher l'externe. De plus, l'animal se coupe, ainsi qu'on le sait, avec ce quartier. C'est là surtout l'accident que la ferrure cherchera à éviter ; en parant davantage le quartier externe, on soulagera celui du dedans toujours plus faible ; l'aplomb sera ainsi régularisé dans la mesure du possible. Il faudra ferrer *juste* (sans garniture), en dehors à la mamelle, et en dedans au quartier ; la garniture sera égale en éponges. Ce n'est qu'au bout de plusieurs ferrures qu'on arrive à redresser certains pieds.

PIED CAGNEUX. — A une défectuosité diamétralement opposée correspondent aussi des déformations inverses. Ici, c'est la pince qui est tournée en dedans et beaucoup plus fréquemment pour les membres de devant que pour ceux de derrière. Le quartier interne est plus fort et relativement plus évasé que l'externe, dont le talon se resserre et se contusionne assez facilement. Dans ce cas, l'animal se coupe avec la mamelle.

Aussi devra-t-on parer d'aplomb, râper fortement la mamelle et la région antérieure du quartier interne. Le fer sera juste en dedans, bien garni et légèrement couvert en dehors ; en éponges, la garniture sera égale des deux côtés.

PIED DE TRAVERS. — Le pied de travers est celui dans lequel le sabot penche d'un côté ou de l'autre. Cette conformation, rarement congénitale, dépend plutôt d'une ferrure défectueuse. Dans le premier cas, elle est déterminée par un aplomb vicieux des parties supérieures du membre ; très souvent elle accompagne le pied panard ou le cagneux : d'autres fois, on l'observe sur le cheval simplement serré ou trop ouvert du devant ou du derrière. Dans le second cas, elle tient à ce que le maréchal a trop raccourci l'un des deux quartiers.

Quoi qu'il en soit, les inconvénients restent les mêmes : le côté le plus bas est le plus surchargé ; il s'écrase, se meurtrit, et le talon finit par chevaucher celui du côté opposé. L'ouvrier doit s'efforcer de rétablir à la longue l'aplomb normal, en ménageant le quartier malade, en le protégeant par plus de couverture et de garniture, si c'est possible, enfin, en diminuant plus que de coutume le quartier resté sain.

PIED PINÇARD OU RAMPIN (fig. 122). — Quelques-uns font une différence entre le pied pinçard et le rampin. Ce ne sont pourtant que deux degrés de la même défectuosité, caractérisée surtout en ce que l'appui a lieu en pince, disposition qui laisse aux talons acquérir une grande hauteur. Ce défaut est propre aux membres postérieurs, où il n'est d'ailleurs que l'exagération et la persistance d'une attitude qu'affectent ces membres pendant les violents efforts de traction. Il coexiste souvent avec un paturon bas-jointé. Le cheval rampin use ses fers très vite, en pince seulement : il est d'une ferrure dispendieuse et se trouve exposé aux fissures de la paroi, dites *seimes en pince*, à raison de l'excédent de poids que cette région du pied doit supporter. Nous pensons, à l'exemple de Lecoq, que la plupart des moyens correctifs tirés de la ferrure ne font qu'aggraver ce défaut. Disons cependant qu'on est dans l'habitude, pour le combattre, de ménager les talons et d'employer le *fer pinçard*, avec des crampons dont la hauteur est en rapport avec la distance du pied au sol.

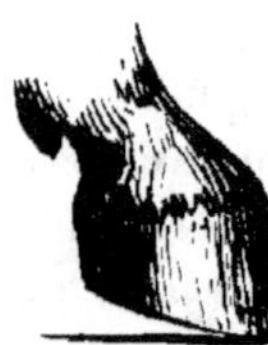

Fig. 122.

PIED-BOT. — « On n'est pas bien d'accord, dit Lecoq[1], sur la véritable signification de ce mot, appliqué au pied du cheval. Les uns, comparant cette affection au même genre de difformité existant chez l'homme, appellent pied-bot tout pied fortement dévié en dedans ou en dehors : affection très rare, puisque, comme le fait observer Girard, un cheval ainsi conformé ne pouvant rendre aucun service, on le sacrifie promptement. D'autres désignent sous le nom de pied-bot toutes difformités du pied du cheval dans lesquelles la couronne se porte fortement en avant, par le raccourcissement des tendons et des ligaments, d'abord, et, plus tard, par l'allongement des talons. Ce défaut est quelquefois porté à un tel point, que la partie antérieure de la muraille touche le sol à chaque appui.

« Lorsque le pied-bot est ancien, il y a eu modification des surfaces articulaires des phalanges, et la maladie est devenue incurable. Mais, quand l'accident est récent, et dû surtout à la rétraction des tendons, l'animal conserve encore quelque valeur, car l'opération de la *ténotomie* peut redresser le pied, sans que cependant le membre puisse récupérer entièrement sa solidité première. »

4° Défauts de qualité de la corne.

PIED GRAS. — On appelle ainsi le pied dont la corne est molle, sans consistance, tendre à couper. Sa paroi et sa sole, malgré le grand volume apparent du sabot, sont plus minces que dans les conditions ordinaires. Aussi offre-t-il de sérieux inconvénients pour la ferrure. Les rivets des clous traversent facilement la corne peu résistante et ne retiennent plus le fer. Quant au ferreur, il est porté à *piquer* l'animal, à cause de la minceur de la paroi. Enfin, le cheval lui-même est sujet, pour la même raison, aux contusions de la sole, contusions d'autant plus promptes à se produire que le pied est plus pesant. On appliquera un fer avec une bonne garniture, demi-couvert, léger, qu'on fixera au moyen de clous à lame mince.

PIED SEC OU MAIGRE. — Le pied maigre est celui dont la corne est dure, sèche et cassante. Il pousse lentement et s'éclate dès que l'animal est déferré, ou lorsqu'on emploie des clous à lame forte. Exposé aux mêmes accidents que le pied gras, il faut user, à son égard, des mêmes précautions.

PIED DÉROBÉ. — On dit que le pied est dérobé, lorsque des parties plus ou moins étendues de la paroi se sont éclatées au point de mettre

1. F. Lecoq, *Extérieur du cheval*, p. 175, 5° édit. — Paris, 1876.

obstacle à la répartition régulière des clous le long de son bord plantaire.

Sur un cheval déferré, le meilleur pied est susceptible de se dérober accidentellement. Mais le plus souvent ce défaut dépend de la mauvaise qualité de la corne qui est trop molle ou trop sèche. Il est plus grave qu'on ne le croit, à cause des soins minutieux que réclame la ferrure. Les *étampures* (trous pour les clous) ne peuvent exister sur le fer qu'en regard des points où la paroi est encore intacte ; il importe de ne pas trop les rapprocher sous peine d'éclater la corne davantage, ce qui oblige à multiplier le nombre des *pinçons* (petites languettes de fer levées en pince ou en mamelles) pour suppléer à l'insuffisance des clous.

On restaure quelquefois le pied dérobé à l'aide d'une couche de gutta-percha dans les points où cela est nécessaire. Il est alors possible d'y appliquer un fer normal pourvu d'étampures en nombre ordinaire et également espacées. Il n'est pas rare de voir mettre en vente un animal dont le pied a été ainsi traité ; parfois même les clous sont simplement rivés sur le fer au niveau des parties dérobées, lesquelles sont dissimulées par un enduit quelconque ; l'examen détaillé du sabot ne saurait donc être poussé trop loin.

PIED A TALONS FAIBLES. — C'est une variété du pied à talons bas, dans laquelle les régions postérieures pèchent par un défaut de consistance de la corne et sont par conséquent prédisposées aux contusions de toutes sortes. En pareil cas, le fer doit protéger les parties qui manquent de force, soit au moyen d'une couverture et d'une garniture plus considérables, soit même, si faire se peut, en prenant son point d'appui sur la fourchette (fer à planche).

E. — Accidents occasionnés par la ferrure.

Les conditions d'utilisation du cheval obligent celui qui s'en sert à revêtir ses quatre sabots d'une armature de fer, sorte de semelle métallique, destinée à les garantir contre une usure trop rapide qui ne tarderait pas à les destituer de leurs fonctions.

La *ferrure* est précisément l'art qui consiste à appliquer méthodiquement sous le pied, le *fer* ou l'appareil protecteur dont nous venons de parler. La plupart du temps, cette opération n'offre pas de grandes difficultés pour l'ouvrier ; mais il est des cas où, soit par inhabileté, maladresse de celui-ci, soit par le fait de la conformation du pied lui-même, elle cause des accidents plus ou moins graves à l'égard desquels nous devons nous borner à une simple énumération.

PIQURE. — La piqûre est le fait du maréchal qui enfonce un clou dans le vif, mais qui s'en aperçoit et a soin de le retirer aussitôt ; elle est habituellement sans gravité.

ENCLOUURE. — L'enclouure diffère de la piqûre en ce que le maréchal, méconnaissant la mauvaise direction du clou, le laisse dans le pied. Sa gravité dépend du séjour de ce corps étranger dans les parties vives.

RETRAITE. — La retraite est une enclouure incomplète, occasionnée par la division d'un clou pailleux dont l'un des segments pénètre dans la chair tandis que l'autre sort au dehors. Elle ne donne lieu qu'aux accidents de la piqûre si le maréchal s'empresse d'y remédier.

La piqûre, l'enclouure et la retraite sont quelquefois masquées par l'ouvrier qui rive le clou sur le fer, au niveau du point blessé.

PIED SERRÉ PAR LES CLOUS. — On appelle ainsi le pied dans lequel les clous sont *brochés* (enfoncés) trop *à gras*, c'est-à-dire trop près de la chair qu'ils compriment plus ou moins. Cet accident se produit assez souvent avec les pieds gras ou faibles, par suite de la minceur de leur corne. Il est facile de s'en apercevoir en faisant trotter l'animal, et d'y parer en le déferrant aussitôt.

PIED COMPRIMÉ PAR LE FER. — Ce pied est celui dont le fer, mal ajusté, porte, dans quelques endroits, sur la sole faible ou amincie. La compression survient encore lorsque le ferreur a trop fortement rabattu le ou les pinçons après la ferrure. Certains pieds défectueux (pieds plats, combles et à oignons) y sont plus particulièrement sujets.

SOLE CHAUFFÉE OU ÉCHAUFFÉE. — La sole est dite chauffée quand elle a subi trop longtemps le contact du fer rouge ; elle y est d'autant plus exposée qu'elle est moins concave.

SOLE BRULÉE. — On qualifie, au contraire, de *brûlée*, la sole sur laquelle on a appliqué trop longtemps un fer simplement rouge. Dans le cas précédent, le charbon abondant fourni par la corne en brûlant a protégé le pied contre l'action nuisible de la chaleur. Ici, la production de charbon est à peu près nulle, ce qui permet au calorique de pénétrer énergiquement et profondément les tissus vivants.

La brûlure de la sole est longue à guérir.

PIED TROP PARÉ OU AFFAIBLI. — Le pied trop paré ou affaibli est d'une sensibilité exagérée, en raison de l'amincissement outré que le maréchal a fait subir à la sole et au bord inférieur de la paroi.

COUPS DE ROGNE-PIED ET DE BOUTOIR. — Ce sont des accidents produits par l'emploi maladroit ou inintelligent de ces instruments de ferrure. Leur gravité est en rapport avec la profondeur, la nature et le siège des blessures qui en résultent. Il leur succède quelquefois des excroissances rouges, véritables bourgeons des tissus sous-jacents, connus sous le nom de *cerises*.

F. — Maladies du pied.

Ces affections, nombreuses et variées, dit J. Girard[1], peuvent être déterminées par la marche continuée sur des terrains secs, durs, cailloux-teux et raboteux ; par le choc, le contact des corps extérieurs, et même des pieds entre eux ; par la déviation de quelques rayons ou jointures supérieurs ; enfin, par la ferrure.

Dans toute maladie du pied, le cheval, tenu en main et exercé tantôt au pas, tantôt au trot, ne fait pas un appui franc et égal sur toute la surface plantaire du sabot ; certaines foulées sont précipitées, d'autres s'opèrent de préférence sur la pince, sur un quartier plus que sur l'autre, ou encore en talons.

Pour ne pas sortir de notre domaine, nous nous bornerons à énu-mérer les principales de ces affections, en disant simplement en quoi elles consistent.

ENCASTELURE. — L'encastelure est le resserrement plus ou moins accusé du pied dans ses régions postérieures. On la distingue en *vraie* et en *fausse* selon les formes qu'elle affecte.

Dans l'*encastelure vraie*, le resserrement porte à la fois sur les quartiers et sur les talons qui ont toujours une très grande hauteur, ce qui fait quali-fier le pied de *mulage* ou de *mule*. Comme conséquence de ce retrait, la sole devient plus concave et la fourchette s'atrophie dans une grande mesure.

Elle est presque toujours acquise, et plus fréquente sur les chevaux des pays méridionaux que sur les autres. Ses causes sont nombreuses, mais aboutissent toutes à l'un de ces deux résultats : dessiccation de la corne ou disparition de l'élasticité normale.

Dans la *fausse encastelure*, connue sous le nom de *resserrement des talons* (*pieds serrés, à talons serrés, étroits, chevauchés*, etc.), le sabot a conservé sa forme ordinaire, sauf dans la région des talons qui sont plus ou moins rapprochés, sans acquérir pour cela l'excès de hauteur qu'ils revêtent dans l'encastelure vraie.

FOURCHETTE ÉCHAUFFÉE, FOURCHETTE POURRIE. — Ce sont deux états inflam-matoires de la fourchette qui consistent dans un décollement de la corne avec suintement purulent, noirâtre, très fétide, au niveau des lacunes et princi-palement de la médiane, surtout dans les pieds où celle-ci se prolonge entre les deux talons.

CRAPAUD. — Dans le crapaud, la corne furculaire d'abord, la solaire en-suite, se ramollissent, se décollent et tombent, en mettant à nu les parties vives dont les villo-papilles, très hypertrophiées, forment des végétations charnues, souvent volumineuses, connues sous le nom de *fics*. Cette altéra-tion de l'appareil kératogène, qui a beaucoup de tendance à se propager aux parties restées saines, donne naissance à une sécrétion caséeuse abon-dante et d'odeur infecte.

---

1. J. Girard, *Traité du pied*, 2ᵉ édit., p. 95. — Paris, 1828.

SEIMES. — Les seimes sont des fissures longitudinales de la paroi qui s'étendent de son bord inférieur au bourrelet ou au voisinage de celui-ci.

On les dit *complètes*, quand, portant sur toute l'épaisseur et toute la longueur de la corne, elles arrivent jusqu'au podophylle ; on les qualifie d'*incomplètes*, dans le cas contraire.

Relativement à leur siège, elles sont distinguées de la manière suivante :

On appelle *seime quarte*, la fissure complète du quartier, qui est plus complète aux membres antérieurs et du côté interne que du côté externe ;

Seime en *pince* ou *soie*, la fissure de la pince ; elle survient plus fréquemment aux pieds de derrière qu'à ceux de devant, et comme elle semble partager le sabot en ses deux moitiés latérales, on dit, à cause de cela, que l'animal a une seime *en pied de bœuf;*

Seime en *barre*, celle qui atteint l'arc-boutant et en rompt la continuité. C'est un des accidents du pied les plus rebelles à guérir.

Nous signalerons encore, à propos des seimes, qu'elles sont quelquefois dissimulées, chez l'animal exposé en vente, soit par un enduit de gutta-percha, soit par un mastic approprié, soit simplement par du cirage ou de l'onguent de pied. On les dit *barrées*, lorsque dans un but thérapeutique on en a rapproché les bords à l'aide d'agrafes en fer.

BLEIMES. — Les bleimes sont des contusions de la corne solaire dans la région comprise entre la paroi et les arcs-boutants. Elles sont le propre des pieds à talons bas, faibles, resserrés, particulièrement des pieds encastelés.

On dit la bleime *sèche*, lorsque la corne qui lui correspond se montre teinte en jaune et pointillée de sang.

Elle est *humide*, quand l'épanchement de sang et de sérosité, conséquence de la meurtrissure, a été plus abondant, a rendu la corne plus molle et l'a même décollée dans une petite portion de son étendue.

Enfin, on la dit *suppurée*, toutes les fois que l'altération, ne se bornant pas à une simple ecchymose, a occasionné l'inflammation et la suppuration des tissus sous-jacents.

SOLE BATTUE ou **FOULÉE.** — La sole battue ou foulée est un accident de même nature que la bleime ; elle n'en diffère qu'en ce qu'elle consiste dans une contusion plus ou moins étendue de la sole, en quartier ou en pince. Selon les caractères objectifs de la corne, la *foulure* est aussi qualifiée de *sèche*, d'*humide* ou de *suppurée*.

ÉTONNEMENT DU SABOT. — Les anciens vétérinaires désignaient sous ce nom singulier une sorte d'état congestif restreint imprimé à la chair du pied par une violence extérieure, un coup de brochoir[1] le plus souvent.

Cette affection ne diffère de la fourbure qu'en ce qu'elle s'établit sous l'influence de causes purement locales ; anatomiquement parlant, elle lui est identique.

FOURBURE. — La fourbure est, primitivement, une congestion de l'appareil kératogène dans la région de la pince et des mamelles.

Sous l'influence de l'exsudation séreuse ou sanguine qui en résulte, la chair du pied, fortement comprimée entre la paroi et la troisième phalange, devient d'une sensibilité extrême, ce qui oblige l'animal à marcher sur les

---

1. Le *brochoir* est le marteau dont se sert le maréchal pour abattre les pinçons des fers, *brocher* les clous et les river.

talons ou même lui rend tout appui impossible. Dans ce cas, la fourbure est dite *aiguë*, car elle s'accompagne de phénomènes généraux très intenses.

Mais si la fièvre tombe, si les symptômes graves s'atténuent et si l'inflammation s'allume lentement dans les tissus préalablement congestionnés, l'appareil kératogène devient, à leur niveau, le siège d'une activité sécrétoire exagérée, anormale, caractérisée par une déformation profonde du sabot et un notable changement de rapports de ses parties osseuses intérieures. C'est là ce qui constitue la *fourbure chronique* (fig. 123).

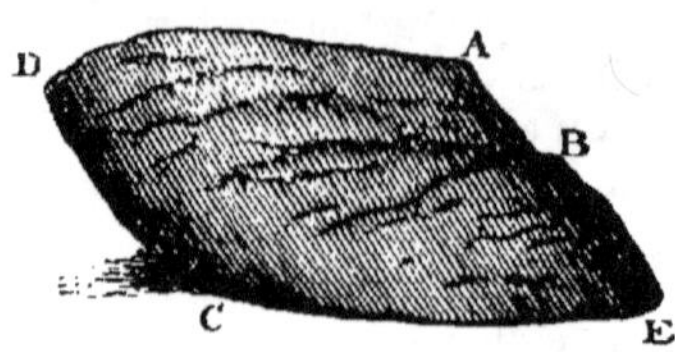

Fig. 123.

En pareil cas, le pied prend une forme ovale, il est fortement *cerclé;* sa pince acquiert une épaisseur énorme, se relève ; ses talons grandissent et portent les premiers sur le sol au moment de l'appui. La sole, comprimée par le bord inférieur de la troisième phalange, n'est plus concave ; elle offre, au voisinage de la pince, un refoulement en forme de *croissant;* son bord périphérique, enfin, est séparé du bord inférieur de la muraille, en pince et en mamelles, par un volumineux *coin* de corne kéraphylleuse. Quand ce coin ne présente aucune cavité intérieure, on dit la *fourbure pleine;* lorsqu'il est, au contraire, creusé profondément et rempli d'une matière brunâtre, poreuse, desséchée, formée d'un résidu de sang et de sérosité provenant d'un exsudat du tissu podophylleux, le pied est, de plus, affecté d'une *fourmilière*, que la ferrure cherche parfois à dissimuler frauduleusement.

FOURMILIÈRE. — Cet accident n'est pas toujours dû à la fourbure, car la cavité par laquelle il se traduit se montre sous la sole aussi bien que sous la muraille. C'est ce qui l'a fait distinguer en *fourmilière de sole* et en *fourmilière de paroi*. La première est de beaucoup moins grave que la seconde ; elle est déterminée par de fortes contusions du tissu velouté ; le sabot percuté à leur niveau sonne creux dès que la cavité s'est produite.

FAUX-QUARTIER. — « Le *faux-quartier* est surtout caractérisé par l'absence de paroi en quartier, à la suite d'opération ou d'accident. Pendant toute sa durée, il n'existe que la corne sécrétée par les feuillets de chair [1]. » Le pied est, dans ce cas, assez fréquemment restauré à l'aide d'un faux-quartier en gutta-percha.

AVALURE ET CERCLES. — On appelle *avalure* la descente *normale* de la muraille, par le fait de son accroissement incessant sur toute la périphérie de la cutidure. Elle devient morbide, *pathologique*, lorsqu'elle s'effectue d'une façon irrégulière sur une portion seulement de la paroi ou sur toute son étendue, ce qui la fait qualifier d'*entière* ou de *partielle;* l'animal fait alors *pied neuf* ou *quartier neuf*. Suivant les cas, on la dit : *complète*, quand la poussée de corne qui lui correspond est parvenue au bord inférieur de la paroi; — *incomplète*, lorsque cette poussée n'a pas encore atteint ce bord ; — *irrégulière*, si elle s'effectue plus rapidement dans un point que dans un autre. Il s'agit, dans ces diverses circonstances, de vices de nutrition du bourrelet, se traduisant sous forme de *cercles* qui entourent souvent tout le sabot,

---

1. Commission d'hygiène hippique. *Loc. cit.*, p. 190.

quelquefois un des quartiers, et qui occasionnent une gêne marquée par la
compression qu'ils exercent sur les parties sensibles. Les *pieds cerclés* (fig. 124)
se remarquent fréquemment dans la fourbure et, en
général, dans toutes les affections où la kératogénèse
subit des troubles profonds.

KÉRAPHYLLOCÈLE. — Le *kéraphyllocèle* est une tumeur
cornée, de forme cylindrique ou conique, qui existe
à la face interne de la muraille, surtout en pince,
comprime et atrophie les tissus vivants.

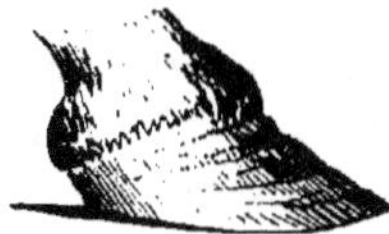

Fig. 124.

On le qualifie de *fistuleux* ou de *plein*, suivant qu'il offre ou n'offre pas de
cavité intérieure. Son mode de formation ressemble en tous points à celui
du *coin* de corne de la fourbure chronique; il consiste, en effet, dans une
congestion localisée du podophylle, suivie d'une hypersécrétion des feuillets
kératogènes correspondants. On lui reconnaît pour cause, soit une légère
fourbure, soit une seime, le plus ordinairement des contusions violentes de
la paroi, consécutives, par exemple, aux coups de brochoir que donne le
maréchal lorsqu'il rabat le pinçon.

JAVART. — Ce terme désigne la nécrose partielle de quelques tissus entrant dans la constitution de la partie inférieure des membres. Les javarts
sont divisés de la manière suivante :

Le *cutané* ou *encorné* est celui du bourrelet ou de la cutidure, dont il peut
être considéré comme un véritable *furoncle*.

Le *tendineux* est la nécrose d'une petite fraction des tissus aponévrotique,
tendineux ou ligamenteux de la région phalangienne.

Le *furoncle de la fourchette* consiste dans la nécrose partielle du coussinet
plantaire ou de la fourchette de chair.

Enfin, le *javart cartilagineux* n'est autre que la nécrose lentement progressive des fibro-cartilages complémentaires de l'os du pied. Ce dernier est de
beaucoup le plus grave, tant par ses complications que par sa durée.

ATTEINTE ENCORNÉE. — L'*atteinte encornée* est une blessure, une contusion
du bourrelet, en pince, en quartiers ou en talons, que l'animal se donne
lui-même par la rencontre de ses pieds pendant la marche. Elle rentre dans
la catégorie des atteintes graves.

CRAPAUDINE ou **MAL D'ANE.** — Cette affection, ainsi nommée parce qu'elle
est plus commune sur les ânes que sur les chevaux, se développe, en pince
d'abord, sur le bourrelet périoplique, puis sur la cutidure, et dérive essentiellement de l'inflammation chronique avec perversion des fonctions forma-
trices de ces deux organes. Elle semble bien être, ainsi que le pense H. Bouley,
de même nature que le crapaud et comme une sorte de dartre des bourre-
lets kératogènes, avec cette différence toutefois « que le produit sécrété, au
lieu de rester diffluent, se concrète après sa formation [1] » et constitue,
dans le point malade, une surface rugueuse, fendillée en long et en travers,
comme tourmentée et plus ou moins étendue suivant son ancienneté.

Nous n'avons pas cru devoir entrer dans plus de détails à propos des
maladies du pied, car leur pronostic et leur traitement, bien souvent

1. H. Bouley, *Nouveau Dictionnaire de médecine, d'hygiène et de chirurgie vétérinaires*, t. IV, p. 552.

même leur diagnostic, sont du ressort du vétérinaire. Le pied est la véritable assise de l'édifice animal; qu'on ne l'oublie pas, quand il s'agira de l'achat d'un cheval. C'est une région pour laquelle on ne saurait se montrer trop difficile. Est-elle défectueuse, est-elle malade? On en peut prédire alors une usure, une ruine précoce ainsi que des frais dispendieux de ferrure et de traitement. Est-elle belle, est-elle saine, au contraire? Tous les jours l'animal recommencera sans peine le travail de la veille, jamais il ne sera indisponible, car c'est dans leurs régions inférieures que les membres commencent à se tarer, et d'autant moins promptement que les extrémités sont mieux conformées. Aussi, en ce qui concerne les maladies, n'avons-nous fait que les définir et en indiquer le siège, non tant pour les faire connaître au lecteur que pour appeler son attention sur des parties déterminées du sabot plus prédisposées que les autres à s'écarter des caractères de la beauté.

TROISIÈME SECTION

DES PROPORTIONS

PREMIÈRE PARTIE

PRÉAMBULE

CHAPITRE PREMIER

NOTIONS PRÉLIMINAIRES

DÉFINITION. — Dans son acception la plus générale, le mot *propor-*
tions a la signification de rapports, de relations, quand il s'applique
aux diverses parties d'un même tout. Au point de vue qui nous occupe,
ce sens est encore à conserver, et, en extérieur, l'étude des proportions
se propose précisément *la recherche des rapports que les régions affectent*
entre elles et avec l'ensemble.

RAPPORTS OU RELATIONS DES PARTIES. — Les corps qui nous entourent
sont composés d'un certain nombre d'éléments, simples ou complexes,
entretenant les uns avec les autres une sorte de correspondance réciproque d'où résulte l'état particulier sous lequel ces corps nous apparaissent. Les êtres vivants, eux, sont un assemblage d'organes dont
le jeu concourt à un but unique, la manifestation de ce mode spécial
d'activité qu'on appelle la *vie*. Or, ces organes, à ne les envisager que
dans ce qu'ils ont d'apparent au dehors, nous montrent des rapports de
longueur, de largeur, d'épaisseur, de direction, de développement, etc.,

qui font que la machine animée se présente à nos yeux sous une forme toujours semblable dans ses traits généraux, mais, par contre, infiniment variée dans ses détails. C'est en raison de ces proportions *générales*, constamment les mêmes et faciles à saisir pour chaque individu de la même espèce, que nous distinguons à première vue, par exemple, un cheval, d'un âne ou d'un zèbre. — Mais ces choses ne sont point comparables, allégueront les adversaires des proportions ; c'est la disposition, l'attitude, le port, la coloration, la présence ou l'absence, etc., de telles ou telles parties, bien plus que les dimensions, qui frappent tout d'abord. — Faire cet aveu, c'est implicitement reconnaître les relations des pièces multiples de l'assemblage organique, d'où découlent les différences constatées. Les proportions de l'âne ne sont pas plus celles de l'homme que celles de l'homme ne se confondent avec celles du singe ; et, tant que ces espèces existeront, nous retrouverons dans leur forme extérieure les rapports plus ou moins saisissables que leurs régions décèlent aujourd'hui. D'un individu à l'autre, ceux-ci ne varient que fort peu, et, dans la même race, ils ne sont pas, ainsi qu'on l'a dit, essentiellement mobiles, car les traits de la ressemblance deviendraient purement illusoires ; on sait, au contraire, qu'ils servent de base principale à toutes les classifications dont l'objet est la description méthodique des divers groupes ethniques.

HARMONIE ET DISCORDANCE. — PROPORTION ET DISPROPORTION. — Que l'esprit envisage une forme vivante quelconque, une conception, un produit de sa propre activité, il éprouve toujours, en présence de l'une ou de l'autre, une série de sensations qui lui en rendent l'impression *agréable* ou *désagréable*. Nous ne sommes pas émus de la même façon à la lecture d'une composition littéraire ; à l'aspect d'un tableau, d'une statue, d'un objet d'art ; au récit d'une aventure dramatique. L'enchaînement des idées, des mots, des faits ; la puissance musicale de la phrase ; le rythme du discours ; l'élévation du sentiment ; les combinaisons de ligne, de couleur, des objets ou des spectacles décrits : tous ces états des personnes et des choses excitent diversement notre sensibilité, nous charment ou nous fatiguent selon le talent qui les exprime et l'aptitude de celui auquel on veut les faire comprendre.

De même, la vue d'un cheval nous satisfait ou nous déplaît, par l'élégance de ses formes, l'expression de sa physionomie, la vigueur, la grâce, la facilité de ses allures. Chacun ressent en face de la belle nature, comme devant une belle œuvre, un sentiment de jouissance physique et morale proportionné au degré d'impressionnabilité et de culture spéciales dont il est doué. Sympathie ou antipathie, émotion ou indifférence, tels sont les résultats par lesquels les rapports des choses se manifestent à nos sens ; c'est indiquer, en d'autres termes, l'harmonie ou la discordance de ces rapports.

Et, par extension, dans le langage ordinaire, on appelle *proportionné* tout ce qui est harmonique, concordant ; *disproportionné*, tout ce qui ne l'est pas, bien que, de part et d'autre, l'agencement des parties soit souvent différent. A cet égard, il est clair que le type d'un beau cheval de trait approche autant de la perfection, en son genre, que celui d'un beau cheval de course. L'un et l'autre satisfont au même titre, quoique dans un mode opposé, les exigences du vrai connaisseur, car tous deux sont l'expression de la parfaite adaptation au but cherché.

Les proportions sont donc *bonnes* ou *mauvaises*, *belles* ou *défectueuses;* le sujet chez lequel on les constate est *bien suivi, correct dans ses lignes, a un bel ensemble, de l'ensemble, de belles lignes;* ou bien il est *en deux pièces, décousu, manque de ligne et d'ensemble.*

L'AGRÉABLE, LE BEAU ET LE BON. — « Mais, dit Bourgelat [1], il est aussi certain que tous les yeux n'ont pas également le droit de bien voir, qu'il est vrai que tous les hommes indistinctement croient avoir celui de juger. Cependant, les décisions fondées sur la connaissance de certaines règles établies et démontrées sont les seules qui doivent faire loi,... car tout jugement qui n'a pour base que le caprice, le préjugé, le penchant, l'idée purement habituelle et non perfectionnée de la chose, n'est qu'une vaine et souvent qu'une fausse opinion, démentie par les uns, adoptée par les autres, et quelquefois même bientôt abandonnée par celui qui l'a conçue. »

Ainsi, depuis longtemps, on le voit, se trouve établie très nettement la distinction entre l'*agréable* et le *beau* en matière hippique ; entre ce qui plaît à l'œil et ce qui signifie l'énergie, la vigueur, la parfaite adaptation du moteur à son but; entre ce qui est le caprice, le préjugé, la mode, et ce qui est la raison, la vérité démontrée, la science.

Quelles sont, en effet, les qualités qui frappent le vulgaire, c'est-à-dire la masse, ignorante des choses dont nous traitons? L'élégance de la forme, la grâce de l'attitude, du mouvement, la rondeur des lignes indiquant une action aisée, gracieuse, impliquant l'absence d'effort dans le geste ; la vivacité, la mobilité, un certain air de gentillesse dans la physionomie, qui suppose la prédominance de la perfection morale sur les instincts purement physiques. L'animal qui exécute un travail pénible, contracte ses muscles, raidit son rachis, tend ses membres, et laisse apparaître sous la peau une multitude de saillies anguleuses, de lignes droites ou brisées qui suggèrent la vigueur, l'énergie, la puis-

---

1. C. Bourgelat, *Traité de la conformation extérieure du cheval,* 5ᵉ édit., p. 194.

sance, mais qui indiquent toujours le dur labeur. Aussi, à son insu, s'arrête-t-on de préférence au spectacle de cette force au repos, car, dès l'instant qu'elle devient visible, se trouvent supprimés du même coup la grâce, le calme, l'aisance, qui charmaient auparavant. Une croupe ronde, des hanches noyées, un dos ensellé, un garrot gras, une encolure rouée, des canons grêles, de petits pieds, une tête effilée, plairont davantage à la majorité des yeux inexpérimentés, que des lignes longues, saillantes, même un peu heurtées, des muscles accusés, des membres forts, une poitrine spacieuse, des articulations larges, des naseaux dilatés, etc.

Non, tous les yeux n'ont pas également le droit de bien voir, même de sentir vivement ce qui est simplement agréable. A plus forte raison sont-ils rares les hommes de cheval capables d'apprécier la beauté dont parle Bourgelat, non l'arbitraire, qui varie avec les individus et leur tempérament artistique, mais l'*utile*, qu'on doit entendre comme synonyme de *bonté* et qui consiste essentiellement dans l'appropriation des organes à la fonction ; celle qui résulte des proportions harmoniques des parties et communique au *tout* un ensemble de qualités qui le rendent bon, et non celle qui rend ce même tout agréable aux sens. Cette beauté, pour être goûtée, demande une certaine initiation, beaucoup de culture, d'étude, de coup d'œil et de jugement ; nous y reviendrons à la fin de ce travail.

———

CHAPITRE II

HISTORIQUE

Maintenant que nous savons quelles difficultés hérissent l'étude des proportions, il n'est pas étonnant que tous les hippologues aient cherché, de près ou de loin, à en fixer les bases pour guider plus sûrement leurs élèves dans la connaissance du cheval. Mais dans la pléiade des auteurs, ceux-là se comptent qui ont véritablement produit quelque chose d'original sur la question. Beaucoup de critiques non fondées sur les faits, force commentaires et souvent des injustices, tels sont malheureusement les arguments de ceux qui sont entrés dans l'arène à la suite des maîtres dont ils n'ont eu ni le courage ni la patience de contrôler les recherches.

Abou Bekr ibn Bedr. — Un vétérinaire de mérite, Abou Bekr, fils de Bedr, a consigné dans son livre, *Le Nâcéri*, toutes les questions se rattachant à l'hippologie et à l'hippiatrie arabes. C'est dans cet ouvrage important, qui date du premier tiers du xive siècle de l'ère chrétienne, qu'on retrouve la première indication, vague, incomplète et inexacte d'ailleurs, des mesures concernant les proportions du cheval. Nous nous bornons à cette mention [1].

Grisone. — On prête donc bien à tort à un hippiatre italien du xvie siècle, Federico Grisone [2], l'idée des proportions, idée bien imparfaite du reste, car il cherche plutôt dans son livre, qui a trait surtout à l'équitation, à déterminer les qualités des parties qu'à en exprimer les rapports ; il indique les caractères qui, selon lui, doivent constituer la beauté ; mais, outre que ces caractères sont dans plusieurs points très contestables et fort erronés dans d'autres, on ne voit pas qu'il ait senti la nécessité de comparer les régions entre elles et d'en traduire les relations par des données véritablement positives. Il n'a donc aucun titre à l'établissement des proportions telles qu'on les entend aujourd'hui.

Bourgelat. — C'est donc bien à Bourgelat que revient tout le mérite de cette tentative.

Puisque la beauté, dit-il [3], « réside dans la convenance et le rapport des parties, il faut de toute nécessité observer les dimensions particulières et respectives de celles-ci ; et, pour acquérir la connaissance des proportions, *supposer un genre de mesure qui puisse être indistinctivement commune à tous les chevaux.*

« La partie qui peut servir de règle de proportions à toutes les autres est la *tête*. Mesurez-en la longueur entre deux lignes parallèles, l'une tangente à la nuque ou à la sommité du toupet, l'autre tangente à l'extrémité de la lèvre antérieure, par une ligne perpendiculaire à ces deux parallèles, vous aurez sa longueur géométrale. Divisez cette longueur en trois portions, et assignez-leur un nom particulier qui puisse s'appliquer à toutes les têtes, comme par exemple celui de *prime*... Mais toutes les parties que vous aurez à considérer, soit dans leur longueur, soit dans leur hauteur, soit dans leur épaisseur, ne peuvent pas avoir constamment, ou une prime entière, ou une prime et demie, ou trois primes ; subdivisez chaque prime en trois parties égales que vous nommerez *secondes;* et, comme cette subdivision ne suffirait pas encore pour vous donner la juste mesure de toutes les parties, subdivisez de nouveau chaque seconde en vingt-quatre *points*. »

La longueur géométrale de la tête se divisait donc en 3 primes, 9 secondes ou 216 points. Or, cette région elle-même pouvant pécher par un défaut de proportion, Bourgelat dut chercher une autre unité de mesure dans la hauteur et dans la longueur du corps, où, chez le cheval bien conformé, *la tête est comprise deux fois et demie.* En partageant l'une ou l'autre de ces dimensions en cinq parties égales, et en prenant deux de ces parties, il recons-

---

1. Voyez, pour plus de détails : 1° le *Nâceri* ou *Traité complet d'hippologie et d'hippiatrie arabes*, traduit de l'arabe par M. Perron, t. II, p. 96 ; Paris, 1859, chez Bouchard-Huzard ; — 2° *Le Livre de l'agriculture* d'Ibn-al-Awam, traduit de l'arabe par J.-J. Clément-Mullet, t. II, 2e partie, p. 33 ; Paris, 1866. Ce manuscrit est antérieur au précédent. M. Clément-Mullet le rapporte au xiie siècle de notre ère.

2. Federico Grisone, *Ordini di cavalcare et modi di conoscere le nature de cavalli, emendare i vitii loro, et ammaestrargli per l'uso della guerra et commodità de gli huomini.* — Venetia, 1558, p. 5.

3. C. Bourgelat, *loc. cit.*, p. 199.

tituait, par conséquent, l'unité de mesure telle que la tête l'eût donnée si elle eût été proportionnée.

Cela posé, résumons maintenant le *canon* de Bourgelat, c'est-à-dire l'ensemble des *règles* qui, selon lui, constituent les bases des belles proportions du corps du cheval[1] :

1° TROIS LONGUEURS GÉOMÉTRALES DE LA TÊTE donnent :

La *hauteur entière du cheval*, *ab* (fig. 125, A), à compter du toupet au sol sur lequel il repose, pourvu que sa tête soit bien placée.

2° DEUX TÊTES ET DEMIE égalent :

La *hauteur du corps*, *cd*, du sommet du garrot à terre ;
La *longueur de ce même corps*, *ef*, de la pointe du bras à la pointe de la fesse inclusivement.

3° UNE TÊTE ENTIÈRE donne :

La *longueur de l'encolure*, *cg*, du sommet du garrot à la partie postérieure de la nuque ;
La *hauteur des épaules*, *ch*, du sommet du garrot au sommet du coude ;
L'*épaisseur du corps*, *ij*, du milieu du ventre au milieu du dos ;
La *largeur du corps* d'un côté à l'autre, *kl* (fig. 125, B et C).

4° UNE TÊTE, *bb'*, MESURÉE DU SOMMET DU TOUPET A LA COMMISSURE DES LÈVRES, égalera (fig. 125) :

La *longueur de la croupe*, *of*, de l'angle de la hanche à la pointe de la fesse ;
La *largeur de la croupe ou des hanches*, *mn* (fig. 125, B et C).
La *hauteur de la croupe*, *pq* (fig. 125, A), prise du sommet de celle-ci à la rotule, la jambe étant au repos ;
La *longueur latérale des jambes postérieures*, *qr*, de la rotule au centre de l'articulation tibio-astragalienne ;
La *hauteur perpendiculaire*, *rs*, de la même articulation au-dessus du sol ;
La *distance du sommet du garrot à l'insertion de l'encolure dans le poitrail*, *ct*.

5° DEUX FOIS LA CROUPE, *bb'*, donnent à peu près :

La *distance de la pointe de la rotule au sommet du garrot*, *uc* ;
La *distance de la pointe du coude au sommet de la croupe*, *hp*.

6° DEUX TIERS DE LA LONGUEUR DE LA TÊTE égaleront :

La *largeur du poitrail*, *vx* (fig. 125, B), d'une pointe du bras à l'autre, de dehors en dehors ;
La *longueur horizontale de la croupe*, *yz* (fig. 125, A), entre deux verticales dont l'une toucherait à la pointe de la fesse, et l'autre passerait par le sommet de la croupe et toucherait à la pointe de la rotule ;
Le *tiers de l'arrière-main et du corps*, pris ensemble, *cz*, jusqu'à l'aplomb du garrot touchant au coude ;
La *longueur antérieure*, *uw*, *de la jambe de derrière*, prise de la tubérosité du tibia au pli du jarret.

7° LA MOITIÉ DE LA TÊTE est la même que :

La *distance horizontale de la pointe du bras à la verticale du sommet du garrot et du coude*, *vc'* :

---

1. Dans la figure 125, qui est la réduction exacte de la grande planche du livre de Bourgelat, nous avons supprimé toutes les lignes encombrantes ; il nous a fallu aussi changer les lettres et modifier quelque peu les expressions de la description originale, afin d'en rendre l'intelligence plus facile au lecteur. Enfin, nous avons laissé de côté les paragraphes 6 et 7 des *proportions* du fondateur des écoles vétérinaires, car les mesures qu'ils comportent ne sont que la répétition de celles qui figurent dans le paragraphe 2.

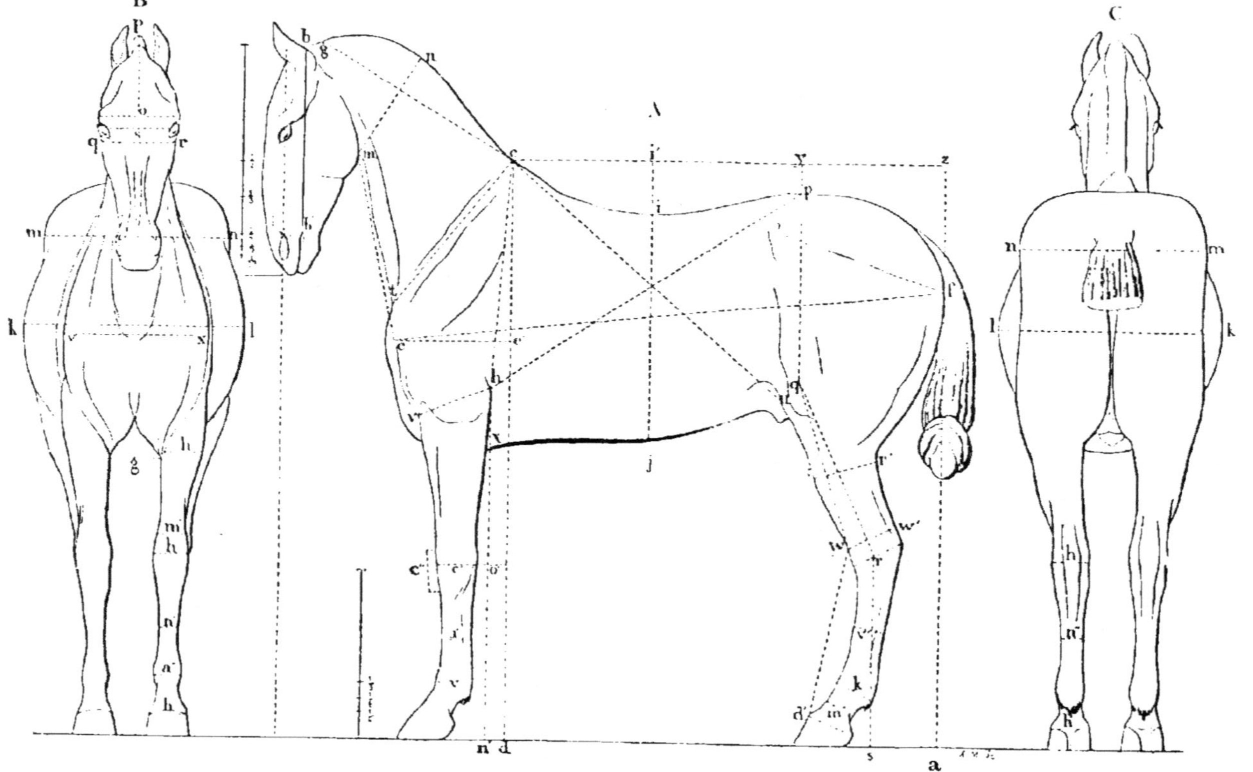

Fig. 125. — *Les proportions d'après Bourgelat.*

La *largeur de l'encolure*, *mn*, vue latéralement et prise de son insertion dans l'auge jusqu'à la racine des premiers crins de la crinière, sur une ligne qui formerait, avec le contour supérieur, deux angles égaux.

8° LE TIERS DE LA TÊTE donne :

La *hauteur de ses parties supérieures*, *op* (fig. 125, B), depuis le sommet du toupet jusqu'à la ligne qui passerait par les points les plus saillants des orbites.
La *largeur de la tête*, *qr*, au-dessous des paupières inférieures ;
La *largeur latérale de l'avant-bras*, *vh* (fig. 125, A), prise de son origine, antérieurement, à la pointe du coude.

9° LES DEUX NEUVIÈMES DE LA TÊTE donnent :

L'*élévation verticale de la pointe du coude* au-dessus du sternum, *hx* ;
L'*abaissement du dos*, *ii*, par rapport au sommet du garrot ;
La *largeur latérale des jambes postérieures*, *ww'*, près des jarrets ;
L'*ouverture*, *g* (fig. 125, B), ou plutôt la *distance des avant-bras*, d'un ars à son opposé.

10° LE SIXIÈME DE LA TÊTE égale :

L'*épaisseur de l'avant-bras*, *h* (fig. 125, B), vu de face, à son origine, de l'ars à son contour extérieur horizontalement ;
La *largeur de la couronne des pieds antérieurs*, *h* (même figure), soit d'un côté à l'autre, soit d'avant en arrière ;
La *largeur de la couronne des pieds postérieurs*, *h* (fig. 125, C), d'un côté à l'autre seulement ;
La *largeur des boulets postérieurs*, *k* (fig. 125, A), d'avant en arrière ;
La *largeur du genou*, *h* (fig. 125, B), vu de face (mesure un peu forte) ;
L'*épaisseur des jarrets*, *h* (fig. 125, C) (mesure un peu faible).

11° LE DOUZIÈME DE LA TÊTE donne :

L'*épaisseur du canon antérieur*, *n'* (fig. 125, B); le *postérieur*, *n* (fig. 125, C), est un peu plus épais.

12° LE NEUVIÈME DE LA TÊTE égale :

L'*épaisseur de l'avant-bras*, dans sa partie la plus étroite, *m'* (fig. 125, B) ;
L'*épaisseur des paturons postérieurs*, *m'*, vus latéralement (fig. 125, A).

13° LA HAUTEUR DU COUDE AU PLI DU GENOU (fig. 125, A, en bas) est la même que :

La *hauteur de ce même pli jusqu'à terre*, *o n'* (fig. 125, A) ;
La *hauteur de la rotule au pli du jarret*, *qw* ;
La *hauteur du pli du jarret à la couronne*, *wd'*.

14° LE SIXIÈME DE LA MESURE PRÉCÉDENTE (13°) donne :

La *largeur du canon de l'avant-main*, *a'* (fig. 125, A), vu latéralement, au milieu de sa longueur ;
La *largeur du boulet antérieur*, vu de face, *a'* (fig. 125, B).

15° LE TIERS DE LA MÊME MESURE (13°) est à peu près égal à :

La *largeur du jarret* du pli à la pointe, *r* (fig. 125, A).

16° LE QUART DE LA MÊME MESURE (13°) donne :

La *largeur du genou*, vu latéralement, *c'* (fig. 125, A) ;
La *longueur du genou*, *c"* (fig. 125, A).

17° L'INTERVALLE DES YEUX, D'UN GRAND ANGLE A L'AUTRE, *s* (fig. 125, B), égale :

La *largeur de la jambe de derrière*, vue latéralement, au niveau de la coupure de la fesse, *r'r'* (fig. 125, A).

18° La moitié de cet intervalle des yeux donne :

> La *largeur du canon postérieur*, vu latéralement, *v* (fig. 125, A) :
> La *largeur du boulet antérieur*, vu latéralement, *v'* (fig. 125, A) ;
> Enfin, la *différence de la hauteur de la croupe respectivement au sommet du garrot*, *py* (fig. 125, A).

« Telles sont, à peu de chose près, dans le cheval, ajoute Bourgelat, toutes les parties correspondantes par des dimensions réciproques. L'œil exercé à ces différentes données les transportera, sans besoin d'hippomètre, de compas et d'échelle sur les parties dont il voudra juger les défauts, par l'appréciation des mesures, avec autant de facilité que le peintre en trouve à réduire des dessins et à faire d'une figure ordinaire une figure colossale. »

L'œuvre de Bourgelat est presque tout entière dans les données qui précèdent ; contrairement à l'opinion reçue, elle repose sur la connaissance approfondie du cheval, en même temps que sur des observations aussi positives que celles qu'enregistrent journellement les sciences purement descriptives, l'anatomie par exemple.

C'est pourtant le premier et le plus renouvelé des reproches qui aient été faits au fondateur des écoles vétérinaires, que d'avoir agi sous l'inspiration de ses propres idées et puisé ailleurs que dans la nature elle-même. Comment, en effet, se défendre de la mauvaise expression, de la vilaine tournure du modèle sur lequel il a tracé ses lignes géométrales ? Avec sa tête busquée, son encolure rouée, massive, son épaule droite, sa croupe arrondie, ses hanches noyées, ses fesses rondes, ses jarrets coudés, ses canons longs, ce modèle, connu aujourd'hui sous le nom de *cheval Bourgelat*, a paru viser à l'établissement d'un type spécial et nouveau bien différent cependant de celui dont le maître s'était inspiré. On n'a pas vu tout ce qu'il y avait de beau et d'exact sous ce schéma grossier que le crayon de Vincent a reproduit sous les yeux mêmes du maître. Désagréablement impressionné par l'ensemble, on a méconnu l'harmonie des grandes lignes, on s'est heurté devant la minutie des mesures, on a cru à une œuvre d'imagination pure, sans songer que l'imagination la mieux douée eût été impuissante à créer de pareilles combinaisons.

Oui, Bourgelat a établi son *canon* d'après l'idée qu'il avait du beau cheval, mais il en a cherché les proportions sur un type réel, qui existe encore, et que d'un aveu unanime les connaisseurs considèrent aussi comme étant la beauté.

Qu'il y ait des exagérations, des inexactitudes dans son système, cela est incontestable. N'est-ce pas l'écueil de tous les inventeurs et s'ensuit-il qu'on doive fermer les yeux sur ce qu'il offre de vrai ? Bourgelat a tenté de déterminer les rapports des parties entre elles et avec l'ensemble, c'est là son idée directrice ; il a vu, il a senti ces rapports, c'est là son mérite ; enfin, il en a trouvé quelques-uns qui resteront et qui témoignent des résultats auxquels peut conduire une idée juste secondée par un jugement sûr et un talent exceptionnel.

Mais nous ne pensons pas qu'on puisse, à l'exemple de M. le professeur Baron[1], le blâmer d'avoir évalué toutes les lignes corporelles au moyen d'une

---

1. Baron, *Méthodes de reproduction en zootechnie*, p. 159, Paris, 1888.

seule et même unité : la hauteur de la tête. Suivant notre collègue, la *longueur* de cette région ne devrait servir que pour mesurer les axes longitudinaux, sa *largeur* les transversaux, et son *épaisseur* tout ce qui, dans le corps, est un élément épaisseur. Vraiment cette logique paraît quelque peu excessive. Dans la pratique elle aboutit à ceci : un *canon* unique étant insuffisant, il en faut trois. Au lieu de simplifier un code déjà trop complexe, on en aura triplé les difficultés, alors qu'il est pourtant si élémentaire de signaler, en passant, les exceptions, les écarts de quelque intérêt. Pour apprécier les rapports corporels, une seule et même *commune mesure* suffit, la tête ou une autre, peu importe. On a choisi avec raison la tête, parce que cette unité est facile à recueillir et que ses variations individuelles, dans la même race, sont plus rares que celles des autres régions. Avec elle, il est tout aussi commode de comparer les diverses dimensions du cheval et d'en trouver les combinaisons harmoniques, que de déterminer les relations de hauteur, de largeur et de profondeur d'une chambre, par exemple, à l'aide du même mètre.

On a reproché avec plus de fondement à Bourgelat les minuties dans lesquelles il est tombé à propos, notamment, de la largeur, de l'épaisseur des articulations et des membres, de l'écartement des yeux, etc. Mais aurait-il commis cet excès, s'il n'avait surtout travaillé à guider les artistes dans la réalisation de leurs œuvres? Sans doute il a oublié que ses mesures, en devenant plus infimes, étaient bien plus exposées à traduire ce qu'elles avaient d'erroné, car si la généralité des chevaux rentrent dans ses grandes lignes, ils s'éloignent notablement des secondaires dès qu'il s'agit de types dissemblables.

C'est précisément pour cette raison que ce *canon* a pu être combattu victorieusement et sans peine par la plupart des hippologues. Il semblait, en effet, découler de la pensée de Bourgelat que l'archétype de la beauté fût unique pour le cheval, tandis qu'il est évidemment *multiple*. Vouloir appliquer la même échelle au cheval de gros trait et au coursier d'hippodrome et la donner d'avance comme infaillible, c'était la conséquence obligée que les adversaires ne pouvaient manquer de tirer de l'oubli de Bourgelat et de faire valoir contre lui. Il a cru à la valeur absolue de ses règles, alors qu'elles sont essentiellement *relatives* à quelques types en particulier.

Son autre faute capitale est d'avoir méconnu les compensations qui règnent entre les régions. En assignant des limites aussi précises à ce qu'il croyait être la beauté idéale, il a implicitement déclaré défectueux tout ce qui ne rentrait pas dans ses mesures, déduction logique de son système. La tête, par exemple, était pour lui proportionnée, trop courte ou trop longue. Dans ces derniers cas, elle était à repousser, quelle que pût être la longueur de l'encolure. Et cependant, nous avons vu qu'une encolure trop longue rachète une tête petite, qu'une encolure courte et massive atténue de la même façon les effets d'une tête trop grosse. Ce qui revient à dire que les défectuosités de certaines régions sont capables de compenser celles de quelques autres, à condition toutefois que ces dernières, par rapport aux précédentes, soient d'ordre inverse dans leurs résultats.

Un autre reproche qu'on peut faire à Bourgelat, c'est d'avoir laissé pour ainsi dire absolument de côté les rapports angulaires entretenus par les rayons osseux des membres. Il ne s'est guère occupé que des relations de longueur, de largeur et d'épaisseur des parties, sans s'inquiéter des angles locomoteurs à rechercher pour favoriser la vitesse. C'est là une lacune regrettable, en ce sens que si le fondateur des Écoles vétérinaires y eût pensé, avec l'esprit dont il a fait preuve dans l'établissement de son *canon hippique*, la science aurait possédé sur ce sujet au moins quelques notions exactes, qui eussent évité au général Morris d'imaginer, en dehors de toute observation positive, sa théorie sur la similitude des angles et le parallélisme des rayons.

Enfin, Bourgelat a omis encore de parler des rapports de l'ensemble avec le système nerveux, autre considération importante qui l'eût amené à traiter de la question si intéressante du *sang*, c'est-à-dire de cet ensemble de qualités morales, transmissibles par l'hérédité, qui douent le cheval des plus hauts avantages des familles d'élite de l'espèce.

Saint-Bel. — Saint-Bel[1], le fondateur du collège vétérinaire de Saint-Pancras, chercha de son côté à propager les principes de Bourgelat en Angleterre. « Il pensa qu'Éclipse, ce cheval extraordinaire et toujours invaincu, serait pour les élèves anglais le meilleur type de la conformation du beau cheval, et il dressa avec un soin extrême l'échelle des proportions de ce noble animal.

Nous ne savons de quels instruments Saint-Bel s'est servi pour mesurer *Éclipse*. Ce qu'il y a de certain, c'est qu'il indique des dimensions exactes à côté d'autres tout à fait impossibles. Peut-être a-t-il employé le ruban métrique? Si cela était, on s'expliquerait les incompatibilités de plusieurs de ses données. Quoi qu'il en soit, nous avons rétabli, sur notre dessin, la tête d'*Éclipse*, telle que ce cheval aurait dû l'avoir pour être à peu près régulièrement conformé.

La longueur de la tête est supposée divisée en 22 parties égales, qui servent de commune mesure à toutes les parties du corps (fig. 126) :

1° Hauteur de la nuque jusqu'à terre (*ab*)...............	3 têtes et 13 parties.
2° Hauteur du garrot jusqu'à terre (*cd*)........	3 têtes.
3° Hauteur de la croupe jusqu'à terre (*ef*.............. ..	3 têtes.
4° Toute la longueur du corps, depuis la pointe de l'épaule jusqu'à celle de la fesse (*gh*)...................... ...	3 têtes et 3 parties.
5° Hauteur du corps au niveau du centre de gravité *ik* ...	2 têtes et 20 parties.
6° Élévation de la poitrine au-dessus du sol (?)	2 têtes et 7 parties.
7° Hauteur de la perpendiculaire tombant de la pointe de l'épaule sur le sabot *gl*......................	2 têtes et 5 parties.
8° Hauteur de la perpendiculaire depuis le sommet du coude jusqu'à terre (*mn*)...........................	1 tête et 19 parties.
9° Distance du sommet du garrot au grasset *co*.. ,.....	1 tête et 19 parties.
10° Distance du sommet de la croupe au coude *em*.......	1 tête et 19 parties.
11° Longueur de l'encolure depuis le garrot jusqu'au sommet de la tête (*ca*)........................	1 tête et 11 parties.
12° Longueur de l'encolure, du sommet de la tête à son insertion dans la poitrine (*ap*).....................	1 tête et 11 parties.
13° Largeur de l'encolure à son union avec la poitrine (*cp*).	1 tête.
14° Largeur de l'encolure dans sa partie la plus étroite (*qr*).	12 parties.
15° Largeur de la tête prise au-dessus des yeux (*st*)......	12 parties.
16° Épaisseur du corps entre le milieu du dos et le milieu du ventre (*uv*)...........................	1 tête et 4 parties.

1. William Youatt, *Histoire du cheval anglais.* — Extrait traduit par H. Bouley ; in *Bibliothèque vétérinaire*, t. I, p. 246 (*Recueil de médecine vétérinaire*, années 1849-1852).

17° Largeur du corps.................................... 1 tête et 4 parties.
18° Distance du sommet de la croupe à la pointe de la
      fesse (*eh*)....................................... 1 tête et 4 parties.
19° Distance de la racine de la queue au grasset (*ox*)...... 1 tête et 4 parties.
20° Distance du grasset à la pointe du jarret (*oy*)........ 1 tête et 4 parties.
21° Distance de la pointe du jarret au sabot (*yz*).......... 1 tête et 4 parties.
22° Distance de la pointe de la fesse au grasset (*oh*)....... 20 parties.
23° Largeur de la croupe................................ 20 parties.
24° Largeur des membres antérieurs au niveau du coude (*mm*). 10 parties.
25° Largeur des membres postérieurs au niveau du pli de la
      fesse (*uw*....................................... 10 parties.

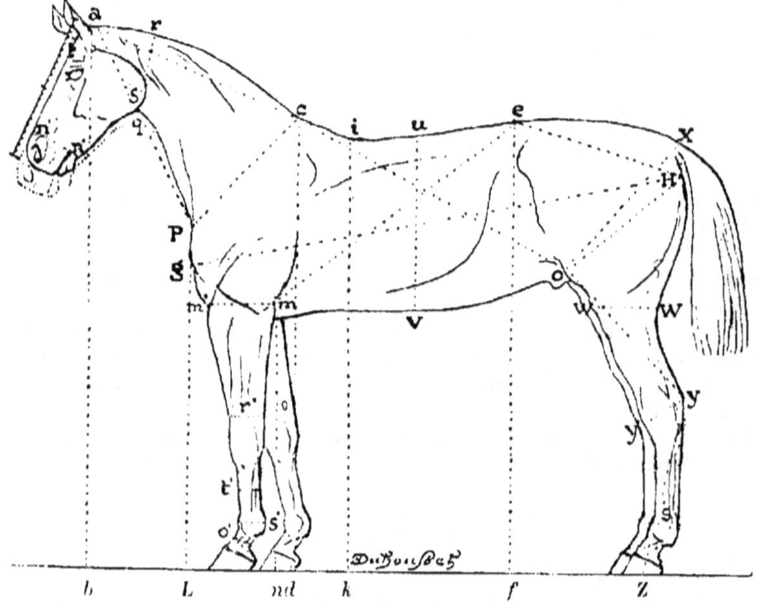

Fig. 126. — Les proportions d'*Éclipse*, d'après Saint-Bel.

26° Largeur de jarret au niveau de son pli (*yy'*).......... 8 parties.
27° Largeur de la tête au-dessus des naseaux (*n'n'*........ 8 parties.
28° Distance d'un grand angle de l'œil à l'autre.......... 7 parties.
29° Écartement des membres antérieurs.................... 7 parties.
30° Largeur de la face antérieure des genoux.............. 5 parties.
31° Largeur du membre antérieur au-dessus du genou (*v'*). 5 parties.
32° Largeur des jarrets (face antérieure)................. 5 parties.
33° Largeur du boulet (*s'*).............................. 4 parties.
34° Largeur de la face antérieure de la couronne.......... 4 parties.
35° Même largeur, mais un peu plus bas................... 4 parties $^1/_2$.
36° Largeur du membre dans sa partie la plus étroite (*t'*).. 3 parties.
37° Largeur du paturon postérieur (face antérieure)........ 2 parties $^3/_4$.
38° Largeur du paturon antérieur (*o'*)................... 2 parties $^1/_4$.
39° Largeur du canon antérieur........................... 2 parties $^3/_4$.
40° Largeur des canons antérieurs et postérieurs sur leur
      face antérieure.................................... 1 partie $^3/_4$.

Vallon. — Vallon[1] a tenté, lui aussi, d'indiquer des proportions, mais il n'a pas été plus heureux que les Anglais surtout en ce qui concerne la longueur du corps, qu'il fait de trois têtes, chez le cheval de selle, ce qui est inexact. Voici, du reste, les mesures qu'il donne pour un cheval de 1^m,60 :

Longueur de la tête..	0^m,60
Longueur de l'encolure (une tête et un cinquième)............................	0^m,72
Hauteur du cheval, du garrot au sol (deux têtes et deux tiers)...............	1^m,60
Hauteur de la poitrine, du garrot au passage des sangles (une tête et un quart..	0^m,75
Longueur des membres antérieurs, du passage des sangles au sol (une tête et un tiers environ)...	0^m,85
Hauteur de l'arrière-main, du sommet de la croupe au sol (un peu plus de deux têtes et demie)..	1^m,55
Longueur du corps, de la pointe de l'épaule à la pointe de la fesse (trois têtes).	1^m,80

Si avec ces proportions la tête est carrée, légère ; le front large, long ; l'œil grand, placé loin des oreilles ; le garrot élevé, porté en arrière ; le rein court, droit ; la croupe, l'épaule ; la jambe et l'avant-bras longs, bien musclés ; le canon court, le paturon de moyenne longueur, convenablement incliné ; les articulations larges, les angles articulaires bien orientés, le système musculaire accusé et ferme, le pied irréprochable, le cheval a de l'ensemble, de bonnes proportions.

« Quant au cheval de trait, ajoute-t-il[2], il ne doit pas être en tout semblable à celui de la cavalerie. L'avant-main n'a pas besoin d'être aussi léger, l'épaule aussi longue et oblique, le garrot aussi élevé ; la poitrine doit être plus ample, les membres plus courts, le système musculaire plus fortement développé, le degré de sang moins avancé.

« Pour le cheval de 1^m,50, les proportions qui conviennent le mieux sont les suivantes :

Tête...	0^m,60
Encolure (une tête et un cinquième environ)...........................	0^m,70
Hauteur du corps (deux têtes et demie)................................	1^m,50
Longueur de la poitrine (un peu plus d'une tête et un cinquième environ)..	0^m,70
Longueur des membres (une tête et un tiers)...........................	0^m,80
Longueur du corps (deux têtes et deux tiers)..........................	1^m,60
Hauteur de l'arrière-main (un peu moins de deux têtes et demie).......	1^m,45

Les mesures précédentes ne s'écartent pas beaucoup, au fond, des données de Bourgelat, qu'elles reproduisent, en somme, sous une autre forme. Les points par lesquels elles en diffèrent constituent, à notre avis, des erreurs ou tout au moins des exagérations dont l'évidence ressortira quand nous ferons l'exposé de nos propres idées.

M. Richard. — A notre grand regret et contrairement à notre habitude, nous nous voyons forcés ici de combattre un hippologue des plus distingués qui, en France, a beaucoup contribué à déconsidérer le système de Bourgelat. Nous voulons parler de M. Richard, dont les opinions sont par ailleurs la plupart du temps conformes aux nôtres.

La principale objection de cet écrivain si recommandable émane du point de vue auquel il envisage le cheval. Partant de l'idée que cet animal est devenu pour l'homme un générateur de force et de vitesse, il ne peut con-

----

1. Vallon, *Cours d'hippologie*, t I, p. 448.
2. *Id.*, p. 457.

cevoir qu'on ait tenté d'imposer des limites aux beautés mécaniques de la *machine-cheval* qu'il voudrait réaliser. Cette manière de voir, pourtant très juste en principe, a conduit M. Richard à des exagérations nombreuses ; parce que la beauté résulte avant tout de l'harmonie des parties et non du développement de quelques-unes d'entre elles, regardées comme plus particulièrement avantageuses pour le bon fonctionnement de l'ensemble. Si la disproportion découle du nombre des défectuosités, elle devient aussi la conséquence de la discordance fonctionnelle des rapports.

Or, il en est des beautés chez le cheval comme de toute chose analogue par l'utilisation : il faut que ce moteur puisse en bénéficier, car alors elles deviennent inutiles ou nuisibles. Étant donné que les grandes roues sont pour un véhicule une des premières conditions de vitesse, à quoi serviront-elles si leur élévation lui communique une instabilité telle qu'il ne puisse rouler que sur des routes spéciales, tourner que dans des courbes déterminées ? De même on convient, d'une manière absolue, qu'un avant-bras long, des jambes longues, une croupe étendue, une épaule très oblique, sont des éléments indispensables à la vélocité des allures ; augmentez *outre mesure* ces beautés de l'avant-bras et de la jambe, vous grandirez votre cheval ; faites-en autant pour la croupe et pour l'épaule, vous allongerez son corps, et si vous ne développez *dans la même proportion* la poitrine, le ventre, l'encolure, la tête, les articulations, etc., vous aurez, selon votre fantaisie ou votre talent, fait une girafe, un dromadaire, un éléphant, mais vous n'aurez plus un cheval, c'est-à-dire un moteur spécial adapté à nos besoins, à notre civilisation. Et cela, parce que vous aurez rompu l'harmonie préexistante des régions. C'est là ce que M. Richard a méconnu et ce qui l'a entraîné, non seulement à ne pas suivre les erres de Bourgelat, mais à lui adresser des critiques acerbes qui n'ont pas épargné les détenteurs de l'enseignement officiel, ses continuateurs.

Voici, du reste, quelques extraits qui prouvent surabondamment que nous n'avons pas exagéré sa pensée :

« Le cheval modèle de Bourgelat, construit d'après sa méthode, ne saurait répondre aux conditions exigées par la raison et le service d'une bonne locomotive. Comment, en effet, comprendre des bornes aux développements de certaines régions, *surtout quand les excès mêmes seraient toujours et sans exception une beauté recherchée ?* Comment comprendre qu'on puisse limiter la largeur du front, la hauteur du crâne, le développement du garrot, la hauteur de la poitrine, celle des épaules, comme leur obliquité ! Trouvera-t-on jamais un boulet et un avant-bras trop larges ; ce dernier trop long ; un genou trop développé ; un tendon trop détaché ? Peut-on fixer des limites à la largeur du jarret, à celle de la jambe, à la longueur de la croupe et à celle des côtes ?

« Celui qui veut étudier le cheval suivant sa destination sera convaincu, comme nous, qu'il est contraire à la raison de fixer par des mesures *arbitraires* (*il ne peut y en avoir d'autres*) les bornes du développement de telle ou telle région de son corps. Que l'artiste ait des données pour se diriger dans la confection de son œuvre, dont le goût ou les modes règlent les formes, nous le comprenons parfaitement ; mais le mécanicien ne doit obéir qu'aux lois de la mécanique ; il ne peut juger des qualités de la machine que d'après les règles invariables sur lesquelles ces lois sont établies. »

Et plus loin :

« La physiologie et la mécanique réunies, d'accord avec l'observation des faits, nous apprennent qu'une tête carrée est généralement belle. Ses muscles masticateurs sont ordinairement bien accentués. Ses naseaux sont très mobiles, très larges, très dilatables. De grands yeux bien ouverts, vifs et placés bas, un vaste front et un crâne bien développé la caractérisent. Une semblable tète est toujours dans de bonnes conditions. *quelles que soient d'ailleurs les indications des proportions, qui ne prouvent absolument rien, si elles sont contraires à la beauté*. Si, d'autre part, un cheval a son encolure bien musclée, pour bien exécuter tous les mouvements, sans surcharge de graisse ou de tissu cellulaire; s'il a un garrot très élevé, et ici nous ne connaissons pas de bornes; s'il a le dos et les reins courts, très larges et fortement musclés; si sa croupe est longue, bien nourrie, l'épaule haute et bien inclinée; si la poitrine est très profonde et les côtes longues et fortement arquées, arrondies; si le flanc est court, l'avant-bras très long et large; si le genou est fort, le tendon extrêmement détaché, le boulet large, le paturon court et dans le degré d'inclinaison voulu ; si les fesses sont proéminentes et garnies de muscles forts, longs, bien dessinés et bien descendus; si la jambe et le jarret sont larges, *quel que soit l'excès de leur largeur, ne tenez aucun compte de proportions dont rien ne légitime la valeur;* vous serez toujours assuré d'avoir trouvé le cheval modèle. »

M. Richard ne s'aperçoit pas, dans les deux citations que nous venons de faire, que, plus que tout autre, il a la notion des proportions dont le mot l'irrite particulièrement. Il parle de l'*excès* de certaines beautés, sans penser qu'on ne juge de l'excès des choses qu'en les comparant entre elles, ou qu'en appréciant de combien elles dépassent les dimensions, les limites moyennes qu'elles affectent d'ordinaire. Si *cela* ne peut être trop large, *ceci* trop long, il s'ensuit que *ce* peut être bien, ou même trop étroit et trop petit. Or, le *trop*, l'*assez* et le *manque* sont des qualités impossibles à déterminer si l'on n'a pas étudié les rapports des parties et si l'on n'a pas sur elles des termes moyens de comparaison. Dire qu'une région est trop, assez ou pas assez longue, c'est exprimer que, relativement à sa belle longueur ordinaire, elle est *proportionnée* ou *disproportionnée;* c'est donc admettre de *bonnes* ou de *mauvaises proportions*. Il y a, par conséquent, des dimensions moyennes qu'il faut connaître, afin de pouvoir établir son jugement.

Sans aucun doute, il serait contraire à la raison de fixer, *par des mesures arbitraires,* les bornes du développement de telle ou telle région. Mais le grand tort de l'argumentation de notre estimable confrère est de ne pas faire la preuve de ce qu'il avance. Les mesures ne sont arbitraires que lorsqu'elles émanent de la seule personnalité de celui qui les impose ; dans tout autre cas, elles sont aussi réelles que les choses sur lesquelles on les a prises. M. Richard a précisément fait, à l'égard de Bourgelat, ce dont il l'accuse : de la théorie pure. Il ne s'est pas donné la peine de le contrôler. S'il l'eût tenté, aurait-il écrit le passage suivant?

« Mais nous voulons aller plus loin encore..... Nous voulons prouver en deux mots qu'un cheval qui serait dans les conditions les plus rigoureuses des proportions d'ensemble de cet auteur *pourrait être très mal conformé et dans de très mauvaises conditions* de force et de vitesse des allures. Nous voulons démontrer de plus que, pour remédier à son vice de conformation, *nous sommes forcés de faire le contraire* de ce que prescrit le créateur de la médecine vétérinaire.

« Supposons, en effet, qu'un cheval qui est dans les proportions de Bourgelat a les *flancs très longs* et cordés *et la croupe très courte,* ce que l'on observe souvent : ce cheval sera faible par les reins, et il aura des allures raccourcies, à défaut de longueur de ses muscles croupiens. Que ferons-nous maintenant si nous voulons donner à ce cheval les qualités de force qui lui manquent, que prescrivent les proportions acceptées comme excellentes? Nous allongerons ses os des îles, ce que Bourgelat condamne, pour leur faire prendre une partie de la longueur que les reins ont de trop ; nous allongerons aussi les ischions, pour porter plus en arrière la pointe des fesses. Nous n'avons pas d'autre moyen de remédier au mal et de faire un bon cheval d'un mauvais type de construction des reins et de la croupe. Or, pour arriver à ce résultat essentiel, que ferons-nous? Nous ferons l'opposé de ce qui est prescrit par les proportions de Bourgelat : nous allongerons le corps du cheval en allongeant la croupe en avant et en arrière par une plus grande proéminence des fesses. Les proportions d'ensemble sont donc contraires, comme celles de détail, aux lois de la physiologie et de la mécanique, ainsi qu'à celles de la raison. Donc, comme nous l'avons dit, écrit et enseigné depuis plus de quinze ans, les proportions de Bourgelat, qu'on a toujours regardées comme la clef de voûte des principes établis par cet auteur, sont *mal fondées:* donc, nous ne saurions assez le répéter, il faut les *condamner comme une erreur matérielle, fatale aux progrès de la science, fatale au perfectionnement de nos races de chevaux*, de guerre surtout. »

En face de pareilles allégations sans preuves, il faut avouer que ce verdict est dur ! M. Richard suppose effectivement ce qu'il devrait d'abord commencer par démontrer, à savoir, qu'une croupe telle que Bourgelat l'exige serait *très courte*. Il lui était cependant facile de s'assurer du contraire, en mesurant cette région sur des sujets choisis par lui-même comme bien conformés dans cette partie de leur corps. Alors, il aurait constaté qu'une croupe dont la longueur est égale à la distance comprise entre le sommet de la tête et de la commissure des lèvres n'est pas trop courte; que, par conséquent, cette proportion n'était pas mal fondée et ne devait pas être condamnée comme une erreur matérielle et fatale aux progrès de la science.

Et, pour ainsi dire partout, les objections de M. Richard, très judicieuses en principe, nous le répétons, pèchent dans l'application par le même côté : l'absence de contrôle. A quoi se réduiraient-elles, s'il était établi que Bourgelat eût pris ses mesures sur des chevaux où elles se montraient réellement irréprochables? A rien, puisque, sur ces sujets, l'épaule, la croupe, l'avant-bras, la jambe, l'encolure, etc., seraient précisément rentrés dans les conditions de longueur, de largeur et d'épaisseur exigées par son contradicteur. C'est pourtant le mérite, nous ne dirons pas de toutes, mais de beaucoup de proportions du fondateur des Écoles vétérinaires, et M. Richard n'eût pas manqué de le reconnaitre, s'il avait sérieusement entrepris de vérifier, compas en main, les assertions de celui-ci. Voilà pourquoi, lorsqu'on prend à la lettre les données d'un auteur sans faire la part des exagérations presque inévitables auxquelles il est naturellement enclin, on est rigoureusement amené à en tirer de fausses conclusions, à laisser dans l'ombre ce qu'il a de bon, pour ne voir que les points faibles, et présenter ceux-ci comme le seul résultat auquel sa théorie puisse atteindre.

A coup sûr, nous mériterions nous-mêmes ce reproche, si nous ne faisions maintenant ressortir l'idée juste, véritablement pratique, qui perce au fond des critiques de M. Richard. Cet hippologue distingué veut avant tout appeler l'attention de l'observateur sur les beautés absolues du cheval, beautés dont il ne faut jamais se plaindre, attendu qu'elles sont le meilleur indice des conditions de force et de vitesse, beautés qu'on ne doit jamais limiter, car ce sont les qualités fondamentales de la machine, les éléments indispensables de son bon fonctionnement. Si l'œil est frappé du défaut d'harmonie de l'ensemble, ce n'est pas à l'ampleur de la poitrine, la longueur de la croupe, de l'avant-bras, de la jambe, à l'obliquité de l'épaule, l'élévation du garrot, la largeur des articulations, etc., que ce défaut est imputable, c'est à la faiblesse, à la mauvaise confection des autres régions. La disproportion doit être regardée surtout comme caractérisant la prédominance des défectuosités et non comme dérivant de l'excès des beautés. *Un cheval est manqué, non parce qu'il est trop bien conformé dans quelques-unes de ses parties, mais parce*

qu'il ne l'est pas assez dans les autres. Une sorte de corrélation de développement existe entre tous les organes ; si l'un d'eux acquiert des dimensions un peu
considérables, les autres le suivent, pour ainsi dire, dans la même mesure ;
et c'est ce qui légitime jusqu'à un certain point les paroles de M. Richard,
quand il s'écrie qu'il ne comprend pas qu'on puisse limiter la largeur du
front, la hauteur du crâne, le développement du garrot, la hauteur de la
poitrine et celle des épaules ; quand il défie en quelque sorte de trouver
un boulet trop large, un avant-bras trop long, un genou trop développé,
un tendon trop détaché ; quand il repousse les limites imposées à la
largeur du jarret, à celle de l'avant-bras et de la jambe, à la largeur de la
croupe, à celle des côtes. Non, le cheval-girafe, dromadaire ou éléphant n'est
pas possible, même en poussant à l'extrême les exagérations de M. Richard,
justement à cause des corrélations organiques dont nous venons de parler.
Il n'en a été question plus haut que pour montrer les conséquences auxquelles
peut conduire l'*à priori* en matière hippique. On en arrive à croire que c'est
avec des mots qu'on renverse des faits, et cela d'autant mieux qu'on y est
encouragé par la masse de ceux qui se contentent d'admirer par les yeux
des autres.

DEUXIÈME PARTIE

BUT ET UTILITÉ DES PROPORTIONS

Maintenant que nous avons mis en évidence l'existence des relations qu'entretiennent les diverses parties du corps, il sera facile de comprendre à quelle fin l'on peut atteindre, en recherchant les proportions du cheval. Il s'agit, en effet, d'exprimer en termes simples les rapports des régions, de façon à fixer pour ainsi dire les éléments de la beauté qu'on doit envisager ici comme un reflet de la perfection. Une pareille étude est des plus fructueuses pour celui qui veut arriver promptement à se former le coup d'œil et le jugement; elle est non moins utile pour l'artiste soucieux d'imprimer à ses œuvres l'exactitude de l'imitation.

Nous ne voulons pas dire par là que l'imitation soit le but suprème de l'art et que le mérite des productions de celui-ci découle infailliblement de leur exactitude. — Non, loin de nous l'idée d'assimiler l'artiste à un appareil photographique : ce serait l'annihilation de sa personnalité, de la propre passion avec laquelle il voit les choses de son domaine, la négation même de son génie. Son œuvre doit, avant tout, refléter le mouvement et la vie, l'émotion qu'il a ressentie en présence du sujet qu'il a voulu reproduire. On lui pardonnera le défaut de ressemblance physique de ses conceptions, tandis qu'on lui reprochera toujours son manque de sentiment ou son indifférence absolue. Mais, si l'on a pu dire avec raison, sous ce rapport, que la sincérité dans l'art pouvait remplacer la vérité, il n'en est pas moins évident que l'artiste à la fois vrai et sincère l'emportera constamment sur celui qui n'aurait que l'une ou l'autre de ces qualités. C'est à ce titre que l'étude des proportions est pour lui de première nécessité.

CHAPITRE PREMIER

POINTS DE VUE AUXQUELS IL FAUT ENVISAGER LES PROPORTIONS.

Jusqu'à présent, sous la rubrique des proportions, on n'a guère traité que des relations de longueur, de largeur et d'épaisseur des parties constituantes du corps, et encore l'a-t-on fait d'une façon fort incomplète. Ce côté trop exclusif est assurément insuffisant pour celui qui veut analyser sérieusement le cheval en tant que machine productrice de force et de vitesse.

Il faut, en outre, s'enquérir des rapports de direction que peuvent affecter les rayons osseux les uns avec les autres, rechercher suivant quel mode se produisent leurs jointures et quelles règles président à leur jeu le plus étendu et le plus régulier.

Il faut ensuite examiner l'ensemble, le tout, au point de vue de ses grandes dimensions, de l'harmonie générale.

Enfin, on doit déterminer dans quelle mesure le système nerveux, ce régulateur ultime de toute activité, de toute manifestation vitale, est en pondération fonctionnelle avec les rouages qu'il anime et dirige en maître absolu.

Ce sont ces quatre questions importantes qui vont faire l'objet du présent chapitre.   •

A. — **Rapports de dimensions entre les parties**.

Il n'y a pas que des formes sveltes, élancées, des ramassées et des trapues, c'est-à-dire deux factures extrêmes entre lesquelles viendrait se placer une facture mixte tenant autant des premières que des secondes. En réalité, les types de conformation, variant avec les conditions d'existence, les genres d'utilisation, sont beaucoup plus nombreux. Celui qui se propose d'en faire la reconstitution artistique, ou qui veut les choisir en vue d'une spéculation quelconque, doit par conséquent s'inspirer des caractères propres à chacun d'eux, rechercher leurs *différences*.

Toutefois des traits *communs* les relient, qui établissent leur parenté, leurs analogies, leur ressemblance. Ce sont ces traits, faciles à retrouver chez la très grande majorité des chevaux, que nous nous proposons d'indiquer ci-après.

Mais une importante réserve s'impose tout d'abord au sujet des documents dont il s'agit. C'est qu'ils ne constituent que des *moyennes*, capables de diriger, d'aider les artistes ou les amateurs qui débutent. On ne saurait y voir des données absolues au delà et en deçà desquelles tout serait faux. Ce ne sont que des jalons, des points de repère à consulter, qui, tout en montrant les rapports harmoniques généraux de la forme chevaline, préserveront des erreurs grossières, des méprises regrettables, des jugements mal fondés.

Depuis Bourgelat, plusieurs observateurs, outre Saint-Bel et Vallon, se sont occupés de fixer les rapports de dimensions qui doivent exister entre les parties du corps du cheval.

M. le professeur Colin[1], il y a longtemps, a indiqué les longueurs moyennes des rayons osseux des membres. Notre collègue, M. Neumann[2], et M. le professeur Lemoigne[3], de Milan, ont confirmé, de leur côté, les résultats publiés par M. Colin ; nous en dirons autant de nos recherches personnelles[4].

Mais M. le colonel Duhousset est bien l'homme qui, en France, s'est le plus attaché aux mensurations de toutes les régions du cheval. Nous avons eu le plaisir de le guider à ses débuts et de contrôler, par la suite, la justesse de ses observations. Celles-ci se trouvent consignées dans une brochure à laquelle nous empruntons la plus grande partie des détails qui vont suivre[5].

A l'exemple de Bourgelat, M. Duhousset a choisi la tête comme *unité de mesure* et il prend sa longueur depuis la nuque jusqu'à l'extrémité de la lèvre supérieure. Cette dimension, ainsi que toutes celles dont il va être question, s'obtient à l'aide du compas d'épaisseur, et non du ruban métrique, afin d'éviter les causes d'erreur inhérentes aux reliefs des régions dont ce ruban serait obligé de suivre les contours. Enfin, il est bon aussi que l'animal soit placé dans ses aplombs normaux et que sa tête, en attitude un peu élevée, soit autant que possible parallèle à la direction de l'épaule.

Nous joignons à notre description le dessin ci-contre (fig. 127), décalqué d'une photographie où le sujet se montre absolument de profil, position qui n'altère en rien les rapports réciproques des parties [1] ; l'animal qui y est représenté était aussi haut que long.

« La *longueur de la tête* se retrouve à peu près exactement :

1° Du dos au ventre, NO (épaisseur du corps) ;
2° Du sommet du garrot à la pointe du bras. HE (épaule) ;
3° Du pli supérieur du grasset à la pointe du jarret, J'J ;
4° De la pointe du jarret à terre, JK ;

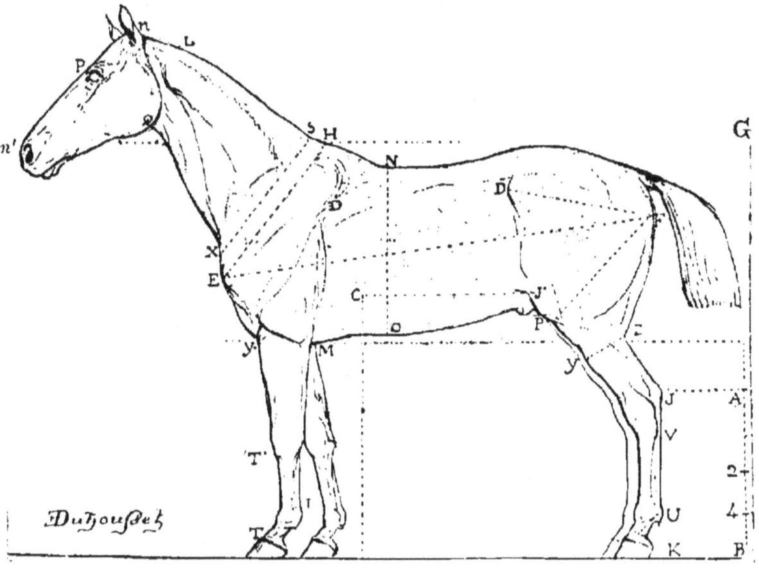

Fig. 127. — Les proportions sur le cheval vu de profil.

5° De l'angle dorsal du scapulum à la pointe de la hanche, D'D ;
6° Du passage des sangles au boulet, MI ; au-dessus de celui-ci, pour les grands chevaux et ceux de course ; au bas et au milieu, pour les petits et ceux de taille moyenne ;
7° Du pli supérieur du grasset au sommet de la croupe, pour les sujets dont l'angle coxo-fémoral est très ouvert ; cette distance est toujours plus petite chez les autres (G. et B.) [2].

« *Deux fois et demie la tête* donnent :

1° La hauteur du garrot, H, au-dessus du sol ;
2° La hauteur du sommet de la croupe au-dessus du sol ;

1. Toutes les fois qu'on mesure un cheval d'après une photographie, il importe de le prendre absolument de profil. Sans cette précaution, les régions ne se projettent plus perpendiculairement sur le même plan ; la longueur et la hauteur de celles qui sont les plus éloignées de l'observateur se présentent en raccourci par rapport à celles qui s'en trouvent les plus rapprochées.

2. Nous avons ajouté nos initiales aux mesures qui ne sont pas indiquées par M. Duhousset.

3° Très fréquemment, la longueur du corps, depuis la pointe du bras jusqu'à celle de la fesse, quoique depuis longtemps on ait relégué le type de Bourgelat comme un modèle de convention, court et massif. Notre dessin, qui a deux têtes et demie de haut et de long, est celui d'un cheval qu'on rencontre souvent.

« La *longueur de la croupe*, de la pointe de la hanche à celle de la fesse, DF, est toujours inférieure à celle de la tête : cela varie de 5 à 10 centimètres. Quant à sa largeur, d'une hanche à l'autre, elle ne dépasse souvent que très peu sa longueur (souvent elle lui est égale). (G. et B.)

« La *croupe*, DF, se rencontre assez exactement, comme longueur, quatre fois sur le même cheval :

1° De la pointe de la fesse à la partie inférieure du grasset, FP ;
2° Comme largeur de l'encolure à son attache inférieure, de son insertion dans le poitrail à l'origine du garrot, SX ;
3° De l'insertion de l'encolure dans le poitrail au-dessous de la ganache, XQ, lorsque la tête est placée parallèlement à l'épaule ;
4° Enfin, de la nuque au naseau *nn'*, ou à la commissure des lèvres.

« La mesure de *la moitié de la tête* guidera aussi beaucoup pour la construction du cheval, lorsqu'on saura qu'elle s'applique fréquemment à plusieurs de ses parties, savoir :

1° Du point le plus saillant de la ganache au profil antérieur du front, au-dessus de l'œil PQ (épaisseur de la tête) ;
2° De la gorge au bord supérieur de l'encolure, en arrière de la nuque, QL (attache de la tête) ;
3° De la partie inférieure du genou à la couronne, TT ;
4° De la base du jarret au boulet, VU ;
5° Enfin, de la pointe du bras à l'articulation du coude (longueur approximative du bras).

Les proportions de la tête sont encore d'une grande importance pour les artistes, qui se laissent aller, à cet endroit, beaucoup trop à leur inspiration du moment. Nous empruntons toujours à M. Duhousset, dont l'enseignement graphique nous paraît le plus se rapprocher de la forme réelle, les indications qu'il a consignées dans un travail inédit sur ce sujet ; nous y joindrons en passant nos recherches personnelles.

« Quoiqu'il soit très difficile, dit-il, quand on parle de mesures prises sur le vivant, de formuler autre chose que des approximations, nous croyons côtoyer la vérité en donnant les résultats suivants qui ressortent de nos nombreuses observations. La tête que nous présentons est celle d'un cheval que l'on rencontre fréquemment comme terme moyen entre le cheval fin et celui de trait. A ce titre, il ne sera pas dépourvu d'intérêt d'accompagner de chiffres les deux dessins sur lesquels se trouvent consignées les mesures dont il s'agit :

Tête vue de profil (fig. 128).

Longueur, AB, de la nuque au bout des lèvres............................ 0^m,60
Épaisseur, CD, du bord refoulé de la ganache à la face antérieure (une demi-tête).......... .... 0^m,30

Cette ligne passe au milieu de l'œil et est prise perpendiculairement au profil de la face antérieure. — Beaucoup de chevaux communs la présentent, surtout ceux de gros trait ; les sujets fins l'ont un peu plus courte (G. et B.)[1].

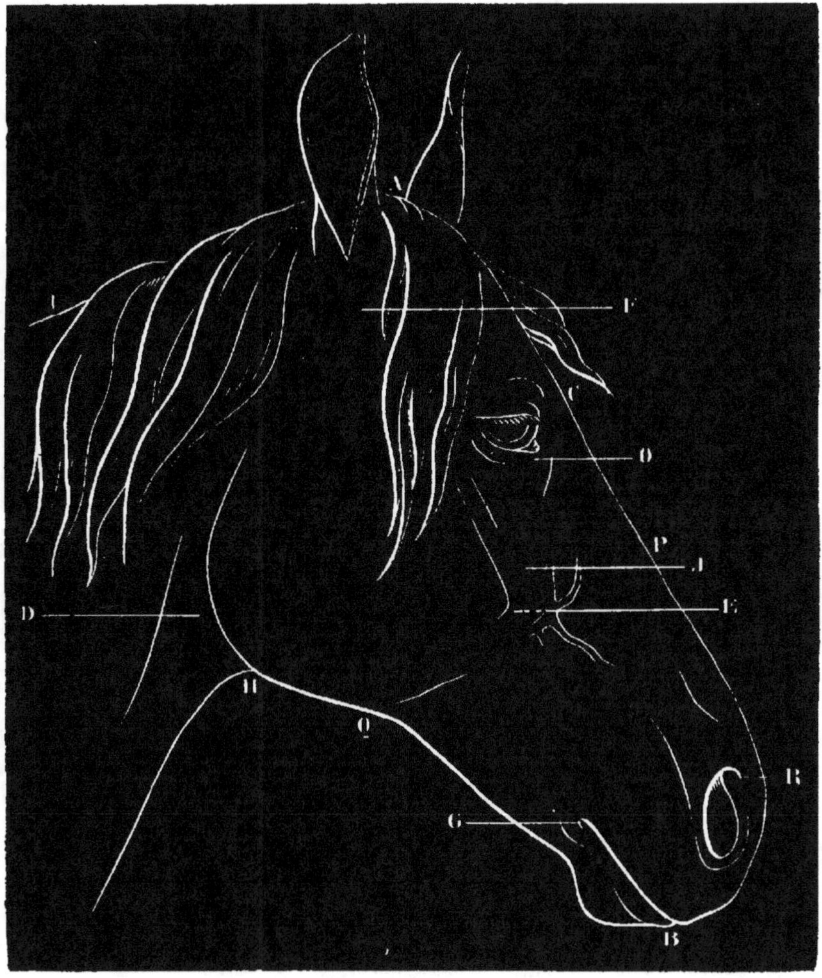

Fig. 128. — Les proportions sur la tête vue de profil.

Largeur, III, de l'encolure dans sa partie la plus étroite une demi-tête .....   0^m,30
    Elle est fréquemment plus forte, et cela se remarque toutes les fois que les attaches supérieures de l'encolure manquent de finesse. C'est ce qu'on

1. Nous avons encore ajouté nos initiales aux mesures qui ne sont pas indiquées dans la note de M. Duhousset.

voit chez les chevaux de trait et chez ceux dont l'embonpoint est exagéré. (G. et B.)

Distance, OR, de la commissure interne de l'œil à la commissure supérieure du naseau (G. et B.) (une demi-tête)...................................... 0^m,30

    Elle est plus considérable sur la tête commune et sur celle qui est trop longue.

Distance, AO, de la nuque à l'angle interne de l'œil........................ 0^m,22

    Cette distance équivaut à l'épaisseur de la tête, PQ, prise perpendiculairement au profil de la face antérieure, et elle passe au niveau de la scissure et de l'épine maxillaires.

    Elle est encore égale à QO, de l'angle interne de l'œil à la scissure maxillaire; et à PG, du milieu du chanfrein à la commissure des lèvres. (G. et B.)

La distance, PE, du milieu du chanfrein à l'épine maxillaire, est environ le sixième de la longueur totale de la tête.................................... 0^m,10

La ligne BE, comptée du bout des lèvres à l'épine maxillaire, est égale :

    à EF, de l'épine maxillaire à l'hiatus auditif externe, visible seulement sur la tête osseuse ;

    à HG, de l'insertion de la gorge dans l'auge à la commissure des lèvres (G. et B.);

    à QR, de la scissure maxillaire à la commissure supérieure du naseau (G. et B.);

    à QB, de la scissure maxillaire au bout des lèvres (G. et B.);

    à OD, de l'angle interne de l'œil au bord refoulé de la ganache, pourvu que la ligne CD soit en proportion (G. et B.);

    enfin, très souvent à OH, de l'angle interne de l'œil à l'insertion de la gorge dans l'auge. (G. et B.)

Une égalité encore très fréquente est celle qui existe entre les distances :

    OB, de l'angle interne de l'œil au bout des lèvres ;

    AH, de la nuque à l'insertion de la gorge dans l'auge ;

    et HB, de ce dernier point au bout des lèvres.

Tête vue de face (fig. 129).

« Si, pour continuer notre examen, ajoute M. Duhousset, nous regardons la tête de face, nous trouvons sa plus grande largeur en AB, points extrêmes des arcades orbitaires.

Cette largeur est de 22 centimètres.

Elle est encore égale à :

    AC, d'une arcade à la nuque ;

    AD, d'une arcade au milieu du chanfrein ;

    DE, du milieu du chanfrein au bout des lèvres.

Du trou auditif, G, à l'épine maxillaire, F, il y a la même distance que de ce point au bout des lèvres, E, et mieux au bout des dents.

La ligne GC, du trou auditif à la nuque, vaut le sixième de la tête, soit 10 centimètres ; la ligne AG, de l'arcade orbitaire à l'hiatus auditif est un peu plus longue et mesure 12 centimètres.

L'écartement, FI, compris entre les deux épines maxillaires, est de 18 centimètres.

Il est de même valeur pour :

    OO, distance d'un angle interne de l'œil à l'autre (G. et B.);

    FR, distance de l'épine maxillaire à la commissure supérieure du naseau correspondant (G. et B.);

    FP, de l'épine maxillaire à la salière (G. et B.);

    de l'hiatus auditif, G, au sommet de l'oreille, longueur approximative de ce dernier organe (G. et B.);

    et PQ, de la salière à l'insertion de l'oreille sur la nuque. (G. et B.)

De la nuque à l'angle interne de l'œil, CO, il y a aussi loin que de ce dernier point à la commissure des lèvres, OT, et de l'épine maxillaire à la lèvre supérieure, FS. (G. et B.)

L'écartement. TT, des deux commissures des lèvres donne à peu près la distance du bord supérieur de l'arcade orbitaire à la base de l'oreille ou à l'hiatus auditif.

A l'état calme, la limite extérieure de l'écartement des naseaux ne dépasse pas la largeur du genou ; on retrouve souvent la même distance interceptée sur la nuque par des oreilles tranquilles. C'est avec intention que, sur la figure, nous avons représenté

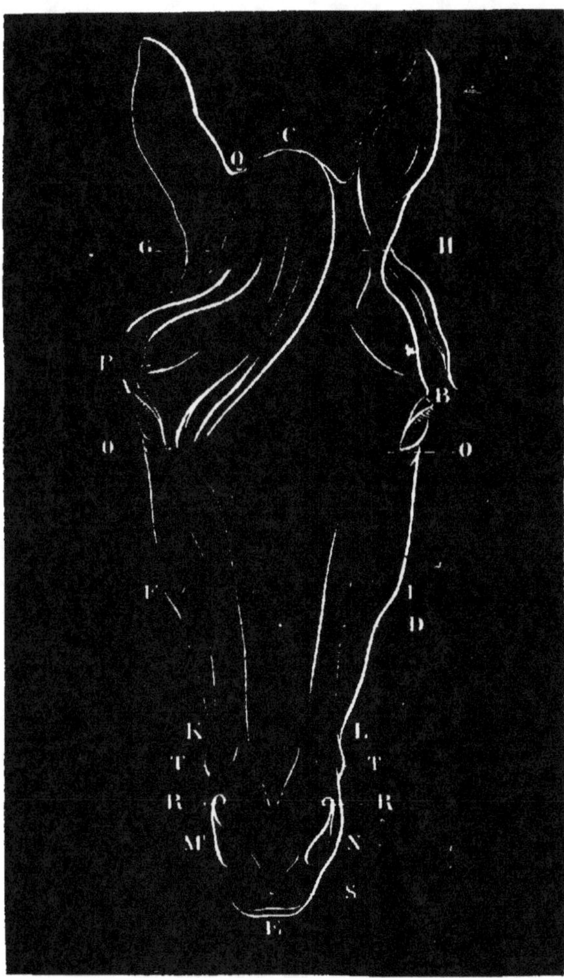

Fig. 129. — Les proportions sur la tête vue de face.

celles-ci dirigées en sens différents, afin de montrer que lorsque le pavillon est tourné en arrière, il n'en conserve pas moins le contour en accolade, plus ou moins accusé suivant la finesse du sujet, et caractérisant, au repos, la courbe intérieure de l'oreille.

La limite, MN, des lèvres, n'excède que de très peu celle des naseaux ; sur beaucoup de têtes d'un ensemble harmonieux, cette distance s'est montrée la moitié de AB.

En ce qui concerne les proportions comparatives de l'homme et du cheval, le lecteur pourra se renseigner sur la figure 130 qui représente

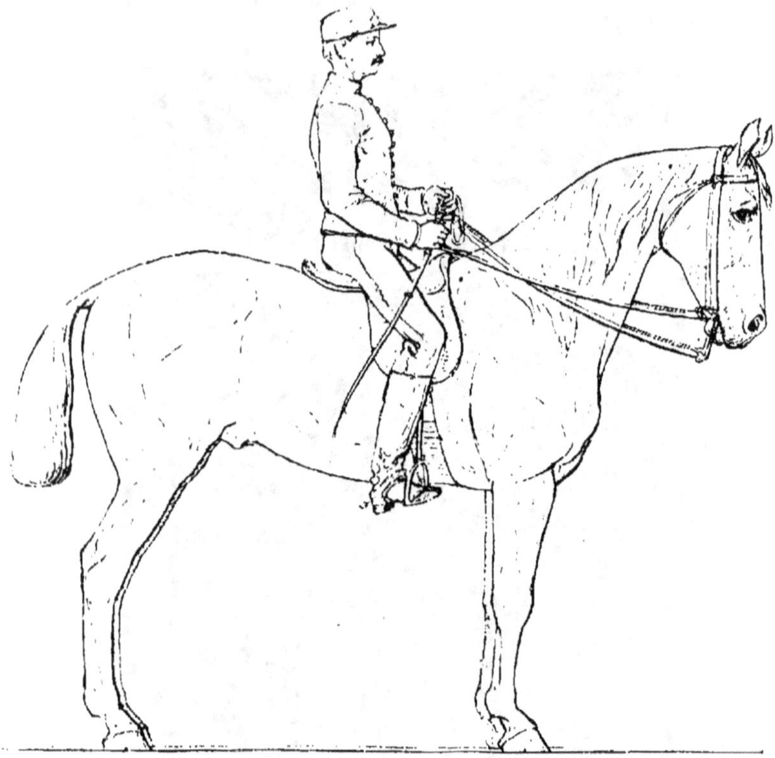

Fig. 130. — Les proportions comparatives de l'homme et du cheval.

un homme de 1^m,70 monté sur un cheval de 1^m,60; ce dernier est dans la position du *rassembler*, prêt à entamer le terrain[1].

B. — Rapports angulaires des rayons osseux.

Outre les relations de longueur, de largeur et d'épaisseur qui existent entre les diverses régions du corps, il importe encore de connaître les rapports de direction qu'entretiennent les rayons locomoteurs en se superposant les uns aux autres pour former les membres. Ces rapports,

---

1. Voy. pour plus de détails : E. Duhousset, *Étude sur les proportions du cheval, d'après son ossature*, in *Illustration*, n^{os} des 18-25 août et 1er septembre 1883.

ainsi que nous l'avons vu, influencent la production de la vitesse et
de la force.

De ce mode de superposition, il résulte sur le trajet de ceux-ci des
angles dont le sommet correspond toujours au centre de mouvement

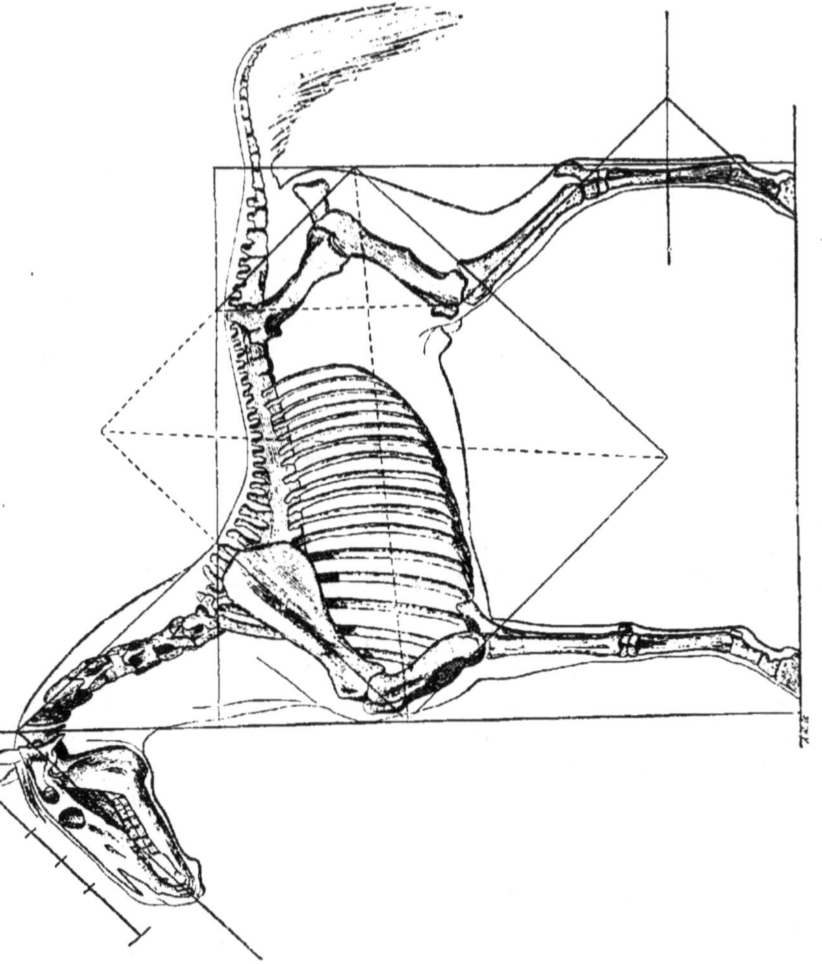

Fig. 131. — Les angles articulaires, d'après Morris.

d'une articulation et dont le sinus regarde soit en avant soit en arrière
de l'animal.

Mais, comme les os du squelette ont une configuration variable et que
leur *axe de figure* ne vient pas toujours aboutir à un centre articulaire,
témoin le fémur dont les surfaces de contact avec le bassin et le tibia

sont situées en dedans et en arrière de la ligne médiane de l'os, il s'ensuit qu'on ne peut raisonner des angles locomoteurs qu'après avoir préalablement déterminé les *axes de mouvement* de chacune de leurs branches. Or, ces derniers s'obtiennent en joignant simplement entre eux les centres articulaires, qui sont en même temps les centres de rotation desdites branches. Toutes recherches non fondées sur ce mode expérimental sont donc d'avance condamnées comme entachées d'arbitraire et d'erreur. L'analyse de la théorie suivante va en donner la preuve.

THÉORIE DE LA SIMILITUDE DES ANGLES ET DU PARALLÉLISME DES RAYONS. — Il y a plus d'un demi-siècle, en 1835, le capitaine Morris[1], plus tard général commandant la garde impériale, faisait paraître un opuscule où se trouvait émise l'opinion que, chez tous les chevaux bien conformés, *les mêmes angles articulaires avaient une ouverture constante et les rayons osseux, inclinés dans le même sens, une direction parallèle.* De plus, *ces rayons devaient être obliques à 45 degrés sur l'horizon.* D'où il suit que la tête, l'épaule, la cuisse et les paturons, d'une part ; l'encolure, l'humérus, la croupe et la jambe, de l'autre, pour réunir les conditions de la beauté, étaient censés avoir même inclinaison, même parallélisme et enfin former deux à deux des angles de 90 degrés.

Telle est, en substance, la théorie de Morris, celle à l'aide de laquelle il a été amené à construire le cheval dont il donne le type en tête de son ouvrage et que nous nous faisons un devoir de reproduire avec la plus scrupuleuse exactitude (fig. 131).

Il suffit de regarder ce dessin pour voir que l'auteur n'y a pas méconnu tout le premier la maxime de Descartes qu'il recommande à l'attention de ses lecteurs : « Celui qui veut connaître la vérité doit, au moins une fois dans sa vie, douter de tout ce qu'on lui a appris. » Le général aurait pu, on l'avouera, se mieux inspirer ; non seulement il s'est contenté de douter, mais il n'a jamais appris ce qu'il a figuré !

Et c'est pourtant sur ce cheval qu'il a tracé ses lignes géométrales. Il est vrai qu'il déclare lui-même que les directions considérées ne sont pas strictement celles des os, mais celles des régions dont ils forment la base. Avec une telle réserve, on conçoit que l'esprit le plus inventif ait le champ libre et puisse s'illusionner au point de croire à la réalité objective de ses conceptions, quelles qu'en soient les extravagances.

Nous n'obligerions pas le lecteur à se formuler une opinion sur la *théorie de la similitude des angles et du parallélisme des rayons,* si les

---

1. Capitaine Morris, *Essai sur l'Extérieur du cheval,* Paris 1835, chez Mᵐᵉ Huzard, rue de l'Éperon, nᵒ 7.

vues du général Morris n'avaient trouvé des partisans, même parmi des hommes d'un grand mérite. Ses arguments en faveur des avantages de sa doctrine sont, le mot n'est pas trop, absolument inintelligibles. Quant à la théorie de la similitude des angles, prise en elle-même, elle n'a aucune valeur scientifique, puisqu'elle a contre elle le bon sens et les faits. Son seul mérite est d'avoir appelé l'attention des hommes de cheval sur une question complètement délaissée auparavant.

La critique la plus judicieuse que nous en connaissions appartient à notre collègue de l'École de Toulouse, M. le professeur Neumann [1]. Nous allons résumer ses principaux arguments qui sont aussi de tous points les nôtres.

Et d'abord, puisque les conditions idéales de la vitesse comportent certains angles et certaines inclinaisons de rayons, comment se fait-il qu'elles soient seulement applicables au cheval et non à d'autres animaux aussi rapides que lui, le lièvre, le chien, la gazelle, le méhari, par exemple? Pourquoi cette exception aux lois naturelles qui nous montrent toujours les organismes adaptés de la même façon aux mêmes besoins? Étant donné que la vitesse nécessite avant tout de longs membres et une taille élevée pour qu'ils puissent se déployer sous le corps; étant donné, d'autre part, et comme déduction de ce principe, que les animaux à longs membres ont tous leurs angles articulaires très ouverts, on ne voit pas pourquoi le cheval, si rapproché d'eux sous le rapport de la locomotion, aurait précisément bénéficié d'une disposition spéciale et contraire résidant dans la fermeture de ses angles et le parallélisme de ses rayons. *A priori*, la théorie de Morris se présente donc à l'examen comme une exception aux lois naturelles de la vitesse, ce qui doit déjà mettre en garde contre ses conséquences.

Mais poursuivons les objections purement théoriques qui découlent de son application à la construction du cheval, ce que M. Neumann a très heureusement tenté; reprenons le raisonnement de notre collègue en le confirmant par nos propres observations.

Chez les sujets bien conformés, la longueur des membres antérieurs et des postérieurs est sensiblement égale; l'excès de la taille au garrot sur la taille à la croupe tient le plus ordinairement à la saillie des apophyses épineuses au-dessus des cartilages scapulaires.

Cela étant admis, représentons (fig. 132) le membre antérieur d'un cheval de taille moyenne, en ayant soin d'incliner ses rayons obliques à 45° sur l'horizon, ainsi que le veut le général Morris. Donnons, de plus, à chaque rayon sa longueur moyenne, telle que l'ont déterminée les observations toutes concordantes de MM. Colin, Neumann, Lemoigne et les nôtres, savoir :

Pour l'épaule....................................	$0^m,41$
Pour le bras....................................	$0^m,31$
Pour l'avant-bras..............................	$0^m,36$
Pour le genou..................................	$0^m,05$
Pour le canon..................................	$0^m,24$
Et pour le rayon phalangien..............	$0^m,17$

1. G. Neumann, *Des aplombs chez le cheval*, in *Journal des vétérinaires militaires*, t. VIII, p. 352.

Puis, projetons chaque région sur la verticale *ox* : qui n'est autre chose que la hauteur du membre au-dessus du sol. Enfin, calculons les côtés

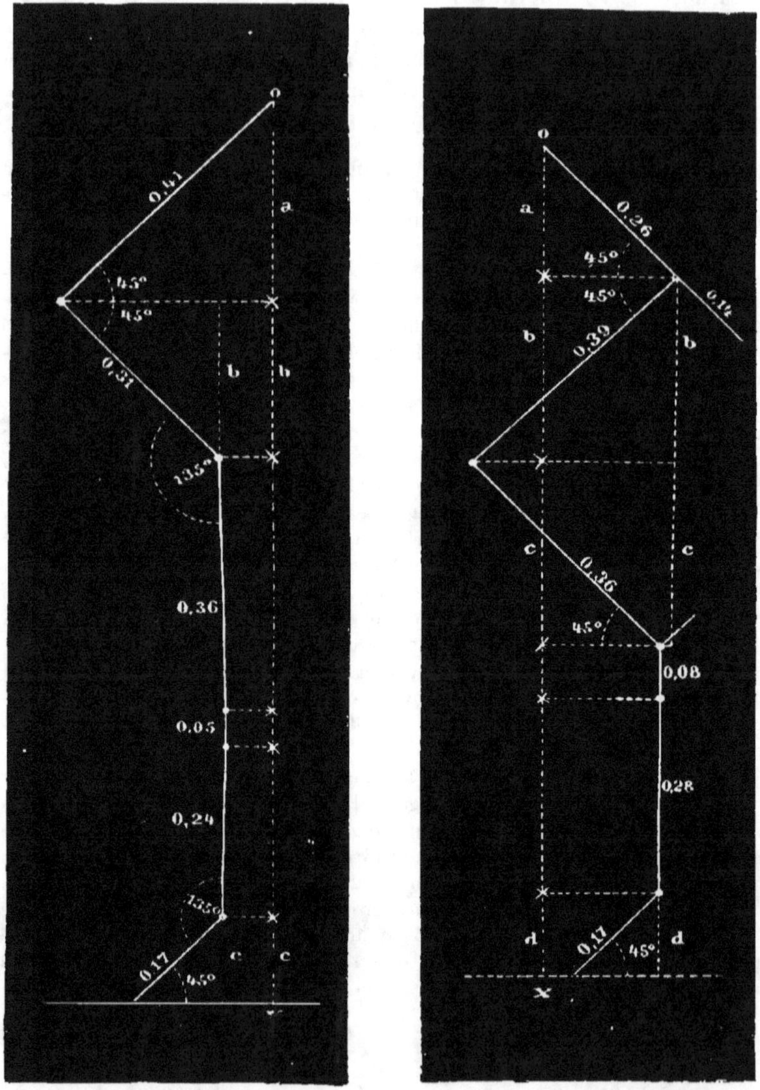

Fig. 132.
Fig. 133.

a, *b* et *c*, qui, on le voit, appartiennent à des triangles rectangles isocèles ayant pour hypoténuses les longueurs connues de l'épaule, du bras et des phalanges.

Nous aurons :

$$a = \sqrt{\frac{(0,41)^2}{2}} = 0^m,28991$$

d'où

$$2a^2 = (0,41)^2.$$

De même, on aura :

$$b = \sqrt{\frac{(0,31)^2}{2}} = 0^m,21920 \quad \text{et} \quad c = \sqrt{\frac{(0,17)^2}{2}} = 0^m,11313.$$

Ajoutons les valeurs de a, de b et de c, ainsi obtenues, à celles des rayons verticaux qui se projettent avec leur longueur réelle ; joignons-y $0^m,12$ pour la saillie du cartilage de prolongement, l'épaisseur du fer, du sabot, des cartilages articulaires, de la peau, etc., nous obtiendrons les résultats suivants :

HAUTEUR VERTICALE, Ox, DU MEMBRE ANTÉRIEUR AU-DESSUS DU SOL.

Épaule (a)	$0^m,28991$
Bras (b)	$0^m,21920$
Avant-bras	$0^m,36000$
Carpe	$0^m,05000$
Métacarpe	$0^m,24000$
Phalanges (c)	$0^m,11313$
Cartilage de prolongement, fer, sabot, etc	$0^m,12000$
TOTALITÉ DU MEMBRE	$1^m,39224$

Les mêmes calculs appliqués au membre postérieur d'après les longueurs moyennes suivantes (fig. 133) :

Ilium	$0^m,26$
Fémur	$0^m,39$
Tibia	$0^m,36$
Tarse	$0^m,08$
Métatarse	$0^m,28$
Phalanges	$0^m,17$

donnent :

HAUTEUR VERTICALE, Ox, DU MEMBRE POSTÉRIEUR AU-DESSUS DU SOL.

Bassin (a)	$0^m,28384$
Cuisse (b)	$0^m,27575$
Jambe (c)	$0^m,25455$
Tarse	$0^m,08000$
Métatarse	$0^m,28000$
Région digitée (d)	$0^m,12020$
Distance verticale entre le sommet de la croupe et celui de la hanche	$0^m,02000$
Épaisseur des ménisques inter-articulaires, des cartilages, de la peau, du fer, du sabot	$0^m,05000$
TOTALITÉ DU MEMBRE	$1^m,36434$

D'où il suit que si les rayons locomoteurs du cheval étaient véritablement inclinés comme l'indique le général Morris, un sujet de *taille moyenne* n'aurait que 1ᵐ,39 au garrot et 1ᵐ,26 seulement à la croupe. De plus, le sommet de son garrot serait de 12 centimètres plus haut que celui de sa croupe ! On ne voit plus de chevaux moyens aussi petits, ni de garrots aussi sortis ! Qu'en conclure ? Évidemment, que les rayons articulaires ne sont pas inclinés à 45° sur l'horizon et que les angles sont moins fermés que ne le veut la théorie.

D'autre part, ajoute M. Neumann, « puisqu'une exactitude en quelque sorte mathématique est le principal mérite de cette conception, n'est-il pas étrange que l'on donne précisément pour base, dans une question pratique, des lignes idéales, abandonnées à l'appréciation de celui qui veut s'en servir? Car, si c'est la direction de la région dans son ensemble que l'on considère, on voit, pour nous en tenir à l'épaule seulement, que cette direction peut varier de cinq à six degrés sur le même sujet selon la ligne que l'on veut bien prendre. Chaque région n'est pas tellement bien délimitée, elle n'offre pas des points de repère tellement précis et tellement invariables que les lignes que l'on prendra pour base soient les mêmes sur tous les individus qui feront l'objet de la comparaison, et, si ces lignes ne sont pas les mêmes, à quoi peuvent-elles servir dans l'examen comparatif des sujets, nécessaire à l'établissement d'une théorie ?

« A une épaule oblique correspondra nécessairement une croupe oblique ; à une épaule droite, une croupe horizontale ; de sorte que des chevaux de trait qui, de l'avis de tous les connaisseurs, seraient bien appropriés à leur service, offriraient au contraire, une structure toute défectueuse, si l'on s'en fiait à la théorie : à une croupe oblique (celle du cheval de course) correspondrait un jarret coudé (celui du cheval de manège ou de gros trait) ; les paturons antérieurs et les paturons postérieurs devraient avoir la même direction, tandis qu'il est bien reconnu que les derniers sont presque toujours plus droits que les premiers ; et tant d'autres détails sur lesquels nous ne voulons pas insister. »

Ainsi, au point de vue purement théorique, la conception de la similitude des angles et du parallélisme des rayons n'est pas soutenable. Elle ne l'est pas davantage, si l'on cherche à la vérifier expérimentalement.

Pour ce faire, il est indispensable, ainsi que nous l'avons dit en commençant, de déterminer avec le plus grand soin les points de repère externes des axes ou des centres de rotation autour desquels tournent les leviers osseux.

DE LA DÉTERMINATION DES ANGLES ARTICULAIRES. — Plusieurs tentatives ont déjà eu pour but d'arriver à la connaissance des angles articulaires du cheval. Vallon[1], Daudet[2], ont indiqué, en effet, dans leurs ouvrages, des ouvertures angulaires allant à l'encontre des idées du général Morris, alors en vogue parmi tous les hippologues. Mais ces observateurs ne

---

1. A. Vallon, *Cours d'hippologie*, Saumur, 1865.
2. Daudet, *Traité de locomotion du cheval relatif à l'équitation*. Saumur, 1864.

disposaient pas, sans doute, d'une instrumentation suffisante, à en juger par les résultats auxquels ils ont été conduits et qui manquent d'ailleurs d'exactitude. Ils ne relatent pas, dans leurs écrits, de quelle façon, ni sur quelles sortes de chevaux ils ont opéré. Certaines de leurs données sont même si éloignées de la vérité, qu'on est tenté de croire qu'ils s'en sont rapportés, dans bien des cas, seulement à la justesse de leur coup d'œil.

Quoi qu'il en soit, et pour si peu qu'on tienne leurs recherches, c'était déjà méritoire à leur époque d'infirmer, comme ils l'ont fait, les opinions classiques du jour. Ils rendaient, par cela, plus facile à leurs continuateurs l'acceptation et le triomphe d'idées auxquelles ils avaient pour ainsi dire préparé le terrain.

Peu à peu, la théorie de Morris est tombée dans l'oubli, s'écroulant d'elle-même devant le plus léger contrôle, et elle y serait restée, si des observateurs de mérite n'avaient tenté, tout récemment encore, de la réhabiliter.

Dès 1865, pourtant, M. le professeur Alexis Lemoigne[1], de Milan, publiait ses recherches sur les angles articulaires en vue de déterminer la direction de la résultante finale des efforts du cheval dans l'action du tirage. Voici en quoi elles ont consisté :

Notre savant collègue s'est servi, pour ses mensurations, du ruban métrique, de l'hippomètre, du fil à plomb et d'un goniomètre pourvu d'un niveau à bulle d'air.

Il a d'abord cherché à établir avec une minutieuse exactitude, sur le squelette, les axes de rotation des os, c'est-à-dire les centres de mouvement formant le sommet mathématique des angles locomoteurs. Nous avons, de notre côté, vérifié les indications de M. Lemoigne ; elles sont absolument précises. En voici le résumé. Le lecteur pourra suivre plus facilement cet exposé, en consultant la figure 134 qui représente le décalque de la photographie de *Fitz-Gladiator*.

a. — **Membre antérieur:**

1° *Axe scapulo-huméral.* — Son point de repère externe, sur l'animal vivant, est situé à peu près au niveau de la convexité du trochiter.

2° *Axe huméro-radial.* — Point de repère externe : à l'insertion humérale du ligament latéral externe de cette jointure.

3° *Axe radio-carpien.* — Point de repère externe : à un centimètre au-dessous de la tubérosité externe et inférieure du radius.

4° *Axe métacarpo-phalangien.* — Point de repère externe : à l'insertion supérieure du ligament latéral correspondant de l'articulation.

---

1. Alexis Lemoigne, in *Giornale delle razze degli animali utili e di medicina veterinaria*, fascic. 11 et 12, Naples, 1865. Id. in *Recueil de médecine vétérinaire*, année 1877, p. 81 et 208.

Nous avons supprimé à dessein, comme peu importants pour notre sujet, les axes intercarpiens et interphalangiens encore fixés par M. Lemoigne.

b. — **Membre postérieur** :

1° *Axe coxo-fémoral.* — Point de repère externe : un peu au-dessous et en arrière de la convexité du trochanter.

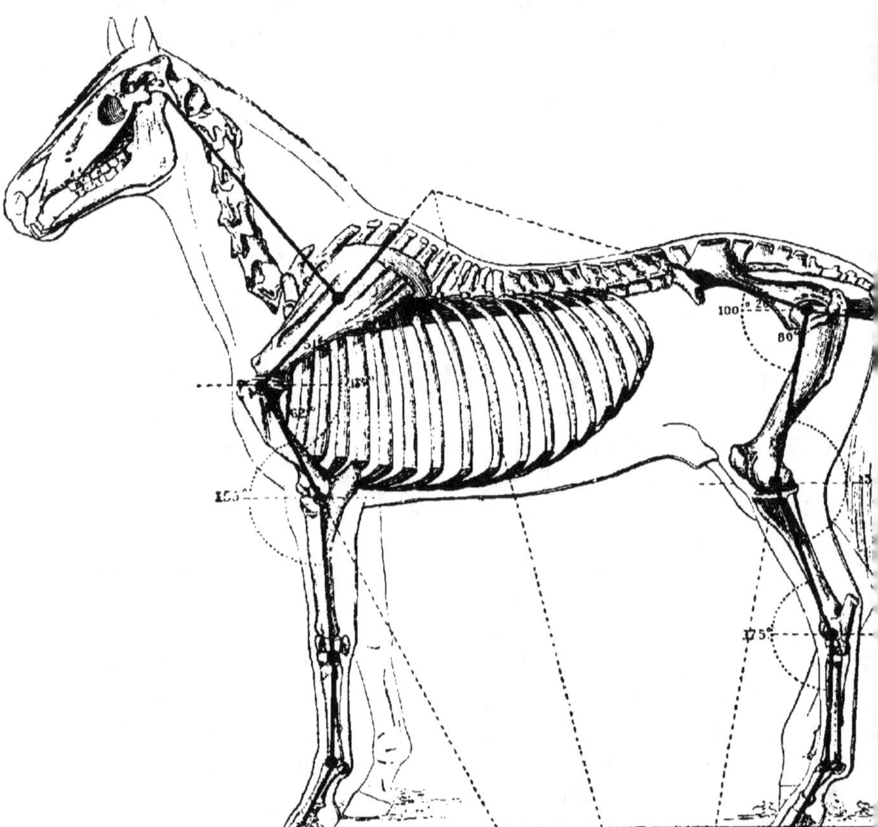

Fig. 134. — Les angles articulaires sur le décalque d'une photographie de *Fitz-Gladiator.*

2° *Axe fémoro-tibial.* — Point de repère externe : un peu au-dessous de l'insertion supérieure du ligament latéral correspondant de cette jointure.

3° *Axe tibio-tarsien ou métatarsien.* — Point de repère externe : au centre de l'astragale.

4° *Axe métatarso-phalangien.* — Point de repère externe : à l'insertion supérieure du ligament latéral correspondant de l'articulation.

Tous ces points de repère sont faciles à reconnaître sur l'animal vivant avec un peu d'habitude. Mais cette habitude, il est indispensable de l'acquérir par des essais nombreux; autrement, les erreurs sont pour ainsi dire inévitables de la part de celui qui explore et qui mesure. Tous les sujets ne conviennent pas non plus pour ces sortes de recherches ; il en est qu'il faut absolument repousser ; ce sont ceux dont l'état d'embonpoint dissimule, non seulement aux yeux, mais encore à la main, les points dont il vient d'être question.

Ces restrictions établies, nous supposons que l'on ait marqué au crayon de couleur, sur un cheval donné, tous les centres articulaires des membres. Il suffira alors de joindre ces points par des lignes droites pour obtenir la direction des *axes fictifs de mouvement* des rayons osseux.

Or, cette direction mérite d'être précisée d'une manière spéciale pour l'épaule, le coxal et les phalanges, qui ne sont en connexion qu'avec un seul centre articulaire. Toutes les autres régions, en effet, sont interposées entre deux de ces centres et ont, par conséquent, leur trajet indiqué dès que ceux-ci sont trouvés.

Pour M. Lemoigne, comme pour nous, la *ligne directrice de l'épaule* part du centre scapulo-huméral et vient couper supérieurement le bord dorsal de l'omoplate à deux centimètres environ en arrière de la ligne de l'épine ;

Celle de l'*ilium* va du centre coxo-fémoral à l'angle de la hanche qu'elle partage dans son milieu ;

Celle des *phalanges*, enfin, part du centre métacarpo ou métatarso-phalangien, pour gagner le sol, en demeurant à peu près parallèle au profil antérieur de la région digitée.

L'animal étant placé et maintenu dans ses aplombs normaux, le sommet du goniomètre, dit M. Lemoigne, est mis en regard « du point de repère externe d'un des axes de rotation; on dirige un bras de l'instrument en haut, de manière que sa ligne

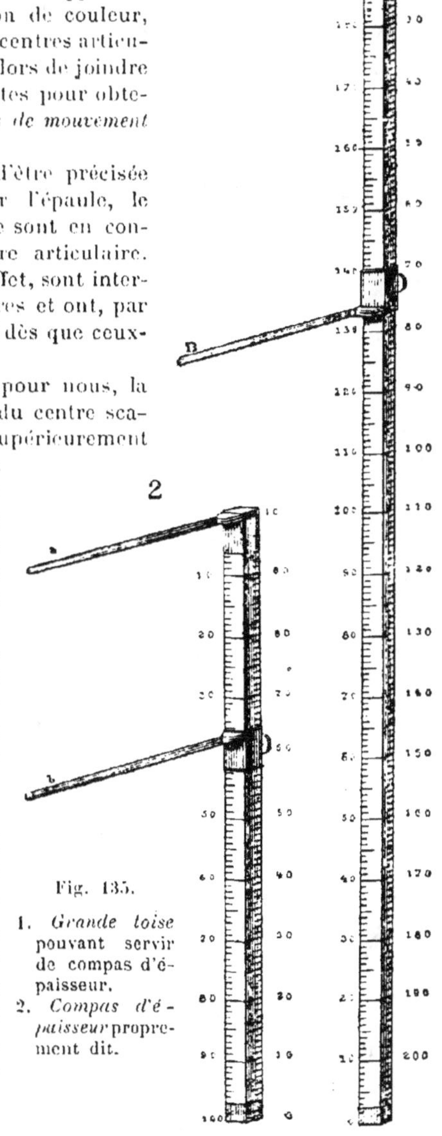

Fig. 135.

1. *Grande toise* pouvant servir de compas d'épaisseur.
2. *Compas d'épaisseur* proprement dit.

directrice vienne à passer sur le point de repère externe de l'axe de rotation immédiatement supérieur ; on met l'autre bras en direction parfaitement horizontale, ce que l'on reconnaît au moyen du niveau à bulle d'air, et l'on compte les degrés de l'angle ainsi formé entre l'horizontale et le rayon osseux dont on cherche l'inclinaison... »

En prenant ces précautions, M. Lemoigne a pu déterminer, en y mettant le plus grand soin, les chiffres suivants qui représentent la moyenne, sur 14 sujets, des inclinaisons des rayons osseux et des angles qu'ils forment.

TABLEAU A.

Inclinaison des rayons osseux sur l'horizon.			
RAYONS	MÉDIUM	MAXIMUM	MINIMUM	MOYENNE adoptée
Scapulaire	65°	70°	59°	65°
Huméral	57	65	53	55
Iliaque	35	43	28	35
Fémoral	78	85	70	78
Tibial	65	72	55	65

Ouverture des angles articulaires dans la station.			
RAYONS	MÉDIUM	MAXIMUM	MINIMUM	MOYENNE adoptée
Scapulo-huméral	121°	130°	116°	121°
Huméro-radial	148	157	137	148
Métacarpo-phalangien	158	170	152	158
Ilio-fémoral	117	130	100	117
Fémoro-tibial	144	151	138	144
Tibio-métatarsien	152	158	148	150
Métatarso-phalangien	158	165	150	158

Nous avons tenté, nous aussi, de déterminer les belles inclinaisons des rayons articulaires du cheval, et cela sur près de cent sujets de différentes conformations.

A cet effet, nous avons fait construire (fig. 135) une *toise* (1) et un *compas d'épaisseur* (2). Chacun de ces instruments se compose d'une forte règle carrée portant deux graduations disposées en sens inverse l'une de l'autre, sur lesquelles glisse à frottement doux un curseur, B et *b*, qu'on peut fixer au moyen d'une vis de pression. En enlevant la tige A, la grande règle forme potence et sert à évaluer la taille ; en retournant le curseur B, après l'avoir complètement retiré, elle devient compas d'épaisseur pour mesurer les grandes longueurs. Quant au compas d'épaisseur proprement dit, il suffit de le retourner pour le transformer en petite toise.

D'autre part, avec M. Vignardou, chef des travaux de physique et de chimie à l'école d'Alfort, nous avons imaginé un goniomètre à l'aide duquel on peut se passer du niveau à bulle d'air, instrument d'un emploi très difficile avec un cheval irritable.

Supposons, par exemple, qu'il s'agisse de mesurer (fig. 136) l'inclinaison du rayon AB sur l'horizon XY. Il suffit, pour cela, d'évaluer l'angle BAP, formé par ce rayon avec la verticale, et de retrancher 90° de l'angle obtenu. Or, il est assez facile d'arriver à ce résultat en se servant de l'instrument suivant, que nous proposons de désigner sous le nom d'*arthrogoniomètre* à raison de ses usages.

Il se compose (fig. 138) d'un compas de précision, en bois, dont les branches ont 0ᵐ,65 de long, et qui sert en même temps de compas d'épaisseur. Sur l'une de ces branches, se fixe, à l'aide de vis mobiles, un demi-cercle en cuivre, très exactement gradué et bien centré, de 0ᵐ,20 de rayon. Le centre de ce cercle

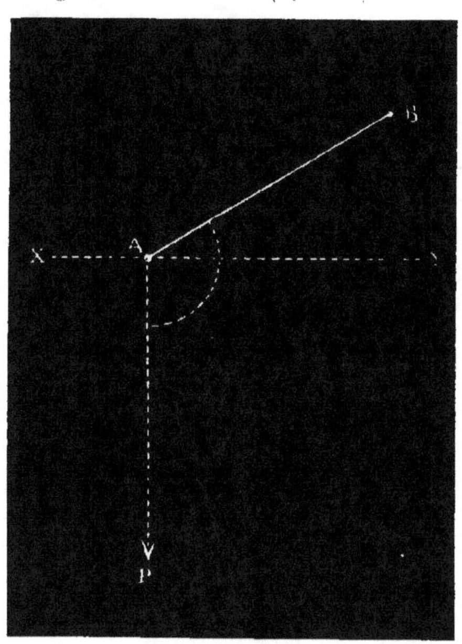

Fig. 136.

correspond à l'axe de rotation des branches, axe sur lequel on visse perpendiculairement une petite tige métallique de 0ᵐ,10 sur laquelle glisse très librement un curseur supportant un fil à plomb.

Pour faire usage de l'arthrogoniomètre, on met le cheval dans ses aplombs normaux et l'on place ensuite l'articulation de l'instrument en regard d'un axe articulaire, le scapulo-huméral, par exemple (fig. 137). L'observateur se tient à cinquante centimètres environ de l'animal; il prend la précaution de ne pas le toucher et recommande à l'aide de lui cacher l'œil du côté correspondant pour qu'il ne soit pas effrayé de l'examen auquel on va le soumettre. Cela fait, il s'arrange de façon que la branche du compas sur laquelle est fixé le demi-cercle soit parfaitement tangente à la ligne du fil à plomb. Puis, il meut doucement l'autre jusqu'à ce qu'elle soit à son tour dans la direction du rayon osseux dont il recherche l'inclinaison. Après avoir vérifié

à nouveau la bonne situation de l'appareil, il lit sur le demi-cercle la valeur
de l'angle compris entre les deux branches, et retranche de cet angle 90°
pour avoir l'inclinaison cherchée.

S'il s'agit, au contraire, de mesurer simplement un angle articulaire, le
fil à plomb est inutile. On le décroche de son curseur et on place les deux

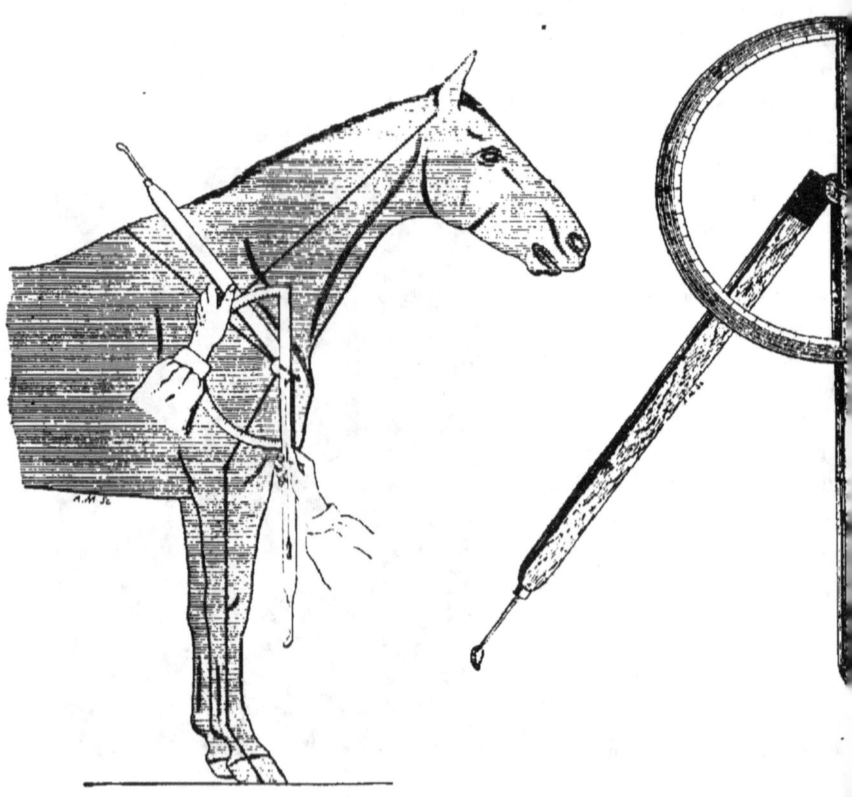

Fig. 137. — Emploi de l'arthrogoniomètre pour la mensuration des angles articulaires.

Fig. 138. — Arthrogoniomètre pour
la mensuration des angles articulaires.

bras de l'arthrogoniomètre dans le prolongement des deux axes de mouvement dont on veut connaître l'écartement.

Pour les angles métacarpo et métatarso-phalangiens, on se sert d'un
compas ordinaire qu'on applique ensuite sur un rapporteur approprié afin
d'y lire l'angle compris. Bien que, en réalité, le métacarpe et le métatarse
ne soient pas absolument verticaux, on arrive néanmoins à une approximation suffisante en les considérant comme tels pour la détermination de
l'inclinaison des phalanges antérieures et postérieures.

C'est en opérant de cette manière et avec beaucoup de soin, sur un grand nombre de sujets, de services divers, mais de conformation irréprochable dans leur genre, que nous sommes arrivés à obtenir les angles et les inclinaisons consignés dans le tableau suivant :

TABLEAU B.

Inclinaison des rayons locomoteurs sur l'horizon et valeur des angles articulaires chez les chevaux de vitesse.

DÉSIGNATION DES ANGLES.	INCLINAISON		VALEUR
	du RAYON SUPÉRIEUR	du RAYON INFÉRIEUR	DE L'ANGLE COMPRIS
MEMBRE ANTÉRIEUR.			
Scapulo-huméral.........	55°	60°	115°
Huméro-radial...........	50° à 55°	90°	140° à 145°
Métacarpo-phalangien.....	90°	60°	150°
MEMBRE POSTÉRIEUR.			
Coxo-fémoral	30° à 35°	80°	110° à 115°
Fémoro-tibial............	80°	65° à 70°	145° à 150°
Tibio-tarsien	65° à 70°	90°	155° à 160°
Métatarso-phalangien.....	90°	65°	155°

Malgré le perfectionnement dû à l'emploi de l'arthrogoniomètre, la mensuration de tous les angles locomoteurs d'un même cheval n'en constituait pas moins une opération longue, délicate, souvent dangereuse. Il était nécessaire de placer l'animal dans ses aplombs et de l'y maintenir pendant toute la durée de l'expérience, c'est-à-dire pendant près d'une heure.

Pour gagner du temps et opérer avec plus d'exactitude, nous avons eu récemment l'idée d'appliquer la *photographie* à la mensuration des angles articulaires. Ce procédé, plus précis, plus commode, donne aussi plus de sécurité à l'observateur [1].

Voici en quoi il consiste :

Des pains à cacheter (noirs ou blancs, selon la robe du cheval) sont collés en regard de chaque centre articulaire. On en place également au garrot, à la hanche, aux sabots, qui servent de repères pour indiquer la direction des rayons extrêmes des membres (épaule, croupe, phalanges). On recueille ensuite diverses mesures : taille au garrot et à la croupe, longueur du corps, longueur de tête, etc.

Cela fait, le cheval est placé suivant un axe tracé sur le sol. D'autre

1. G. Barrier, *Sur un nouveau procédé de mensuration des angles articulaires*, in *Bulletin de la Soc. cent. de médec. vétér.* (*Recueil de médecine vétérinaire*, année 1885, p. 224).

part, on dispose un appareil photographique sur un autre axe perpendiculaire au premier. Dès que l'animal est en bonne position et que ses membres se trouvent dans leurs aplombs normaux, on en prend la photographie *instantanée*.

L'épreuve photographique ainsi obtenue est une réduction en quelque sorte mathématique de la silhouette ou du profil du sujet, et les mesures prises auparavant sur celui-ci, puis comparées aux dimensions correspondantes de l'image, font connaître exactement la valeur de la réduction opérée. Pour éviter les causes d'erreur inhérentes à la légère déformation due aux lentilles, on éloigne l'appareil photographique, de façon à réaliser une image aussi petite que possible.

Sur cette image, les pains à cacheter tranchent comme autant de points de repère qu'il suffit alors de joindre par des lignes droites pour avoir la direction réelle des rayons osseux. Il ne reste plus qu'à évaluer, avec un rapporteur, l'inclinaison de chaque ligne, tout aussi bien que la valeur des angles qu'elles forment entre elles.

Avec ce nouveau procédé, on peut mesurer tranquillement, tout à son aise, sans fatigue, sans danger, à son heure. Et les mensurations sont toutes comparables, puisque tous les angles du même sujet ont été photographiés en même temps, et que, pour des chevaux différents, on opère constamment dans les mêmes conditions.

Les résultats qu'il fournit sont très analogues à ceux déjà indiqués.

Ce que nous avons dit à propos de chaque région, concernant les inclinaisons osseuses et les rapports angulaires, nous dispensera d'entrer ici dans de plus longs détails relativement aux variations nombreuses qui se font observer sur les sujets suivant leurs aptitudes.

Nous ne parlons pas des chevaux de gros trait lent pour lesquels le service du pas n'exige que de la masse et du muscle ; leurs angles scapulo-huméral et coxo-fémoral sont toujours plus ouverts ; les autres, au contraire, sont plus fermés.

Lorsque les recherches de M. Lemoigne ont paru, M. le professeur Neumann est le seul qui les ait soumises à une analyse judicieuse ; et, comme les critiques qu'il leur a opposées ont une valeur importante et pourraient naître également dans l'esprit du lecteur, ce nous est un devoir d'en rendre compte, d'autant qu'elles s'adressent aussi à nous-mêmes, qui avons, dès le début, pris fait et cause pour notre collègue de Milan.

M. Neumann a raisonné de toutes ces choses en mathématicien pur et, à ce titre, il n'y a rien à objecter à ses déductions. Mais il en est tout autrement, si l'on considère les déterminations de M. Lemoigne et les nôtres comme un moyen *très approché* de se renseigner sur les diverses inclinaisons osseuses des chevaux de vitesse. Le problème ne devient plus, en effet, de savoir si ces inclinaisons sont calculables avec une précision rigoureuse, précision presque impossible à réaliser dans les recherches qui ont pour objet la mécanique animale ; il se pose pratiquement ainsi : *Étant donné que les rapports angulaires des leviers osseux ont une influence immédiate sur le déploiement de la vitesse (ce que nous croyons avoir démontré à propos des régions), est-il possible d'évaluer ces rapports avec plus d'exactitude que n'en donnerait le simple coup d'œil, et, cela étant, les centres de rotation obtenus par les procédés indiqués plus haut sont-ils suffisamment précis pour permettre de faire des observations comparatives entre les divers sujets, et de raisonner ensuite d'une manière générale sur les résultats acquis?*

Eh bien ! ainsi restreinte, il n'est pas douteux que la question ne soit capable d'une solution positive, qui, quelle qu'en puisse être l'approximation, prévaudra toujours sur l'état d'ignorance dans lequel on se trouvait ou sur les évaluations si erronées des sens. Voyons, d'ailleurs, les critiques de M. Neumann que, sans contredit, nous eussions nous-mêmes présentées, si notre collègue ne les avait préalablement formulées[1].

Et d'abord, il n'est certainement pas démontré que les courbes articulaires sont toujours, pour le même os, de même espèce géométrique ; qu'elles possèdent un centre et n'en ont qu'un seul ; que la position de ce centre soit constamment la même par rapport à la surface extérieure de l'os ; enfin que l'axe de rotation supposé soit perpendiculaire à la coupe de celui-ci. Il n'est pas non plus établi que les axes passant par les centres de rotation, perpendiculairement au plan du mouvement, aillent invariablement rencontrer les mêmes points anatomiques de la surface extérieure des os.

Tout cela est vrai, mais les variations, d'un individu à l'autre, sont bien moins marquées que M. Neumann ne semble le croire. Nous dirons plus, car nous avons cherché à le déterminer, ces variations, déjà si minutieuses sur les hybrides (mulet, bardot) ou sur les sujets du même genre (âne), sont extrêmement difficiles à reconnaitre et même inappréciables, tant elles sont faibles, entre représentants de la même espèce. Par conséquent, ces objections, bien que s'adressant à des erreurs possibles, même probables, sont d'assez mince valeur quant à ce qui touche aux résultats définitifs et peuvent être négligées sans grand inconvénient.

Il n'en est pas ainsi, en ce qui concerne la recherche des points de repère externes des axes de rotation sur l'animal vivant. Des écarts de un, deux ou trois centimètres, soit en haut, soit en bas du point indiqué, sont faciles à commettre, ce qui conduit, sans aucun doute, à

---

1. G. Neumann, *Quelques observations sur la mécanique animale, à propos des recherches de M. Alexis Lemoigne*, in *Recueil de médecine vétérinaire*, année 1877, p. 489.

des solutions tout à fait erronées. Toutefois, ce n'est pas là un argument sérieux. A chaque instant, l'expérimentation physiologique se trouve en face de pareilles difficultés, et cependant, malgré les insuccès, malgré les écoles, tous les jours on la renouvelle, constamment la science en recueille les bienfaits. Est-ce à dire qu'il faille y renoncer? Faut-il repousser à l'avance et de parti pris les faits acquis, par cette seule raison qu'ils ont pu être mal recueillis, mal étudiés, mal déduits, ou qu'ils sont simplement approximatifs? Non certes, ce serait faire preuve d'un déplorable esprit scientifique.

Aussi, loin de nous la pensée de tirer cette conclusion des critiques de M. Neumann. Notre distingué collègue, et c'est là son mérite, a signalé le danger; il a fait appel à des observations corroborantes ; il a montré et démontré jusqu'à l'évidence les erreurs inévitables dans lesquelles tomberaient les chercheurs incomplètement préparés et nous ne saurions trop renchérir sur ses tendances. Tous les yeux ne sont pas aptes à bien voir, toutes les mains ne sont pas habiles à explorer, tous les chevaux ne sont pas propres à ce genre d'étude. Mais, qu'on le remarque bien, si les résultats obtenus par deux observateurs ne concordent pas d'une façon absolue, si même leurs divergences paraissent exagérées, il n'en est pas moins certain que ces résultats, pour chacun d'eux, sont encore comparables, car grandes sont les chances que l'erreur commise se répète partout la même. Entre M. Lemoigne et nous, en somme, les écarts sont insignifiants; tous ses angles, nous les avons enregistrés. Nous n'avons voulu donner, dans le tableau B (p. 387), que les rapports angulaires des os chez les chevaux de vitesse, c'est-à-dire chez des animaux à épaule oblique et à bras droit, à croupe horizontale et à jambe droite, ce qui explique nos angles scapulo-huméral et huméro-radial un peu plus fermés, notre angle tibio-tarsien un peu plus ouvert. Et encore l'ouverture de ce dernier tient-elle peut-être à ce que nous avons considéré les canons comme verticaux dans toutes nos déterminations.

Essayons, maintenant, d'évaluer avec nos angles, ainsi que M. Neumann l'a fait plus haut pour réfuter la théorie du général Morris, la hauteur verticale des membres d'un cheval de taille moyenne.

Soit le membre antérieur représenté schématiquement par ses axes de mouvement (fig. 139). Les hauteurs, a, b, c, des rayons qui ne se projettent pas en longueur réelle sur la verticale, sont les côtés d'autant de triangles rectangles dont les hypoténuses et l'un des angles adjacents sont connus. Il est donc facile de les calculer par les formules trigonométriques vulgaires, ce qui nous donne :

$$a = 0^{m},41 \sin . 60° = 0^{m},35507$$
$$b = 0^{m},31 \sin . 55° = 0^{m},25394$$
$$c = 0^{m},17 \sin . 60° = 0^{m},14722$$

Ajoutons les valeurs de a, b, c, ainsi obtenues, à celles des rayons verticaux qui se projettent avec leur longueur réelle ; joignons-y 0^m,12 pour la

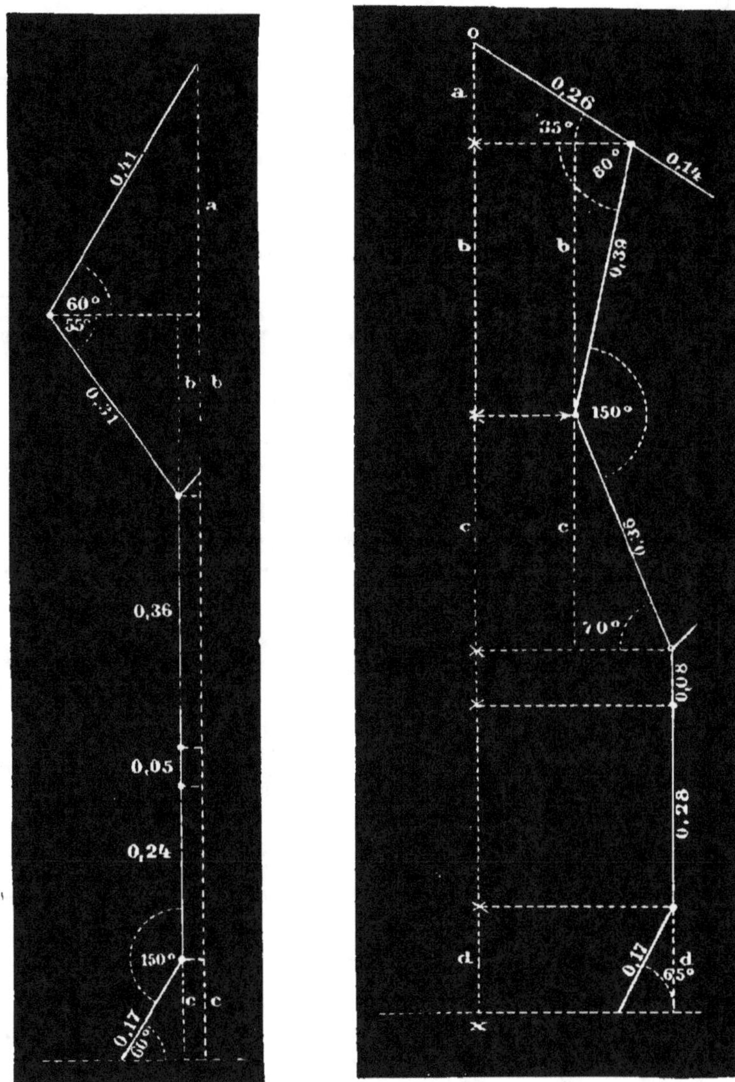

Fig. 139.   Fig. 140.

saillie du cartilage de prolongement, l'épaisseur du fer, du sabot, des cartilages articulaires, de la peau, etc., nous obtiendrons les résultats suivants :

HAUTEUR VERTICALE DU MEMBRE ANTÉRIEUR CALCULÉE D'APRÈS LA LONGUEUR NORMALE
DES RAYONS ET LES ANGLES ARTICULAIRES VÉRITABLES QU'ILS FORMENT ENTRE EUX.

Épaule (*a*)..	0^m,35507
Bras (*b*)...	0^m,25394
Avant-bras...	0^m,36000
Carpe..	0^m,05000
Métacarpe..	0^m,24000
Phalanges (*c*)..	0^m,14722
Cartilage de prolongement, fer, sabot, etc........	0^m,12000
TOTAL DU MEMBRE...............	1^m,52623
Même hauteur calculée d'après les données de M. Lemoigne [1]...	1^m,55316

1. Ici, l'épaule et les phalanges sont un peu moins inclinées que de raison, ce qui fait le membre un peu plus grand.

Les mêmes calculs appliqués au membre postérieur (fig. 140) donnent pour les valeurs de *a*, *b*, *c*, *d* :

$$a = 0^m,26 \sin. 35° = 0^m,14912$$
$$b = 0^m,39 \sin. 80° = 0^m,38407$$
$$c = 0^m,36 \sin. 70° = 0^m,33828$$
$$d = 0^m,17 \sin. 65° = 0^m,15407$$

HAUTEUR VERTICALE DU MEMBRE POSTÉRIEUR CALCULÉE D'APRÈS LA LONGUEUR
ET L'INCLINAISON NORMALES DES RAYONS.

Ilium (*a*)	0^m,14912
Cuisse (*b*)..	0^m,38407
Jambe (*c*)..	0^m,33828
Tarse..	0^m,08000
Métatarse..	0^m,28000
Région digitée (*d*).......................................	0^m,15407
Distance verticale entre le sommet de la croupe et celui de la hanche (c'est avec intention que nous l'avons appréciée très faible)...	0^m,02000
Épaisseur des ménisques interarticulaires, des cartilages, de la peau, du fer, du sabot, etc....................................	0^m,05000
TOTALITÉ DU MEMBRE............	1^m,45554
Même hauteur calculée d'après les données de M. Lemoigne [1]...	1^m,44448

1. Ici, le fémur et le tibia sont un peu plus inclinés que de raison, ce qui fait le membre un peu plus petit.

Ainsi, en s'appuyant sur les mensurations de M. Lemoigne et les nôtres, on arrive à reconstituer les membres avec leur hauteur moyenne normale, ce qui prouve la précision relative de nos observations.

Influence des inclinaisons osseuses sur la vitesse. — Le degré d'ouverture des angles locomoteurs du cheval a une influence marquée sur le déploiement de la vitesse. A propos des régions supérieures des membres nous n'avons pas manqué de le faire ressortir et d'indiquer, pour chaque rayon, la valeur de l'inclinaison qui doit lui être attribuée. Il serait fastidieux, par conséquent, de reproduire ici tous les développements dans lesquels nous sommes entrés ; notre point de vue est beaucoup plus général.

Nous nous bornerons au court *résumé* ci-après :

1° Les angles articulaires se ferment, puis s'ouvrent alternativement pendant la locomotion.

Leur fermeture doit disposer leurs branches de façon à raccourcir le plus possible le membre tout entier pour lui préparer une attitude extensive considérable.

Leur ouverture, allongeant la colonne locomotrice, doit permettre à l'extrémité inférieure de celle-ci d'atteindre une position extrême aussi éloignée que possible de la position initiale, afin que le pas ait une grande amplitude et l'impulsion une grande durée.

2° L'étendue du jeu articulaire est sous la dépendance étroite de la position respective des rayons osseux pendant la station régulière. En principe, l'écartement initial de ceux-ci l'augmente, leur rapprochement le diminue.

3° Pour que le jeu articulaire donne la plus grande somme d'effets utiles, il faut qu'il s'accomplisse de telle sorte que les deux extrémités du membre soient écartées, lors de l'extension, suivant une ligne très oblique, et non selon la verticale ou toute autre direction s'en rapprochant. C'est dans ces conditions que l'amplitude du pas et la détente impulsive peuvent acquérir la plus grande étendue ; c'est aussi dans ce cas que l'impulsion est transmise le plus efficacement, c'est-à-dire suivant une trajectoire voisine de l'horizontale, dans le sens du mouvement en avant et non en hauteur.

4° Le degré d'inclinaison des rayons locomoteurs est donc capable d'influencer le jeu des angles articulaires de deux façons : soit en modifiant son étendue, soit en modifiant son efficacité. Aussi l'obliquité de ces rayons doit-elle satisfaire à cette double exigence : augmenter l'efficacité du jeu articulaire sans diminuer son étendue.

5° Pour ce faire, nous savons que les rayons supérieurs, épaule et croupe, peu mobiles, doivent tendre plutôt vers l'horizontale, pour acquérir plus de longueur sans grandir la taille outre mesure, faciliter le développement en avant ou en arrière du rayon inférieur, et laisser à ceux qui viennent ensuite la liberté de s'étendre utilement pour entamer le terrain ou pour communiquer l'impulsion.

Cette horizontalité de l'épaule et de la croupe implique naturellement chez les chevaux de vitesse une fermeture plus accusée des angles supérieurs. Chez les chevaux de force, ces angles doivent être moins fermés, à raison des conditions statiques qui leur sont imposées.

6° Nous avons vu aussi que les rayons inférieurs, beaucoup plus mobiles, ont avantage à avoir, au repos, une inclinaison peu oblique, les rapprochant de la verticale, passant par leur centre de mouvement, parce qu'ainsi le jeu de leurs angles articulaires développe la plus grande somme d'effets utiles.

7° L'observation et la théorie sont d'accord pour constater que les rayons locomoteurs sont loin d'être inclinés à 45 degrés sur l'horizon, chez les beaux chevaux, et d'être parallèles entre eux dans les membres opposés, comme l'exige la théorie du général Morris.

8° La similitude des angles homologues ne paraît pas établie non plus, ni nécessaire aux conditions dynamiques et statiques les plus favorables.

Toutefois, on doit reconnaître la *tendance à l'égalité* des angles ci-après : le scapulo-huméral et le coxo-fémoral, l'huméro-radial et le fémoro-tibial, le métacarpo-phalangien et le métatarso-phalangien.

9° Toutes choses égales, le cheval rapide a les angles locomoteurs supérieurs et inférieurs moins ouverts que le cheval de force, par suite de l'inclinaison plus grande de son épaule, de sa croupe et de ses paturons.

Par contre, il a les autres angles plus ouverts et des rayons un peu plus longs, les canons surtout.

10° Les rapports angulaires des rayons locomoteurs n'importent à la production de la force qu'autant qu'ils peuvent réaliser de meilleures conditions statiques et favoriser les incidences musculaires.

Maintenant, comment juger de la fermeture des angles articulaires, sans être contraint de recourir à l'emploi des instruments de précision ? C'est là assurément un point des plus délicats, qui exige une grande habitude et une grande justesse de coup d'œil. Il est cependant possible de donner quelques conseils capables de guider à cet égard.

Ainsi, on appréciera la fermeture scapulo-humérale par l'obliquité de l'épaule, l'élévation de sa pointe.

On évaluera approximativement la fermeture coxo-fémorale, à l'horizontalité de la croupe. Beaucoup de chevaux communs, on l'a vu, offrent une longueur de tête entre le sommet de cette région et le pli supérieur du grasset ; il est, au contraire, fort rare de la rencontrer chez les chevaux rapides bien conformés. A notre avis, cette différence ne tient qu'à une fermeture coxo-fémorale plus grande chez les seconds.

On comprend que la bonne ouverture des angles supérieurs une fois déterminée, il n'y ait plus à faire, pour juger des angles inférieurs, que de s'assurer de la régularité parfaite des aplombs. Et, en effet, si l'inclinaison de l'épaule est bonne, il est clair que la jointure huméro-radiale se trouvera dans des conditions avantageuses, pourvu que l'avant-bras soit à peu près vertical et que le boulet, le pied, soient bien placés par rapport aux lignes d'aplomb.

De même, la position de la croupe étant reconnue convenable, il est évident que la direction de la jambe le deviendra également, par ce seul fait que le jarret occupera sa place normale à l'égard de la ligne d'aplomb qui lui est tangentielle.

La bonne ouverture des angles supérieurs des membres commande donc celle des inférieurs, à condition que les colonnes locomotrices soient régulièrement disposées pour l'étayement de la masse, et que les rayons osseux n'aient rien perdu de leur longueur.

C. — Rapports généraux de l'ensemble.

Le mot *ensemble*, quand il n'est pas employé comme synonyme de *régularité, harmonie, belles proportions*, signifie la totalité de la machine animale fonctionnant comme unité génératrice de force ou de vitesse, abstraction faite des parties qui la composent.

C'est par restriction, et bien à tort, qu'on appelle *ensembles* les grandes divisions, lignes ou dimensions du tout dont il s'agit ; aussi nous servirons-nous rarement de cette dernière expression, qui a le défaut de viser les détails, alors que son acception véritable lui reconnaît un sens beaucoup plus général.

Plusieurs hippologues critiquent et tournent volontiers en ridicule la comparaison ingénieuse qu'on a établie entre le cheval et nos machines ; il est regrettable qu'ils n'aient senti ni compris des analogies dans lesquelles ils auraient sans doute trouvé la solution de plus d'un problème difficile.

Oui, au point de vue didactique, il est commode et permis d'assimiler le cheval à un véhicule, par cette raison qu'il est toujours plus simple de discuter sur un schéma que sur la chose elle-même, surtout lorsque celle-ci est complexe. Quelles que soient l'essence, la nature et la position du moteur relativement au véhicule, ce dernier, pour remplir efficacement le but auquel on le destine, doit répondre à certaines conditions de hauteur, de longueur et de largeur, entretenir certaines relations entre ce qu'on nous permettra d'appeler sa partie inerte, la caisse, et sa partie active, les roues. — Ce sont ces rapports qu'il nous reste à déterminer en les appliquant au cheval.

Nous y verrons à la fois les traits les plus généraux et les plus importants de sa conformation.

HAUTEUR. — La *hauteur* d'un animal est l'élévation de son corps au-dessus du sol, les membres étant dans l'attitude habituelle qu'ils prennent pendant la station. On la mesure à partir du garrot ou de la croupe, deux points de repère faciles à retrouver, quand on a le soin de s'entourer des précautions voulues. (Voy. TAILLE.)

L'observation démontre que ces points sont situés sur une même ligne horizontale ou sur des niveaux différents. Dans ce dernier cas, le cheval est dit *haut* ou *bas du devant* selon la hauteur correspondante de la croupe. Il en résulte évidemment une répartition anormale du poids du corps sur les quatre extrémités ; c'est du moins ce qui ressort de nos mensurations et de nos pesées.

Un abaissement de quelques centimètres au garrot amène d'ordinaire une surcharge des membres antérieurs, modifie par conséquent les conditions de l'équilibre, la vélocité des allures. Et ces inconvénients s'accroissent encore en proportion de la charge dorsale que l'on ajoute souvent à la propre masse du sujet. Enfin la région du garrot est plus exposée, à raison de sa déclivité, aux contusions, blessures du harnachement.

Des effets inverses accompagnent la diminution de hauteur de l'arrière-main. Le train de derrière, surchargé à son tour, manque de chasse, est contraint à de plus grands efforts ; les jarrets se ruinent de bonne heure.

Mais ces divers inconvénients ne se manifestent avec leurs conséquences fâcheuses qu'autant que l'inégalité de hauteur des deux bipèdes est très accusée. Quand elle est légère, on s'en aperçoit peu dans la pratique. D'ailleurs, elle n'a pas la même gravité pour tous les services. Le cheval de guerre, celui de bât, le limonnier, toujours pesamment chargés, supportent moins bien que les animaux de course, les trotteurs d'attelage et de trait léger, l'abaissement du devant. Par contre, ces derniers, pour lesquels la vitesse est capitale, se ressentent bien plus du défaut de développement du derrière ; on leur tolère volontiers moins de hauteur au garrot, tandis que l'égalité de taille des deux bipèdes est un minimum exigé des autres.

Beaucoup de chevaux de pur sang, doués d'une grande vitesse, ont la croupe notablement plus élevée que le garrot ; c'est même une conformation très appréciée des entraîneurs, surtout pour les sujets de steeple. Toutefois on n'oubliera pas qu'en pareil cas la surcharge des membres antérieurs est *compensée* par la légèreté relative de l'avant-main, la puissance et la grande longueur de l'arrière-main. C'est qu'ici comme chez le lièvre, suivant la comparaison de M. Richard[1], les membres postérieurs s'engagent fortement sous le tronc, leurs foulées dépassent de beaucoup celles des antérieurs, l'arrière-train est bâti en force, le dessus est vigoureux, bien soutenu, les apophyses épineuses dorsales longues, l'épaule très oblique. Il y a donc véritablement compensation.

Un point sur lequel nous devons insister aussi en passant, c'est qu'on ne voit jamais de sujets ayant *trois têtes de haut*. A cet égard, les plus exceptionnels arrivent seulement à deux têtes trois quarts, tandis que la belle moyenne n'en a que deux et demie, selon la remarque judicieuse de Bourgelat[2]. Il faut même considérer comme disproportionnés, décousus, ceux qui dépassent par trop ce chiffre, tout aussi bien que ceux qui ne l'atteignent pas. Ces derniers se rencontrent plus rarement ; citons pourtant un exemple assez curieux de ce genre, relevé dans nos observations, où la hauteur au garrot n'était que de deux têtes et un tiers.

La hauteur est une somme organique composée de deux éléments, le corps et les membres, entre lesquels l'harmonie n'existe pas toujours. Il en résulte alors un des défauts de construction les plus préjudiciables au bon fonctionnement de la machine vivante. Nous aurons l'occasion d'y revenir bientôt.

LONGUEUR. — La *longueur* du corps se compte de la pointe de l'épaule à celle de la fesse, l'animal étant régulièrement placé. Bourgelat lui assignait avec raison deux têtes et demie sur les chevaux les mieux conformés. C'est encore d'après ces données que sont construits nos meilleurs types actuels.

Peut-être plus que la précédente, cette dimension est sujette à varier ; néanmoins, et nous y insistons, ses écarts restent constamment au-dessous de trois têtes, même sur les individus réputés *longs* par la plupart des hippologues et des artistes, les chevaux anglais, par exemple, d'ordinaire plus courts que les autres.

« Rien de plus facile, dit M. Duhousset[3], que de se tromper dans une appréciation superficielle. Pour en donner la preuve, nous mettons sous les yeux du lecteur le dessin des deux chevaux de la figure 141. Le n° 1 est le calque d'une photographie ayant exactement deux têtes 1 2 dans les deux sens, hauteur et longueur. Le n° 2 est ce type allongé seulement du quart de la longueur de la tête. Il est évident que le premier paraîtra court, mais que le second aura toujours l'aspect d'un

<hr>

1. A. Richard, *Étude du cheval*, etc., p. 149.
2. Cl. Bourgelat, *loc. cit.*, p. 203.
3. E. Duhousset, *Le Cheval*, p. 69.

animal long ; cependant on vérifiera, compas en main, que la minime différence annoncée est exacte. On peut se figurer, d'après cela, l'écart que ce deuxième cheval produirait pour l'œil, si l'on avait mis 3 têtes au lieu de 2 têtes 3/4, pour la longueur comparée à la hauteur. »

A ce propos, un des individus les plus extraordinaires que nous ayons mesurés avait deux têtes et quatre cinquièmes ; inutile d'ajouter qu'il était absolument défectueux par ailleurs. Quant aux chevaux dont la longueur n'atteint pas deux têtes et demie, ils sont loin d'être communs ; nous en avons noté pourtant plusieurs exemples[1].

Quoi qu'il en soit, il importe de se bien persuader que la considération pure et simple de la longueur du corps est insuffisante pour renseigner sur la brièveté de la colonne dorso-lombaire, condition *sine quâ non* de sa force et de son aptitude à utiliser convenablement l'action impulsive du derrière. Cela provient de ce que cette longueur est une somme organique dont les éléments sont : 1° la longueur du rachis ; 2° la longueur, la direction ainsi que la situation relative de l'épaule et de la croupe. Il est clair que la pointe de l'épaule et celle de la fesse seront d'autant plus éloignées l'une de l'autre qu'elles appartiendront respectivement à des régions plus longues, plus inclinées, plus espacées.

Il s'agit donc de rechercher de quelle façon la tige rachidienne est recouverte par lesdites régions. Or, la distance *scapulo-iliale*, comprise entre l'angle dorsal du scapulum et l'angle de la hanche, nous fournit un moyen assez commode d'y arriver. Cette distance, nous l'avons déjà vu à propos de l'épaule (p. 211), est égale à la tête, chez tous les beaux chevaux. Si on la trouve supérieure, il est permis d'en inférer qu'elle tient ou à la longueur excessive des reins, ou à la manière d'être de l'épaule et de la croupe. Comme l'état de celles-ci peut être facilement apprécié, puisqu'elles occupent une position superficielle, il s'ensuit que, toutes choses égales d'ailleurs, le cheval qui aura le plus grand écartement entre l'angle dorsal de son scapulum et sa hanche sera aussi pourvu du rachis le plus long et le plus prédisposé à s'enseller.

Mais l'excès de longueur n'implique pas toujours une pareille conformation de la colonne vertébrale. De Saint-Ange[2] a mis cette

---

1. Citons, à l'appui de ce dire, les mesures d'un cheval tout à fait disproportionné, sacrifié récemment pour les travaux anatomiques. Cet animal avait 1m,59 au garrot ; il ne comptait que 1m,41 de la pointe de l'épaule à la pointe de la fesse, c'est-à-dire 18 centimètres de moins. Comme il avait, d'autre part, 61 centimètres de tête, on voit que ce dernier chiffre était compris deux fois et deux tiers environ (2,6) dans la hauteur, alors qu'il ne l'était que deux fois et un tiers environ (2,3) dans la longueur.

2. De Saint-Ange, *Cours d'hippologie*, t. I, p. 154. Saumur, 1850.

remarque judicieuse en évidence, au moyen d'une démonstration gra-

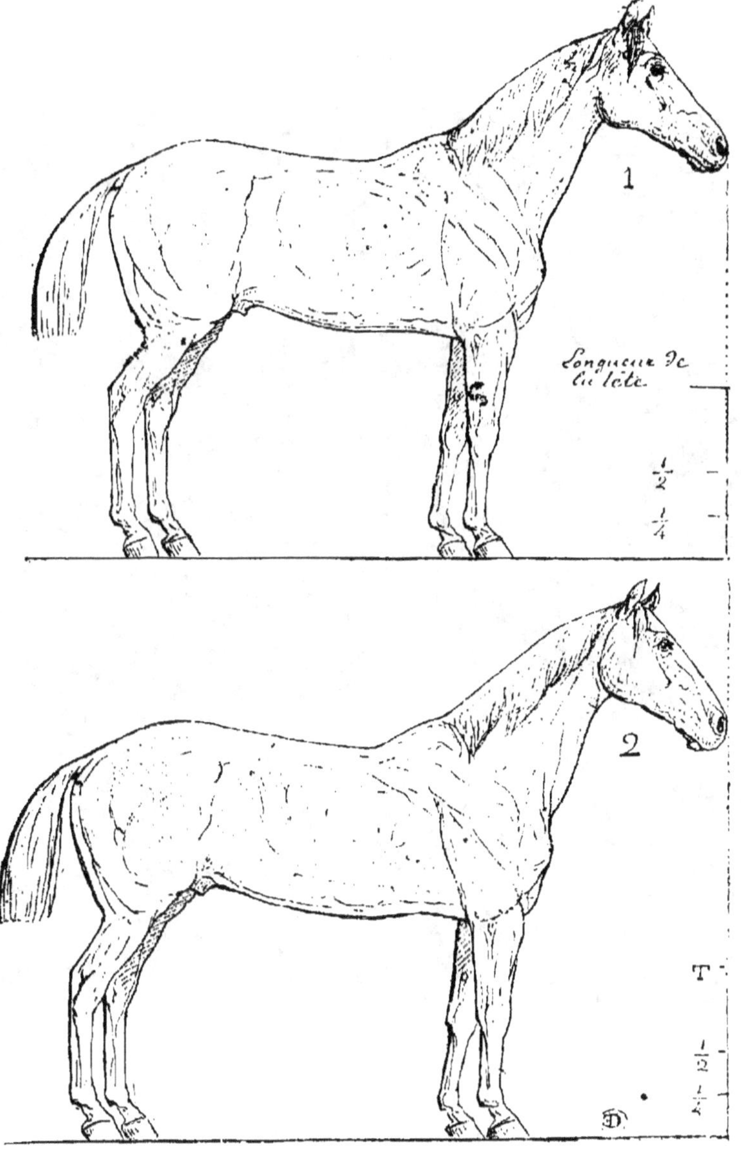

Fig. 141.

phique ingénieuse, dont le schéma de la figure 142 n'est que la reproduction. Les sujets 1 et 2 y ont même longueur totale : ils diffèrent seulement par les dimensions du dos et des reins ; le premier les a longs, *m n* ; le second les a dans de bonnes conditions, *o p*. Chez ce dernier, la longueur totale, AD, dépend, sans contredit, de la manière

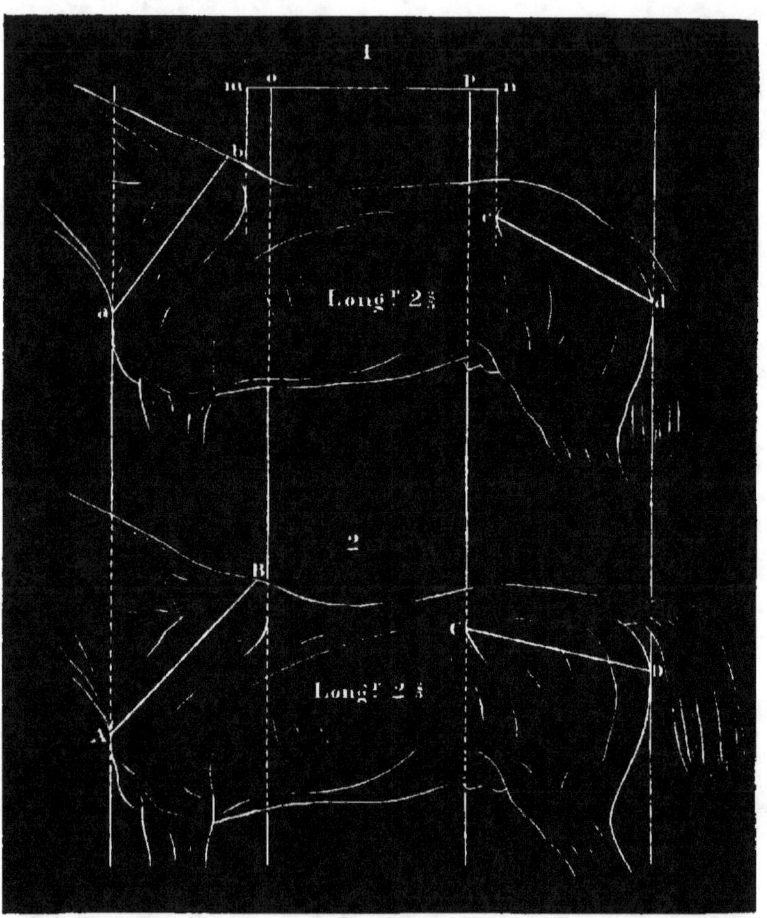

Fig. 142.

d'être de AB et de CD, régions qui, sans s'éloigner, se sont accrues tout en devenant plus horizontales, en recouvrant, par conséquent, une plus grande étendue du corps, et en acquérant des dimensions et des inclinaisons plus favorables. Ici, l'écartement des points A et D n'est donc pas dû, comme sur le sujet n° 1, à l'excès de longueur de la colonne dorso-lombaire, mais plutôt au redressement des pointes de l'épaule et de la fesse, deux beautés qui *compensent* ce que la longueur totale AD semblait avoir de défectueux au premier abord, puisqu'elle mesure deux têtes deux tiers.

Par contre, la longueur normale, deux têtes et demie, ne s'allie pas constamment avec un *dessus* court et solide. Beaucoup de chevaux rentrant dans ces données générales ont le dos et les reins faibles, par le fait d'un défaut de développement de leur croupe et de la verticalité de leur épaule, souvent aussi par suite de la prédominance de leur rachis, mal revêtu par ces régions. On juge encore de cette défectuosité par la valeur de la distance scapulo-iliale dont il a été question plus haut.

Enfin, l'excès de longueur, quand il n'est pas exagéré, peut non seulement être compensé, ainsi qu'on l'a vu sur la figure 142, mais il est à préférer à la longueur classique de deux têtes et demie, — même en supposant l'écartement scapulo-ilial convenable, — s'il est dû à la disposition de l'épaule et de la croupe, et s'il coïncide avec une longue poitrine et un flanc court. Dans ce cas, en effet, la colonne dorso-lombaire se trouve bien proportionnée, vigoureusement soutenue ; elle supporte une cavité thoracique spacieuse ; l'animal a des actions brillantes, étendues, des formes harmonieuses et du fond. C'est ce qu'on voit sur la figure 143, dans laquelle le sujet n° 2 est d'un sixième de tête plus long que le sujet n° 1 qui, lui, se trouve dans les données normales, mais dont l'épaule et la croupe manquent de longueur et d'inclinaison.

De tout ce qui précède, il résulte qu'on ne saurait trop se renseigner sur la valeur des divers éléments qui composent la longueur du corps. L'évaluation *superficielle* de cette dimension est insuffisante, même lorsqu'elle semble dans les conditions indiquées plus haut. Il faut encore apprécier la manière d'être relative du dos et des reins, d'une part, de l'épaule et de la croupe, de l'autre ; — ne pas considérer, *à priori*, l'excès apparent, comme ressortissant au rachis, ni l'envisager non plus comme impliquant toujours la longueur de la poitrine. On risquerait fort de se tromper. En assignant deux têtes et demie à la longueur, nous avons entendu parler en même temps d'une distance scapulo-iliale convenable, d'une épaule et d'une croupe bien faites. Les cas particuliers que nous avons analysés prouvent péremptoirement qu'il est impossible de s'arrêter à des chiffres absolus.

Rapports entre la hauteur et la longueur. — Ce que nous avons dit concernant ces proportions fait pressentir que, d'accord avec Bourgelat, nous donnons la préférence au cheval *carré*, à celui dont la hauteur au garrot est sensiblement égale à la longueur, et qui, par conséquent, est inscriptible dans un carré parfait. Mais, que de préjugés sur ce point particulier! Pour ne pas abuser, nous ne nous y arrêterons pas. Les uns veulent le cheval long, les autres le court : la plupart rejettent le carré, le seul peut-être qui réalise le mieux la belle conformation. Pourquoi

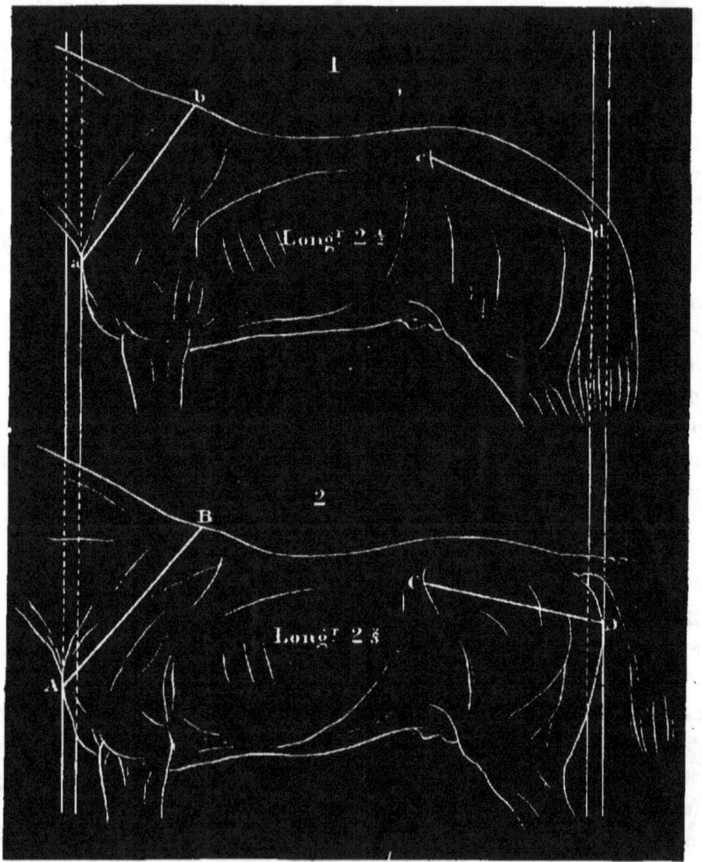

Fig. 143.

ces divergences ? Nous l'ignorons au juste. Il semble, en cela, que les observateurs aient bien plus jugé d'après leurs idées que d'après leurs recherches. On avouera pourtant qu'il était facile d'opérer autrement.

Quoi qu'il en soit, voyons ce qui se produit lorsqu'on fait croître

isolément la hauteur ou la longueur au delà de leurs limites normales.

Supposons, pour un instant, que l'on ait grandi un cheval bien conformé sans rien changer aux rapports qui existaient entre ses diverses
régions ; en d'autres termes, faisons varier seulement sa hauteur, sans
modifier les relations qu'entretenaient auparavant le corps et les membres. Ainsi que l'a exprimé Bourgelat, nous aurons déterminé un défaut de proportion comparable à celui qu'on observe lorsque l'animal
est trop court. Le centre de gravité se sera élevé, sans que la base de
sustentation se soit élargie ; le tronc aura acquis un poids plus considérable, sans que ses colonnes de support aient gagné plus de force :
enfin, les membres seront devenus plus longs, sans avantage pour la
vitesse, puisque les postérieurs ne trouveront pas à se développer sous
le corps sans risquer d'atteindre les antérieurs. Nous serons en présence d'un moteur instable dans son équilibre, faible dans ses moyens,
découplé pour aller vite, mais empêché d'y réussir par le mauvais
agencement de son mécanisme. Notre cheval sera étroit, enlevé, exposé
à tomber, à forger, à s'atteindre, sans puissance ni rapidité, une vraie
ficelle, selon l'expression vulgaire.

Les résultats ne seront pas meilleurs si nous essayons de tenter la
contre-expérience, c'est-à-dire de diminuer la hauteur en laissant les
autres parties dans les conditions préalables où elles se trouvaient. En
pareil cas, le défaut sera le même que si le sujet était trop long. Nous
aurons abaissé le centre de gravité, rendu la base de sustentation relativement plus large, l'équilibre plus stable et les membres plus courts.
Ceux-ci ne seront nullement gênés dans leur jeu, ni jamais portés à se
rencontrer ; mais leurs oscillations manqueront d'étendue et aussi de
puissance. Le moteur paraîtra lourd, massif et lent ; il ne pourra
déployer de la vitesse avec ses rayons raccourcis, qu'autant que ses
extrémités multiplieront leurs mouvements, et cela, bien entendu, au
préjudice de l'appareil musculaire qui les actionne et du système nerveux qui en commande les déplacements.

Nous arriverions à des conclusions identiques, on le comprend, si,
au lieu de faire varier la hauteur, nous changions les rapports normaux
de la longueur vis-à-vis de la première.

L'excès de longueur, par exemple, produirait le même effet que si
le corps était trop près de terre. Toutefois, il s'y joindrait cette complication que la colonne vertébrale, plus étendue, plus mobile, deviendrait
faible, vacillante, prédisposée à s'enseller et plus fatigante à soutenir. Le
sujet serait impropre pour la selle ; ses mouvements perdraient de leur
précision ; il *se traverserait* plutôt que de marcher droit.

Quant au défaut de longueur, n'impliquerait-il pas les mêmes inconvénients que si le cheval était trop haut ? Outre que l'animal acquerrait de la tendance à forger, à s'atteindre, ses allures seraient dures, désagréables, enlevées, car son rachis, quoique plus solide, aurait moins de portée et de souplesse.

Voilà où conduisent les extrêmes ! Cherchons donc le juste milieu en nous inspirant de la belle nature.

Partant de cette idée que la vitesse exige des membres longs, et que ceux-ci, pour se développer convenablement, doivent agir sur un corps étendu, beaucoup s'imaginent que les chevaux rapides, trotteurs ou autres, sont plus longs que hauts et assignent à la longueur un quart de tête ou mêmeun tiers de plus qu'à la hauteur. Qu'auront-ils à répondre quand nous leur dirons qu'ils ont conseillé de rechercher précisément le contraire de la réalité ?

« Sur 50 chevaux d'Afrique, dit M. Duhousset[1], 26 étaient moins longs que hauts, 14 avaient égalité entre leur hauteur et leur longueur, et 10 étaient plus longs. » Plus loin, le même auteur consigne ses observations sur les chevaux de pur sang : Sur 40 coureurs examinés, il en a trouvé 28 chez lesquels la hauteur égalait la longueur, 9 où elle était plus considérable, enfin 3 où elle se montrait plus faible (Dick, Monarque et Ralph).

Il serait fastidieux d'insister davantage. Nos mensurations sur les beaux chevaux de course plate, de steeple, les trotteurs d'Orloff, les anglo-normands et arabes, les barbes, les andalous, quelques hongrois et quelques américains, nous permettent d'affirmer que l'excès de longueur, se chiffrant à peine par 1, 2, 4 ou 5 centimètres, est l'exception, l'*égalité*, ou l'excès de hauteur comportant des écarts de même valeur, étant la *règle*.

Pour les services rapides, Bourgelat avait donc raison de considérer l'égalité entre la hauteur et la longueur comme le juste milieu à atteindre. Là encore, il n'avait pas agi sous l'empire de vues purement théoriques ; il avait cherché et bien vu ce qu'il avait indiqué.

Pour les services lents, ce juste milieu reste, *à fortiori*, le même. Toutefois, hâtons-nous de dire que les chevaux de cette catégorie sont bien souvent plus longs que hauts, très probablement parce que leur production est moins surveillée. Aussi l'ensellement y est-il commun. Mais, qu'on mesure ceux d'entre eux qui remportent les prix dans les expositions, dans les concours, ceux que l'Administration ou les Sociétés hippiques recommandent, par cela même, au choix du public, on

<hr>

1. E. Duhousset, *Le Cheval*, p. 67.

les verra rentrer à peu de chose près dans les données du fondateur des écoles vétérinaires.

AMPLEUR. — Nous désignerons sous ce nom le développement transversal du corps, particulièrement au niveau du poitrail, de la poitrine et de la croupe. Il résulte en grande partie de la musculature de ces régions, et s'apprécie surtout en considérant le cheval de face ou de derrière. On s'en rend compte encore par l'examen de biais, soit en avant, soit en arrière, ou enfin en voyant le sujet de dessus, quand il est attelé ou monté.

Lorsque l'ampleur est considérable, on dit vulgairement que l'animal a *de l'étoffe, du gros,* état qui se dénote par la largeur du poitrail, la saillie des épaules, leur musculature, la rondeur des côtes, la largeur de la croupe et le volume de ses muscles. Cette conformation est le propre du cheval de gros trait, auquel elle communique à la fois de la masse et de la puissance. On la recherche aussi, bien qu'à un moindre degré, pour quelques services de luxe, celui du carrosse notamment.

Pour les services rapides, au contraire, une ampleur trop accusée serait préjudiciable. Elle alourdirait le corps déjà élevé, diminuerait la stabilité de l'équilibre sans aucune espèce d'avantage pour la vitesse, et ruinerait de bonne heure les membres, trop faibles comme colonnes de soutien. On préfère un tronc plus osseux, surtout en arrière, une poitrine plus longue, des muscles plus denses, plus fermes. « D'arrière en avant, dit de Curnieu[1], il faut que le cheval soit fait *en coin,* c'est-à-dire large de croupe et étroit de poitrail ; il percera mieux droit devant lui, et si le devant est un peu trop haut par le garrot, la chasse de l'arrière-main diminuera ce défaut, qui du reste facilite souvent la légèreté et augmente les moyens. »

Le défaut d'ampleur est un vice capital pour toutes les utilisations, car il est la conséquence obligée du peu de largeur du thorax et de l'insuffisance de l'appareil musculaire. On pourrait le caractériser en qualifiant l'animal d'*étriqué.*

CORPS ET MEMBRES. — Le corps et les membres sont les deux éléments qui composent la hauteur. Mais, comme ils n'entrent pas chez tous les sujets dans les mêmes proportions, il importe de savoir dans quelles circonstances ils pécheront par excès ou par défaut, tout en donnant au total une somme en harmonie avec la longueur.

Dans le langage ordinaire, lorsqu'on oppose le *corps* aux *membres,*

---

1. De Curnieu, *Leçons de science hippique générale,* première partie, p. 278. Paris, 1855.

on entend faire allusion, par la première de ces expressions, à la hauteur de la poitrine et du ventre, tandis que l'on n'envisage, par la seconde, que la partie des membres complètement détachée du tronc, c'est-à-dire à compter du coude ou du grasset. A ce point de vue, on conçoit qu'on appelle aussi le corps, le *dessus*, par rapport aux membres, qui prennent alors le nom de *dessous*, bien que ces deux mots soient parfois employés pour désigner les lignes par lesquelles le tronc se profile en haut et en bas.

Les relations entretenues par le corps et les membres varient suivant les types considérés, que, pour simplifier, nous partagerons en deux catégories : les moteurs en mode de vitesse et les moteurs en mode de masse. D'une manière générale, il faut savoir d'abord que chez les premiers le dessous est toujours, à taille égale bien entendu, beaucoup plus long que chez les seconds, ramassés et près de terre. Et à cet égard, les différences sont d'autant plus grandes qu'il s'agit d'individus plus éloignés par l'utilisation.

Le *corps*, contenant les organes les plus essentiels à la vie, tels que le cœur, les poumons, l'appareil digestif, ne saurait pécher par excès de développement, puisque ces organes sont précisément ceux desquels la machine animée tire sa puissance et sa résistance. Si la disproportion semble naître du dessus comparé au dessous, c'est que celui-ci n'est pas convenablement édifié pour supporter le premier. Mais, en l'espèce, quoique l'excès ne soit pas reprochable, il n'en est pas de même du défaut de développement. Avec une poitrine faible, un ventre insuffisant, notre machine sera sans énergie, sans souffle, de petits effets, incapable de se restaurer et de courte durée, imperfections capitales si elle est appelée à fournir un service pénible.

Le moyen alors d'apprécier la beauté du corps? Nous le connaissons déjà. De fait, nous savons que le passage des sangles doit descendre à quelques travers de doigt au-dessous du coude, que les côtes doivent être rondes, la poitrine évasée en arrière, large d'une tête dans sa partie moyenne (ampleur), le ventre plein, bien cylindré et épais aussi d'une tête, de sa ligne inférieure au milieu du dos.

Quant aux *membres*, on ne saurait non plus leur imputer trop de beauté. Dès qu'il paraît en être ainsi, c'est que le dessus n'est pas proportionné. De fortes colonnes sous un édifice trop léger ne sont pas défectueuses, elles sont simplement inutiles. De grandes roues, actionnées par une forte bielle, n'avantagent ni ne gênent beaucoup la locomotive, si sa chaudière et son piston sont impuissants à s'en servir. Mais il en est tout autrement si les supports, les rouages du moteur, sont grêles, faibles, trop longs, mal assemblés, en un mot, disproportionnés par rapport au poids qu'ils ont à déplacer. Dans ce cas, le dessus le plus irréprochable sera neutralisé: la machine sera sans force, sans solidité, sans vitesse, vouée à une ruine précoce. Combien de chevaux sont ainsi construits, qu'on dit *manqués*, *ficelles*, *montés sur des allumettes*, *haut perchés*, qui ont de la finesse, de la vivacité, de l'énergie, du cœur, mais qui, véritables *feux de paille*, ne durent qu'un instant, faute de pouvoir utiliser le mécanisme dont ils disposent!

On les reconnaîtra à la longueur exagérée de leurs membres, à l'étroitesse, à la minceur de leurs avant-bras, de leurs jambes, de leurs genoux, de leurs jarrets, de leurs boulets; à la gracilité de leurs canons, la faiblesse de leurs tendons, au petit volume de leurs muscles. Rappelons qu'un moyen de s'assurer de leur disproportion sera d'apprécier la distance comprise entre le passage des sangles et le boulet. On sait que, dans la belle conformation, cette distance est égale à la tête chez les chevaux de taille ordinaire, un peu plus forte chez les grands, et un peu plus faible chez les petits (voy. *Rapports de dimensions entre les parties*, page 369). Toutefois on n'oubliera pas, à ce propos, de tenir compte de la plus grande longueur qu'affectent les colonnes locomotrices sur les sujets rapides.

D. — Rapports de l'ensemble avec le système nerveux. — Du sang.

OPINION DU VULGAIRE SUR LE SANG. — La plupart des hommes de cheval parlent encore du *sang* comme d'une sorte de *principe immatériel* dotant le sujet qui en est pourvu d'un ensemble de qualités physiques et morales d'ordre supérieur. Ce principe, transmissible par l'hérédité, serait l'apanage des races dites *nobles*, l'anglaise et l'arabe; de plus il aurait été conservé précieusement dans toute sa pureté, sans déchoir, depuis nombre de siècles, grâce aux soins mis par l'homme à préserver ces races de toute mésalliance avec celles dites *communes*, chez lesquelles on ne l'observerait pas.

« Le pur sang, écrit M. Eug. Gayot[1], puissance vive, active et conservatrice, force inhérente à l'espèce, doit être considéré en dehors de la forme qui le contient. Celle-ci peut varier et revêtir des caractères extérieurs très différents sans que le principe qui l'anime cesse d'être parfaitement identique, parce qu'il a pour lui une admirable flexibilité: c'est son propre. En lui sont toutes les perfections; il est la source de toutes les spécialités. C'est en cela qu'il domine l'espèce, c'est à cause de cela qu'il en est le prototype. »

1. L. Moll et Eug. Gayot, *La connaissance générale du cheval*, p. 313. Paris, 188...

Il est difficile d'être plus métaphysique, par conséquent moins scientifique! Les physiologistes exigent davantage aujourd'hui. Cette conception spiritualiste ne mérite une mention qu'à titre de simple curiosité; elle est, en effet, de plus d'un siècle en retard sur les idées modernes; aussi n'y a-t-il pas lieu de s'y arrêter.

D'autres hippologues, Magne[1] notamment, considèrent le *sang* comme un *ensemble de caractères extérieurs* propres aux races nobles, également transmissibles par voie héréditaire.

Mais c'est se méprendre encore sur l'essence même de la question que de croire les reproducteurs anglais ou arabes capables de transmettre leur conformation seulement, à l'exclusion de leurs autres qualités. Le *sang* n'est pas plus la conformation qu'il n'est le *principe immatériel* dont on parlait plus haut.

Une forme extérieure déterminée est incapable par elle-même de le constituer: elle n'en est que le *substratum*, le réceptacle, et, pour cette raison, peut en devenir l'*indice*. Or, comme un cheval ne saurait hériter de la noblesse sans partager en même temps les traits qui la dénoncent, on s'explique pourquoi quelques-uns ont pris, ici, le contenant pour le contenu, et méconnu la véritable nature du *sang*.

ORIGINE DU MOT SANG». — D'où provient une pareille expression?

Très probablement des idées que l'on se faisait autrefois sur la fécondation.

Pour ne remonter qu'à Hippocrate[2], le mâle et la femelle étaient, chacun de son côté, censés extraire de ses propres humeurs, pendant la copulation, des *parties plus fortes*, sortes d'émanations particulières des organes, qui se rencontraient dans les voies génitales femelles et constituaient les semences, dans chacune desquelles se trouvaient des germes masculins et féminins. La sexualité du produit dépendait de la prédominance des uns sur les autres. Et, comme ces parties fortes résultaient de l'agitation des humeurs du corps, que ces fluides étaient doués de la quintessence des facultés, des aptitudes, des procréateurs, il n'a pas fallu beaucoup d'efforts au vulgaire pour en arriver à la croyance invétérée que les enfants étaient bien réellement le *sang* de leurs parents.

Au début, le mot *sang* pouvait donc être considéré comme à peu près synonyme du mot *hérédité*. Aujourd'hui, il n'en est plus qu'une corruption, en ce sens qu'il ne s'applique pas indistinctement à *tous* les caractères héréditaires, mais à quelques-uns d'entre eux seule-

1. J.-H. Magne, *Races chevalines*, 3e édit., p. 351.
2. Hippocrate, *Traité de la génération*.

ment, à ceux qui ont trait surtout aux qualités morales des parents.

Dès lors, on comprend ce dont il s'agit quand on dit d'un cheval qu'il a *du sang*. On veut exprimer que sa famille, sa race, ont plus ou moins subi le métissage de la noblesse à une époque antérieure. On qualifie, par suite, de *pur sang*, l'animal de haute lignée, issu de race noble et absolument pur de toute souillure en ce qui concerne les alliances de ses propres ascendants. Enfin, on appelle *commun* le cheval dépourvu de toutes les qualités inhérentes au sang, et celui qui, *à fortiori*, provient de parents qui n'ont jamais éprouvé le contact du pur sang : c'est la plèbe, la roture de l'espèce.

Mais les aptitudes du sang ne sont pas toujours l'effet de l'hérédité *directe*, c'est-à-dire le résultat immédiat de l'influence du père ou de la mère; on les voit quelquefois sauter sur une ou plusieurs générations pour reparaître plus tard. D'ailleurs, ces aptitudes, avant d'être définitivement fixées chez les races nobles, ont dû se développer lentement sous l'action accumulée et incessante de mille causes différentes : elles ont dû, conséquemment, se traduire à un moment donné chez l'individu avant de devenir transmissibles aux descendants et de constituer alors l'apanage d'une *caste* déterminée.

D'un autre côté, les individus d'une même famille, quelle que soit leur ressemblance, ne sont pas toujours des unités identiques; les attributs si nombreux, si divers de l'espèce ne leur sont pas uniformément répartis; le bagage que chacun d'eux apporte en naissant n'est ni le même quant à sa nature, ni égal quant à sa richesse, ni semblable quant à sa valeur. Dans tous les cas, il est d'abord l'héritage des ancêtres, l'épargne spéciale, inconsciente, émanée du choix de leurs alliances séculaires. Il peut provenir ensuite de l'action plus ou moins intelligente de l'homme, qui a cherché à opérer de la même façon que la nature, et de concert avec elle, en ajoutant ses effets aux siens. C'est là ce qui constitue l'*innéité*, laquelle n'est autre chose, on le voit, qu'une sorte d'hérédité *indirecte*.

L'organisme recueille donc, de l'accumulation sélective et de l'application des méthodes zootechniques par l'homme, certaines qualités qui personnifient pour ainsi dire son *individualité*, et qui, dans l'espèce, concourent aussi à le douer des facultés constitutives du sang.

DÉFINITION ET NATURE DU SANG. — Cela posé, nous sommes en mesure de donner, d'accord sur ce point avec MM. Sanson[1] et Baron[2], la

1. A. Sanson, *Traité de zootechnie*, 2ᵉ édit., t. III, p. 197.
2. R. Baron, *La Dynamométrie biologique*, in *Archives vétérinaires*, année 1877, p. 705.

traduction anatomo-physiologique de la conception métaphysique du mot *sang*, qui jusqu'à présent, on le sait, n'avait guère été entendu que comme l'expression d'une force distincte, d'une essence immatérielle, isolée et indépendante du corps qu'elle gouvernait.

Si l'on a pu dire de l'homme qu'il est une intelligence servie par des organes, à plus forte raison ajoutera-t-on du cheval qu'il est un système nerveux servi aussi par des instruments, générateurs de force et de vitesse. Sans lui, ceux-ci ne sont rien; sans eux, il est réduit à la plus stérile impuissance; avec eux, il est tout. Ces deux parties de l'être sont indispensables l'une à l'autre pour agir : la première ne saurait commander si la seconde ne savait se soumettre et servir. Or, tout commandement, pour être écouté, efficace, suppose l'accord, l'entente préalable de ceux qui sont chargés de l'exercer. Il suppose, en second lieu, une véritable synergie d'action, entre les agents qui le détiennent et ceux qui l'exécutent.

De même, dans l'organisme, s'il y a pondération harmonique entre les diverses parties (moelle et encéphale) du système nerveux central qui préside au fonctionnement des organes (entre les puissances préposées à la bonne direction de la machine), — s'il y a, en outre, pondération entre le système nerveux et l'ensemble organique dont il dépend (entre les puissances directrices de la machine et ses rouages). — il en résultera une sorte d'harmonie enveloppante et régulatrice, un parfait équilibre entre ces pièces de l'économie et les forces qui les mettent en jeu.

C'est à cet équilibre, effet de la perfection du système nerveux au point de vue de son action ou de son intervention dynamique, qu'on donne le nom de *sang*.

Mais en quoi consiste surtout cette perfection? — Dans l'intensité du *pouvoir réflexe*, c'est-à-dire dans la propriété qu'ont ces centres de transformer plus ou moins rapidement les impressions qu'ils reçoivent du monde extérieur, par l'intermédiaire des sens, en réactions motrices.

Il va de soi que ce pouvoir réflexe, pour être utilisé, a besoin d'être servi par des organes non seulement bien conformés, mais encore bien adaptés au mode spécial de ses manifestations. Un orchestre, par exemple, peut disposer de cordes, de bois et de cuivres d'excellente qualité en tant qu'instruments isolés; ses exécutants pourront être des artistes de premier ordre, et cependant le concert de toutes ces activités se traduira par des effets discordants, si celui auquel est dévolu le soin de les employer, de les diriger, ne sait pas s'en servir ou leur parle un langage incompris. Si éloignée du sujet que paraisse cette comparaison, elle ne lui en est pas moins applicable. Le système nerveux, quelle que soit sa valeur comme puissance réflexe ; les organes, quelle que soit leur perfection mécanique comme agents locomoteurs, ne sont rien sans les rapports harmoniques dont nous parlons.

D'OU LE SANG DERIVE-T-IL ? — Le sang est héréditaire, nous l'avons vu plus haut ; il est aussi *inné* chez certains sujets appartenant à des races qui n'en possèdent pas habituellement. Et cette innéité est la conséquence de l'immense probabilité que le patrimoine des espèces est inégalement réparti à leurs représentants. Celui-ci résulte du triomphe lent et chèrement payé des organismes sur le milieu ambiant. Telle la poignée de blé qu'une force aveugle lance sur un sol fertile n'en disperse pas les grains de la même façon et donne, dans le champ futur, des places plus ou moins riches en épis ; tels aussi les descendants de l'espèce sont conduits par le hasard à végéter sous des climats, sur des terrains où ils sauront, où ils pourront conserver leurs qualités, en acquérir de nouvelles et les transmettre à leur famille, alors que d'autres succomberont devant l'inclémence du milieu.

Chaque individu naît donc plus ou moins bien doué, et ses aptitudes varient elles-mêmes en nombre et en développement. Il les doit à ses propres parents, dans le cas d'hérédité immédiate ; à ses ancêtres, dans celui d'hérédité indirecte.

Enfin, il peut les tenir de lui-même, car il est un fait également démontré, c'est que le *sang s'acquiert.* « Produit direct de la nourriture et de l'air, dit Magne[1], il change avec les influences auxquelles les animaux sont exposés. »

On l'accentue par un régime spécial, une éducation particulière, comme les Arabes l'ont fait de toute antiquité, comme les Anglais le font encore aujourd'hui pour leurs coursiers si remarquables. Les pratiques diverses et multiples de l'entraînement du cheval d'hippodrome ; les conditions de nourriture, de logement, de température, auxquelles on le soumet ; les suées, les épreuves de toutes sortes, qu'on lui fait subir ; le pansage, le massage, les frictions sèches sur les membres, qu'on lui prodigue tous les jours ; toute cette préparation si étendue, si soignée, n'est-elle pas propre à lui communiquer au plus haut degré le tempérament impressionnable et les brillantes qualités qui le caractérisent ? Le cheval arabe n'est-il pas, au fond, entraîné de la même façon ? Les circonstances diverses auxquelles il est

____
1. J.-H. Magne, *loc. cit.*, p. 351.

obligé de se plier pour partager la vie aventureuse de son maître ; le milieu si propice au développement de toutes les facultés inhérentes à sa nature, ne sont-ils pas essentiellement favorables à faire naître chez lui et à fixer les aptitudes les plus élevées de l'espèce? Ces aptitudes n'ont-elles pas germé aussi chez plusieurs de nos anciennes races, la navarrine, la limousine, par exemple, sous l'effet des mêmes influences? Et aujourd'hui encore, ne les voyons-nous pas se manifester chez certaines familles, le gros cheval boulonnais du bon pays notamment, qui n'ont jamais subi le métissage des souches dites de pur sang?

DE LA TRANSMISSIBILITÉ ARTIFICIELLE DU SANG. — Que si, maintenant que la production du sang est reconnue comme dérivant du pouvoir d'adaptation de quelques unités spécifiques isolées, nous recueillons leur individualité avec le bagage, si mince qu'il soit, par lequel elle se traduit, nous pourrons arriver, par l'emploi judicieux des méthodes zootechniques, à la condenser et à la fixer dans une famille ou dans une race dont elle deviendra en quelque sorte le *quid proprium*. C'est la pratique suivie par les Arabes et les Anglais avec leurs chevaux. Le soin qu'ils ont pris de les préserver de toute souillure en ont fait des animaux de sang au premier chef; ils sont parvenus si sûrement à se rendre maîtres de ce caractère qu'ils l'infusent et le transmettent avec une rare facilité aux variétés où il faisait défaut auparavant.

Cette expérience démonstrative est d'un grand intérêt au point de vue économique. Il en découle l'indication qu'on pourra se servir de cette individualité condensée qu'on appelle le sang, pour en communiquer la teinte spéciale à d'autres individus ou à d'autres races moins bien doués, à l'égard desquels la sélection agira de la même façon qu'elle l'a fait pour la souche mère. La grande difficulté du problème est de savoir dans quelles circonstances et dans quelle mesure l'opération doit être tentée; mais, si considérable que soit cette difficulté, le principe n'en reste pas moins vrai et intact tel que nous venons de le poser.

DES INDICES DU SANG. — Enfin, une dernière question se présente : comment juger de la dose de sang que possède un cheval donné?

Deux sources d'indications nous permettent d'y arriver : l'une a trait aux caractères tirés de la conformation générale; l'autre aux manifestations extérieures de l'activité des centres nerveux.

La première est fondée sur ce fait que ce sont les races anglaise et arabe qu'on emploie journellement à communiquer de la noblesse à nos races communes. D'où il suit que ces facteurs d'amélioration devront transmettre à leurs produits, en même temps que leur sang, les traits principaux de leur conformation.

La seconde résulte de cette autre considération que le sang, consistant dans l'intensité du pouvoir réflexe, se traduira par les divers états extérieurs des organes des sens : vue, ouïe, odorat, goût et toucher. Cette dernière source de renseignements est quelquefois la seule, par exemple, quand il s'agit de souches communes, pures de tout métissage, où le sang s'est développé de toutes pièces, sous l'influence des seules conditions extérieures. Nos réserves étant faites sur ce point, et comme il ne s'agit là, d'ailleurs, que de cas assez rares, nous dirons que les facultés propres au sang se reconnaîtront :

A un corps svelte de taille généralement élevée, aux formes élancées, aux membres longs, aux muscles fermes, allongés, bien dessinés, aux saillies osseuses accusées ; à une tête sèche, légère, carrée : un front large ; des oreilles et des naseaux mobiles ; des yeux vifs, expressifs ; des lèvres minces ; une encolure longue, droite, pyramidale ; un garrot bien sorti ; un dos et des reins courts ; une croupe longue et horizontale ; une queue bien attachée ; une poitrine haute et longue ; un ventre peu développé ; une épaule longue et oblique ; une cuisse et une fesse bien descendues ; une jambe et un avant-bras longs ; un jarret droit ; des canons courts ; des tendons secs et bien détachés ; des pieds peu développés ; à une grande impressionnabilité nerveuse ; à la finesse et à la sensibilité de la peau ; au peu d'abondance de toutes les productions pileuses ; à l'apparence du système veineux superficiel sous l'influence du moindre exercice ; à la facilité de réagir devant toutes les excitations extérieures, même les plus légères ; enfin à un remarquable développement des facultés intellectuelles.

Ce sont là les attributs des individus issus des races nobles, et la proportion suivant laquelle ils se feront observer chez leurs métis indiquera aussi la part qui revient au sang dans leur production.

On s'explique maintenant sans peine ce dont il s'agit quand on dit d'un cheval qu'il a : de la *race*, de la *noblesse* (élégance, grâce, fierté) : — de la *lame*, de la *figure* (distinction avec de belles lignes) ; — du *bouquet* (élégance, finesse) : — de la *trempe*, du *feu*, du *caractère* (densité et fermeté des muscles ; énergie, vivacité, vigueur) ; — du *cœur* (ardeur et résistance à la fatigue), etc.

Toutes ces expressions servent à caractériser tel ou tel trait de la conformation ou des qualités morales des animaux de sang ; elles sont fréquemment employées, et il importe de les connaître pour s'en servir ou les comprendre avec l'acception que l'usage leur a donnée.

CHAPITRE II

EFFETS ISOLÉS DES BELLES PROPORTIONS SUR LA MACHINE ANIMALE

Dans le chapitre précédent, nous avons passé en revue les quatre côtés principaux sous lesquels il importe d'envisager les proportions. Nous avons analysé, à l'état statique ou de repos, les détails, les rouages locomoteurs, l'ensemble de la machine, ainsi que le principe animateur qui en régularise le fonctionnement. Maintenant, nous devons étudier la même machine sous le rapport des effets isolés qu'elle est susceptible de produire, selon la combinaison particulière des éléments qui entrent dans sa constitution.

A cet égard, dit M. le professeur Sanson[1], « le travail disponible qu'elle fournit est utilisé selon deux modes généraux. Le déplacement de masse qui le dépense est effectué à l'allure lente du pas ou aux allures vives du trot et du galop. Pour abréger, nous nommerons le premier *travail en mode de masse*, et le second *travail en mode de vitesse*. Dans l'un comme dans l'autre de ces deux modes, la charge à transporter peut être une masse déposée indifféremment sur le dos du moteur ou sur un véhicule auquel ce moteur est attelé et dont il opère la traction. »

Nous avons donc à déterminer ici quels traits de la conformation extérieure seront à rechercher pour choisir dans les meilleures conditions le cheval appelé à travailler soit en mode de masse, soit en mode de vitesse, soit dans ces deux modes à la fois. Il nous faudra, de plus, dire quelques mots de la façon suivant laquelle la force nerveuse, l'*excitabilité*, se trouve départie à chacun de ces moteurs, de son influence utile ou nuisible sur le résultat final, selon le degré de sa richesse.

A. — Des conditions du moteur en mode de masse.

Les sujets qu'on se propose d'utiliser pour ce genre de travail sont connus vulgairement sous les noms de *chevaux de gros trait*, *chevaux de force*. Leur valeur est proportionnelle à la charge qu'ils sont capables de déplacer, à l'allure la plus lente, par la contraction

---

1. A. Sanson, *Traité de zootechnie*, 2e édit., tome III, p. 324.

de leurs muscles. Voyons de quoi dépend l'intensité de cette contraction et quels signes extérieurs la dénotent.

Un muscle est un groupement particulier de fibres rouges, assemblées en
faisceaux ordinairement parallèles, décomposables à l'analyse histologique
en fibrilles très ténues, douées d'une irritabilité spéciale, la *contractilité*. A
l'état physiologique, cette propriété entre en jeu sous l'influence d'une
excitation émanée des centres nerveux ; elle se traduit par une diminution
de longueur plus ou moins accusée, énergique et rapide de la fibrille primitive. Du tissu conjonctif isole et réunit en même temps les parties élémentaires du muscle ; des vaisseaux abondants (artères) lui apportent les matériaux de sa nutrition et de son activité ; d'autres (veines et lymphatiques)
emportent les déchets de son usure fonctionnelle ; enfin, des cordons blanchâtres (nerfs) s'épuisent dans sa masse par de nombreux filets, véritables
conducteurs qui la relient aux centres nerveux et lui transmettent les incitations motrices de la volonté. Ces dernières parviennent à l'organe de telle
sorte que tous ses éléments se contractent ensemble, produisant, par cela
même, un raccourcissement total d'étendue variable.

Le poids susceptible de neutraliser le mouvement qui en résulte donne la
mesure de ce qu'on appelle vulgairement la *force* contractile du muscle.
D'où il suivrait que la *force d'un cheval*, par rapport à un effort déterminé,
serait indiquée approximativement aussi par le total ou la somme des
actions séparées des agents qui accomplissent cet effort. En d'autres termes,
ce serait le poids qu'il est apte à mouvoir dans des circonstances telles que
la vitesse paraisse insignifiante, quoique, rationnellement, celle-ci ne le soit
jamais.

Dans ce cas, on le voit, nous concevons la force en faisant abstraction de
la vitesse : nous éliminons, en effet, l'importance de la grandeur de l'espace
parcouru ; il nous suffit que l'animal vainque l'obstacle.

Or, la manifestation de ce phénomène obéit aux deux conditions
suivantes :

1° Le nombre des éléments contractiles et la nature particulière de
leurs incidences sur les leviers locomoteurs ;

2° L'intensité de l'excitation nerveuse.

Toutes choses égales, il est clair que, de deux muscles dont les
fibres ont même *force*, celui qui les aura en nombre double sera
deux fois plus fort que l'autre. Il est non moins évident que si, par
une disposition mécanique quelconque, l'un de ces muscles est mis
en état d'agir suivant une direction plus perpendiculaire, il opérera
son travail plus facilement ou pourra vaincre une résistance plus
grande.

Quant à l'excitation nerveuse, la physiologie enseigne qu'elle arrive
à l'organe contractile par doses fractionnées et à intervalles égaux
très rapprochés. Mais il est certain que la grandeur de ces doses et la
rapidité de leur distribution influent sur la valeur de l'effort à pro-

duire. A cet égard, personne n'ignore l'action prépondérante de la
volonté sur l'énergie d'un exercice physique. Nous verrons plus loin, à
propos du *fond*, que les différences individuelles touchant cette
influence sont extrêmement variées. Pour le moment, bornons-nous à
constater la nécessité d'une excitation nerveuse intense chez ceux de
nos moteurs qui doivent travailler en mode de masse.

Cela dit, comment apprécier les deux données précédentes dans
l'examen de la forme extérieure? — La chose est facile. — Par la
masse des muscles, ou, si l'on préfère, par l'évaluation approximative
du poids vif, généralement proportionnel à la première. Ensuite, par
la quantité de *sang* que possède l'animal envisagé. En disant masse
des muscles, nous entendons parler de la surface de leur section
transversale, laquelle est d'autant plus étendue que le nombre des
fibres élémentaires est lui-même plus considérable.

Voici les deux exigences auxquelles doit répondre tout d'abord le
moteur en mode de masse.

Il en est d'autres encore, mais qui ne sont que la conséquence
obligée de celles-là. Ainsi, on recherchera plus particulièrement un
corps ample, court, cylindrique, près de terre, bien râblé ; des membres
solides, épais et larges ; une base de sustentation un peu large, pour
donner plus de stabilité à l'équilibre ; des extenseurs développés, car
c'est par la détente de ses colonnes locomotrices, vigoureusement
arc-boutées sur le sol, que l'animal meut sa charge ; tels sont : les
muscles cervicaux, dorso-lombaires, scapulaires, pectoraux, olécrâniens, antibrachiaux, croupiens, cruraux et jambiers. On s'assurera de
leur fermeté, de leur densité, de la largeur et de l'épaisseur des articulations ; de la longueur approximative et de la force de toutes les
saillies osseuses : trochiter, olécrâne, trochanter, calcanéum, etc. ; de
la perpendicularité des insertions musculaires, par une inclinaison
convenable des rayons locomoteurs ; de la finesse de la peau ; de
l'expression et de la vivacité de la physionomie ; enfin, de la facilité,
de l'énergie, de la puissance avec lesquelles le sujet accomplira
son travail, *donnera dans le collier*, comme on l'exprime en langage technique.

B. — Des conditions du moteur en mode de vitesse.

Nous comprenons dans la catégorie des moteurs en mode de vitesse
tous les chevaux de selle, d'attelage et de trait léger, dont l'allure
habituelle est le trot ou le galop. Ici, le but à remplir consiste dans
la grandeur du chemin que l'animal, chargé d'un faible poids, est ca-

pable de parcourir pendant l'unité de temps. Quant à la quantité de mouvement, *mr*, elle reste la même que dans le cas de travail en mode de masse, seulement on y réduit le plus possible le facteur *m*, masse, au profit du facteur *r*, vitesse, qu'on veut surtout utiliser.

Or, la translation rapide du centre de gravité à la surface du sol est absolument liée aux deux conditions suivantes :

1° La grandeur des enjambées

2° Le nombre des pas exécutés pendant l'unité de temps.

L'étendue de chaque pas est elle-même la conséquence de plusieurs dispositions mécaniques secondaires déjà connues et sur lesquelles il serait oiseux d'insister. C'est d'abord la longueur absolue des colonnes locomotrices, qui les rend plus aptes à embrasser beaucoup de terrain; c'est ensuite la longueur considérable des muscles qui garnissent les parties supérieures de ces colonnes et en commandent les déplacements ; enfin, c'est l'orientation particulière des angles articulaires, permettant aux rayons osseux d'entamer plus largement l'espace dans le sens du mouvement, sans perte de force à soulever le corps.

Quant au nombre des pas, il dépend exclusivement de la rapidité des contractions musculaires, c'est-à-dire de l'énergie foncière de l'animal, de l'intensité de ses excitations nerveuses et de la durée pendant laquelle il peut les renouveler.

Mais une donnée qu'il importe de prendre en grande considération quand il s'agit de la conformation des moteurs rapides, c'est la légèreté de la masse. « Au delà d'un certain poids, dit M. Sanson [1], ils ne sont plus utilisables, puisque la force dont ils disposent suffit tout juste pour les transporter eux-mêmes... Aussi n'y a-t-il point lieu de s'étonner que jamais la grosse cavalerie française n'ait pu résister aux fatigues d'une campagne tant soit peu prolongée, et que, même en garnison, sa mortalité soit de 50,57 sur 1000 d'effectif, tandis que celle de la cavalerie légère n'est que de 23.33... Plus les chevaux de selle sont petits et légers, plus leur travail disponible est proportionnellement grand. La cavalerie légère d'Afrique nous en donne depuis longtemps la preuve pratique. Les cavaliers, chasseurs ou spahis, ne pèsent pas moins, en moyenne, que les dragons; bon nombre d'entre eux pèsent autant que les cuirassiers. Dans toutes les campagnes auxquelles ils ont pris part avec les dragons et les cuirassiers, en Crimée, en Italie et en France, ces chevaux de chasseurs ont toujours mieux résisté que les autres aux fatigues de la guerre, tout en faisant

____

1. A. Sanson, *Traité de zootechnie*, tome III. p. 330 et suiv.

un service plus long et plus pénible... On a donc bien tort, dans le choix des chevaux de guerre, de ne pas abaisser le minimum de taille exigé maintenant jusqu'à la limite de ce qui est nécessaire pour que le cavalier puisse tenir à cheval, dût-on élever son assiette par un artifice comme celui dont se servent les Arabes, les Cosaques, les Hongrois, etc. La cavalerie de ces peuples a toujours été la plus mobile, la plus résistante, la plus infatigable de toutes, précisément parce qu'elle est composée de très petits chevaux.

« Les grands et lourds chevaux de selle, d'ailleurs si difficiles à produire bons et bien conformés, ne rendent dans la cavalerie militaire que de pitoyables services. Ils doivent être réservés pour les attelages de luxe, où ils n'ont à fournir qu'un très faible travail. Là ils sont bien nourris et entourés de soins, et leur principale fonction est de flatter l'amour-propre des riches qui s'en servent. »

Le cheval de course est jusqu'à présent le type le mieux réussi qu'ait engendré l'industrie humaine sous le rapport de la vitesse à déployer. Aussi les principaux traits de sa conformation nous serviront-ils à reconnaître nos moteurs rapides entre tous les autres. Ils devront, en effet, se montrer hauts de poitrine et de membres; courts, soutenus, de corps et de reins; longs d'encolure, d'épaule, de croupe, de cuisse, de fesse, de jambe et d'avant-bras; sans trop d'ampleur dans le dessus; forts, secs, nets dans le dessous; larges et épais d'articulations; fermés dans leurs angles supérieurs, ouverts dans leurs inférieurs; profonds de poitrine, peu chargés de ventre; fins de peau, de poils et de crins; éveillés, expressifs de physionomie; gracieux, élégants, légers, excitables (sang), énergiques, impétueux et d'un fond inépuisable.

C. — Des conditions du moteur mixte.
(Combinaison réalisée de force et de vitesse.)

L'amélioration des routes, la création des chemins de fer, la facilité des communications, l'activité industrielle et commerciale de notre époque, ont rendu de plus en plus possible et de plus en plus nécessaire le service du gros trait rapide. Le temps c'est de l'argent, dit-on avec raison aujourd'hui. On préfère allégir et multiplier le nombre des moteurs pour effectuer les gros transports, quitte à regagner en chemin parcouru la dépense et l'entretien d'un matériel plus considérable. Les lourds chevaux dont le poids vif va jusqu'à 900 et 1000 kilogrammes seront bientôt une rareté: on les réserve pour la traction de ces pesants fardeaux qui ne sont déplaçables qu'à la très lente allure du pas; leur prix élevé témoigne bien, du reste, des difficultés qui entourent leur production et de la concurrence que leur font les chevaux de trait plus légers.

Chez ceux-ci, on a essayé d'établir une sorte de juste milieu par la combinaison des principaux éléments du moteur en mode de masse avec ceux du moteur en mode de vitesse. Les deux facteurs de la quantité de mouvement mv, si tant est qu'ils soient comparables, ont été pratiquement calculés dans des conditions telles que l'un d'eux ne fût pas, dans le produit, en prédominance sur l'autre. Et ce problème, d'une réalisation matérielle si compliquée, a été résolu avec beaucoup de sagacité par nos producteurs français, témoin ces magnifiques spécimens de notre race percheronne, de la bretonne du littoral et même de la boulonnaise, que les grandes entreprises exploitent partout avec tant de succès.

Ce qui distingue tout d'abord le moteur mixte des deux précédents, c'est une masse relativement considérable actionnée par une membrure forte et presque élancée, ce sont les éléments de la force (volume des muscles), agissant sur les rouages de la vitesse (longueur et direction des rayons). Le corps, moins ample, moins près de terre, que celui du cheval de gros trait lent, est plus puissant, plus musclé que celui du cheval rapide; les membres plus hauts, les rayons plus inclinés que ceux du premier, sont, par contre, moins longs, moins obliques que ceux du second.

A la rigueur, on pourrait reconnaitre deux types de conformation dans la catégorie des moteurs mixtes : les uns, *chevaux de trait léger*, plus fins, plus agiles et plus vites, se rapprocheraient surtout des chevaux d'attelage; les autres, *chevaux de gros trait rapide*, plus communs, plus lourds et plus lents, auraient, au contraire, plus d'affinité avec ceux de gros trait lent. Dans chacun de ces cas, l'allure habituelle est le trot ordinaire, mais le trot raccourci, de vitesse presque au-dessous de la moyenne, pour les individus dont le poids approche de 700 kilogrammes ; un peu plus allongé pour ceux chez lesquels il oscille autour de 500 kilogrammes.

On ne saurait indiquer d'une manière précise la conformation des moteurs mixtes, à cause des variétés nombreuses qu'ils présentent. Dans l'étude des régions, nous avons pris le soin d'insister sur leurs ouvertures angulaires et sur les proportions de quelques-unes de leurs parties, notamment de l'encolure, de l'épaule, du bras, de la croupe et de la cuisse. Nous y renvoyons donc le lecteur. Mais il est un écueil contre lequel nous tenons à le prémunir : c'est qu'en voulant allégir et grandir ces animaux, par des croisements encore mal assurés avec des races trop distinguées, on a produit un certain nombre de sujets décousus, péchant surtout par la longueur de leurs reins, le peu d'ampleur de leur poitrine et la faiblesse de leurs membres. Sans aucun doute, ce défaut n'est pas de nature à les faire repousser complètement, puisque, par le genre de leur utilisation, ils ne sont pas appelés à porter de lourds fardeaux. Toutefois, ils ne s'en ensellent pas moins, et, comme ils travaillent sur le pavé des grandes villes, leur appareil locomoteur ne tarde pas à manifester son insuffisance par l'apparition de tares nombreuses, par la ruine hâtive de leurs jarrets et de leurs boulets. Pour ces raisons, l'acheteur recherchera de préférence ceux de ces moteurs qui se montreront le plus courts et le plus près de terre; avec autant de rapidité que les autres, ils seront d'une durée supérieure, d'un rendement plus considérable, moins dispendieux.

D. — **Excitabilité**. — **Impressionnabilité**. — **Irritabilité**.

Les rapports normaux qui existent entre la matière vivante et son principe animateur, entre le *gros* et le *sang*, comme on l'exprime en langage vulgaire, ne sont pas également pondérés chez tous les sujets.

L'*excitabilité*, c'est-à-dire cette faculté qu'a l'organisme de traduire au degré voulu son activité, sous l'influence du stimulant intérieur, le système nerveux, est de première importance comme complément indispensable de son mécanisme, si parfait qu'il soit, car elle le rend éminemment propre à toutes les exigences de la pratique. L'animal qui la possède est immédiatement reconnaissable à sa physionomie intelligente, son caractère affectueux, sa tête expressive, sa peau fine, souple, vasculaire; sa corne dure, ses crins soyeux, peu abondants; à ses formes élancées, harmonieuses, sa poitrine puissante, ses muscles fermes, denses, bien dessinés; ses membres secs, vigoureux, solides; son pied petit, proportionné; ses allures aisées, allongées, brillantes. Doux et tranquille au repos et pendant le travail; vif, énergique, impétueux même, s'il est besoin, toujours docile; d'une constitution robuste, se nourrissant bien, s'adaptant sans peine aux conditions d'existence les plus diverses, très rustique, dur à la fatigue et aux privations, il est prompt à partir, facile à maintenir et prêt à recommencer le lendemain le labeur de la veille.

Mais l'excitation nerveuse n'est pas constamment départie à la machine vivante de telle sorte que ses manifestations soient dans un juste équilibre avec la résistance de ses rouages. Il en résulte alors deux défauts opposés, également préjudiciables au bon fonctionnement du moteur, car ils restreignent l'un et l'autre le jeu des moyens dont il dispose.

Si c'est le *sang* qui l'emporte sur le *gros*, si, comme on le dit encore, *l'animal a trop de sang*, l'effet dépasse le but; l'excitabilité physiologique est trop intense, trop vive; elle devient de l'*impressionnabilité*, à un degré plus accusé, de l'*irritabilité*, ou, en d'autres termes, une susceptibilité extrême, une réaction excessive, parfois dangereuse, en présence des impressions extérieures même les plus légères. « Cette forte excitabilité nerveuse, dit M. Sanson[1], n'a que des inconvénients pratiques, contrairement à l'opinion répandue parmi les hippologues ou hippophiles, qui croient trop facilement, dans leur ignorance de la physiologie, que le courage peut tenir lieu de force ou que celle-ci a sa source dans le système nerveux. Sans doute, pour un court instant, la manifestation de ce courage est brillante et peut séduire; mais le brave animal s'y dépense, il épuise bientôt la véritable source mal alimentée de sa force et use son mécanisme insuffisant. Mieux vaudrait pour l'utile emploi de sa fonction, pour l'exploitation économique du capital qu'il représente, qu'il ménageât l'une et l'autre, qu'il fût moins courageux, qu'il rendît des services moins brillants, mais plus durables.

« Parmi les chevaux issus directement ou indirectement des étalons de course, des étalons de *sang*, le nombre est beaucoup trop grand de ces individus de qui l'on dit, en termes pittoresques, que chez eux, *la lame use le fourreau*. »

En pareil cas, ajoute Vallon[2], « les formes sont anguleuses; les membres longs et grêles; les articulations étroites; les muscles bien séparés les uns des autres, mais peu développés, les tendons denses, mais peu volumineux; la corne est sèche et cassante, la peau fine, la côte plate, la tête expressive, etc. Au sortir de l'écurie, le cheval se livre à des mouvements désordonnés, saute, bondit, est tout feu. Dans les manœuvres et en marche, il cherche à dépasser les voisins. Il est d'un caractère difficile, exige une nourriture de choix, des boissons de bonne qualité, etc. Pour tous ces motifs, ce cheval est promptement fatigué, épuisé. Souvent, après une journée de marche où il s'est beaucoup tracassé, il est courbaturé, et, au moment où l'on aurait besoin de lui, on ne le retrouve plus. Après une journée de fatigue, quelques-uns de ces animaux se couchent, refusent leur ration et sont hors d'état de reprendre leur service pendant plusieurs jours. »

---

1. A. Sanson, *Traité de zootechnie*, 2ᵉ édit., tome III, p. 197.
2. Vallon, *Cours d'hippologie*, t. I, p. 457.

Si, au contraire, *le gros prédomine sur le sang*, l'excitabilité physiologique pèche par le manque. La facture de la machine peut encore être bonne, sa substance d'excellente qualité, son agencement mécanique harmonieux; mais le stimulant fait défaut. Quoique doué d'un certain cachet de finesse, de quelque apparence d'énergie et de vigueur, le sujet, selon l'expression vulgaire, est un *beau voleur;* c'est le *cheval-tableau* des marchands. Est-il plus commun? ses formes, bien que régulières, sont lourdes, empâtées : ses muscles volumineux, mais flasques, noyés dans le tissu conjonctif ou la graisse; sa peau est épaisse, sa corne molle, son tempérament lymphatique, sa démarche indolente, sa physionomie sans expression; ses extrémités sont communes; ses poils et ses crins, abondants, raides, grossiers, ses pieds volumineux, mal conformés; il est sans réaction, sans ardeur: à chaque instant il faut le pousser de la voix, du fouet ou de l'éperon : enfin il supporte mal la fatigue et les privations : c'est un piètre serviteur, mangeant beaucoup, souvent malade, et, en somme, d'un rendement tout à fait insuffisant.

CHAPITRE III

RÉSULTAT DES BELLES PROPORTIONS SUR LA MACHINE ANIMALE

RÉSISTANCE A LA FATIGUE : FOND.

Tout moteur animé, par le jeu de ses rouages, de ses organes, est capable de produire certains *effets*, de développer de la force, de la vitesse, ou les deux à la fois, et de manifester son activité plus ou moins facilement, selon la nature, l'agencement de ses parties directrices. Mais il importe que ses effets soient combinés de telle sorte que l'homme puisse les exploiter économiquement, c'est-à-dire avec toute leur intensité et pendant le plus long temps possible. Il faut, en un mot, qu'ils aboutissent, par leur concordance réciproque, à un *résultat* mécanique utile et durable : c'est à celui-ci qu'on a donné le nom de *fond.*

OPINION DU VULGAIRE SUR LE FOND. — Dans le langage ordinaire, le fond est, à l'instar du sang, cette faculté en quelque manière mystérieuse, cachée, secrète, que l'animal paraît avoir *en réserve* et à l'aide de laquelle il résiste mieux qu'un autre à la fatigue. C'est ce pouvoir occulte qui l'arme pour la lutte, le doue de ses qualités les plus essentielles, et traduit au dehors sa puissance, son équilibre vital; c'est cette richesse emmagasinée, inappréciable, et dont on ne juge que par la grandeur des moyens et la supériorité des attitudes. Aussi l'oppose-t-on constamment à la *forme*, comme on le fait pour la bonté et la beauté, le contenu et le contenant, le vrai et le clinquant, le solide et le brillant, le certain et l'illusoire, le talent et le savoir. La forme, les apparences, sont souvent trompeuses; sans le fond elles le sont toujours : le cheval se fatigue d'autant plus vite qu'il en a moins et travaille d'autant mieux qu'il en a davantage, absolument comme le *journalier*, borné malgré lui dans ses entreprises, si on le compare au *capitaliste*, dont les moyens plus puissants tiennent à ce qu'il a plus de ressources disponibles.

Telle est la notion que le vulgaire possède sur le sujet. Elle se réduit, on le voit, à la constatation pure et simple d'un résultat sans aucune tentative pour en approfondir la nature. On sent bien que la question est ardue, que ses données sont nombreuses, complexes, délicates, subtiles; mais, dans l'ignorance présente, une cause première a été substituée aux causes secondes, et, comme sur beaucoup d'autres points embarrassants, faute de pouvoir surmonter la difficulté inhérente à la détermination même de cette cause première, on s'est payé d'un mot dans lequel on a tout résumé, vérité, préjugés, erreurs : le *fond!* Ce mot n'interprète pas plus les phénomènes qu'il vise, que la conception de l'âme n'explique les faits psychiques, celle de la force, le mouvement; celle de la vie, les êtres, et, dans notre domaine, celle du *sang*, l'énergie, l'ardeur. Le moment est venu pourtant d'exiger davantage, et de pénétrer plus loin, par l'analyse méthodique, dans l'essence même des choses.

TRAVAIL. — Et d'abord qu'est-ce que le *travail?*

Travailler, c'est avant tout vaincre une résistance, action qui se définit de deux façons, soit en fonction de la force et de l'espace parcouru : Fe; soit en fonction de la masse et de la vitesse :

$$T = \frac{1}{2} mv^2$$

En mécanique animale, la première de ces deux formules, Fe, est généralement d'un emploi peu commode, attendu qu'il est toujours très difficile d'évaluer pratiquement l'un des facteurs de ce produit la force, F, ou la contraction musculaire. La seconde formule, au contraire, beaucoup plus précieuse, nous montre, en effet, que que le travail croit *proportionnellement à la masse*, tandis qu'il augmente comme le *carré de la vitesse*. Ce qui revient à dire qu'en faisant la masse 2, 3, 4, 5 fois plus forte, on rend le travail 2, 3, 4, 5 fois plus grand, au lieu que si l'on modifie la vitesse dans la même mesure, le moteur doit effectuer un travail 4, 9, 16 et 25 fois plus considérable ; notion importante, laissant pressentir déjà que l'animal exploité en mode de vitesse ne pourra soutenir la répétition rapide de l'effort.que pendant un temps relativement limité.

FATIGUE. — D'autre part, qu'est-ce que la *fatigue* ?

C'est. nous répond Littré[1], le sentiment douloureux avec difficulté d'agir que cause un travail excessif. Or, comme ce sentiment se traduit par la cessation de l'activité locomotrice, laquelle, on le sait, est la conséquence immédiate du raccourcissement des muscles, il s'ensuit que pour nous renseigner sur la nature de la fatigue, il faut, au préalable, rappeler en quelques mots les conditions physiologiques de la contraction musculaire.

CONTRACTION MUSCULAIRE. — La propriété fondamentale du muscle, nous l'avons vu, est de pouvoir se *contracter* sous l'influence de certains excitants. Dans l'organisme, c'est le système nerveux qui préside à toute contraction ; mais son rôle est facilité ou empêché selon diverses circonstances. Ainsi, on constate que la contractilité est accrue par un afflux sanguin, par la présence de l'oxygène, par une température modérée, un repos convenable, etc. Elle est ralentie ou diminuée par des causes diamétralement opposées, l'arrêt de la circulation, l'acide carbonique, l'acide lactique, le froid, le repos trop prolongé, la fatigue, etc., par exemple.

Lors de la contraction physiologique, l'influx nerveux arrive au muscle par doses fractionnées plus ou moins fortes et porte à la fois sur tous ses éléments ; de telle façon que l'organe se raccourcit proportionnellement à sa longueur et avec une puissance qui dépend du nombre de ses fibres primitives. Mais sous l'influence de la fatigue, la contraction se montre plus lente et moins énergique. Le froid et tous les obstacles à la circulation ont des effets semblables.

Pendant que le muscle est contracté, il devient acide, consomme de l'oxygène, des principes hydrocarbonés, et, à défaut, des substances albuminoïdes ; sa circulation s'active, le sang en sort beaucoup plus foncé. Aussi sa composition chimique est bien différente de ce qu'elle était pendant l'inactivité. Il se forme de l'acide carbonique, de l'acide lactique, de l'urée, de la créatine, ainsi que d'autres *déchets* azotés et non azotés : toutes modifications qui résultent soit d'une oxydation, soit d'une fermentation particulière, soit enfin d'une dissociation pure et simple des éléments que le muscle avait assimilés et qui constituent l'aliment complet.

Quoi qu'il en soit, les produits de la respiration et de la désassimilation musculaires doivent être repris par les veines et par les lymphatiques, sous peine d'encombrer l'organe, de l'*obstruer*, de lui faire perdre sa contractilité.

Pour se produire, la contraction musculaire exige donc un apport de sang

1. Littré, *Dictionnaire de la langue française.*

et une excitation; pour se continuer, elle implique une circulation libre, active, et une provision suffisante de principe excitant. Et comme la proportion des déchets est en rapport avec la rapidité, l'intensité, la durée et la répétition de la contraction ; comme d'un autre côté, c'est à l'appareil circulatoire qu'est dévolu le soin de déblayer le système musculaire, l'économie devra encore disposer d'organes spéciaux où le sang pourra éliminer avec facilité les produits de désassimilation dont il s'est lui-même chargé. Ce sont ces organes que notre collègue, M. le professeur Baron[1], appelle les *nettoyeurs automatiques*. Par leur intermédiaire, la machine vivante se débarrasse à son insu de tout ce dont *l'encrasse* le jeu vital. Tels sont le poumon, la surface tégumentaire interne et externe, les diverses glandes cutanées, les reins.

De tout ce qui précède il résulte qu'un exercice prolongé s'accompagnera toujours d'une dépense alimentaire, sanguine et nerveuse, d'une vitesse plus grande de la circulation, d'une accélération de la respiration, d'une élévation de la température, et enfin d'un fonctionnement plus considérable des diverses surfaces émonctoires, notamment des glandes sudoripares et urinaires.

DE LA CESSATION DE L'ACTIVITÉ LOCOMOTRICE. — Cela étant admis, il est clair que la cessation de l'activité locomotrice sera soumise à l'influence directe de l'une des deux causes suivantes : ou bien l'animal s'arrêtera par épuisement nerveux, ou bien son impuissance proviendra de l'encrassement de ses muscles.

L'épuisement nerveux varie évidemment selon la faculté, la richesse d'emmagasinement du système cérébro-spinal, et la manière dont la force nerveuse est dépensée. Tous les sujets, nous le savons, ne sont pas aussi bien doués les uns que les autres sous ce rapport; mais, à égalité de *sang*, il est certain que plus la contraction sera brusque, intense, longue et renouvelée, plus la réserve de l'organisme en principe excitant diminuera et atteindra vite son terme limite.

Quant à l'encrassement musculaire, il dérive de l'insuffisance des nettoyeurs automatiques (appareils circulatoire, respiratoire, urinaire, sudoripare, etc.). Tantôt le sang n'enlève pas assez rapidement les *excreta* à mesure qu'ils se forment, tantôt il ne s'en débarrasse pas en totalité, dans le poumon, les reins, les glandes sudoripares, tantôt enfin, il n'est pas assez riche en matières premières. Et alors, de deux choses l'une : ou il revient au muscle encore chargé de déchets, c'est-à-dire de produits qui font perdre à celui-ci sa contractilité; ou il arrive non convenablement pourvu des substances (oxygène et autres aliments musculaires) sans lesquelles cette propriété ne peut être mise

---

1. R. Baron, *La Dynamométrie biologique*, in *Archives vétérinaires*, t. II, année 1877, p. 754.

en jeu. Dans chacun de ces cas, l'activité locomotrice est ralentie, empêchée même, par le fait de l'inaptitude fonctionnelle des organes dont elle réclame impérieusement le concours.

CONDITIONS DE LA PRODUCTION ÉCONOMIQUE DU TRAVAIL. — Tâchons de déterminer maintenant ce qu'il faut exiger du moteur pour qu'il produise, dans les meilleures conditions, la plus grande somme de travail avec le moins de fatigue possible. En d'autres mots, voyons dans quelles circonstances le travail sera le moins onéreux pour l'animal, par conséquent, le plus économique.

M. le professeur Baron[1] a bien exposé cette question importante. Pour lui, la résistance à la fatigue se montre plus ou moins *fonction* des grandeurs ci-après :

a. *Faculté puissante d'emmagasinement dynamique du système névro-musculaire, sans :*

b. *Habileté innée ou acquise de la fibre musculaire à consommer sur-le-champ l'apport nerveux ou sanguin* (muscles excitables, fermes, denses : réflexes rapides) :

c. *Bonne facture des rouages locomoteurs, belles proportions* (perfection du mécanisme le rendant apte à agir avec force, aisance, précision) :

d. *Habileté innée ou acquise de l'organisme à se débarrasser vite et bien des déchets par ses diverses surfaces émonctoires* (poumons spacieux, exercés ; surface du corps étendue relativement à la masse) :

e. *Habitude de l'appareil locomoteur à exécuter facilement tels ou tels mouvements* (entraînement du cheval : économie de force et de temps pour l'exécution d'un travail déterminé);

f. *Qualités de l'aliment et des tissus, tendant à atténuer le dépôt des déchets ou permettant à l'organisme de s'en débarrasser à plus rares intervalles* (aliments substantiels, peu encombrants; bonne assimilation).

Le cheval qui répondra le mieux à toutes ces conditions pourra aussi exécuter le plus grand travail et résister le plus longtemps aux fatigues qui en sont la conséquence.

LE FOND DANS LES DIVERSES SORTES DE MOTEURS ANIMÉS. — Mais le fond offre-t-il le même intérêt chez les chevaux de force que chez ceux de vitesse ? — Non, incontestablement, et il n'est pas difficile de le comprendre.

Les animaux qu'on utilise en mode de masse ne fournissent que des contractions lentes, peu étendues, peu fréquentes, d'une intensité

---

1. R. Baron, *loc. cit.*, p. 756.

rarement excessive. Leur travail croissant comme la charge à déplacer, leur vitesse est toujours très faible. Par suite, leur dépense n'est jamais bien élevée, dans les circonstances ordinaires ; lorsqu'elle le devient, par exemple, quand il s'agit de démarrer, de gravir une montée, ou de tirer sur un terrain mou, leurs muscles ont le temps de se dégorger et leurs poumons d'hématoser le sang qui les traverse, sans que l'essoufflement ne s'exagère. Aussi, chez eux, la fatigue est-elle longue à se produire, le travail peut-il durer beaucoup, dix, quinze et même dix-huit heures par jour, pourvu qu'ils soient convenablement nourris. L'épuisement nerveux commande presque à lui seul le repos réparateur : du reste les nécessités de la pratique obligent bêtes et gens à interrompre leur tâche à certaines heures, pendant la nuit notamment. De telle sorte qu'il est très rare qu'on ait à pousser le cheval de trait *à fond*. Toutefois, cela n'implique pas, comme le dit de Curnieu avec humeur[1], que parler du fond inépuisable des chevaux qui n'ont pas de vitesse ou qui vont longtemps sans aller vite, soit une *niaiserie*. Il importe, au contraire, de savoir au juste ce que ces animaux sont capables de faire à un moment donné, en présence de difficultés imprévues, qui surgissent à chaque instant. Quel est le charretier qui ne s'est trouvé embourbé après une pluie d'orage, arrêté par un pavé gras, une neige accidentelle, un verglas fortuit, une rampe un peu forte et glissante ? Quel est celui qui n'est resté en place, découragé, obligé de chercher du renfort, désespérant de vaincre l'obstacle avec ses chevaux? Quel est celui, enfin, qui, sûr de son attelage, convaincu de sa vigueur, n'est sorti victorieux de l'épreuve, en lui imposant tout à coup un labeur excessif? Ces faits sont trop communs et trop connus pour qu'il vaille la peine d'y insister. Passons.

Mais pour le moteur qu'on exploite en mode de vitesse, le fond est de première importance, car le travail est plus considérable, la dépense plus forte et conséquemment la fatigue plus grande. La contraction est toujours étendue, intense, soudaine, répétée : le muscle appelle beaucoup de sang, exige un déblayement rapide, s'encombre vite ; le poumon doit redoubler d'activité pour éviter l'engouement, effectuer ses échanges avec l'air, rejeter ses déchets et absorber l'oxygène en quantité suffisante. Quant à la réserve nerveuse, promptement épuisée, elle ne tarde pas à mettre le mécanisme dans l'impossibilité d'agir.

It is the pace that kill! « C'est le train qui tue! » disent les Anglais,

---

1. De Curnieu, *Leçons de science hippique générale*, 3ᵉ partie, p. 82.

ces judicieux connaisseurs, exprimant ainsi les pertes énormes que cause une course précipitée. Et comme l'animal ne peut soutenir son allure que s'il est doué d'un fond pour ainsi dire inépuisable, il n'est pas étonnant de ne voir envisager celui-ci que chez les sujets de vitesse, puisqu'il est la condition *sine quâ non* de leur résistance, par suite, de leur valeur.

LA FORME EXTÉRIEURE COMME RÉCEPTACLE DU FOND. — Nous avons étudié la question sous la plupart de ses faces; revenons maintenant sur la forme extérieure et tâchons de l'analyser en tant que réceptacle du fond, afin d'appeler l'attention du débutant sur les traits qui lui permettront de pressentir à première vue cette qualité essentielle chez l'animal soumis à son examen.

Ce sont les muscles qu'il faudra d'abord passer en revue. On recherchera des chairs fermes, denses, compactes; des contours vigoureusement dessinés; des interstices profonds, non chargés de graisse ou de tissu conjonctif. Pour le cheval de trait surtout, on évitera de prendre trop d'embonpoint, qui provient d'une nourriture peu alibile, peu excitante, ou encore de cette préparation spéciale qui précède la vente, pour un développement réel de la musculature générale. Il faut se défier des formes empâtées, arrondies, qui plaisent si souvent aux personnes inexpérimentées et font croire à la vigueur, à l'énergie, à la puissance : au bout de quelques jours, toutes ces belles apparences disparaissent et l'on s'aperçoit alors, mais tardivement, de l'erreur commise.

On jugera ensuite de la poitrine, en longueur, en hauteur et en largeur, ainsi que des autres parties de l'appareil respiratoire. Le cheval court autant avec ses poumons qu'avec ses membres, qu'on ne l'oublie pas. Sans souffle, il est incapable de résister au moindre travail pénible, car son système musculaire, quelque bien agencé qu'on le suppose, sera vite encombré de déchets, bientôt frappé d'inertie.

Puis on appréciera dans quels rapports se trouvent le sang et le gros, c'est-à-dire la part d'influence qui est faite au système nerveux, ce condensateur de l'énergie que le muscle décharge peu à peu. Finesse de la peau, des poils et des crins; physionomie éveillée, expressive; vivacité du regard, mobilité des oreilles, des naseaux ; sensibilité générale, docilité, attention, intelligence, réactions promptes et faciles, tels sont, nous le savons, les principaux caractères de la noblesse, sans laquelle il n'est pas de grands moyens ni de longues épreuves.

Enfin, on s'assurera de la perfection du mécanisme au point de vue de l'harmonie des détails et de l'ensemble. Si les muscles, le poumon, le sang, sont les éléments actifs de la puissance, ils ne peuvent la manifester au dehors que par le concert, la synergie, des rouages locomoteurs ; les uns ne sont rien sans les autres, et réciproquement. Aussi les belles proportions nous donnent-elles la mesure de la convenance fonctionnelle et réciproque des parties. Elles font présumer la précision de l'action, l'entière utilisation de la force, la longévité de la machine et impliquent un *résultat* que, sans elles, tous les effets isolés ne sauraient jamais atteindre.

Quelquefois, pourtant, tout semble bien agencé dans un cheval ; la vigueur, le souffle, l'énergie, paraissent heureusement combinésavec les éléments de la forme, de la grâce, de l'élégance ; l'animal est brillant, impétueux, tout feu quand on le sort ; ses allures, ses mouvements, sa force, sa vitesse, ne le cèdent à nul autre, et pourtant, disons-nous, ces belles qualités ne sont que les vaines apparences d'une ardeur factice, le trompe-l'œil d'une résistance illusoire.

Pareil à une bouteille de Leyde peu chargée, il ne diffère en rien du sujet qui a véritablement du fond. Sans doute il lui manque quelque chose ; seulement cette lacune ne se traduit pas au dehors, et, pour cela, induit en erreur les plus habiles. En lui sont tous les matériaux de la puissance ; leur tort est de n'y pas être d'essence supérieure. L'organisme n'a pas la facture d'élite indispensable à la constitution de l'équilibre dynamique ou vital ; ici, il pèche par le peu, là par le trop, ailleurs par le manque. En réalité, les conditions statiques sont bonnes ; il y a ce qu'il faut en tant que matière, tandis qu'il y a pénurie de *certaines* propriétés. Leviers, muscles, nerfs, sang, haleine, tout existe en quantité suffisante, non avec les qualités voulues. Il y a harmonie des formes, il n'y a pas harmonie des forces, libre essor à leur dégagement. Le muscle est excitable, mais sa contractilité est peut-être trop exigeante ; le sang est hématosé, mais il n'est pas assez riche, sa composition laisse à désirer ; la substance nerveuse est bien construite, mais elle n'est pas entraînée pour agir longtemps ; le poumon est spacieux, mais ses éléments fondamentaux font de mauvais échanges ; etc., etc. Sur le terrain des hypothèses, il n'est pour ainsi dire pas de limites.

Quoi qu'il en soit des interprétations, on ne doit voir dans le problème nul mystère, rien de surnaturel ni d'occulte. Tous ces effets ont leurs causes, mais les uns et les autres rentrent dans le domaine des infiniment petits, encore si ignorés de notre science moderne qui n'en juge, en somme, que par la *manière d'être*.

Et, pour en revenir à notre comparaison première, approchons-nous de notre bouteille de Leyde chargée. Touchons-la, elle se décharge. L'instant d'après, elle paraît identique à ce qu'elle était auparavant. Et cependant, il ne s'y trouve plus ce fluide électrique impondérable, ce mouvement vibratoire particulier, que nos sens sont dans l'impossibilité de connaître autrement que par ses effets. C'est par une nouvelle secousse que nous la distinguerons d'une autre bouteille chargée, que nous apprécierons son état intérieur : le simple examen de sa forme extérieure ne nous sera d'aucune utilité.

Eh bien ! il en est de même du fond. Jusqu'à présent, il ne nous est permis de le considérer que comme un *total* ou un *produit*. L'étude de la conformation peut, sans contredit, le faire préjuger; l'*épreuve* seule est capable de le mettre en évidence. Or, parmi les chevaux (on nous pardonnera cette métaphore), il est tant de bouteilles de Leyde *vides*, qu'on est bien forcé de les toucher, de les *éprouver*, pour se précautionner contre les inconvénients d'en faire l'acquisition !

CONSTATATION PRATIQUE DU FOND. — Mais de quelle façon nous y prendrons-nous pour la constatation pratique du fond ? — Évidemment, en augmentant brusquement la dépense, en poussant le travail aussi loin que possible. Pour le cheval de trait, en faisant, par exemple, déplacer une lourde charge à la montée, et en forçant le pas. Pour le cheval de vitesse, en l'obligeant à traîner ou à porter une masse un peu forte à une allure excessive, trot ou galop.

Il est bien entendu que ces sortes d'essais ne doivent jamais aller, comme on l'a vu, au point de devenir préjudiciables aux animaux. Aussi, afin de rendre l'épreuve moins exténuante, sans la faire pour cela moins décisive, importe-t-il d'examiner la manière d'être de la respiration. On ne voit pas ce qui se passe dans le muscle et, à plus forte raison, dans les centres nerveux; mais, comme la contraction suppose une excitation et une circulation proportionnelles ; comme, d'autre part, le sang, avant de revenir au muscle, est obligé de traverser le poumon et de lui emprunter autant qu'il lui donne, il en résulte que l'activité du *soufflet thoracique* est en corrélation étroite avec la grandeur du travail, le chiffre de la dépense, le degré de la fatigue. D'où il suit que l'*essoufflement* manifeste à l'observateur l'état de l'épuisement et le renseigne sur la réserve de forces dont l'animal dispose encore. Il est donc vrai de dire que le flanc est au cheval ce que le manomètre est à la machine, puisqu'il indique la tension de l'énergie foncière, comme le second le fait pour celle de la vapeur.

Quant à l'influx nerveux, son extinction, sa ruine, se traduisent en signes non équivoques sur l'appareil locomoteur : les contractions musculaires sont plus faibles, plus lentes ; les efforts diminuent d'intensité et de rapidité, les enjambées ne sont plus égales, coordonnées ; les membres se rencontrent, s'atteignent; la démarche, d'abord mal assurée, devient chancelante ; la tête pèse fortement à la main : le sujet se montre de plus en plus insensible à ce qui l'entoure : bientôt il tombe comme une masse et meurt à la peine. Mais, avant d'en arriver là, ses allures sont moins franches, alourdies, incertaines ; il fait entendre le *forger ;* tous signes qui doivent suffire et dont l'apparition commande impérieusement la cessation de l'épreuve.

PERFORMANCES OU EXEMPLES DE FOND. — Les annales hippiques abondent en exemples dans lesquels il est question des prouesses accomplies par certains chevaux. C'est à ces tours de force qu'on a donné le nom de *performances.* Il est intéressant d'en connaître un certain nombre pour savoir à peu près ce qu'un animal est susceptible de faire dans quelques circonstances exceptionnelles.

Nous savons qu'au PAS, le travail se continue presque indéfiniment sans occasionner l'épuisement, et nous en avons donné la raison physiologique. Cependant cette allure est parfois soutenue avec une vitesse remarquable.

De Curnieu a vu, notamment, deux chevaux faire 8 kilomètres en 64 minutes, et il regarde le train de deux lieues à l'heure comme presque impossible [1]. C'est aussi notre avis.

Toutefois, Youatt[2] rapporte qu'en 1793, une jument hackney, nommée *Sloven,* parcourut au pas la distance de 22 milles (35 kilomètres 398 mètres) en trois heures cinquante-deux secondes, ce qui représente une vitesse de plus de 11 kilomètres à l'heure ! En présence d'un cas pareil, on est en droit de se demander si la bonne foi de cet auteur recommandable n'a pas été surprise, ou si l'allure employée était bien véritablement le pas normal.

Au TROT, de Curnieu considère que les 4 kilomètres en 7 minutes sont le maximum de ce qu'un cheval peut réaliser. Et, en France, il affirme qu'un trotteur de premier ordre est seul capable de faire les 4 kilomètres en huit minutes.

Nous avons relevé plusieurs vitesses supérieures à celles-là. Ainsi, *Verny,* trotteur orloff, du haras de Chambaudoin (Loiret), a parcouru au Bois de Boulogne, au trot attelé, les 4 kilomètres en 6 minutes 14 secondes.

Bédouin, du même haras, a fourni à Vincennes, le 10 octobre 1881, les 5500 mètres en 8 minutes 41 secondes.

« Quatre lieues en une heure (16 kilomètres) sur un terrain plat, dit encore de Curnieu, doivent être faites assez facilement par tout cheval d'une certaine valeur..... Faire trois lieues à l'heure, en plaine, et soutenir cette vitesse pendant deux, trois, quatre heures de suite, exige un bon, un très bon, un excellent cheval de maître[3]. »

---

1. De Curnieu, *loc. cit.,* 2e partie, p. 379.
2. William Youatt, *Histoire du cheval anglais.* Extrait traduit par H. Bouley, in *Bibliothèque vétérinaire.* 1819-1852, p. 264.)
3. De Curnieu, *loc. cit.,* 2e partie, p. 377.

En 1822, M. Bernard fit au trot, avec sa jument, 9 milles (14^k,481^m) en 27 minutes 40 secondes (Youatt).

Quelques années auparavant, *Phenomenon*, âgé de douze ans, avait franchi au trot 16 milles (25^k,744^m) en 53 minutes (Youatt).

En 1827, le général Oudinot courut à Saumur, sur sa jument, 28 kilomètres au trot en 65 minutes (de Curnieu).

Deux ans plus tard, *Rattler*, cheval américain, fut engagé pour une distance de 10 milles (16^k,090^m) qu'il accomplit au trot en 30 minutes 40 secondes (Youatt).

Tom Thumb, attelé à un véhicule de 50 kilogrammes, dans lequel se trouvait un conducteur de 60 kilog. environ, effectua au trot la distance de 100 milles (160^k,900^m) en 10 heures et 3 minutes, soit plus de 40 lieues ! Les temps d'arrêts pour prendre les repas ayant été de 37 minutes, les 100 milles furent donc, en réalité, exécutés en 9 heures et demie (Youatt).

Au GALOP, dès qu'une course atteint 6 kilomètres et que la vitesse est très grande, on peut la considérer comme une course de fond. Tantôt les épreuves s'opèrent successivement avec plusieurs chevaux et alors le parcours est considérable: tantôt, ce qui est plus commun, c'est un seul cheval qui les accomplit. En voici quelques cas remarquables :

En 1755, *Bay-Malton*, fit, à cette allure, les 4 milles (6437 mètres) en 7 minutes 43 secondes (Youatt).

Flying-Childers, le cheval le plus rapide de son temps, avait fait, quelques années auparavant, les 6761 mètres en 7 minutes 30 secondes (Youatt).

Une vitesse analogue a été réalisée par *Ten Broek*, cheval américain qui courut en 1876 à Louisville, dans le Kentucky, les 4 milles (6437^m) en 7 minutes 15 secondes [1].

En 1847, *Renard*, âgé de onze ans et portant 64^k,500, fournit à Arles les 9000 mètres en 15 minutes 35 secondes.

En décembre 1786, Hull's Quibler parcourut 23 milles, soit un peu plus de 37 kilomètres, en 57 minutes 10 secondes, sur l'hippodrome circulaire de Newmarket (Youatt).

En 1771, Wilde, en Irlande, franchit *avec dix chevaux* la distance de 127 milles (207^k,743^m) en 6 heures 21 minutes (Youatt).

En 1745, Thornhill avait fait davantage : il avait effectué, avec plusieurs chevaux, 230 milles, soit plus de 370 kilomètres (92 lieues), en 6 heures 21 minutes (Youatt).

En 1762, Shafloe accomplit avec dix chevaux, dont cinq furent montés deux fois, une course de 50 milles $\frac{1}{4}$ (80^k,874^m), en 1 heure 49 minutes.

L'année suivante, en 1763, il s'engagea à faire à cheval 100 milles par jour (plus de 160 kilomètres) pendant 29 jours, avec 29 chevaux à son choix. Il gagna ce pari à l'aide de 14 chevaux seulement, et un jour même il se vit obligé de courir 160 milles (plus de 250 kilomètres), à cause de la fatigue de son premier cheval (Youatt).

Exotic gagna à Peterborough une course de quatre épreuves successives de 4 milles chacune, soit 16 milles en tout (25^k,744).

----

1. R. Huidekoper, *note communiquée.*

Enfin, et pour terminer cette énumération, nous ferons part encore de quelques trajets extraordinaires exécutés par des sujets hors ligne, mais dans lesquels l'allure employée s'est trouvée être alternativement le galop, le trot ou le pas.

De Curnieu rapporte le cas d'une jument de 3/4 de sang qui aurait soutenu le train de 6 lieues à l'heure pendant 3 h. $1/_2$.

Le même auteur cite le fait de *Schaklari Amdan*, étalon arabe, qui serait venu, dit-on, à Alep, d'une distance de 150 lieues en 40 heures, dont 27 d'action (??).

Une des performances les plus rudes qui aient été enregistrées consciencieusement est celle de *Sharper*, qu'on peut lire dans le tome III (p. 151) du *Stud-Book* anglais. Ce cheval eut à parcourir, le 4 août 1825, à Saint-Pétersbourg, la distance de 75 verstes (80100 mètres), soit un peu plus de 20 lieues, contre des chevaux cosaques, du Don, de la mer Noire et de l'Ural. Il arriva seul en 2 heures 48 minutes! Et cependant il avait à lutter contre de fameux partenaires.

Verny, trotteur russe dont il a été question plus haut, gagna en 1879 une fameuse course de résistance contre un cheval anglais : attelé à une voiture, montée par deux personnes, il fit les 128 kilomètres de Paris à Rouen, en 9 heures cinq minutes. Son concurrent est mort en route ; lui-même, par manque de soins, expira le lendemain.

Youatt raconte qu'un cheval hackney exécuta l'énorme trajet de Londres à York, c'est-à-dire 196 milles, plus de 315 kilomètres, en 40 heures 35 minutes.

Le même signale encore qu'un homme, en 1827, fit faire à un petit cheval hongre la course de 95 milles, plus de 152 kilomètres, en suivant la diligence de Limerick.

Un autre serait parti avec la malle d'Exeter, sur un cheval de Galloway, de la taille de 1^m,40, et serait arrivé à Exeter un quart d'heure avant la malle, ayant couru 172 milles (plus de 276 kilomètres), à une vitesse de plus de 7 milles (11^k, 263^m) à l'heure.

C'est également un galloway qui fit, en 1754, 100 milles par jour (160^k, 900^m), pendant trois jours consécutifs (Youatt).

C'est aussi un galloway qui accomplit à Carlisle la tâche extraordinaire de franchir 1000 milles (1609^k ou 402 lieues) en 1000 heures (41 jours et 16 heures) (Youatt).

Enfin, récemment, M. Prieur de la Comble, parti de Lunéville, le 3 avril 1882, sur une jument hongroise, *la Mascotte*, arrivait à Paris, trois jours après, ayant effectué les 388 kilomètres qui séparent les deux villes en 72 heures. Notre confrère, M. Bizard, qui connaissait cette jument, nous a assuré que son propriétaire aurait certainement fait le parcours en 50 heures, s'il l'avait voulu, la Mascotte soutenant avec la plus grande facilité des temps de trot de 30 à 40 kilomètres.

C'en est assez pour montrer de quels exploits le cheval est capable, lorsqu'il est doué de ces qualités incomparables qui constituent le *fond*. Mais, si merveilleux que soient les exemples que nous venons de passer en revue, ils n'égalent pas encore ceux que l'homme, *coureur* de profession, a déjà donnés.

Le journal hebdomadaire, *The Field*, qui parait à Londres tous les samedis, et dont l'opinion en pareille matière fait autorité, nous a transmis les trois faits suivants :

1° M. R. Vint, d'origine américaine, a fourni en personne, en 1881, une traite de 578 milles et 605 yards, soit 930^k,721^m environ, en 144 heures consécutives, c'est-à-dire en 6 jours pleins.

2° Un autre Américain, M. Fitzgerald, a exécuté 582 milles, soit environ 936^k,612^m, pendant le même temps (144 heures).

3° Enfin, un Anglais, M. Hazael, a fait le 27 février 1882, à New-York, le prodigieux parcours de 600 milles et un tour de piste (environ 965^k,580^m) en 144 heures consécutives, ce qui correspond à un trajet de plus de 40 lieues par jour, soutenu pendant six jours, à une vitesse moyenne de 6^k,705^m à l'heure !

Il n'est pas utile d'insister davantage pour démontrer la supériorité du *fond* de l'homme. Aucun cheval, pour formuler autrement le problème, ne pourrait aller, par exemple, d'Amiens à Marseille, en passant par Paris et Dijon (soit 994 kilomètres), dans le délai de six jours consécutifs. C'est cependant *à peu près* la course qu'a réalisée M. Hazael, sur un hippodrome il est vrai et dans des circonstances toutes spéciales, mais qui ne laissent pas néanmoins que d'être encore tout à fait étonnantes.

L'AGGLOMÉRATION AGISSANT COMME INDIVIDUALITÉ MÉCANIQUE. — FOND D'UNE TROUPE EN CAMPAGNE. — Jusqu'à présent, nous avons examiné le fond chez un individu isolé. Maintenant il nous paraît intéressant de dire un mot de cette précieuse faculté envisagée chez un certain nombre de sujets, dont les actions synergiques doivent concourir à un mouvement général déterminé. Il s'agit, en d'autres termes, de considérer l'*agglomération* fonctionnant comme *individualité* mécanique, de rechercher les conditions les plus défavorables à la production de la fatigue, par conséquent, les plus avantageuses pour l'exploitation économique du travail de la masse.

Ce point de vue particulier trouve son application dans la question de savoir comment il faut opérer pour obtenir d'une troupe en campagne la plus grande somme possible d'efforts de la part de ceux qui la composent.

M. le général Bonie[1] a traité ce sujet en homme pratique, et avec de nombreuses expériences à l'appui. Comme la plupart de ses données constituent des *indications générales* très sages, nous nous faisons un devoir de les résumer ci-après.

Cet officier de mérite estime que le cheval de troupe doit faire au *pas* le kilomètre en dix minutes et peut franchir ainsi 48 kilomètres en 10 heures, coupées par 2 heures de repos.

Quant au *trot*, il faut le mener au train modéré de 4 minutes 15 se-

---

1. T. Bonie, *Fond et vitesse d'une troupe de cavalerie en campagne.* Paris, 1872, chez Amyot, rue de la Paix.

assidue des hommes de cheval, quels qu'ils soient, est à même de
rendre au débutant de signalés services.

Le **préjugé**, dit Littré, « est une opinion, une croyance, qu'on s'est
faite sans examen[1]. » Il ne repose le plus souvent que sur une pure coïn-
cidence ou sur une simple probabilité, jamais sur la vérité démontrée,
et varie selon les personnes, les lieux et les temps. Conséquence de la
routine, de l'ignorance, il encombre les sciences naissantes et doit
être regardé comme l'obstacle le plus réel au progrès. « Il se déclare
contre quiconque ose ne pas courber la tête devant lui, et les hommes
dont le goût est le plus délicat et le plus exercé ne savent pas se
soustraire à cette tyrannie d'une idée préconçue[2]. »

Les préjugés foisonnent en Extérieur. Que n'a-t-on pas dit sur les
formes de la tête, le garrot, l'épaule, la croupe, la queue, la poitrine,
le flanc, les tares, les robes, les balzanes, les épis, etc. ? Que d'erreurs accumulées, d'autant plus difficiles à déraciner, qu'elles s'appuient davantage sur le mystérieux, toujours si plein d'attraits pour
le vulgaire! Le préjugé, c'est l'ennemi le plus redoutable de la raison. Aussi faut-il le combattre à outrance, et cela, sans trop s'émou-
voir de l'opposition de l'époque. « Il ne s'agit, en réalité, ajoute
Eug. Véron, que d'une perturbation momentanée, qui s'explique par
l'effort même que nous impose toute innovation pour rétablir la concordance dans l'ensemble de nos idées, exactement comme il suffit
d'un souffle qui passe sur un ruisseau pour lui faire perdre sa transparence[3]. »

Pourtant, ce n'est pas dire qu'il faille s'illusionner au point de croire
que tout est préjugé. On aurait tort de repousser de parti pris une
opinion, sous ombre qu'elle manque de probabilité, de certitude, et
pour la satisfaction seule de faire de la nouveauté. Non, car ce peut
être une vérité ou une erreur. D'où encore l'indication de tout vérifier,
de tout contrôler, pour le savoir et en profiter, s'il y a lieu.

La **mode** est un usage passager dicté par la fantaisie et le caprice
(Littré). Elle est bien plus souvent le symptôme d'une sorte de dérè-
glement de l'imagination, cette « folle du logis », aiguisé par la vanité,
l'ennui, que l'expression d'un sentiment esthétique véritable. Sa caractéristique, en effet, est de changer par crainte de la monotonie, et
non pour découvrir le mieux. Rarement ses innovations sont heureuses, et, le seraient-elles, qu'il y aurait imprudence à les considérer
comme les signes, même accidentels, de la beauté, car cette beauté

<hr>

1. Littré, *Dictionnaire de la langue française.*
2. Eug. Véron, *L'esthétique*, p. 73. Paris, 1878.
3. Eug. Véron, *loc. cit.*, p. 74.

n'est pas celle qui satisfait l'œil de l'homme compétent, celle qui indique la parfaite adaptation de la chose au but qu'elle doit remplir.

Et cependant, que de gens tombent dans ce travers, sacrifient à l'amour-propre, aux apparences! Il est de bon ton, par exemple, d'avoir un attelage composé de chevaux de même taille et de même robe. Vous allez les choisir chez un marchand. Celui-ci s'empresse de répondre à vos exigences, mais à celles-là surtout, puisque vous les lui signalez à l'avance comme prépondérantes. Qu'arrive-t-il alors? C'est que la plupart du temps, deux sujets absolument identiques par ailleurs étant à peu près impossibles à rencontrer, il vous en fournira qui ne seront appareillés ni pour les allures, ni pour la vigueur, l'énergie, la solidité, le dressage, etc., etc. Et, pour vous prévaloir de montrer deux animaux semblables sous le rapport du poil et de la taille, vous aurez passé sur des défauts, des vices de caractère ou sur quelque autre imperfection grave!

Fort heureusement, c'est le public de luxe, par conséquent la très faible minorité, que l'on trouve aussi servile pour les fantaisies de l'époque. De fait, il n'y a peut-être pas grand mal à cela : il faut bien utiliser tous les chevaux, et mieux vaut, en somme, que les mauvais échoient à ceux qui n'en font qu'une pure question de parade.

En matière hippique, la mode, comme le préjugé, a des tendances contre lesquelles il faut lutter, car elle ne confère au cheval que des qualités superficielles, toutes passagères, désirées aujourd'hui, repoussées demain, selon les conventions arbitraires du moment. Il faut savoir y résister, ne serait-ce que pour ne pas abandonner la production chevaline aux goûts dévergondés de quelques demi-mondaines en renom ou d'oisifs sots et prétentieux!

QUATRIÈME SECTION

DU CHEVAL SOUS LE RAPPORT DE LA LOCOMOTION

PREMIÈRE PARTIE

ATTITUDES ET MOUVEMENTS SUR PLACE

CHAPITRE PREMIER

ATTITUDES

En extérieur, on désigne sous le nom d'*attitudes* les diverses positions que prend le cheval au repos, soit debout, soit couché. Elles comprennent, par conséquent, la *station* et le *coucher*.

A. — De la station.

DÉFINITION. — DIVISIONS. — La *station* est l'attitude de l'animal debout, à peu près immobile, et appuyé sur le sol par ses quatre membres ou par trois d'entre eux seulement.

On l'a divisée en *libre* et *forcée*, selon le nombre des extrémités qui supportent effectivement le corps.

La **STATION LIBRE** est celle du cheval abandonné à lui-même. Le tronc se montre d'habitude soutenu par trois membres; le quatrième, qui est toujours un postérieur, reste demi-fléchi, porte simplement sur la pince et conserve cette situation jusqu'à ce que son congénère, fatigué, soit sollicité à le remplacer, se déchargeant ainsi de la part qui lui incombait dans l'étayement de la masse totale.

Le pied postérieur qui n'est pas à l'appui se trouve un peu déplacé en avant et en dedans. Quant à la hanche du même côté, elle est affaissée par rapport à l'autre. En pareil cas, la base de sustentation, réduite à un triangle, rend l'équilibre moins stable. Toutefois, comme le corps est immobile et que les membres se suppléent à tour de rôle, il est possible à l'animal de conserver longtemps cette attitude, même d'y dormir sans être obligé de se coucher.

Les membres antérieurs, eux, ne changent pas de place. Si pourtant la fatigue est grande, on les voit alternativement se soulever un peu et se reposer, par une sorte de piétinement lent et régulier qui soulage les muscles et donne à leur contraction l'intermittence sans laquelle elle ne saurait durer.

Dès qu'il y a souffrance dans l'une quelconque des parties d'un membre, celui-ci fait des repos plus fréquents, plus prolongés, et se dévie de sa direction ordinaire. C'est ainsi que les extrémités postérieures se déplacent en avant, le pied généralement à plat sur le sol et le boulet *juché*, fortement projeté, comme si le système musculaire était impuissant à maintenir les rayons osseux dans leurs rapports normaux (voy. p. 302). Les extrémités antérieures, de leur côté, cherchent à s'éloigner du centre de gravité; elles se portent aussi en avant, quelque peu en dehors, dans un état de demi-extension que le vulgaire exprime en disant que le cheval *pointe*, *fait des armes*, *se tient en maître de danse*, ou encore *montre le chemin de Saint-Jacques*.

Dans la **STATION FORCÉE**, au contraire, on oblige les quatre membres à supporter la masse et à se disposer symétriquement dans chaque bipède pour recevoir une part proportionnelle du poids du corps. Alors la base de sustentation n'est plus un triangle ; elle devient un quadrilatère allongé ou raccourci, selon la direction des colonnes locomotrices par rapport à la verticale. Dans ce cas, l'intervalle compris entre le bipède antérieur et le postérieur est égal aux trois quarts de la taille du cheval.

Mais, comme l'écartement des deux pieds antérieurs est très sensiblement plus considérable que celui des pieds de derrière, il en résulte qu'en réalité le polygone d'appui est un *trapèze* et non un rectangle, ainsi que M. Duhousset l'a démontré. Très heureuse disposition dont l'effet est d'affermir l'équilibre en avant, c'est-à-dire à l'endroit où les supports naturels du tronc sont le plus surchargés et le plus exposés, en raison de leur proximité du balancier cervico-céphalique, à laisser la ligne de gravitation s'échapper en dehors des limites qui lui sont assignées.

La station forcée est toujours fatigante, bien que le corps n'ait à exécuter aucun mouvement apparent, car elle n'implique pas l'intermittence nécessaire à la continuité de la contraction musculaire. Aussi l'animal, dès qu'il n'y est plus contraint, revient-il à la station libre pour soulager ses muscles.

Trois cas peuvent se présenter :

1° Ou les membres sont rapprochés, deux par deux, du centre de gravité, et alors plus ou moins convergents par leurs sabots ;

2° Ou ils sont éloignés de ce centre, c'est-à-dire inclinés en sens inverse, convergents en haut, divergents en bas ;

3° Ou enfin, leur axe directeur est parallèle à la verticale.

Ces trois situations constituent les attitudes auxquelles on a donné les noms de *rassembler*, de *camper* et de *placer*. Passons-les rapidement en revue.

Dans le **RASSEMBLER** (fig. 144), les quatre membres sont ramenés vers le centre de la base de sustentation, laquelle a une longueur infé-

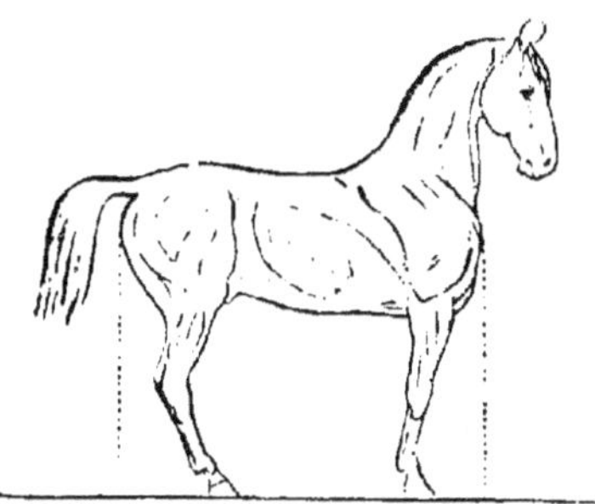

Fig. 144. — Le rassembler.

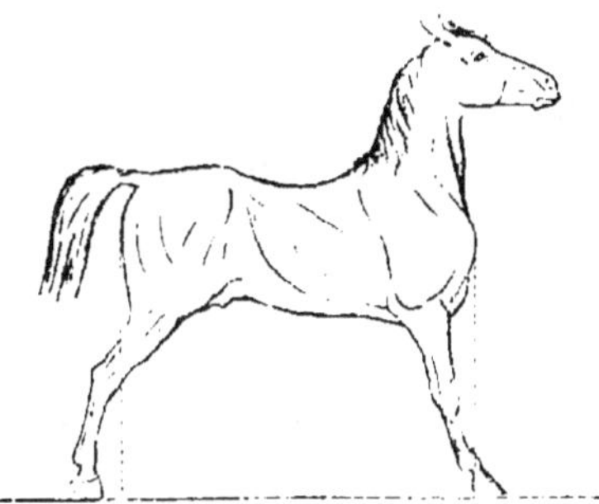

Fig. 145. — Le camper.

rieure aux trois quarts de la taille. Il en résulte une fermeture sensible de la plupart des angles articulaires, tout aussi bien qu'une instabilité manifeste de l'équilibre : deux causes de fatigue qui obligent l'animal à revenir promptement à la station libre. Ainsi rassemblé, il est prêt à exécuter facilement les principaux mouvements, à sauter, à se porter à gauche, à droite, en avant ou en arrière. Au manège, on le détermine à prendre cette attitude par des actions combinées de la main et des jambes.

Dans le **CAMPER**, au contraire (fig. 145), les membres s'allongent en avant et en arrière du corps, ce qui augmente l'étendue de la base de sustentation, dont la longueur dépasse alors les trois quarts de la taille. En pareil cas, la tige dorso-lombaire s'enselle, la progression devient difficile. Le derrière est incapable de communiquer au tronc une impulsion efficace, puisqu'il se trouve à la limite de sa détente. Quant à l'avant, il ne peut entamer le terrain, étant lui-même en état d'extrême extension. Pour être en situation de marcher, il faut donc que le cheval raccourcisse son polygone d'appui, rapproche ses extrémités et revienne jusqu'à un certain point au rassembler, l'attitude réellement préparatoire de tous les mouvements.

En somme, le camper, très fatigant pour le dos et les reins, est dénué de toute utilité, n'a que des inconvénients pour l'observateur, et ne donne au sujet ni grâce ni élégance. Quoi qu'il en soit, les marchands l'ont mis à la mode, soit pour montrer à l'acheteur que l'animal ainsi allongé couvre beaucoup de terrain et doit faire, par conséquent, de grandes enjambées ; soit pour détourner l'attention des défauts d'aplomb, masquer quelques autres vices, ou pour faire ressortir l'obliquité de l'épaule, l'horizontalité de la croupe, la puissance des reins, ou enfin pour pallier un dessus qui n'est pas irréprochable. D'abord simple préparation à la vente, cette coutume, contre laquelle nous nous sommes élevés depuis longtemps [1], est devenue aujourd'hui de très haut ton dans les attelages de luxe. Le mal ne serait pas grand s'il avait seulement pour conséquence de rendre le cheval disgracieux. Ce qui lui donne plus d'importance, c'est qu'il inflige à celui-ci une torture inutile, quand elle ne lui est pas préjudiciable.

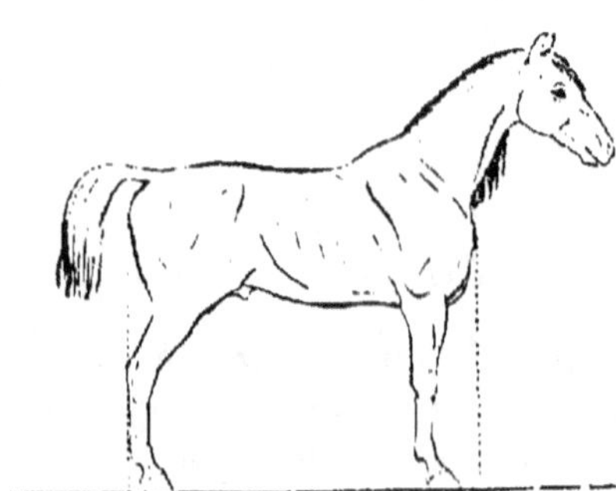

Fig. 146. — Le placer.

Le **PLACER** (fig. 146) est la station dans laquelle l'*axe directeur* des membres a une position intermédiaire aux deux précédentes et plus ou moins voisine de la verticale.

Nous appelons *axe directeur* ou *ligne directrice d'un membre*, la droite qui joint le point de suspension du tronc sur ce membre (centre de mouvement) au milieu du pied. Le déplacement angulaire de cet axe en avant de la verticale, proportionnel à l'amplitude du pas, vaut une demi-enjambée.

On cherche à faire prendre aux colonnes de soutien cette direc-

1. Arm. Goubaux, *De l'enrênement des chevaux*, in *Bulletin de la Société protectrice des animaux*, année 1872, p. 125.

tion plus favorable à la bonne répartition du poids pour juger de la solidité du moteur et de ses aptitudes locomotrices. La partie de l'Extérieur qui se propose l'étude des *aplombs* offre donc un grand intérêt pratique. Nous en ferons l'objet du paragraphe suivant.

Aplombs.

Les *aplombs*[1] d'un cheval ne sont autre chose que la direction des axes directeurs de ses membres par rapport au sol.

Pour apprécier cette direction, il importe au préalable de placer le sujet, c'est-à-dire de faire en sorte que les pieds de chaque bipède, antérieur ou postérieur, soient sur une ligne transversale perpendiculaire à l'axe du corps, et occupent les quatre angles du trapèze représenté par la base de sustentation. De plus, il est indispensable que le plan d'appui soit parfaitement horizontal.

Les aplombs sont dits *réguliers*, quand les axes directeurs des membres tombent perpendiculairement et oscillent dans des plans parallèles au plan médian. Le tronc étant un poids à supporter, dit M. Sanson[2], « il est de fait que les membres y suffiront d'une manière d'autant plus heureuse et plus en rapport avec la conservation de leur intégrité, que ce même poids agira toujours, dans la station, suivant la direction normale de sa propre gravitation ; c'est-à-dire que la disposition des brisures qui se font remarquer dans la constitution des colonnes de soutien sera agencée de telle sorte, que les diverses composantes se résoudront toutes en une résultante unique et invariablement parallèle à la direction du fil à plomb ».

On qualifie, au contraire, les aplombs d'*irréguliers*, lorsque les axes directeurs s'écartent de la verticale et effectuent des déplacements dans des plans autres que ceux dont nous venons de parler.

La *ligne d'aplomb d'un membre* est, théoriquement, la verticale qui passe par le point de suspension, centre de mouvement du tronc sur ce membre. Si cette verticale rencontre l'extrémité opposée de la colonne locomotrice, en cela tout à fait assimilable à une colonne ordinaire, on peut supposer que celle-ci sera bien placée sous le corps pour remplir avec efficacité son rôle de soutien.

D'autre part, il est évident que cette condition est sous la dépendance de deux facteurs principaux : la longueur des rayons osseux et la valeur des angles articulaires. Les points d'origine et de termi-

---

1. Nous adressons nos remerciements à M. le professeur Baron pour le concours qu'il a bien voulu nous prêter dans la rédaction de quelques points de ce chapitre.

2. A. Sanson, *Nouveau Dictionnaire de médecine, de chirurgie et d hygiène vétérinaires*, t. Ier, p. 669.

naison de la ligne brisée idéale qui représente chaque membre ne pourront, en effet, se trouver sur la même verticale (les angles ne variant pas) qu'autant que les segments comporteront certaines longueurs déterminées, ou que les angles (les rayons restant les mêmes) obéiront à des ouvertures également déterminées.

Mais, comme les variations des deux facteurs dont nous venons de parler, sont toujours simultanées et non indépendantes, il en résulte que deux chevaux pourvus de bons aplombs ne sont pas nécessairement identiques sous le rapport des ouvertures angulaires et des longueurs osseuses, parce que les écarts d'un côté sont corrigés convenablement par des modifications contraires de l'autre.

B. APLOMBS DES MEMBRES ANTÉRIEURS.

APLOMBS VUS DE PROFIL. — La ligne directrice du membre antérieur est particulièrement embarrassante à mener, par le fait des attaches plus ou moins diffuses de ce membre. Quel est, en effet, le centre exact des actions combinées du trapèze, du rhomboïde, de l'angulaire, du grand dentelé, des pectoraux et du mastoïdo-huméral, qui fixent l'épaule et le bras sur les côtés du thorax et les rendent presque parties intégrantes du tronc? Si l'on connait avec une précision suffisante l'insertion de chacun de ces muscles, si l'on peut à la rigueur déterminer d'une façon approximative les directions suivant lesquelles ils agissent, on ignore la part d'intensité qui leur incombe dans le soutènement de la masse. On est donc contraint alors de s'en rapporter, à cet égard, aux seules données empiriques.

En conséquence, choisissons tel cheval que la pratique reconnait partout comme ayant de beaux aplombs (fig. 147). Ainsi que nous l'avons dit plus haut, il est à supposer que l'extrémité inférieure de ses membres de devant sera située sur la verticale qui passe par le centre de mouvement correspondant du corps. Par le milieu, *b*, du pied antérieur, menons cette verticale. Nous voyons qu'elle rencontre le rayon scapulaire en un point, *a*, qui jouit souvent de la remarquable propriété de se trouver en même temps sur l'horizontale *ac*, laquelle passe précisément par l'articulation coxo-fémorale, centre de mouvement indiscutable de la colonne postérieure sur le tronc.

Il est donc probable que le centre de mouvement, *a*, de l'épaule dont la situation varie d'ailleurs suivant l'inclinaison de celle-ci occupe, dans la belle conformation, une *hauteur égale* au centre de mouvement de la hanche.

S'il en est réellement ainsi, le *plan de suspension* du corps sur les membres serait un plan *horizontal*. Nous éliminons, bien entendu, les cas particuliers où le garrot est bas, l'avant-main plus grand ou plus petit que l'arrière. On sait qu'alors il y a répartition anormale du poids, élévation du plan de suspension en avant ou en arrière, selon la nature de la défectuosité constatée.

Depuis l'apparition de notre première édition, deux hippologues distingués, MM. Raabe et Bonnal[1], ont fait connaître leurs observations personnelles sur ce point spécial. D'après ces auteurs, nous placerions trop bas le centre de suspension scapulaire ; eux le fixent empiriquement au *tiers supé-*

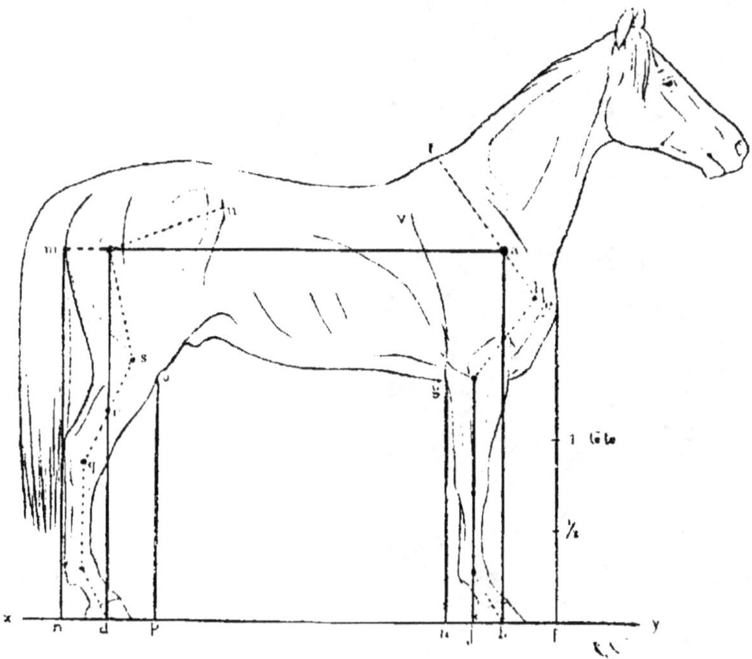

Fig. 147. — Les *lignes d'aplomb sur le cheval vu de profil.*
(D'après le décalque d'une photographie de M. Delton.)

rieur de l'épaule. Si cette détermination est exacte, le *plan de suspension* du corps serait donc *légèrement oblique en arrière.*

Tout cela est possible. Il est bien difficile de choisir entre les deux opinions, parce que le centre de mouvement de l'épaule n'est pas un point anatomique, mais plutôt une surface qui se meut sur les parois thoraciques en même temps que bascule autour d'elle l'axe du scapulum.

Du reste, la direction du plan de suspension du corps sur les membres, qu'elle soit horizontale ou légèrement oblique à l'état normal, n'offre d'intérêt qu'au point de vue de ses déviations dans un sens ou dans l'autre. Comme nous avons traité de celles-ci à propos du centre de gravité, du garrot et de la hauteur du devant, nous n'y reviendrons pas.

---

1. Raabe et Bonnal, *Détermination des lignes de gravité du cheval, en station régulière, monté et non monté;* in *Archives vétérinaires,* 1883, p. 535.

Les autres propriétés de la verticale *ab* nous conduisent à des constatations d'une utilité pratique plus immédiate :

Elle est, en effet (fig. 148), équidistante des deux perpendiculaires au sol *ef*, *gh*, ainsi que le démontre l'observation des animaux choisis comme types de bonne conformation. Elle est aussi équidistante de *rs* et de *tu*, l'épaisseur des articulations, en ces points, étant égale.

Il suit de cela que *ab* coupe *eg* l'humérus, en son milieu, de même que *rt*; car *eghf* et *rtus* sont des trapèzes dans lesquels *ab* est une parallèle équidistante de leurs bases.

D'autre part on voit que, si *gc* (rayon radio-métacarpien) reste vertical, *fh*, projection horizontale de l'humérus, égale *fb* (projection de *ae*) plus *bh* (projection de *bc*). Et, puisque *bh = fb*, on peut dire que la projection horizontale de l'humérus est le double de la projection horizontale du rayon phalangien.

Remarquons, enfin, que toutes les conclusions tirées de la considération des aplombs types sont toujours applicables, à la seule condition que les angles articulaires maintiennent leurs sommets sur les lignes *ef* et *gh*.

Cela prouve que *des angles articulaires quelconques peuvent être compatibles avec de bons aplombs*. Ici encore, la théorie du général Morris, que l'on a présentée[1] comme un excellent critère pour juger de la régularité des aplombs, est manifestement en défaut.

La connaissance de ce fait que la verticale *ab* partage l'humérus ainsi que la distance *rt* en deux parties égales, constitue déjà une simplification pour apprécier le mode d'équilibre du train anté-

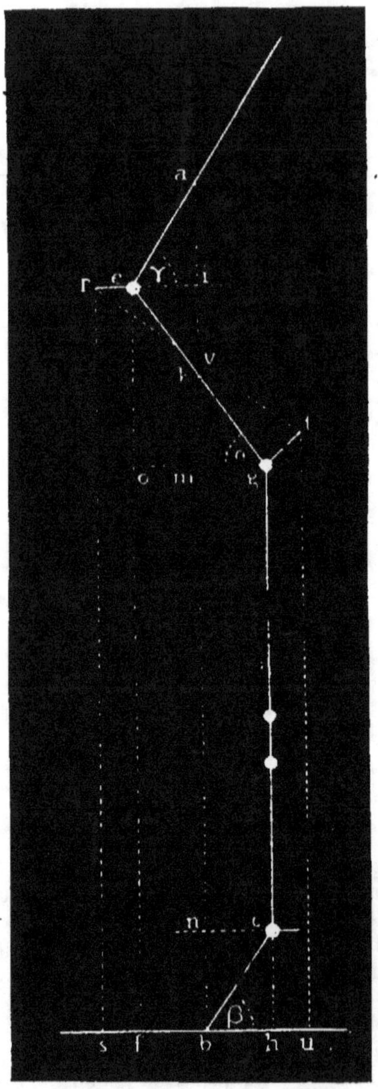

Fig. 148.

---

1. A. Sanson, *loc. cit.*, p. 685.

rieur. Car, au lieu d'abaisser, des points *c* et *g* ou *r* et *t*, deux perpendiculaires, et d'observer si le point *b* est médian entre *f* et *h* ou *s* et *u*, il suffit de fixer le point *k*, médian de l'humérus, ou le point *r*, médian de la distance comprise entre les pointes de l'épaule et du coude, et de mener une verticale qui devra tomber sur le pied même.

Maintenant que nous avons établi les principes rationnels qui régissent les aplombs du membre antérieur, nous pouvons en formuler les

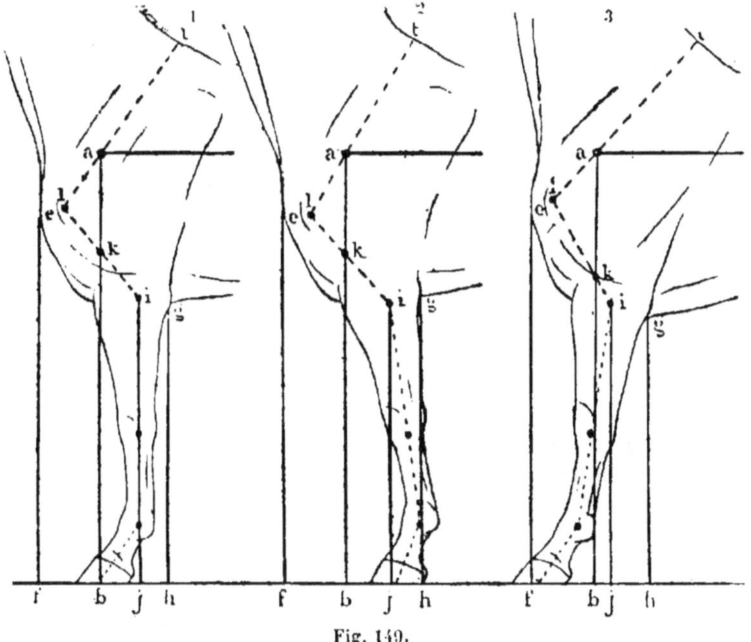

Fig. 149.

règles pratiques de la manière suivante. Nos lignes diffèrent quelque peu de celles des auteurs, mais, au fond, elles sont tout aussi simples et ont, de plus, l'avantage de reposer sur des données positives.

1° *Une verticale*, a b (fig. 149 [1]), *abaissée du milieu*, k, *du bras, doit passer, en haut, par le centre de suspension antérieur*, a, *couper, en bas, le milieu du sabot*, b, *et se trouver équidistante des verticales* ef, gh, *partant de la pointe de l'épaule et du sommet du coude.*

Si cette ligne tombe en avant du sabot, le cheval est dit *sous lui du devant* (fig. 149 [2]).

Si, au contraire, elle tombe en arrière, on le dit *campé du devant* (fig. 149 [3]).

Voyons les inconvénients qui ressortissent à ces deux conformations.

Cheval sous lui du devant. — En pareil cas, l'axe directeur du membre, trop incliné en arrière et en bas, est trop rapproché du centre de gravité, ce qui diminue les aptitudes de la colonne comme soutien. Il en résulte une surcharge évidente sollicitant les rayons à se fléchir les uns sur les autres et l'angle du boulet à se fermer : deux causes qui obligent les muscles à de plus grands efforts, et les tendons, les ligaments, à subir des tractions plus violentes. En outre, la base de sustentation étant raccourcie, les pieds de derrière ont de la tendance à rencontrer ceux de devant, d'où le *forger*; l'équilibre est moins stable et la masse incessamment poussée en avant, autre raison qui explique pourquoi ce défaut d'aplomb expose l'animal à des chutes sur les genoux.

D'autre part, les mouvements sont moins allongés, non que le pas ne soit capable de la même amplitude, mais bien parce que le membre à l'appui est plus près de son lever, ce qui contraint le membre au soutien à précipiter son poser. Le cheval, si l'on veut accélérer sa vitesse, n'a ni le temps de dégager ses rayons locomoteurs, ni celui de les étendre assez devant lui, quelles que soient du reste la nature de ses angles articulaires, les dimensions, l'énergie de ses muscles, la beauté de leurs insertions et la longueur de leurs bras de levier. Ses allures sont donc basses, près de terre, répétées; il rase le tapis, butte contre les inégalités du sol, et tombe d'autant plus facilement qu'on l'utilise sur un terrain plus incliné en lui faisant porter un poids plus lourd. Aussi est-il impropre au service de la selle, de même qu'à celui du limon, car il ne sait retenir sa charge dans les descentes, la résistance du collier ne lui étant plus d'aucun secours.

Ainsi, fatigue des os, des muscles et des tendons, épuisement rapide, diminution de la vitesse, instabilité de l'équilibre, incertitude de l'appui, imminence des chutes, telles sont les défectuosités inhérentes à ce vice d'aplomb.

Ce n'est pas à dire qu'on doive pour cela, si l'on ne trouve pas mieux, se priver de l'acquisition du sujet. Sans doute, on pourra encore l'employer au service du trait léger et du gros trait; avec beaucoup de précautions, il sera même possible de le monter. Mais on n'oubliera pas qu'il a perdu une notable partie de sa valeur, par suite de son peu de solidité et de la faiblesse de ses moyens.

Cheval campé du devant. — Ici, l'axe directeur du membre est incliné en avant et en bas, au lieu d'être vertical, défaut que les auteurs considèrent comme congénital ou acquis, selon le point de vue auquel ils se placent.

Les uns, avec Bourgelat et Lecoq, rapportent les lésions du pied

qu'on observe en pareil cas à la mauvaise direction primordiale de la
colonne locomotrice; les autres, avec M. le professeur Sanson, qui a
surtout mis cette idée en lumière, pensent au contraire que les lésions de l'extrémité digitale seraient primitives et aboutiraient peu à
peu à la déviation dont nous parlons.

Laquelle de ces deux hypothèses est la plus fondée? On ne saurait
le dire au juste, car toutes deux sont plausibles et s'appuient sur les
faits. Mais ni l'une ni l'autre ne se trouve positivement établie. Toutefois, l'opinion de M. Sanson nous paraît celle qui semble se vérifier
le plus souvent. Rarement le camper du devant s'observe sur les jeunes sujets, tandis qu'il est commun de le rencontrer sur les adultes
et, en particulier, sur ceux qui souffrent de douleurs sourdes et chroniques dans le sabot. « Par une opération instinctive dont la perception
est si facilement saisissable dans le cas de fourbure, par exemple,
le cheval reporte alors sur les parties postérieures une portion du poids
de l'avant-main, et diminue d'autant la pression supportée par ses
pieds antérieurs[1]. »

Quoi qu'il en soit du point de départ du camper, qu'on l'envisage
comme la cause ou l'effet d'altérations superficielles ou profondes de
la région digitale, il est incontestable qu'on utilise tous les jours des
animaux ainsi conformés. Et puisqu'ils ne sont pas mis, de par ce
défaut, dans l'impossibilité de travailler, il est intéressant de signaler à celui qui veut en faire l'acquisition les principaux inconvénients
qu'ils présentent.

On voit, tout d'abord, que le pied se déplace en avant des lignes
d'aplomb. Or, comme ces lignes ne sont autre chose que les directions isolées des composantes de la pesanteur, pour la part qui incombe à la colonne antérieure, on pressent que leur résultante, qui
agit suivant *ab*, écrasera les parties postérieures du sabot et fatiguera
d'autant plus les tendons que la déviation du membre sera plus
accusée.

En outre, ce dernier s'éloignant de la ligne de gravitation du corps,
les membres de derrière se surchargent de toute la part dont ceux de
devant s'allègent. Aussi est-il fréquent de voir leurs boulets et leurs
jarrets se tarer prématurément et ne plus communiquer une impulsion suffisante.

Enfin, l'appui des pieds antérieurs s'effectuant sur les talons, et
non à peu près uniformément sur toute l'étendue du bord plantaire
de la paroi, il en découle que ces pieds. déjà surchargés en arrière

1. A. Sanson, *loc. cit.*, p. 675.

de leur situation défectueuse, seront encore plus exposés à se meurtrir et à contracter des blessures.

Une dernière et importante conséquence du camper, c'est le ralentissement marqué qu'il apporte aux allures. Il allonge, en effet, la base de sustentation, diminue d'autant la longueur du bras de levier que forme l'encolure en avant du centre de suspension antérieur, rend l'équilibre plus stable, et cela au détriment de la vitesse. D'autre part, comme le déplacement angulaire de la colonne locomotrice, commandé par la longueur des muscles, comporte surtout une position limite au delà de laquelle celle-ci serait très mal dirigée pour revenir au poser, il s'ensuit qu'un membre dont l'extrémité libre est déjà portée en avant sera bien plus près d'atteindre son état d'extrême extension, moins apte à utiliser de longs muscles et plus exposé à faire de petits pas.

Mais la cause de ralentissement la plus sérieuse est inhérente à l'appui douloureux de la région digitale. Que les lésions indiquées plus haut soient primitives ou secondaires, il n'en est pas moins vrai, comme le dit M. Sanson [1], que la violence du choc et l'intensité de la douleur sont en raison directe de la déviation du membre et de la force de l'impulsion. Or, pour si faible qu'on tienne la sensibilité morbide qui se traduit en pareil cas, l'animal est toujours porté à ménager ses moyens dans la proportion des souffrances qu'il éprouve : d'où une hésitation dans l'allure et un raccourcissement de cette dernière.

En résumé, fatigue des membres antérieurs, surcharge des postérieurs, ruine prématurée de leurs appareils de détente et d'amortissement (boulets et jarrets); meurtrissures des talons, douleur et incertitude de l'appui, ralentissement de l'allure; voilà les principaux inconvénients des chevaux campés du devant. Si le vice est acquis, on n'y pourra remédier qu'en soumettant les pieds antérieurs à des soins rationnels, et encore ce résultat sera-t-il douteux dans bien des cas. Quoi qu'il en soit, les sujets ne seront guère utilisables qu'au pas et sur un terrain choisi; ils seront, au contraire, absolument impropres à la selle et aux services de vitesse.

2° *Une verticale abaissée de l'articulation du coude doit partager également le genou, le canon et le boulet, et tomber un peu en arrière des talons* (*ij.* fig. 147, et fig. 149 *I*).

Cette ligne, classique, admise par tous les auteurs, renseigne sur la direction de la partie inférieure du membre et commande en quelque sorte l'aplomb du genou et du boulet.

1. A. Sanson, *loc. cit.*, p. 675.

Si le genou fait saillie en avant de cette verticale, on dit le cheval *arqué* ou *brassicourt* (fig. 150).

Si, au contraire, le genou se porte en arrière, il est qualifié de *creux*, d'*effacé* ou de *mouton* (fig. 151).

Si, d'autre part, cette ligne tombe trop loin des talons, le sujet est *long* ou *bas-jointé* (fig. 153).

Si enfin elle rencontre les talons ou les parties antérieures du pied, on l'appelle *court* ou *droit-jointé* (fig. 152).

La *bouleture* n'est qu'un degré de plus dans cette déviation de la jointure métacarpo-phalangienne. Elle se caractérise par la projection plus ou moins accusée de cette articulation en avant de la ligne d'aplomb.

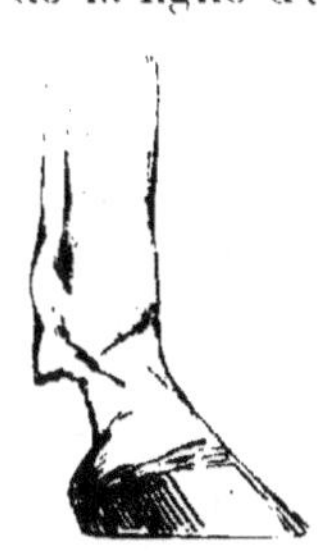
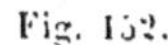
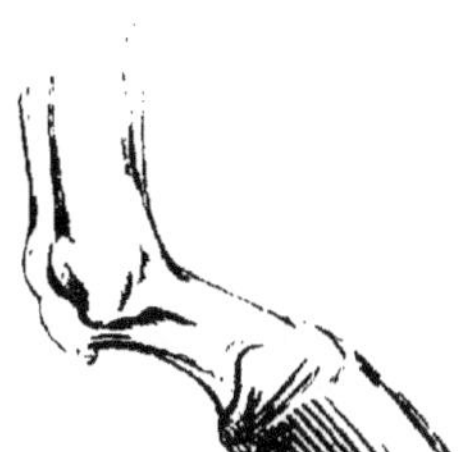

Fig. 150.   Fig. 151.   Fig. 152.   Fig. 153.

Aux articles *genou*, *boulet* et *paturon*, nous avons examiné en détail tous ces vices de conformation ; aussi nous n'y reviendrons pas ici.

Disons seulement que la rectitude de la colonne antérieure, depuis le carpe jusqu'au boulet, est une condition de solidité indispensable à rechercher, surtout en ce qui concerne les chevaux qu'on destine à la selle. Toute autre direction ayant pour effet de déterminer la formation d'un axe brisé dans un support qui, à l'état physiologique, est disposé pour agir normalement contre les deux forces opposées qui tendent à l'incurver, est nécessairement vicieuse, car elle favorise l'influence de ces forces au lieu d'y résister.

Les muscles ou les ligaments, selon la nature de la déviation, auront donc, en pareil cas, à suppléer à l'insuffisance de l'assemblage défectueux des supports osseux du membre ; d'où, plus de fatigue et plus de chances d'avaries pour l'appareil locomoteur.

Rappelons, enfin, que l'exagération ou l'effacement de l'angle du boulet conduisent à des conséquences du même ordre, en reportant sur les soupentes tendineuses ou sur les os une notable partie du poids de la masse, que, dans les données de l'aplomb régulier, c'est-à-dire d'une ouverture convenable de la jointure articulaire, ces agents d'amortissement sont chargés de se répartir à peu près également. Nous en dirons autant de l'excès ou du défaut de longueur du levier phalangien, si souvent concomitants de la longue ou de la basse jointure. Les développements dans lesquels nous sommes entrés à ce propos nous dispenseront d'y revenir ici.

APLOMBS VUS DE FACE. — Pour que le cheval soit régulièrement d'aplomb sur ses membres antérieurs, il faut, nous l'avons vu, que les axes directeurs de ceux-ci se confondent avec la verticale qui part de chaque centre de suspension antérieur. Mais, pour en juger, il ne suffit pas de regarder ces membres de profil. On ne s'apercevrait pas, en effet, des déviations que leurs axes pourraient offrir en dedans ou en dehors. Aussi doit-on, de toute nécessité, compléter son examen par la considération de l'animal sur sa face antérieure.

Dans de telles conditions, une seule ligne suffit pour apprécier la régularité de l'aplomb. La voici :

Une verticale abaissée de la pointe de l'épaule doit partager le genou, le canon, le boulet et le pied en deux parties égales (fig. 154).

De plus, elle doit satisfaire à cette autre exigence, que *l'intervalle compris entre les deux pieds soit égal à la largeur du sabot prise d'un quartier à l'autre.*

Il est facile de s'assurer que cette ligne se confond avec celle que la plupart des auteurs font partir de la région la plus étroite de la face antérieure de l'avant-bras (fig. 155).

Telle est la raison pour laquelle nous n'adoptons pas cette dernière.

Quand le membre, dans son ensemble, se trouve en dehors de la verticale ou que l'intervalle des deux sabots est plus considérable, on dit le cheval *trop ouvert du devant ;*

S'il s'agit de la région du genou seulement, celle-ci est qualifiée de *cambrée* et le cheval de *bancal ;*

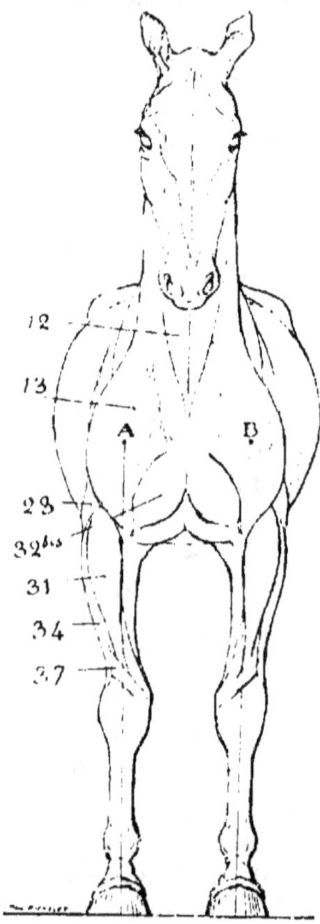

Fig. 154.

Si c'est la pince, le sujet est *panard du devant.*

Par opposition :

Lorsque le membre, dans son ensemble, est situé en dedans de la verticale ou que l'intervalle des deux sabots est trop faible, l'animal est dit *serré du devant ;*

Si c'est la région du genou seulement, on a affaire au *genou de bœuf ;*

Enfin, si c'est celle de la pince, le cheval devient *cagneux du devant.*

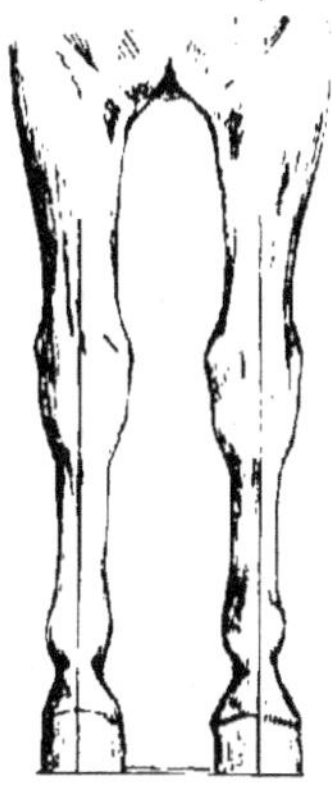

Fig. 155.

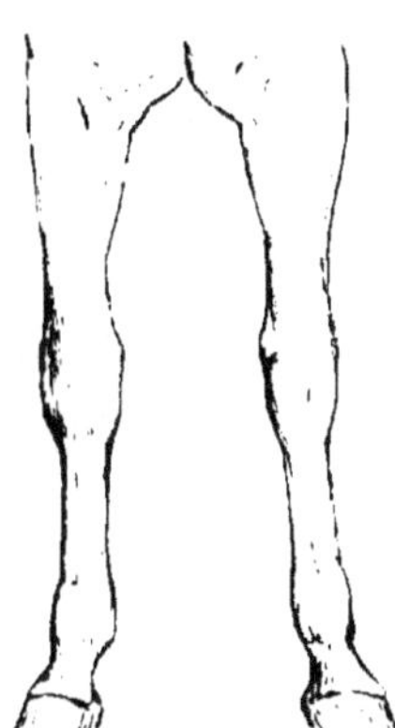

Fig. 156.

CHEVAL TROP OUVERT DU DEVANT (fig. 156). — Ce défaut d'aplomb peut dépendre de deux causes opposées. Le plus ordinairement, il doit être attribué au grand développement musculaire du poitrail et on l'observe surtout chez les sujets de gros trait. Alors, l'intervalle compris entre les deux sabots est simplement plus considérable que de raison ; mais la verticale coupe encore le milieu du genou, du canon, du boulet et du pied.

Dans d'autres cas, il est dû, au contraire, à l'étroitesse de la poitrine et au faible volume des pectoraux, deux imperfections qui diminuent l'écartement des pointes des épaules et rendent les membres convergents vers leur partie supérieure, leur extrémité opposée étant en réalité bien placée et ne paraissant divergente que par suite du rapprochement anormal de la première.

On conçoit sans peine que lorsque la trop grande ouverture du devant se rattache à la puissance de la musculature et à la largeur du thorax, le vice soit de faible importance. Si le diamètre transversal de la base de sustentation s'agrandit, si la stabilité de l'équilibre augmente, si la démarche s'alourdit et s'accompagne même d'un bercement plus ou moins accusé, par le fait de cette conformation, il est clair que le moteur sera impropre à déployer de la vitesse, mais il se trouvera encore dans de bonnes conditions pour développer de la force. Seules, ses aptitudes auront changé. Aussi conservera-t-il presque toute sa valeur pour le service du gros trait lent, surtout s'il a de bons pieds.

Il en est autrement du cheval dont l'ouverture est liée au resserrement du poitrail et au manque de rondeur des côtes. Celui-ci sera toujours sans haleine et sans puissance. Sous le rapport de la vitesse, il ne sera pas mieux favorisé; d'abord, à cause de l'insuffisance de ses poumons et de ses muscles; ensuite, parce que les déplacements latéraux de son centre de gravité occasionneront une perte de temps et de force préjudiciable à la rapidité des allures. On peut ajouter qu'ici, comme dans le cas précédent, les deux côtés du sabot ne seront plus soumis à leurs pressions normales. Le quartier interne, déjà surchargé, le sera d'autant plus que le membre s'écartera davantage de sa ligne d'aplomb; d'où la prédisposition de la paroi à se fissurer et de la sole à se meurtrir, accidents si communs sur ces sujets quand on les utilise à des services rapides.

GENOU CAMBRÉ (fig. 157). — Cette déviation du membre, assez rare, détermine la plupart du temps la convergence des deux sabots,

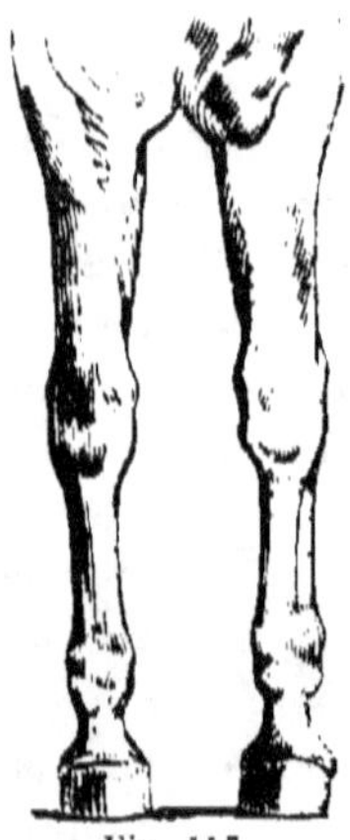
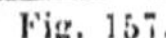

Fig. 157.

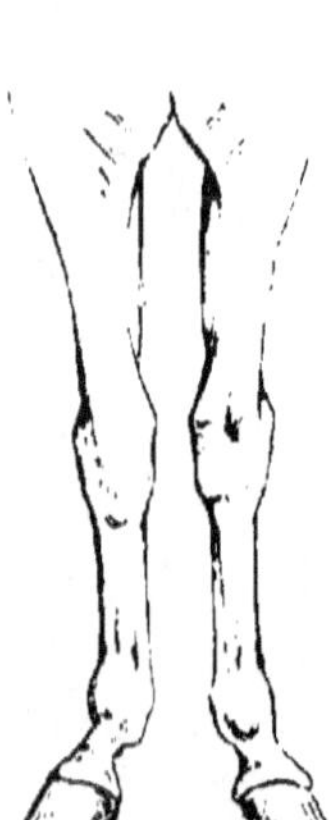

Fig. 158.

mais ne l'implique pas toujours. Ainsi que nous l'avons vu (p. 241), ce mode d'articulation de la colonne antérieure entraîne un appui inégal en même temps que des tiraillements ligamenteux; il rend, en outre, le cheval disgracieux.

CHEVAL PANARD DU DEVANT (fig. 158). — Nous avons déjà examiné ce défaut d'aplomb (p. 339). Rappelons qu'il accompagne ordinairement une déformation du genou et du coude en dedans de la verticale, mais qu'il peut tenir aussi à un simple changement de direction du pied. Quoi qu'il en soit, le sabot ne tarde pas à se modifier; le quartier interne, plus surchargé, a de la tendance à chevaucher l'externe et à s'écraser. De plus, l'animal se coupe avec ce quartier. Enfin, lors de la flexion du genou, le métacarpe se déjette en dehors d'une façon beaucoup plus accusée qu'à l'état normal, ce qui occasionne une perte de temps préjudiciable à la vitesse, tout aussi bien que l'action de *billarder*, nuisible à la beauté des allures.

CHEVAL SERRÉ DU DEVANT (fig. 159). — L'étroitesse du devant, de même que la trop grande ouverture, peut provenir de deux causes opposées : l'excès ou le défaut de largeur du poitrail.

Dans le premier cas, l'inconvénient est moindre que dans le second, car la divergence des membres au niveau de leur extrémité supérieure n'est due souvent qu'au développement de la poitrine ou à celui des muscles pectoraux. Néanmoins, le rapprochement des extrémités diminue la stabilité de l'équilibre, en rétrécissant en avant la

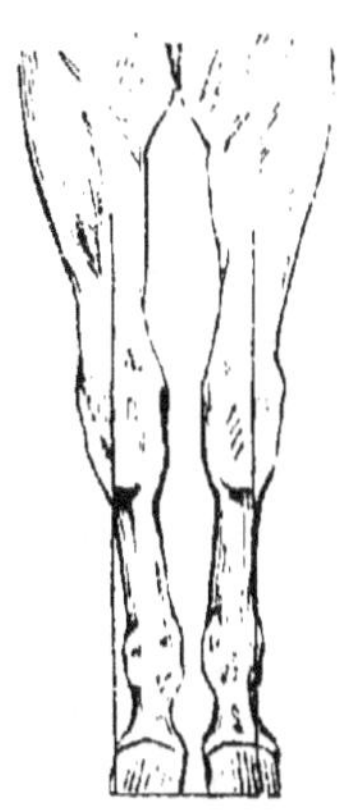
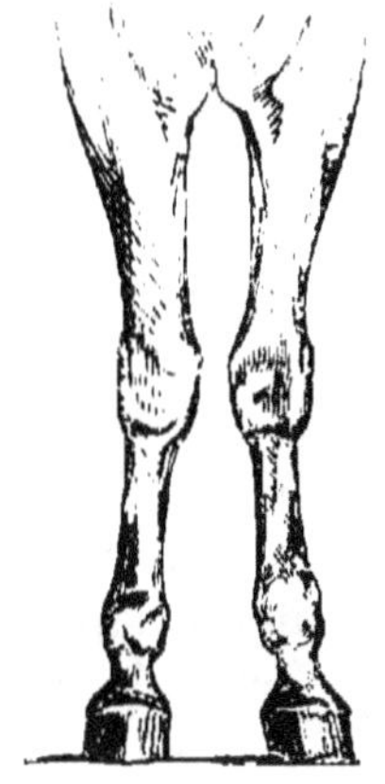
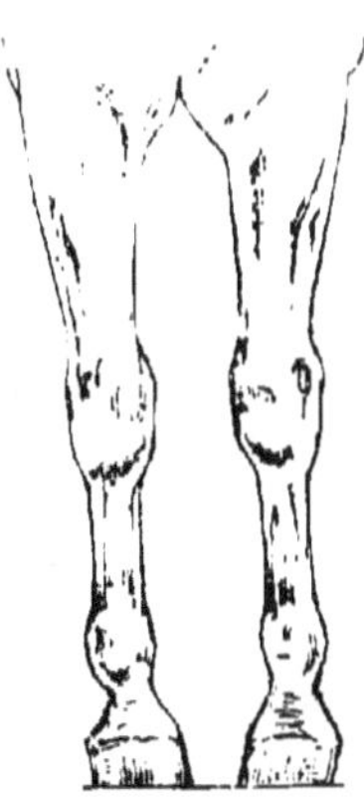

Fig. 159.   Fig. 160.   Fig. 161.

base de sustentation; il expose aussi l'animal à se couper, à s'atteindre, et aux accidents qui en sont la conséquence.

Mais ce vice d'aplomb est beaucoup plus grave lorsqu'il dépend du resserrement du thorax et du faible volume de la musculature. Outre les reproches précédents, il faut encore imputer au cheval un manque d'haleine et de résistance qui le rendra tout à fait impropre à l'accomplissement du moindre travail pénible.

GENOU DE BŒUF (fig. 160). — Le genou de bœuf, convexe en dedans, ne s'allie plus (voy. p. 240) avec une répartition régulière du poids sur les assises métacarpiennes. Lors de l'appui, la concavité en dehors tend à s'accuser, ce qui accumule les pressions sur le côté externe des os carpiens et amène des tiraillements du ligament latéral interne de l'articulation.

Enfin, pendant la flexion, le sujet déplace chaque fois son canon en dehors, *billarde*, perd du temps à le ramener en attitude convenable et s'en sert d'une façon disgracieuse. Ajoutons que cette malformation entraîne d'ordinaire la déviation de la pince en dehors, autre inconvénient qui aggrave ce vice d'aplomb et en fait une cause de dépréciation plus importante.

CHEVAL CAGNEUX DU DEVANT (fig. 161). — Ce défaut, caractérisé (voy. p. 339) par la convergence des deux sabots, provient d'un écartement trop considérable des coudes, de la cambrure des genoux, ou de celle des boulets. Il est facile d'en comprendre les résultats fâcheux par les nouveaux rapports qu'affecte chaque moitié du pied avec la ligne de gravitation du membre : la mamelle externe s'en rapproche et le quartier interne s'en éloigne; d'où une surcharge manifeste de la première région et un allégement correspondant de la seconde.

Aussi le cheval cagneux use-t-il son fer en dehors, surtout au niveau de la mamelle, et se coupe-t-il, à l'inverse du cheval panard, avec la mamelle du dedans. Les blessures qu'il s'occasionne de la sorte, quoique souvent insignifiantes en apparence, n'en constituent pas moins à la longue, par leur répétition continuelle, des lésions assez graves. Et, même lorsque la ferrure peut y parer, même lorsqu'on arrive à protéger la partie inférieure du membre au moyen de coussinets de cuir spéciaux contre les atteintes des sabots, l'animal est encore d'un usage incommode à raison des soins qu'il exige ou des frais qu'il nécessite. Si on le destine à la selle, son utilisation est encore plus difficile, car, inhabile à se servir de ses membres antérieurs, prédisposé à butter, il expose son cavalier à des chutes d'autant plus graves que le terrain sur lequel il opère est plus accidenté.

b. APLOMBS DES MEMBRES POSTÉRIEURS.

APLOMBS VUS DE PROFIL. — Les principes qui nous ont servi à établir les aplombs du membre antérieur sont d'une application beaucoup plus simple en ce qui concerne le postérieur. Le centre de suspension du tronc sur ce dernier nous est connu avec une précision suffisante : c'est l'articulation coxo-fémorale. On peut donc en conclure que l'axe directeur de la colonne postérieure sera dans une bonne position, si l'extrémité digitale de cette colonne vient aboutir au pied, d (fig. 162), de la verticale qui passe par le centre articulaire c. Et, de fait, c'est ce que l'observation démontre chez le cheval bien équilibré sur son train de derrière : un fil à plomb, placé au niveau de la jointure en question, coupe le sabot en deux parties égales.

Comme dans le membre antérieur, et pour les mêmes raisons, la verticale cd est encore équidistante des perpendiculaires au sol ot et sp, ou bien ef

jh. Elle coupe la jambe, *os*, en son milieu, de même que *cj*. D'autre part,
le rayon tarso-métatarsien, *sm*, reste vertical, la projection horizontale,
o, de la jambe est le double de la projection horizontale, *dp*, du rayon phalangien. Enfin des ouvertures angulaires
quelconques seront compatibles avec de
bons aplombs, à la condition que les angles articulaires maintiendront leurs sommets sur les verticales *ot* et *sp*.

Les aplombs du derrière sont soumis, on le voit, aux mêmes principes
que ceux du devant. Dans l'ordre statique, les quatre colonnes locomotrices
ont à remplir un rôle, sinon égal, du
moins identique, celui de faire effort
contre la pesanteur; elles n'ont donc
pas besoin d'obéir à des règles d'équilibre différentes.

Passons en revue, maintenant, les
vices d'aplomb du membre postérieur.

Une verticale cd (fig. 163 [1]), *menée
par le milieu,* r, *de la jambe, doit passer,
en haut, par le centre de suspension
postérieur,* c (articulation coxo-fémorale), *couper, en bas, le milieu du sabot.
, et se trouver équidistante des verticales
p, mn, partant de la rotule et de l'angle
de la fesse, la dernière, tangente à la
pointe du jarret et au boulet.*

Si le membre, dans son ensemble,
est placé en avant de cette ligne *cd*, le
cheval est dit *sous lui du derrière*
(fig. 163 [2]) ;

Si, au contraire, il se porte en
arrière, on qualifie l'animal de *campé
du derrière* (fig. 163 [3]) ;

Si enfin la déviation n'a lieu qu'à
partir du boulet, le sujet est dit :

Long et *bas-jointé*, lorsque le milieu
du pied, *d*, se rapproche de la verticale *op ;*

Court et *droit-jointé*, lorsqu'il se rapproche de la verticale *mn*.

Ayant étudié longuement ces deux derniers défauts à propos du

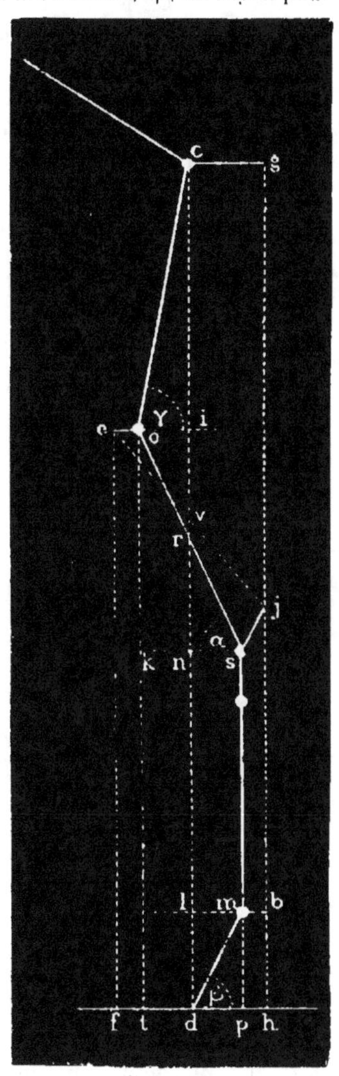

Fig. 162.

paturon, nous n'y reviendrons pas ici. Nous parlerons seulement des inconvénients qui ressortissent aux deux premières conformations.

CHEVAL SOUS LUI DU DERRIÈRE (fig. 163 [2]). — En pareil cas, l'axe directeur du membre est oblique en avant et en bas, au lieu d'être vertical, ce qui diminue les aptitudes de la colonne comme soutien et favorise sa chute en arrière, entraînée qu'elle est par la force de pesanteur agissant au point *c*, suivant *cd*. Il s'ensuit un vice d'équilibre sollicitant le cheval à glisser en avant, à s'acculer, et les rayons à se flé-

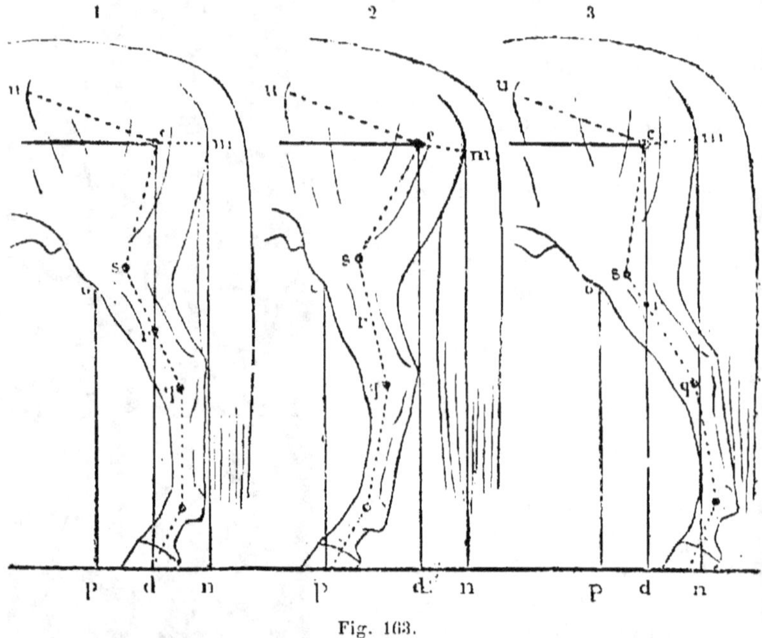

Fig. 163.

chir, deux causes qui contraignent les muscles extenseurs, les tendons et les ligaments à de plus grands efforts.

D'autre part, le métatarse se trouvant en situation oblique sous le tibia, l'angle tibio-tarsien acquiert cet état de fermeture défectueuse caractérisé par la *coudure du jarret*, qui expose les pièces de cette jointure, ainsi que nous l'avons vu (p. 273), à une ruine d'autant plus grave et imminente que le canon est plus incliné sous le corps.

En outre, le pied s'engageant plus près du centre de gravité, la base de sustentation se raccourcit au détriment de la stabilité, pendant que la colonne postérieure, surchargée, est empêchée de se dégager facilement, ce qui augmente son travail et ses chances d'avaries.

Enfin, cette direction vicieuse nuit encore à la rapidité des allures, et cela, pour les deux raisons suivantes :

La première, inhérente à la petitesse des enjambées, parce que le membre, moins éloigné qu'à l'état normal de la limite extrême de son oscillation en avant, est incapable d'entamer beaucoup de terrain.

La seconde, provenant de la perte de temps déterminée, à chaque pas, par les déplacements verticaux de la croupe, le membre ne pouvant communiquer une impulsion efficace qu'à la condition d'être déjà parvenu à ce degré particulier d'extension qui le rend arc-bouté contre le tronc et non oblique en sens inverse du mouvement.

On notera, en passant, une nouvelle cause de fatigue et d'usure, pour le jarret et le boulet, émanant de la surcharge imposée à ces appareils de détente, qui ont à soulever la masse avant de la projeter suivant l'horizontale, seule ligne propulsive favorable à la vitesse.

De tout ce qui précède, il découle que le cheval sous lui du derrière n'est guère capable d'un bon service ; mais ses imperfections varient d'importance selon le genre de travail auquel on le soumet. Encore utilisable pour le trait léger qui, d'ordinaire, exige peu d'efforts et de rapidité, il deviendra, au contraire, défectueux pour la selle, à la promenade, au manège, à la chasse ou à la course, par suite de la faiblesse relative de son arrière-main et des tares précoces par lesquelles la mauvaise direction de celui-ci ne tardera pas à se manifester. Même employé au gros trait lent, ses jarrets et ses boulets ne résisteront pas longtemps aux efforts considérables qu'implique la traction en terrain accidenté. Aussi a-t-il perdu, de par ce vice d'aplomb si préjudiciable à l'intégrité de ses rouages locomoteurs, une grande partie de sa valeur, et doit-on le repousser absolument, lorsque la déviation de son train de derrière se montre par trop accusée.

CHEVAL CAMPÉ DU DERRIÈRE (fig. 163 [3]). — Les inconvénients de ce défaut sont loin d'être aussi graves pour la colonne postérieure que pour l'antérieure.

Ici, l'axe directeur du membre s'écarte de la verticale à l'opposé de ce qu'il était plus haut. En d'autres termes, il est oblique en arrière et en bas, ce qui prédispose l'animal aux glissades en arrière et porte une partie de la masse sur le bipède antérieur ; d'où moins d'assurance pour ce dernier à remplir ses fonctions pendant la station et pendant la marche, surtout si le poids du cavalier s'ajoute à celui de l'avant-main et si le sujet, bas du devant, est appelé à descendre une pente un peu raide, circonstance qui se produit journellement.

L'éloignement des pieds postérieurs du centre de gravité détermine encore d'autres effets sur la tige dorso-lombaire ; il renvoie sur elle toute la fraction du poids que l'arrière-main aurait annulée par sa résistance s'il eût été convenablement dirigé sous le tronc. Aussi ne tarde-t-elle pas à manifester la fatigue de ses muscles extenseurs par un *ensellement* plus ou moins accusé, déviation du dos et des reins qui s'oppose, ainsi que nous l'avons vu (p. 123), à la transmission intégrale de l'impulsion du derrière.

Le calcanéum du cheval campé n'est pas, comme le croit M. le professeur Sanson [1], nécessairement moins développé que dans l'aplomb régulier ; il est simplement plus parallèle au tibia, ce qui fait paraître le jarret moins large et diminue la perpendicularité des muscles qui en opèrent l'extension. Et comme les insertions vicieuses de ceux-ci ne font que s'exagérer lors de la détente du canon, il s'ensuit que cette dernière perdra une partie de la puissance dont elle aurait été capable si l'angle tibio-tarsien, moins ouvert, eût mis le calcanéum dans de meilleures conditions pour le déploiement de la force.

Enfin les allures manqueront de *chasse* et de rapidité, parce que les supports abdominaux du tronc, plus rapprochés de leur limite d'extension que dans le bel aplomb, auront conséquemment un champ de projection plus restreint. S'ils se trouvent bien placés pour entamer beaucoup de terrain, ils ne sont pas à même de profiter de cet avantage, car l'impulsion ne se montre réellement efficace que lorsque l'axe directeur du membre a franchi la verticale pour devenir oblique en arrière et en bas. Or, cette direction étant précisément celle sous laquelle la colonne postérieure arrive à l'appui, il en découle qu'elle privera la détente de toute la distance angulaire qui séparait préalablement son axe directeur de la normale.

APLOMBS VUS DE DERRIÈRE. — Pour s'assurer que les axes directeurs des membres postérieurs sont bien situés dans le plan de la verticale qui passe par leur centre de suspension, il importe de considérer l'animal par derrière. Dans ces conditions, la ligne suivante suffit pour apprécier la régularité de l'aplomb.

Une verticale abaissée de la pointe de la fesse doit diviser également la partie inférieure du membre, à compter de la pointe du jarret, et laisser entre les deux sabots un intervalle à peu près égal à la largeur du boulet (fig. 164).

Si le membre, dans son ensemble, se trouve *en dehors* de cette ligne, ou que l'écartement des sabots soit simplement plus considérable, on dit le cheval *trop ouvert* du derrière.

---

1. A. Sanson, *loc. cit.*, p. 682.

S'il s'agit de la région du jarret seulement, celle-ci est qualifiée de *cambrée*, et le sujet de *bancal*.

Si c'est celle de la pince, il devient *panard* du derrière.

Par opposition :

Lorsque le membre, dans son ensemble, est situé *en dedans* de la verticale, ou que l'écartement des sabots est simplement trop faible, l'animal est dit *serré* du derrière.

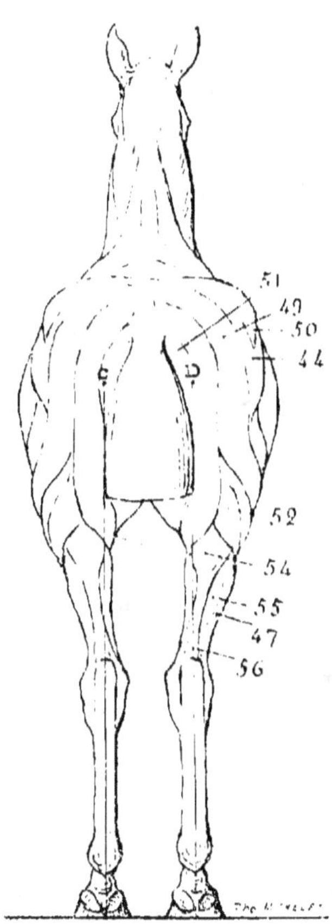

Fig. 164.

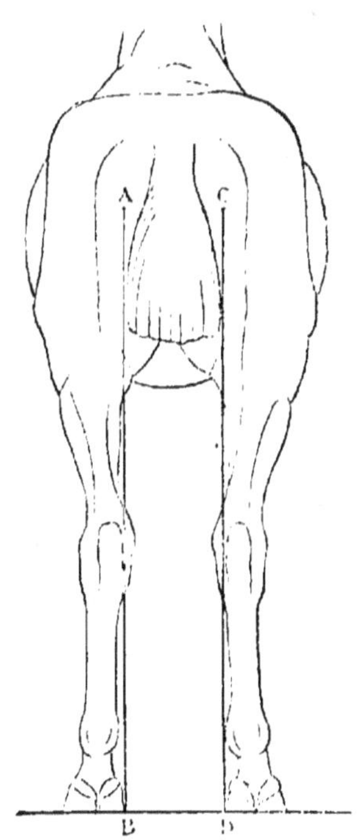

Fig. 165.

S'il s'agit du jarret seulement, celui-ci est qualifié de *clos* ou de *crochu* et le sujet de *jarreté*.

Si enfin c'est la région de la pince, il devient *cagneux* du derrière.

CHEVAL TROP OUVERT DU DERRIÈRE (fig. 165). — Deux conformations différentes peuvent accompagner ce défaut, car les axes directeurs des membres postérieurs, pour être bien situés sous le corps, doivent non seulement suivre la verticale, mais encore maintenir entre eux un certain état d'écartement. Chez quelques chevaux, la ligne d'aplomb partage comme il convient le jarret, le canon, le boulet et le pied ; seul, l'intervalle compris entre les deux sabots est plus considérable que la largeur du boulet. Il en est d'autres, au contraire, qui ont leurs membres déviés en dehors de la verticale et chez lesquels la distance des deux pieds est trop grande. C'est un de ceux-ci que nous avons figuré.

Dans le premier cas, les inconvénients sont de faible importance et ne déprécient que les sujets de vitesse, en augmentant outre mesure la base de sustentation postérieure et en occasionnant un bercement nuisible à la rapidité des allures, mais sans aucune influence fâcheuse pour les autres services. La grande ouverture du derrière tient, d'ordinaire, à la largeur du thorax et de la croupe, ainsi qu'au développement de la musculature. Il n'y a là rien que de très heureux, ainsi que le fait remarquer Merche [1], pour les chevaux de gros trait et les poulinières de race commune. Cette ampleur serait même une beauté à rechercher dans ces circonstances, s'il était démontré qu'elle fût incompatible avec les données de l'aplomb régulier. Or ce dernier ne l'excluant pas, c'est la seule raison pour laquelle nous lui donnons la préférence sur la conformation dont il s'agit.

Dans le second cas, l'excès d'ouverture est bien réellement reprochable à l'animal ; d'abord, parce que les membres ne résistent plus à la pesanteur suivant la direction voulue pour en annuler complètement les effets ; ensuite, parce que leur divergence inférieure dépend trop souvent de l'étroitesse du bassin au niveau des cavités cotyloïdes, et d'un mode d'articulation défectueux des rayons osseux postérieurs. Outre le bercement, le manque de puissance, le peu de vélocité de l'allure et l'aspect disgracieux de la démarche, le sujet est encore prédisposé à contracter des tares précoces du jarret, du boulet et du pied, dont les parties internes sont plus surchargées qu'à l'état normal. Pour ces motifs, il est donc d'une utilisation difficile, ce qui implique, par cela même, une notable diminution de sa valeur.

JARRET CAMBRÉ. — CHEVAL BANCAL (fig. 166). — Ce défaut est caractérisé par l'incurvation de la région du jarret en dehors de la ligne d'aplomb, ainsi que par l'écartement considérable des calcanéums. Il accompagne quelquefois l'ouverture du derrière et occasionne la plupart du temps la convergence des sabots en avant, conformation qui rend le cheval cagneux tout aussi bien que *bancal*. Aussi le **jarret** *cambré* est-il défectueux au premier chef, par suite des déviations

---

1. Merche, *Nouveau Traité des formes extérieures du cheval*, p. 508. Paris, 1868.

multiples qu'il détermine et qui dépossèdent la colonne postérieure d'une partie de ses aptitudes pour le soutènement du tronc. De plus, il est *vacillant* au moment de l'appui (voy. *Défectuosités des allures*); enfin il rend les allures fort disgracieuses et entraîne parfois le *bercement*.

CHEVAL PANARD DU DERRIÈRE (fig. 168). — Nous ne reviendrons pas non plus sur ce vice de direction du pied, qui expose la région inférieure des membres de derrière aux mêmes accidents que ceux qui ont été indiqués pour les membres de devant. Rappelons seulement qu'il est souvent la conséquence du rapprochement des calcanéums, lequel répond, on le sait, au *jarret clos* ou *crochu*.

CHEVAL SERRÉ DU DERRIÈRE (fig. 167). — L'étroitesse du derrière, comme l'ouverture

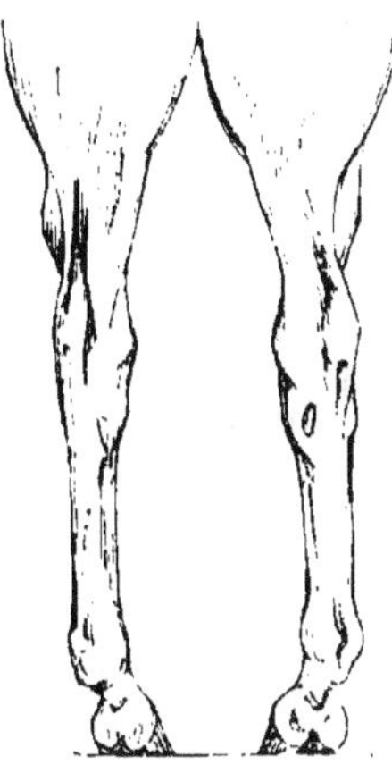

Fig. 166.

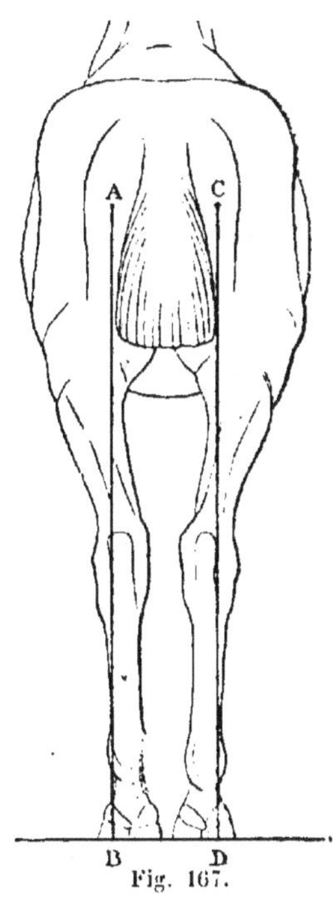

Fig. 167.

du devant, présente deux cas bien distincts quoique peu différents sous le rapport de la gravité. Dans l'un, les membres restent d'aplomb, mais se montrent trop rapprochés de la ligne médiane. Dans l'autre, à l'écartement des sabots, encore trop faible, s'ajoute la déviation de l'axe directeur des membres en dedans de la verticale. C'est celui que nous avons représenté.

Quelle que soit sa forme, ce défaut d'aplomb est à prendre en très sérieuse considération. Il s'observe habituellement sur les sujets étroits de poitrine, de reins et de croupe, à musculature peu développée, sans allures, sans vigueur et sans énergie, manquant de solidité, risquant de se couper, inhabiles à marcher et surtout à trotter sur des terrains accidentés.

JARRETS CLOS OU CROCHUS. — CHEVAL JARRETÉ OU JARRETIER (fig. 168). — Le plus grand inconvénient du cheval *jarreté*, qui a, selon l'expression vulgaire, les *jambes en pieds de banc*, c'est d'être disgracieux dans ses allures en même temps que panard du derrière. Chez lui, se trouve exagéré le mouvement normal d'abduction du canon toutes les fois que ce rayon se fléchit. Une sorte de bercement se produit aussi par le fait de l'écartement trop accusé des pieds postérieurs. Enfin l'impulsion communiquée est moins directe, moins puissante, moins rapide, que lorsque les leviers osseux se meuvent dans des plans à peu près parallèles au plan médian.

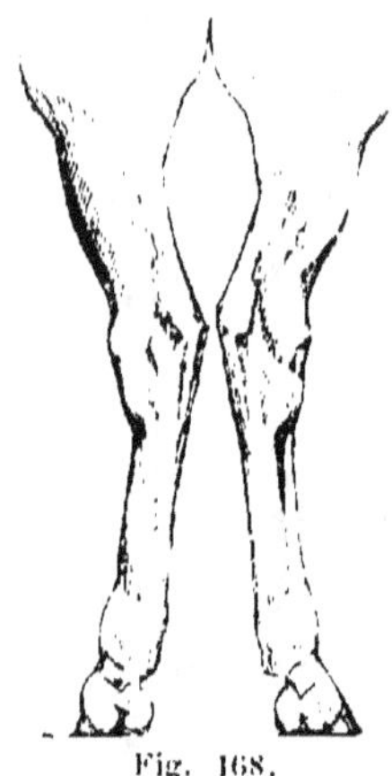

Fig. 168.

Vallon dit avec raison [1] que cette conformation est fréquente chez beaucoup de sujets des pays montagneux, remarquables par leur aptitude à supporter les fatigues et les privations. Il en serait de même pour les chevaux barbes et ceux du midi de la France. Si cette remarque est fondée, il ne faudrait pourtant pas croire qu'il y eût une relation de cause à effet entre cette disposition du jarret et les qualités auxquelles il est fait allusion. La rusticité, l'énergie des animaux dont parle Vallon tiennent surtout au sang, aux conditions d'existence, à l'entraînement; mais elles ne seraient en aucune façon amoindries, si les jarrets, au lieu d'être crochus, se montraient bien dirigés.

CHEVAL CAGNEUX DU DERRIÈRE (fig. 166). — La convergence des sabots par leur partie antérieure est d'habitude la conséquence de la déviation du jarret en dehors de la verticale. Elle donne lieu aux mêmes accidents que pour les membres de devant. L'appui du pied est irrégulier; il a surtout lieu sur la mamelle externe, et l'animal, inhabile à marcher sur un terrain inégal, se coupe fréquemment avec la mamelle du dedans. Ses mouvements sont disgracieux et manquent de la précision nécessaire à une impulsion énergique et rapide du derrière.

A l'exemple de plusieurs auteurs, notamment de Vallon [1], nous donnons ci-après le tableau synoptique des aplombs, de leurs défectuosités et de leurs principaux inconvénients.

1. Vallon, *Cours d'hippologie*, t. Ier, p. 475.

Membre antérieur.

APLOMBS RÉGULIERS	APLOMBS IRRÉGULIERS	INCONVÉNIENTS
	Membre vu de profil.	
Une verticale abaissée du milieu du bras doit couper le milieu du sabot et se trouver équidistante des verticales partant de la pointe de l'épaule et du sommet du coude.	Si cette ligne tombe en avant du sabot, le cheval est *sous lui*.	Fatigue des os, des muscles, des tendons; ralentissement des allures; équilibre instable; incertitude de l'appui; imminence des chutes; forger.
	Si elle tombe en arrière du sabot, le cheval est *campé*.	Foulures des talons; surcharge et usure des jarrets et des boulets postérieurs; appui douloureux et incertain des pieds antérieurs; allures ralenties.
	Si le genou fait saillie en avant de cette ligne, le cheval est *arqué* ou *brassicourt*.	Indice de faiblesse et d'usure des membres antérieurs; fatigue; appui incertain; prédisposition aux chutes.
Une verticale abaissée de l'articulation du coude doit partager également le genou, le canon et le boulet, et tomber un peu en arrière des talons.	Si le genou se porte en arrière, on le dit *creux*, *effacé* ou *de mouton*.	Tiraillements des ligaments latéraux et postérieurs du genou; tares précoces de cette région; manque de solidité des membres antérieurs.
	Si la verticale tombe trop loin des talons, le sujet est *long* ou *bas-jointé*.	Tiraillements des ligaments du boulet et des tendons fléchisseurs; prédisposition aux nerfs-ferrures; réactions douces.
	Si elle rencontre les talons ou les parties plus antérieures du pied, le cheval est *court* ou *droit-jointé*.	Surcharge des os phalangiens; prédisposition à la bouleture et au resserrement des talons; réactions dures.
	Membre vu de face.	
	Si le membre, dans son ensemble, se trouve en dehors de cette ligne ou que l'intervalle des sabots soit plus considérable, le cheval est *trop ouvert*.	Stabilité de l'équilibre; allures ralenties et disgracieuses; bercement; appui sur le quartier interne. Quelquefois, indice du volume de la musculature et de la largeur du thorax; d'autres fois, signe de caractères opposés.
	S'il s'agit de la région du genou, celle-ci est dite *cambrée* et le cheval *bancal*.	Tiraillements des ligaments externes du genou; surcharge des parties internes; déviation du sabot en dedans; allures disgracieuses, ralenties et mal assurées.
Une verticale abaissée de la pointe de l'épaule doit partager également le genou, le canon et le pied, et laisser entre les deux pieds un intervalle égal à la largeur du sabot, prise d'un quartier à l'autre.	Si c'est la pince seulement, le sujet est *panard*.	Poitrail souvent étroit; coudes serrés au corps; appui sur le quartier interne; allures ralenties et disgracieuses. Le cheval butte et se coupe avec l'éponge du dedans.
	Par opposition : Lorsque le membre, dans son ensemble, est situé en dedans de la verticale, ou que l'intervalle des sabots est trop faible, le cheval est *serré* ou *étroit*.	Diminution de la base de sustentation; instabilité de l'équilibre; prédisposition aux atteintes. Indice fréquent d'un manque de fond, du défaut de développement de la poitrine, de l'étroitesse du poitrail et du faible volume des muscles.
	Si c'est la région du genou seulement, celle-ci est dite *de bœuf*.	Défaut de solidité; manque de vitesse; tiraillements des ligaments internes du genou; surcharge et usure des parties externes; déviation du pied en dehors; allures disgracieuses.
	Si enfin c'est celle de la pince, le cheval devient *cagneux*.	Appui sur le quartier externe; coudes écartés; surcharge des rayons et des articulations en dehors; mouvements disgracieux du canon; allures ralenties. Le cheval butte et se coupe avec la mamelle du dedans.

Membre postérieur.

APLOMBS RÉGULIERS	APLOMBS IRRÉGULIERS	INCONVÉNIENTS
	Membre vu de profil.	
Une verticale, menée par le milieu de la jambe, doit passer, en haut, par l'articulation coxo-fémorale, couper, en bas, le milieu du sabot, et se trouver équidistante des verticales partant de la rotule et de l'angle de la fesse, la dernière tangente à la pointe du jarret et au boulet.	Si le membre, dans son ensemble, est placé en avant de cette ligne, le cheval est *sous lui.*	Raccourcissement de la base de sustentation; couture des jarrets; prédisposition aux glissades en avant; fatigue des muscles extenseurs, des ligaments et des tendons; surcharge des membres postérieurs; allures ralenties; tares précoces des jarrets et des boulets; forger.
	Si, au contraire, il se porte en arrière, l'animal est *campé.*	Allongement de la base de sustentation; prédisposition aux glissades en arrière; surcharge du train antérieur; fatigue du dos et des reins; ensellement; impulsion plus faible; allures ralenties.
	Si la déviation n'a lieu qu'à partir du boulet et porte le milieu du pied en avant de la verticale, le cheval est *long* ou *bas-jointé.*	Mêmes inconvénients qu'au membre antérieur; prédisposition aux molettes.
	Si, dans les mêmes conditions, le milieu du sabot se place en arrière de la verticale, le sujet est *court* ou *droit-jointé.*	Mêmes inconvénients qu'au membre antérieur, avec moins de gravité cependant.
	Membre vu de derrière.	
Une verticale, abaissée de la pointe de la fesse, doit diviser également la partie inférieure du membre, à compter de la pointe du jarret, et laisser entre les deux sabots un intervalle à peu près égal à la largeur du boulet, prise d'une face latérale à l'autre.	Si le membre, dans son ensemble, se trouve en dehors de cette ligne, ou que l'écartement des sabots soit simplement plus considérable, le cheval est *trop ouvert.*	Largeur de la base de sustentation, stabilité de l'équilibre; déviation fréquente des jarrets et des talons en dehors; allures ralenties et disgracieuses, par suite du bercement; appui sur le quartier interne des sabots. Quelquefois, indice de la largeur de la poitrine, des reins, de la croupe et du développement de la musculature; d'autres fois, signe de l'étroitesse du bassin et du peu de volume des muscles.
	S'il s'agit de la région du jarret seulement, celle-ci est dite *cambrée* et le cheval *bancal.*	Tiraillements des ligaments externes du jarret; surcharge des parties internes; déviation de la pince en dedans; appui sur le quartier externe; allures disgracieuses; impulsion moins directe.
	Si c'est celle de la pince, le sujet est *panard.*	Mêmes inconvénients que pour le membre antérieur.
	Par opposition : Lorsque le membre, dans son ensemble, est situé en dedans de la verticale, ou que l'écartement des sabots est simplement trop faible, l'animal est dit *serré* ou *étroit.*	Base de sustentation rétrécie; équilibre instable; indice de l'étroitesse de la poitrine, des reins et de la croupe; faiblesse et développement insuffisant de la musculature; membres peu solides; appui indécis. Le cheval est exposé à se couper.
	S'il s'agit du jarret seulement, celui-ci est *clos* ou *crochu* et le sujet *jarreté.*	Déviation du pied en dehors; flexion très disgracieuse du canon; impulsion moins directe et moins puissante; allures ralenties.
	Si c'est la région de la pince, le cheval est *cagneux.*	Mêmes inconvénients qu'au membre antérieur.

B. — Du coucher ou décubitus.

Ces noms sont donnés à l'attitude que prend l'animal qui se repose, et dont le corps se met directement en rapport avec le sol.

On voit assez souvent des chevaux dormir debout, même attelés. Ils se placent alors de manière à soustraire à l'appui soit un seul membre, soit les deux d'un même bipède diagonal, et ils restent dans cette situation jusqu'à ce que ces colonnes de soutien soient sollicitées à remplacer celles qui supportaient préalablement la masse.

En général, les chevaux se couchent peu, à moins d'être très fatigués. Nous avons connu cependant une jument, à pieds antérieurs très plats, qui se couchait avant de manger, dès qu'elle rentrait à l'écurie.

Une certaine préparation est nécessaire à l'exécution du décubitus : Elle consiste en un rapprochement des quatre extrémités, par une sorte de piétinement, qui a pour but de diminuer l'étendue de la base de sustentation. Puis, l'animal abaisse la tête, fléchit les genoux jusqu'au sol et se laisse doucement tomber sur le côté, à gauche ou à droite.

Une fois par terre, les sujets prennent l'une ou l'autre des deux positions suivantes, auxquelles correspondent des qualifications particulières :

Ainsi, dans le *décubitus sterno-costal*, le corps, penché à droite, par exemple, repose sur le sternum et l'abdomen, tandis que les membres, tous à demi fléchis, sont dirigés du côté opposé, les droits sous le tronc. L'encolure et la tête, faisant contre-poids, s'inclinent à gauche, bien que relevées, soutenues par la résistance et l'élasticité du ligament cervical.

Dans le *décubitus latéral*, la tête, l'encolure, le tronc et les membres du côté correspondant sont étendus sur le sol. Cette variété, plus rare que la première, ne s'observe, en général, que chez les poulains et les chevaux épuisés ou gravement malades.

Quant au *décubitus dorsal*, il est fort difficile chez le cheval, à cause de l'étroitesse de l'encolure, du garrot, du dos, des reins et de la croupe. Néanmoins, on voit, dans les cirques, des chevaux dressés qui s'y placent, mais sans le conserver longtemps. En toute autre circonstance, le sujet qui cherche à prendre cette position doit être considéré comme atteint de coliques graves.

Après un repos plus ou moins prolongé, l'animal se relève. Pour y parvenir, il redresse l'encolure et la tête dans le but d'étendre et de porter en avant ses membres antérieurs, d'abord le superficiel, ensuite celui qui est engagé sous le corps : c'est là en quelque sorte une action préparatoire. Puis, par un nouvel effort, ces membres placent l'avant-main, comme l'a bien constaté M. Colin[1], dans la position qu'il a chez le chien assis sur son derrière. Enfin, à leur tour, les membres abdominaux achèvent, par leur détente, de soulever le corps.

Presque aussitôt, le rachis s'étend et, l'un après l'autre, les membres postérieurs *se détirent* ; quelques bâillements s'effectuent et tout revient à l'état normal.

Lors de l'achat, on n'a pas l'occasion de voir le sujet couché ; cependant on pourrait tirer de son examen une indication importante. Certains chevaux ont l'habitude vicieuse de *se coucher en vache*, c'est-à-dire de maintenir dans un trop grand état de flexion les pieds antérieurs sur les avant-bras, et de se contusionner ainsi la partie inférieure des coudes avec l'éponge interne des fers. Il en résulte, à la longue, la formation de tumeurs sur lesquelles nous avons déjà appelé l'attention (voy. *Éponge*, page 229).

CHAPITRE II

MOUVEMENTS SUR PLACE

A. — Du cabrer.

Le cabrer[2] est une attitude dans laquelle le train antérieur, enlevé au-dessus du sol, est maintenu en équilibre sur les membres postétérieurs. On comprend qu'elle ne puisse, en général, être conservée que pendant un espace de temps très court, eu égard à la base de sustentation si étroite représentée par l'appui des deux pieds de derrière (fig. 169).

Le cheval l'exécute dans différentes circonstances, par gaieté, impatience d'agir ou rétivité ; pour se défendre, attaquer, sauter, ou enfin pour exécuter la saillie.

1. G. Colin, *Physiologie comparée des animaux*, 3e édit., t. Ier, p. 422.
2. Ce mot, qui est pris substantivement dans le langage de l'hippiatrique, ne se trouve pas dans les dictionnaires français ; mais on y indique, comme synonymes, les suivants : Cabrade, dans le *Dictionnaire d'équitation*, de Cardini ; Cabrement (néologisme) dans le *Supplément du Dictionnaire de la langue française*, de Littré.

Son accomplissement est précédé d'une *préparation* très courte pendant laquelle les membres se rassemblent et la tête s'abaisse vivement, souvent à plusieurs reprises. Puis le temps d'*exécution* s'opère par le redressement brusque et successif de la tête, de l'encolure et du tronc, enfin par la détente énergique des membres de devant, d'abord à demi fléchis. Les extenseurs de la tête, du rachis et des membres

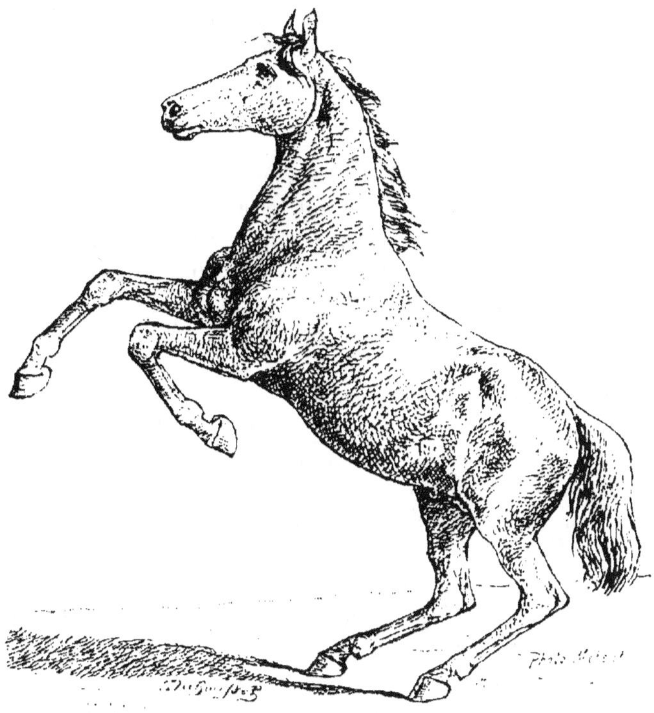

Fig. 169. — Le *cabrer*.

antérieurs, les fessiers et les ischio-tibiaux, sont les principaux agents de cette sorte de bascule de l'avant-corps sur l'arrière.

Dès que le cabrer est exécuté, l'appui n'a plus lieu que sur le bipède postérieur dont les rayons, plus ou moins fléchis, sont maintenus en situation par la contraction de leurs extenseurs. On voit de suite la valeur de la résistance que l'animal doit vaincre et la longueur du levier sur lequel elle agit ; on se rend compte aussi de la facilité que la ligne de gravitation éprouve à sortir d'une base de sustentation aussi étroite. Tout cela explique le peu de durée du cabrer. Bientôt après qu'il s'est effectué, l'avant-main s'abaisse et les pieds antérieurs retombent sur le sol.

Cependant il y a des chevaux très vigoureux capables de conserver cette attitude beaucoup plus longtemps que d'autres. C'est à la condition, comme le dit Borelli[1], que la base de sustentation soit fréquemment déplacée; c'est à cette autre, ajoute H. Bouley[2], que leurs jarrets soient larges, leurs muscles lombaires, croupiens, ischio-tibiaux bien développés, et que leur avant-main ait une légèreté relative. Ceux qui sont faibles de jarrets et de reins n'y parviennent que par l'énergie de leur volonté; mais, à peine enlevés sur leur derrière, ils reprennent la station quadrupédale ou tombent soit de côté, soit en se renversant. Le cabrer facile, naturel, est donc un indice de force et d'énergie. Le hunter anglais et l'arabe l'exécutent avec une grande aisance; si ces animaux n'avaient pas cette aptitude, ils seraient incapables de se lancer dans l'espace avec la merveilleuse agilité qui leur est propre, et de franchir avec tant de facilité les obstacles qu'ils rencontrent dans les steeple-chases.

Les faits dont il est question ne sont pas très rares à observer; en voici quelques exemples :

Un étalon, appelé *le Commode*, âgé d'une vingtaine d'années, et placé à l'École d'Alfort pour la monte de 1817, se dressait sur ses jarrets aussitôt qu'il apercevait la jument sur le terrain, et marchait jusqu'à elle dans l'attitude bipédale[3].

Vallon[4] rapporte qu'il y avait, à une certaine époque, au haras de Mostaganem, un étalon, nommé *Molok*, qui marchait près d'une minute sur les pieds de derrière avant d'aborder la jument. Il a vu, à Paris, un cheval monté par une amazone franchir un assez long espace sur les membres postérieurs.

En ce qui nous concerne, nous avons connu un petit cheval entier, d'origine espagnole, dont on faisait l'exhibition dans un cirque de Paris, qui, étant cabré, traversait le manège, montait un escalier de quatorze marches, faisait le tour d'une plate-forme, descendait l'escalier et traversait le manège sans retomber sur ses membres de devant.

La répétition du cabrer est très fatigante, surtout pour les reins, les jarrets et les boulets; aussi est-il commun de voir chez les *cabreurs*, les étalons notamment, l'ensellement, ainsi que des tares précoces des articulations postérieures.

1. Borelli, *De motu animalium*, 1734 (*Voir* Proposition CLXVII, tab. 13, fig. 11).
2. H. Bouley, *Nouveau Dictionnaire de médecine, de chirurgie et d'hygiène vétérinaires*, t. II, p. 655.
3. Girard, *Anatomie vétérinaire*, 4e édit. Paris, 1811, t. Ier, p. 435.
4. Vallon, *Cours d'hippologie*. Saumur, 1863, t. Ier, p. 484.

Les animaux qui se *cabrent* hors de propos sont des plus dangereux ; nous en traiterons à l'occasion des « *chevaux vicieux* ».

B. — De la ruade.

La ruade est une action opposée à celle du cabrer. Le cheval qui l'effectue enlève tout à coup son train de derrière sur l'antérieur, et lance fortement les deux membres postérieurs en arrière, dans le but

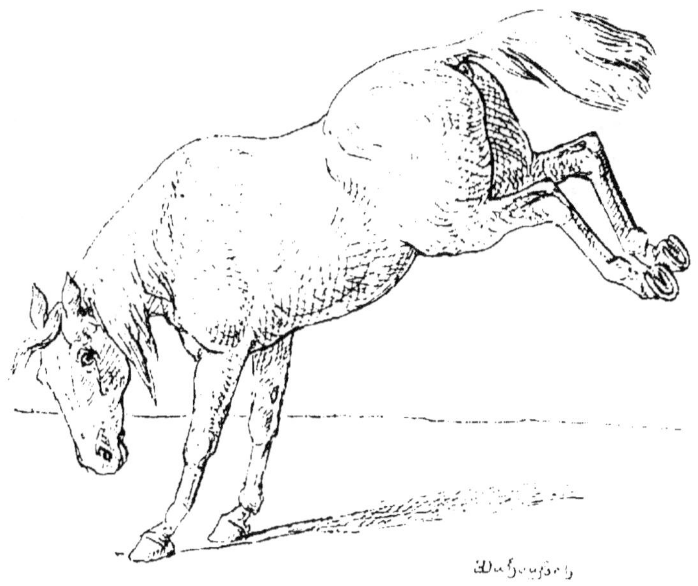

Fig. 170. — La *ruade*.

d'attaquer, de se défendre ou de désarçonner son cavalier, quelquefois par simple impatience d'agir ou par gaieté. Elle est liée à certains mouvements progressifs, tels que le saut, le galop, etc.

Comme le cabrer, la ruade s'exécute en deux temps : la préparation et l'action (fig. 170).

Premier temps. — Il y a d'abord une sorte de piétinement très rapide en vue de raccourcir la base de sustentation, si la ruade doit être basse ; de l'allonger, au contraire, par le port en avant des membres antérieurs, si l'animal a l'intention de la détacher très haut ; sans cette dernière condition il s'exposerait à tomber sur les genoux.

En même temps, la tête et l'encolure s'abaissent brusquement, de manière à projeter le centre de gravité et à reporter une grande partie du poids du tronc sur le bipède antérieur, pour dégager l'arrière-main et faciliter son mouvement de bascule sur l'avant.

Second temps. — Par la détente des membres postérieurs et la contraction des muscles dorso-lombaires a lieu l'élévation de la croupe, laquelle est en quelque sorte l'action complémentaire de celle que viennent d'exécuter l'encolure et la tête. L'extension de la cuisse, de la jambe et du canon se produit presque aussitôt, et détermine la rétrojection vigoureuse des pieds de derrière, par le raccourcissement subit et simultané des fessiers, des cruraux antérieurs et des jumeaux de la jambe.

Les détails dans lesquels nous sommes entrés à propos du rôle de la corde du jarret (voy. p. 266) expliquent suffisamment la puissance de l'arrière-main, comparable, sous ce rapport, à un ressort qui se débande d'une façon quasi instantanée, par suite de la coopération synergique et soudaine des agents chargés d'accomplir la détente.

La ruade n'a qu'une très courte durée; bientôt les membres postérieurs reviennent à l'appui. Certains chevaux peuvent la répéter fréquemment, et sans grande fatigue, comme les ânes; ils sont courts, larges, puissants de dos et de reins, longs de croupe, de cuisse et de jambe, solides et larges de jarrets, bien musclés, mais relativement légers du derrière.

A l'occasion des « *chevaux vicieux* », nous compléterons les détails qu'il importe encore de connaître sur la *ruade*.

DEUXIÈME PARTIE

DES ALLURES

CHAPITRE PREMIER

GÉNÉRALITÉS SUR LES ALLURES

DÉFINITION. — On donne le nom d'*allures* (du mot *aller*) aux divers modes suivant lesquels la progression s'effectue par le jeu des membres locomoteurs.

Appliquée au cheval, leur étude est d'un grand intérêt. Elle nous permet d'apprécier la force que l'animal dépense, la vitesse qu'il déploie, la régularité dont il fait preuve. L'équitation en tire des principes rationnels pour le dressage; l'art en recueille de précieux documents pour la représentation fidèle des attitudes, des mouvements : l'homme de cheval apprend à en connaître les beautés, les défectuosités ; le vétérinaire, enfin, par la science approfondie de leur mécanisme, de leurs irrégularités, de leurs déviations morbides, éclaire son diagnostic et peut en déduire d'importantes indications thérapeutiques.

DIVISIONS. — Les allures sont dites :

Naturelles, lorsqu'elles sont effectuées d'une façon instinctive, spontanée, en dehors de toute éducation spéciale. Ex. : le pas, le trot, le galop, parfois l'amble et le pas relevé.

Acquises ou *artificielles*, quand elles résultent, au contraire, d'un dressage particulier. Ex. : l'amble, l'amble rompu, le pas relevé, le trot, le galop de course.

Les unes et les autres peuvent être *marchées* ou *sautées* :

Marchées, lorsque le corps reste toujours en contact avec le sol pendant leur exécution.

Sautées, dans le cas où il le quitte à certains moments, soit pendant le même pas, soit entre deux pas successifs.

On donne le nom d'**airs de manège**, à un certain nombre de mouvements rythmés, comparables à la danse de l'homme, acquis de même par l'éducation, qui font ressortir l'harmonie des formes, la souplesse du corps, et communiquent au cheval de l'élégance, de la grâce, de la physionomie. Les principaux sont le *passage*, le *piaffer*, la *croupade*, la *ballottade*, la *courbette*.

Leur étude est du domaine de la **haute école**, équitation supérieure qui apprend à *équilibrer* (à placer sans fatigue) le cheval monté dans toutes les attitudes que sa conformation lui rend possibles. Au nombre des exercices de la haute école, nous citerons : les mouvements de deux pistes, aux trois allures (tête au mur, croupe au mur, etc.), les changements de pied au galop, etc.

Un cheval monté est dit *équilibré*, lorsqu'il est devenu capable, par le dressage, d'obéir aux aides du cavalier (main et jambes) sans efforts inutiles, avec l'indépendance absolue des groupes musculaires dont la mise en jeu est nécessaire à l'effet demandé. En pareil cas, l'animal conserve pendant le travail ce que les écuyers appellent le *liant* dans les mouvements; il devient alors, par son aisance, tout à fait comparable au gymnaste maître de son corps.

DIVERSES QUALIFICATIONS APPLICABLES AUX ALLURES. — Suivant les formes qu'elles revêtent, les allures sont dites :

Diagonales, quand les membres s'associent ou se succèdent par bipèdes diagonaux pour les exécuter. Ex. : le trot, le pas, le galop.

Latérales, lorsqu'ils évoluent, au contraire, par bipèdes latéraux. Ex. : l'amble, l'amble rompu.

Belles, quand elles sont énergiques, étendues, régulières, harmonieuses, élégantes.

Défectueuses, quand elles impliquent la faiblesse ou l'usure. Ex. : le traquenard, l'aubin.

Grandes, *allongées*, lorsque leurs enjambées sont aussi étendues que possible.

Petites, *raccourcies*, dans le cas opposé.

Hautes, *enlevées*, lorsqu'elles impriment au centre de gravité de forts déplacements verticaux qui éloignent très sensiblement, à chaque pas, le corps de terre.

Basses, quand les déplacements du corps s'effectuent à une faible distance du sol.

Relevées, si les membres se fléchissent beaucoup sans entamer une grande étendue de terrain.

Répétées, si les mouvements se succèdent avec rapidité, en produisant ou non de la vitesse.

Dures, lorsqu'elles fatiguent le cavalier par la violence de leurs réactions.

Douces, dans les conditions inverses.

Légères, quand les percussions des pieds sur le sol produisent peu de bruit.

Lourdes, si ces percussions sont violentes, sonores.

Trides, lorsque l'action locomotrice est vive, franche, énergique, haute, étendue et bien cadencée.

Faciles, quand elle s'accomplit comme sans effort et sans peine.

Régulières, toutes les fois que l'évolution des membres et leur mode d'association obéissent, pour chacune d'elles, aux règles de l'analyse scientifique ou de l'expérience.

Réglées, lorsque leur vitesse est uniforme, par suite de l'égale étendue de leurs pas.

CONSIDÉRATIONS GÉNÉRALES RELATIVES AU JEU DES MEMBRES PENDANT LES ALLURES. — On appelle :

Battue, le bruit que fait entendre un pied ou un bipède qui se *pose*.

Temps, la durée qui sépare deux battues successives.

Foulée, le temps pendant lequel un membre ou un bipède quelconque reste en contact avec le sol (Lenoble du Teil). Ex. : première, deuxième foulée du galop.

Empreinte, la trace laissée sur un sol, après la foulée, par le pied qui se *lève*.

Piste, la succession des empreintes indiquant le sens et la direction de la marche du cheval.

La piste est *rectiligne*, si la progression a lieu en ligne droite ; — *curviligne*, si elle décrit une courbe : — *transversale*, si l'animal se meut de côté, à gauche ou à droite : — *simple* ou *double*, selon que les foulées de derrière se superposent ou non à celles de devant.

Quand la superposition se produit, on dit que l'animal *se couvre* ou *se juge*[1]. Il *se découvre* ou *se déjuge*, lorsque le pied postérieur vient faire son empreinte en arrière de l'antérieur correspondant. Enfin, il *se mécouvre* ou *se méjuge*, dans le cas où l'empreinte postérieure se forme en avant de l'antérieure du même côté.

Beaucoup d'écuyers, l'école de Raabe notamment, qualifient de *normale*, l'allure dans laquelle le cheval se juge, se couvre ; de *raccourcie*, celle où il se déjuge, se découvre ; — d'*allongée*, celle où il se méjuge, se mécouvre.

---

1. E. Barroil, *L'art équestre*, p. 19. Paris, 1887.

Ils disent aussi que le sujet *se piste*, quand l'un de ses pieds postérieurs marque son empreinte sur la même ligne transversale que le pied antérieur qui lui est opposé en diagonale : — qu'il *se mépiste* ou *se dépiste*, suivant que l'empreinte postérieure dont il s'agit se produit en avant ou en arrière de l'antérieure opposée en diagonale. Ces termes ne sont usités que pour le galop.

Depuis Solleysel[1], on distingue dans l'évolution d'un membre, deux phases principales, l'*appui* et le *soutien*, pendant lesquelles ce membre supporte une partie du poids de la masse, ou, au contraire, se détache complètement du sol.

Nous avons vu, p. 203, que dès qu'un membre a passé successivement par les deux phases ci-dessus, le corps a effectué un trajet désigné sous le nom de **pas complet**.

Les deux bipèdes (antérieur et postérieur) se trouvent, en effet, solidarisés pour l'exécuter : et, de même qu'un membre antérieur, par exemple, est incapable de faire deux enjambées de suite sans que

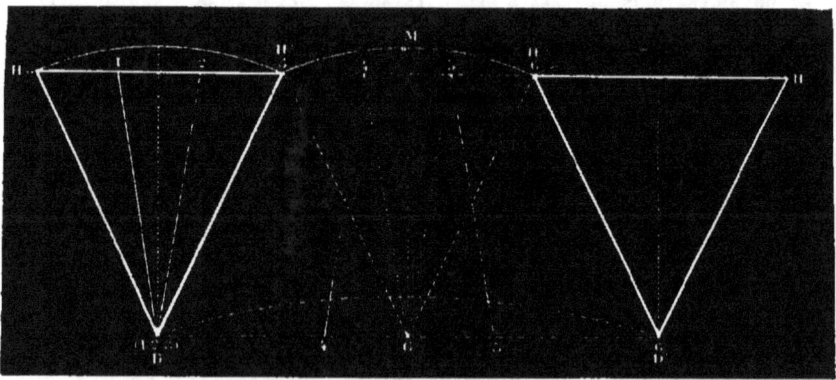

Fig. 171. — Schema du mouvement d'un membre pendant les phases d'appui et de soutien.

son congénère intervienne : de même aussi le bipède antérieur ne peut se porter à une certaine distance en avant de sa position primitive, sans que le bipède postérieur n'accomplisse exactement le même trajet[2].

D'autre part, on sait que, durant l'évolution d'un membre quelconque (fig. 171), le centre de mouvement, H, de ce membre, par suite le centre de gravité, progresse de H' en H", c'est-à-dire d'une distance, DD', égale au chemin parcouru par l'un des pieds, chemin compté

1. De Solleysel, *Parfait mareschal*, édit. de 1693, 2e partie, p. 66.
2. C. Bourgelat, *Traité de la conformation extérieure du cheval*, p. 245.

entre deux attitudes, H° D et H″ D′, identiques et successives de ce membre (voy. Généralités sur les membres, p. 202).

La **longueur d'un pas** est donc mesurée par l'écartement compris entre les deux foulées, DD′, successives du même pied. Si l'aplomb est *régulier*, la verticale qui passe par le centre de suspension ou d'oscillation du membre divise nécessairement cet écartement en deux parties égales, équivalant chacune à un *demi-pas*.

Enfin nous avons vu aussi que les deux phases principales **appui** et **soutien**, insuffisantes pour les besoins d'une analyse approfondie, ont dû être subdivisées en phases secondaires égales, appelées *périodes*, au nombre de six, savoir :

Phase d'appui	1re période	de 0 à 1	Commencement de l'appui.
ou de	2e —	de 1 à 2	Milieu de l'appui.
contact.	3e —	de 2 à 3	Fin de l'appui.
Phase de soutien	4e —	de 3 à 4	Lever.
ou de	5e —	de 4 à 5	Milieu du soutien.
translation.	6e —	de 5 à 6	Poser.

PÉRIODES D'ÉCHANGE D'APPUI. — Mais si, à l'exemple de M. Lenoble du Teil, on suit plus attentivement l'évolution des membres du même bipède, antérieur ou postérieur, *pendant les allures marchées*, on constate *deux moments* où le poids du corps passe d'un pied sur l'autre, et réciproquement.

Ainsi (fig. 172), quand le pied postérieur droit se *pose*, le gauche n'est pas au *lever*, comme on pourrait le croire, mais bien *à la fin de son appui ;* de même, ce n'est que lorsque le pied droit *commence son appui,* que son congénère se *lève*. En d'autres termes, pendant les allures marchées, l'appui d'un membre n'attend pas, pour *commencer*, que celui de l'autre *soit accompli ;* il le précède

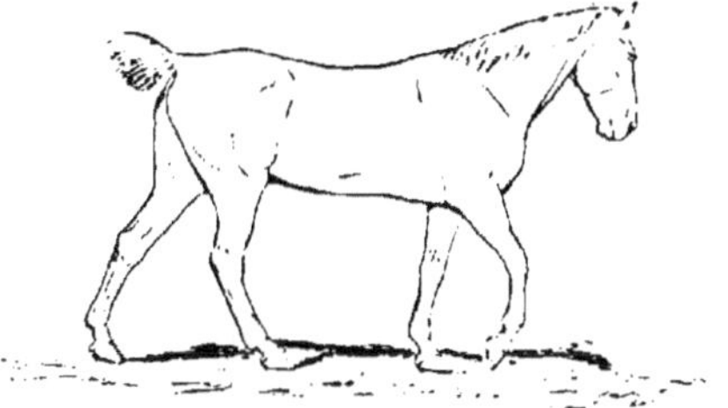

Fig. 172. — *Échange d'appui* sur le bipède postérieur dans le *pas.*
(Décalque d'une photographie instantanée.)

quelque peu ; sans cela, le corps ne serait plus soutenu pendant qu'une extrémité succède à sa congénère.

La conséquence de ce fait est que la durée du contact d'un pied avec le sol est toujours plus considérable que celle de sa translation, contrairement à l'opinion de Vincent et Goiffon, Colin, Raabe et son école, qui admettent l'égalité absolue des deux phases d'appui et de soutien.

Ces deux périodes du pas, bien mises en lumière par M. Lenoble du

Teil[1], ont été appelées par lui *périodes d'échange d'appui*. Au milieu de chacune d'elles, il existe évidemment un court instant pendant lequel la masse est supportée également par les deux membres à la fois. Aussi cet auteur a-t-il eu raison de faire trois groupes des six périodes précédentes du pas complet : deux de *translation*, deux d'*appui complet*, deux d'*échange d'appui*.

Il est aisé de comprendre que l'échange d'appui, dans le pas, par exemple, est d'autant plus long, facile à constater, que l'allure est plus lente. Dès que celle-ci s'accélère pour évoluer vers la forme *sautée*, on le voit diminuer parallèlement. Enfin il disparait aussitôt que la forme SAUTÉE se manifeste. Nous le retrouverons à propos du galop, mais avec une physionomie particulière.

C'est donc par erreur que MM. Marey et Pagès[2] pensent avoir découvert, dans les allures marchées, les périodes de *double-appui*, dont ils ont du reste fait ressortir l'importance, en disant que leur existence permet d'assimiler complètement le pas des quadrupèdes à la marche de l'homme où ces périodes sont bien évidentes.

La VITESSE. V. d'une allure s'évalue par l'espace parcouru pendant l'unité de temps; naturellement, elle est proportionnelle à la longueur, L, et au nombre, N, des pas, l'un de ces facteurs pouvant prédominer sur l'autre, qui doit varier en sens inverse. La formule empirique $V = LN$ rend compte de tous les cas particuliers que relève la pratique. Pour une vitesse égale, si N augmente (petits chevaux), il est indispensable que L diminue, et réciproquement (grands chevaux).

Mais, pendant la marche, le corps et les pieds n'avancent pas avec la même vitesse. Cela tient à ce que le centre de gravité continue à cheminer d'une façon uniforme. Il faut donc que les pieds, pendant leur translation, progressent plus vite que le corps, pour rattraper le temps qu'ils ont perdu à terre. Plus leur appui sera long, plus grande sera leur vitesse comparée à celle de la masse. Ce fait intéressant a été bien établi, dès 1873, par M. Lenoble du Teil, qui l'a réédité depuis[3]; de son côté, M. Raabe[4] y attache une grande importance et en tire cette règle que :

1. Lenoble du Teil, *Étude sur la locomotion de l'homme et des quadrupèdes en général*, Paris, 1877, p. 14.
   Cette expression a été employée aussi par M. Raabe dans son ouvrage intitulé : *Méthode de haute école d'équitation* (p. 29 et suiv.), édité à Marseille en 1863, chez les frères Camoin. Mais cet auteur ne parait pas avoir dégagé de cette observation les conséquences qui en découlent.
2. Marey et Pagès, *Mouvement du membre pelvien chez l'homme, l'éléphant et le cheval*, in *Comptes rendus* de l'Académie des sciences, 18 juillet 1887.
3. Lenoble du Teil, *Note communiquée*, et *loc. cit.*, p. 107.
4. C. Raabe, *Règles du mécanisme des allures du cheval*, in *Spectateur militaire*, année 1883.

« La *vitesse relative des pieds* est proportionnelle à la durée de leur appui. »

TEMPS DE PRÉPARATION. — Avant d'*entamer* une allure quelconque, le cheval s'y prépare en prenant l'attitude qui correspond au départ à cette allure.

Pour nous servir d'un fait usuel, l'homme qui veut partir du pied gauche doit d'abord porter le poids de son corps sur le pied droit. Ce déplacement du centre de gravité varie avec chaque allure en particulier; des changements de situation de la tête et une légère flexion des membres le produisent, mais ont toujours pour résultat de décharger le plus possible le membre qui va se déplacer en avant.

On utilise souvent ce principe en équitation. En portant l'encolure et la tête du cheval à droite, par exemple, on facilite le départ sur le pied gauche.

DÉPLACEMENTS DU CENTRE DE GRAVITÉ. — La translation du corps à la surface du sol implique des déplacements du centre de gravité, et, par suite, une rupture de l'équilibre initial, qui sollicite incessamment les membres à constituer de nouvelles bases de sustentation. Aussi viennent-ils à tour de rôle, selon l'ingénieuse comparaison de Richerand[1], l'étayer en avant, à la façon des rayons d'une roue par rapport au poids du moyeu qu'ils soutiennent. Et la rapidité avec laquelle ils se succèdent est d'autant plus considérable que l'imminence de la chute est plus grande. Voilà pourquoi il est absolument vrai de dire que l'instabilité de l'équilibre, dans les allures, donne la mesure de leur vitesse.

Comme l'a fort bien vu Lecoq[2], les déplacements du centre de gravité ont lieu, soit *dans le sens transversal*, par suite de l'appui alternatif sur les membres droits et sur les gauches, soit *dans le sens vertical*, par les degrés successifs d'obliquité des colonnes de soutien.

Les déplacements verticaux acquièrent parfois une importance remarquable. C'est quand le corps est détaché du sol par la détente impulsive énergique des membres de derrière. On donne le nom de *période de suspension* à cette phase des allures sautées.

Les écuyers de l'école de Raabe[3] la qualifient de *simple*, quand, en retombant sur le sol, le cheval se *juge* (trot normal) ou se *piste* (galop normal). Ils l'appellent *projection*, lorsque l'animal se *méjuge*, ce qui arrive à tous les trots plus rapides que le trot normal, ou se *mépiste*, ce qui a lieu à tous les galops plus rapides que le galop normal.

---

1. Le baron Richerand, *Nouveaux éléments de physiologie*, 10° édit., Paris, 1833, t. III, p. 148.
2. Lecoq, *Extérieur du cheval*, 5° édit., p. 346.
3. E. Barroil, *L'art équestre*, p. 20, Paris, 1887.

La connaissance des oscillations du centre de gravité *en hauteur* et *en largeur* permet de comprendre, à propos de chaque allure, comment telle variété occasionne au cavalier, tout aussi bien qu'à sa monture, plus de fatigue que telle autre.

RÉACTIONS. — On désigne ainsi les secousses plus ou moins fortes que le cheval en action éprouve ou fait subir au cavalier. D'une manière générale, elles sont proportionnelles à la hauteur des déplacements du centre de gravité, par conséquent, à l'énergie de l'impulsion communiquée, à la vitesse déployée, et, toutes choses égales, aussi à la longueur des pas, puisque celle-ci peut augmenter l'obliquité initiale et finale des membres à l'appui.

Une allure est suffisamment déterminée quand on en connaît les points suivants :

1° Le nombre, les intervalles et le mode d'association des battues;

2° La durée des appuis et des soutiens;

3° La trajectoire des membres en l'air;

4° La piste;

5° La vitesse;

6° Les déplacements du centre de gravité.

Voyons comment on est parvenu à recueillir ces diverses notions.

ÉTUDE ANALYTIQUE DES ALLURES.

1° OBSERVATION DIRECTE. — Il ne faut pas se dissimuler que c'est par l'observation attentive, judicieuse, patiente, du cheval en mouvement que l'on a rassemblé sur ses allures le plus grand nombre de documents. Les écuyers et les vétérinaires du siècle dernier avaient déjà, sans le secours d'aucun instrument de précision, découvert la plupart des faits que les nouvelles méthodes ont consacrés depuis. Ils connaissaient, pour chaque allure, l'ordre des levers et des posers des pieds, le mode d'association des membres, le nombre, la succession, le rythme des battues, la forme des pistes, la longueur des pas, la nature, l'étendue et la direction des bases de sustentation. Certains même avaient cherché à établir un rapport entre la taille de l'animal et la longueur de ses enjambées.

Malheureusement, les sens étant impuissants à percevoir des phénomènes d'une aussi faible durée que ceux qui se déroulent pendant les allures rapides, les premiers observateurs ont été fatalement conduits à commettre des erreurs, à laisser dans leurs écrits des lacunes, des doutes, des obscurités, d'où sont précisément nés des procédés d'investigation plus rigoureux.

2° MÉTHODE GRAPHIQUE. — C'est à M. le docteur Marey, le savant professeur du Collège de France, que revient le mérite des plus grands progrès réalisés dans cette nouvelle direction. En appliquant sa méthode, dite *graphique*, à l'étude de la locomotion du cheval, il a fixé d'une façon à peu près définitive la plupart des points douteux avant lui [1].

---

1. Marey, *La machine animale*, p. 146 et suivantes.

Procédé des signaux à air. — Supposons deux tambours, A et B (fig. 173), formés chacun d'une caisse métallique fermée en haut par une membrane de caoutchouc. Sur cette membrane est fixé un levier articulé, L, capable d'exé-

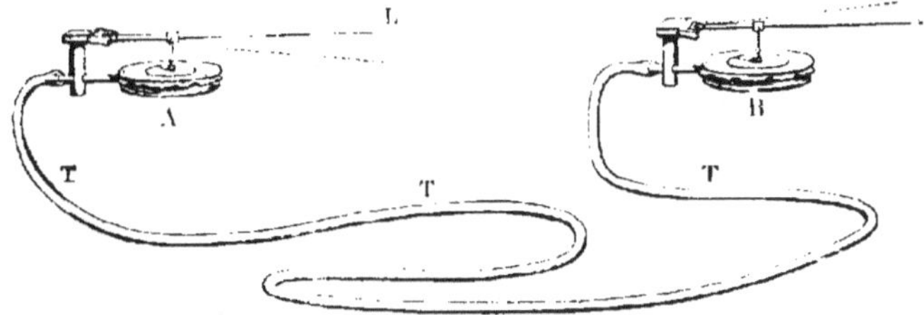

Fig. 173. — Deux tambours à levier, système Marey, pour transmission par l'air comprimé.

cuter des mouvements verticaux de va-et-vient. Enfin les deux tambours sont reliés entre eux au moyen d'un tube de caoutchouc, T, T, T. Le système étant clos et plein d'air, il est clair que toute pression exercée sur la mem-

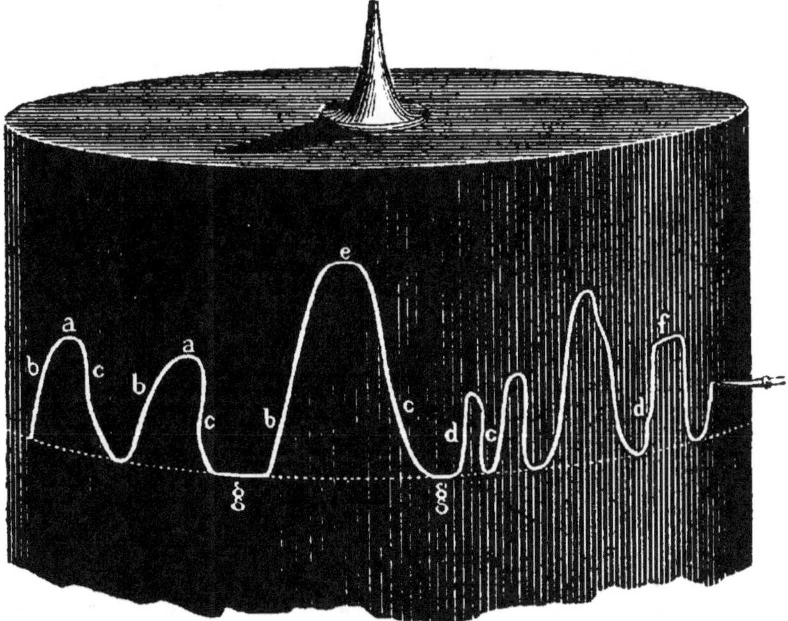

Fig. 174.

brane du tambour A, par exemple, chassera l'air à travers le tube TT jusque dans le tambour B, dont il soulèvera la membrane ainsi que son levier. Dès que la pression cessera, les deux leviers reviendront naturellement à leur position initiale.

Grâce à cette solidarité d'action des deux tambours, un mouvement quelconque pourra donc se transmettre à distance, et même s'amplifier si l'on augmente la longueur des leviers.

D'autre part, qu'on imagine un cylindre recouvert d'une feuille de papier enduite de noir de fumée, cylindre tournant d'un mouvement uniforme, par un mécanisme d'horlogerie, devant l'un des leviers transformé en style inscripteur; il est facile de comprendre que le moindre déplacement de celui-ci laissera sa trace sur le papier. Toute pression se traduira par une déviation plus ou moins accusée de sa pointe; et s'il n'y avait aucune pres-

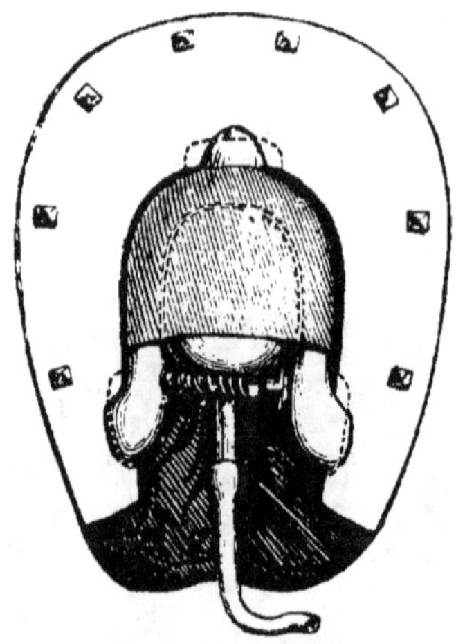

Fig. 175. — *Chaussure exploratrice* de Marey pour l'enregistrement des allures par l'air comprimé.

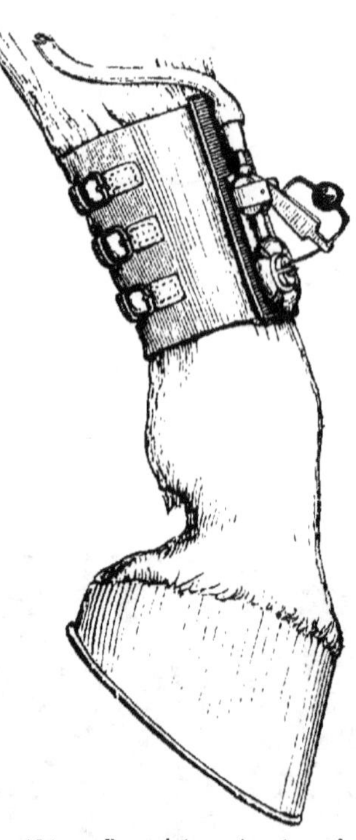

Fig. 176. — *Bracelet explorateur* de Marey pour l'enregistrement des allures par l'air comprimé.

sion, la ligne tracée serait droite depuis le point de départ jusqu'au point de terminaison.

La figure d'un *tracé* d'allure (fig. 174) est donc une courbe offrant une série d'ondulations verticales *a, a*, sortes de monticules à deux pentes, qui correspondent à des pressions transmises aux appareils enregistreurs par le choc et l'appui des sabots sur le sol.

Ce tracé se lit de gauche à droite. La montée *b, b, b*, de chaque ondulation indique une augmentation de pression, un *appui* du membre; la descente, *c, c, c*, signifie, au contraire, une diminution, un *soutien*. Pour la même vitesse du cylindre enregistreur, plus la montée est *raide*, plus la percussion du sol a été soudaine; plus elle est haute, *e*, plus la percussion a été forte. Quand la courbe, *f*, devient parallèle à l'horizontale, en haut de l'ondulation, c'est que la pression devient uniforme; quand elle se montre parallèle, *g, g*, à l'horizontale, en bas de l'ondulation, c'est que la diminution de pression reste stationnaire.

Quatre styles inscripteurs, correspondant aux quatre pieds du cheval et perpendiculaires à l'axe du cylindre, tracent sur celui-ci les appuis et les levers des membres.

Chaque pied est pourvu (fig. 175) d'une *chaussure exploratrice*, composée d'une boule de caoutchouc, bourrée de crin, maintenue sous le sabot par trois griffes qui serrent contre le fer. A chaque appui, la boule, fortement comprimée, chasse dans son tambour enregistreur une partie de l'air qu'elle contenait ; quand le pied se relève, la boule reprend sa forme et rappelle à son intérieur l'air qui en avait été expulsé.

Ces chaussures ne convenant pas pour le sol dur des routes ordinaires, M. Marey a imaginé un autre appareil, fort ingénieux, permettant d'enregistrer les levers et les posers sur n'importe quel terrain.

Il consiste (fig. 176) en une sorte de bracelet de cuir fixé par des courroies sur le canon du cheval. Par devant, ce bracelet porte une caisse plate de caoutchouc, communiquant, par un tube de transmission, avec le tambour enregistreur. Sur cette caisse, s'appuie une pièce de cuivre, inclinée de 45 degrés environ et articulée à son extrémité supérieure. Enfin, sur une tige, parallèle à cette pièce, peut glisser une balle de plomb, dont la position variable permet d'augmenter ou de diminuer la pression que ce système articulé est susceptible d'exercer sur la caisse de caoutchouc.

Quand le sabot vient à l'appui, la balle tend à continuer sa course et comprime brusquement la caisse ; lorsqu'il se relève, l'inertie de la balle produit à son tour une nouvelle compression.

Des tubes de transmission (fig. 177), à parois épaisses pour résister à l'écrasement, maintenus le long des membres par des bandes de flanelle, relient les explorateurs

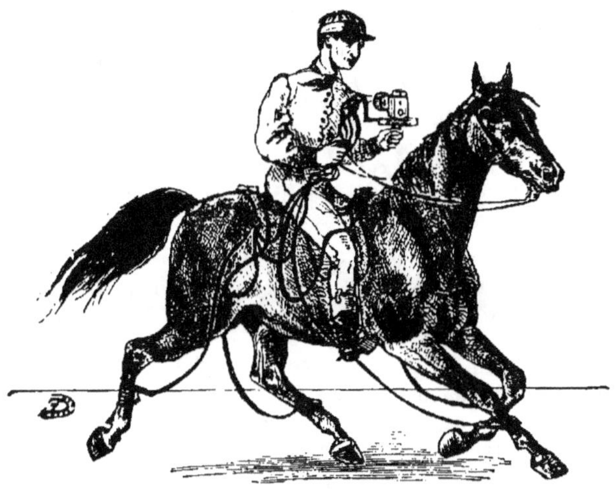

Fig. 177. — *Appareil enregistreur* de Marey, en place sur le cheval au trot.

aux tambours enregistreurs, fixés eux-mêmes au cylindre que tient le cavalier. Une boule de caoutchouc, placée dans l'une des mains de celui-ci, permet aux styles inscripteurs, dès qu'elle est comprimée, d'arriver au contact du papier ; de la sorte, les tracés peuvent commencer et se terminer à la volonté de l'expérimentateur, aussitôt que l'allure du cheval est bien réglée.

Procédé des signaux électriques. — Depuis ses premiers et beaux travaux, M. Marey, toujours à la recherche du mieux, a écrit ceci[1] :

« Si j'avais à reprendre aujourd'hui des expériences de ce genre, je renoncerais à l'emploi des signaux à air, pour adopter les *signaux électriques* légers, comme ceux de M. Marcel Deprez. De minces fils conducteurs s'aménage-

---

1. Marey, *La méthode graphique dans les sciences expérimentales, et particulièrement en physiologie et en médecine*. Paris, 1878, p. 160.

raient mieux le long des membres de l'animal que les tubes de caoutchouc, et il serait plus facile, je crois, d'adapter sous le sabot un appareil qui ferme et ouvre un courant électrique pendant les appuis et levers du pied, que d'appliquer les signaux à air... La notation d'une allure serait ainsi obtenue directement dans des conditions très simples et *plus précises* encore que dans mes premières expériences. »

Cet enregistrement des allures du cheval au moyen de l'électricité, l'un de nous vient de le réaliser [1].

Notre appareil se compose : 1° de quatre *chaussures exploratrices* ; 2° de quatre *piles sèches* au chlorure d'argent portées par le cavalier ou placées dans la voiture traînée par l'animal ; 3° de quatre *signaux électriques* de Marcel Deprez ; 4° d'un cylindre enregistreur portatif, animé d'une vitesse de rotation uniforme et connue.

De minces fils conducteurs, bien isolés, mettent en communication les piles avec les chaussures exploratrices et celles-ci avec les signaux Marcel Deprez ; ils suivent le trajet des membres contre lesquels ils sont maintenus.

Notre chaussure exploratrice consiste essentiellement (fig. 178 et 179) en une pédale P, mobile autour d'un axe V, porté sur une monture G, laquelle est solidement fixée au fer à l'aide de deux écrous E. Un ressort R, maintient la pédale écartée toutes les fois que le pied est en l'air. En avant, celle-ci se prolonge par une pièce P′, qui se recourbe un peu au-devant de la paroi, tandis qu'à son autre extrémité, elle est munie d'un contact C, qui vient se mettre en rapport avec un autre contact, bien isolé, adapté à la monture et relié à la borne B. Une seconde borne B′, reçoit l'autre fil conducteur. Enfin une membrane de caoutchouc, M, préserve les contacts de la poussière ou de la boue.

Sur ses côtés et en avant, on peut voir que la pédale forme boîte, pour empêcher les corps étrangers de s'engager entre elle et la monture, disposition qui assure la liberté de ses mouvements [2].

Tant que le pied est en l'air, les deux contacts se touchent en laissant passer le courant ; mais, dès que le sabot arrive à l'appui, ils s'écartent et l'interceptent. Au lever et au poser suivants, le courant se ferme et s'interrompt à nouveau. Les ouvertures et fermetures étant instantanées, de plus, la force du ressort et la saillie de la pédale sous le pied pouvant être modifiées à volonté, il est facile de donner à cet appareil, d'une très grande solidité, toute la précision et la sensibilité désirables.

Quoique nous n'ayons pas encore eu le temps de l'employer pour nos recherches, sa construction étant à peine achevée, nous avons pu cependant nous assurer de son bon fonctionnement, à toutes les allures, sur un terrain résistant comme celui de nos routes macadamisées. Grâce à lui, nous espérons enregistrer, avec plus d'exactitude qu'on ne l'a fait jusqu'ici, les périodes d'échange d'appui, le rythme des battues, le nombre, la nature et la durée des diverses bases de sustentation qui peuvent se produire pendant l'accomplissement du pas complet d'une allure quelconque, normale ou pathologique.

Procédé des arrosages. — M. L. Hoffmann, de Berlin, a eu l'idée d'appliquer à l'analyse des allures du cheval la méthode dite des *arrosages*, imaginée par H. Vierordt pour l'étude de celles de l'homme [3].

1. G. Barrier, *Explorateur électrique pour l'enregistrement des allures du cheval*, in *Bulletin de la Société centrale de médecine vétérinaire* ; séance du 28 mars 1889.

2. Depuis la confection de cette figure, nous avons donné à la partie postérieure de la pédale une disposition analogue qui permet, au besoin de se passer de la membrane de caoutchouc.

3. L. Hoffmann, *Das Exterieur des Pferdes*, p. 308 et suiv., Berlin, 1887..

A cet effet, il étend sur le terrain que l'animal doit parcourir une trentaine de mètres de papier blanc. D'autre part, il adapte sur le côté externe de chaque sabot un

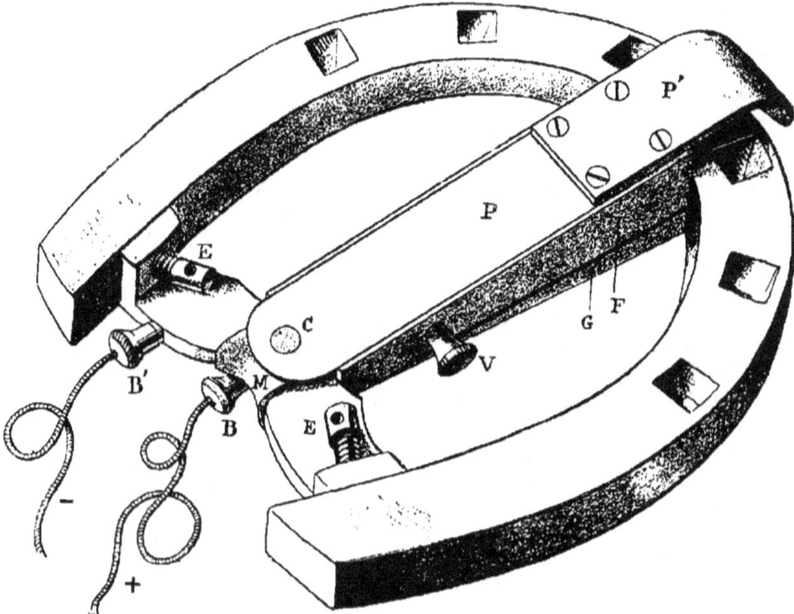

Fig. 178. — *Chaussure exploratrice* pour l'enregistrement des allures par l'électricité.

P, P', Pédale à ressort.
V, Axe de celle-ci, se dévissant pour le nettoyage.
G, Monture de la pédale.
E, E, Écrous la fixant au fer.

F, Paroi de la pédale formant boîte.
C, L'un des contacts.
B, B', Bornes pour les fils conducteurs.
M, Membrane de caoutchouc.

tube de laiton, dirigé verticalement, et effilé à son extrémité tournée vers le sol. Par son autre extrémité, ce tube est relié à un réservoir, plein d'un liquide coloré, à l'aide

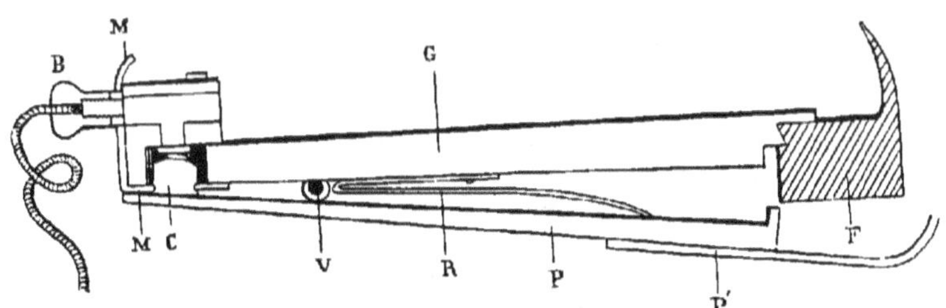

Fig. 179. — Coupe longitudinale et médiane de la *chaussure exploratrice*.

(Mêmes lettres que sur la figure 178, sauf F, qui représente la coupe du fer en pince.)

d'un tuyau de caoutchouc fixé le long du membre. Le réservoir destiné à alimenter les ajutages des pieds de devant est placé sur le garrot; celui qui dessert les pieds postérieurs est logé derrière le cavalier, sur la croupe.

Quand tout est prêt, on fait marcher le cheval sur la piste de papier blanc, en même temps qu'on laisse les liquides diversement colorés des réservoirs s'écouler par la pointe effilée des ajutages. Les appuis, ou si l'on préfère, les arrêts des sabots, sont indiqués par de petites flaques, tandis que les soutiens sont figurés par des lignes, de configuration variable, reliant les flaques entre elles. Ces lignes sont censées représenter la projection horizontale des trajectoires parcourues par les pieds en mouvement. On complète, par la photographie de l'animal en marche, les documents recueillis au moyen des arrosages, de façon à obtenir la position des membres en l'air.

Le procédé des arrosages, appliqué au cheval, ne paraît pas appelé à rester; les tracés qu'il fournit sont fort compliqués, d'une interprétation très difficile et souvent dissemblables pour la même allure; ils ne reproduisent pas exactement la projection horizontale des trajectoires des sabots, en ce sens que, pendant l'évolution des membres, les jets liquides ne sont pas toujours perpendiculaires au sol, la face inférieure des pieds regardant tantôt en arrière, tantôt en dedans, tantôt en avant. Quant aux pistes, il est possible de les relever directement d'une façon beaucoup plus simple et aussi exacte.

Des documents fournis par la méthode graphique. — Les notations graphiques, qu'elles soient obtenues par le procédé des signaux à air ou par celui des signaux électriques, nous donnent d'importants résultats. Elles nous font connaître :

1° Le moment précis du lever et de l'appui de chaque membre ;

2° La durée des appuis et des soutiens, par l'intervalle qui existe entre l'instant du poser et l'instant du lever de chaque pied ;

3° Le rythme des battues, c'est-à-dire la mesure, la cadence de l'allure ;

4° Le nombre des pieds à l'appui et en l'air à un moment donné, ou la nature, la succession et le nombre des bases de sustentation formées pendant l'exécution d'un pas complet ;

5° La durée de la période de suspension, pendant les allures sautées ;

6° Enfin, la vitesse des pieds par rapport à celle de la masse, puisque cette vitesse est proportionnelle à la durée de leur appui.

Par le calcul, il est possible de tirer de cette dernière notion la position des pieds en l'air à un instant quelconque de la progression. C'est ce qu'ont fait depuis longtemps M. Lenoble du Teil[1], M. Raabe[2] et ses élèves. Mais, qu'on ne s'y méprenne pas; de ce que la situation, ou mieux les distances relatives des pieds dans l'espace peuvent être déterminées, il ne s'ensuit pas que l'on connaisse exactement les attitudes des membres en mouvement; seule la photographie est capable de nous renseigner sur ce point, ainsi que nous le verrons bientôt.

La méthode graphique, n'enregistrant que la durée des appuis, le rythme des battues et le nombre des pieds qui participent à la sustentation de la masse, est naturellement impuissante à nous apprendre quelle est la valeur de l'espace parcouru pendant l'évolution d'un pas complet. Elle nous fixe bien sur la nature, la durée des bases d'appui, mais elle nous laisse ignorer l'étendue de ces bases, leur direction; elle nous montre, dans les allures sautées, une phase de suspension où le corps quitte tout à fait le contact du sol, mais, au moment où ce contact se rétablit, nous ne savons pas si la masse est retombée sur place ou si, au contraire, elle a progressé pendant qu'elle était en l'air.

1. Lenoble du Teil, *loc. cit.*, 1877.
2. E. Barroil, *L'art équestre*, p. 92 et suiv., Paris 1887.

Ses indications, par exemple, seront identiques pour le trot et le piaffer (trot sur place), pour le galop ordinaire et le galop sur place ; il en sera de même pour l'homme qui marche et celui qui, sans avancer, « marque le pas » avec la même cadence.

Enfin, la méthode graphique ne nous dit rien sur la position des membres dans l'espace, lacune importante pour ceux qu'intéresse l'analyse du jeu des divers rayons locomoteurs, soit au point de vue de la mécanique animale, soit à celui de la représentation artistique du cheval en mouvement.

3° **PHOTOGRAPHIE.** — La photographie a comblé cette lacune. L'extrême sensibilité des nouvelles plaques au gélatino-bromure d'argent, la perfection des objectifs et obturateurs que livre aujourd'hui le commerce, ont mis ce procédé à la hauteur de toutes les difficultés qui en retardaient, il y a peu de temps encore, l'emploi pour la reproduction des corps en mouvement. Il est capable de donner, en effet, la projection verticale de toutes les attitudes prises par l'animal qui se déplace devant l'appareil, suivant un plan perpendiculaire à l'axe de celui-ci. Et comme le mobile peut se mouvoir le long d'une échelle graduée, située au-dessous de lui, rien n'est plus facile que de connaître également l'espace parcouru par lui pendant l'unité de temps, c'est-à-dire la vitesse dont il est animé.

Les procédés photographiques fournissent deux sortes de renseignements :

a. — Ils donnent simplement l'image d'une ou de plusieurs attitudes successives affectées par l'animal en mouvement ;

b. — Ou bien ils recueillent une série d'attitudes successives à des intervalles de temps égaux.

Cette dernière méthode, qui enregistre simultanément le temps, l'espace parcouru, ainsi que les diverses phases du mouvement, est due encore à l'inépuisable ingéniosité de M. Marey, qui lui a donné le nom de *chrono-photographie.*

a. — **Photographies instantanées proprement dites.** — En 1879, M. E.-L. Muybridge, de San Francisco (États-Unis), opéra une véritable révolution dans le monde des physiologistes et des artistes en envoyant à Paris une collection de photographies, prises instantanément sur des chevaux marchant au pas, au trot, au galop, voire même sur des chevaux de course lancés à toute vitesse[1].

Pour arriver à ce résultat remarquable, M. Muybridge a disposé côte à côte vingt-quatre appareils photographiques, tous pourvus d'un système de déclic particulier. Chaque appareil était muni d'un fil très fin qui traversait la piste et venait s'attacher à un point fixe situé en regard, du côté opposé. De cette façon, le cheval monté rencontrait successivement chaque fil, le brisait, produisant ainsi le déclenchement de l'appareil correspondant, qui s'ouvrait et se fermait presque instantanément.

On comprend dès lors que M. Muybridge ait pu obtenir des situations de membres, vraiment surprenantes, impossibles à observer dans les conditions ordinaires, à cause de la vitesse parfois prodigieuse des extrémités pendant

1. Ces photographies ont été reproduites dans plusieurs publications, notamment :
L'*Illustration*, n° du 22 janvier 1879.
La *Nature*, 1879, 1er semestre, p. 83.
Le *Cheval*, de E. Duhousset, p. 24.

certaines allures. Au galop, par exemple, on constate (fig. 180) des posers qu'on mettrait volontiers en doute, si l'on ne retrouvait exactement, en sui-

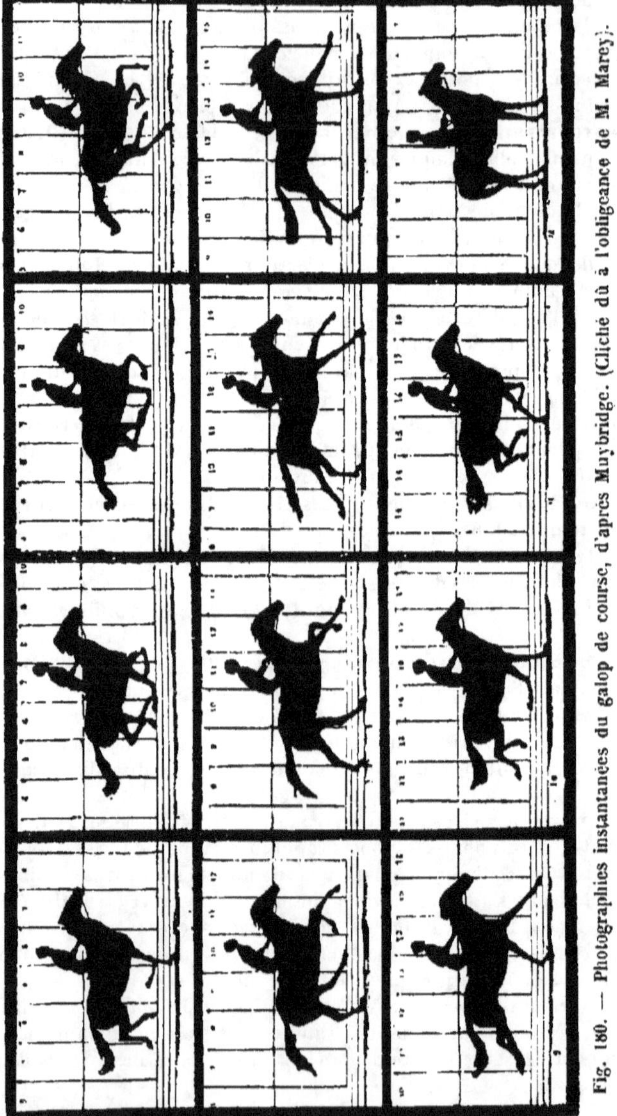

Fig. 180. — Photographies instantanées du galop de course, d'après Muybridge. (Cliché dû à l'obligeance de M. Marey).

vant la série des photographies dans l'ordre où elles ont été prises, les temps principaux, déjà connus, de cette allure.

Mais ces photographies, quoique fort instructives, laissaient cependant à désirer par suite de leur petitesse. Malgré les agrandissements dont elles ont été l'objet, elles ont toujours manqué de détails, de modelé, ressemblant plus à des ombres chinoises qu'à de véritables portraits.

Aujourd'hui, les perfectionnements apportés aux appareils permettent de faire plus grand; plusieurs amateurs nous ont montré d'excellentes épreuves, bien modelées, très nettes, aussi précieuses pour les hommes de science que pour les artistes.

Mais ces portraits, pour si bien réussis qu'on les tienne, ne montrent que des attitudes isolées et non la succession de toutes les phases de l'allure marchée par les animaux.

A cet égard, l'œuvre de Muybridge n'avait pas encore été surpassée, lorsque tout récemment [1] M. Ottomar Anschütz, de Lissa (Allemagne), fit connaître de nouveaux résultats. Vers la fin de l'année 1888, il expédia à Paris cinq séries de belles photographies instantanées reproduisant le pas allongé, le trot, le petit galop, le grand galop et le saut. Chacune de ces allures y est représentée par vingt positions successives, prises à des intervalles de temps très courts et probablement égaux, quoique, au dire de l'auteur, les temps de pose n'aient pas été exactement mesurés. Une échelle graduée en mètres et en décimètres, placée le long de la piste parcourue par les animaux, permet d'apprécier la longueur des diverses bases de sustentation, l'écartement et la position des membres en l'air, la longueur totale des pas, enfin l'espace embrassé par chacun des membres.

Les photographies de Lissa, auxquelles nous ferons de nombreux emprunts dans le courant de cet ouvrage, réalisent un progrès considérable sur celles de San Francisco, quoique M. Anschütz n'ait pas encore divulgué son procédé. Et nous les trouverions absolument irréprochables, si les temps de pose en étaient connus. Malheureusement cette lacune importante empêche de faire sur elles un certain nombre de constatations scientifiques intéressantes. Néanmoins, telles qu'elles sont, les artistes les consulteront avec fruit.

En se multipliant, en se répandant, les photographies instantanées paraîtront bientôt moins bizarres; les peintres et les sculpteurs finiront par s'en inspirer, pour donner à leurs œuvres un cachet d'exactitude et de vérité qui leur manque trop souvent. L'observation attentive des animaux en mouvement, maintenant qu'on est prévenu des phénomènes que l'œil se refusait tout d'abord à saisir, deviendra incontestablement plus parfaite. Peu à peu nos animaliers abandonneront les attitudes fantaisistes, fictives, auxquelles ils nous ont habitués, pour nous montrer de plus en plus la nature animée telle qu'elle est et non telle que l'imagination ou notre inexpérience nous porte à la concevoir.

b. — **Chrono-photographies.** — M. Marey a fait un pas de plus dans cette voie. A l'aide d'un procédé expérimental extrêmement ingénieux, il a pu prendre sur une même plaque immobile, et *à des intervalles de temps égaux*, une suite de photographies représentant les différentes positions qu'un être en mouvement a occupées dans l'espace à une série d'instants connus.

---

1. Pour plus de détails, voy. : G. Barrier, *Présentation de nouvelles photographies instantanées relatives aux allures du cheval*, in *Bulletin de la Société centrale de médecine vétérinaire*, 14 février 1889.

Supposons, dit-il [1], qu'un appareil soit braqué sur le chemin que parcourt un marcheur, et que nous prenions une première image en un temps très court. Si la plaque conservait sa sensibilité, nous pourrions, au bout d'un instant, prendre une autre image qui montrerait le marcheur dans une autre attitude et dans un autre lieu de

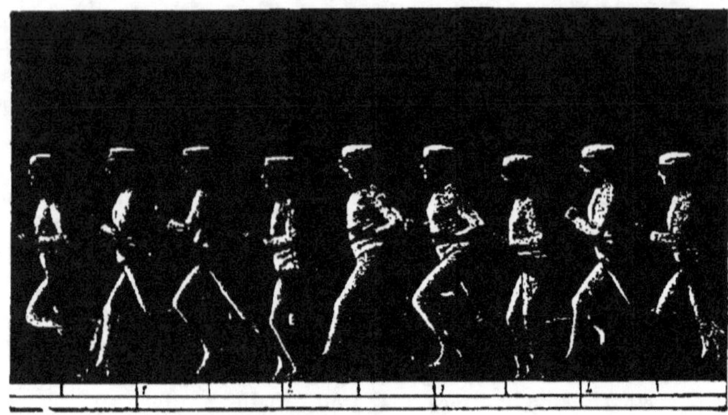

Fig. 181. — Chrono-photographies de la *course* de l'homme.
(Cliché dû à l'obligeance de M. Marey.)

l'espace; cette deuxième image, comparée à la première, indiquerait exactement tous les déplacements qui s'étaient effectués à ce second instant. En multipliant ainsi les images à des intervalles de temps très courts, on obtiendrait avec une authenticité parfaite la succession des phases de la locomotion. « Or, pour conserver à la glace

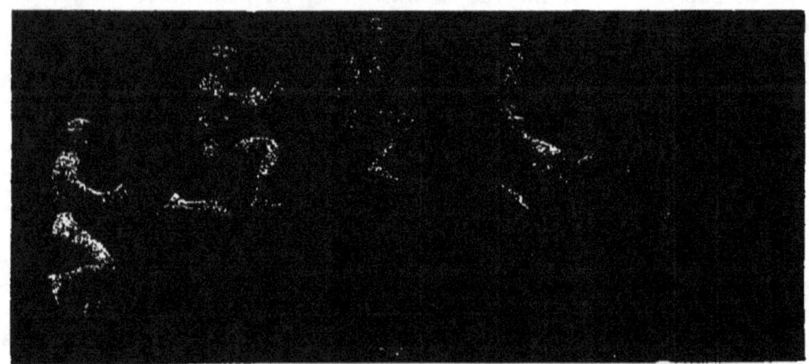

Fig. 182. — Chrono-photographies du *saut* de l'homme.
(Cliché dû à l'obligeance de M. Marey.)

photographique la sensibilité nécessaire pour des impressions successives, il faut qu'au devant de l'appareil règne une obscurité absolue et que l'homme ou l'animal qui passe se détache en blanc sur un fond noir.

« Mon écran est une cavité dont les parois sont noires. Un homme entièrement vêtu de blanc et vivement éclairé par le soleil marche, court (fig. 181) ou saute (fig. 182), pendant que l'appareil photographique, muni d'un obturateur fenêtré, à rotation plus ou moins rapide, prend son image à des intervalles plus ou moins rapprochés.

1. Marey, *Comptes rendus de l'Académie des sciences*, 3 juillet 1882.
Id., *Développement de la méthode graphique par l'emploi de la photographie.* Paris, 1884.

« Cette méthode peut s'appliquer à l'étude des différents types de locomotion : un cheval blanc, un oiseau blanc, donneront de la même façon la série de leurs attitudes. »

. C'est du reste ce que MM. Marey et Pagès [1] viennent de tenter récemment pour le cheval.

A l'aide de points de repère, appliqués sur le corps en regard des centres articulaires, puis réunis plus tard sur les épreuves par des lignes droites,

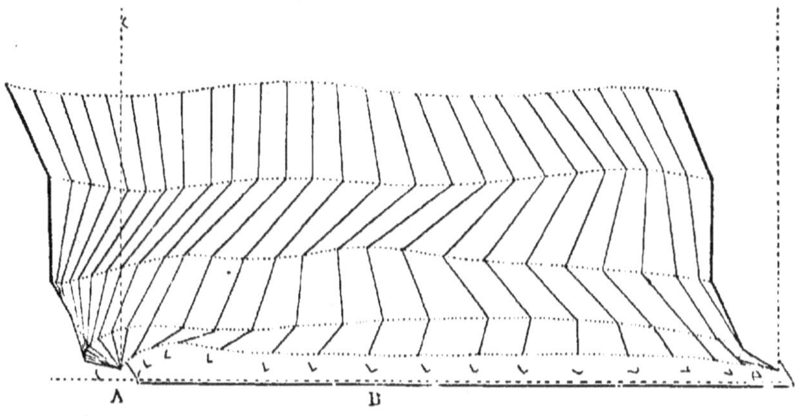

Fig. 183. — Mouvement du membre antérieur du cheval.
(Obtenu au moyen de la chrono-photographie.)
A, Phase d'appui.—B, Phase de soutien.

ils ont réussi à obtenir les images de positions diverses des rayons locomoteurs pendant l'évolution des membres, ainsi que la trajectoire exacte des centres de mouvement (fig. 183).

Ce résultat est considérable. Non seulement il permet de déterminer avec une grande exactitude les *positions-limites* d'extension et de flexion, l'étendue du *champ oscillatoire* des leviers osseux, chez les animaux de vitesse, mais il laisse encore entrevoir, pour l'avenir, la découverte de la théorie scientifique de la locomotion, que n'ont pu parvenir à édifier les beaux travaux des frères Weber. Toutes les recherches entreprises dans cette direction seront riches en documents d'une valeur inappréciable pour ceux qui s'adonnent à l'étude raisonnée de la mécanique animale.

Mais, pour les besoins ordinaires, la chrono-photographie peut être fort simplifiée, par cela même rendue intelligible et accessible au plus grand nombre. Il suffit qu'elle se borne à recueillir, toujours à des intervalles de temps égaux, les attitudes principales, caractéristiques, d'une allure donnée. De la sorte, les images étant moins nombreuses, les résultats seront moins confus. Au lieu de se contenter des axes de mouvement des rayons osseux, on pourra obtenir de véritables portraits, aussi modelés que ceux de Lissa, et tout aussi précieux pour les hommes de science que pour les artistes.

1. Marey et Pagès, *Mouvement du membre pelvien chez l'homme, l'éléphant et le cheval*, in *Comptes rendus de l'Académie des sciences*, 18 juillet 1887.

DES SYSTÈMES DE NOTATION DES ALLURES

Pour traduire sous une forme claire et simple les indications, parfois très compliquées, fournies par les appareils enregistreurs, on se sert de signes conventionnels qui représentent le rythme des battues, la durée des appuis, le mode d'association des membres, etc. Ces signes, tout à fait comparables à ceux qu'on emploie en musique pour la représentation des sons et de leurs intervalles, constituent par leur mode de combinaison ce que l'on est convenu d'appeler des *notations*.

Les systèmes de notation ne sont pas très nombreux, ni également satisfaisants. Passons-les rapidement en revue.

1° MÉTHODE DE LECOQ. — Nous n'en parlons ici que pour mémoire, car elle ne mérite pas d'être conservée.

Sur deux séries de colonnes verticales (fig. 184) les *appuis* sont indiqués en zéros pleins et les *soutiens* en zéros vides. Chaque série correspond à un bipède latéral ; en haut, on inscrit les appuis du membre antérieur ; en bas, ceux du postérieur. Quant au nombre des colonnes de l'une ou de l'autre des séries, il est égal à celui des temps de l'allure qu'on se propose de noter. Ainsi il en faut quatre pour le *pas* (dont la figure reproduit la notation), deux seulement pour le *trot*, etc., parce que les temps de ces allures sont de nombre différent.

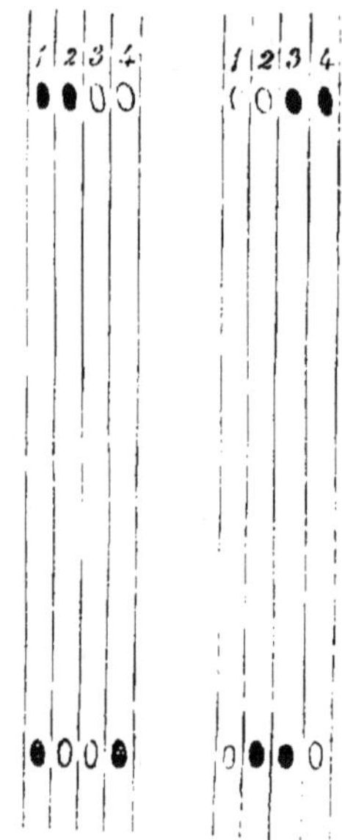

Fig. 184.

Mais comme toutes ces colonnes sont de même largeur, c'est-à-dire de même valeur, par rapport à la durée des phénomènes auxquels on les affecte, la méthode est inapplicable aux allures dont les temps sont de longueur inégale. En pareil cas, on est contraint ou de multiplier le nombre des colonnes, ou de leur donner des largeurs proportionnelles aux durées qu'elles représentent, ce qui complique beaucoup la lecture et l'intelligence de la notation.

2° ÉCHELLE HODOCHRONOMÉTRIQUE DE VINCENT ET GOIFFON[1]. — Deux anciens professeurs à l'École vétérinaire d'Alfort, Vincent et Goiffon, ont eu l'idée ingénieuse d'appliquer la notation musicale à la représentation schématique des allures du cheval (fig. 185).

Ils ont imaginé à cet effet une échelle, dite *hodochronométrique*[2], laquelle n'est autre chose qu'une *portée* de quatre lignes horizontales AD, PG, AG, PD, semblables à celles qui portent les notes en musique, lignes coupées de distance en distance par des verticales I, II, III, IV, qui marquent le *temps*. Chaque *temps* est lui-même subdivisé en trois instants, ce qui fait douze instants pour la mesure complète comprenant toute la portée.

Continuons notre comparaison :

Cette sorte de *mesure* correspond à un *pas complet*. S'agit-il du *pas ordinaire*, par exemple, elle s'exécute par le cheval en quatre temps, dont le début est

---

1. Vincent et Goiffon, *Mémoire artificielle des principes relatifs à la fidèle représentation des animaux*. In-folio, Paris, 1779, t. I, p. 87.

2. De Ὁδός, chemin ; Χρόνος, temps, et Μέτρον, mesure. Ce mot est mal fait, car l'échelle dont il s'agit ne mesure pas le chemin parcouru par les membres. On devrait écrire : *Hodochronométrique*, et non *odochronométrique*, comme l'ont fait Vincent et Goiffon.

signalé par les *battues* des pieds, et cela, au moyen de quatre *notes*, qui sont : AD, le membre antérieur droit; PG, le postérieur gauche; AG, l'antérieur gauche; et PD, le postérieur droit.

Chacune de ces *notes*, nous l'écrirons de haut en bas, sur la ligne correspondante de la portée, dans l'ordre où elle sera donnée, en convenant de

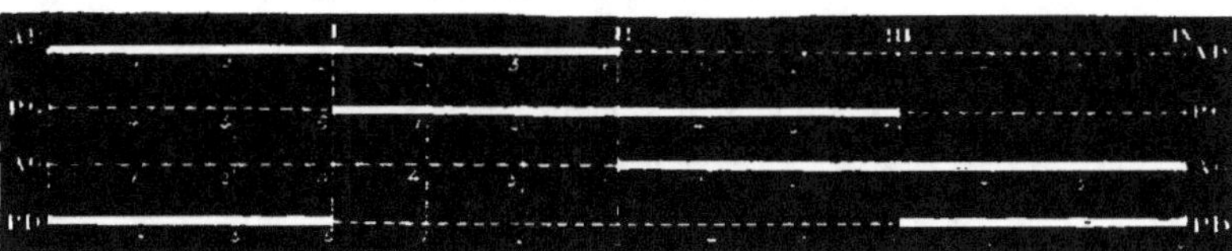

Fig. 185.

représenter les phases d'appui *par des lignes pleines*, les phases de soutien ou de translation *par des lignes ponctuées*. La *longueur* de ces lignes équivaudra au temps pendant lequel chaque pied *soutiendra sa note* (restera sur le sol), ou, au contraire, *ne la donnera pas* (sera soutenu en l'air).

Interprétons maintenant quelques-uns des points de la *notation du pas*, que reproduit la fig. 185 :

1º Pendant le *premier temps*, la première battue est donnée par le membre antérieur droit, AD, qui commence son appui; le postérieur droit, PD, accomplit la seconde moitié du sien; l'antérieur gauche, AG, commence son soutien; le postérieur gauche, PG, termine la seconde moitié du sien.

2º Pendant le *deuxième temps*, la deuxième battue est donnée par le postérieur gauche, PG, qui commence son appui; l'antérieur droit, AD, finit le sien; le postérieur droit, PD, commence son soutien; quant à l'antérieur gauche, AG, il termine le sien.

3º Pendant le *troisième temps*, la troisième battue est donnée par l'antérieur gauche, AG, qui commence son appui; le postérieur gauche, PG, finit le sien; l'antérieur droit, AD, commence son soutien; quant au postérieur droit, PD, il termine le sien.

Enfin pendant le *quatrième temps*, la quatrième battue est donnée par le postérieur droit, PD, qui commence son appui; l'antérieur gauche, AG, est à la fin du sien; le postérieur gauche, PG, commence son soutien; quant à l'antérieur droit, AD, il termine le sien.

Le pas est achevé, la *mesure* est *jouée*; chaque membre a donné sa note, l'a *soutenue* pendant deux temps, l'a *suspendue* pendant deux autres.

Pendant chaque temps, le corps a reposé sur *deux* membres: sur le bipède latéral droit, AD/PD (1er temps); sur le diagonal droit, AD/PG (2e temps); sur le latéral gauche, AG/PG (3e temps; sur le diagonal gauche, AG/PD (4e temps).

Pour faire entendre leurs battues, les membres se sont succédé ainsi : AD, PG, AG, PD, c'est-à-dire en *diagonale*, etc., etc.

Tous ces caractères sont ceux du *pas ordinaire;* il suffit de jeter un coup d'œil sur la *notation* pour les saisir et les comprendre.

Quelles que soient les combinaisons du rythme des battues, de la durée des appuis et des soutiens, du mode d'association ou de succession des membres, l'échelle les indiquera avec toutes leurs nuances, d'un seul coup, et d'une façon beaucoup plus claire, plus rapide, que pourrait le faire le langage ou l'écriture ordinaire. C'est là sa grande supériorité sur le système Lecoq.

3º **NOTATION DE M. MAREY**[1]. — La méthode employée par M. le professeur

1. Marey, *La machine animale*, p. 147.

Marey est basée sur le même principe que la précédente, quoique légèrement modifiée dans les détails.

D'abord, les notations des membres antérieurs sont placées l'une au-dessous de l'autre ; il en est de même pour celles des membres postérieurs. Cette disposition permet de comparer plus facilement la locomotion bipédale de l'homme à la locomotion quadrupédale des animaux.

Ensuite, les appuis sont représentés par de larges traits : *blancs* pour les membres *droits*, *gris* pour les *gauches*. Les phases de soutien, pendant lesquelles le corps tout entier est en l'air, sont au contraire figurées par de simples intervalles. On évite ainsi les confusions et l'on simplifie beaucoup la lecture et l'interprétation des phénomènes.

Enfin, toutes les fois que la chose est possible, les *tracés* obtenus avec les appareils enregistreurs sont annexés et superposés aux *notations* correspondantes.

Représentons, par exemple, la *course* de l'homme, en nous servant (fig. 186) du *tracé* de cette allure, tel que l'a obtenu M. Marey.

La ligne *pleine*, D, correspond à la courbe fournie par les appuis du pied *droit ;* la ligne *ponctuée*, G, se rapporte à la courbe des appuis du pied *gauche*. Quant à la

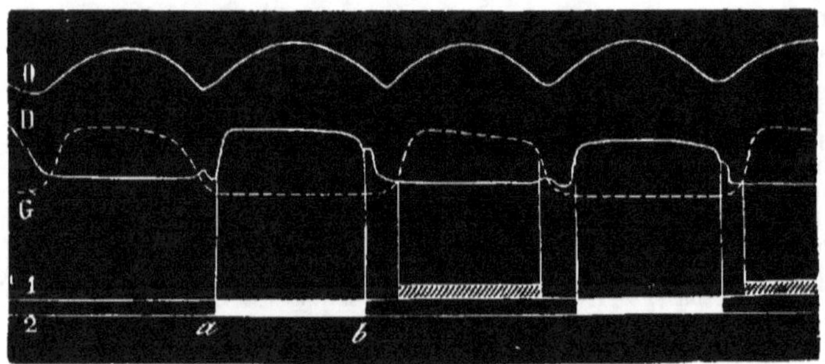

Fig. 186.

portée, elle se compose seulement des deux horizontales 1 et 2, puisqu'il ne s'agit ici que de deux membres.

Cela dit, abaissons une perpendiculaire, *a*, sur la portée, à partir du point où la courbe du pied droit s'élève, ce qui indique le commencement de l'appui de ce pied. Menons-en une autre, *b*, à l'endroit où cette courbe descend, ce qui signifie que le membre a quitté le sol. Réunissons maintenant la base des deux perpendiculaires par un large trait blanc : ce trait, *ab*, aura évidemment une longueur proportionnelle à la durée de l'appui du pied droit.

En faisant une opération semblable pour la courbe du pied gauche, nous obtiendrons de même la notation de ses appuis. Enfin nous recommencerons lors d'un nouveau poser du pied droit ou du pied gauche, et ainsi de suite.

Les intervalles des traits blancs correspondront à la durée des soutiens du pied droit ; ceux des traits gris indiqueront les soutiens du gauche.

Quant aux intervalles compris entre les traits blancs et les traits gris, pendant lesquels aucun membre n'est à l'appui, ils représenteront, en durée, les périodes de suspension du corps.

Appliquée au cheval, cette notation est tout aussi simple. La seule différence consiste en ce que la portée se compose de quatre lignes au lieu de deux, puisqu'il y a les phases de quatre membres à enregistrer.

Dugès[1] a comparé très heureusement le quadrupède en marche à deux hommes placés l'un devant l'autre et cheminant en se suivant : celui de devant, c'est le train antérieur; celui de derrière, c'est le train postérieur. Aussi la notation des allures de ce quadrupède doit-elle ressembler à celle que fourniraient les deux hommes s'ils marchaient en même temps et s'ils faisaient le même nombre de pas. Pour l'établir, il suffira de superposer la notation de l'avant-main à celle de l'arrière-main, en tenant compte du rythme propre à chacun d'eux et des relations qui existeront entre les mouvements de l'un et de l'autre.

Choisissons, par exemple, l'*amble*, allure dans laquelle, dit M. Marey[2], les deux marcheurs (avant-main et arrière-main), allant au pas, exécutent tous deux les mêmes mouvements avec une concordance parfaite. Il est clair que la notation nous fournira

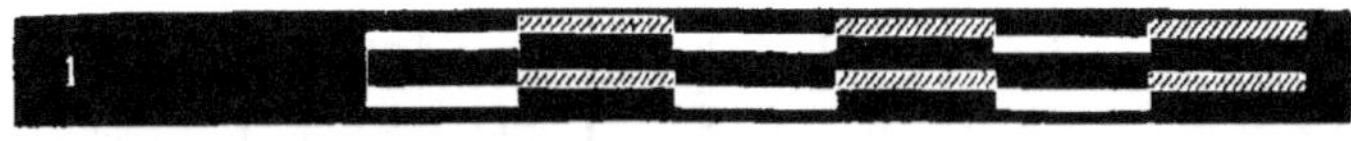

Fig. 187.

la figure suivante (fig. 187), où l'on constate que les battues du pied droit et celles du pied gauche, données en même temps par le marcheur d'avant et par celui d'arrière, se traduisent par des lignes semblables, exactement superposées et de longueur égale.

La notation de M. Marey, quoique à peu près identique à celle de Vincent et Goiffon, a cependant sur cette dernière le mérite d'être plus claire et plus explicite. C'est pourquoi nous l'adopterons dans nos démonstrations ultérieures.

4° NOTATION DE M. LENOBLE DU TEIL[3]. — La méthode du professeur Lenoble du Teil, de l'école des Haras du Pin, est sans contredit la plus parfaite au point de vue des renseignements qu'elle accumule sous les yeux. Son principe est toujours celui de la notation musicale, imaginé par Vincent et Goiffon, mais il s'y ajoute une notion nouvelle : celle du *chemin parcouru* par les pieds. A ce titre, le nom d'*échelle hodochronométrique* lui conviendrait donc beaucoup mieux que tout autre, et nous lui donnerions la préférence, si son auteur ne l'avait fait connaître sous celui de *méthode des plans de terre*.

Voici en quoi elle consiste (fig. 188).

Sur une feuille de papier, on trace un certain nombre de colonnes verticales représentant des fractions de temps égales. A la gauche de ces colonnes, on figure la piste de l'allure, en cotant à une échelle connue les intervalles qui séparent les diverses foulées.

La ligne XY indique la direction de la marche.

Admettons, par exemple, que les deux pieds du bipède antérieur aient laissé sur le sol les empreintes DD′ (pour le droit) et GG′ (pour le gauche).

Supposons maintenant que le terrain vienne à glisser de droite à gauche, à l'instant où le pied G commence son contact; ce pied, au lieu de laisser simplement l'empreinte de son fer sur le sol, tracera une ligne Pl′, d'autant plus longue que le contact aura duré davantage.

---

1. Dugès, *Traité de physiologie comparée de l'homme et des animaux*, t. II, p. 170 et 174. Montpellier, 1838.
2. Marey, *loc. cit.*, p. 146.
3. J. Lenoble du Teil, *Locomotion quadrupède étudiée sur le cheval*, in *Journal des Haras*, année 1877, p. 224.

Pendant ces périodes d'appui, qu'a fait le pied congénère D? Nous savons qu'il a opéré sa translation après une courte phase d'échange d'appui. Mais comme le sol continue toujours à glisser durant cette translation, le pied D, qui devrait aller en D', ira se poser en P', au moment de la fin de l'appui (*l'*) de G.

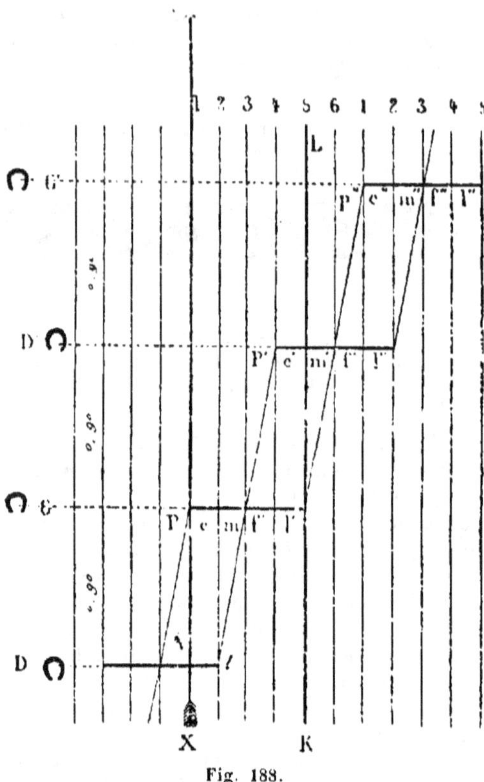

Fig. 188.

Dès lors, la projection horizontale de chacun des points suivis en l'air par le pied D, au lieu d'être une ligne droite, parallèle à l'axe de la piste, sera une ligne oblique, *l*P'.

Là, une nouvelle ligne transversale P'*l*" représentera la durée du contact de D' avec le sol.

A son tour, pendant les périodes d'appui de D', le pied G exécutera, à partir du point *l*', ses périodes de translation, et se posera en P", instant correspondant à la fin de l'appui de D', et ainsi de suite.

Il n'y aura plus maintenant qu'à tracer, en un point quelconque, une verticale KL, pour être immédiatement renseigné sur les positions respectives des deux pieds aux endroits où cette verticale coupe les lignes de contact et celles de translation.

Si à la notation de l'avant-main seulement, nous voulions joindre celle de l'arrière-main, la chose n'offrirait pas plus de difficultés. De même, la construction de l'épure serait tout aussi simple, dans le cas où le nombre des enjambées serait plus considérable. Il suffirait de disposer d'une place plus grande; celle-ci est d'ailleurs indispensable toutes les fois qu'il s'agit de la représentation d'une allure sautée et allongée, l'obliquité et la longueur de la notation augmentant avec l'amplitude des pas et l'étendue des projections.

Tel est le principe de l'ingénieuse méthode de M. Lenoble du Teil. Elle a l'avantage de s'appliquer à tous les documents relatifs aux *durées* et aux *espaces parcourus*, que les appareils enregistreurs ou la chrono-photographie peuvent recueillir sur une allure donnée. Une fois l'épure de celle-ci construite, on a du coup sous les yeux tous les renseignements désirables, pour se livrer à une analyse parfaite des phénomènes et les faire saisir aux autres, ce qui n'est pas à dédaigner.

Malheureusement les figures qu'il fournit ont l'inconvénient d'exiger beaucoup de surface. De plus, les notations de l'avant-main y sont entremêlées avec celles de l'arrière-main, de la même façon que les foulées de la piste. Aussi la lecture en est moins claire que dans la méthode Marey, et il est moins facile d'y comparer, à l'instar de Dugès, les caractères particuliers de la marche des deux bipèdes, afin d'en dégager les relations générales qu'ils entretiennent ensemble.

Néanmoins, il est possible d'atténuer en grande partie ces reproches. Rien n'empêche, par exemple, de représenter les appuis et les soutiens des membres *droits* par des traits pleins ou des lignes pleines, ceux des membres *gauches* par des traits hachés ou des lignes ponctuées. D'autre part, il est aisé de différencier les notations de l'avant-main et de l'arrière, en modifiant tout simplement la largeur des traits et des lignes qui leur correspondent. C'est précisément le procédé qu'a employé avec succès M. Marey en vue de faciliter la lecture de ses tracés d'allures.

Quant à la réduction des épures, elle est incapable de franchir certaines limites sans courir le risque d'apporter de la confusion dans les foulées de la piste, notamment lorsqu'il y a méjuger ou déjuger peu accusé. Mais c'est là une lacune d'ordre typographique surtout, par conséquent d'assez mince importance quand on n'a pas affaire aux éditeurs.

ÉTUDE SYNTHÉTIQUE DES ALLURES.

Rassembler les matériaux recueillis par les divers procédés analytiques que nous venons de passer en revue, reconstituer leur enchaînement, leurs rapports, et reproduire les faits sous une forme matérielle de façon à donner aux sens ou à l'esprit, tout d'abord confusément frappés, l'illusion de la réalité, tel est le problème difficile qui constitue la synthèse des allures.

Chaque procédé analytique offre son procédé synthétique correspondant :

Aux résultats de l'observation directe, s'opposent d'abord les tentatives faites par les artistes pour représenter le cheval, par le dessin, la peinture, la sculpture; puis, celles qui ont pour objet de simuler expérimentalement le rythme des battues : enfin, celles qui se proposent de retracer à l'œil les empreintes laissées par les pieds sur le sol.

Aux résultats fournis par les photographies instantanées, s'allient les diverses formes d'*animateurs* dans lesquels on place les photographies elles-mêmes ou simplement des dessins qui en sont inspirés.

Enfin, aux résultats donnés par des appareils enregistreurs, correspondent des instruments spéciaux, réalisant les notations des allures ou la série des transitions qui établissent le passage des unes aux autres.

Voyons chacun de ces procédés en particulier :

1° PROCÉDÉS ARTISTIQUES : Dessin. — Peinture. — Sculpture. — Il suffit de parcourir les musées, les expositions, pour s'assurer de l'insuffisance des artistes de l'antiquité et contemporains en ce qui concerne la représentation exacte des mouvements du cheval. Presque toujours cet animal est figuré dans des attitudes fausses, dans des conditions d'équilibre impossibles. S'agit-il de le peindre marchant au pas, on met ses membres dans la position qu'ils affectent au trot ou à l'amble ; veut-on le montrer au galop, on ne réussit qu'à produire une attitude bâtarde qui n'est ni le cabrer ni le saut. Si on l'arrête sur deux membres, il y a des chances pour que ce soit sur un bipède latéral où la station ne peut se comprendre, plutôt que sur un diagonal, où elle est plus logique. Enfin, même lorsque le mouvement général est juste, le défaut de vérité renaît dans les détails : ici, un pied est trop à l'appui pour se lever à temps ; là, il n'arrive pas assez vite sur le sol ; plus loin, c'est l'aplomb du corps qui jure avec la direction des membres ; ailleurs, c'est celui de l'encolure, de la tête. Nous n'en finirions pas, si nous voulions passer en revue la longue série d'erreurs des peintres et des statuaires parmi lesquels si peu ont su s'affranchir du préjugé, sortir de la routine classique. A cet égard, nous devons féliciter M. le colonel Duhousset des efforts persévérants qu'il ne cesse de faire pour ramener la jeune école à une meilleure interprétation de la nature animée. Peu à peu, la cause du réalisme hippique triomphera sur cet art de convention, qui accuse avec dédain d'*innovateurs* ceux qui se sont imposé le rôle de dénoncer son ignorance au public[1].

2° REPRODUCTION DU RYTHME DES BATTUES. — Un des phénomènes les plus saillants des allures, c'est la succession des bruits qu'elles font entendre, succession qui ne trompe pas une oreille exercée et lui permet non seulement de deviner la variété de marche qu'elle écoute, mais encore de reconnaître si cette marche s'accomplit avec ses caractères normaux.

Dans le but de réaliser dans nos cours la cadence particulière à chaque allure, sans être obligés de recourir à l'animal vivant, ce qui parfois ne serait pas sans danger pour l'auditoire, nous avions eu l'idée de faire construire le petit appareil suivant :

Il se compose d'un cylindre horizontal, capable de tourner sur son axe devant deux pièces de bois sonores, assemblées de façon à faire ressort l'une sur l'autre, comme on le voit dans l'instrument d'avertissement connu sous le nom de *signal*, employé par nos maîtres d'école pour obtenir le silence dans leur classe. Sur la circonférence d'une tranche verticale de ce cylindre, sont enfoncées de petites palettes dont le nombre et les intervalles sont calculés de telle sorte qu'en passant devant le signal elles en opèrent le déclenchement selon le rythme voulu. Si l'on veut faire entendre les battues d'une autre allure, il suffit de porter le cylindre vers la droite ou vers la gauche, jusqu'à l'un des crans d'arrêt ménagés à cet effet sur l'axe de la manivelle. On place ainsi une nouvelle série de palettes en regard du signal, et ainsi de suite.

A l'aide de cet appareil, dont nous avons dû ajourner la construction pour des motifs d'ordre budgétaire, on aurait pu reproduire très distinctement le rythme normal ou défectueux du pas, du trot, du galop ordinaire, du galop

---

1. Voyez pour plus de détails : E. Duhousset, *Le cheval*, chap. I, IX et X.

de course, de l'amble, du traquenard, du pas relevé, de l'aubin, etc., etc.

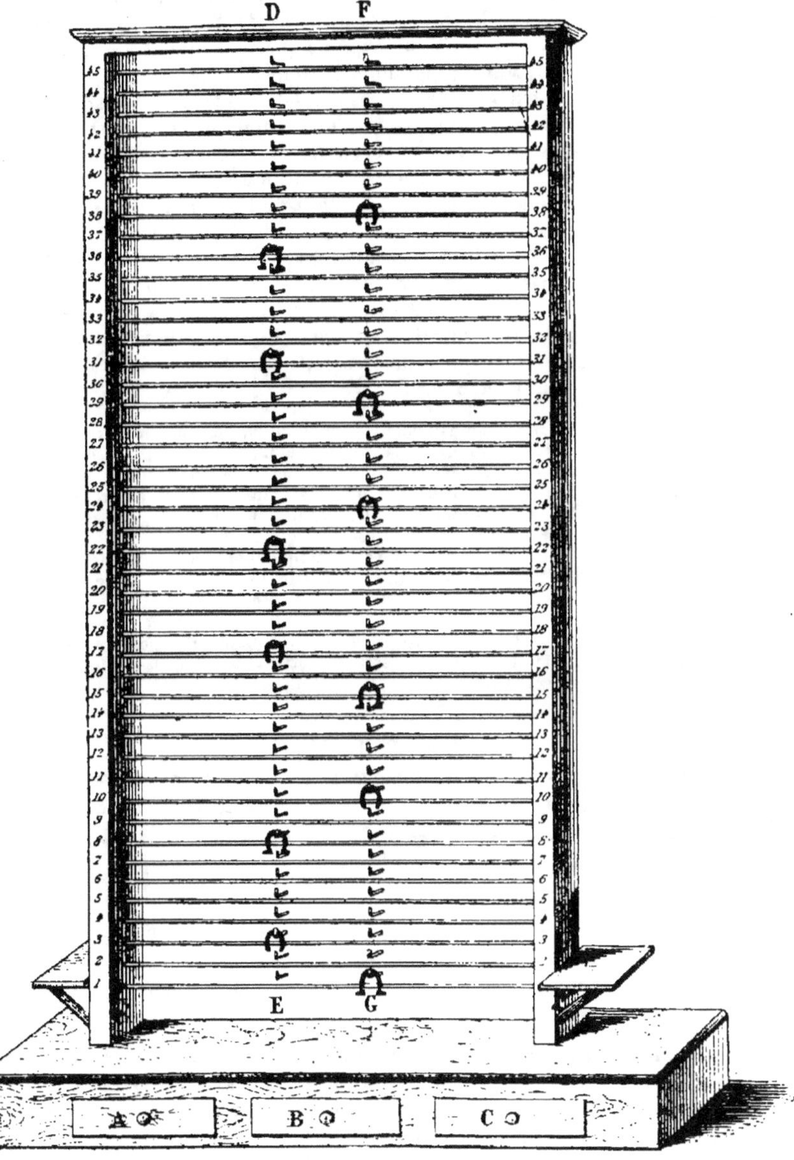

Fig. 189.

Il eût été susceptible de rendre de véritables services pour l'enseignement de cette partie de l'extérieur, car il est difficile de se procurer, au jour donné, un cheval marchant le traquenard ou le pas relevé, par exemple. Il eût permis, en outre, d'étudier les variétés de chaque allure et de faire saisir à l'oreille le mode d'après lequel s'établissent les transitions de l'une à l'autre. Sous ce rapport, notre instrument aurait participé de quelques-uns des avantages de la *règle à notation* de M. Marey, que nous examinerons plus loin.

3° **REPRÉSENTATION ARTIFICIELLE DES PISTES.** — En relevant avec soin les empreintes laissées sur le sol par les pieds d'un animal en marche, et en reportant sur le papier ces empreintes à l'échelle voulue, on arrive aisément à donner une idée très exacte de la succession des foulées.

Mais, afin d'éviter l'encombrement résultant de l'accumulation d'un grand nombre de planches, tout aussi bien que les frais de leur renouvellement, nous avons imaginé une espèce de tableau mobile, vertical (fig. 189), à l'aide duquel on peut s'exercer à former immédiatement une piste quelconque, grâce à de petits fers appropriés qu'il suffit d'accrocher à des intervalles convenables. En changeant les positions respectives des fers, il devient aussi facile de montrer à un auditoire les transitions diverses offertes par les pistes de telle ou telle allure normale ou défectueuse.

L'appareil se compose d'un tableau noir de $2^m,50$ de hauteur environ, reposant sur un socle pourvu de trois tiroirs, A, B, C. Dans celui de gauche, A, sont six fers nickelés, trois de devant et trois de derrière; dans celui de droite, C, se trouvent six fers semblables mais du côté opposé; quant à celui du milieu, il est réservé à un certain nombre de cartes sur lesquelles sont inscrits tous les renseignements pour la confection rapide de la piste de chaque allure.

La face antérieure du tableau porte quarante-cinq lignes en regard desquelles on lit un numéro. Enfin, sur le milieu de cette face, existent encore deux séries verticales, DE, FG, de crochets, indiquant, l'une, la piste des pieds droits, l'autre, celle des pieds gauches; c'est à ces crochets que l'on suspend les fers dont la blancheur contraste avec le fond noir du tableau. Veut-on composer la piste de l'amble, par exemple? On cherche, dans le tiroir du milieu, la carte de cette allure sur laquelle sont consignées les indications nécessaires.

Voici cette carte :

AMBLE ORDINAIRE.

FERS DU TIROIR GAUCHE.		FERS DU TIROIR DROIT.	
FERS ANTÉRIEURS.	FERS POSTÉRIEURS.	FERS ANTÉRIEURS.	FERS POSTÉRIEURS.
Nᵒˢ 3, 17, 31	Nᵒˢ 8, 22, 36	Nᵒˢ 10, 24, 38	Nᵒˢ 1, 15, 29

Il suffit d'accrocher chaque fer au numéro indiqué pour obtenir immédiatement la piste cherchée.

4° **REPRODUCTION ARTIFICIELLE DES MOUVEMENTS LOCOMOTEURS : Animateurs POUR PHOTOGRAPHIES INSTANTANÉES OU DESSINS QUI EN PROVIENNENT.** — La physiologie enseigne que les impressions reçues par la rétine persistent encore pendant quelques instants après que les corps lumineux qui les ont produites ont disparu. C'est ainsi que les déplacements rapides d'un charbon incandescent se traduisent à l'œil sous la forme d'un ruban de feu; la chute des gouttes de pluie, sous celle de stries allant du nuage à la terre, etc., etc.

Se fondant sur ce fait d'observation, Plateau, en 1832, a construit un appareil, le *phénakisticope*, dans lequel sont placées une série d'images représentant chacune une phase spéciale d'un mouvement déterminé, le galop d'un cheval par exemple. En imprimant à ces images une rotation convenable, on arrive à reproduire avec une exactitude surprenante l'acte complexe dont on n'a, en réalité, que les diverses périodes.

Le *zootrope* est un instrument fondé sur le même principe. Il se compose d'une boîte cylindrique à l'intérieur de laquelle se trouve une bande de papier portant les silhouettes d'un animal aux différentes positions de son allure. Un certain nombre de fentes verticales, sortes de fenêtres placées au pourtour de la boîte, permettent à l'observateur d'apercevoir la série des images intérieures. Le tout pivote sur un axe vertical et peut tourner de la sorte plus ou moins rapidement.

C'est avec le zootrope qu'on démontre la vérité absolue des photographies instantanées. Il est même possible de rendre palpable pour tout un auditoire, comme nous en avons été témoins chez M. Marey, le mouvement résultant de la succession de ces images, en plaçant l'animateur devant un appareil à projection. L'illusion est alors complète : les déplacements de l'encolure, de la tête, des membres, de la queue, les inflexions du corps, tout, jusqu'aux mouvements du jockey, donne au spectateur le sentiment de la réalité.

5° FIGURES SCHÉMATIQUES DE M. MATHIAS DUVAL. — Sachant, comme nous le verrons plus loin, que les différences existant entre les allures dépendent d'une anticipation plus ou moins accusée des posers postérieurs par rapport aux antérieurs, M. le professeur Mathias Duval a eu l'idée de reproduire une allure avec tous ses détails, en confectionnant une série de dessins capables de glisser les uns sur les autres et de réaliser ainsi artificiellement l'anticipation dont il s'agit.

Toutes les allures *marchées* pouvant se rattacher à l'*amble*, M. Duval dessine d'abord seize chevaux (ce nombre suffit) aux diverses phases de celui-ci. Mais cette reproduction est disposée sur deux feuilles superposées. Celle du dessus est *fenêtrée* de façon que chacun des chevaux est dessiné à moitié sur cette feuille et à moitié sur celle du dessous. L'arrière-main, par exemple, étant sur la feuille du haut, l'avant-main se trouve sur la feuille du bas, et est visible par la fenêtre taillée dans la première. Supposons qu'on fasse glisser la feuille supérieure de l'intervalle qui sépare deux figures de cheval, on aura une série d'images dans lesquelles l'avant-main sera en retard d'un temps sur l'arrière-main, comme cela a lieu dans l'*amble rompu*. Si le glissement est d'un plus grand nombre de degrés, on aura la série des attitudes du *pas*. Un glissement plus grand encore donnera celles du *trot*[1].

6° REPRODUCTION DES NOTATIONS. Estimant que les allures marchées du cheval peuvent être classées en une série naturelle dont le premier terme est l'amble, et dans laquelle la différence entre une allure donnée et la suivante consiste en une anticipation ou un retard des membres postérieurs suivant que l'animal accélère ou ralentit son mouvement, M. Marey a imaginé une *règle*, précieuse pour les artistes et pour les démonstrations, au moyen de laquelle il est facile de reconstituer la notation de telle ou telle variété d'allure, voire même de produire spontanément des formes de locomotion encore ignorées, qu'emploient peut-être certaines espèces sauvages dont on n'a pu jusqu'à présent analyser la marche.

La règle à notation des allures[2] consiste en une planchette noire (fig. 190) le

1. Voy. Marey, *loc. cit.*, p. 184.
2. Marey, *loc. cit.*

long de laquelle peuvent glisser quatre petites règles plates, alternativement blanches et noires, ou grises et noires, et accolées deux à deux.

Comme chacune des réglettes est indépendante, il est facile de superposer ou d'alterner, de plusieurs façons, les segments clairs (appuis) et les segments sombres (soutiens). On arrive ainsi à constituer très rapidement la notation d'une allure *marchée* quelconque.

Dans la figure 190, par exemple, on a d'abord réalisé l'alternance des segments clairs, pour les réglettes supérieures comme pour les inférieures. Puis on a fait glisser ces dernières vers la gauche, sans changer leurs rapports. On a obtenu, de la sorte, une

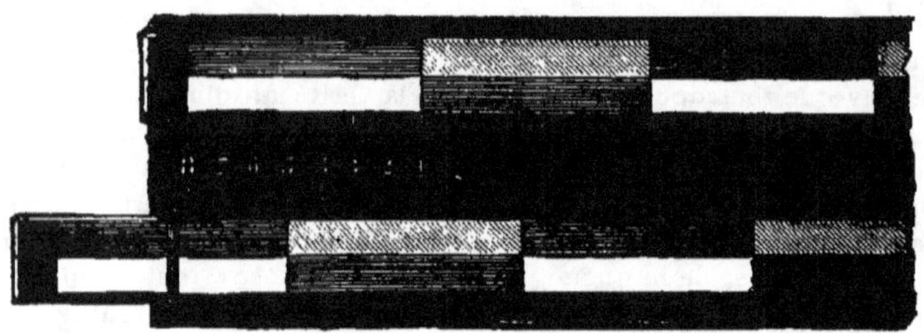

Fig. 190.

variété de *pas*. Les repères 1, 2, 3, 4, etc., en face desquels on pourrait amener la battue postérieure gauche, permettraient de former, sans tâtonnements, d'autres variétés.

Sur la figure 191, les segments clairs sont, par contre, à demi superposés dans

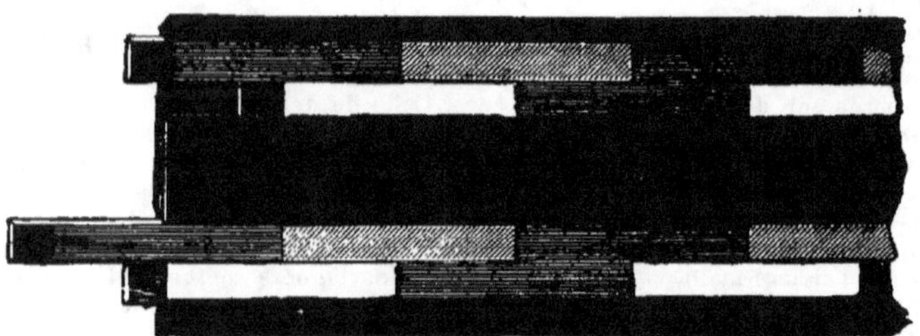

Fig. 191.

chaque série de réglettes, et l'on a disposé les inférieures de manière à faire coïncider la battue antérieure droite avec la postérieure gauche. Il en est résulté une notation correspondant à une variété de *galop*.

Mais la *règle*, ainsi construite, ne convient pas pour les notations des allures *sautées*, où interviennent des phases de suspension dans lesquelles aucun membre n'est à l'appui.

En vue de remédier à cet inconvénient, nous avons fait confectionner une *règle* quelque peu différente de la précédente. Les réglettes y sont remplacées par des segments clairs, indépendants, mais glissant à frottement doux dans des rainures à fond noir. Grâce à cette modification, il devient très facile de figurer la notation de n'importe quelle allure sautée.

Après ces considérations générales sur les allures, nous allons les

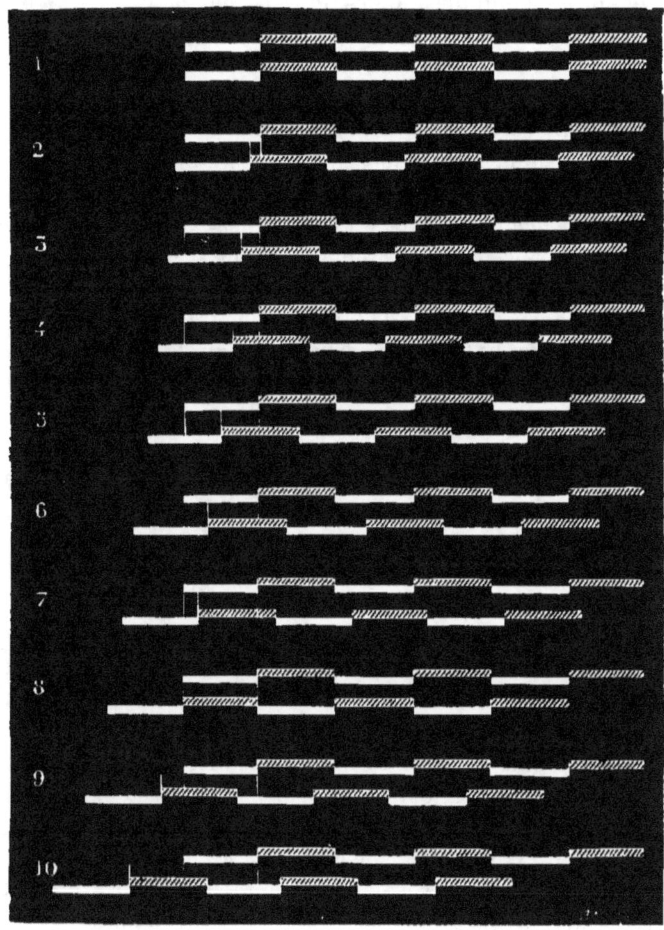

Fig. 192. — Notations synoptiques des allures du cheval, d'après les auteurs.

N° 1.   *Amble*, pour tous les auteurs.

N° 2.   *Amble rompu*, d'après Merche, Vallon.
Pas relevé, d'après Bouley.

N° 3.   *Pas ordinaire du cheval d'albure*, d'après Mazure.
Amble rompu, d'après Bouley.
Traquenard, d'après Bourgelat, Lecoq.

N° 4.   *Pas normal*, d'après Lecoq.

N° 5.   *Pas normal*, d'après Solleysel, Bourgelat, Vincent et Goiffon, Colin, Bouley, Merche.
Pas relevé, d'après Vallon.

N° 6.   *Pas normal*, d'après Raabe, Vallon, Lenoble du Teil.

N° 7.   *Trot rompu, décousu ou désuni ; traquenard.*

N° 8.   *Trot ordinaire.* (Le temps de projection n'a pas été noté.)

N° 9.   *Allure normande*, d'après Lecoq.
Traquenard, d'après Vallon.

N° 10.   *Traquenard*, d'après Merche.

étudier en particulier. Mais, auparavant, il nous est indispensable de donner (fig. 192) dans un tableau, que nous empruntons à M. Marey[1], leurs notations synoptiques, telles que les ont admises les auteurs. Sauf celles de l'amble et du trot, sur lesquelles tout le monde s'entend, toutes les autres sont définies de façons différentes.

« Ce désaccord, ajoute avec un grand sens M. Marey, s'explique suffisamment : d'abord, parce que l'observation de ces mouvements est très difficile, ensuite, parce que dans la nature le *pas* peut présenter, suivant les conditions, les différentes formes que chaque auteur a prises arbitrairement pour type du pas normal. Chacun, en cela, s'est laissé guider par des considérations théoriques. Ceux qui admettent des intervalles égaux entre les quatre battues ont cru trouver dans ce type plus de franchise et une distinction plus tranchée d'avec l'amble et le trot. Les autres ont cherché, dans le pas qui leur servait de type, la réalisation d'un certain idéal. Pour Raabe, c'était le maximum de stabilité qui, d'après la théorie, s'obtient lorsque le poids du corps repose plus longtemps sur les bipèdes diagonaux que sur les bipèdes latéraux : de là le choix du type représenté par la notation n° 6. Lecoq, pensant au contraire que le meilleur pas est le plus rapide, a choisi comme type le pas dans lequel le corps repose plus longtemps sur le bipède latéral que sur le bipède diagonal (notation n° 4). »

Le lecteur ne s'étonnera donc pas maintenant de nos propres divergences relativement aux auteurs qui nous ont précédés. Qu'il ne perde pas un instant de vue que les allures, dans leur ensemble, figurent une série : $a_1..., a_2..., a_4..., a_7..., a_8..., a_m$, dont tous les termes ne sont pas nommés, ni même connus; que ces termes existent pourtant et constituent vraisemblablement des formes particulières d'adaptation d'une allure à tel ou tel service; enfin, que leur liste ne peut s'accroître que par l'emploi de procédés d'analyse plus fins, plus délicats, plus rigoureux que nos sens. C'est à l'aide de la *méthode graphique* et de la *chronophotographie*, qui ne faillent pas dans les impressions reçues, qu'on devra poursuivre les recherches longues et difficiles encore à faire sur ce sujet.

CHAPITRE II

DES ALLURES EN PARTICULIER

A proprement parler, le cheval à l'état de nature n'emploie que quatre allures, qui sont : le pas, l'amble, le trot et le galop. Mais la

---

1. Marey, *loc. cit.*, p. 153.

domestication a modifié sa marche primitive comme elle l'a fait pour ses formes extérieures, ses aptitudes; elle lui a communiqué des modes de progression qui ne sont, au fond, que des variétés des précédents.

Leur étude étant des plus ardues, nous commencerons par les plus simples et nous décrirons, chemin faisant, leurs variétés correspondantes.

Nous établirons d'abord deux grandes catégories, selon le genre d'association ou de succession des membres : les *allures latérales* et les *allures diagonales*.

Parmi les premières, nous appellerons :

1° **AMBLE**, une allure rapide, marchée, en deux temps, caractérisée par le lever et le poser simultanés de deux pieds latéraux ;

AMBLE ROMPU, une variété du précédent, à quatre temps, consistant dans la dissociation des battues latérales.

Parmi les secondes, nous rangerons :

2° Le **TROT**, allure rapide en deux temps, caractérisée par le lever et le poser simultanés de deux pieds diagonaux.

D'ordinaire, il est *marché*, lorsque les foulées postérieures restent en arrière des antérieures du même côté ; *sauté*, lorsque les foulées postérieures couvrent ou dépassent les antérieures.

Le TROT ROMPU, variété du précédent, consistant dans la dissociation des battues diagonales. Selon l'étendue des pas, les foulées postérieures dépassent ou n'atteignent pas les antérieures ; il est donc *sauté* ou *marché*.

L'AUBIN, allure insolite ou défectueuse, dans laquelle les battues hétérochrones de l'un des bipèdes, antérieur ou postérieur, font entendre un rythme différent de celui que produisent les battues isochrones du bipède opposé. On dit, dans ce cas, que le cheval galope du devant et trotte du derrière, ou réciproquement. L'aubin peut encore se définir : un trot dans lequel les battues *de l'un des bipèdes diagonaux* se dissocient au lieu de rester simultanées.

Le PAS RELEVÉ OU HAUT, PAS, allure établissant la transition entre le trot rompu marché et le pas, dans laquelle les battues sont rapprochées en diagonale, et où les foulées postérieures restent toujours en arrière, mais à peu de distance des antérieures.

3° Le **PAS**, allure encore plus lente, en quatre temps, *marchée*, dans laquelle les membres, associés par bipèdes diagonaux, se lèvent et se posent successivement.

Selon que ses battues sont rapprochées *en latérale* ou *en diagonale*, il fournit des variétés qui tendent soit vers l'*amble*, soit vers le *trot*.

Le RECULER, ou *pas* qui s'effectue *en arrière*.

4° Le **GALOP**, allure rapide, à trois battues, *sautée*, dans laquelle les battues *simultanées* d'un bipède diagonal s'interposent entre les battues *successives* du bipède diagonal opposé, lequel entame le pas par le membre postérieur correspondant.

Les battues simultanées de la deuxième foulée ont la plus grande tendance à se dissocier toutes les fois que le cheval se meut presque sur place, qu'il est mal équilibré, ou que sa vitesse devient considérable. Dans ces cas l'oreille perçoit distinctement quatre battues.

La COURSE est une sorte de galop extrêmement rapide dans lequel l'hétérochronisme des battues diagonales de la deuxième foulée est poussé à ses dernières limites.

A. — De l'amble.

L'amble est une allure naturelle ou acquise dans laquelle les deux membres de chaque bipède latéral se lèvent et viennent à l'appui si-

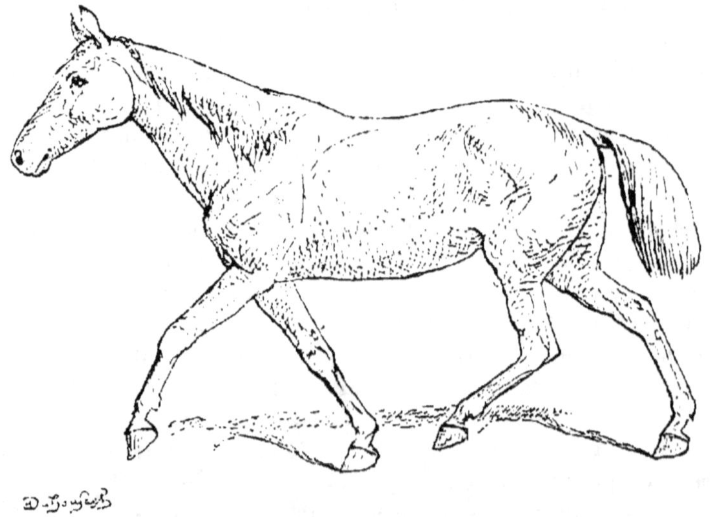

Fig. 193. — L'*amble* : appui latéral droit.

multanément (fig. 193). On entend donc deux battues seulement dans un pas complet du *cheval ambleur*. Les mots *ambler* ou *aller l'amble* sont employés aussi dans le langage hippique.

On pense que ces expressions dérivent du latin *ambulare*, se promener, sans doute parce que les chevaux qui marchent cette allure étaient autrefois utilisés pour la promenade. De Curnieu dit qu'on la prisait fort à l'époque où la monture de selle était l'unique moyen de transport pour tous les voyages, tous les âges et tous les sexes[1].

Plusieurs auteurs affirment que les sujets qui amblent naturellement ont plus de qualités et sont plus recherchés que ceux que l'on y a dressés. La raison de cette préférence tient, comme l'a exprimé depuis longtemps le baron d'Eisemberg[2], à ce que ces derniers lèvent plus haut leurs membres et ont ainsi des réactions moins douces ; les premiers ont, en outre, l'avantage d'exécuter cette allure par le fait d'une aptitude innée, circonstance qui les place tout d'abord dans de meilleures conditions pour profiter ensuite de l'entraînement résultant du dressage.

On ne trouve plus guère d'ambleurs aujourd'hui que dans les pays où le mauvais état des routes, la longueur des trajets, l'éloignement des villages, la distance des auberges et le défaut d'autres moyens de transport, obligent à s'en servir. Ils sont exclus des services de l'armée et du manège, à raison de leur peu de souplesse pour passer de cette allure à une autre.

Les Anglais les appelaient *geldings* ou *guilledins*, et ils excellaient dans l'art de les former. Le baron d'Eisemberg[3] rapporte en avoir vu qui continuaient leur allure pendant toute une journée, avec tant de vitesse et d'aisance qu'on avait peine à les suivre au galop. Le gelding était hongre ; on le dressait, dit-on, en lui attachant ensemble les membres d'un même côté. Cette pratique est encore usitée en Bretagne et en Algérie. Au moyen d'une corde fixée au-dessus du genou et au-dessus du jarret, on associe les mouvements des deux membres de chaque bipède latéral. De nos jours le gelding n'existe plus ; son nom seul est resté pour désigner tout simplement un cheval hongre.

Au dire de de Curnieu, Napoléon Ier préférait monter des ambleurs à la guerre, pour les reconnaissances longues et rapides.

Les peintres, les statuaires, ont quelquefois représenté l'amble pour le pas, ce qui n'a rien d'étonnant eu égard au grand nombre de chevaux qui le marchaient. Nous citerons, à ce propos, la statue équestre de Louis XII, placée au-dessus de la porte d'entrée du château de Blois.

Disons enfin que certains poulains commencent d'abord par aller l'amble ; ce n'est que plus tard qu'ils se mettent à trotter. Par contre, quelques chevaux, primitivement bons trotteurs, amblent sur le déclin de leur vie, par fatigue et usure[4]. Mais cette allure n'est pas particulière au cheval ; d'autres animaux, le chameau, le dromadaire, la gi-

---

1. De Curnieu, *loc. cit.*, t. Ier, p. 161.
2. Baron d'Eisemberg, *Art de monter à cheval*, 1747, p. 13 (citation de de Curnieu, t. Ier, p. 161).
3. Baron d'Eisemberg, *loc. cit.*, p. 12.
4. H. Bouley, *Nouveau Dictionnaire de médecine, de chirurgie et d'hygiène vétérinaires*, t. Ier, p. 402.

rafe, l'emploient naturellement ; nous l'avons observée aussi, à titre exceptionnel, chez le bœuf et le chien.

Un pas complet d'amble s'effectue en deux temps égaux, successifs, pendant chacun desquels les membres du même bipède latéral se lèvent et arrivent à l'appui simultanément. Lecoq a donc eu raison de comparer cette succession et cette association au pas de deux hommes, l'un suivant l'autre à une certaine distance[1].

Si nous représentons, dit M. Marey[2], les mouvements de ces deux hommes en plaçant en haut la notation qui appartient au marcheur d'avant, et en bas celle du marcheur d'arrière, on obtiendra la figure

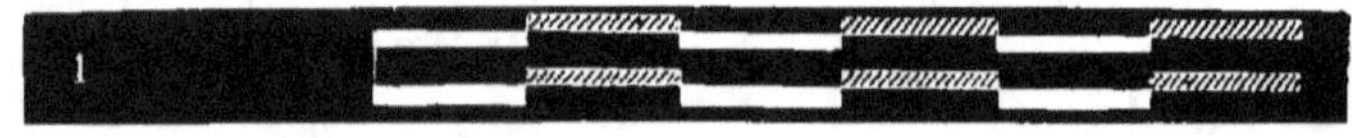

Fig. 194.

suivante (fig. 194), dans laquelle les pieds droits correspondent aux traits blancs et les gauches aux traits gris. On y voit que l'oreille ne peut entendre que *deux* battues à chaque pas, les deux membres du même côté frappant le sol au même instant.

Mais cette allure est-elle marchée ou sautée ? Les auteurs ne sont pas d'accord sur ce point. La plupart cependant se rangent à la première opinion et nous sommes de leur avis. Toutefois, il existe des *exceptions ;* quelques ambleurs quittent le sol à la fin de chacune de leurs bases latérales : M. Lenoble du Teil[3] en a observé plusieurs exemples.

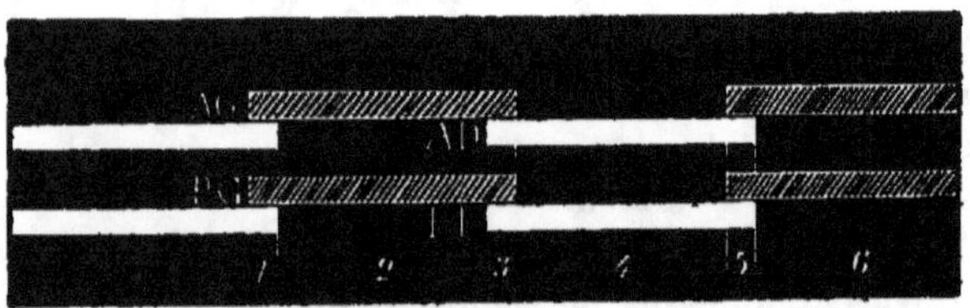

Fig. 195. — *Notation de l'amble marché.*

Toujours est-il que si l'amble, dans la grande majorité des cas, est une allure marchée, il faut qu'il y ait, entre chacun de ses deux temps, un très faible intervalle pendant lequel les quatre membres demeurent à l'appui. C'est lorsque le poids du corps passe d'un bipède latéral sur l'autre. A ce moment, à peine perceptible, tellement il est court,

1. Lecoq, *loc. cit.*, p. 416.
2. Marey, *Machine animale*, p. 148.
3. Lenoble du Teil, *note communiquée.*

les périodes d'échange d'appui se manifestent. Aussi la
véritable notation de cette allure doit-elle se rapprocher
de celle que présente la figure 195, et non de celle qu'a
donnée M. Marey, reproduite ci-dessus.

On y voit, en effet, en 1, 3, 5..., de courtes *bases quadrupédales* interposées aux bases fondamentales 2, 4, 6...,
seules admises jusqu'ici, sauf par M. Lenoble du Teil qui,
le premier, a bien observé et figuré les faits dont il s'agit[1].
Nous espérons enregistrer ces bases à l'aide de notre
chaussure exploratrice et en apprécier la durée.

Quant à la **piste**, elle montre (fig. 196) les empreintes

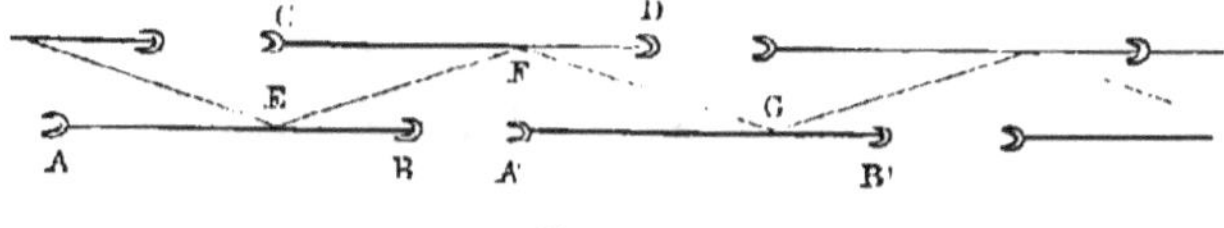

Fig. 197.

des pieds postérieurs dépassant toujours de beaucoup
celles des antérieurs correspondants, parce que l'espace
embrassé par chaque membre postérieur est plus étendu
d'un tiers environ que la longueur de la base latérale.

La *longueur de l'enjambée* du cheval ambleur serait,
d'après M. Lenoble du Teil[2], égale à celle du pas ordinaire, soit de 1^m,80 pour un sujet de 1^m,60 au garrot.

Les **déplacements du centre de gravité** ont lieu dans le sens
transversal et dans le sens antéro-postérieur.

1° Dans le sens transversal, ce centre est reporté, entre

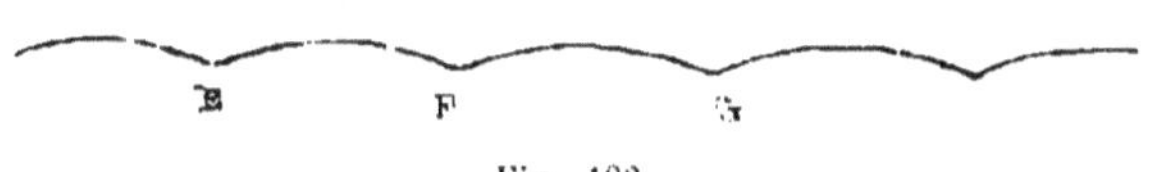

Fig. 198.

chaque temps, alternativement de gauche à droite et de
droite à gauche, en E, F, G, sur les lignes AB, CD, A'B', etc.
(fig. 197) qui réunissent les deux pieds latéraux à l'appui.
Ce déplacement produit une sorte de bercement, qui, trop
accusé, pourrait occasionner la chute sur le côté.

2° Quant aux déplacements verticaux, ils ont lieu pen-

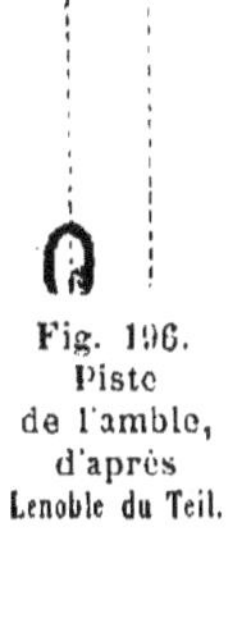

Fig. 196.
Piste
de l'amble,
d'après
Lenoble du Teil.

1. Lenoble du Teil, *Locomotion quadrupède étudiée sur le cheval*;
2ᵉ édit., page 53, planche V. Paris 1877.
2. Lenoble du Teil, *loc. cit.*, p. 58.

dant chaque temps de l'appui et peuvent être représentés par des arcs EF, FG (fig. 198), dont la hauteur est toujours faible, puisque l'allure, très instable, est basse, précipitée. Voilà pourquoi l'ambleur constitue une monture douce, agréable, si appréciée des personnes qui craignent les réactions beaucoup plus fortes du trot et du galop.

La rapidité de l'amble s'explique par la position excentrique de la base de sustentation, qui augmente l'instabilité de l'équilibre et, conséquemment, la **vitesse**.

D'après M. Lenoble du Teil[1] celle-ci serait de $2^m,40$ par seconde, comme dans le trot ordinaire, pour un cheval de $1^m,60$. Mais, on le conçoit, la vélocité de cette allure varie dans une très forte mesure, selon la conformation, l'énergie et le fond des animaux. De concert avec H. Bouley, nous avons observé, en 1844 et 1845, une jument, connue à Paris sous le nom d'*Américaine*, qui a fait avec succès et à plusieurs reprises le trajet de Paris à Fontainebleau contre des chevaux anglais allant au galop.

Dans cette circonstance, l'amble devait être *sauté*, ainsi qu'il apparait, du reste, toutes les fois que sa vitesse atteint celle du trot allongé.

Au dire de M. Lenoble du Teil[2], il serait parfaitement connu des Allemands, sous cette forme, à laquelle ils donnent le nom d'*amble volant*.

Inconvénients. — En revanche, si l'ambleur est rapide, son pas manque d'assurance. Contraint de mouvoir ses membres très près du sol, il est exposé à en heurter les inégalités ; aussi butte-t-il fréquemment, et sa conduite nécessite-t-elle une attention continuelle pour lui choisir le terrain, le soutenir quand il *bronche* (fait un faux pas).

Conformation. — C'est en le prenant solidement charpenté, musclé, large de poitrine, court de reins, bien articulé, irréprochable comme aplombs, parfaitement *droit* dans le jeu de ses membres, qu'on pourra pallier les inconvénients auxquels le prédisposent l'instabilité de son équilibre et le peu de hauteur de son allure.

AMBLE ROMPU.

Avec Vallon et Merche, nous appellerons *amble rompu* cette variété d'amble dans laquelle les membres, encore associés par bipèdes latéraux, se posent successivement, les postérieurs un peu avant les anté-

1. Lenoble du Teil, *loc. cit.*, p. 57.
2. Lenoble du Teil, *note communiquée.*

rieurs, faisant entendre ainsi quatre battues et laissant de
même quatre empreintes sur le sol.

La seule différence entre cette allure et l'amble ordinaire, c'est que, dans ce dernier, les levers et les posers
latéraux sont simultanés, tandis qu'ici on les voit s'effectuer isolément, quoique à un faible intervalle. Il en résulte alors que l'empreinte postérieure dépasse beaucoup
moins l'antérieure, puisque le pied de derrière se pose
avant le point où il le ferait s'il rencontrait le sol en même
temps que celui de devant.

La figure 199 représente la piste de l'amble rompu
d'après M. Lenoble du Teil[1], qui dans sa classification
appelle celui-ci *pas rompu*.

La dissociation des battues latérales, AD, PD et AG, PG

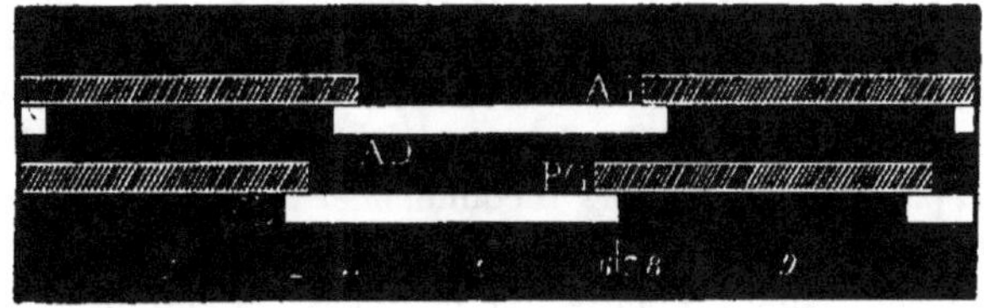

Fig. 200. — Notation de l'*amble rompu*.

(fig. 200) donne naissance à des bases supplémentaires
complexes (2, 3, 4 et 6, 7, 8), qui s'interposent aux bases
latérales ordinaires (1, 5, 9...) toujours de longue durée.
Les appareils démontreront probablement, parmi ces
bases supplémentaires, une base diagonale (3, 7...), placée
entre deux bases tripédales très courtes (2 et 4, 6 et 8).
Toutefois, si les périodes d'échange d'appui (2, 4, 6, 8...),
sont plus longues que nous ne les supposons, les bases
supplémentaires seront simplement tripédales.

Quoi qu'il en soit, il résulte de ces faits que la variété
dont nous parlons est plus stable que l'amble normal; le
sujet peut donc accomplir des pas plus étendus, sans
augmenter pour cela la rapidité de ses mouvements.
Aussi l'ambleur ne rompt-il son allure que lorsqu'on
exige de sa part un surcroît de vitesse incompatible avec

1. Lenoble du Teil, *Étude sur la locomotion du cheval*, etc. ; atlas
pl. VII.

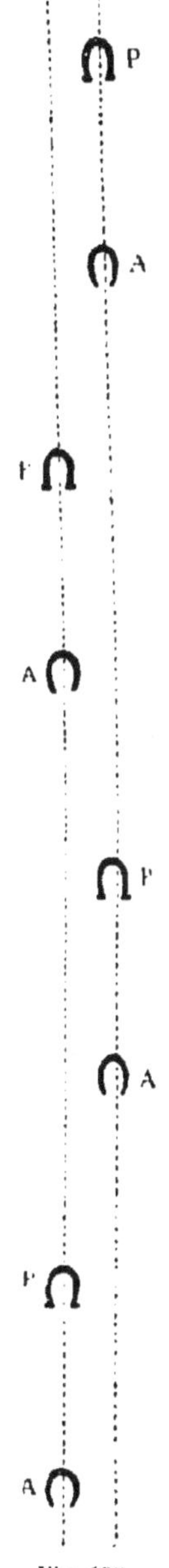

Fig. 199.
Piste
de l'*amble
rompu.*

le jeu synergique de l'avant-main et de l'arrière-main. En pareil cas, ce dernier est obligé de précipiter son action, d'anticiper sur celle du premier, pour répondre à l'accélération demandée.

L'interposition des trois bases supplémentaires entre les deux bases latérales successives explique encore le peu d'étendue des déplacements transversaux du centre de gravité, par suite, la très grande douceur de l'amble rompu. Mais si le cheval qui le marche est contraint de mouvoir ses membres avec rapidité, d'agir en quelque sorte très près du sol sans grandes réactions pour le cavalier, il ne constitue guère une monture beaucoup plus sûre ni plus solide que l'ambleur ordinaire. Comme celui-ci, il *rase le tapis*, butte, s'abat même, si on le surmène sur un terrain inégal.

L'amble rompu, dit Vallon[1], est habituel à certaines variétés de chevaux, tels que les bidets normands et ceux de la Hague. Il est commum en Algérie, et les Arabes le produisent artificiellement, en entravant, dans les pâturages, leurs animaux par bipède latéral; puis, une fois montés, en pressant leur allure, de l'éperon ou de l'angle de leur large étrier. Mais dès qu'on cesse le dressage, ils reprennent l'amble normal ou le pas, et il faut alors recommencer toute la série des pratiques de cette éducation. Les chevaux barbes bien dressés font facilement deux lieues et demie à l'heure à cette allure, parcourant ainsi de 25 à 30 lieues dans une journée.

B. — Du trot.

Le trot est une allure naturelle, en deux temps plus ou moins rapides, dans laquelle les membres se lèvent et se posent simultanément par bipèdes diagonaux. Dans un pas complet on entend donc deux battues comme dans l'amble.

PISTES ET VARIÉTÉS DU TROT[2]. — Quand on consulte les empreintes laissées par un animal qui trotte, trois cas particuliers peuvent se présenter : tantôt les postérieures restent en arrière des antérieures (fig. 201); tantôt elles se superposent les unes aux autres (fig. 202); tantôt, enfin, les postérieures dépassent les antérieures (fig. 203).

En un mot, le cheval *se déjuge*, *se juge*, ou *se méjuge*, suivant la grandeur de ses enjambées.

On appelle ORDINAIRE le trot dans lequel la superposition des em-

1. Vallon, *Cours d'hippologie*, t. Ier, p. 532.
2. Toutes les pistes du trot sont à la même échelle, par conséquent comparables entre elles.

preintes se produit, ce que l'on indique sur les figures au moyen d'un fer
pourvu d'un seul crampon. La piste
est alors *simple*, à gauche et à droite.

On qualifie, au contraire, de RAC-
COURCI le trot dans le-
quel les empreintes de
derrière n'atteignent
pas celles de devant.

Enfin on nomme
ALLONGÉ celui où les
empreintes posté-
rieures dépassent les
antérieures correspon-
dantes.

Dans ces deux der-
niers cas la piste est
double des deux côtés.

Mais l'allure revêt
une physionomie par-
ticulière suivant que
le corps, au cours de
l'évolution d'un pas
complet, reste en con-
tact avec le sol ou s'en
détache un peu avant
chaque appui diagonal.
Elle prend alors le ca-
ractère *marché* ou *sauté*.

En général, le trot
raccourci est *marché*,
surtout quand l'animal
est attelé. Cependant il
peut être *sauté*, notam-
ment lorsque le sujet,
poussé de la voix, du
fouet ou des jambes,
est empêché de céder
à l'accélération dont il
est l'objet. C'est ce que
l'on observe souvent

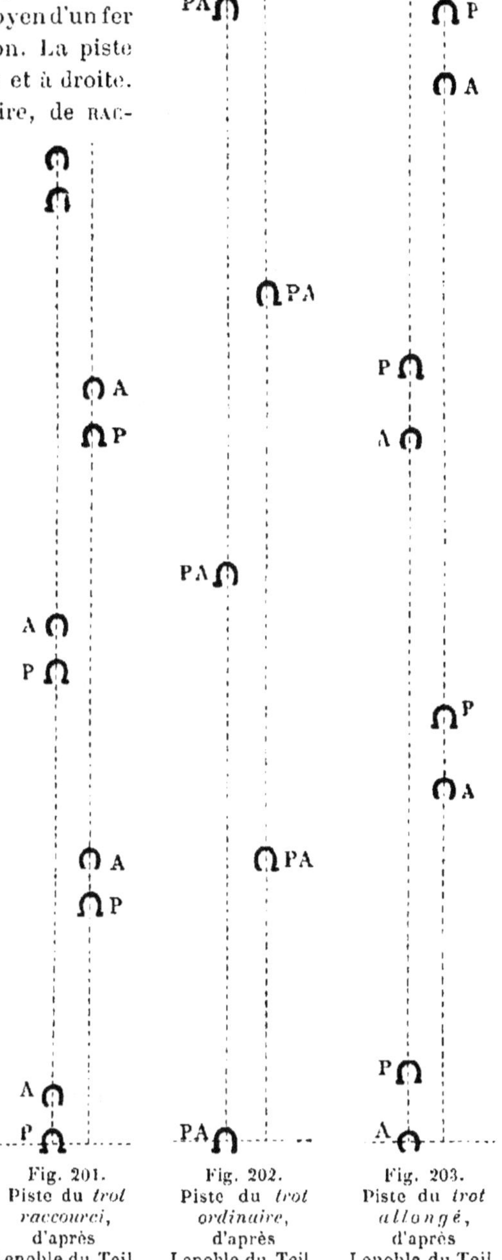

Fig. 201.
Piste du *trot
raccourci*,
d'après
Lenoble du Teil.

Fig. 202.
Piste du *trot
ordinaire*,
d'après
Lenoble du Teil.

Fig. 203.
Piste du *trot
allongé*,
d'après
Lenoble du Teil.

au manège sur le cheval ramené et rassemblé; on le constate encore pour les bêtes d'attelage ou de trait léger, très ardentes, que l'on cherche à contenir au départ.

Les figures 204, 205 et 206 reproduisent précisément les trois phases principales d'un trot raccourci sauté, d'après des photographies instantanées, dues à M. Ottomar Anschütz, de Lissa.

Les trots *ordinaire* et *allongé* sont toujours *sautés*. Cela tient à ce que le pied de devant doit

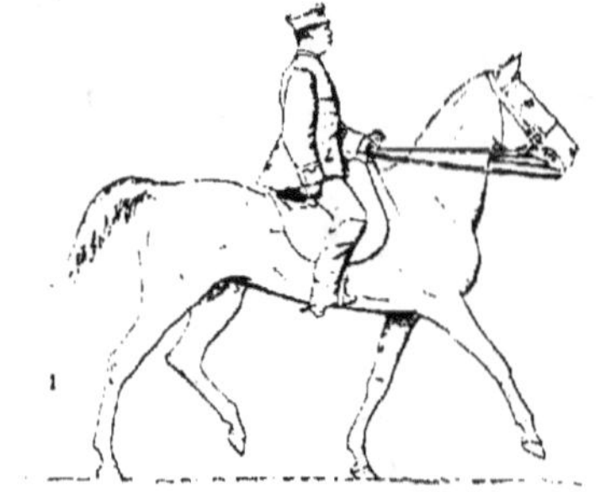

Fig. 204. — Le *trot sauté;* appui diagonal gauche.

nécessairement se lever avant le poser du postérieur correspondant, sous peine de le rencontrer et de le blesser, pour permettre à celui-ci de couvrir ou de dépasser les empreintes du premier. Et comme à ce moment les membres du bipède diagonal opposé sont encore en l'air, le corps demeure sans appui pendant un court instant.

La phase de suspension des trots sautés entraîne d'ordinaire une *projection* plus ou moins éten-

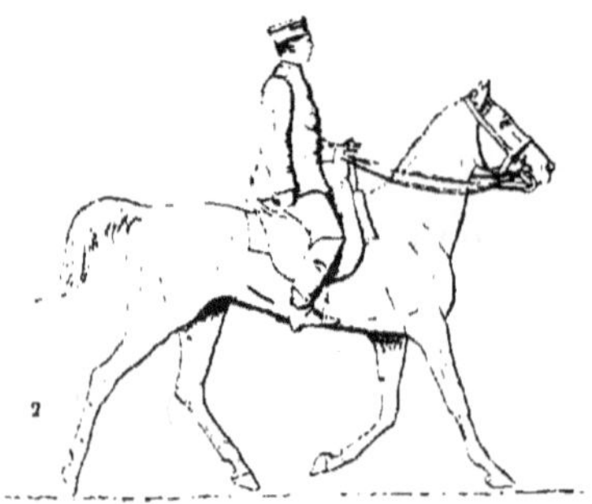

Fig. 205. — Le *trot sauté;* projection.

due et élevée, qui leur donne de nombreux aspects.

Elle est considérable dans le trot allongé, moyenne dans l'ordinaire, très peu accusée dans le raccourci. Suivant la hauteur à laquelle le corps s'enlève, elle rend l'allure *haute* ou *basse*. En général, elle est proportionnelle à la vitesse déployée et à la puissance des trotteurs.

Lorsque la vitesse du trot est portée à l'extrême, on voit le synchronisme des battues diagonales disparaître; celles-ci se dissocient

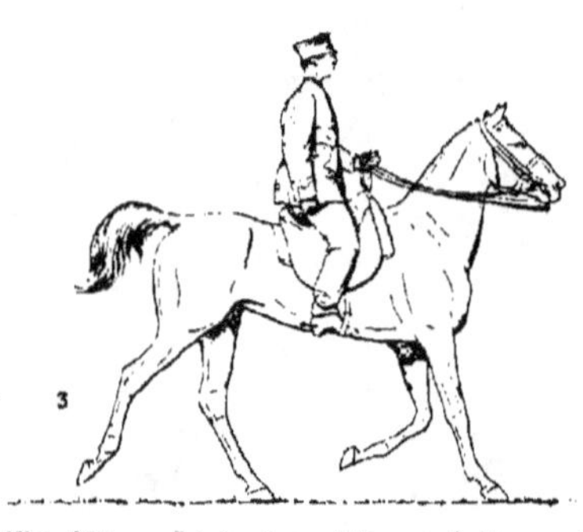

Fig. 206. — Le *trot sauté;* appui diagonal droit.

légèrement, et cela d'autant plus, que les foulées de derrière dépassent davantage les antérieures du même côté. L'amplitude des pas atteint alors ses dernières limites. On se trouve, dans ce cas, en présence d'une nouvelle variété, le TROT ROMPU, D'HIPPODROME OU DE COURSE, que les Anglais appellent le FLYING-TROT[1], à cause de sa rapidité. Nous l'étudierons plus loin.

ANALYSE CINÉMATIQUE DU JEU DES MEMBRES DANS LE TROT. — 1° **Membre antérieur.** — La phase d'amortissement, très accusée, se traduit surtout *lors de*

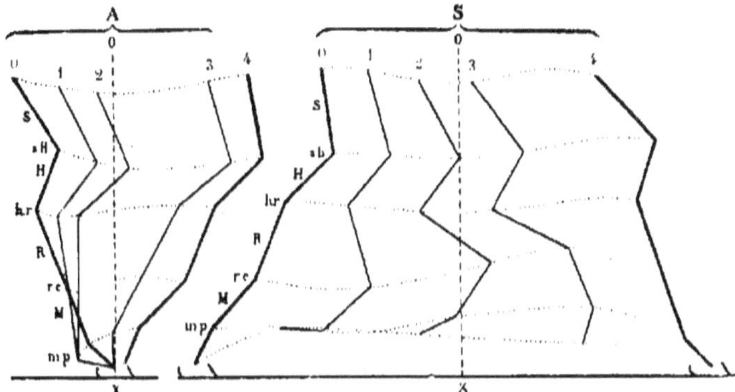

Fig. 207. — Analyse cinématique du jeu du membre antérieur dans le *trot ordinaire* (D'après MM. Marey et Pagès).

A. phase d'appui. — S, phase de soutien.

l'appui, comme cela ressort des recherches de MM. Marey et Pagès (fig. 207, A), par la chute brusque et intense du boulet, laquelle se fait sentir aussi sur le carpe et le coude, quoique moins sensible sur ce dernier. Quant à la courbe du garrot, elle se déprime fortement en son milieu, par suite de la flexion notable de l'angle de l'épaule.

Pendant le soutien, S, la trajectoire du garrot offre également, dans son milieu, une inflexion accusée, due à l'affaissement du membre congénère à l'appui, lequel amortit à son tour la chute du corps sur le sol.

Les trajectoires du boulet d'abord, du genou ensuite, sensiblement parallèles, remontent fortement pendant la période de raccourcissement du membre, pour s'abaisser ensemble lorsque celui-ci s'allonge et se prépare au poser.

Quant à la trajectoire du pied, inversement disposée, convexe au début du soutien, oblique en bas à la fin, elle vient même couper celle du boulet, sous l'effet de la très forte flexion du paturon à l'instant où le pied quitte le sol.

2° **Membre postérieur.** — *Phase d'appui,* A (fig. 208) : D'une manière générale, toutes les trajectoires articulaires s'abaissent pendant la période d'amortissement, les inférieures beaucoup plus que les supérieures. Les courbes se relèvent ensuite graduellement, comme pour la colonne antérieure, lors de la période d'extension. Ces trajectoires sont convexes, sauf celle du grasset,

1. C'est-à-dire « rapide comme le vol de l'oiseau ».

qui reste concave et basse, par suite de la bascule du tibia en avant.

Pendant le soutien, S, une dépression existe au milieu des trajectoires, excepté sur celles du boulet et du pied; elle correspond à la phase d'amortissement du membre opposé. Mais elle est précédée et suivie d'une légère ascension due à l'élévation plus ou moins accusée du corps au moment des périodes

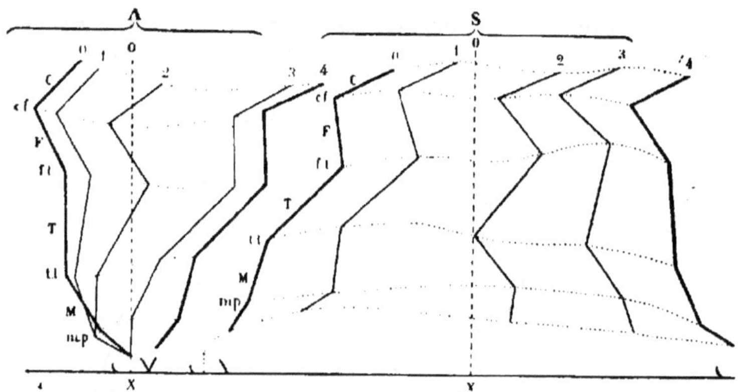

Fig. 208. — Analyse cinématique du jeu du membre postérieur dans le *trot ordinaire*
(D'après MM. Marey et Pagès).

A. phase d'appui. — S, phase de soutien.

de suspension. Les trajectoires du boulet et du pied ressemblent à celles du membre antérieur; celle du pied seulement se rapproche moins de la première, à cause de la flexion plus faible du paturon.

RYTHME DES BATTUES ; TEMPS DE PROJECTION ; TRACÉS ET NOTATION. — Lorsque le trot est bien régulier et que sa vitesse ne devient pas excessive, on n'entend jamais que *deux bruits* ou *deux battues synchrones et d'égale intensité*. Mais les chevaux faibles, fatigués ou surmenés, n'exécutent pas longtemps cette allure sans présenter des irrégularités que l'on considère comme des défectuosités. Nous les étudierons en particulier sous les noms de *traquenard, saut de pie* et *aubin*.

La *durée des temps de projection*[1] a été appréciée différemment par la plupart des auteurs qui, n'ont pu recourir qu'à l'observation directe. Mais le moyen d'investigation dont s'est servi M. Marey lui a permis de résoudre la question. Après avoir constaté la divergence des avis, en citant H. Bouley[2], pour lequel la période de projection est plus

---

1. Rappelons que, dans le trot sauté, il y a *suspension* simple toutes les fois que le cheval se juge ou se couvre, et qu'il y a *projection* toutes les fois qu'il se méjuge ou se mécouvre (Voy. p. 489).

2. H. Bouley, *loc. cit.*, t. Ier, p. 391.

courte que celle de l'appui, contre Raabe [1], qui prétend le contraire, ce savant expérimentateur s'exprime en ces termes [2]:

« Un vieux cheval, très docile, a fourni le tracé représenté dans la figure 209. Dans cette figure on a indiqué à la fois les tracés des appuis

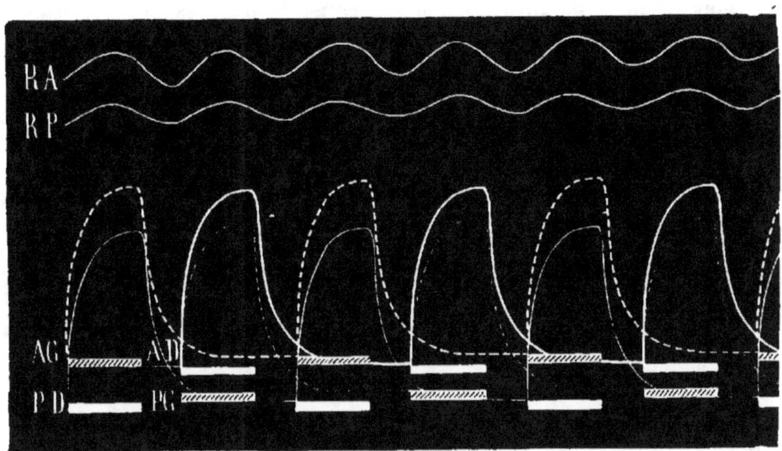

Fig. 209. — *Tracé, notation et réactions du trot*
(D'après M. Marey).

AG, début de l'appui du pied antérieur gauche. | PD, début de l'appui du pied postérieur droit.
AD, début de l'appui du pied antérieur droit. | PG, début de l'appui du pied postérieur gauche.

des quatre membres avec leurs notations et, d'autre part, les réactions imprimées au cheval par cette allure.

« On y observe que les courbes des appuis des quatre pieds se trouvent échelonnées sur deux niveaux différents : en haut sont les courbes des membres antérieurs ; en bas, celles des membres postérieurs. Dans chacune de ces séries les courbes du pied gauche sont formées de lignes ponctuées; celles du pied droit sont des traits pleins.

« Le moment où chaque courbe s'élève exprime le commencement de l'appui du pied sur le sol. Le moment où la courbe redescend signale le lever du pied [3]. On voit, d'après ces tracés, que les pieds AG et PD : *antérieur gauche, postérieur droit*, frappent le sol en même temps. L'abaissement simultané des courbes de ces deux pieds montre que leurs levers se font aussi d'une manière simultanée. Au-dessous de ces

1. Raabe, *Locomotion du cheval* (Examen des allures), p. 39.
2. Marey, *La machine animale*, p. 150.
3. « La durée de l'appui devrait s'accuser par une ligne horizontale, mais nous avons donné au tube une étroitesse destinée à atténuer la brusquerie des chocs imprimés au levier enregistreur; cette étroitesse a pour effet de déformer légèrement la courbe, ce qui, du reste, n'a pas d'inconvénient dans cette étude des rythmes.

courbes est la *notation*, qui exprime la durée de l'appui du bipède diagonal gauche.

La seconde battue est fournie par les pieds AD et PG : bipède diagonal droit et, ainsi de suite, sur toute la longueur du tracé.

« Dans la *notation* de ce tracé on constate que les appuis (*traits pleins*) sont deux fois plus longs que les temps pendant lesquels le corps est suspendu au-dessus du sol (*intervalles des traits pleins*). Cette suspension donnerait donc raison à la théorie de Bouley contre celle de Raabe ; mais il nous a semblé qu'il existe une grande variété dans les durées relatives des appuis et des temps de suspension pendant le

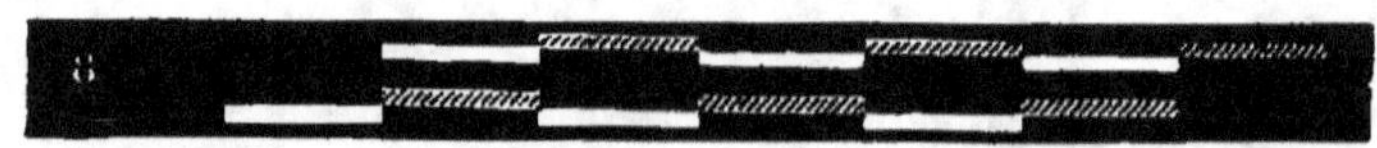

Fig. 210. — Notation d'un trot ordinaire dans lequel la phase de suspension va se produire.

trot. Ainsi, certains chevaux attelés nous ont fourni des tracés dans lesquels la phase de suspension était à peine visible, de sorte que cette forme du trot se rattachait aux allures *basses* (fig. 210), ne gardant du type franc que le synchronisme parfait des battues diagonales. Nous n'avons pu encore étudier les trotteurs rapides ; chez eux peut-être verra-t-on, par une tendance inverse, le temps de suspension s'accroître aux dépens de la durée des appuis. »

C'est ce qui découle de nos propres observations. Toutes les fois que les actions sont grandes, hautes, enlevées, le corps reste plus longtemps en l'air qu'à l'appui ; il semble que ce soit par sauts diagonaux que le cheval se déplace sur le terrain. Dans ce cas les pas sont très étendus. Mais il peut en être de même dans des circonstances absolument opposées, quand, par exemple, le *sujet* trotte à petits pas, se *soupèse* d'une façon bien cadencée, en relevant, un peu comme au *passage* (Lenoble du Teil).

D'autres fois la vitesse est encore considérable, mais les temps d'appui et de soutien des membres paraissent sensiblement égaux ; la projection est fort peu accusée. Cela tient à ce que les mouvements sont très rapides ; alors la piste montre des empreintes beaucoup plus rapprochées, et l'oreille entend des battues plus précipitées ; le corps se meut plus près de terre et y retombe plus fréquemment.

Enfin, quand le trot est *marché*, comme on le voit la plupart du temps dans celui que l'on qualifie de *raccourci*, il n'y a même plus de phase de suspension simple. Le corps ne quittant pas le sol, les périodes d'échange d'appui de M. Lenoble du Teil donnent naissance à de courtes bases quadrupédales 1, 3, 5 (fig. 211), qui s'interposent aux fondamentales 2, 4, 6, formées par les pieds diagonaux.

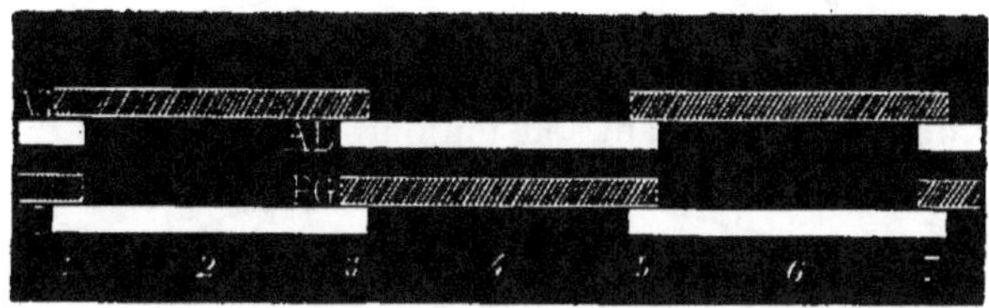

Fig. 211. — Notation d'un *trot marché*.

DÉPLACEMENTS DU CENTRE DE GRAVITÉ ET RÉACTIONS. — Dans le trot, comme dans l'amble, le centre de gravité subit des déplacements de deux sortes : d'un côté à l'autre et d'arrière en avant; ces derniers donnent lieu à des réactions d'autant plus accusées que l'allure est plus haute et plus allongée.

En ce qui concerne les *déplacements latéraux ou transversaux*, « puisque le corps, dit judicieusement Lecoq[1], est supporté successivement par des bipèdes diagonaux, le centre de gravité devra toujours se trouver sur un point de la ligne qui réunit les deux membres; et si

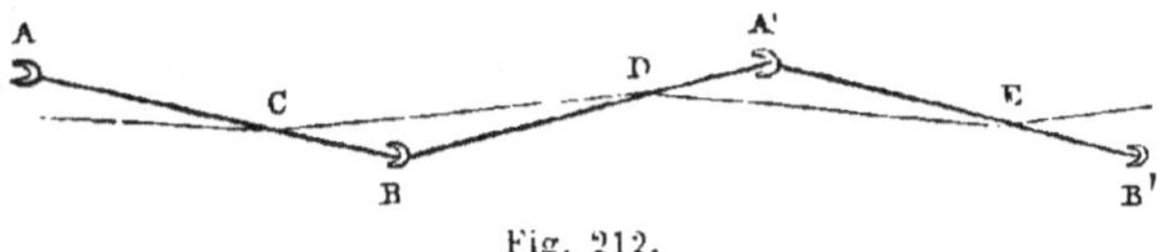

Fig. 212.

nous le prenons (fig. 212) sur le point C de la diagonale AB, nous le trouverons en D sur la diagonale BA', lorsque le bipède diagonal gauche sera venu à l'appui, et il retournera en E, sur la diagonale A'B', lorsque l'appui du bipède diagonal droit aura complété le pas. Nous voyons donc que, dans le pas complet du trot, la ligne parcourue par le centre de gravité, plus longue que dans l'amble, forme des angles moins aigus, se rapproche moins des bords du rectangle des membres, et que, par conséquent, une condition plus favorable pour l'équilibre coïncide avec des efforts musculaires moins considérables, *pour une distance égale*, puisque la dépense de contraction est d'autant plus forte que le centre de gravité tend davantage à s'écarter de la ligne médiane du corps.

« Quant aux déplacements *verticaux* ou *longitudinaux*, ils ne peuvent

1. Lecoq, *loc. cit.*, p. 354.

plus être représentés, ajoute Lecoq, par les deux courbes uniformes
qu'on retrouve dans l'amble. Comme le corps est enlevé par l'effort
des membres et retombe ensuite, le centre de gravité doit, de toute
nécessité, décrire deux courbes paraboliques, telles que CD, DE
(fig. 213), le poids retombant avec plus de vitesse qu'il n'a été enlevé,
quoique l'impulsion en avant soit toujours uniforme. »

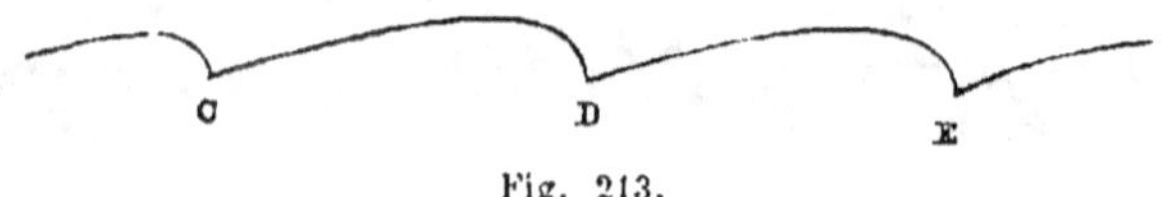

Fig. 213.

Enfin, M. Marey [1], à l'aide de ses appareils enregistreurs, a pu noter
les *réactions*, c'est-à-dire la série des déplacements du garrot et de la
croupe dans leurs rapports avec l'appui de chacun des membres sur le
sol. C'est ainsi qu'il a obtenu les courbes RA et RP, situées en haut de
la figure 209. Les réactions de l'avant-main ont donné la ligne RA ;
celles de l'arrière-main ont donné la ligne RP. « On y voit, dit-il, que
le moment où le corps de l'animal est en bas de son oscillation verticale coïncide précisément avec celui où les pieds ne touchent pas le
sol. Ainsi le temps de suspension ne tient pas à ce que le corps du
cheval est projeté en l'air, mais à ce que ses membres sont fléchis,
tous quatre, pendant un court instant [2]. Le maximum de hauteur du
soulèvement du corps correspond, au contraire, à la fin de l'appui des
membres. Il semble, d'après les tracés, que le soulèvement du corps
ne commence qu'un peu après chaque double battue, et qu'il continue
pendant toute la durée de l'appui.

« Enfin, on voit, dans la même figure, que les réactions de l'avant-
main sont plus considérables que celles de l'arrière-main. Ce fait nous
a paru constant ; du reste, l'inégalité des réactions est plus marquée
encore dans l'allure du pas où, presque toujours, l'appareil placé sur
le garrot traduit des réactions appréciables, tandis que l'appareil de
la croupe n'en donne presque pas. »

Sur les photographies instantanées de Lissa il est facile de constater
que le cavalier retombe sur la selle un peu après chaque poser diagonal, lorsque l'axe directeur des membres à l'appui va franchir la
verticale. Il s'enlève, au contraire, au moment où chaque bipède diagonal quitte le sol, et il reste en l'air pendant toute la durée de la phase
de suspension.

1. Marey, *La machine animale*, p. 162.
2. Il y a lieu de faire des réserves à cet égard. Les photographies instantanées conduisent à d'autres constatations, plus conformes aux données de la pratique usuelle.

LONGUEUR DU PAS DE TROT. — Il est extrêmement difficile de formuler sur ce point des indications absolues, voire même approximatives, car les résultats expérimentaux obtenus en vue d'élucider cette question ne peuvent être comparables qu'autant que les recherches auront porté sur des sujets *identiques* et parfaitement *réglés* dans leur allure.

Quand il en est ainsi, les pas successifs sont *sensiblement* égaux entre eux.

Mais la taille, d'une part, la longueur de la base de sustentation, de l'autre, sont-elles dans un rapport simple et constant avec la grandeur des enjambées ?

En d'autres termes, le cheval le plus élevé au garrot ou celui dont la base de sustentation a le plus d'étendue, est-il celui qui fait les pas les plus longs ?

On s'exposerait à commettre une erreur si l'on répondait *a priori* à ces questions, car l'observation des faits conduit, à cet égard, à des résultats en apparence contradictoires.

Le problème est, en effet, tellement complexe, par suite ses de nombreuses données, que sa solution est nécessairement faussée, si on l'établit seulement d'après quelques recherches et sans tenir compte de tous les éléments susceptibles de l'influencer.

En définitive, la grandeur de l'espace embrassé à chaque pas par le jeu des membres est liée surtout à la longueur des colonnes locomotrices, au degré d'ouverture et au mode d'action des angles articulaires, à l'étendue de la contraction musculaire, à de justes rapports entre la hauteur du corps, son ampleur et sa largeur, au développement particulier de certaines régions, etc., etc. Tous ces points ont déjà été traités à propos des *régions*, des *proportions* et des *aplombs;* nous y renvoyons donc le lecteur.

Mais, pour fixer ses idées, qu'il sache que la longueur moyenne d'un pas de *trot ordinaire* est environ de $2^m,40$ pour un cheval de $1^m,60$ de taille. L'Ordonnance de cavalerie de 1829 la fait seulement de $2^m,20$, ce qui nous semble un peu court.

VITESSE DU TROT. — La bonne vitesse moyenne de cette allure est environ de 240 mètres par minute, comme l'a fixée l'Ordonnance de cavalerie. Cela donne approximativement le kilomètre en un peu plus de quatre minutes, et les 4 kilomètres en un peu moins de dix-sept. Toutefois, l'espace parcouru au trot dans un temps donné varie selon plusieurs conditions dont il faut tenir compte.

Dans des expériences comparatives faites avec des sujets de *taille inégale* nous avons vu que, dans le même temps, les animaux pouvaient accomplir des distances égales. De quoi cela dépendait-il ? Évidemment de ce que le cheval le plus petit se rattrapait de la moindre étendue de ses enjambées par l'augmentation du nombre de ses pas. On est donc en droit de conclure que, *toutes choses égales d'ailleurs*, pour le même trajet, le même fond, la même énergie, la vitesse du trot obéit surtout aux deux causes ci-après : *la longueur des pas et la fréquence de leur répétition.*

On doit ajouter cette autre influence capitale, *l'entraînement*, c'est-à-dire l'habitude qu'on a fait contracter de trotter vite.

La plupart des observateurs ont cité des exemples relatifs à quelques grandes vitesses déployées au trot; nous en rapporterons un certain nombre dans le tableau suivant[1] :

NUMÉROS D'ORDRE.	NOMS.	SEXES.	RACES.	MODES de transport.	ESPACES parcourus.	TEMPS mis à les parcourir.	VITESSES MOYENNES par seconde.	OBSERVATIONS.
							mètres.	
1	»	jum.	angl.	attelée	160^{k}930	12^h	3,725	
2	VERNY	chev.	russe	attelé	128,000	9^{h}05^m	3,914	A M. Popoff.
3	BETTY-BLOSS	jum.	angl.	attelée	24,139	1^{h}00^m	6,705	Elle portait 88^{k}886.
4	SPIDER	do	do	»	38,623	1^{h}30^m	7,152	
5	»	do	do	»	25,746	58^{m}00^s	7,398	Elle portait 25^{k}746.
6	PHENOMENA	do	do	montée	27,358	53^{m}00^s	8,600	Elle portait 54^{k}743.
7	VERNY	chev.	russe	attelé	4,800	8^{m}36^s	9,302	A M. Popoff.
8	SLAVA	jum.	do	attelée	4,800	8^{m}09^s 1/2	9,812	
9	VOLCHEBWITZA	do	do	»	3,200	5^{m}25^s	9,846	
10	Do	do	do	»	4,800	8^{m}05^s	9,896	
11	POLKANTCHIK	chev.	do	attelé	4,838	8^{m}07^s	9,934	25 kil. sous la sellette.
12	LOUBEZNY	do	do	»	6,000	10^{m}01^s	9,983	
13	POLKANTCHIK	do	do	»	5,000	8^{m}20^s	10,000	25 kil. sous la sellette.
14	MASHISTY	do	do	»	4,267	7^{m}06^s	10,016	
15	SLAVA	jum.	do	attelée	3,200	5^{m}19^s 1/2	10,031	
16	MASHISTY	chev.	do	attelé	3,200	5^{m}16^s 3/4	10,126	
17	POLKANTCHIK	do	do	»	4,800	7^{m}52^s	10,169	
18	SVET	do	do	»	3,200	5^{m}14^s 3/4	10,191	
19	LOUBEZNY	do	do	»	6,400	10^{m}28^s	10,191	
20	POLKANTCHIK	do	do	»	3,200	5^{m}13^s	10,223	
21	LOUBEZNY	do	do	»	3,200	5^{m}12^s	10,256	
22	SVET	do	do	»	4,800	7^{m}45^s	10,322	
23	KASMACK	do	do	»	4,830	7^{m}49^s	10,298	
24	LOUBEZNY	do	do	»	4,800	7^{m}44^s 3/4	10,334	
25	CONFIDENCE	hongre	angl.	»	1,609	2^{m}35^s	10,382	
26	DUTCHMAN	do	do	monté	1,609	2^{m}35^s	10,382	
27	RIPTON	do	do	attelé	3,218	5^{m}07^s	10,484	
28	KASMACK	chev.	russe	»	3,200	5^{m}04^s 1/2	10,509	
29	BÉDOUIN	do	do	»	5,500	8^{m}41^s	10,556	A M. Popoff — 15 kil. sous la sellette.
30	VOLCANO	do	angl.	»	1,609	2^{m}31^s	10,655	
31	VERNY	do	russe	»	4,000	6^{m}14^s	10,695	A M. Popoff.
32	ARCHER	do	angl.	»	40,232	1^{h}00	11,175	Cité par J. Lawrence.
33	SANTA CLAUS	do	californien	»	1,609	2^{m}18^s	11,659	Journal des haras (nov. 1881).

1. Voyez, pour plus de détails, Charles du Hays, *Les trotteurs*, volume in-8, sans date (Bruxelles, Paris et Leipzig). Cet ouvrage a trait aux courses au trot qui ont eu lieu en France de 1827 à 1863. Mais il importe de remarquer que les vitesses dont il s'agit se rapportent au *flying-trot*, c'est-à-dire au *trot rompu*.

On voit, d'après ce tableau, dans lequel on a tenu compte de la vitesse pour établir le classement des chevaux, que celle-ci augmente, en général, en raison inverse de l'espace parcouru. Mais cette conclusion n'est pas applicable dans tous les cas, puisque certains trotteurs occupent dans le tableau un rang différent de celui qu'ils auraient obtenu si l'on avait pris en considération la grandeur de la tâche effectuée[1].

BEAUTÉS ET DÉFECTUOSITÉS DU TROT. — Les *beautés* de l'allure du trot ont trait à sa régularité, son élégance, sa hauteur et sa vitesse. Il est rare de les rencontrer réunies, et c'est pour cette raison que le prix des trotteurs varie dans une grande proportion, abstraction faite de leur finesse, de leur provenance, de leur fond, etc.

Sa *régularité* est indiquée par le synchronisme des battues et l'uniformité des pas.

Son *élégance* consiste dans sa légèreté, son aisance, sa souplesse, sa distinction, ainsi que dans le parallélisme des champs d'oscillation des membres par rapport au plan médian.

Sa *hauteur* est liée à l'énergie de l'impulsion et à la grandeur de la projection.

Quant à sa *vitesse*, elle dépend, comme on l'a vu, de la longueur des pas et de leur répétition dans un temps donné.

L'observation fait distinguer facilement le *bon trotteur*.

Nous résumerons ainsi qu'il suit les principaux traits de sa conformation, tels que H. Bouley[2] les a, pour la plupart, si justement dessinés :

Ampleur de la poitrine, exprimée au dehors par l'arcure bien marquée des côtes et leur longueur; développement abdominal bien proportionné à la masse du corps; dos et reins droits, pleins, fournis, situés sur le même niveau que la croupe, ni trop longs ni trop courts; croupe longue, bien musclée, pas trop horizontale, inclinée de 30 à 35 degrés environ; hanches larges et bien détachées; tête légère supportée par une encolure longue, musclée, droite et pyramidale; garrot élevé, sec, sans être décharné, très prolongé en arrière; épaule longue et oblique; bras peu incliné; coudes écartés; avant-bras long, large d'avant en arrière, fourni de muscles saillants et bien dessinés sous la peau; genou

---

1. C'est à dessein que nous n'avons pas voulu introduire parmi les observations précédentes ce passage de Cardini : « On cite Jack, célèbre étalon trotteur qui, en 1834, a fait 2 milles anglais en trois minutes sept secondes. » Ce cheval aurait parcouru, dans le temps indiqué, 3ᵏ,218 mètres. En faisant les calculs, on trouve que sa vitesse moyenne aurait été de 17ᵐ,208 par seconde. Nous croyons qu'il y a eu erreur dans l'indication du temps, car les plus remarquables trotteurs sont trop au-dessous de la vitesse attribuée à Jack.

2. H. Bouley, *Nouveau Dictionnaire*, etc., t. Iᵉʳ, p. 391.

large, plat en avant, saillant en arrière, et surtout articulé droit; canons courts, forts, larges, verticaux; tendons volumineux, nets, bien détachés, parallèles au canon; boulets larges; paturons courts, peu inclinés; cuisse longue, musclée, très mobile; grasset saillant en dehors; fesse et jambe longues, larges, musclées; jarret sec, net, large, épais, bien dirigé. Enfin, aplombs réguliers; muscles denses, fermes, accusés; peau fine et crins peu abondants.

En France, nous n'avons pas de races chevalines dont les individus soient exclusivement trotteurs, comme en Russie, en Angleterre, en Amérique, par exemple. Mais, parmi nos métis anglo-normands, on rencontre de plus en plus des chevaux qui, dans les courses, attelés et surtout montés, le disputent aux précédents.

Tous les sujets ne trottent pas de la même manière. Il en est qui *steppent*, c'est-à-dire chez lesquels l'extension de tout le membre antérieur est portée à l'extrème, au point que le poser, après un léger temps d'arrêt, semble s'opérer presque sur les talons. Les actions de leurs membres de derrière sont également très étendues, d'où une impulsion énergique, beaucoup de *chasse*, ainsi qu'on a l'habitude de le dire.

Il y en a de *légers*, dont on entend peu les battues lorsqu'ils trottent sur un terrain ferme ou sur le pavé. Par contre, on en trouve de *lourds*, faisant beaucoup de bruit en marchant. D'autres se *bercent*, *billardent*, par le fait d'un très grand embonpoint, de mauvais aplombs.

Les uns, déployant leurs membres à une trop faible distance du sol, *rasent le tapis;* les autres les élèvent outre mesure, *troussent*, *trottent des genoux*, se dépensent en pure perte.

Certains pèchent par défaut d'harmonie entre les mouvements de l'avant-main et ceux de l'arrière, ou par quelques imperfections de régions, qui ôtent de la grâce, de l'aisance à leur allure, et même les exposent à divers accidents sur lesquels nous reviendrons plus loin; tels sont les chevaux qui *forgent*, *éparvinent*, ont les *épaules froides*, les *jarrets vacillants*, etc., etc.

Enfin, plusieurs laissent voir leurs fers, par suite de la flexion excessive de leurs paturons sur le boulet.

La plupart de ces défectuosités ne sont pas propres au trot, mais communes encore à d'autres allures; aussi les examinerons-nous dans un chapitre spécial.

Cependant on en rencontre dont on ne peut séparer l'étude de celle du trot; elles surviennent lorsque le cheval est surmené à l'extrème, par l'usure ou la fatigue. Nous allons les passer en revue immédiatement.

TROT ROMPU, DÉSUNI, DÉCOUSU. — FLYING-TROT. — TRAQUENARD.

Toutes ces expressions sont synonymes, en ce sens qu'elles s'appliquent à caractériser un même phénomène, modifiant le rythme de l'allure du trot et lui donnant une physionomie particulière : nous voulons parler de *la dissociation des battues diagonales*. Mais elles sont employées différemment suivant les conditions dans lesquelles cette dissociation se manifeste.

Quelquefois le synchronisme des appuis diagonaux disparaît lorsque la vitesse du trot, déjà considérable, est poussée à l'extrême, ainsi qu'on l'observe dans le *trot de course* ou *flying-trot*.

D'autres fois il se produit pour peu qu'on force simplement le petit trot. C'est dans cette circonstance qu'on tend aujourd'hui à faire usage du mot *traquenard*. Celui-ci exprimerait donc plus spécialement une désunion du trot qui aurait pour causes la fatigue, la faiblesse ou l'usure[1].

Toujours est-il que si l'on y réfléchit bien, c'est un effort de nature identique qui porte le cheval, quel qu'il soit, vigoureux ou épuisé, à *désunir*, à *rompre*, à *découdre* ses battues diagonales. Dans tous les cas, l'animal cherche à accélérer son allure par de plus grandes enjambées, sans prendre le galop; et il passerait sûrement à celui-ci si on ne le retenait et si l'on continuait à le stimuler de la voix, du fouet ou des jambes. Aussi, pour nous, cette variété de trot est-elle une transition, une forme de passage entre le trot normal et le galop. Et comme elle accompagne des conditions de vitesse très variables, il faut l'interpréter favorablement ou défavorablement suivant les circonstances.

Ainsi on ne peut reprocher à un trotteur de course de se découdre, quand ce moyen d'accélération lui sert à devancer ses voisins; mais on serait fondé à considérer ce cheval comme leur étant inférieur, si la désunion de son allure ne lui permettait que de suivre ses concurrents. De même un sujet qui traquenarde au petit trot ne vaut pas celui qui n'est contraint de se désunir qu'au trot ordinaire ou au grand trot.

On voit qu'en présence du trot rompu il y a de nombreuses distinctions à faire touchant les qualités des animaux. L'important est de déterminer à quelle vitesse la rupture se produit, de façon à établir

---

1. Il est impossible de figurer la piste générale du *traquenard*, car elle varie nécessairement avec la vitesse de la marche. Elle ressemble ordinairement à celle du genre de trot auquel le cheval s'est désuni.

si elle est ou non un signe de faiblesse et d'usure. Les jeunes chevaux, qui sont peu habitués au travail, tra-

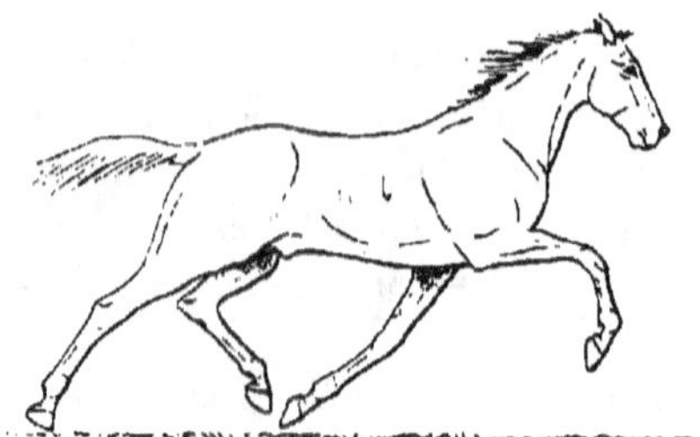

Fig. 214. — Le *flying-trot* du cheval Abe Edington :
Fin de l'appui diagonal gauche.

quenardent fréquemment: mais l'entraînement, l'exercice, font d'ordinaire disparaître ce défaut. Il paraît, au

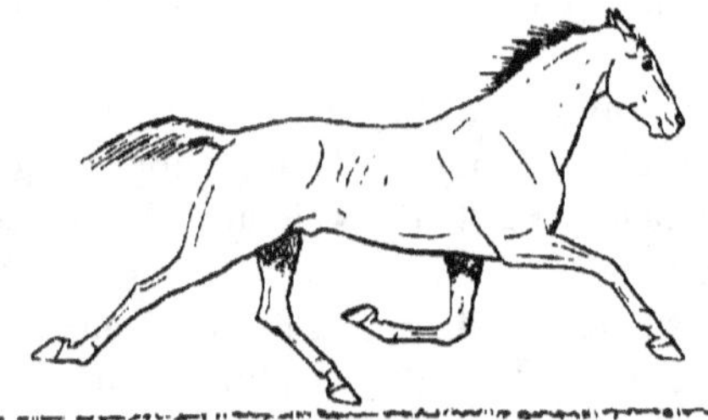

Fig. 215. — Le *flying-trot* du cheval Abe Edington : Projection.

contraire, irrémédiable chez les bêtes dont le surmenage ou la vieillesse ont épuisé les forces, usé le mécanisme.

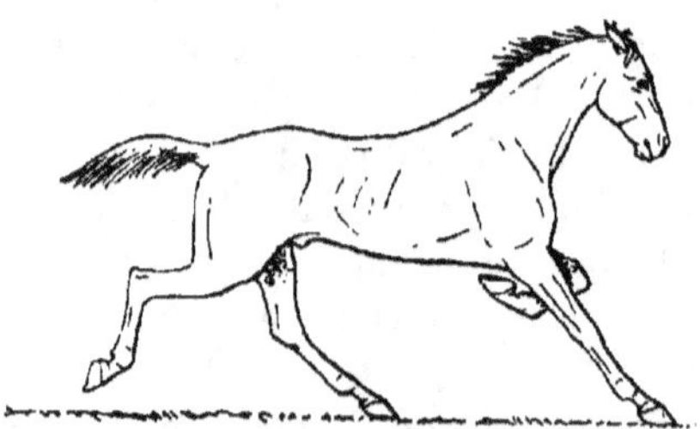

Fig. 216. — Le *flying-trot* du cheval Abe Edington: Commencement
de l'appui diagonal droit.

Le *flying-trot* ou *trot de course* est la plupart du temps un trot désuni qu'emploient la majorité des chevaux, soit pendant la durée entière de la course, soit seule-

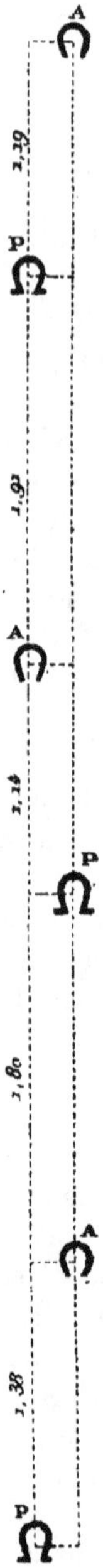

Fig. 217.
Piste du
flying-trot
fournie
par le cheval
Abe
Edington.

ment vers la fin de celle-ci, lors de l'arrivée au poteau. Les sujets hors ligne le pratiquent moins souvent et moins longtemps que les autres, mais, jusqu'à plus ample informé, on peut douter qu'il en existe qui soient capables de s'y soustraire.

Cette allure est le résultat de la vitesse excessive qu'on leur fait déployer. Depuis de longues années les hommes de cheval se sont élevés contre la tendance qu'ont certains entraîneurs de la communiquer à leurs chevaux. Selon M. Ephrem Houel [1], elle devrait même être sévèrement proscrite de tous les hippodromes. Nous adhérons d'autant mieux à cet avis que ce trot, par la fatigue qu'il occasionne, expose à la ruine prématurée des membres.

M. Lenoble du Teil a bien étudié le flying-trot, d'après les photographies instantanées de M. Muybridge, publiées dans le journal *La Nature*, en 1879. Sur notre prière, il a établi la piste et la notation de cette allure, fournie par le cheval américain *Abe Edington*, qui la soutenait au train de 11^m,90 à la seconde.

De notre côté nous avons fait reproduire, très exactement, dans les figures 214, 215 et 216, trois phases successives du trot de ce cheval, pour donner une idée de l'attitude des membres et de l'étendue vraiment prodigieuse des enjambées. Ces figures se passent de commentaires.

La piste (fig. 217) montre des foulées postérieures situées à près de

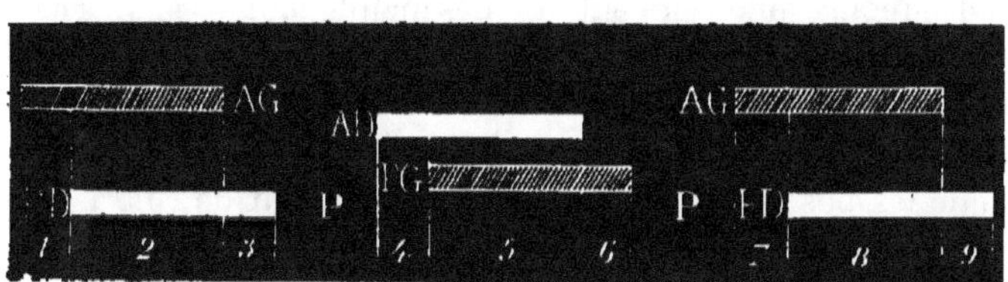

Fig. 218. — Notation du *flying-trot*, fournie par le cheval Abe Edington
(D'après les photographies instantanées de M. Muybridge).

2 mètres en avant des antérieures correspondantes. Ce méjuger considérable est dû à la grandeur de la projection. On remarquera, d'autre part, la petitesse relative de la base diagonale, qui parfois n'atteint pas 1^m,20, c'est-à-dire les 3/4 de la taille, comme on l'observe dans le trot ordinaire. Il en résulte moins de stabilité, par suite, des mouvements plus précipités, plus de vitesse.

Le pas, mesuré de l'antérieur droit au poser suivant du même pied, est de 6^m,04; il durait environ une demi-seconde; le précédent,

1. Ephrem Houel, *Traité des courses au trot*, p. 126. Paris, 1864.

compté à partir du postérieur gauche, est un peu plus long; il atteint, en effet, 6ᵐ,23.

La notation est aussi des plus intéressantes. On y voit (fig. 218) une dissociation manifeste des battues diagonales. Le membre antérieur arrive à l'appui le premier. Il suit de là que le corps est d'abord supporté par ce membre (1), puis par un bipède diagonal (2), enfin par le membre postérieur (3) appartenant à ce bipède. Après l'appui unipédal postérieur, il se détache du sol (P), pour reprendre le contact et accomplir le demi-pas suivant.

M. Lenoble du Teil a calculé que l'appui de chaque pied durait environ 14/100 de seconde, soit les 3/11 de la durée totale du pas, tandis que les appuis unipédaux, beaucoup plus courts, n'équivalaient qu'au neuvième du contact des pieds. On comprend alors l'impossibilité de saisir nettement la décomposition des battues diagonales avec une vitesse pareille.

Quant aux phases de projection, elles se sont montrées égales aux 2/3 de la durée des appuis, c'est-à-dire relativement longues, par rapport à ce qu'elles sont dans les trots parfaitements synchrones.

En l'absence de documents plus nombreux, les données qui précèdent n'ont que la valeur d'une simple indication sur laquelle il serait sans doute prématuré de fonder la théorie définitive du trot de course. Néanmoins ils mettent déjà sur la voie de son mécanisme.

La conséquence qu'on en peut tirer dès maintenant, c'est qu'à certains moments, quatre fois dans le même pas, la masse n'est supportée que par un seul membre. Les colonnes antérieures ont à soutenir isolément les effets de la chute du corps lancé à une grande vitesse, tandis que les postérieures sont de même et à tour de rôle isolément chargées de communiquer l'impulsion. Les appareils de détente de ces dernières et les appareils d'amortissement des premières sont donc fréquemment exposés à des efforts qui leur seraient épargnés si le synchronisme des battues diagonales n'était pas plus ou moins détruit. Aussi l'usage habituel du flying-trot contribue-t-il à la ruine hâtive des boulets et des jarrets, surtout chez les jeunes chevaux.

Mais, dans le trot rompu, est-ce toujours un membre antérieur qui arrive le premier à l'appui? N'est-ce pas quelquefois un postérieur? Il est permis de croire que ces deux modes de dissociation des battues diagonales peuvent exister, quoique la science ne possède encore sur ce point que des présomptions.

M. Lenoble du Teil[1] pense que les pieds de derrière posent les pre-

---

1. Lenoble du Teil, *note communiquée.*

miers toutes les fois que la base diagonale est notablement supérieure
aux 3/4 de la taille, et que la tête et l'encolure du cheval, un peu
trop relevées, rejettent le poids sur l'arrière-main. Ces conditions d'é-
quilibre se trouveraient réalisées chez les trotteurs médiocres, que les
jockeys sont forcés de *rouler*[1] pendant la course. Il en serait de même
chez les jeunes chevaux non entraînés, et chez les adultes dont les
forces commencent à faiblir et qu'on surmène.

Quoi qu'il en soit du procédé de dissociation employé par l'animal
et du bien fondé de l'interprétation qu'on en puisse fournir, il demeure
établi que le défaut de simultanéité des battues diagonales donne lieu à
la formation de bases unipédales qui accroissent la fatigue des extrémités. Que le trot rompu soit le *flying-trot* des sujets à grandes actions ou
le *traquenard* des bêtes affaiblies, usées, ses conséquences sur l'appareil
locomoteur restent pareilles : c'est sa ruine précoce ou définitive, suivant les circonstances.

D'autre part, comme bêtes de selle, les trotteurs de course, qui dissocient leurs battues diagonales par le poser initial du pied postérieur,
sont moins agréables que les autres, abstraction faite de la rapidité
de leur train. S'ils ne causent pas au cavalier de très dures réactions,
ils lui font éprouver de légères et brusques secousses qui déplacent
tranversalement son assiette, ce qu'on exprime en disant qu'ils *roulent
sur leurs hanches*. Avec eux on ne peut trotter *à l'anglaise*, inconvénient d'une certaine importance pour les personnes qui ont pris l'habitude de monter ainsi et qui veulent s'épargner les fatigues inutiles
d'une longue marche.

DU SAUT DE PIE.

Lorsque la désunion du trot devient excessive et que cette allure se
montre sur le point de passer au galop, le cheval, pour la conserver, effectue une sorte de saut du derrière auquel on donne le nom de *saut de pie*[2].

Ce mouvement, de très courte durée, analogue à celui du marcheur
qui cherche à reprendre le rythme d'un compagnon dont la vitesse est
plus grande, n'a pas encore été analysé par la chrono-photographie ou
la méthode graphique (voy. *Aubin*). En l'état actuel, il est donc impossible d'en faire connaître le mécanisme. Aussi nous n'y insisterons pas.

---

1. Le jockey, pour *rouler* son cheval, exerce à plusieurs reprises des tractions violentes sur les rênes, ce qui occasionne une douleur plus ou moins vive à sa monture et
la porte à *bourrer* sur la main. Le premier effet de cette manœuvre est de faire relever la tête et l'encolure à l'animal; mais celui-ci ne continue pas à céder; bientôt
après, il se jette plus vivement en avant et accélère sa vitesse.

2. De Curnieu, *loc. cit.*, 1re partie, p. 145.

DE L'AUBIN.

On appelle *aubin* une allure de transition que prend par moments le trotteur et dans laquelle il galope de l'un de ses bipèdes (l'antérieur ou le postérieur) pendant qu'il continue à trotter de l'autre.

On pourrait encore le définir un *trot à demi-rompu*, c'est-à-dire à battues diagonales synchrones, dans l'une des moitiés du pas, dissociées dans l'autre.

Par une assimilation que l'on comprend, bien qu'elle ne soit pas tout à fait juste au fond, le vulgaire a comparé la marche ordinaire de l'homme au *pas* des quadrupèdes, sa course au *trot*, et une certaine variété de celle-ci, que l'enfant imite dans ses jeux, au *galop*. La seule erreur de cette comparaison, c'est que la locomotion quadrupédale ressemble, comme l'a écrit Dugès, à celle de deux hommes qui se suivraient, et non à celle d'un seul.

Dans le galop de l'enfant, les deux pieds, au lieu de faire entendre les battues également espacées de la course, précipitent leurs posers, avec une légère anticipation de l'un d'eux; puis le corps se détache du sol pour retomber sur le pied qui s'était posé le premier, et ainsi de suite.

L'avant-main et l'arrière-main d'un cheval qui galope se comportent exactement comme le feraient deux hommes qui se suivraient au galop. Il n'y a aucune différence dans le rythme de part et d'autre. Seule, l'association des deux marcheurs peut s'écarter du mode de combinaison des deux bipèdes du cheval; mais rien n'empêche de la concevoir identique.

Si le marcheur d'avant prend cette allure (fig. 219) alors que le marcheur d'arrière conserve le trot, nous aurons la défectuosité connue

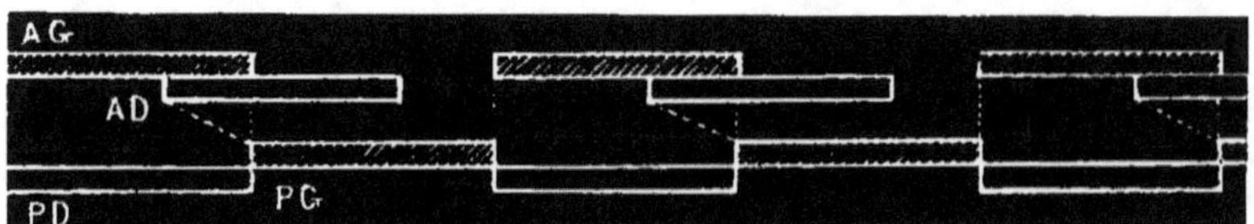

Fig. 219. — *Notation de l'aubin du devant* [1].

Les battues hétérochrones, AG, AD, du bipède antérieur font entendre un rythme différent de celui des battues isochrones du bipède postérieur, PD, PG.

sous le nom d'*aubin du devant* [2]. Si, au contraire, c'est le marcheur d'arrière qui va le galop pendant que l'autre trotte, nous produirons

1. Pour simplifier la figure, il n'a pas été tenu compte des périodes de suspension, qui existent ici comme dans le trot ordinaire.

2. Suivant Littré, le mot *aubin* a pour étymologie le mot italien *ubino* (espèce de cheval), de l'anglais *hobby*. Ce mot, jadis mieux écrit : *hobin*, signifiait un cheval ayant une allure particulière.

l'*aubin du derrière*. Le saut de pie, encore si obscur, n'est peut-être qu'un seul pas de celui-ci.

Enfin, poussons les choses plus loin et supposons que le cheval aubine à la fois de ses deux bipèdes, nous réaliserons graduellement le *galop normal*.

Cette manière de concevoir l'aubin, comme forme de passage entre le trot et le galop, nous conduit à dire que cette allure est beaucoup moins défectueuse qu'on ne l'a admis jusqu'ici. Certains sujets paresseux, mais absolument sains, la marchent avec la plus grande facilité et la conserveraient volontiers, s'il n'était dans l'intention de ceux qui les mènent de leur faire prendre le galop en les stimulant davantage. De même voit-on souvent des chevaux très ardents et d'une bonne conformation aubiner constamment pendant quelques pas avant de passer au galop, en dépit des efforts de leur cavalier pour les en empêcher. (Lenoble du Teil.)

Toutefois le cheval qui aubine souffre ordinairement de quelque région des membres du bipède au galop, le plus souvent du pied. Dans d'autres circonstances, l'aubin est un indice de faiblesse, de mollesse ou d'usure. Certes il y a lieu de tenir compte de pareilles indications, mais cette allure ne fait que les traduire; par elle-même elle n'est pas défectueuse, car, voisine du galop, elle cause moins de fatigue que celui-ci, tout en fournissant un peu plus de vitesse que le trot.

DU PAS RELEVÉ.

Cette allure, dans notre étude, doit prendre place entre les diverses variétés du trot et celles du pas, car elle établit très bien la transition ou le passage des unes aux autres.

Elle participe du trot (fig. 220) en ce que les membres s'y meuvent successivement par paires diagonales (AG, PD — AD, PG) et rapprochent leurs battues suivant cet ordre; *elle tient du pas*, au contraire, par sa lenteur, son caractère marché, le mode de succession et le nombre de ses battues. Elle est, par conséquent, aussi bien un petit trot rompu ou décousu au dernier degré qu'un pas très accéléré dans lequel l'animal est sur le point de prendre le trot.

La dissociation des battues diagonales, de même que le caractère *marché* de cette allure, donne naissance à des bases supplémentaires, complexes (1, 2, 3, — 5, 6, 7), qui s'interposent aux bases diagonales ordinaires (4, 8...), toujours de longue durée. Ainsi on trouve, parmi ces bases supplémentaires, une base latérale (2, 6, 10), placée entre deux bases tripédales très courtes (1 et 3, 5 et 7, 9 et 11).

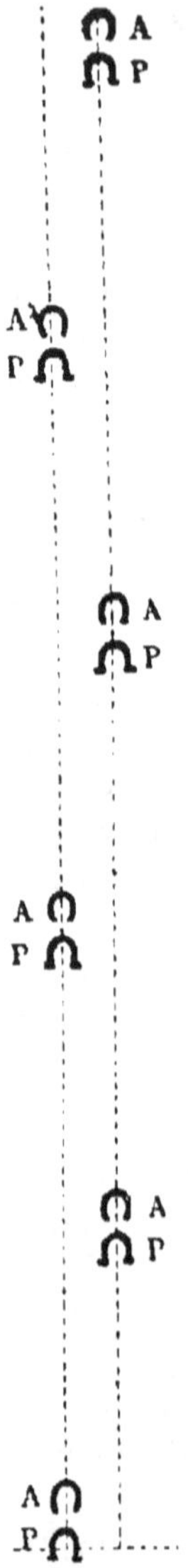

Il suit de là que le pas relevé est bas, nullement sauté, toujours très doux pour le cavalier. Les sujets qui l'emploient *lèveraient* peu leurs membres et *raseraient le tapis*. Toutefois cette assertion mérite d'être contrôlée.

On les appelle *bidets d'allure* ou *de haut pas*. Ils sont assez rares aujourd'hui ; mais avant la découverte des chemins de fer, ils étaient estimés des marchands de bestiaux et, en général, de toutes les personnes qui avaient de très longues courses à faire. On les recherchait à cause de la douceur de leur allure, dont la rapidité assez grande égalait presque celle du trot usuel.

Mazure[1] a indiqué leur conformation, si tant est qu'on

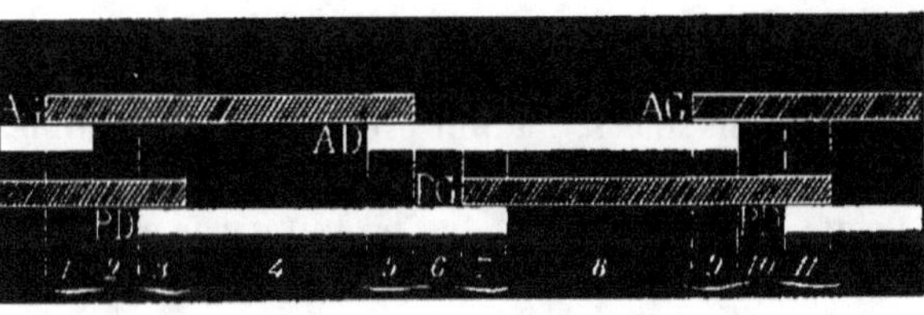

Fig. 220. — *Pas relevé :* Notation et nature des bases.

puisse parler ainsi. En effet, un grand développement musculaire, une tête assez grosse, une encolure puissante, plutôt horizontale que relevée, des reins courts et forts, une croupe bien développée, surtout une fesse épaisse, longue, descendue, ne constituent pas une conformation particulière liée à cette allure spéciale. Beaucoup de chevaux présentent tous ces caractères, sans marcher, que nous sachions, le haut pas.

La piste (fig. 221) montre, comme pour le petit trot, des foulées postérieures placées en arrière des antérieures ; la différence réside entièrement dans la moindre longueur des pas[2].

Les chevaux marchent le pas relevé *naturellement* ou *artificiellement ;* dans ce dernier cas on les y aurait

Fig. 221.
Piste
du *pas relevé,*
d'après
Lenoble du Teil.

1. Mazure, *Mémoires de la Société vétérinaire des départements du Calvados et de la Manche,* 1837, p. 134.
2. Notre piste du pas relevé est à l'échelle des pistes du trot.

dressés en les entravant par bipède diagonal, au moyen d'une longe passant dans le pli des paturons, et en les poussant le plus possible sans leur laisser prendre le trot, ce qui n'est pas sans difficulté.

Il paraît que tous ne l'exécuteraient pas de la même façon. D'après Lecoq, il en était, en Normandie, que l'on appelait *patineurs*, chez lesquels les battues, espacées à peu près également, ne différaient de celles du pas normal que par leur rapidité et une moindre élévation des membres. Ces animaux fatiguaient beaucoup plus le cavalier que ceux de pas relevé ordinaire, par le bercement qu'ils occasionnaient.

<h2 style="text-align:center">C. — Du pas.</h2>

DÉFINITION. — Le *pas* est une allure lente, marchée, dans laquelle les quatre membres, se succédant en diagonale, se lèvent et se posent isolément en faisant entendre quatre battues également espacées.

ANALYSE CINÉMATIQUE DU JEU DES MEMBRES. — Dans le pas, le corps restant toujours sur le sol, il n'y a pas, *lors de l'appui*, une période d'amortissement

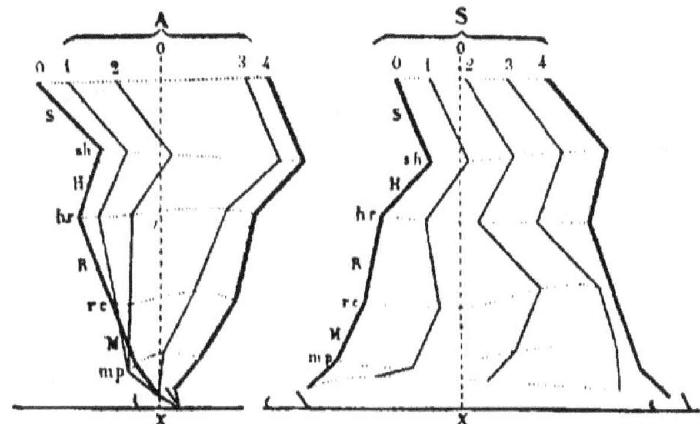

Fig. 222. — Analyse cinématique du jeu du membre antérieur dans le *pas*
(D'après MM. Marey et Pagés).

A, phase d'appui. — S, phase de soutien.

aussi énergique que dans le trot. Mais elle se traduit néanmoins par une dépression des trajectoires, du boulet et du genou ou du jarret (fig. 222 et 223, A).

Pendant la phase extensive de l'appui, les courbes des articulations antérieures deviennent progressivement convexes, par suite de la rotation du levier phalangien qui élève les centres de mouvement, surtout les deux inférieurs, boulet et carpe. En approchant du lever, les trajectoires s'abaissent de nouveau, sous l'influence de la légère fermeture du genou. Dans le membre postérieur, elles subissent des modifications à peu près analogues.

Durant le soutien, S, les trajectoires sont sensiblement de même espèce que dans le trot, quoique plus écartées les unes des autres, à cause de la moindre

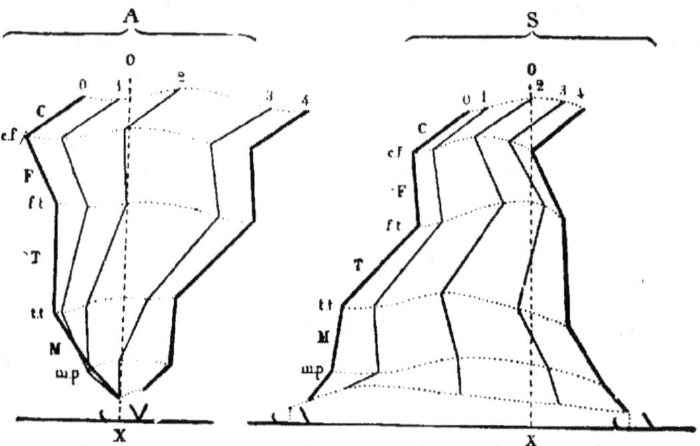

Fig. 223. — Analyse cinématique du jeu du membre postérieur dans le *pas*
(D'après MM. Marey et Pagès).

A, Phase d'appui. — S, Phase de soutien.

flexion des angles articulaires. Toutefois, celles du garrot et de l'épaule demeurent presque horizontales, même celle du coude. Dans le membre de derrière, le centre coxo-fémoral et la pointe de la hanche décrivent un trajet à convexité supérieure correspondant à la période extensive du membre à l'appui, ainsi que cela ressort des chrono-photographies de MM. Marey et Pagès.

ORDRE DES BATTUES. — Le plus ordinairement c'est un membre antérieur qui entame la marche. En pareil cas, les battues se succèdent dans l'ordre suivant, le cheval étant supposé parti du pied droit :

Bipède diagonal droit.	**Bipède diagonal gauche.**
1re *battue* : antérieure droite;	3e *battue* : antérieure gauche;
2e — postérieure gauche;	4e — postérieure droite.

Quand l'animal part de la station plus ou moins campée, c'est quelquefois un membre postérieur qui entame le terrain. Si c'est le gauche par exemple, le mode de succession des battues reste le même, mais le pied antérieur du même côté effectue son poser aussitôt après. Le pas s'accomplit ensuite comme il vient d'être dit. Les extrémités frappent alors le sol de la manière ci-après : *postérieure gauche, antérieure gauche, postérieure droite, antérieure droite, postérieure gauche*, etc.. et ainsi de suite, tant que l'allure se maintient régulière.

Dugès [1] est par conséquent dans le vrai en avançant que « les quatre jambes du cheval peuvent être représentées à l'esprit comme deux paires latérales agissant l'une après l'autre, et dans chacune desquelles le mouvement du membre antérieur est toujours immédiament précédé de celui du membre postérieur. »

TRACÉ ET NOTATION. — Ces faits, observés par les anciens hippologues. ont été enregistrés automatiquement par les appareils de M. Marey [2]. Nous donnons (fig. 224) le tracé qu'il a obtenu et la notation qui lui

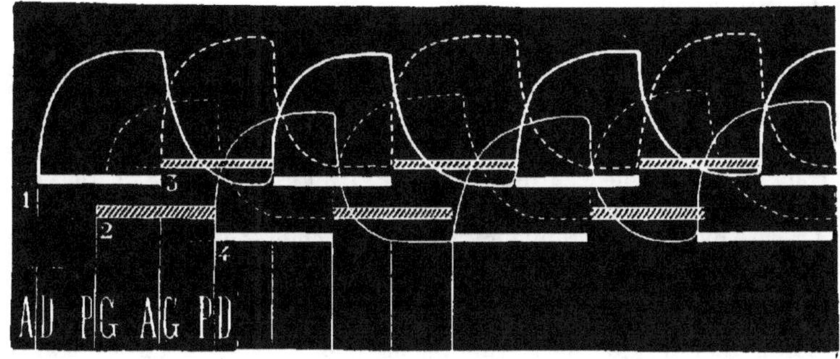

Fig. 224. — *Tracé et notation du pas avec égalité des appuis latéraux et diagonaux.*

AD, battue antérieure droite.   AG, battue antérieure gauche.
PG, battue postérieure gauche.   PD, battue postérieure droite.

1, 2, 3, 4, ordre de succession des battues. *Lignes blanches pleines*, courbes données par les appuis des pieds droits ; *lignes blanches ponctuées*, courbes des appuis des pieds gauches. Les courbes des pieds postérieurs sont au-dessous de celles des antérieurs correspondants. La *partie ascendante* de chaque courbe correspond à un *appui* ; la *partie descendante*, à un *soutien*. La *longueur des traits* de la notation, située sous le tracé, indique la *durée des appuis*. L'intervalle *de deux traits blancs* représente la *durée du soutien* d'un membre *droit* ; l'intervalle *de deux traits hachés* représente la *durée du soutien* d'un membre *gauche*.

correspond ; le lecteur trouvera dans la légende de cette figure toutes les explications nécessaires pour en comprendre les détails.

On peut en tirer les principales conclusions suivantes :

1° L'ordre des battues, 1, 2, 3, 4, a lieu d'après le mode indiqué plus haut.

2° C'est quand un membre est à la moitié de son appui que celui qui doit le suivre commence le sien.

3° C'est quand un membre est à la moitié de son soutien que celui qui doit le suivre commence le sien.

4° Dans chaque bipède, antérieur ou postérieur, quand un membre est à l'appui, son congénère est au soutien, et réciproquement.

5° Si l'on abaisse des lignes verticales correspondant à chacune des battues, en commençant par celle du pied antérieur droit, qui portera le numéro 1,

1. Dugès, *Traité de physiologie comparée*, t. II, p. 170.
2. Marey, *La machine animale*, p. 166.

on aura partagé la figure en tranches successives dans lesquelles se trouveront à l'appui, tantôt deux membres du même côté (bipède latéral), tantôt deux membres situés en diagonale. Ainsi, de 1 à 2, le cheval reposerait sur le bipède latéral droit; de 2 à 3, sur le diagonal droit; de 3 à 4, sur le latéral gauche; de 4 à 5, sur le diagonal gauche; enfin, de 5 à 6, il se retrouverait, comme au début, sur le latéral droit (Marey).

L'appui du corps est donc deux fois latéral et deux fois diagonal pendant la durée d'un même pas.

6° Quand l'animal repose sur un bipède latéral, les membres du bipède opposé sont très rapprochés, car l'antérieur est au lever, tandis que le postérieur arrive au poser. C'est dans ces conditions que le pied de derrière peut rencontrer celui de devant si ce dernier ne se lève pas assez vite (voir, plus loin, les photogr. instantan.,.

7° Quand l'animal repose sur une base diagonale, les membres du bipède au soutien sont très écartés, attendu que l'antérieur va se poser pendant que le postérieur effectue son lever. Jamais, dans ce cas, le cheval ne sera exposé à s'atteindre ou à forger (voir, plus loin, les photogr. instant.).

8° La base latérale est toujours très étendue, les membres qui la forme se montrant à tour de rôle en attitude campée. D'après M. Lenoble du Teil, elle serait de 1ᵐ,65 pour un cheval de 1ᵐ,60.

9° La base diagonale est toujours petite, les membres qui la forment étant en attitude rassemblée. D'après M. Lenoble du Teil, elle *serait* de 0ᵐ,75 pour un cheval de 1ᵐ,60.

Les conclusions que nous venons de tirer des *tracés* de M. Marey sont conformes aux faits observés par tous les auteurs anciens et modernes. Nous devons pourtant reconnaître qu'elles pèchent quelque peu en ce qui concerne le nombre des bases qui soutiennent successivement le corps pendant l'accomplissement du pas complet.

En regardant le cheval de biais, en avant ou en arrière, quand l'allure est lente, il n'est pas très difficile de s'assurer que la masse n'est pas exclusivement soutenue par des bases *latérales* ou *diagonales*.

A certains moments, on voit apparaître des bases supplémentaires *tripédales*, signalées par notre distingué confrère M. Chénier[1], et auparavant par M. Lenoble du Teil[2], qui a décrit dans les allures marchées les remarquables *périodes d'échange d'appui*, constatation identique qu'ont faite plus récemment MM. Marey et Pagès[3], quand ils ont parlé de la période de *double appui* reconnue par eux dans les mêmes allures.

Un cheval qui monte une côte, traîne une charge pesante ou marche lentement, montre manifestement des bases *tripédales*.

1. G. Chénier, *Analyse du présent ouvrage*, in *Écho* des Sociétés et associations vétérinaires, année 1884.

2. Lenoble du Teil, *Étude sur la locomotion de l'homme et des quadrupèdes en général*. p. 14. Paris, 1877.

3. Marey et Pagès, *Comptes rendus de l'Académie des sciences*, 18 juillet 1887.

Les photographies instantanées, notamment celles de M. Ottomar Anschütz, de Lissa, les attestent d'une façon saisissante.

Dans les figures 225, 226, 227, et 228, tirées de ces photographies, on assiste à la succession des diverses bases qui apparaissent au cours d'un demi-pas, et qui se répètent dans le même ordre durant l'autre moitié de l'enjambée. Les appuis tripédaux y sont évidents.

Aussi M. Chénier est-il dans l'exactitude absolue des faits, quand il avance que ces appuis alternent très régulièrement avec les bases fondamentales déjà connues.

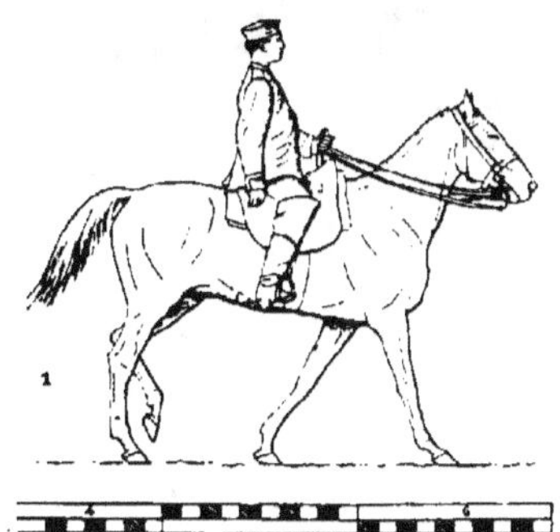

Fig. 225. — *Le pas :* appui tripédal postérieur droit.
(D'après les photographies instantanées de Lissa).

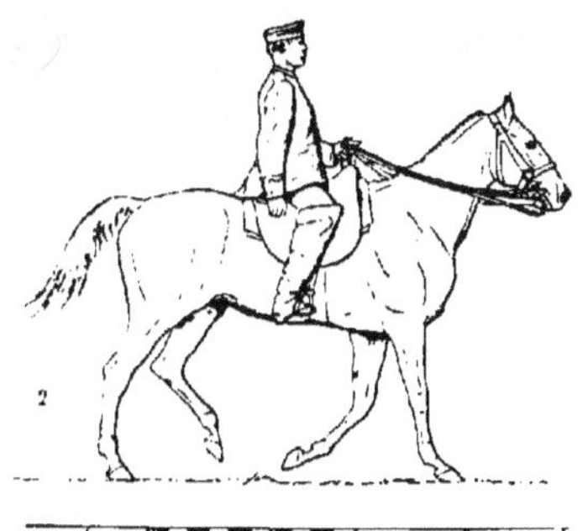

Fig. 226. — *Le pas :* Appui latéral droit.
(D'après les photographies instantanées de Lissa).

La figure 229 est la notation exacte du pas à battues équidistantes qui a été photographié par M. Anschütz.

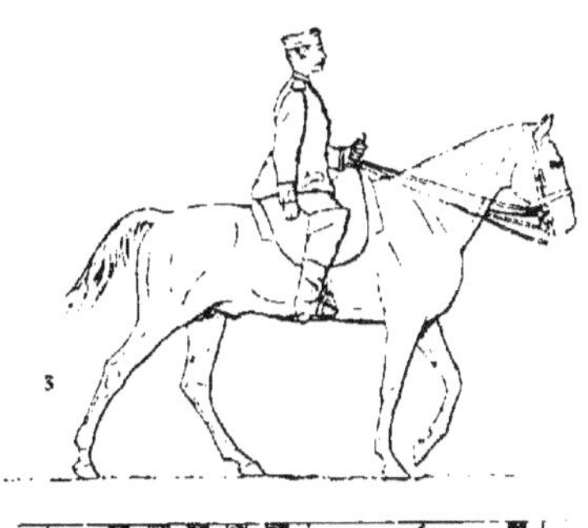

Fig. 227. — *Le pas :* Appui tripédal antérieur droit.
(D'après les photographies instantanées de Lissa).

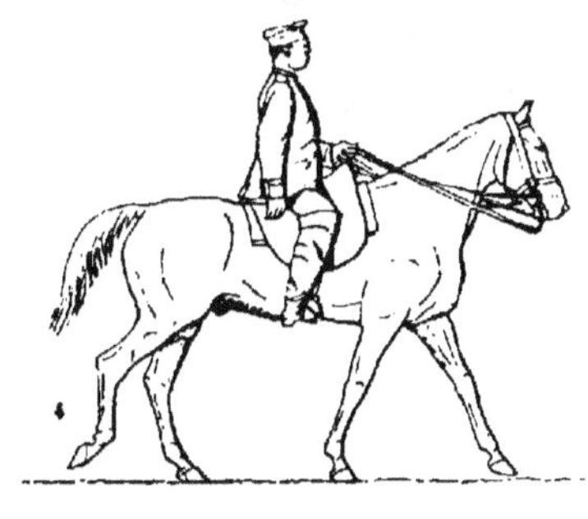

Fig. 228. — *Le pas :* Appui diagonal droit.
(D'après les photographies instantanées de Lissa).

Évidemment les périodes d'appui sur trois membres sont d'autant plus courtes, d'autant moins saisissables, que le rythme de la marche est plus précipité. Elles interviennent lors de chaque échange d'appui, et comme il y a quatre échanges de ce genre, deux pour chaque bipède antérieur et postérieur, il doit y avoir aussi quatre bases supplémentaires tripédales [1].

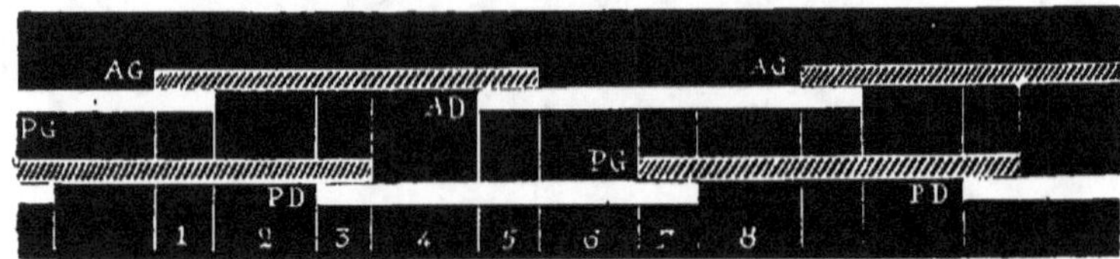

Fig. 229. — Notation du *pas moyen*.
(D'après les photographies instantanées de Lissa).

1, 3, 5, 7 bases tripédales. — 2, 6, bases latérales. — 4, 8, bases diagonales.
Les bases fondamentales durent juste le double des supplémentaires, lesquelles valent le 1/7 de la durée de chaque appui total.

Si les appareils trop peu sensibles de M. Marey ne les ont pas enregistrées, c'est parce qu'elles se manifestent à l'instant des posers et des levers, par conséquent dans une attitude des sabots ou des canons se prêtant mal à une compression suffisante des tambours explorateurs. Nous espérons les obtenir et en apprécier la durée dans toutes les variétés de pas, au moyen de nos explorateurs électriques.

VARIÉTÉS DE RYTHME. — Les raisonnements qui précèdent reposent sur un cas particulier du pas, celui dans lequel les quatre battues sont régulièrement distantes l'une de l'autre, circonstance qui implique une égalité parfaite entre les appuis diagonaux et les latéraux. Mais tous les auteurs n'admettent pas ce rythme spécial. Les uns, avec Lecoq, disent que les battues sont rapprochées par bipèdes latéraux ; les autres, avec Raabe, prétendent, au contraire, qu'elles se rapprochent par bipèdes diagonaux.

Il en résulte, pour les premiers, que le corps serait supporté plus longtemps sur une base latérale que sur la base diagonale. Si, en effet, l'intervalle qui existe entre la battue postérieure gauche, PG (fig. 230 [2]), et la battue antérieure du même côté, AG, est plus faible que celui qui s'écoule entre celle-ci, AG, et la postérieure droite, PD, il s'ensuivra nécessairement que la distance de PG à AG (base diagonale) sera moins considérable que celle de AG à PD (base latérale).

1. Comme les *balzanes* (voyez ce mot), les bases tripédales se désignent par le nom du membre *isolé* (antérieur ou postérieur) qui contribue à les former. Ex. : la base PG, PD — AG, s'appellera : *tripédale antérieur gauche*.

2. Pour simplifier la figure, il n'a pas été tenu compte des bases *supplémentaires* dues aux périodes d'*échange d'appui*.

D'autre part, si l'on fait glisser vers la gauche la ligne inférieure de la notation, de façon à rapprocher PD de AG et à éloigner PG de AG, on figurera

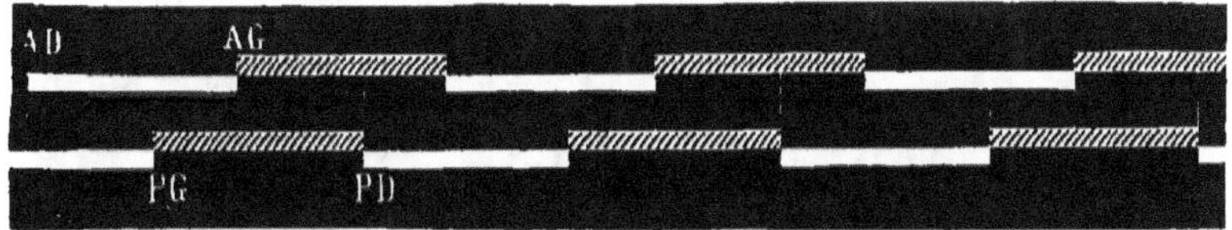

Fig. 230. — *Pas*, avec prédominance des appuis latéraux.

l'hypothèse opposée, dans laquelle les appuis latéraux seront moins longs que les diagonaux.

Dans le premier cas, l'allure tendra vers l'amble rompu ; dans le second, elle aura plus d'analogie avec le pas relevé.

Que penser de ces divergences d'opinion ? La réponse est facile et surtout conciliante : tout le monde a raison. Comme le remarque avec justesse Merche[1], il est presque impossible de trouver deux chevaux marchant d'une façon identique. Le pas du cheval de course ressemble-t-il à celui du cheval de manège ou de promenade ? Les sujets de gros trait l'exécutent-ils comme ceux de trait léger ou de carrosse ? D'autre part, une foule de conditions ne viennent-elles pas encore le modifier ? Les influences inhérentes à la race des individus, à leur service, à la manière dont ils sont menés ou montés, à leur état d'excitation, à la charge qu'ils portent, à la nature et à la direction du terrain sur lequel ils cheminent, enfin à la vitesse qu'on leur fait prendre, toutes ces influences, disons-nous, expliquent les modifications de rythme qui surgissent à chaque instant et qu'on doit considérer comme des adaptations momentanées ou définitives des animaux à telle ou telle nécessité de leur utilisation.

Voilà pourquoi nous avons pris comme point de départ, dans notre étude, le pas *intermédiaire*, le pas *moyen*, celui dont toutes les bases fondamentales sont égales et les battues équidistantes. Ce *pas*, absolument symétrique, ne tend pas plus vers l'amble que vers le trot, mais il peut y conduire par une série de modifications inhérentes au mode de rapprochement des battues. Alors son rythme change, sa symétrie disparaît, et, en même temps qu'elle, l'une des bases fondamentales, la diagonale ou la latérale, suivant que l'allure s'oriente vers le trot ou vers l'amble.

PISTES DU PAS ET LEURS VARIÉTÉS[2]. — Si le rythme du pas offre des modalités individuelles pour ainsi dire innombrables, il est bien évident

1. Merche, *Nouveau Traité des formes extérieures du cheval*, p. 596.
2. Lenoble du Teil, *Cours théorique d'équitation, de dressage et d'attelage*, p. 51 et suiv. — Paris, 1889. id. Voy. aussi : *Revue des Haras* du 15 août 1889.

que ces modalités doivent aussi faire sentir leur influence sur la piste et donner à celle-ci, suivant les cas, des formes qui tendent vers l'amble ou vers le trot, deux modes de progression dont les traces sur le terrain diffèrent essentiellement, comme nous le savons. Aussi faut-il admettre, entre la piste de l'amble et celle du petit trot marché, autant de nuances particulières qu'on en peut supposer entre les rythmes de ces deux termes extrêmes.

Sans nous attarder à l'étude spéciale de ces nuances, nous dirons qu'il est facile de les rattacher à l'une des trois formes de pistes ci-après :

1° Tantôt, en effet, les empreintes postérieures se superposent aux antérieures du même côté, ce qui nous permet de qualifier les pas de ce genre de *jugés* ou de *couverts* (fig. 231);

2° Tantôt elles les dépassent, donnant alors un *méjuger* plus ou moins étendu, et, par suite, toute une

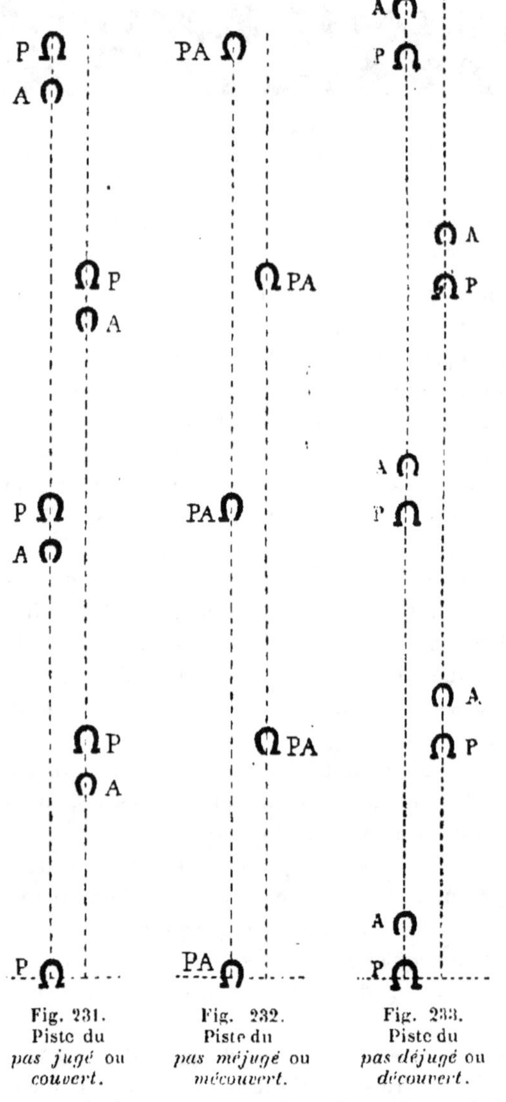

Fig. 231.
Piste du
pas jugé ou
couvert.

Fig. 232.
Piste du
pas méjugé ou
mécouvert.

Fig. 233.
Piste du
pas déjugé ou
découvert.

catégorie de pas qu'il convient d'appeler *méjugés* ou *mécouverts* (fig. 232);

3° Tantôt, enfin, les empreintes de derrière n'atteignant pas celles de devant, il existe un *déjuger* plus ou moins considérable, d'où une dernière série de pas que l'on peut qualifier de *déjugés* ou de *découverts* (fig. 233)[1].

Un *méjuger* ou un *déjuger* variable, tels sont, on le voit, les phénomènes les plus saillants qu'on ait à observer. Plus la marche évoluera vers l'amble, c'est-à-dire vers le synchronisme des battues latérales, plus le méjuger sera grand ; par contre, plus elle tendra vers le petit trot marché, chez lequel les battues diagonales sont synchrones, plus le déjuger augmentera.

Or l'observation nous apprend que ces modifications dépendent entièrement des conditions particulières dans lesquelles l'animal est placé, de ses préférences naturelles ou acquises pour tel ou tel rythme, en un mot, du genre d'équilibre qu'il adopte spontanément ou qu'il subit de la part de celui qui le dirige. C'est encore un point que M. Lenoble du Teil a bien mis en lumière[2]. Voyons-en un exemple.

Le cheval qui marche en liberté complète porte l'encolure relativement basse, fait entendre des battues isochrones et fournit une piste avec un méjuger plus ou moins étendu ; c'est elle que plusieurs auteurs ont appelée le pas *ordinaire*, parce qu'elle est marchée spontanément par tous les chevaux en liberté ; il en est de même de celui qui est monté et dont le cavalier laisse flotter les rênes. Dans les deux cas l'allure est lente, un peu abandonnée.

Mais si l'animal n'a plus la libre disposition de son encolure, si on lui relève progressivement celle-ci par l'action des rênes, en ayant soin de maintenir l'impulsion toujours la même, on voit le méjuger diminuer graduellement, puis disparaître au moment où les empreintes latérales se superposent et, enfin, faire place au déjuger si l'encolure continue à s'élever et si le cheval reste calme. L'allure prend alors les caractères du petit trot marché ; d'autre part, son rythme devient tout différent. Les battues, d'abord équidistantes, se rapprochent en diagonale pour arriver ensuite à se confondre.

Lorsque l'on pousse un cheval qui *se juge* à accélérer sa vitesse, en lui donnant un surcroît d'action et en lui permettant d'allonger son encolure, le pas n'évolue pas indifféremment vers la forme diagonale

1. Les expressions de pas *allongé*, de pas *raccourci* et de pas *ordinaire*, par lesquelles beaucoup d'auteurs caractérisent encore les pas que nous venons d'appeler *méjugés*, *déjugés* et *jugés*, ne doivent s'appliquer qu'à la longueur absolue des enjambées qu'un même sujet peut faire quand on augmente ou ralentit son action, et non à la forme particulière de sa piste.

Par exemple, un cheval qui marche le pas *couvert* fournit très facilement, selon la façon dont il est conduit, des enjambées plus longues ou plus courtes, c'est-à-dire des pas *allongés* ou *raccourcis*, sans que ses empreintes latérales cessent pourtant de se superposer. Il suffit, pour cela de ne rien changer à son état d'équilibre primitif.

2. Lenoble du Teil, *Cours théorique d'équitation, d'attelage et de dressage*, p. 51 et suiv. Paris, 1889. — Id. Voy. aussi : *Revue des haras*, 15 août 1889.

ou vers la forme latérale, en d'autres termes, vers le trot ou vers l'amble. Le sujet modifie toujours son rythme dans le sens de ses aptitudes naturelles ou acquises ; ainsi le trotteur adopte un pas tendant plutôt vers le petit trot, tandis que l'ambleur précipite ses battues en latérale pour aller vers l'amble, et les pistes se modifient en conséquence.

C'est le balancier cervical, avec la lourde résistance qui le termine, qui se montre l'agent essentiel, mais non exclusif, de ces modifications de rythmes. Concurremment avec l'impulsion musculaire, il amène du surpoids sur l'avant-main ou sur l'arrière-main et favorise l'action particulière de tel ou tel bipède, soit en précipitant les posers de l'un, soit en retardant ceux de l'autre. Une fois le changement de rythme obtenu, la marche se poursuit avec sa cadence nouvelle, les distances respectives des membres et des empreintes de la piste demeurant les mêmes jusqu'à ce qu'un nouveau changement se produise.

Des influences étrangères à l'animal peuvent encore occasionner des modifications de rythme fort remarquables et, par suite, déterminer des variations corrélatives dans la piste.

Si, par exemple, le cheval gravit une côte, son centre de gravité, reporté en arrière, surcharge ses membres postérieurs et les empêche de s'engager aussi loin sous le tronc ; leurs traces restent alors en arrière de celles de l'avant-main.

Un résultat pareil se produit si l'animal est attelé à une voiture lourdement chargée : la grandeur de la résistance diminue l'amplitude du pas et oblige même chaque pied à ne quitter le sol qu'après le poser bien assuré de celui qui l'a précédé dans l'action, le corps restant soutenu, après chaque lever, par les *trois* autres membres [1].

Dans les descentes, au contraire, le centre de gravité se rapproche des colonnes antérieures et gêne leur déplacement en avant, tandis que les postérieures, plus dégagées, ont de la tendance à faire des pas plus grands. Il arrive alors que ces dernières marquent leurs empreintes bien en avant des premières. Toutefois, si la charge est considérable, l'animal cherche à s'acculer pour éviter de se laisser entraîner, et la base reste constamment *tripédale* afin de donner plus de stabilité à l'équilibre ; dans ce cas, les pas sont petits et les empreintes postérieures ne recouvrent nullement les antérieures.

LONGUEUR. — La *longueur* absolue du pas ne peut être indiquée avec précision, à cause des différences individuelles et, aussi, des variations nombreuses de cette allure, selon qu'elle est lente, ordinaire ou

---

1. G. Colin, *Physiologie comparée des animaux*, 3e édition, t. Ier, p. 471.

accélérée. Néanmoins elle oscille dans des limites moyennes qu'il est bon de connaître :

D'après Vincent et Goiffon, elle serait égale à la hauteur du corps, mesurée du garrot à terre. L'Ordonnance de cavalerie de 1829 la porte à 1^m,66. Vallon, MM. Raabe et Barroil, M. Lenoble du Teil, l'estiment à 1^m,80 pour un cheval de 1^m,60 de taille, soit à une base de sustentation et demie. Enfin, pour M. Duhousset, elle égalerait la longueur du corps, mesurée de la pointe du bras à celle de la fesse.

Ces divergences tiennent à ce que ces auteurs n'ont considéré ni le même genre de pas ni des sujets de même taille, de même race, de même sang, de même conformation. D'ailleurs les pas ne sont point absolument égaux pour le même individu. Suivant M. le professeur Colin[1], ils varient dans la proportion de 11 à 13 centimètres environ pour le pas raccourci; de 17 pour le pas ordinaire, et de 20 pour le pas allongé; les chevaux qui ont servi aux recherches de notre savant collègue avaient une taille moyenne de 1^m,55 pour une base de sustentation de 1^m,20.

VITESSE. — La *vitesse* absolue de cette allure est tout aussi difficile à apprécier, par suite de raisons analogues. Pourtant il est possible de la régler de façon à la rendre à peu près uniforme.

D'après l'Ordonnance de cavalerie de 1829, elle doit être de 100 mètres par minute, soit de 6 kilomètres à l'heure. M. Raabe la fait de 122 mètres par minute, pour un cheval de 1^m,60, soit de 6^k,720 à l'heure. Vallon la veut de 111 mètres par minute pour un cheval de 1^m,60, soit de 6^k,600 à l'heure. Enfin, M. Lenoble du Teil l'estime à 108^m,33 par minute pour un cheval de 1^m,60, ce qui donne 6^k,500 à l'heure.

DÉPLACEMENTS DU CENTRE DE GRAVITÉ. — Les *déplacements du centre de gravité* sont toujours peu considérables.

Les *latéraux* ou *transversaux* ont pour limites extrêmes les appuis sur les bases latérales. Aussi la ligne de gravitation va-t-elle alternativement de droite à gauche et de gauche à droite, comme pour l'amble. Mais ce qui contribue à rendre ces déplacements beaucoup moins sensibles que dans cette dernière allure, c'est qu'une base diagonale et deux bases tripédales s'interposent constamment entre deux appuis latéraux successifs. On comprend alors que les oscillations latérales du corps seront d'autant moins sensibles que l'animal restera plus longtemps sur les bipèdes diagonaux. C'est ce genre de pas que préconise M. Raabe, comme étant tout à la fois plus rapide, plus agréable pour le cavalier que celui auquel s'était arrêté Lecoq.

---

1. G. Colin, *loc. cit.*, 3e édition, t. Ier, p. 472.

Les *déplacements longitudinaux* ou *verticaux* sont à peine marqués, puisque le corps ne s'enlève jamais au-dessus du sol.

RÉACTIONS. — Seules, les *réactions* de l'avant-main sont de quelque valeur. « Il semble, dit M. Marey[1], à voir l'extrême faiblesse des mouvements de la croupe, que l'action des membres postérieurs consiste principalement en un effet de propulsion en avant, avec très peu d'impulsion dans le sens vertical. »

CONFORMATION. — A proprement parler, il n'y a pas une conformation spéciale à rechercher pour la bonne exécution du pas. Pourtant, tous les chevaux sont loin de le marcher avec la même élégance, la même régularité, la même vitesse, la même aisance et la même vigueur. On reconnaîtra les *beautés* de cette allure aux caractères suivants :

La tête et l'encolure seront portées plutôt hautes que basses ; — le membre antérieur entamera le terrain droit devant lui, franchement, sans élévation trop marquée de l'avant-bras et du genou ; — vu par derrière, il laissera apercevoir la surface brillante du fer ; — le membre postérieur se mouvra dans un champ parallèle à celui de devant ; — son oscillation devra avoir une grande amplitude, par suite de la forte projection du fémur et du tibia ; — la flexion du jarret sera modérée. — Dans les deux membres, les boulets fléchiront avec souplesse, mais sans exagération ; — l'appui des pieds aura lieu également par toute leur surface plantaire ; — une fois posé, le sabot restera immobile jusqu'à son lever et ne se déviera ni en dedans ni en dehors. — Les battues seront équidistantes, légères et aussi fortes les unes que les autres ; — les empreintes se dépasseront, les postérieures en avant des antérieures ; dans ce cas, on veillera au *forger* ; — elles seront de même forme que les pieds, nettes, entières, aussi marquées en pince qu'en talons, en dedans qu'en dehors ; — leur direction sera bien parallèle à l'axe de la piste ; enfin, celles du côté gauche laisseront entre elles les mêmes intervalles que celles du côté droit, ce qui indiquera que les mouvements des membres sont de même étendue.

DU RECULER.

A vrai dire, le *reculer* n'est que la marche en arrière, et c'est à tort que la plupart des auteurs le rangent parmi les *mouvements sur place ;* il vaut mieux en faire l'étude après celle du trot et du pas ; on le comprendra bientôt.

La progression rétrograde est difficile, fatigante, pour le cheval, par suite de l'interversion qu'elle implique dans les mouvements et les fonctions des membres ; mais il est des sujets qui l'exécutent mieux

1. Marey, *Machine animale*, p. 168.

que d'autres, quelques-uns même avec une facilité dangereuse.

Trois alternatives peuvent se présenter pour l'animal ayant à effectuer le reculer : il est *libre, monté* ou *attelé.*

1° Abandonné à lui-même (fig. 234), il opère à peu près de la même façon que lorsqu'il est monté, seulement la marche en arrière est plus assurée. L'ordre suivant lequel les extrémités se succèdent est semblable à celui que nous avons indiqué dans le pas ; toutefois, le terrain est entamé par les membres de derrière. Si, l'action est commencée

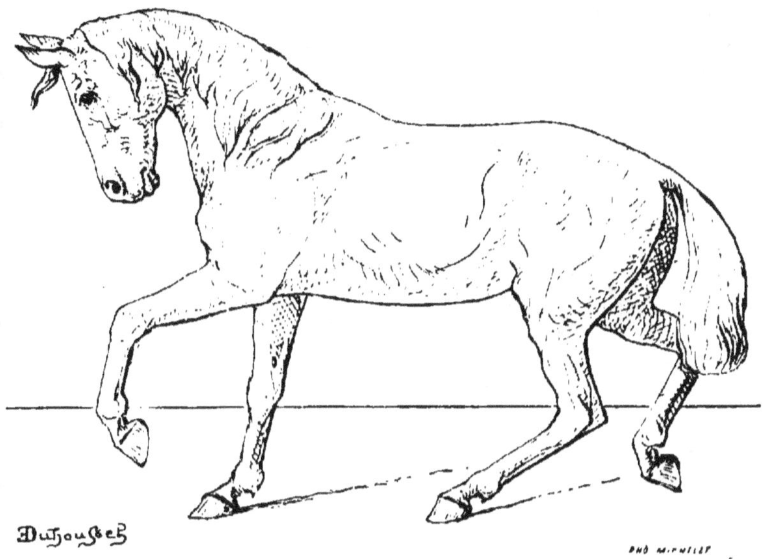

Fig. 234. — Le *reculer*.

par le postérieur droit, c'est l'antérieur gauche qui suivra, puis le postérieur gauche et enfin l'antérieur droit.

Si le cheval reculait au *trot*, les membres se déplaceraient, comme dans cette allure, par bipèdes diagonaux, simultanément, en deux temps successifs.

Par un dressage particulier, le reculer est capable de s'effectuer de cette façon avec la même régularité et la même vitesse que le trot en avant. M. le comte Lancosme de Brève en a donné publiquement la preuve, et l'un de nous en a été témoin, dans le manége qu'il dirigeait à Paris.

Dans ces conditions il n'est pas indispensable que la tête et l'encolure soient relevées et ramenées en arrière. Ces régions peuvent demeurer en situation ordinaire lorsque l'animal recule de lui-même.

Ainsi que l'a remarqué Lecoq [1], le membre postérieur se porte en

1. Lecoq, *loc. cit.*, p. 342.

arrière avant que le train postérieur se soit surchargé par le déplace
ment du centre de gravité, et l'impulsion est communiquée au tron
par la détente des membres antérieurs, ainsi que par celle des pos
térieurs dont l'obliquité en avant et en bas favorise l'effet.

2° Les choses se passent autrement *si le cheval est attelé*, surtou
s'il doit mouvoir une masse considérable sur un terrain mou, inéga

Dans ce cas, non seulement il est obligé de surmonter les difficulté
provenant de son défaut d'expérience à déplacer ses membres en sen
inverse de leur jeu habituel, mais encore de vaincre la résistanc
constituée, d'un côté, par le poids de la charge, de l'autre, par la na
ture du terrain. On le voit alors s'acculer sur la partie du harnache
ment qu'on appelle l'*avaloire*, et ne déplacer ses membres qu'ave
effort et lenteur (fig. 235).

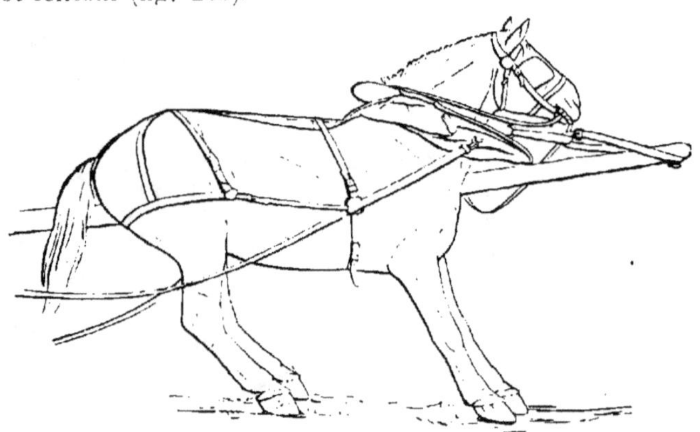

Fig. 235. — *Le reculer*, chez le cheval attelé.
(D'après une photogr. instant. des auteurs.)

Il en résulte, dit Lecoq [1], que le pied de derrière supporte, outre l
poids déjà augmenté de l'arrière-main, toute la résistance opposée pa
la charge, et que les glissades en avant, rendues si fréquentes pa
cette double cause, ôtent au cheval une grande partie de sa force e
l'exposent à des distensions articulaires.

On comprend, dès lors, que le reculer soit très fatigant, particulière
ment pour les régions des reins et des jarrets. Cependant, tou
les chevaux doivent pouvoir l'exécuter, au moins dans les condition
habituelles, et il est même indispensable de s'en assurer au momen
de leur acquisition.

En général, ceux qui s'y prêtent mal ont des lésions des barres, d

1. Lecoq, *loc. cit.*, p. 342.

a colonne dorso-lombaire ou du jarret. Quant à ceux qui s'y refu-
ent, ils sont affectés d'*immobilité,* ce qui est beaucoup plus grave.

En pareil cas, si l'on exerce une pression égale sur les rênes, le
ujet s'encapuchonne ou relève la tête, s'accule, tient ses membres
ntérieurs étendus et reste en place. Si l'on agit avec plus de force,
uoique sans secousse, sans violence, il se jette de côté, ou bien dé-
lace ses membres antérieurs en labourant le sol, ou enfin tend à se
enverser et se renverse même en arrière si l'on continue les tractions
ur la bride.

Les faits que nous venons d'indiquer sont quelquefois plus accusés
ur l'animal monté dont on met la face au soleil. N'insistons pas davan-
age, mais qu'on sache cependant que l'*immobilité* est une maladie
nscrite dans l'article 2 de la loi du 2 août 1884, concernant les vices
édhibitoires.

D. — Du galop.

DÉFINITION GÉNÉRALE DE CETTE ALLURE. — Pour bien comprendre ce qui
e passe dans ce genre de progression, il faut se reporter à la compa-
aison de Dugès, et se figurer deux marcheurs qui se suivent, en asso-
iant et en combinant les posers de leurs pieds d'après un rythme
articulier.

Dans les types de locomotion déjà étudiés, l'aubin excepté, chacun
es marcheurs nous a toujours fait entendre des battues *isochrones,*
est-à-dire espacées par des intervalles de temps égaux, que l'allure
it marchée ou sautée, latérale ou diagonale. Le membre à l'appui
emplissait à lui seul le double rôle d'amortissement et d'impulsion,
uoique à un degré différent selon sa position par rapport au centre
e gravité.

Quand il s'agit du *galop,* on se trouve en présence d'un rythme tout
ifférent. Chaque bipède précipite ses posers de façon à rendre ses
attues *hétérochrones,* puis il se détache pour se projeter en avant, deux
hénomènes qui donnent à ce mode ambulatoire un caractère *saccadé*
t *sauté* que nous n'avions pas encore vu.

Ici le membre en contact avec le sol est bien loin d'avoir terminé
on appui, lorsque son congénère effectue précipitamment le sien.
ussi existe-t-il un moment assez long où les deux pieds reposent
nsemble, additionnant leurs effets sur le centre de gravité, soit pour
mortir la chute du corps, soit pour projeter celui-ci dans l'espace. On
omprend qu'en pareil cas la puissance du moteur soit accrue dans
es proportions considérables, et qu'il devienne capable d'exécuter
e plus longues enjambées, d'acquérir plus de vitesse.

GALOP A DROITE ET GALOP A GAUCHE. — Un bipède est dit galoper *sur le pied droit* ou *sur le pied gauche*, suivant celui de ses pieds qui se pose le dernier.

GALOP JUSTE ET GALOP FAUX. — Lorsque la piste est *rectiligne*, il importe peu que la galop s'effectue sur un pied plutôt que sur l'autre. De temps en temps, on voit même les membres se remplacer, pour intervertir leur rôle et se mieux répartir la fatigue. Celui qui arrive le premier à l'appui, étant naturellement plus amortisseur que propulseur, prend à un moment donné la place de son congénère qui était plus propulseur qu'amortisseur. Ce *changement de pied* soulage le bipède en égalisant le travail de ses parties constitutives.

Mais il en est tout autrement lorsque la piste est *curviligne*. On sait qu'alors il se développe une force centrifuge d'autant plus accusée que la vitesse est plus grande et la courbe suivie plus brève. Le marcheur est donc contraint de s'incliner vers le centre de la piste pour lutter contre cette force, attitude qui l'expose, par suite, à tomber en dedans de la trajectoire parcourue. Aussi, en prévision d'une chute toujours imminente, doit-il consolider son appui de ce côté par le poser du membre propulseur correspondant, le droit si la piste tourne à droite (*travail à main droite*), le gauche si elle tourne à gauche (*travail à main gauche*).

Le galop est dit *juste*, quand il s'effectue sur le pied droit, par exemple, dans le cas où le marcheur tourne à droite. On le qualifie de *faux* dans les circonstances opposées; alors les chutes sur le côté sont à craindre.

GALOP DIAGONAL ET GALOP LATÉRAL. — Chez les grands quadrupèdes, le galop du marcheur d'arrière (train postérieur) anticipe toujours sur

Fig. 236. — *Galop diagonal* ou *uni*.
Les deux bipèdes galopent sur le même pied.

A. sur le pied gauche. — B. sur le pied droit.

celui du marcheur d'avant (train antérieur), de telle sorte que la seconde battue du premier coïncide avec la première du second (fig. 236 et 237).

Il suit de ce mode d'association qu'au lieu d'entendre quatre bruits

pendant la durée du pas complet, comme si chaque bipède opérait
isolément, on n'en entend que trois, par suite du synchronisme des
battues de la deuxième foulée.

Mais l'avant-main et l'arrière-main peuvent combiner leurs mouvements suivant deux types différents :

1° Lorsque le bipède antérieur galope du même sens que le postérieur (fig. 236), la deuxième foulée est produite par des battues *diagonales simultanées*, qui s'interposent aux deux autres battues *diagonales
dissociées*.

Nous proposons de désigner ce type, pour le distinguer du suivant,
sous le nom de *galop diagonal*. C'est celui que prennent naturellement
le cheval et nos grands quadrupèdes domestiques.

Fig. 237. — *Galop latéral ou désuni.* (Le cheval est supposé travailler à main gauche.)
Les deux bipèdes ne galopent pas sur le même pied.

A, *du devant.* — B, *du derrière.*

2° Si, par contre, le bipède antérieur galope en sens inverse du postérieur (fig. 237), ce sont des battues *latérales simultanées* qui forment
la deuxième foulée et qui s'interposent aux deux autres battues *latérales dissociées*.

Par opposition au précédent, nous proposons de qualifier ce galop
de *latéral*. Depuis longtemps, il est connu des hippologues sous le
nom de *galop désuni*. Le cheval le marche rarement et difficilement,
car ce quadrupède a des allures surtout diagonales. Mais d'autres animaux, tels que le chien, le pratiquent assez souvent, et nous ne serions
point surpris que le dromadaire et la girafe, qui prennent si volontiers la locomotion du type latéral, en fissent usage sans difficulté dans
certaines circonstances.

Quoi qu'il en soit, l'épithète de *désuni* convient bien au galop latéral,
en ce sens qu'elle exprime le défaut d'harmonie des mouvements des
deux bipèdes.

Tant que le cheval progresse au galop latéral sur la ligne droite
il n'est pas nécessaire d'employer une expression spéciale pour caractériser son allure; le mot *désuni* suffit. Si au contraire il parcourt une
piste curviligne, on le dira *désuni du devant*, quand, *travaillant à main*

gauche, par exemple, son bipède antérieur galopera *à droite* (fig. 237, A), et *désuni du derrière*, lorsque son bipède postérieur ne galopera pas à gauche (fig. 237, B.)

DÉFINITION DU GALOP NORMAL DU CHEVAL. — On possède maintenant tous les éléments pour comprendre la définition du galop normal, *diagonal*, le seul dont nous nous occuperons désormais :

C'est une allure rapide, sautée, en trois temps, dans laquelle les battues *simultanées* d'un bipède diagonal s'opèrent entre les battues *successives* du bipède diagonal opposé, lequel entame le pas par le membre postérieur correspondant.

Chaque pas est *séparé* du suivant par un intervalle de temps appelé *projection* pendant lequel le corps est en l'air.

ANALYSE CINÉMATIQUE DU JEU DES MEMBRES. — MM. Marey et Pagès[1] attribuent avec raison, dans le galop, un rôle différent aux membres postérieurs. Celui de ces membres qui arrive le premier sur le sol, recevant la masse tout entière, constitue un puissant *agent d'amortissement*, au début de son appui, tandis que l'autre remplit surtout l'office d'*agent propulseur*.

Cette remarque étant faite, voyons les particularités relatives aux trajectoires articulaires :

1° **Membre antérieur** (fig. 238). — A. *Phase d'appui.* — Elle est très analogue à celle du trot, à cela près que l'inflexion des courbes, pendant la pé-

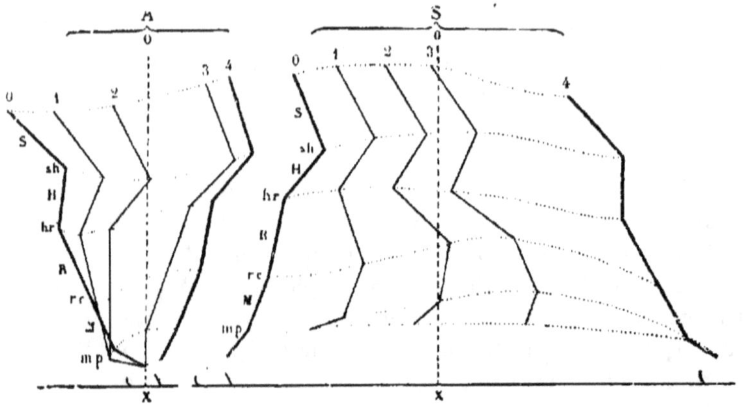

Fig. 238. — Analyse cinématique du jeu du membre antérieur dans le *galop*.
(D'après MM. Marey et Pagès.)

A, phase d'appui. — S, phase de soutien.

riode d'amortissement, et leur relèvement, sont plus accusés, à cause de la chute plus intense du corps et de l'allongement plus considérable du membre à la fin de cette phase.

1. Marey et Pagès, *Mouvement du membre postérieur* (Note communiquée).

B. *Phase de soutien.* — Elle ressemble encore beaucoup à celle du trot, mais les convexités des trajectoires sont plus saillantes, parce que le membre dans son ensemble se raccourcit davantage. Le pied s'éloigne fortement du sol, ainsi que le genou. La courbe du garrot et celle de la jointure de l'épaule ne sont pas déprimées en leur milieu comme on l'a vu pour le trot.

2° **Membre postérieur** (fig. 239). — Rien de particulier à propos de la *phase d'appui*, en dehors de ce que nous avons dit en commençant au sujet du

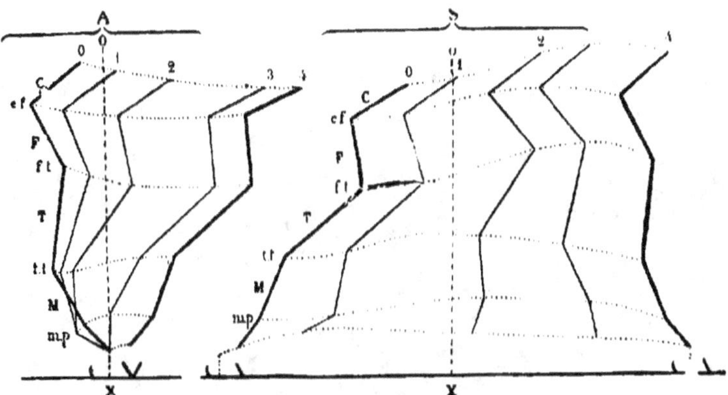

Fig. 239. — Analyse cinématique du jeu du membre postérieur dans le *galop.*
(D'après MM. Marey et Pagès.)

A, phase d'appui. — S, phase de soutien.

membre amortisseur et du membre propulseur. Quant aux trajectoires de la *phase de soutien*, elles sont également comparables à celles du trot. Seulement, celles de l'articulation coxo-fémorale et de la pointe de la hanche, d'abord concaves, deviennent bientôt fortement convexes supérieurement.

Ces deux trajectoires, considérées pendant les deux phases d'appui et de soutien, sont très incurvées en leur milieu, dans le galop, tandis qu'elles se montrent très infléchies, au contraire, dans le trot.

NOMBRE, NATURE, SUCCESSION ET DURÉE DES BASES DE SUSTENTATION. — DURÉE DES CONTACTS DES PIEDS ET DE LA PROJECTION. — Dans cette allure, les membres se succèdent avec tant de rapidité qu'il est impossible à l'œil d'en analyser avec exactitude les rapports. Seules, les recherches de précision, opérées avec la méthode graphique ou la chronophotographie, peuvent nous fixer à cet égard. Quoique les documents actuels soient encore peu nombreux, ils permettent néanmoins d'établir un certain nombre de faits que nous allons exposer.

La figure 240, que nous empruntons à M. Marey [1], représente en lignes pleines et ponctuées de différentes grosseurs les tracés four-

1. Marey, *La machine animale*, p. 172.

nis par les quatre membres d'un cheval de manège dont l'allure était
régulière et bien cadencée; au-dessous de cette courbe, se trouve la
notation des appuis.

Au commencement de la figure, l'animal est dans sa phase de projection; puis arrive la battue PG, qui annonce l'appui du pied postérieur gauche.

Entre cette battue et celle du membre opposé en diagonale AD,
sensiblement au milieu de l'intervalle qui les sépare, s'exécutent les

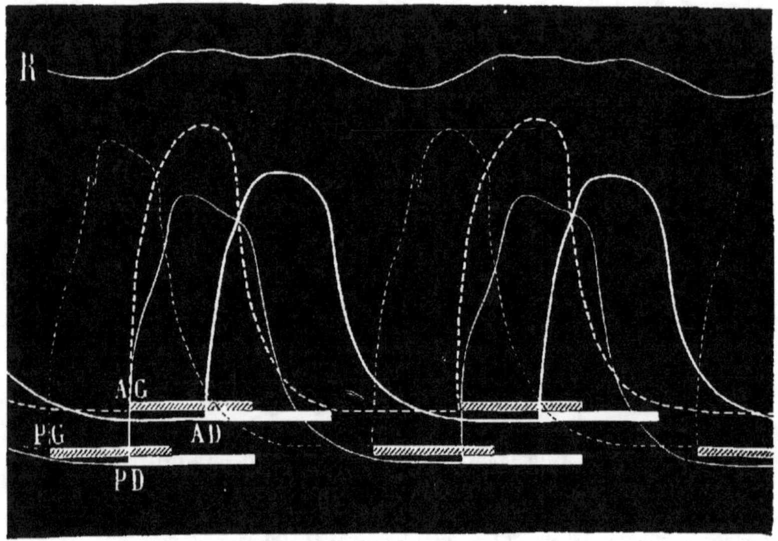

Fig. 240. — *Tracé, notation et réactions du galop de manège.*
(D'après M. Marey.)

PG, courbe et notation du pied postérieur gauche. | AG, courbe et notation du pied antérieur gauche.
PD, courbe et notation du pied postérieur droit. | AD, courbe et notation du pied antérieur droit.
R, courbe des réactions du garrot.

battues simultanées des deux pieds, AG, PD, du bipède diagonal gauche, synchronisme qui est rendu bien évident par la superposition des
notations AG, PG.

Enfin, entre la troisième battue, AD, et la première du pas suivant,
règne un *silence* d'une durée à peu près égale à celle des trois battues
prises ensemble.

La projection est indiquée sur la notation par l'intervalle qui existe
entre la fin de l'appui du membre antérieur droit, AD, et le commencement du contact du postérieur gauche, lorsque celui-ci va entamer
un nouveau pas. La durée de cette projection, d'après le tracé, équi-
vaudrait presque au neuvième de la durée du pas complet. Mais elle

varie évidemment avec chaque forme de galop. M. Lenoble du Teil[1] la
veut plus longue, car il la considère comme étant égale, en moyenne,
au cinquième de celle du pas entier.

Dans cette succession de mouvements, l'oreille a donc perçu trois
bruits, à peu près équidistants : le premier, produit par un pied de
derrière; le second, par un bipède diagonal; le troisième, par un pied
de devant (fig. 241, A).

Si maintenant l'on veut se rendre compte des bases successives qui
soutiennent le corps pendant chacun des pas, il suffit de partager la
notation (fig. 241, B) en tranches verticales au moyen de perpendicu-

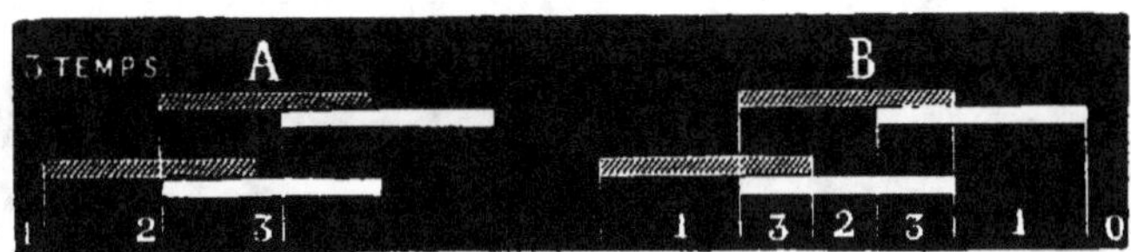

Fig. 241. — Notation du galop à trois temps.
(D'après M. Marey.)

A, indication des trois temps. — B, indication du nombre des pieds qui forment l'appui du corps à
chaque instant du pas complet.

laires menées au début et à la fin de chaque appui. On constate alors
qu'au commencement et à la fin du pas la masse ne repose que sur un
seul pied (1 et 1); qu'au milieu il y en a deux (2), tandis qu'il y en a
trois pendant les périodes intermédiaires (3 et 3).

Les *photographies instantanées de Lissa*[2], prises sur un cheval de
troupe allant au *grand galop*, confirment de tous points les résultats
principaux obtenus par M. Marey. Mais comme elles sont relatives à
une allure beaucoup plus rapide, et que le sujet qui la fournissait était
moins ramené, moins assoupli que le précédent, elles donnent lieu
à quelques différences dignes d'être signalées. Nous les avons consignées avec le plus grand soin dans la notation de la figure 242, dont la
légende fournit tous les renseignements nécessaires.

Le fait le plus saillant de ce galop, quand on le compare à celui que
nous avons analysé plus haut, c'est que les battues AG, PD de la
deuxième foulée n'y sont plus synchrones : la postérieure précède de
très près l'antérieure. En réalité, il est donc à *quatre* temps.

Cette rupture, que nous retrouverons beaucoup plus marquée dans

1. Lenoble du Teil, *Étude sur le galop et la course*, broch. in-8°, p. 15. Argentan,
1880.

2. G. Barrier, in *Bulletin de la Société centrale de médecine vétérinaire*, séance du
14 février 1889.

la *course* et qui offre une grande analogie avec celle qui se manifeste
dans le *flying-trot*, est le résultat de l'accélération locomotrice, en
même temps que la conséquence de nouvelles conditions d'équilibre.
Dans le galop de manège, la tête et l'encolure sont plus ramenées ;
l'attitude générale est plus rassemblée ; le poids est rejeté sur l'arrière-main. Ici, au contraire, les deux bipèdes ont de la tendance à se
répartir la masse d'une façon inverse, ce que les écuyers expriment
en disant que le cheval est *sur les épaules* [1] ; une certaine indépendance
d'action s'établit entre l'avant-main et l'arrière-main qui semblent galoper chacun pour son compte, l'arrière augmentant ses effets pro-
pulseurs, l'avant se réservant pour la réception du poids.

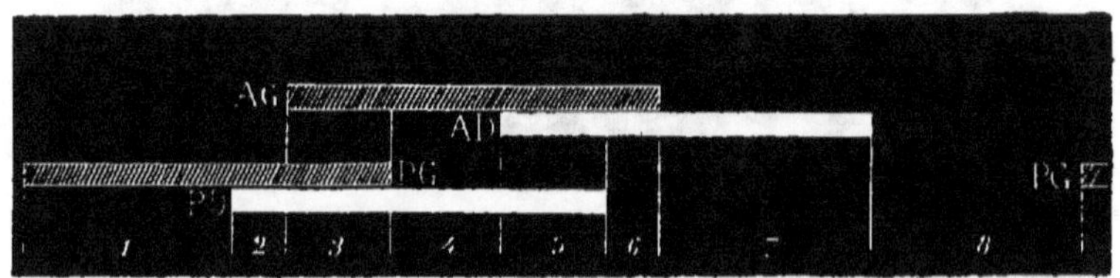

Fig. 242. — *Notation du grand galop.*
(D'après les photogr. instant. de Lissa.)

La *durée du pas* est divisée en *vingt périodes* égales : les appuis unipédaux (1 et 7), ainsi que la
projection (8), en valent *quatre ;* les tripédaux (3 et 5) et le diagonal (4) en valent *deux ;* quant aux
bipédaux (postérieur, 2, et antérieur, 6), ils en valent *une.*
Chaque pied reste *au contact* pendant *sept* périodes, tandis que sa translation en dure *treize.*

La dissociation des battues de la deuxième foulée donne naissance
à de *très courtes bases bipédales*, une postérieure (2) et une antérieure (6).
Quant à l'augmentation de vitesse, elle se traduit par une plus grande
durée de la phase de projection.

TRAVAIL DES MEMBRES DANS LE GALOP. — Un coup d'œil jeté sur les notations suffit pour démontrer l'inégalité du travail des membres pendant cette allure.

Jusqu'à présent, nous avons trouvé ce travail identique dans l'amble, dans le trot et dans le pas, par suite de l'alternance régulière des
extrémités de chaque bipède antérieur ou postérieur. Seul, l'aubin,
cette combinaison du trot et du galop, nous a offert une exception où
cette alternance faisait défaut sur l'un des bipèdes.

Dans le galop, elle apparaît doublement accusée, car elle porte sur
les deux marcheurs. Celui de devant, comme celui de derrière, a l'un
de ses membres obligé de soutenir isolément le poids du corps pendant un temps plus ou moins long. Il est facile de s'assurer que cette

1. Lenoble du Teil, *Revue des Haras*, n° du 15 août 1889.

augmentation de travail ne frappe que le bipède diagonal dont les
appuis sont dissociés : le droit, quand il s'agit du galop à droite; le
gauche, dans le cas contraire.

D'autre part, chaque extrémité de ce bipède n'a pas à vaincre des
résistances égales ; la postérieure, sur laquelle retombe le corps, a évidemment plus à faire que l'antérieure, seule à le soutenir avant la
phase de projection.

Il suit de ces constatations que le galop impose un surcroît considérable de fatigue à l'un des bipèdes diagonaux (celui dont les battues
sont dissociées) et en particulier au membre postérieur qui en fait
partie.

Aussi la conduite bien entendue du cheval à cette allure exige-t-elle
du cavalier la précaution d'alterner de temps à autre le jeu des deux
bipèdes, de façon à soulager sa monture par une répartition convenable des efforts qu'elle doit accomplir.

**RAPPORTS DES MEMBRES ET ATTITUDES DU CORPS PENDANT L'ÉVOLUTION D'UN
PAS COMPLET DE GALOP.** — Dans la figure 243 et les sept suivantes, nous
représentons les huit phases successives d'un pas de *grand galop*
indiquées sur la notation de la figure 242. Nos dessins sont la reproduction fidèle de huit photographies instantanées choisies parmi les
vingt épreuves de la belle collection de M. Ottomar Anschütz. On
peut donc y suivre l'ordre, la succession, la nature des battues et des
diverses bases de sustentation, en consultant simplement les légendes
explicatives placées au-dessous de chacun d'eux.

Mais ce qui augmente l'intérêt de ces portraits, surtout pour les
artistes, c'est qu'ils renversent cette vieille doctrine classique que, *pendant toute l'évolution du pas de galop les membres d'un bipède latéral sont
toujours en avance sur ceux du bipède latéral opposé.* Cette assertion n'est
pas plus exacte pour ce qui a trait à la partie inférieure des membres
que pour leurs rayons supérieurs. Chaque épaule demeure à tour de rôle
en avant ou en arrière de sa congénère pendant un certain laps de
temps, et les cuisses se comportent de même l'une par rapport à
l'autre. En dépit du rythme saccadé du galop, quand un membre accomplit la dernière partie de son évolution, il faut bien que son homologue soit plus ou moins rapproché du commencement de la sienne,
c'est-à-dire pourvu d'une obliquité de sens inverse. Lorsque, par
exemple, le cheval au galop à droite se montre détaché du sol (fig. 250)
son postérieur gauche, sur lequel il va retomber, est bien contraint de
se porter en avant du postérieur droit, qui ne se posera qu'après.
Pour la même raison, l'antérieur droit, dont l'appui se produira le
dernier, doit bien aussi, à un moment donné, se trouver en arrière

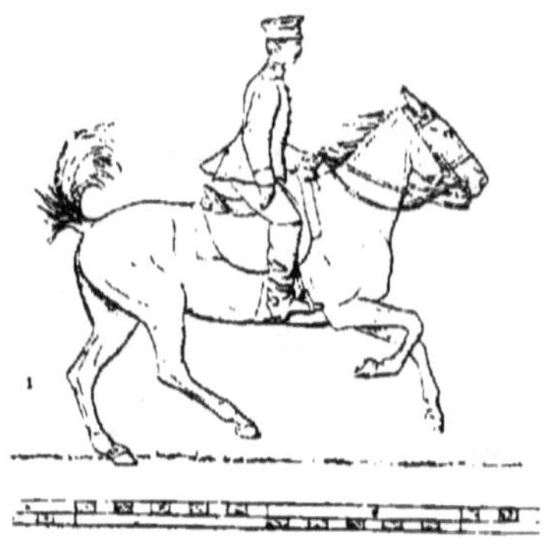

Fig. 243. — Le *grand galop* (1re *battue*; base
unipédale postérieure gauche).

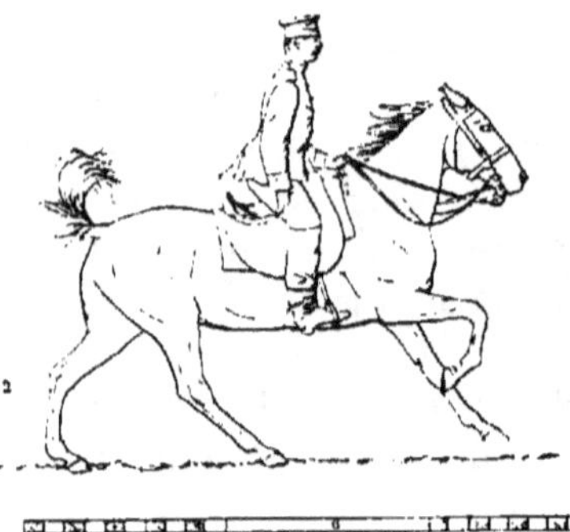

Fig. 244. — Le *grand galop* (2e *battue*;
base bipédale postérieure).

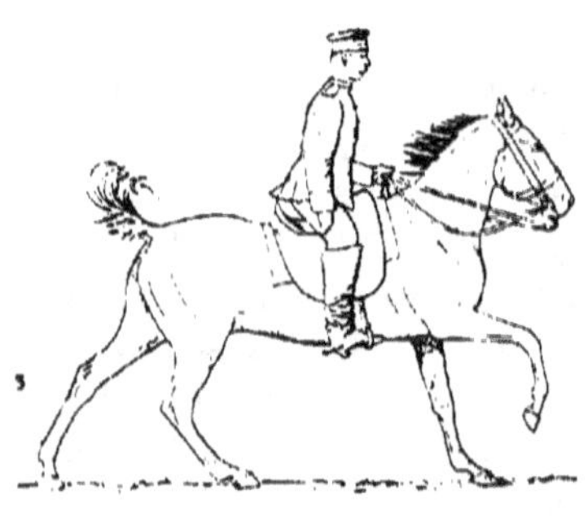

Fig. 245. — Le *grand galop* (3e *battue*:
base tripédale antérieure gauche).

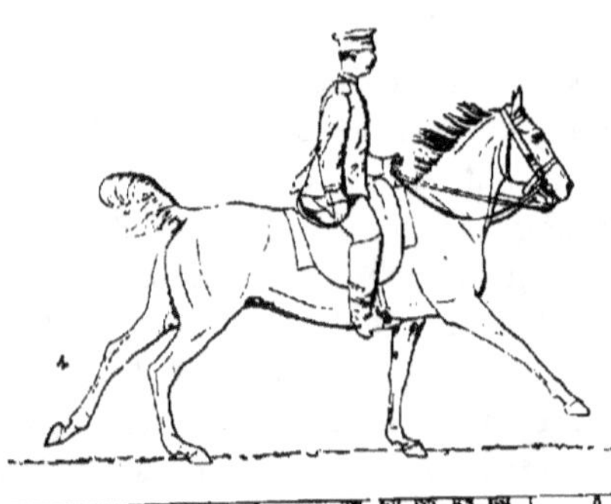

Fig. 246. — Le *grand galop* (base
diagonale gauche).

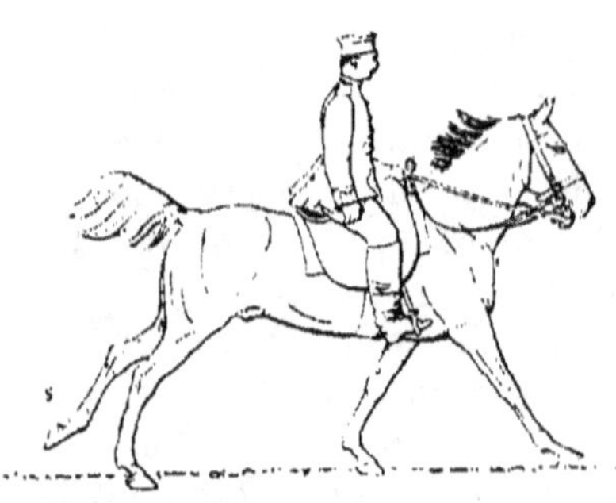

Fig. 247. — Le *grand galop* (4e *battue*;
formation de la base tripédale postérieure
droite).

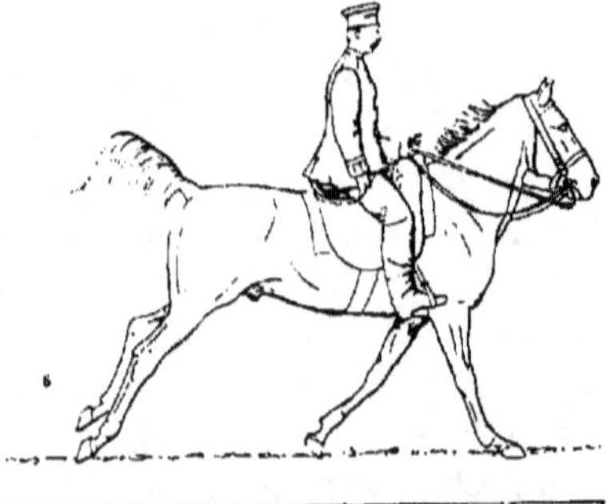

Fig. 248. — Le *grand galop* (fin de la base
tripédale postérieure droite).

de l'antérieur gauche qui prendra le contact du sol avant lui.

Le premier, M. Lenoble du Teil [1] a très nettement combattu cette théorie de l'avance constante d'un bipède latéral sur l'autre, qui ne résiste pas à l'observation attentive des faits, et que détruisent sans appel toutes les photographies instantanées, notamment celles de Lissa.

Ces images vraies du cheval au galop sont encore précieuses à un autre point de vue. C'est qu'elles nous renseignent avec une grande exactitude sur les changements de direction du corps pendant les phases successives du pas entier.

Au début (fig. 243), lors de la chute sur le postérieur gauche, le

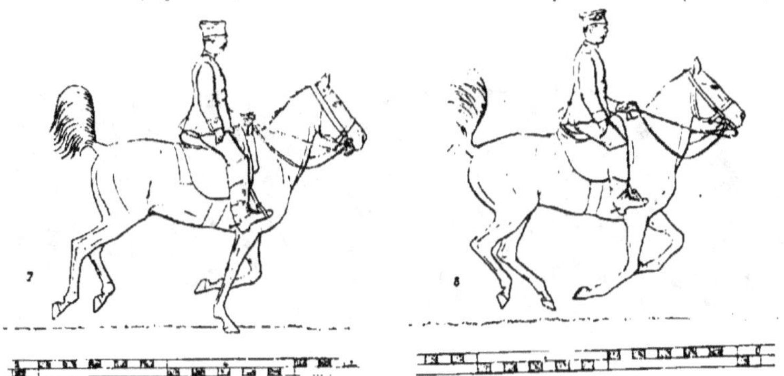

Fig. 249. — Le *grand galop* (base unipédale antérieure droite).

Fig. 250. — Le *grand galop* (projection).

garrot est plus élevé que la croupe; le cavalier, qui vient d'être projeté, se montre encore soulevé de la selle, chassé en avant. Puis l'horizontalité du corps se produit, quand arrive l'appui diagonal gauche (fig. 246); les membres du bipède diagonal droit atteignent alors leur maximum d'écartement, pendant que le cavalier commence à retomber. Ensuite le train postérieur opère sa détente, s'enlève et se détache, tandis que le train antérieur, très abaissé, va faire appui sur l'antérieur droit (fig. 248). Durant cette phase, le cavalier porte fortement sur les fesses, la droite surtout; son assiette est rejetée en arrière. Mais bientôt l'impulsion du derrière dérange à nouveau sa position; il est repoussé en avant et quitte le contact de la selle. A ce moment (fig. 249), sa monture se prépare à abandonner le sol et à rassembler ses membres sous elle, les gauches dépassant les droits (fig. 250). C'est alors que la projection s'accomplit : cheval et cavalier en ressentent

1. Lenoble du Teil, *Cours théorique d'équitation, de dressage et d'attelage*, p. 207. Paris, 1889.

pareillement les effets ; tous deux sont plus ou moins soulevés et projetés en avant.

Pendant la durée totale des appuis d'un pas de galop, le corps prend donc trois attitudes successives et différentes : il est d'abord oblique en haut et en avant, puis à peu près horizontal, et enfin oblique en avant et en bas.

PASSAGES BRUSQUES DE LA STATION, DU PAS ET DU TROT AU GALOP. — TRANSITIONS D'ORDRE INVERSE. — Les développements qui précèdent permettent de comprendre le mécanisme de ces changements d'allure.

Départ au galop de pied ferme. — En vue d'élucider ce point, nous avons fait une série d'expériences dans lesquelles les sujets, préalablement *placés*, ont été abandonnés à eux-mêmes, puis tout à coup sollicités à prendre le galop. Voici ce que nous avons pu constater (fig. 251).

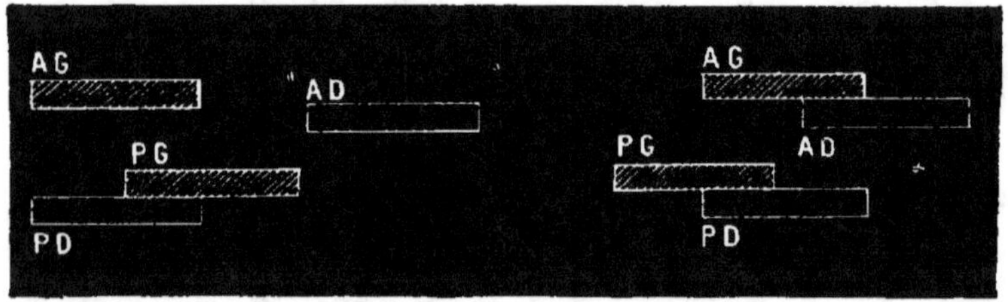

Fig. 251. — Départ au galop de *pied ferme*, le cheval étant en liberté.

Pour partir sur le pied droit, par exemple, le cheval lève d'abord son bipède diagonal droit, puis il le ramène presque instantanément à l'appui, mais en en dissociant les battues, pour permettre à l'autre bipède d'interposer simultanément les siennes au pas suivant, pendant l'intervalle compris entre les deux premières.

Si, au lieu d'être en liberté, l'animal était *monté*, les choses se passeraient autrement : l'arrière-main s'engagerait sous le tronc, surtout le membre postérieur gauche. Après cette préparation, les autres pieds se lèveraient successivement ainsi : 1° antérieur droit ; 2° antérieur gauche ; 3° postérieur droit. Le postérieur gauche, seul à l'appui, commencerait à pousser la masse en avant (1re foulée) ; bientôt le diagonal gauche effectuerait son poser (2e foulée) ; enfin viendrait l'appui de l'antérieur droit (3e foulée). Le galop, entamé, se continuerait ensuite comme d'ordinaire (Lenoble du Teil).

Passage du pas au galop [1]. — Il peut s'accomplir lorsque l'appui a lieu sur une base diagonale droite : 1° détente, puis lever de l'antérieur droit et report du poids sur le postérieur gauche (1re foulée) ; 2° le postérieur droit et l'antérieur gauche, déjà levés, retombent ensemble sur le sol (2e foulée) ; 3° poser, lever et appui de l'antérieur droit (3e foulée) (Lenoble du Teil).

Passage du trot au galop. — Il est possible au commencement de l'appui ou pendant l'appui du diagonal droit : 1° détente de l'antérieur droit et report

1. Il s'agit, dans tous ces exemples, du galop à droite.

du poids sur le postérieur gauche (1re foulée) ; 2° poser du diagonal gauche ;
3° poser de l'antérieur droit (2e et 3e foulées) (Lenoble du Teil).

Passage du galop au trot, au pas ou à la station. — C'est lorsque le
cheval est appuyé sur le bipède diagonal qu'il est capable d'opérer ces changements (Lenoble du Teil).

VARIÉTÉS DU GALOP NORMAL ET PISTES CORRESPONDANTES. — A l'état de
nature, le cheval emploie le galop pour se transporter avec vitesse
vers un point où quelque chose le sollicite vivement ; il s'en sert aussi
pour la fuite quand un danger le menace. La ligne droite ou toute
direction s'en rapprochant est adoptée par lui de préférence, comme
offrant moins de fatigue et plus de sécurité. Dans ces conditions,
l'allure est sûre, facile, généralement rapide. Quant aux empreintes
laissées sur le sol, elles donnent lieu à une piste plus ou moins analogue à celle de la figure 252, A, dans laquelle on voit les traces associées par paires (antérieure et postérieure), écartées, au contraire, en
diagonale. De plus, entre deux pas successifs, un intervalle assez
considérable, que Raabe appelle *mépister*, existe toujours, indiquant
non seulement une suspension prolongée, mais une projection étendue, dont la valeur augmente avec la vitesse, sans pourtant lui être
directement proportionnelle.

Tous les chevaux domestiqués, que l'équitation n'a pas modifiés,
fournissent un galop et des pistes semblables dès qu'on les sollicite à
prendre cette allure. Et comme ils forment incontestablement la masse
de notre population chevaline, il semble logique de considérer ce galop
comme le type ordinaire, puisqu'il est le plus naturel, le plus facile à
exécuter spontanément par le plus grand nombre.

Mais, en cet état, ces animaux sont peu propres au service de la
selle, notamment du manège. Ils manquent de ce *liant*, recherché des
écuyers, sans lequel toute monture est inhabile à obéir aux aides ;
leurs différents groupes musculaires n'ont pas encore acquis l'indépendance fonctionnelle nécessaire aux effets demandés ; la répartition
de leur poids sur l'avant-main et l'arrière-main s'opère dans de tels
rapports que les déplacements latéraux sont rendus difficiles, parfois
dangereux.

Aussi faut-il les soumettre à un dressage particulier et modifier leurs
conditions d'équilibre. En les rassemblant, pour diminuer la longueur
de leur base de sustentation, refouler leur centre de gravité en arrière ;
en imposant une attitude élevée à leur encolure ; en ramenant leur
tête, on parvient à leur communiquer de la souplesse, de l'aisance, et
à leur faire accomplir les mouvements les plus variés. Rendus ainsi
maniables, ils marchent un galop fort différent du précédent, n'ayant

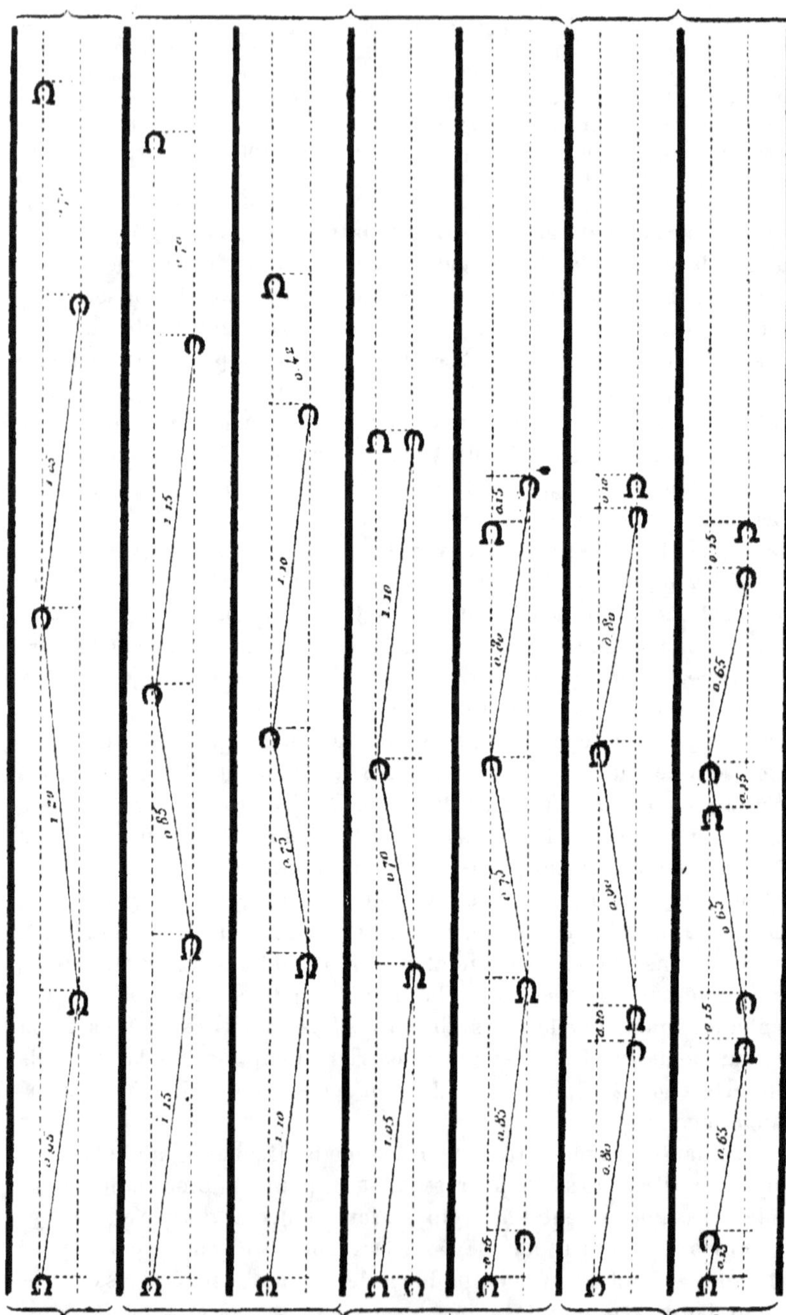

Fig. 252. — *Principales pistes du galop*, d'après MM. Barrier et Lenoble du Teil.

A, *le grand galop*, d'après les photogr. instant. de Lissa. — B, C, D, E, *galops de plus en plus raccourcis*, fournis par le même cheval, progressivement ramené et rassemblé. — F, G, *galops très rassemblés*, fournis par un autre sujet, bien dressé et bien mis.

plus guère de sa forme primitive que le rythme, la cadence, le mode d'association des membres. Mais, s'il n'a plus sa vitesse, il possède en revanche une grâce, une élégance bien supérieures.

Les pistes, dans ces conditions, deviennent parfois très dissemblables ; avec un peu d'attention, on y reconnaît pourtant les caractères d'une parenté évidente, et, étant donnée la cause commune de leurs modifications, il est facile d'y découvrir les transitions qui relient les divers termes de la série si variée qu'elles constituent.

C'est d'abord la projection qui diminue et rend le *mépister* moins étendu. Il en est de même de la base diagonale (fig. 252, B et C ; enfin le pied postérieur marquant la première foulée se pose moins loin de l'antérieur qui lui est opposé en diagonale et qui fournit la dernière battue.

Puis la projection disparaît et se trouve remplacée par la suspension simple. Alors le mépister est nul (fig. 252, D) ; le cheval *se piste ;* son pied postérieur marquant la première foulée retombe sur la même ligne transversale que l'antérieur opposé en diagonale ; la longueur du pas est juste égale à l'étendue du terrain couvert par les trois foulées.

Si l'animal est rassemblé davantage (fig. 252, E), il retombe en arrière de l'empreinte du pied antérieur qui marque la troisième foulée ; la piste montre une succession de pas qui se chevauchent, par suite d'un *dépister* plus ou moins considérable ; dans ce cas, la longueur du pas est un peu plus faible que l'étendue du terrain couvert.

A un degré de ramener encore plus accusé (fig. 252, F), le pied postérieur marquant la première foulée peut arriver à se poser sur l'empreinte du pied antérieur correspondant ; la piste, double d'un côté, devient alors simple de l'autre ; le terrain couvert dépasse de beaucoup la longueur de l'enjambée.

Enfin, si le rassembler est poussé à ses dernières limites, le pied postérieur marquant la première foulée vient se poser en arrière de l'antérieur correspondant ; le dépister est tellement étendu (fig. 252, G), le pas tellement raccourci, que le cheval se déjuge des deux côtés ; il galope presque sur place et son enjambée est plus de moitié moins longue que le terrain couvert.

Entre ces types principaux de galop, il existe, on le comprend, de nombreuses formes intermédiaires que l'écuyer habile pourra réaliser suivant la direction qu'il donnera au dressage de sa monture. Les chefs d'écoles sont pourtant loin de s'entendre, aujourd'hui encore, sur les désignations qui conviennent le mieux à telle ou telle d'entre elles ; il y a lieu de le regretter, car les divergences dans le langage rendent sûrement l'exposé des faits moins intelligible. Nous n'avons pas qualité pour juger ces dissidences et fixer la terminologie. Qu'il nous suffise de connaître les variétés les plus remarquables de la série et la part prépondérante de l'éducation dans leur production.

LONGUEUR DU PAS. — La longueur du pas de galop ne saurait être l'objet d'aucune indication absolue, puisqu'elle varie avec la vitesse, la taille de l'animal, la longueur de ses membres, son dressage, la façon dont il est mené, etc., etc.

D'ailleurs, les pistes de la figure 252 suffisent pour donner une idée des différences que l'on peut obtenir avec des sujets de 1ᵐ,59 à 1ᵐ,60, par la seule influence du ramener et du rassembler, sans que le dressage soit poussé très loin, sauf chez les deux derniers :

Sur la piste A, le pas est de 3ᵐ,90   Sur la piste D, le pas est de 2ᵐ,85
  —   B,   —   3 ,85 | —   E,   —   2 ,70
  —   C,   --   3 ,37 | —   F,   —   1 ,80

Sur la piste G, le pas est de 1ᵐ,60.

Néanmoins, si la longueur des pas ne comporte rien de fixe, elle oscille pourtant autour d'un chiffre moyen qu'on doit connaître :

L'Ordonnance de cavalerie de 1829 la fait de 3ᵐ,25. Pour le capitaine Raabe, elle serait égale à trois fois celle de la base de sustentation, soit de 3ᵐ,60 pour un cheval de 1ᵐ,60 au garrot.

VITESSE. — La vitesse du galop est tout aussi variable que la longueur des pas. Toutes choses égales elle dépend de la variété d'allure considérée. En moyenne, elle oscille entre 300 mètres par minute, soit 5 mètres par seconde (Ordonnance de cavalerie), et 362 mètres par minute, soit 5ᵐ,44 par seconde (Raabe et Vallon).

DÉPLACEMENTS DU CENTRE DE GRAVITÉ. — Comme l'a indiqué Lecoq[1], les déplacements *horizontaux* ou *transversaux* du centre de gravité n'ont

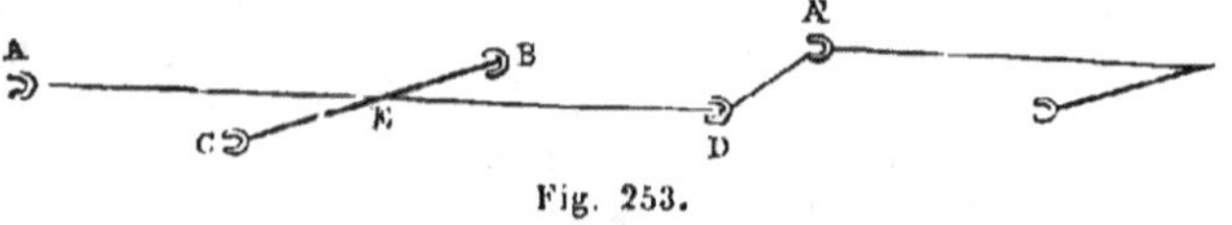

Fig. 253.

pas ici, en raison du défaut de symétrie dans le jeu des membres, la cadence régulière qu'on leur trouve dans le trot, l'amble et le pas.

L'interposition des appuis tripédaux (3 et 3) pendant la durée de la base diagonale de la deuxième foulée (fig. 241, B) n'est pas de nature à occasionner, non plus, de sensibles écarts latéraux dans ces déplacements.

D'abord supporté par le membre postérieur gauche A, par exemple (fig. 253), le centre de gravité se rejette en E, sur la ligne CB, représentant la base diagonale gauche, et de là en D, sur le membre antérieur droit. Pendant la période de projection, DA', il se porte en A', sur le postérieur gauche, et ainsi de suite.

En somme, ces oscillations, très faibles dans le sens latéral, ne sont pas celles qui rendent l'allure fatigante pour le cavalier. Au reste, on

1. Lecoq, *Traité de l'extérieur du cheval*, 5ᵉ édit., p. 372.

constate qu'elles sont d'autant moins étendues que la vitesse est plus grande, les empreintes des pieds droits tendant alors à se rapprocher, sur la ligne médiane, de celles des gauches.

Il n'en est plus de même pour les déplacements *longitudinaux* ou *verticaux*. La direction du corps, primitivement oblique en avant et en haut, lors de la retombée sur le postérieur gauche, devient oblique en sens inverse, c'est-à-dire en avant et en bas, à la fin de l'appui antérieur droit. Il en résulte, sur le bipède diagonal droit, pendant le galop à droite, des mouvements alternatifs de bascule d'autant plus accusés que l'allure est plus raccourcie.

Lorsque le galop est *faux*, la ligne de gravitation a une grande propension à sortir de la base de sustentation, par suite de l'inclinaison du corps vers le centre de la courbe décrite. On peut même avancer que les chutes sont inévitables, si le tournant est brusque et la vitesse considérable. L'animal n'arrive à s'y soustraire qu'en modifiant la direction de son axe par rapport à celui de la piste, de façon à placer le premier obliquement et non plus parallèlement, comme il devrait l'être. Si le cheval galope à droite en tournant à gauche, outre qu'il ralentira son mouvement, il devra encore se mettre en travers de la piste, appuyant légèrement des hanches en dedans, afin de rapprocher son pied postérieur gauche du côté où le corps est le plus exposé à tomber lorsqu'un nouveau pas va s'entamer.

Dans le cas où le galop est *juste*, la ligne de gravitation, ainsi que l'a fort bien signalé Raabe [1], est toujours plus rapprochée du bipède latéral concentrique que de l'autre, à raison de la position inclinée du corps; aussi ce bipède se fatigue-t-il davantage, puisqu'il est obligé de supporter, pendant toute la durée du travail, l'excédent de poids dont son congénère se décharge. Ce fait devient très apparent sur les chevaux qu'on utilise constamment à la même main dans les cirques qui n'ont que 14 mètres de diamètre.

Lorsque le galop est *désuni*, les déplacements horizontaux du centre de gravité sont plus étendus que dans les circonstances habituelles. Cela provient de ce que les membres fournissant les appuis se succèdent alternativement par bipèdes latéraux, au lieu de le faire par bipèdes diagonaux (voy. la notation de la figure 237). Quant au mouvement de bascule, il s'opère en latérale, c'est-à-dire d'un membre postérieur à l'antérieur du même côté. Ces deux particularités rendent l'allure beaucoup plus fatigante pour le cavalier et nuisent à la régularité de sa position.

---

1. Raabe, *Examen des allures*, Paris, 1857, p. 53.

RÉACTIONS. — Il suffit de jeter les yeux sur les figures 238 et 239 pour s'assurer que la pression des pieds sur le sol doit être bien plus énergique dans le galop que dans le pas et le trot. L'abaissement du boulet et la fermeture des angles supérieurs, pendant chaque phase d'amortissement, y sont plus accusés. Ainsi que l'observe M. Marey[1], l'animal est non seulement contraint de supporter le poids de son corps, mais de lui imprimer encore de violentes impulsions. C'est à la première battue que semble appartenir l'énergie la plus intense. A ce moment, le corps, un instant détaché, retombe, et c'est un seul pied qui soutient ce choc.

Les *réactions* qui se produisent au garrot sont représentées, fig. 240 (ligne supérieure R), par un soulèvement onduleux qui dure pendant tout le temps des appuis.

M. Marey estime que le minimum d'élévation de la courbe correspond au moment où les pieds sont en l'air. Aussi croit-il devoir en conclure que la phase dite de *projection* n'est en réalité qu'une *suspension* simple, sans mouvement ascensionnel de la masse.

Nous avons le regret d'être d'un avis différent, car ces constatations ne sont pas d'accord avec l'observation journalière de tous les cavaliers, ni avec celles que l'on peut faire sur les photographies instantanées, celles de MM. Muybridge et Anschütz notamment. A l'aide de ces derniers documents, qui lèvent tous les doutes, il est facile de s'assurer que la hauteur du dos du cheval au-dessus du sol atteint son maximum quand le corps est en l'air. La phase de projection est donc bien certaine dans le galop.

CONFORMATION. — Le cheval qu'on destine au service du galop usuel doit être léger à la main, long et souple d'encolure, court de dos et de reins, musclé de croupe et de cuisses, puissant dans son dessus, fort dans son dessous, haut de garrot, long d'épaules, musclé de jambes et d'avant-bras, large et solide de jarrets et de boulets, flexible de paturons, ample de poitrine, léger d'allure, franc, sûr, docile et bien dressé.

USAGES. — Le galop que nous venons d'examiner, encore appelé *galop de chasse*, est utilisé particulièrement pour le service de la selle, au manège, à la promenade, dans les chasses, les *manœuvres* de cavalerie, etc., etc.

DES GALOPS RALENTIS A QUATRE TEMPS.

M. Lenoble du Teil[2] a fort bien établi les variations qui se produisent dans l'ordre des posers suivant les conditions d'équilibre du che-

1. Marey, *loc. cit.*, p, 174.
2. Lenoble du Teil, *Le galop et la course*, p. 12. Argentan, 1880.
Id. *Revue des Haras*, n° du 15 août 1889.

val au galop. Les battues de la deuxième foulée, primitivement synchrones, se désunissent plus ou moins, de façon à faire entendre *quatre* bruits distincts.

Mais la désunion dont il s'agit peut se manifester de deux façons différentes :

A. — Chez les sujets dits *sur les épaules* (dont le poids est rejeté sur l'avant-main), tels que ceux de course, de cirque, les vieux chevaux de manège, le bipède antérieur précipite ses appuis. Leurs battues se succèdent comme ci-dessous en supposant qu'ils galopent à droite.

1re *battue* :	postérieure gauche ;	3e *battue* :	postérieure droite ;
2e —	antérieure gauche ;	4e —	antérieure droite.

En pareil cas, l'allure est très peu rapide et assez bien cadencée.

B. — Chez les chevaux dits *sur les hanches*, très assis, par suite d'un rassembler poussé à l'extrême, l'ordre des posers devient au au contraire le suivant :

1re *battue* :	postérieure gauche ;	3e *battue* :	antérieure gauche ;
2e —	postérieure droite ;	4e —	antérieure droite.

C'est là le *galop à quatre temps* de l'ancienne équitation, complètement rejeté aujourd'hui. Il était *marché* et s'effectuait presque *sur place*, ressemblant plus à un *air de manège* qu'à une allure véritable.

DU GALOP DE COURSE.

Dès que le galop de chasse dépasse une certaine vitesse, les battues simultanées de la deuxième foulée commencent à se dissocier, et en même temps la base diagonale augmente progressivement de longueur.

Cette allure passe insensiblement, de la sorte, à une forme nouvelle qui a reçu le nom de *course*, et dans laquelle les membres paraissent agir par paires (antérieure et postérieure) isolées. C'est même ce caractère apparent d'indépendance de l'avant-main et de l'arrière-main qui avait fait croire aux anciens hippologues que cette variété de galop était à deux temps.

On sait aujourd'hui qu'il n'en est rien. La course est un galop *à quatre temps*, inégaux, très précipités, qui offre de grandes analogies avec celui des photographies de Lissa, dont la figure 242 reproduit la notation.

C'est à M. Marey[1] que revient le mérite d'avoir démontré d'une fa-

---

1. Marey, *La machine animale*, p. 177.

con positive l'existence de la dissociation des battues diagonales dans cette allure, par conséquent la réalité de ses quatre temps.

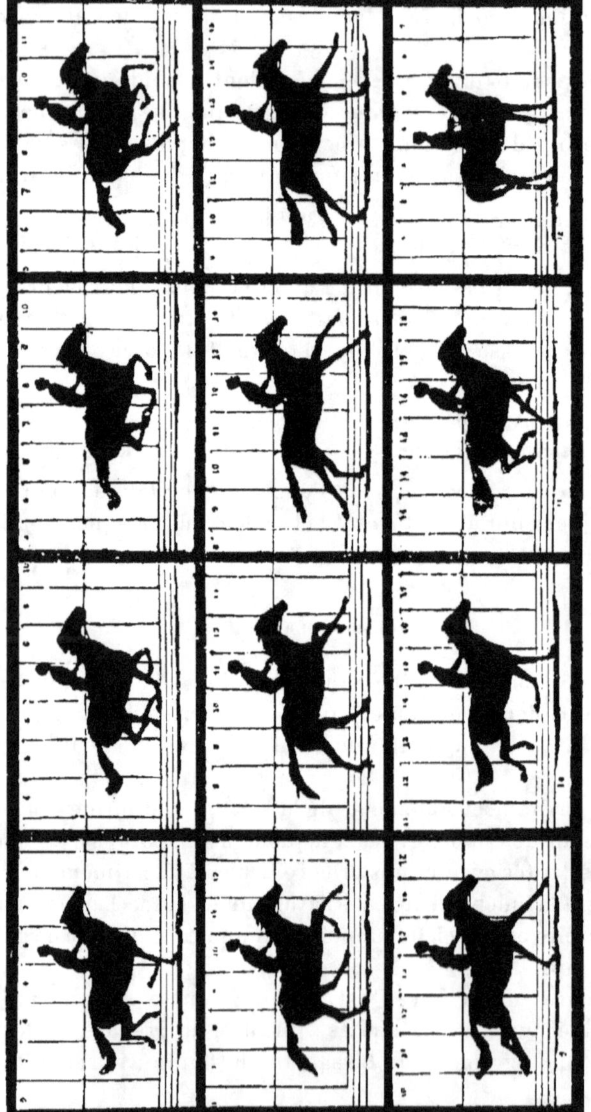

Fig. 254. — *Photographies instantanées de la course du cheval américain Sailie-Gardner.* (D'après M. Muybridge.)

Vitesse 1142 mètres à la minute. — Les lignes verticales du fond sont espacées de 0ᵐ,582. Elles servent à déterminer la vitesse de translation du corps et à mesurer l'étendue des déplacements des membres.

Mais ici la violence des percussions est tellement considérable, que le dispositif expérimental a dû être modifié pour offrir plus de résistance. Malheureusement, il en est résulté une sensibilité moins grande des explorateurs, et ce n'est guère que l'*ordre des posers* qui a pu être rigoureusement obtenu. De ce côté, on le voit, la méthode graphique a donc encore de grandes et nombreuses lacunes à combler.

L'analyse approfondie des photographies instantanées de M. Muybridge, prises sur le cheval de course américain *Saillie-Gardner*, qui était animé d'une vitesse de 1142 mètres à la minute, a permis à M. Lenoble du Teil de faire sur la course des constatations plus exactes et plus complètes[1].

La figure 254 est la reproduction fidèle de ces photographies.

Sur la *notation* qui leur correspond (fig. 255), on peut voir :

1° Que les posers des membres droits ont lieu respectivement au commencement du troisième tiers de l'appui des membres gauches correspondants ;

2° Que dans le bipède diagonal désuni PD, AG, la battue antérieure gauche, AG, se fait entendre à la fin du premier tiers de l'appui du postérieur droit.

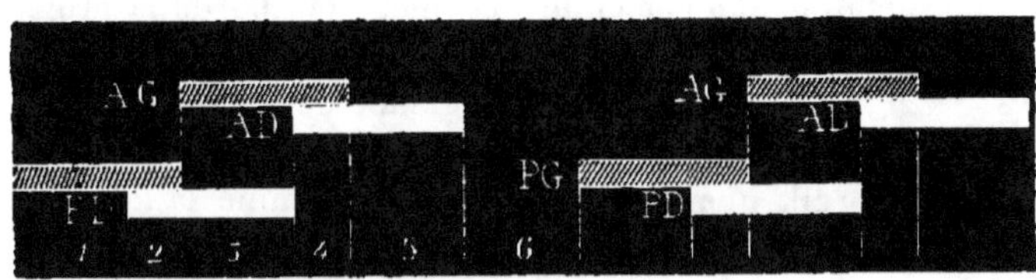

Fig. 255. — *Notation de la course*, fournie par les photographies instantanées du cheval américain *Saillie-Gardner*.
(D'après M. Lenoble du Teil.)

La conséquence de ce rythme est de rendre les temps inégaux, car les battues PD et AG de la deuxième foulée sont très sensiblement plus précipitées que les autres.

Après l'appui du membre antérieur droit, s'opère la phase de *projection* (6) que M. Lenoble du Teil évalue au cinquième de la durée totale du pas complet ; puis une nouvelle enjambée s'accomplit, et ainsi de suite.

Quant aux *bases de sustentation* successives, elles diffèrent quelque peu de celles du galop ordinaire. Sauf la première (1) et la dernière (5), qui sont unipédales, les trois autres sont bipédales, et c'est sur la diagonale que le corps reste le plus longtemps soutenu.

Enfin, comme dans le galop à trois temps, ce sont les membres du

1. Lenoble du Teil, *Le galop et la course*, p. 9 et suivantes. Argentan, 1880.

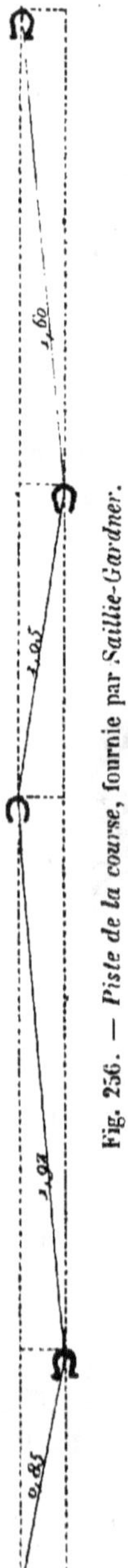

Fig. 256. — *Piste de la course, fournie par Saillie-Gardner.* (D'après M. Lenoble du Teil.)

bipède diagonal fournissant les première et troisième battues qui se fatiguent le plus.

Les faits que nous venons d'exposer s'écartent dans une certaine mesure de ceux qu'a observés M. Marey. Quoique les divergences ne concernent que des points de détail, il est néanmoins nécessaire de rassembler sur cette question de plus nombreux documents pour lever tous les doutes.

La *piste* de la course se caractérise nettement par la grande étendue de la projection et aussi par celle de la base diagonale, qui est toujours de beaucoup plus considérable que les trois quarts de la taille. La figure 256 reproduit, d'après les évaluations de M. Lenoble du Teil, les écartements d'empreintes fournis par les photographies instantanées de *Saillie-Gardner*.

La *longueur du pas*, mesurée entre les deux foulées successives du postérieur gauche, est égale à $4^m,41$. En défalquant de ce chiffre la valeur ($1^m,60$) de la projection, on constate que le terrain couvert par l'animal était de $2^m,814$, avec une base diagonale de $1^m,92$.

Hâtons-nous pourtant de remarquer, avec M. Lenoble du Teil, que rien n'est variable comme la longueur des pas de course. En comparant les divers relevés d'empreintes laissées par plusieurs chevaux, d'apparence extérieure identique, on est frappé de suite par les différences qui existent entre eux. Non seulement leurs traces n'ont plus aucune analogie, mais encore deux enjambées successives du même sujet se montrent complètement dissemblables. Il en résulte que pour savoir comment s'est opérée, dans ses détails, la course d'un cheval, il conviendrait d'analyser la série complète de chacun de ses pas.

Voilà pourquoi on ne peut donner même la longueur approximative du pas de course : elle oscille, en effet, entre 4 et 7 mètres, c'est-à-dire presque du simple au double !

Quoi qu'il en soit, les empreintes postérieures dépassent toujours considérablement les antérieures. Il faut donc que l'avant-main se relève très promptement pour éviter la rencontre de l'arrière. Aussi les chevaux de course, abstraction faite de leur conformation, s'atteignent-ils fréquemment, lorsqu'ils sont poussés outre mesure et que leur entraînement a été incomplet. L'examen des photographies instantanées est, sous ce rapport, de la dernière évidence.

Un autre fait important à signaler, c'est que les empreintes laissées par un coursier, lancé à fond de train, se suivent *sur une même ligne droite*, comme le feraient les rayons d'une roue privée de jantes (Lenoble du Teil). Cela indique une réduction extrême de la base de sustentation dans le sens transversal, par suite, une grande instabilité aussi la vitesse est-elle énorme.

M. Lenoble du Teil estime que celle du tronc est égale aux 7/10 de celles des pieds, et comme *Saillie-Gardner* sur lequel a porté son étude parcourait environ 19 mètres par seconde, on peut juger des difficultés que l'œil éprouve à saisir les phases d'un mouvement d'une pareille rapidité.

Il n'est donc pas étonnant que les artistes aient presque tous représenté le *galop* et la *course* d'une façon inexacte. Le cheval suspendu en l'air avec les quatre membres allongés en sens inverse, comme nous le donnent toutes les reproductions classiques, est dans une attitude fausse que contredisent les photographies instantanées, aujourd'hui de plus en plus nombreuses. Pendant la *projection*, les membres ne sont pas étendus, mais bien fléchis, rassemblés sous le tronc, et c'est à ce moment que se produisent les atteintes. Dans l'impossibilité où nous sommes d'avoir une perception nette de la silhouette de la course, autant vaut la reproduire *vraie*, telle que la saisissent les appareils, car l'œil ne voit pas plus l'animal avec les membres allongés, qu'il ne l'aperçoit avec les extrémités réunies; à une attitude de convention, il est plus logique de convenir d'en substituer une autre, non plus tangible pour nos sens encore mal éduqués, mais au moins plus réelle.

Nous avons consigné, dans le tableau ci-contre, des exemples de vitesses fournies sur divers hippodromes français ou étrangers par quelques chevaux remarquables. Nos renseignements proviennent en grande partie du *Journal des haras* et du *Sport ;* les autres nous ont été communiqués par notre confrère, M. le docteur Huidekoper, directeur de l'École vétérinaire de Philadelphie.

N° D'ORDRE.	ANNÉE DE LA COURSE.	LIEU de LA COURSE.	NOM DE L'ANIMAL.	SEXE.	AGE.	POIDS porté par l'animal.	ESPACE parcouru.	TEMPS mis à le parcourir.	VITESSE par seconde.
					ans.	kilog.	mètres.	min. sec.	mèt. mill.
1	1847	Arles	RENARD	entier	11	64,5	9,000	15,35	9,625
2	1842	Paris	TRAGÉDIE	jument	4	56,0	4,000	4,58	13,422
3	1846	Do	FITZ-EMILIUS	entier	4	60,0	4,000	4,55	13,559
4	1844	Do	CAVATINE	jument	4	56,5	4,000	4,49	13,840
5	1839	Do	ROQUENCOURT	entier	3	51,5	2,000	2,24	13,888
6	1842	Do	NAUTILUS	do	7	62,5	4,000	4,47	13,937
7	1847	Nantes	PHILIP SHAH	do	4	60,0	4,000	4,47	13,937
8	1841	Chantilly	ROQUENCOURT	do	5	59,5	4,000	4,47	13,937
9	1848	Toulouse	EDEN	do	5	62,5	4,000	4,46	13,986
10	1846	Paris	LE CHOURINEUR	do	3	51,0	2,000	2,22	14,084
11	1847	Do	WIRTHSCHOFL	jument	3	49,5	4,000	4,44	14,084
12	1841	Versailles	OAK STIEK	entier	6	60,5	3,900	4,36	14,130
13	1845	Paris	FITZ-EMILIUS	do	3	51,0	2,000	2,21	14,184
14	1846	Do	MISS WAGGS	jument	3	49,5	2,000	2,21	14,184
15	1847	Do	PRÉDESTINÉE	do	5	61,0	4,000	4,41	14,234
16	1845	Do	IMPASSE	do	3	34,5	2,000	2.20	14,285
17	1840	Do	QUONIAM	entier	3	54,0	2,000	2,20	14,285
18	1842	Do	ANNETTE	jument	3	52,0	2,000	2,20	14,285
19	1845	Do	PRÉDESTINÉE	do	3	47,5	2,000	2,19	14,388
20	1840	Chantilly	JENNY	do	3	»	2,000	2,19	14,388
21	1847	Tarbes	PREMIER AOUT	entier	4	64,5	2,000	2,18	14,492
22	1840	Chantilly	FORTUNATUS	do	4	63,0	2,000	2,18	14,492
23	1879	Paris	NUBIENNE	jument	3	53,5	3,000	3,27	14,492
24	1868	Do	THE EARL	entier	3	55,0	3,000	3,27	14,492
25	1876	Do	KISBER	do	3	55,0	3,000	3,26	14,563
26	1877	Do	ST-CHRISTOPHE	do	3	55,0	3,000	3,24	14,705
27	1876	Louisville	TEN BROEK	do	3	»	6,437	7,15 3/4	14,797
28	1847	Arles	GOUALEUSE	jument	4	62,5	3,000	3,17	15,228
29	1840	Paris	NAUTILUS.	entier	5	60,0	2,500	2,43	15,337
30	1877	Louisville	TEN BROEK	do	4	»	1,609	1,39 3/4	16,252

Il résulte de ce tableau, dans lequel les sujets ont été classés par ordre de vitesse, que la rapidité de la course est inversement proportionnelle à l'étendue de l'espace parcouru.

Nous renvoyons le lecteur à ce que nous avons dit des *conditions du moteur en mode de vitesse*, p. 418, pour tout ce qui a trait à la conformation du cheval de course.

Des transitions entre les différentes allures.

« C'est une grande difficulté, dit M. Marey[1], pour un observateur que de savoir comment se fait le passage d'une allure à une autre. La méthode graphique fournit un moyen très facile de suivre ces transitions ; ce ne sera peut-être pas un des moindres avantages de l'application de cette méthode à l'étude des allures du cheval.

« Pour bien comprendre ce qui se passe dans les transitions, il faut revenir à la comparaison de Duges et se représenter deux marcheurs qui se suivent

1. Marey, *loc. cit.*, p. 179.

au pas, au trot ou au galop. Dans les allures soutenues, ces deux marcheurs présentent un rythme constant dans la relation de leurs mouvements, tandis que, dans les transitions, le marcheur d'arrière ou celui d'avant, suivant le cas, précipite ou ralentit ses mouvements de manière à changer le rythme des battues. Des exemples rendront l'explication plus claire.

« La figure 257 est la notation d'une *transition du pas au trot.*

« Le caractère dominant de cette transition, indépendamment de l'augmentation de rapidité des mouvements, consiste en ce que les battues postérieures gagnent de vitesse sur les battues antérieures, de sorte que la battue postérieure gauche, **PG**, par exemple, qui, pendant le pas, s'effectuait sensiblement au milieu de la durée de l'appui du membre antérieur droit, **AD**, arrive graduellement à coïncider avec le début de l'appui **AD**, et avec la battue elle-même quand le trot est établi.

« La figure 258 indique, au contraire, la *transition du trot au pas.*

« On y voit, par un phénomène inverse, les battues diagonales, synchrones d'abord, se dissocier de plus en plus. Une ligne ponctuée, qui réunit les battues diagonales gauches, est verticale au commencement de la figure, dans la partie qui correspond à l'allure du trot ; peu à peu cette ligne devient oblique, annonçant que le synchronisme disparaît. Le sens de l'obliquité de cette ligne montre que c'est l'arrière-main qui retarde dans le passage du trot au pas.

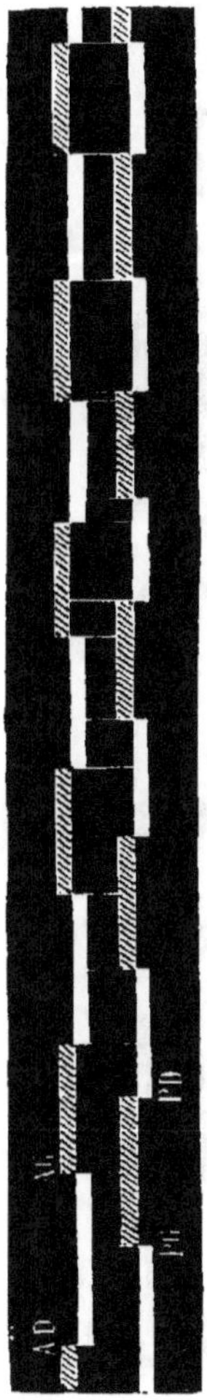

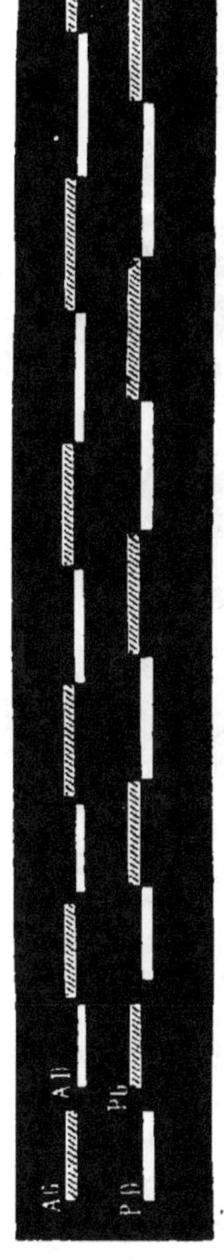

Fig. 257. — Transition du pas au trot.

Fig. 258. — Transition du trot au pas.

« Dans le *passage du trot au galop*, la transition est très curieuse ; elle est représentée dans la notation de la figure 259. On y voit, dès le début de la figure, que le trot est un peu décousu ; la ligne ponctuée qui réunit les battues diagonales gauches, **AG**, **PD**, est déjà un peu oblique et accuse un léger retard du pied postérieur. Cette obliquité va toujours en augmentant, mais pour le bipède diagonal gauche seulement ; le bipède diagonal droit, **AD**, **PG**, reste uni, même après l'établissement du galop. La transition du trot au galop se fait non seulement par le retard du pied postérieur, mais par l'avance du pied antérieur, de sorte que deux des battues diagonales, qui dans le trot étaient synchrones, laissent entre elles le plus grand intervalle : celui qui, dans le *galop ordinaire*, constitue le grand silence.

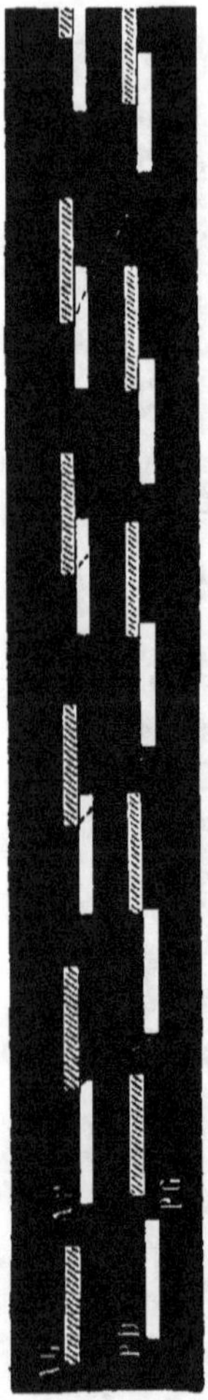

« Un changement inverse produit la *transition du galop au trot*, ainsi qu'on le voit dans la figure 260. »

Fig. 259. — Transition du trot au galop.

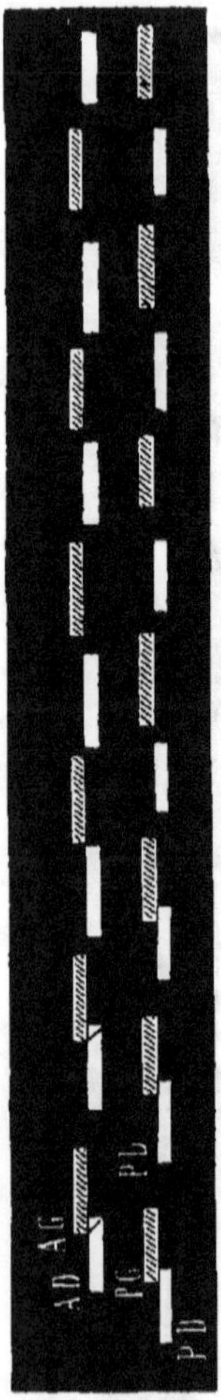

Fig. 260. — Transition du galop au trot.

E. — Du saut.

DÉFINITION. — Le saut est un mouvement progressif dans lequel le corps se détache tout à coup du sol pour être projeté en avant et en haut, par la détente brusque des quatre membres, qui agissent, suivant les cas, simultanément, par paires, ou isolément. Cet acte, exigeant une très grande dépense de force, n'est pas accompli par tous les chevaux avec la même facilité. Il fait partie, comme on le sait, de quelques allures, particulièrement du trot et du galop, mais l'animal l'opère spécialement dans plusieurs circonstances.

DIVISIONS. — Le saut proprement dit peut avoir lieu (fig. 261) *de bas en haut, en longueur*, et enfin *de haut en bas*. Toute autre division nous parait inutile, car il ne se produit, chez le cheval, ni verticalement ni d'une manière rétrograde, ainsi qu'on le voit chez quelques autres animaux.

Quant au *saut de côté*, il n'est qu'une variante de l'un de ceux dont nous avons fait plus haut l'énumération ; il n'y a donc pas lieu de nous en occuper autrement.

1° DU SAUT DE BAS EN HAUT OU **SAUT DE BARRIÈRE.** — C'est lui que nous prendrons pour type. Les chevaux de steeple-chase, ceux de chasse, qui ont à franchir haies, murs ou barrières, comme en Angleterre et en Amérique, dans les chasses au renard, l'exécutent le plus souvent, soit sans modifier leur vitesse si la clôture est peu élevée, soit, au con-

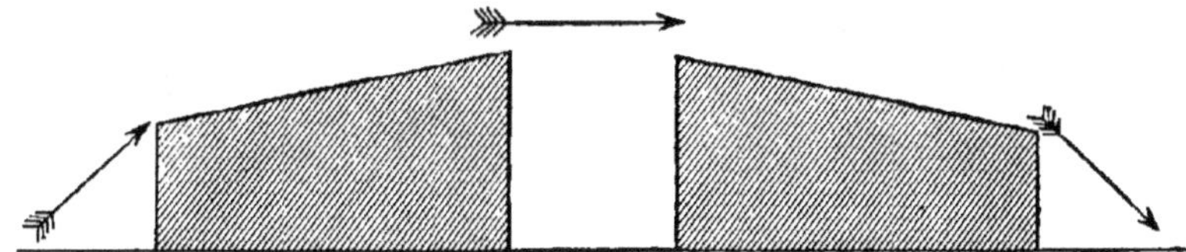

Fig. 261. — Schéma des trois principales sortes de *sauts*.

traire, presque *de pied ferme*, avec une sorte de temps d'arrêt préalable, leur permettant de mesurer la nature des difficultés et la hauteur de l'obstacle. Dans certains cas, le corps ne retombe pas sur le même niveau qu'au départ, lorsque, par exemple, l'animal, traversant un pré, saute sur le remblai de la route qui le longe et continue ensuite sa course sur cette route.

Quoi qu'il en soit, l'acte comprend toujours trois phases plus ou moins rapides : une de *préparation*, une d'*exécution* et une de *descente*.

M. Ottomar Anschütz en a recueilli toutes les attitudes successives au moyen de la photographie instantanée. Nous reproduisons, dans la série de ses vingt portraits, les cinq positions principales sur lesquelles il nous parait utile de fixer l'attention[1] (fig. 262 à 266).

Pendant le *premier temps*, l'animal se rassemble, rapproche ses quatre membres, fléchit ses rayons postérieurs, relève brusquement la tête, l'encolure, et les porte avec force en arrière. En même temps ses colonnes antérieures se raidissent, s'étendent, et détachent l'avant-main (fig. 262), comme s'il s'agissait du cabrer.

C'est alors (*deuxième temps*) que les membres postérieurs, à la manière d'un arc qui se débande, se détendent et projettent la masse en haut et en avant (fig. 263). L'instant d'après, le corps est tout à fait en l'air (fig. 264), animé d'une impulsion énergique à la faveur de laquelle il va pouvoir franchir l'obstacle placé devant lui.

Enfin, la *descente* s'effectue, d'abord par celle de l'avant-main (fig. 265), ensuite par celle du derrière (fig. 266).

Les auteurs ne sont pas d'accord sur la manière dont le corps re-

---

1. Voyez pour plus de détails : G. Barrier, *Société centrale de médecine vétérinaire* (séance du 14 février 1889).

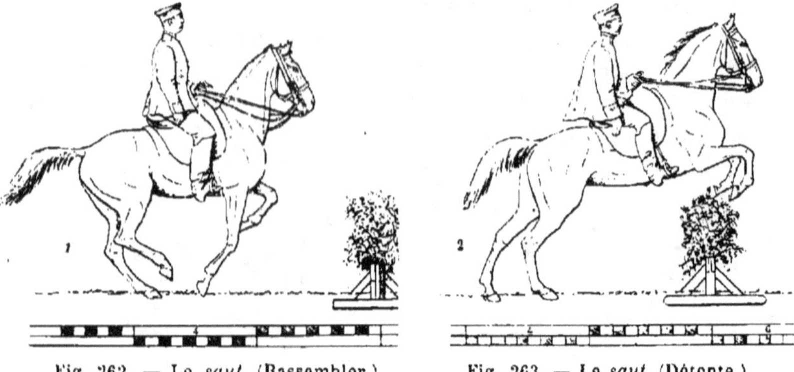

Fig. 262. — Le *saut*. (Rassembler.)   Fig. 263. — Le *saut*. (Détente.)

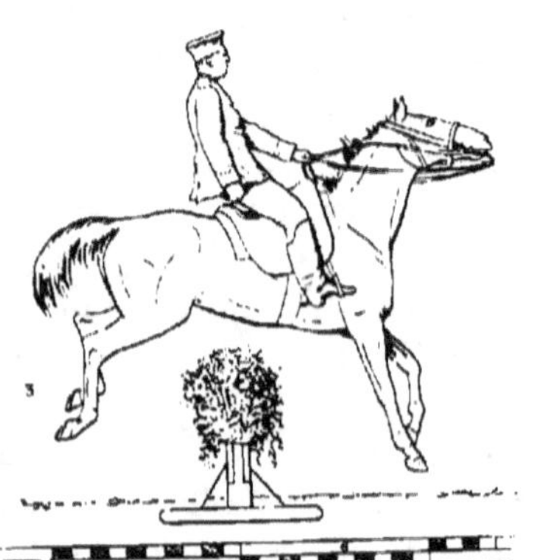
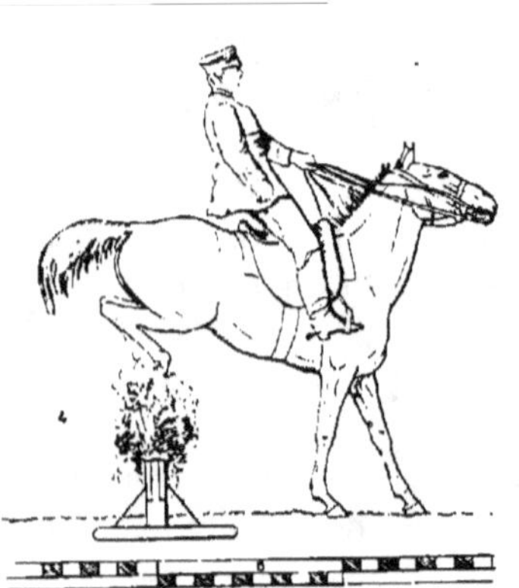

Fig. 264. — Le *saut*. (Passage de l'obstacle.)   Fig. 265. — Le *saut*. (Descente du devant.)

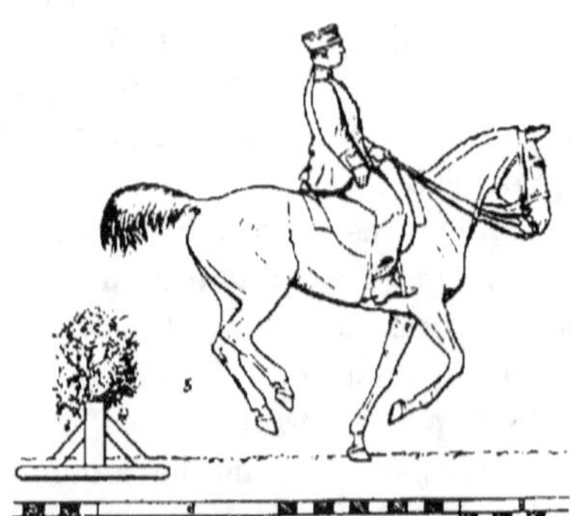

Fig. 266. — Le *saut* (Descente du derrière.)

tombe sur le sol après le passage de l'obstacle. En vue de résoudre cette question, nous avons expérimenté sur des chevaux de steeple-chase en cours d'entraînement à Vincennes.

Nos observations sont d'ailleurs absolument conformes à celles de de Curnieu[1] et de M. Duhousset[2], ainsi qu'aux résultats fournis par les photographies de Lissa.

1. De Curnieu, *Leçons de science hippique*, t. 1er, p. 166.
2. Duhousset, *Le cheval*, p. 33.

Ce sont les membres antérieurs qui arrivent les premiers à l'appui, *presque simultanément* et *très rapprochés* l'un de l'autre (fig. 265), comme en témoigne aussi la *piste* (fig. 267). Mais si, avant le saut, le cheval galopait à droite, par exemple, c'est sur l'antérieur droit qu'il retombera d'abord, et *vice versa*. Il est moins ordinaire de le voir continuer le galop sur l'autre pied, quoique cette *désunion* du premier pas qui suit l'obstacle s'observe souvent.

A peine l'avant-main a-t-il touché le terrain qu'il se relève aussitôt, par un violent effort, pour laisser la place libre aux deux pieds postérieurs, lesquels effectuent leur appui dans le même ordre que leurs congénères, marquant leurs empreintes un peu en avant et très près de ceux-ci (fig. 267).

Une fois la descente opérée, l'animal fait encore quelques pas de galop après lesquels il peut s'arrêter ou reprendre sa course.

Cependant il n'en est pas toujours ainsi. Soit que l'impulsion ait été trop énergique ou que les membres de devant se soient mal disposés pour la réception de la masse, soit par fatigue, faiblesse, usure, maladresse ou défaut d'entraînement, une chute souvent grave se produit. En vertu de la vitesse acquise, le sujet, fléchissant les genoux, se renverse d'arrière en avant, exécute une culbute complète, et *fait panache*, projetant son cavalier qui va rouler à quelques mètres. Il n'est pas très rare alors que l'un des deux ne se relève plus !

Lorsque la chasse de l'arrière-main a été insuffisante, les accidents prennent un autre caractère : tantôt les membres postérieurs heurtent les parties supérieures de l'obstacle, ce qui est une cause fréquente de chutes : tantôt l'avant-main seul passe, et l'animal reste suspendu par la face inférieure de la poitrine ou du ventre, sans pouvoir se dégager.

La figure 268 donne la *notation* d'un saut de haie, d'après les photographies de Lissa; une légende explicative annexée en facilite la compréhension. Cette notation permet de suivre, dans le temps, la série des phénomènes, au même titre que la piste nous les a fournis dans l'espace.

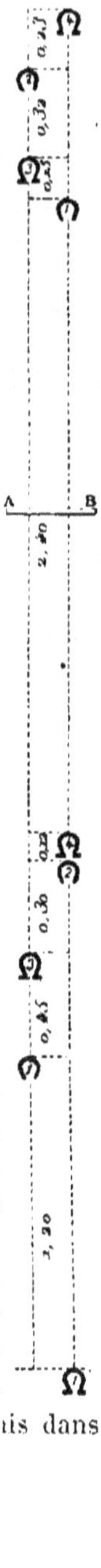

Fig. 267. — La *piste* du *saut d'une haie.*
(D'après les photogr. instant. de Lissa.)

AB, ligne de la haie. — Les chiffres placés au centre des empreintes indiquent l'ordre des posers avant et après le passage de l'obstacle.

Au commencement de la figure, le cheval, qui était au trot, dissocie ses levers AG et PD, pendant qu'il précipite son appui antérieur droit. Dans la phase 4, il se rassemble pour retomber aussitôt (en 5) sur son arrière-main. Les deux colonnes postérieures, en contact avec le sol, y demeurent pendant toute la durée de la phase 6 et opèrent simultanément une détente énergique; sous cette influence, le corps est projeté en haut et en avant pour franchir l'obstacle (8); puis il retombe successivement sur les membres antérieurs, le

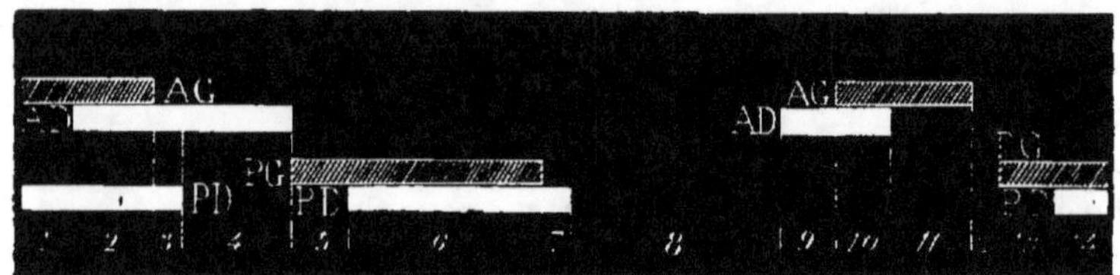

Fig. 268. — Notation du *saut d'une haie.*
(D'après les photographies de Lissa.)

En 4, le rassembler; — en 5, élévation de l'avant-main; — en 6, la détente; — en 7, le corps se détache; — en 8, passage de l'obstacle; — en 9, descente du devant; — en 10, passage du derrière; — en 13, descente du derrière.

droit d'abord. Mais l'avant-main ne tarde pas à se relever (11) et comme le derrière n'a pas encore repris le contact, il se produit une nouvelle et très courte suspension (12) après laquelle les membres postérieurs se posent. Le saut est accompli: le cheval repart au galop *désuni* (voy. plus haut, p. 584).

Il n'est pas sans intérêt de citer maintenant quelques exemples de sauts remarquables.

A l'École d'Alfort, nous avons vu un cheval sortir d'un box de 3ᵐ,80 de longueur, par dessus la grille, haute de 1ᵐ,20, qui le fermait.

Au dire de Youatt[1], un cheval, qui avait été cautérisé à trois membres, était logé en liberté dans un box fermé par une porte de 1ᵐ,80 de haut, au-dessus de laquelle était une ouverture de 1 mètre carré; sa propre taille était de 1ᵐ,60. Cet animal, en entendant à une grande distance les hourras des chasseurs et les cris des chiens, franchit d'un bond la porte de son box, sans qu'on ait pu trouver sous sa poitrine, sur sa nuque ou sur ses côtes la plus petite marque de frottement.

De Curnieu[2] rapporte les faits suivants :

« En 1792, pour un pari de 500 guinées, un cheval irlandais fut amené dans Hyde-Park, devant le mur de Park-Lane, haut de 2ᵐ,22, d'un côté, et seulement de 2ᵐ,08 de l'autre. Il sauta bien du côté le moins élevé, mais toucha légèrement en sens contraire. Il paraît qu'il était en liberté.

« Un autre cheval irlandais franchit également le même mur.

« Il y a encore quelques rares exemples de murs de 2 mètres franchis par gageure.

« On parle d'un chasseur du comté de Kent, arrivant à la queue d'un re-

1. Youatt, *Histoire du cheval anglais.* Traduction de M. H. Bouley, in *Bibliothèque vétérinaire*, t. I, p. 258.
2. De Curnieu, *Leçons de science hippique générale*, Paris, 1857, t. II, p. 413.

nard sur une propriété fermée par un mur de 2 mètres, et qui le sauta sans difficulté.

« On voit rarement un saut d'un mètre sous un homme lourd ; celui de 1ᵐ,46 ne s'obtient pas souvent, même des chevaux de *hurdle race*, parce que ce que j'appelle un saut est le saut net et franc d'une barre mobile qui tombe au moindre choc, ou d'un mur qui ne plie ni ne pardonne. Les claies des courses sont presque toujours accrochées par les pieds à 18 ou 22 centimètres de leur extrémité supérieure.

« Un saut de 1ᵐ,46 vaut la peine qu'on se dérange de 100 kilomètres pour le voir, et le saut de 1ᵐ,62 se voit une ou deux fois dans la vie d'un sportsman. »

2° DU SAUT EN LONGUEUR. — Il est encore appelé *saut en large* par de Curnieu. C'est celui qu'exécute le cheval pour passer un fossé ou un cours d'eau, mais il peut avoir lieu tout à la fois en hauteur et en longueur.

Ainsi, Flora, célèbre jument de chasse de la vieille race anglaise, franchit une haie de 1ᵐ,46 avec un fossé derrière de près de 7 mètres[1].

« Le *Sporting magazine*[2] parle d'un pari proposé pour sauter, avec 66 kilogrammes, le canal de Mar-Dyke, en Corez, dans un endroit où il a 25 pieds anglais de large. »

Le saut en longueur n'est pas toujours isolé ; fréquemment il s'associe à un mouvement progressif, le trot ou le galop, lorsque le corps de l'animal est tout à fait en l'air.

3° DU SAUT DE HAUT EN BAS. — Il ne faut pas confondre l'acte dont il s'agit ici avec la chute proprement dite, ou encore avec le troisième temps du saut de bas en haut, c'est-à-dire la descente. Dans chacun de ces cas, la trajectoire décrite a pour agent principal la pesanteur, et, très secondairement, la fraction non encore épuisée de l'impulsion initiale qui lutte contre la première et amoindrit le choc.

Dans le saut de haut en bas, au contraire, le cheval n'est pas contraint de s'enlever préalablement pour franchir l'obstacle : il doit simplement quitter le sol pour atteindre un point de celui-ci placé au-dessous et plus ou moins loin de l'endroit où le terrain a changé de niveau. A cet effet, on le voit se rassembler pendant un instant très court, puis s'élancer obliquement en avant et en bas, par la détente énergique de ses membres postérieurs.

En pareille circonstance, la courbe parabolique accomplie par le corps est provoquée à la fois par l'action de la pesanteur et par la force impulsive du derrière qui s'y ajoute intégralement. Dès lors, on comprend de quelle violence doivent être les réactions pour le cavalier et pour le cheval. Si les membres antérieurs de ce dernier ne sont pas

1. De Curnieu, *loc. cit.*, t. II, p. 139.
2. Octobre 1829. Citation de M. de Curnieu, *loc. cit.*, t. II, p.414.

construits en force et en solidité, si ses aplombs sont défectueux, son entraînement incomplet, la chute devient inévitable.

Les trois sortes de sauts dont nous venons de parler sont quelquefois combinées, réunies, sur les champs de courses. La *banquette irlandaise* n'est autre chose qu'un obstacle analogue à celui dont la figure 261 représente le schéma. Très variable dans sa disposition, elle offre souvent un fossé avant la montée et un second après la descente, complications qui la rendent encore plus dangereuse.

CONFORMATION DES SAUTEURS. — L'animal qui doit pratiquer très souvent le saut implique de toute nécessité une conformation irréprochable, comme force, énergie, vigueur, pour pouvoir résister à la fatigue énorme que cet acte lui cause.

Une tête légère, une longue encolure, un beau garrot, un dessus court, bien soutenu; un arrière-main puissant, de larges articulations, des aplombs antérieurs très réguliers et du sang, sont, chez lui, des beautés primordiales à rechercher.

Il y a plus, ajoute M. le professeur Sanson[1], outre une puissance musculaire considérable, il lui faut encore une intelligence développée et cultivée par l'éducation, l'entraînement. Il est bien difficile, en effet, de ne pas voir dans le genre de service du cheval de chasse tout ce qui concerne cette faculté intellectuelle qu'on appelle le jugement, qui suppose, de sa part, un travail d'observation, d'appréciation, et, finalement, une décision par laquelle il mesure ses efforts à la grandeur de la tâche imposée.

DU BOND ET DU SAUT DE MOUTON.

Le **BOND** ou **BONDISSEMENT** s'effectue sur place, en deux temps, et consiste en une élévation complète du corps au-dessus du sol, par la bascule successive et alternative de l'avant-main et de l'arrière-main. Toutefois, la détente du train postérieur n'est pas, d'ordinaire, accompagnée de la ruade. L'acte dont il s'agit peut être répété plusieurs fois de suite. Le plus souvent, le cheval l'accomplit par gaieté, à la promenade ou au manège, mais quelquefois aussi dans le but de désarçonner son cavalier.

Le **SAUT DE MOUTON** est presque identique au précédent. Il n'en diffère qu'en ce que l'animal paraît s'enlever simultanément des quatre membres pour retomber de la même façon.

1. A. Sanson, *Traité de zootechnie*, 2e édit., 1874, t. I, p. 89.

Il y a des chevaux qu'on dresse tout spécialement pour le manège, à faire le saut de mouton ou à bondir : ce sont les *sauteurs entre les piliers*[1] et les *sauteurs en liberté*[2]. En général, ils sont courts, râblés, près de terre, vigoureusement musclés, larges de jarrets, puissants de reins et solidement charpentés. Une semblable conformation s'explique par le rude service qu'on exige d'eux. En quelques instants, on les voit essoufflés et couverts de sueur. Il est parfois extrêmement difficile de les monter; aussi sont-ils précieux dans la pratique, pour donner de l'*assiette* (de la solidité) au cavalier. Outre ces caractères extérieurs, on les choisira encore bien doués sous le rapport de l'intelligence, du caractère; certains sont indociles, méchants et dangereux; enfin, ils devront avoir beaucoup de fond, de résistance et assez de sang[3].

CHAPITRE III

DÉFECTUOSITÉS DES ALLURES

Dans ce chapitre, nous nous proposons d'examiner les défectuosités qui, d'une manière générale, peuvent se manifester à toutes les allures indistinctement. A cet effet, nous les rangerons sous les cinq chefs suivants :

A. Défectuosités portant sur les membres antérieurs seulement :
  1° *Raser le tapis;*
  2° *Trousser;*
  3° *Épaules froides ou chevillées.*

B. Défectuosités portant sur les membres postérieurs seulement :
  1° *Harper;*
  2° *Jarrets vacillants.*

C. Défectuosités portant sur le mode d'association des levers antérieurs et des posers postérieurs :
  Forger.

1. Le *sauteur entre les piliers* est celui qu'on attache, au manège, entre deux piliers afin de l'obliger à sauter sur place et d'une certaine façon.

2. Le *sauteur en liberté* est celui qui, monté *en liberté*, travaille sur la piste comme un autre cheval, avec cette différence qu'il exécute le saut de mouton ou le bond à la volonté de l'écuyer qui donne la leçon.

3. Il nous paraît trop en dehors de notre sujet de décrire ici les airs de manège connus sous les noms de *capriole, croupade, pesade, courbette, passage, ballottade, piaffer*, etc. (Voir les traités d'*Équitation.*)

D. Défectuosités portant simulta-
némement ou isolément sur le
train antérieur ou sur le postérieur :

1° *Bercement ;*
2° *Tour de reins.*

E. Défectuosités portant indistinctement sur les quatre
membres :

1° *Billarder ;*
2° *Se couper ;*
3° *Boiteries.*

C'est d'après cette classification que nous allons les étudier.

A. — Défectuosités portant sur les membres antérieurs seulement.

Lorsque, pendant la marche, les membres antérieurs se meuvent trop près du sol ou s'élèvent outre mesure ; lorsque leurs rayons ne se déploient pas avec l'étendue et l'énergie que comporte cependant leur mode d'assemblage, les allures revêtent des formes particulières qui les rendent disgracieuses, ralenties, incertaines, et même dangereuses pour l'animal, son conducteur ou son cavalier.

1° **RASER LE TAPIS.** — On dit qu'un cheval *rase le tapis* quand ses pieds antérieurs s'élèvent à peine pendant qu'il évolue sur le terrain. Les sujets qui ont les épaules froides, les membres raides ; ceux qui sont

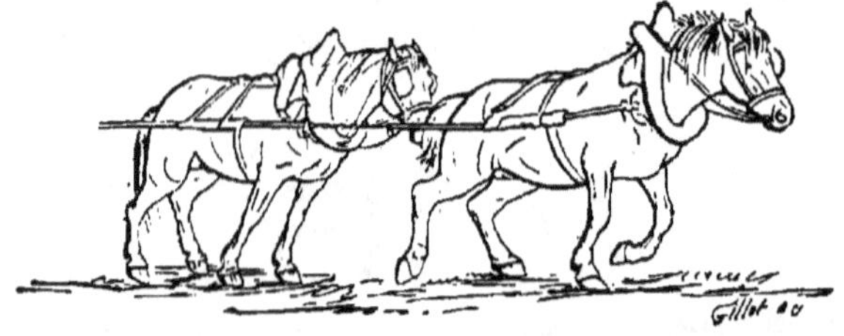

Fig. 269. — Photographies instantanées de chevaux de gros trait pesamment chargés

usés, épuisés ; enfin les poulains dans les premiers temps de leur vie, présentent plus spécialement ce défaut. Il les expose à rencontrer les inégalités du sol, par conséquent, à *butter*, à faire des *faux pas* ou à *s'abattre*. Par le dressage, il est susceptible de disparaître, mais rien n'agit dans ce sens lorsqu'il provient de l'usure.

C'est surtout au pas, au trot, au pas relevé, à l'amble et à l'amble rompu, que les chevaux rasent le tapis. Cependant les écuyers appliquent aussi cette expression à ceux qui galopent près de terre. Il semble qu'il en doive résulter les mêmes désavantages dans tous les cas. D'ordinaire, cette défectuosité est d'autant plus grave qu'elle se manifeste à une allure plus rapide. Certaines conformations, celle du pur sang anglais, par exemple, ou encore certains procédés d'entraînement à grande vitesse, semblent y prédisposer. Par contre, elle est beaucoup plus rare chez les chevaux de gros trait, qui lèvent toujours fortement leurs pieds pendant le travail (fig. 269).

2° **TROUSSER**. — Cette action, que l'on constate surtout au trot, et de préférence sur les chevaux allemands, hollandais, est caractérisée par la flexion exagérée du canon et de l'avant-bras. Trousser est loin de constituer une beauté, comme le pensent beaucoup de personnes ; ce n'est pas de la grâce non plus. Ce qu'il y a de vrai, c'est que cette façon de marcher occasionne une perte de temps et de force, l'une et l'autre préjudiciables à la vélocité de l'allure et à sa durée.

D'après quelques auteurs, elle serait plus fréquente chez les sujets à encolure de cygne et sur ceux qui ont les jarrets coudés.

Nous ne connaissons aucun moyen de la pallier.

Faisons observer, en passant, que les chevaux aveugles relèvent beaucoup quand ils trottent, cherchant ainsi à éviter les obstacles ; mais ce n'est pas là ce qu'on appelle *trousser*, à proprement parler.

3° **ÉPAULES FROIDES** ou **CHEVILLÉES**. — Lorsque les épaules, bien que très régulièrement construites, semblent empêchées d'agir avec tous leurs moyens et ne permettent aux membres que des mouvements raccourcis, on les dit alors *chevillées* ou *froides*.

Cette expression est défectueuse, car, ainsi que le remarque H. Bouley[1], c'est moins dans l'épaule que dans les parties inférieures des membres, notamment la région digitale, que réside la gêne locomotrice. Le plupart du temps l'animal souffre des pieds et ne raccourcit ses pas que pour diminuer l'intensité des percussions contre le sol. Et la preuve qu'il en est ainsi, c'est qu'en supprimant la sensibilité dans la région du sabot, au moyen de l'opération de la *névrotomie*, on restitue le plus souvent aux épaules toute leur mobilité.

La *froideur* des épaules n'est pas toujours l'indice d'une lésion des membres ; elle peut dépendre simplement d'un défaut d'énergie, de la mollesse, de la *froideur* du tempérament, coïncidant parfois avec la plus parfaite régularité des formes. Le *cheval tableau* des marchands, modèle à offrir aux artistes, est dans ce cas. D'une conformation irréprochable, il n'a ni vigueur ni allure, *trotte sous lui*, parce qu'il manque de cette faculté sans laquelle le mécanisme le mieux agencé perd toute valeur, *le sang*.

Ajoutons enfin que la froideur des épaules n'est quelquefois que

1. H. Bouley, *Nouveau dictionnaire de médecine, de chirurgie et d'hygiène vétérinaires*, t. VI, p. 155.

passagère ; c'est quand elle résulte de la trop grande jeunesse, d'un élevage mal dirigé, d'un entraînement insuffisant, d'une certaine faiblesse maladive, etc. Dans cette circonstance, il est possible, par une bonne hygiène, une alimentation abondante, un exercice journalier bien compris, de faire disparaître le défaut.

B. — Défectuosités portant sur les membres postérieurs seulement.

1° HARPER OU ÉPARVIN SEC. — L'*éparvin sec* ou le *harper* est caractérisé par la flexion brusque, saccadée, en quelque sorte convulsive, du canon sur la jambe, au point que chez quelques sujets la face antérieure du boulet vient presque toucher le ventre.

Cette flexion subite, immodérée, du jarret se fait remarquer tantôt sur un seul, tantôt sur les deux membres. Dans ce dernier cas, si l'action de harper est portée à un haut degré, la marche est, à son début, très singulière.

Le cheval affecté d'éparvin sec ne présente à l'extérieur absolument aucune lésion qui puisse en déceler l'existence. Ce n'est qu'à l'allure du pas, surtout, et à celle du trot qu'il se manifeste. Plus ou moins prononcé, mais toujours plus visible après le repos prolongé, il arrive quelquefois à cesser tout à fait pendant l'exercice et immédiatement après. On a donc raison de dire qu'il est de nature intermittente, puisqu'il peut apparaître ou disparaître suivant les circonstances. Aussi, H. Bouley a-t-il pensé que ce défaut méritait d'être considéré comme une *variété de boiterie ancienne intermittente*, et par cela même *rédhibitoire*, aux termes de l'art. 2 de la loi du 2 août 1884. Nous partageons cette opinion, mais nous ne connaissons aucun procès qui se soit engagé à ce sujet.

A quoi est due cette affection ?

« On ne connaît pas encore, dit Lecoq[1], la véritable cause de cette flexion du jarret, plus fréquente chez les chevaux fins que sur ceux de race commune. L'attribuer constamment à une maladie du tarse, c'est oublier que les rayons ne peuvent se mouvoir isolément, et que la flexion convulsive d'une articulation suffit pour entraîner celle de toutes les autres. Si la flexion du jarret frappe plus les yeux que celle des articulations supérieures, est-ce une raison pour qu'elle soit le point de départ du mouvement anormal du membre ? »

Ces réflexions ne manquent pas de justesse, car les lésions du harper

---

1. Lecoq, *loc. cit.*, 5ᵉ édit., p. 388.

ne résident pas toujours dans l'articulation tibio-tarsienne. Les faits que nous allons citer en fourniront la preuve et serviront à diriger les observateurs dans les recherches encore à faire sur ce sujet.

1° Rigot attribue les mouvements saccadés des articulations disposées en charnières parfaites aux rayures que présentent leurs surfaces articulaires. Suivant lui, des altérations de cette nature se rencontreraient dans l'articulation huméro-radiale, lorsque le cheval *harpe du devant*, et dans la tibio-tarsienne, lorsqu'il *harpe du derrière*[1].

2° Pastureau, vétérinaire à Esclates (Lot-et-Garonne), a émis l'opinion, sans preuve à l'appui, que le harper est dû à l'accrochement du ligament fémoro-rotulien interne sur le bord correspondant de la trochlée fémorale[2].

3° M. Watrin, ancien vétérinaire militaire, pense, au contraire, qu'il provient de ce que le fibro-cartilage complémentaire de l'os du pied, un peu modifié dans sa structure et ses rapports, arrive à butter sur l'os de la couronne, lors du lever du membre. Cette hypothèse, reprise par MM. Chénier et Weber, a sollicité, de la part de M. E. Bizard, l'emploi d'injections anesthésiques dans le pli du paturon, à l'effet de combattre la sensation douloureuse que semblent éprouver les chevaux atteints d'éparvin sec. Ces injections sont restées inefficaces[3].

4° M. Orillard, vétérinaire à Châtellerault, a publié aussi plusieurs faits intéressants. D'après lui, l'action de harper doit être rattachée à des dilacérations musculaires de la partie postérieure de la jambe et de la fesse, ou à des ruptures partielles des fibres tendineuses et aponévrotiques de la corde du jarret[4].

En ce qui nous concerne, nous dirons que nous avons vu, comme Rigot, des chevaux qui *harpaient du devant*, et qui nous ont offert, à l'autopsie, des rayures de l'articulation huméro-radiale ; ces sujets sont extrêmement rares.

Quant à ceux qui *harpent du derrière*, ils nous ont montré des lésions fort diverses : tantôt elles n'existaient que dans l'articulation fémoro-tibiale, sous forme de rayures, de corps étrangers, d'arthrite sèche ou rhumatismale ; — tantôt elles résidaient, à peu près avec les mêmes caractères, dans l'articulation fémoro-rotulienne seulement ; — tantôt dans la jointure tibio-astragalienne exclusivement ; — d'autres fois, nous avons trouvé toutes les articulations du membre postérieur malades, sauf la coxo-fémorale ; — enfin, il est des cas où nous n'avons rien aperçu d'anormal, pas plus dans les os et les cartilages que dans les muscles, les tendons, les aponévroses, les synoviales, les vaisseaux et les nerfs[5].

Dans deux circonstances, notre attention s'est portée sur le degré d'ouverture des angles articulaires. Outre les diverses formes de l'arthrite chronique, nous avons constaté des angles tibio-tarsiens tellement ouverts que leurs

---

1. Rigot, *Traité complet de l'anatomie des principaux animaux domestiques* (*Syndesmologie,* p. 94).

2. Pastureau, *Journal des vétérinaires du Midi,* année 1849, p. 871 : *Quelques réflexions sur l'éparvin et la crampe.*

3. *Bulletin de la Société centrale de médecine vétérinaire,* séance du 23 fév. 1882, in *Recueil de médecine vétérinaire,* année 1882, p. 373.

4. Orillard, *Quelques renseignements sur la nature et l'étiologie de l'éparvin sec,* in *Archives vétérinaires,* 6e année, 1881, p. 161.

5. Arm. Goubaux, *Comptes rendus de la Société de biologie,* année 1853, p. 19 et 92.

branches, dans leur plus grand état d'écartement, arrivaient presque à se mettre en ligne droite. Cette disposition nous a paru avoir pour effet d'augmenter le jeu de ressort du jarret. Ce jeu, manifeste sur une articulation fraîchement disséquée, qu'on cherche à ouvrir ou à fermer, est d'autant plus marqué que les rayons constituants de la jointure sont plus près de leur écartement limite. Or, comme il est des chevaux affectés d'éparvins secs chez lesquels on ne rencontre aucune lésion, il se pourrait que le mouvement brusque, saccadé, par lequel s'opèrent, en pareil cas, la flexion et l'extension du métatarse, eût sa seule cause dans le mode de coaptation et de rencontre de la jambe et du canon [1].

Il se pourrait aussi, comme l'a supposé Pastureau, que l'accrochement du ligament rotulien interne sur la trochlée fémorale, dont la lèvre interne est parfois très saillante, opposât tout d'abord une certaine résistance au mouvement de flexion du membre, puis, que cet obstacle, disparaissant tout à coup laissât la flexion s'accomplir brusquement.

Ce ne sont là, bien entendu, que des hypothèses, mais à la vérification desquelles ceux qui auront à nouveau l'occasion d'étudier le harper feront bien de s'adonner.

Tous ces faits démontrent qu'on ne sait pas encore d'une manière exacte quelle est la cause de ce symptôme remarquable. Quoi qu'il en soit, le cheval qui en est atteint ne peut guérir [2]; il a par conséquent perdu beaucoup de sa valeur; mais cela ne veut pas dire qu'il ne puisse être encore utilisé, même à un service pénible.

2° **JARRETS VACILLANTS.** — Les chevaux de gros trait ou de trait léger présentent assez souvent cette défectuosité pour laquelle il n'est pas de palliatif; ce sont, en général, des animaux faibles ou usés.

Au pas, plus particulièrement lorsque le membre postérieur vient d'effectuer son appui, la pointe du jarret éprouve une sorte de déviation en dehors, faisant converger les sabots en avant et en dedans. On dit, dans ce cas, que le cheval a les *jarrets vacillants*. Cela ne l'empêche pas de rendre encore de bons services, mais cette action est disgracieuse et retire aux membres une partie de leur solidité.

C. — Défectuosités portant sur le mode d'association des levers antérieurs et des posers postérieurs.

Du **FORGER.** — On observe quelquefois des chevaux qui, au pas ou au trot, font entendre un bruit anormal plus ou moins fort et fréquem-

---

1. G. Barrier, *Bulletin de la Société centrale de médecine vétérinaire*, in *Recueil de médecine vétérinaire*, année 1882, p. 372.

2. Boccar a proposé de faire la section du tendon du muscle extenseur latéral des phalanges, près de sa terminaison sur celui de l'extenseur antérieur. (*Journal vétérinaire et agricole de Belgique*, année 1845, p. 273.) — Nous avons eu l'occasion de pratiquer une fois cette ténotomie, mais sans résultat.

ment répété, qu'on a comparé à celui du marteau sur l'enclume. Il est produit par le choc de la pince du pied postérieur contre le pied antérieur du même côté, par suite du défaut d'harmonie qui existe entre les levers antérieurs et les posers postérieurs, soit qu'il y ait précipitation de ceux-ci, soit ralentissement de ceux-là. On dit, dans le langage ordinaire, que ces chevaux *forgent*. Les points frappés, variant suivant le degré d'avance de l'arrière-main par rapport à l'avant, sont marqués sur le fer par des entailles ou des rayures, que l'on constate sur ses *branches*, en *éponges* ou en *voûte*.

L'action de forger a de sérieux inconvénients : d'abord son bruit est désagréable, fatigant; ensuite, le cheval peut se déferrer, s'abattre, se couronner, se contusionner, se blesser les talons, les phalanges, les tendons, ou enfin s'atteindre assez gravement et présenter des complications diverses telles que nerf-férures et javarts.

Les causes de cette défectuosité sont importantes à connaître. Elles sont liées à l'*état général du sujet* ou à des *défauts de conformation*.

Les *causes générales* résultent le plus souvent de la faiblesse, de la fatigue, de l'usure, du défaut d'entraînement ou d'un état maladif. Les unes sont persistantes et irrémédiables; les autres sont capables de disparaître, et par cela même le forger, sous l'influence d'une bonne hygiène, d'une alimentation suffisamment réparatrice, d'un exercice bien compris et de soins intelligents. Les jeunes chevaux qu'on utilise trop tôt, les adultes qu'on surmène, enfin ceux qui ne sont pas entraînés aux services de vitesse, arrivent à se corriger de ce défaut lorsqu'on les place dans des conditions convenables, tandis qu'il en est tout autrement de ceux où il devient le symptôme de l'épuisement, conséquence de l'âge.

Les *défauts de conformation* susceptibles d'occasionner le forger sont assez nombreux. Nous citerons principalement :

1° Le volume et le poids de la tête ;

2° Le peu de longueur de l'encolure, sa musculature puissante, ainsi que celle des épaules ;

3° Le vice d'aplomb qui rend le cheval sous lui et bas du devant ;

4° L'excès de longueur des membres de derrière, par rapport à ceux de devant ;

5° Le défaut de longueur du corps relativement à sa hauteur ;

6° La longueur excessive du dos et des reins, impliquant une flexibilité trop grande du rachis et permettant ainsi aux membres postérieurs d'atteindre plus facilement les antérieurs.

L'action de toutes ces causes est facile à comprendre :

D'abord il faut noter, pour les trois premiers cas, que la surcharge de l'avant-main détermine un appui plus long des pieds antérieurs, par conséquent un retard appréciable dans leur lever. Par suite de ce retard, si l'allure est allongée, les pieds postérieurs, ne trouvant pas libre la place qu'ils doivent occuper, rencontrent forcément leurs congénères correspondants: d'où le bruit particulier qui annonce que le cheval forge. Il en est de même, pour des raisons identiques, si le cavalier, mal assis, trop porté en avant, surcharge les parties antérieures de sa monture.

Pour les autres cas, c'est parce que le déplacement en avant du membre postérieur est plus considérable que dans les conditions ordinaires ou que son jeu ne trouve pas sous le corps un champ suffisamment étendu pour s'accomplir entièrement. C'est alors qu'il atteint l'antérieur à la fin de son appui, à son lever ou au commencement de son soutien.

Il y a des chevaux qui, au trot, forgent presque à chaque pas. Nous en avons connu plusieurs qu'on a dû changer de service et n'employer qu'au pas. Fort heureusement on n'est pas toujours contraint d'en arriver à cette extrémité.

Il existe, en effet, quelques moyens de remédier à cette défectuosité lorsqu'elle résulte de la mauvaise conformation.

Ainsi, l'action de relever l'encolure et la tête, soit directement, par l'intervention propre du cavalier, soit indirectement, en enrênant le cheval plus court, peut alléger l'avant-main et reporter sur les membres postérieurs une partie du poids qui surchargeait le premier. C'est déjà quelque chose, mais ce n'est pas tout : une ferrure spéciale, appliquée rationnellement, est souvent le palliatif le plus efficace. Le principal objectif, comme l'a si bien exprimé H. Bouley, sera de diminuer autant que possible le volume des parties percutantes et percutées, dans les points où elles sont susceptibles de se toucher. Elle consistera : pour le pied de derrière, à amoindrir son diamètre antéro-postérieur aux dépens de la pince, parfois même à incruster la partie antérieure du fer dans la corne, qui la déborde alors en avant: — pour le pied de devant, à raccourcir les branches du fer, à leur donner moins de largeur ainsi qu'à la voûte. Bourgelat, par des considérations théoriques, avait conseillé une ferrure différente de celle dont il vient d'être question. H. Bouley les a combattues, et a montré qu'elles ne sont pas en rapport avec les faits de la pratique[1].

<hr>

[1]. Pour plus de détails, voyez l'excellent article de H. Bouley sur le FORGER, in *Nouveau Dictionnaire de médecine, de chirurgie et d'hygiène vétérinaires*, t. VII, p. 214.

D. — Défectuosités portant isolément ou simultanément sur le train antérieur ou sur le postérieur.

1° Du **BERCEMENT** ou du **BERCER**. Le *bercement* consiste en un balancement latéral du corps, comparé aux oscillations d'un berceau, qui se décèle surtout au pas et au trot.

Le cheval se berce du devant, du derrière ou des deux trains à la fois. Ces sortes d'oscillations latérales absorbent toujours une partie de la force destinée à l'impulsion, et, comme l'a dit Lecoq, plus elles sont accusées, moins la machine animée devient propre aux allures rapides.

Cette défectuosité, due quelquefois à la mollesse, à la faiblesse, se fait remarquer de préférence sur les sujets péchant par un excès de largeur du poitrail, de la croupe et de la base de sustentation. On l'a constatée, de plus, chez les chevaux panards et à genoux de bœuf. Enfin nous ajouterons, d'après nos propres observations, que tel cheval, d'abord très régulier d'allures, arrive à se bercer lorsque son embonpoint devient excessif; par contre, nous avons vu disparaître le défaut à la suite de l'amaigrissement.

D'après les causes signalées, on comprend que les animaux mous et faibles ne soient affectés de ce balancement que temporairement surtout s'ils sont encore jeunes, car avec l'âge, un travail modéré, une nourriture suffisante, ils se trouveront à même d'acquérir les forces qui leur manquaient. Quant à ceux dont le bercement tient à l'irrégularité des aplombs, ils ne s'en corrigent jamais, et il n'existe aucun moyen de le pallier.

On notera que certains trotteurs se bercent au pas ou au petit trot, tandis qu'ils n'offrent plus rien d'anormal dès que leur allure acquiert plus de rapidité.

Le bercer n'a jamais lieu au galop, à cause de la grande vitesse déployée, des faibles déplacements transversaux du centre de gravité, et du peu de largeur de la base de sustentation. On sait qu'en pareil cas, les empreintes des membres gauches tendent à se rapprocher de celles du côté opposé, et même nous avons vu que chez les coursiers d'hippodrome, la piste n'est plus représentée que par une seule ligne d'empreintes.

Cette défectuosité est donc plus ou moins grave, suivant les services.

2° De l'**EFFORT DE REINS**. — L'*effort de reins*, symptôme de diverses affections de la région dorso-lombaire, le plus ordinairement d'une entorse de la colonne vertébrale, s'accuse par un manque de rigidité du rachis, un défaut d'harmonie entre les mouvements de l'avant-main et ceux du derrière, ainsi que par la vacillation et la grande faiblesse de celui-ci.

Les chevaux de selle, de bât, les limoniers, y sont le plus exposés; d'autres fois, l'affection est un simple accident n'ayant aucun rapport avec le service.

L'animal atteint de cette défectuosité n'a aucune solidité sur ses membres postérieurs, qui le maintiennent avec peine en équilibre. Il suffit de le pousser par la hanche ou de le tirer par la queue pour le faire chanceler. Il se couche, se lève ou recule très péniblement, et se montre incapable de porter à dos le moindre fardeau. Pendant la marche, sa croupe oscille alternativement d'un côté à l'autre. Ses membres postérieurs ne se meuvent pas dans des champs parallèles à l'axe du corps; ils se déjettent en dedans, en dehors, se heurtent maladroitement; leur appui n'est pas ferme et leurs sabots, une fois posés, pivotent sur eux-mêmes de façon à rendre leurs pinces convergentes : enfin, leurs empreintes sont marquées sans symétrie, sans netteté, et leur allure a perdu son rythme habituel. Au trot et dans les tournants, tous ces faits s'exagèrent; les chutes, imminentes, se produisent assez souvent sur le côté.

Il est évident que, dans cet état, le cheval ne saurait faire un bon service; lorsque les symptômes sont très accusés, il est même impossible de l'utiliser à aucun travail. Cependant il est des acheteurs assez inattentifs, notamment des entrepreneurs de travaux de terrassement à la tâche, pour l'acheter dans de semblables conditions. On le leur présente dans les limons d'un tombereau, où il est plus soutenu, et, le marché conclu, on leur met le fouet entre les mains. Le lendemain, ils s'aperçoivent de l'irrégularité de la marche, mais il est trop tard, le vice n'étant pas rédhibitoire.

L'effort de reins, connu encore sous les noms de *tour de reins, tour de bateau, entorse dorso-lombaire*, toujours grave, se manifeste le plus communément après une chute, ou lorsqu'on a trop chargé à dos. Il y a peu d'espoir de guérir l'animal, aussi a-t-il perdu la plus grande partie de son prix. Aujourd'hui, on le livre à la boucherie, afin d'épargner les frais d'un traitement, la plupart du temps inefficace, qui, par sa durée, pourrait dépasser la valeur intrinsèque du malade[1].

1. Pour plus de détails, voyez :
Arm. Goubaux, *De l'entorse dorso-lombaire considérée chez le cheval*, in *Recueil de médecine vétérinaire*. Année 1851, p. 414 et 498.
H. Bouley, *Nouveau Dictionnaire*, etc., t. V, p. 362.

E. — Défectuosités portant indistinctement sur les quatre membres.

1° BILLARDER. — *Billarder* est l'action du cheval qui, pendant la marche, déjette ses pieds en dehors du plan de mouvement de ses membres. Habituellement, c'est à partir de la région du canon que la déviation se manifeste; d'autres fois, elle n'a lieu qu'à compter du boulet. Quoi qu'il en soit, on l'observe tout aussi bien dans les membres *postérieurs* que dans les *antérieurs;* c'est donc à tort, selon nous, que les auteurs la considèrent comme étant le partage exclusif de ces derniers.

Mais comme il n'existe aucun mot technique pour caractériser cette irrégularité dans l'arrière-main, nous proposons d'appliquer l'expression de *billarder* aux deux bipèdes indistinctement.

Les animaux qui *billardent du devant* sont ceux dont les axes de mouvement des membres antérieurs sont déviés, au niveau du genou, en dedans de la verticale, ou dont les pieds sont tournés en dehors : tels sont les chevaux à genoux de bœuf et les panards.

Les sujets qui *billardent du derrière* sont atteints d'un vice de conformation analogue. Ils comprennent les chevaux à jarrets clos, à jambes en pieds de banc, ainsi que les panards.

D'après Lecoq[1], « ceux dont le pied est plat et large sont aussi sujets à ce défaut, forcés qu'ils sont d'écarter les pieds pour éviter de s'atteindre et de se couper. »

C'est au pas et au trot que la défectuosité est surtout accentuée. Outre qu'elle rend ces allures disgracieuses, elle occasionne une perte de temps et de force, *par suite* une cause sérieuse de ralentissement et de fatigue. Les chevaux ainsi conformés, et encore capables de vitesse, ne le doivent, si nos observations sont exactes, qu'à la répétition fréquente de leurs mouvements; mais il est certain que, toutes choses égales, ils s'épuisent plus vite.

2° SE COUPER. — *Se couper* se dit du cheval dont l'un des pieds en action heurte la partie inférieure de l'un des autres membres.

Ce défaut, dit H. Bouley[2], a des degrés et des modes particuliers que l'on caractérise par des expressions différentes.

Relativement à ses degrés : on dit qu'un cheval *se frise*, lorsque le membre qui se meut ne fait qu'*effleurer*, dans un point toujours le même, la peau de celui qui est à l'appui, en n'y laissant d'autre marque que la déviation du poil en avant, et une empreinte de poussière, de boue ou du cirage dont on enduit les sabots.

1. Lecoq, *Traité de l'extérieur du cheval*, etc. 5ᵉ édit., p. 383.
2. H. Bouley, *Nouveau Dictionnaire*, etc., t. IV., p. 442.

Si le défaut est plus accusé et que le contact du membre en mouvement détermine de la douleur, mais sans éraillement de l'épiderme, on exprime ce fait en disant que l'animal *se touche*.

Il *s'atteint* ou *se taille*, lorsque le heurt est assez intense pour *faire plaie;* enfin il *s'entre-taille*, lorsque chaque membre du même bipède donne et reçoit alternativement un coup dans la progression. Dans ces différents cas, l'action contondante s'exerce toujours au même point, et c'est là ce qui caractérise essentiellement le vice de *se couper*. Mais il peut se faire que les coups portent tantôt dans un endroit et tantôt dans un autre, comme cela arrive au galop de course, pendant la projection; alors on dit que le sujet *s'attrape*.

Les chevaux se coupent plus souvent derrière que devant; cela tient à ce que l'écartement des pieds postérieurs est assez généralement moins grand que celui des antérieurs.

Les coupures ont lieu dans des endroits variables : couronne, face interne du boulet ou du canon, plus rarement la face interne du genou, et aussi sur l'extrémité inférieure de l'avant-bras, comme il nous a été donné d'en voir quelques exemples.

Les plaies ne présentent pas des caractères constants. Tout à fait récentes, elle sont saignantes; produites depuis quelques jours, si le cheval s'est coupé accidentellement, elles sont revêtues d'une croûte. Mais si les chocs qui les engendrent se répètent fréquemment, on les trouve circonscrites par des bords épais, durs, résistants. Enfin, dans certains cas, elles reposent sur une tumeur osseuse; c'est ce que nous avons constaté sur les deux membres antérieurs d'un cheval qui s'entre-taillait à l'extrémité inférieure des deux avant-bras.

Leur gravité dépend de leur profondeur, de leur siège, de la fréquence de leur renouvellement et de la nature des parties intéressées.

Souvent elles ne font pas boiter, si ce n'est au moment même de leur production, mais toujours elles tarent plus ou moins l'animal, selon les causes diverses qui les ont occasionnées et que nous classons sous les chefs principaux suivants :

1° La *faiblesse*, résultant de l'âge, des privations, de la fatigue, de l'usure, et, chez les jeunes sujets, de la mauvaise nourriture, du manque d'entraînement. Pour ces derniers, il y a tout lieu d'espérer que le défaut disparaîtra sous l'influence d'un meilleur régime, de soins mieux entendus, ce que l'observation démontre d'ailleurs.

2° *La mauvaise conformation*, pour les chevaux serrés du derrière, à longs membres, à corps trop court, à pieds larges, disproportionnés, panards ou cagneux, et, en général, chez ceux d'aplombs défectueux.

Dans chacune de ces circonstances, les extrémités se trouvent rapprochées d'une façon démesurée, soit dans le bipède antérieur, soit dans le postérieur; ou bien les membres de derrière ne trouvent pas sous le corps un espace suffisant pour se développer librement.

3° *Le jeu irrégulier des articulations*, qui empêche les rayons de se fléchir et de s'étendre dans des plans parallèles à la ligne médiane, comme on le voit quand les sujets troussent, sont cambrés des genoux et des jarrets.

4° *Les engorgements de la partie inférieure et interne des membres*, quelle que soit leur nature.

5° *La ferrure défectueuse*, lorsqu'elle a faussé les aplombs ou laissé trop de largeur au fer et au sabot.

6° Enfin, la *fatigue*, qui agit dans le même sens que la faiblesse et enlève au cheval la facilité de mouvoir ses membres avec la précision, la régularité, l'étendue, la direction voulues. Dans ce cas, le défaut disparaît par le repos et l'exercice modéré ; on doit donc le considérer comme accidentel et passager.

Les chevaux ne se coupent pas tous avec la même partie du fer ; c'est tantôt la mamelle, tantôt le quartier, qui viennent frapper, blesser le membre à l'appui. Il est important de faire cette recherche pour remédier au mal.

Ce serait dépasser notre but que d'entrer dans des détails plus étendus sur cette défectuosité des allures. Aussi renvoyons-nous le lecteur aux ouvrages qui ont traité spécialement de cette question [1].

En ce qui concerne le traitement, nous nous bornons simplement aux principales indications suivantes :

Pour les chevaux faibles ou fatigués, un bon régime, un travail modéré et une ferrure rationnelle donnent, en général, des résultats satisfaisants. Mais, pour ceux qui ont une mauvaise conformation, des aplombs irréguliers, il y a autre chose à faire. Ainsi, on emploiera avec succès le *bracelet* ou l'*anneau de cuir*, que l'on placera de manière à protéger les parties atteintes. On se servira aussi, dans le même but, de la *guêtre de cuir*. Enfin, on devra recourir à une ferrure particulière, notamment à celle dite *à la turque*.

3° **BOITERIES OU CLAUDICATIONS.** — On donne ces noms, dit H. Bouley [2], « à une irrégularité de la marche déterminée par l'inégalité ou l'impuissance d'action d'un ou de plusieurs des membres locomoteurs. »

Cette irrégularité doit toujours être considérée comme le *symptôme* d'une affection locale ou générale. En pareil cas, le membre *malade*

---

1. H. Bouley, *Nouveau Dictionnaire*, etc., t. IV, p. 441.
2. Nous empruntons les détails qui vont suivre au savant travail sur la *Boiterie*, que H. Bouley a publié dans le *Nouveau Dictionnaire*, etc., t. II, p. 503.

donne une battue moins forte et opère un appui moins prolongé que le membre sain ; son pas est en outre plus étendu. On dit alors que le cheval est *boiteux*, qu'il *boite ;* on appelle *droit*, au contraire, celui dont l'allure est normale.

Les boiteries, en raison de leur fréquence et de leur gravité variable, peuvent nuire temporairement à l'utilisation de l'animal, diminuer ses services ou y mettre un terme. Pourtant, nous limiterons leur étude et n'examinerons ici que les points intéressants relativement à l'extérieur.

Leur degré ou leur intensité est indiqué par diverses expressions : le cheval *feint*, lorsque l'irrégularité de sa marche est très légère ; il *boite*, lorsqu'elle est assez marquée ; il *boite tout bas*, lorsqu'il appuie à peine sur le membre malade ; enfin, il *boite à trois membres*, lorsque ce membre ne sert plus du tout à l'appui[1].

Une claudication est susceptible d'affecter un, deux, trois et même les quatre membres, mais ces derniers cas sont rares, l'homme de l'art étant appelé dès que le propriétaire s'aperçoit de quelque chose d'anormal.

H. Bouley a dit avec raison que le diagnostic des boiteries est un triple problème qui se formule ainsi : Reconnaitre : 1° le membre boiteux ; 2° le siège de la boiterie ; 3° enfin, la nature de celle-ci.

Sous le rapport de l'extérieur, le premier point seul nous intéresse ; les autres, impliquant des connaissances médicales approfondies, sont du ressort du vétérinaire.

De quel membre l'animal boite-t-il ?

Cette sorte d'expertise nécessite l'examen du sujet au repos, au pas et au trot. Dans chacune de ces conditions, il sera tenu en main ou monté.

a. Au repos, on considère si la station est régulière ou irrégulière. Tantôt le membre malade est porté en avant de sa ligne d'aplomb, ce qu'on exprime en disant que le cheval *montre le chemin de Saint-Jacques, fait des armes, pointe*[2] *;* tantôt il se trouve engagé sous le centre de gravité ou déplacé en dehors. Quelquefois il sert à l'appui, ne repose

---

1. Dans le langage ordinaire, on dit *boiter à trois jambes :* c'est une expression impropre qui résulte de ce que le vulgaire confond les *membres* de l'animal avec ses *jambes.* Les animaux quadrupèdes ont deux jambes et non quatre, mais ils ont quatre membres.

2. H. Bouley est le premier qui ait employé cette expression ; il la trouve plus avantageuse que les précédentes, et la fait dériver de l'anglais *to point*, montrer du doigt. Cependant, nous ne devons pas l'accepter sans faire remarquer que le verbe *pointer* est depuis longtemps employé en équitation pour exprimer l'action de désobéissance du cheval qui se cabre et s'élance en avant, en s'appuyant sur les extrémités postérieures, pour jeter à bas son cavalier. (*Cardini.*)

sur le sol que par la pince ou se tient tout à fait en l'air. D'autres fois, il se lève et se pose presque incessamment, surtout si la douleur est grande ; la litière est alors piétinée, foulée, déplacée : dans certains cas même, le fer correspondant offre un poli et un luisant qu'on ne voit pas à celui des autres pieds.

b. Il faut ensuite observer le cheval *en action.* Pour cela, on le fait aller au pas et conduire à la main, en prenant la précaution de lui laisser un peu de liberté, et en recommandant au conducteur de ne fournir aucun point d'appui à la tête. On se place de manière à le voir successivement par devant, par derrière et de profil des deux côtés. Mais si la boiterie est légère, la marche au pas devient insuffisante et il importe de faire trotter l'animal.

A cette allure, on rend l'irrégularité locomotrice plus évidente, à cause des percussions plus fortes des battues. C'est pour cette raison qu'une boiterie, qui n'était pas visible au pas, devient d'ordinaire apparente au trot.

Après avoir trotté le cheval en ligne droite, il est quelquefois bon de le faire tourner en cercle, en vue de surcharger de préférence un bipède latéral. Enfin, on l'oblige à appuyer rapidement à droite et à gauche, de façon à constater si le lever du membre malade est plus rapide et son poser plus douloureux que ceux du membre sain [1].

c. Le *choix du terrain* est aussi à prendre en considération. Tel sujet qui parait *droit* boite parfois tout à coup, si on le fait brusquement passer de la terre sur le pavé. De même, il n'est pas rare de voir la boiterie augmenter d'intensité, lorsque l'épreuve a lieu sur une terre labourée ou sur une couche de fumier. Dans ce cas, le cheval est contraint à des efforts musculaires plus grands, par conséquent plus douloureux, pour soulever ses membres et les dégager du sol dans lequel ses pieds enfoncent.

De quelle manière une boiterie se décèle-t-elle ?

1er CAS. — *Le cheval boite d'un membre antérieur.* — S'il s'agit du membre antérieur gauche, par exemple, l'appui aura une durée moindre que celui de l'antérieur droit ; la battue sera aussi moins forte. Ce n'est pas tout : chaque fois qu'elle se produira, la tête s'élèvera et s'inclinera à droite, pour soulager dans une certaine proportion le membre malade et rendre ses percussions plus faibles.

En ce qui concerne le membre sain, le pas est plus court, la battue plus intense, plus sonore, et l'appui, plus prolongé, coïncide avec l'abaissement de la tête.

2e CAS. — *Le cheval boite d'un membre postérieur.* — Comme dans le cas

1. Lemichel, *Le cheval et le mulet,* p. 123, 2e édit. Versailles, 1872.

précédent, la battue du membre malade est moins forte que celle de son homologue ; de même, la durée de l'appui est plus courte et le pas plus étendu. En outre, il y a, au trot, d'autres symptômes sur lesquels il est nécessaire d'attirer l'attention. Selon la remarque judicieuse de H. Bouley, *ce coup de tête*, caractéristique des claudications, s'effectue du côté du membre boiteux dans les boiteries postérieures, tandis qu'il a lieu en sens inverse dans les boiteries antérieures.

La croupe éprouve aussi, comme la tête, un mouvement inégal de balancement sous l'influence des actions inégales des membres boiteux ; mais moins accusé que celui de la tête, il fournit des indices moins certains. Il consiste ordinairement en un abaissement plus marqué au moment du poser du membre sain, sur lequel le corps prend son point d'appui principal, tandis qu'il est presque imperceptible lorsque le membre malade touche à terre.

Il est une erreur commise assez souvent par le vulgaire : c'est de croire qu'un animal boite du pied sur lequel il tombe. Elle résulte d'une fausse interprétation des phénomènes objectifs contre laquelle les praticiens sont trop prémunis pour qu'il soit nécessaire de donner la démonstration de son peu de fondement ; si nous en faisons mention ici, c'est que très souvent on se trouve dans la nécessité de la combattre.

3e cas. — Le cheval boite de deux membres. — Il se rencontre des cas où le cheval boite de deux membres à la fois, en bipède antérieur, postérieur, latéral ou diagonal.

« Les symptômes propres à la boiterie des bipèdes antérieur ou postérieur donnent lieu à une irrégularité ou à une impuissance d'action, en général aussi intense pour les membres gauches que pour les droits. Le jeu de l'un des bipèdes est modifié dans la même mesure des deux côtés, faisant ainsi constraste avec celui de l'autre bipède qui, fonctionne normalement.

« Quant aux boiteries des bipèdes diagonaux ou latéraux, elles se caractérisent par les symptômes combinés des boiteries antérieures et postérieures, beaucoup plus accusés, en raison de la plus grande difficulté de la progression.

« Soit, par exemple, un cheval boiteux de la paire diagonale droite : à chaque pas du trot, le coup de tête et l'abaissement de la croupe seront très marqués au moment du poser de la paire diagonale gauche.

« A première vue, il y a un défaut d'harmonie dans les mouvements dont on ne se rend pas bien compte, mais en portant exclusivement son attention sur le bipède antérieur d'une part, et sur le postérieur de l'autre, on ne tarde pas à discerner la double cause qui le produit.

« L'irrégularité des mouvements progressifs est encore plus marquée quand l'animal boite d'un bipède latéral. Dans ce cas, il lui est difficile de marcher en ligne droite : s'il boite à gauche, par exemple, le centre de gravité étant toujours rejeté sur la droite, le corps de l'animal est sans cesse entraîné dans cette direction et la progression s'opère par pas de côté [1]. »

4e cas. — Le cheval boite de trois ou des quatre membres. — Ici, l'irrégularité de la marche est tellement manifeste que la claudication saute pour ainsi dire aux yeux des personnes les moins expérimentées. Il est donc inutile de nous y arrêter davantage.

---

1. H. Bouley, *loc. cit.*

Nous n'avons plus à nous occuper que de deux points : la *durée* et le *type* des boiteries.

Sous le premier rapport, elles sont *récentes* ou *chroniques*. Les renseignements que l'on peut recueillir sur l'animal boiteux et les connaissances médicales qu'on possède permettent de s'en assurer. Malgré tout l'intérêt de cette question, nous ne saurions l'examiner sans sortir de notre domaine.

Sous le rapport de leur type, elles sont *continues* ou *intermittentes*. Dans le premier cas, le malade boite dans toutes les conditions : après le repos et pendant l'exercice, autant au début de celui-ci que vers sa fin. Bien autres sont les caractères des *boiteries intermittentes*. Elles ne deviennent apparentes que dans des circonstances spéciales : tantôt *à froid*, au sortir de l'écurie seulement ; tantôt *à chaud*, au bout d'un certain temps d'exercice.

C'est de ces boiteries, comprises au nombre des vices rédhibitoires avec neuf jours de garantie, qu'il est fait mention dans l'article 2 de la loi du 2 août 1884, où elles sont désignées sous le nom générique de *boiteries anciennes intermittentes*.

Moyens frauduleux. — Des marchands peu scrupuleux essaient quelquefois de tromper l'acheteur, en mettant sciemment en vente un cheval affecté d'une boiterie intermittente. A cet effet, ils lui font volontairement une blessure qui le rend boiteux, par une cause apparente et pour une durée qui dépasse toujours celle de la garantie accordée par la loi. Il faut se tenir en garde contre une telle manœuvre. En général, on ne doit acheter un cheval boiteux qu'autant que son prix réel se trouve notablement diminué. C'est surtout dans ce cas particulier qu'il est utile de consulter un vétérinaire, pour apprécier la gravité de la lésion, cause de la boiterie. Mais, si l'on tenait absolument à acheter un sujet porteur d'une blessure récente, il serait bon de se faire délivrer, *par le vendeur, un billet de garantie conventionnelle*, afin d'éviter tout espèce de difficulté si plus tard, une fois la blessure guérie, les caractères d'une boiterie ancienne intermittente venaient à se manifester.

CINQUIÈME SECTION

DE L'AGE

On entend communément par le mot *âge*, en parlant d'un cheval, *le temps écoulé depuis sa naissance*. Il ne faut pas le confondre avec *âges*, expression paronymique à l'aide de laquelle on caractérise *les différentes périodes de la vie*.

La physiologie nous apprend, en effet, que l'évolution d'un même organisme parcourt trois stades de développement bien distincts :

Un premier, pendant lequel il *s'accroît* et entre peu à peu en possession de ses activités fonctionnelles ;

Un deuxième, où il a acquis son achèvement complet, dispose de tous les attributs de son espèce, de toutes ses aptitudes, et reste *stationnaire ;*

Un dernier, enfin, de *décroissement*, où il ressent de plus en plus les effets de l'usure organique et marche insensiblement à la décrépitude et à la mort.

Ces trois époques de la vie, qui s'imposent fatalement à tout être dont l'évolution est normale, complète, sont, on le comprend, intimement liées au temps pendant lequel il a déjà vécu.

Sous le rapport industriel, l'*âge stationnaire* est de beaucoup le plus important, lorsqu'il s'agit de nos animaux domestiques. Caractérisé par le développement régulier et harmonique de toutes les parties, c'est le moment, dit H. Bouley, où le cheval jouit de la plénitude de ses fonctions et se trouve en état de fournir, *comme moteur*, la plus grande somme d'effets utiles [1].

Aussi est-il d'un intérêt capital, pour celui qui veut le produire, l'élever, le préparer pour la vente, en exploiter les forces, de savoir exactement dans quelle mesure il se rapproche ou s'éloigne de cette période où il acquiert sa plus grande valeur.

1. H. Bouley, *Nouveau Dictionnaire pratique de médecine, de chirurgie et d'hygiène vétérinaires*, t. Ier, p. 200.

L'aspect général du corps, l'état de l'organisation et son mode particulier de fonctionnement, fournissent la plupart du temps des indices non trompeurs pour un œil exercé, mais ils demeurent insuffisants dans la pratique et sujets à varier selon l'emploi *rationnel* ou *abusif* qu'on a fait des animaux.

Il faut donc recourir à d'autres sources pour établir les bases d'une détermination précise des caractères de l'âge.

Or, de tous les organes qui reçoivent et conservent avec le plus de fidélité les marques du temps, les dents des solipèdes sont, sans contredit, ceux qui les enregistrent pour ainsi dire en traits ineffaçables. Admirablement adaptées aux besoins de l'organisme, — instruments façonnés en vue du mode d'alimentation et du régime, — riches de nombreux détails de structure, — sortes de jalons dont la disparition successive marque la trace des années, — elles apparaissent, se développent, s'usent, se modifient dans leur forme extérieure, se succèdent et quelquefois tombent, avec une régularité que les vétérinaires, nous le revendiquons à leur honneur, ont su les premiers reconnaître et déterminer scientifiquement.

Aussi est-ce par la description minutieuse de l'appareil dentaire que nous commencerons l'étude de l'âge, afin de mettre le lecteur en état de bien comprendre les caractères sur lesquels il est basé.

PREMIÈRE PARTIE

DES DENTS

DÉFINITION. — NOMBRE. — RÉPARTITION. — « Les dents sont des instruments mécaniques, plus durs que les os, placés, dans les animaux vertébrés, à l'entrée du canal alimentaire, pour saisir, couper, déchirer, briser ou broyer les substances nutritives avant leur transmission de la bouche ou de l'arrière-bouche dans l'œsophage. Elles peuvent encore servir à l'animal d'arme offensive ou défensive[1]. »

Dans l'espèce du cheval, chez l'adulte, elles sont au nombre de trente-six à quarante[2], portant des noms qui rappellent leurs usages. Ainsi (fig. 270) :

Les plus antérieures sont les *incisives*, P, M, C, destinées à saisir, à inciser, à couper les aliments;

Viennent ensuite les *crochets, canines ou dents laniaires*, Cr, dont le le rôle est de déchirer;

Enfin, celles qui occupent la partie la plus profonde de la bouche, sont les *molaires*, MC, MP, qui servent à broyer, à la manière des meules.

Sous le rapport de leur disposition dans les mâchoires, les dents forment une courbe parabolique désignée sous le nom d'*arcade dentaire*. Les arcades dentaires, au nombre de deux, distinguées en supérieure et inférieure, sont composées chacune de trois parties : une antérieure et deux latérales.

Les *incisives*, au nombre de six, en haut et en bas, occupent la partie antérieure, et décrivent dans leur ensemble un demi-cercle transversal, convexe en avant.

Les *molaires*, placées en arrière, sur les parties latérales, sont au nombre de douze à chaque mâchoire : six à gauche, six à droite.

---

1. G. Cuvier, *Leçons d'anatomie comparée*, t. IV, 1ʳᵉ partie, p. 107.
2. Ce nombre doit être considéré comme absolu, mais nous aurons à appeler l'attention sur les particularités qu'il peut présenter, suivant les individus.

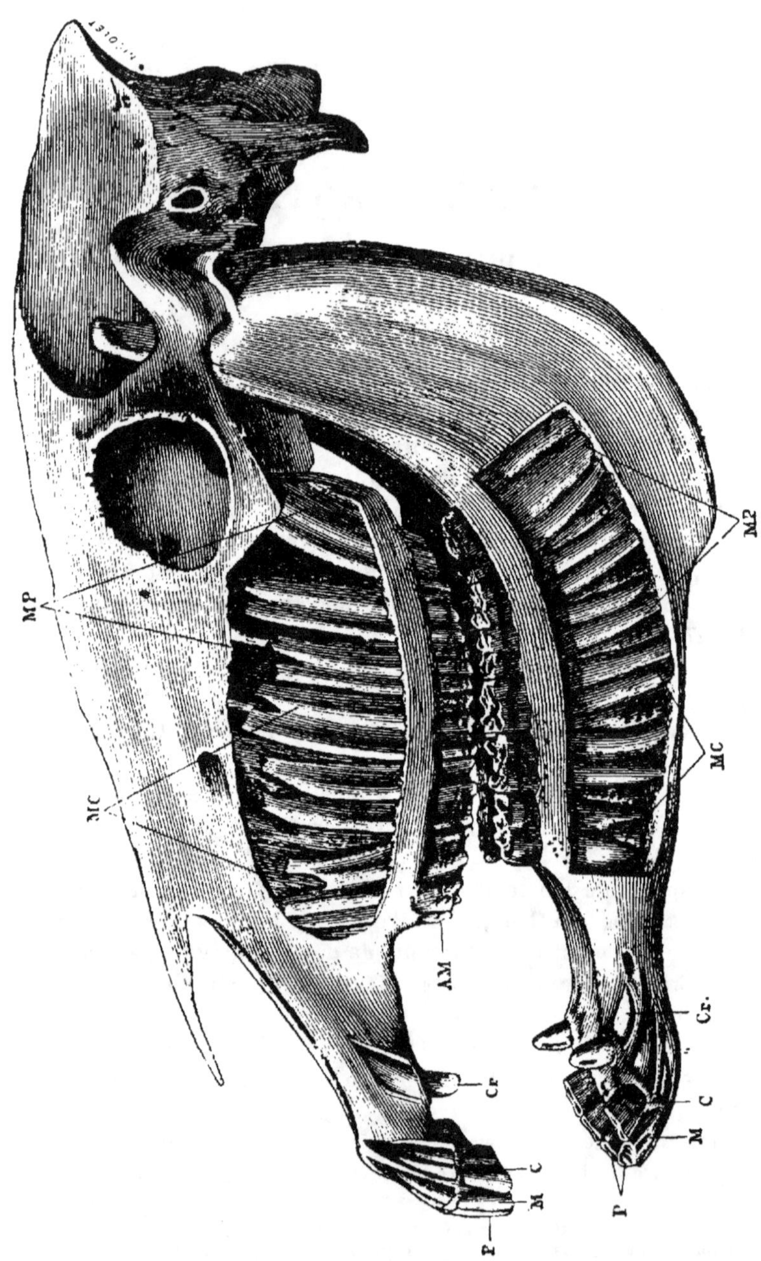

Fig. 270. — *Ensemble de la dentition du cheval.*

P, pinces. — M, mitoyennes. — C, coins. — Cr, crochets. — AM, avant-molaires supplémentaires. — MC, molaires caduques ou avant-molaires. — MP, ...

Mais, immédiatement derrière l'arc incisif, entre lui et les molaires, existe aux deux mâchoires un intervalle pair, dit *espace interdentaire*, sur le trajet duquel on ne trouve qu'une dent, la *canine* ou le *crochet*. On donne le nom de *barre*, ainsi que nous le savons, à la région de l'espace interdentaire située en arrière du crochet inférieur. Chez la jument, où la canine avorte plus ou moins, l'espace interdentaire est habituellement libre; la barre est par suite plus longue que chez le mâle.

Chez l'*adulte*, on compte par conséquent à chaque mâchoire et de chaque côté : 3 incisives, 1 crochet et 6 molaires. Soit en tout 40 dents *persistantes* ou 36 seulement, suivant le sexe.

Dans les premiers temps de la vie, les dents ne sont pas aussi nombreuses : on ne trouve que 3 molaires de chaque côté et les crochets normalement font défaut. La dentition du poulain comprend donc 12 incisives et 12 molaires, soit un total de 24 dents, dont la durée est tout à fait *transitoire*.

Ajoutons que Daubenton, Lafosse, Tenon et Girard[1] ont dit que les dents sont quelquefois au nombre de 44; c'est qu'alors il y a des *avant-molaires supplémentaires;* nous y reviendrons ultérieurement.

CHAPITRE PREMIER

DES INCISIVES

A. — Incisives de première dentition.

Encore appelées *fœtales, de lait* ou *caduques*, ces dents sont au nombre de douze : six à chaque mâchoire, trois de chaque côté (fig. 271 et 272).

---

1. Daubenton, voy. *Histoire naturelle générale et particulière avec la description du cabinet du Roi*, par Buffon. Édition in-4° de l'imprimerie royale, t. IV, Paris, 1763, p. 334.

Lafosse, *Cours d'hippiatrique ou traité complet de la médecine des chevaux*, in-folio, Paris, 1772, p. 24.

Tenon, *Second essai d'étude, par époques, des dents molaires du cheval*. (Lu et déposé au secrétariat de l'Institut le 16 nivôse an V.) Ce travail a été imprimé dans les Mémoires de l'Institut national des sciences et des arts pour l'an IV de la République (Sciences mathématiques et physiques), p. 60.

J. Girard, *Traité de l'âge du cheval*. 3e édition, Paris, 1834, p. 35.

Elles ont reçu les noms particuliers de pinces, mitoyennes et coins.

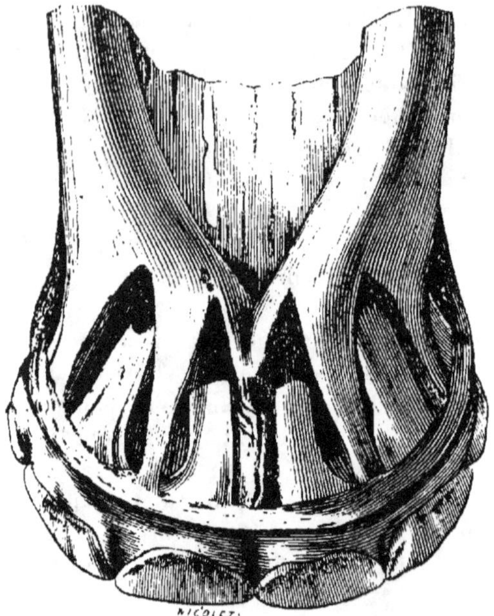

Les *pinces* sont placées près de la ligne médiane, l'une à gauche, l'autre à droite; les *mitoyennes*, en dehors des pinces; enfin, les *coins*, en dehors des mitoyennes.

Leur ensemble figure un arc parabolique assez régulier. Sorties de leurs alvéoles, elles offrent des caractères distinctifs tirés de leur situation, de leur largeur et de leur degré de courbure.

Comparées à celles de seconde dentition, leur longueur est beaucoup moindre, et il existe un rétrécissement bien marqué, ou *collet*, entre leur partie libre ou *couronne*, saillante au dehors de la gencive, et leur partie enchâssée, ou *racine*, enfoncée dans l'alvéole. C'est la présence de ce collet qui permet, dans tous les cas, de les reconnaître à première vue (fig. 273). Enfin leur couleur est d'un blanc mat, laiteux, jaunâtre; de plus, elles sont incurvées suivant leur longueur.

On leur reconnaît, en outre, deux faces, deux bords et deux extrémités.

Faces. — Chacune d'elles diminue graduellement de largeur de l'extrémité libre à l'extrémité enchâssée.

L'*antérieure*, convexe dans les deux sens, est parcourue par des stries parallèles, plus ou moins marquées, qui sont de petits sillons séparés les uns

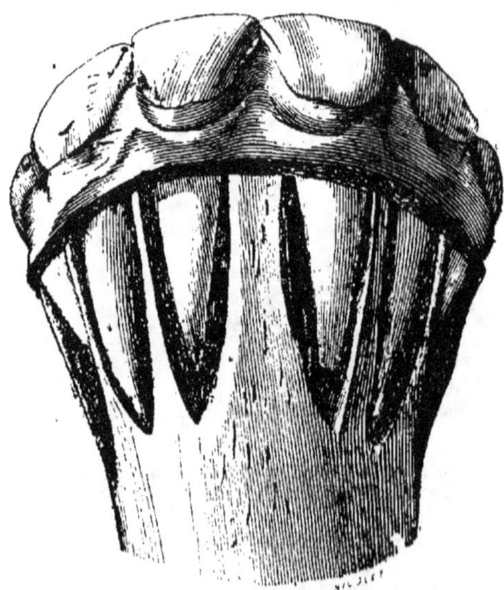

Fig. 271. — Incisives de lait vues par leur face antérieure.

des autres par des lignes en relief. A mesure que les animaux prennent de l'âge,

cette face se polit et blanchit sous l'influence des frottements. Un bourrelet
saillant la délimite nettement du collet.

La *postérieure*, concave selon sa longueur, est légèrement convexe transversalement. On n'y observe rien de remarquable, et le collet y est moins visible.

Bords. — L'*interne* est plus épais que l'*externe*.

Extrémités. — Dans une *dent vierge* (celle qui n'a éprouvé aucune usure), l'*extrémité libre* (fig. 274) est aplatie d'avant en arrière, et limitée par deux bords : un antérieur, *a*, l'autre postérieur, *b*, et enfin par deux côtés : un externe, l'autre interne.

Des deux bords, que sépare une cavité, *c*, dite *dentaire externe*, occupant toute l'extrémité libre de la dent, l'antérieur, *a*, est le plus saillant, le plus prolongé. Tranchant et convexe en travers, c'est lui qui perce le premier la gencive. Plus tard, le bord postérieur, *b*, apparaît et se met, par l'effet de l'usure, de niveau avec le précédent.

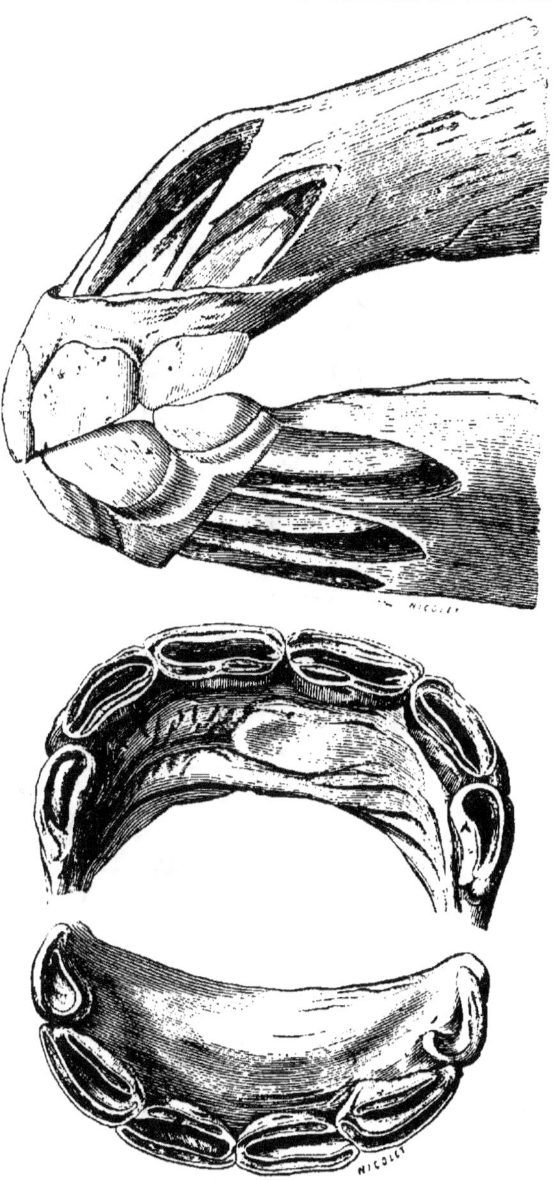

Fig. 272. — Incisives de lait (Profil et tables dentaires).

Pour la même raison, la cavité de la couronne, *c*, que nous examinerons plus loin en détail, diminue peu à peu de profondeur et finit par disparaître. C'est là ce qui constitue le *rasement*.

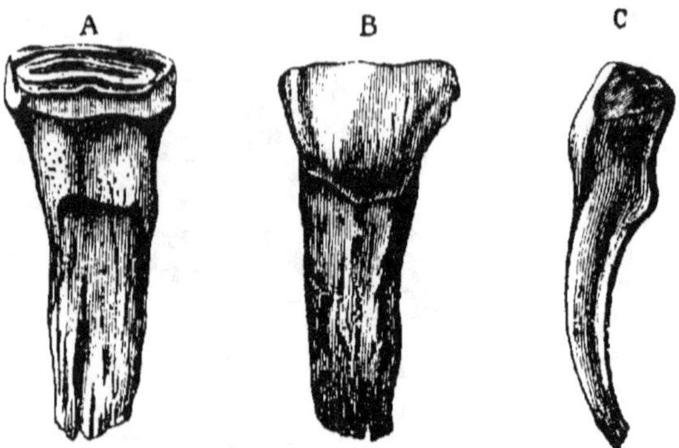

Fig. 273. — *Une pince de lait.*

A, face postérieure; — B, face antérieure; — C, profil.

Comme ces dents doivent être remplacées, à une certaine époque de la vie, par celles de seconde dentition, nous étudierons ailleurs les modifications de leur surface de frottement.

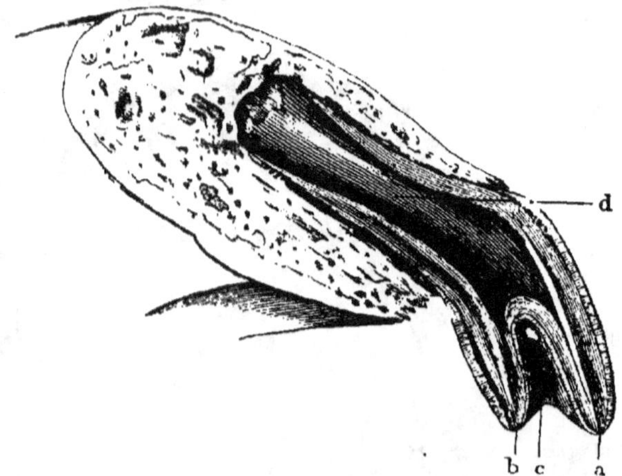

Fig. 274. — Coupe longitudinale grossie d'une pince supérieure de lait vierge, vue dans son alvéole.

Quant à l'*extrémité enchâssée*, elle est pourvue d'une ouverture, orifice de la *cavité dentaire intérieure* ou *pulpeuse, d,* dans laquelle s'enfonce la *papille* ou la *pulpe* de la dent.

Mais, à mesure que les animaux avancent en âge, les incisives de lait s'allongent par l'accroissement de leur racine, tandis que leur cavité pulpeuse s'aplatit et diminue de calibre dans une grande proportion. En même temps, les os des mâchoires prennent plus de développement et les incisives de rem-

placement se forment dans leur épaisseur. Celles-ci se logent en arrière et en
dedans des caduques, dont elles sont d'abord séparées par des cloisons alvéo-
laires. Puis ces cloisons s'amincissent, se perforent, de telle sorte qu'à un
moment donné les deux dents se trouvent en contact (fig. 275).

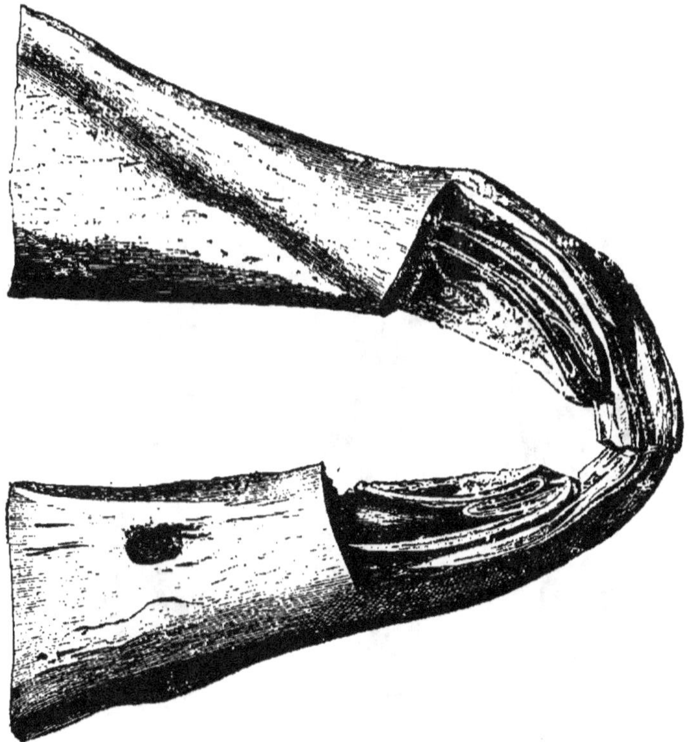

Fig 275. — Coupe longitudinale des mâchoires montrant la situation relative des
incisives de lait et de remplacement.

Dans les cas ordinaires, il résulte du rapport qui s'établit entre la face postérieure de la caduque et la couronne de la remplaçante, une compression
directe de l'une par l'autre, qui a pour effet d'aplatir et d'atrophier la racine
de celle de première dentition. Quelquefois cependant, les dents d'adulte se
mettent au niveau des autres sans les comprimer ni les chasser devant elles,
mais en restant simplement en arrière.

B. — Incisives de seconde dentition.

Ces dents, connues sous le nom d'*incisives de remplacement* ou *d'adulte*, sont
en même nombre que les précédentes auxquelles elles succèdent. Il y a donc
à chaque mâchoire deux pinces, deux mitoyennes et deux coins.

Elles se distinguent surtout de celles de lait en ce qu'elles sont plus longues, plus fortes, moins blanches, et dépourvues de collet entre leur couronne et leur racine.

FORME. — Leur forme générale, toujours plus régulière dans les pinces que dans les mitoyennes, et dans celles-ci que dans les coins, est celle d'un cône irrégulier, dont la base, aplatie d'avant en arrière, répond à l'extrémité libre, tandis que le sommet, déprimé d'un côté à l'autre, appartient à l'extrémité enchâssée. Mais chacune de ces parties ne peut être différenciée qu'autant que la dent reste en place, car il n'y a entre elles, en effet, aucune délimitation apparente.

Ce double aplatissement des deux extrémités de la dent implique naturellement une zone intermédiaire plus ou moins trifaciée.

D'autre part, l'incisive est incurvée en arc suivant sa longueur: toutefois dans les mitoyennes et les coins, son grand axe parait, de plus, tordu sur lui-

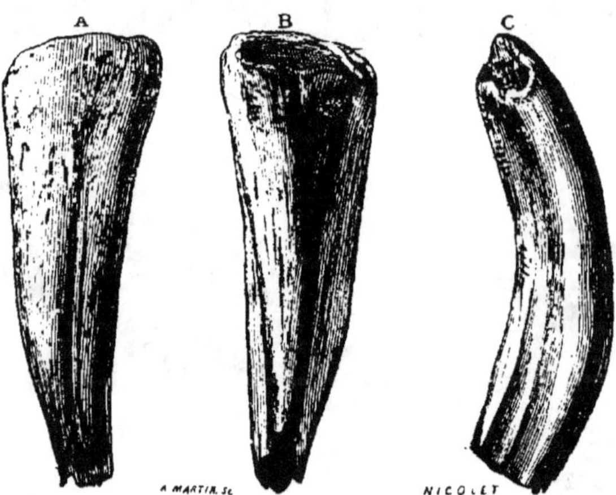

Fig. 276. — *Une pince inférieure de remplacement vierge.*

A, face postérieure. — B, face antérieure. — C, profil.

même d'un côté à l'autre, surtout au niveau de la racine. Pour en faciliter la description, nous lui reconnaîtrons (fig. 276) :

Deux faces : l'une antérieure, l'autre postérieure ;

Deux bords : l'un externe, l'autre interne ;

Enfin, deux extrémités : l'une libre, l'autre enchâssée.

1° FACES. — La face *antérieure*, d'autant plus large qu'on l'examine dans un point plus rapproché de l'extrémité libre, est à peu près plane transversalement, et convexe suivant sa longueur. On y observe une cannelure plus marquée sur la couronne que sur la racine.

Les incisives supérieures (fig. 277), toujours plus larges et plus courbées, portent parfois deux cannelures au lieu d'une.

La face *postérieure*, arrondie en travers, est concave de la base au sommet; sa largeur et sa courbure sont plus prononcées dans les incisives supérieures.

2° BORDS. — Le bord *interne* est plus épais que l'*externe* ; chacun d'eux, séparant les faces, augmente de largeur de la base au sommet de la dent, en raison du double aplatissement de celle-ci.

Il en est de même pour les incisives des deux mâchoires.

3° Extrémités. — L'*extrémité libre* s'oppose à la dent correspondante de l'autre mâchoire et doit être examinée tout d'abord dans une *dent vierge*.

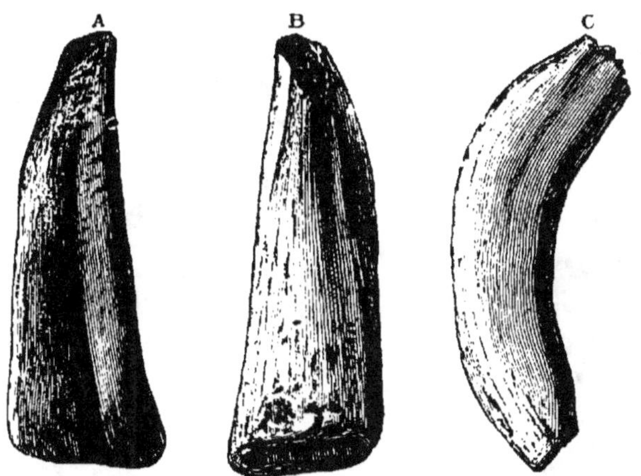

Fig. 277. — *Une pince supérieure de remplacement vierge.*

A, face antérieure. — B, face postérieure. — C, profil.

On la voit alors aplatie d'avant en arrière et moins étendue dans ce sens que transversalement.

Toute cette extrémité (fig. 278) est occupée par une *cavité*, dite *dentaire extérieure, c*, que limitent deux bords : un antérieur et un postérieur; deux côtés : un externe et un interne.

Ces deux *bords* sont inégaux : l'antérieur, *a*, est plus prolongé, plus saillant que le postérieur; mince, presque tranchant, légèrement convexe d'un côté à l'autre, il apparaît toujours le premier lorsque la dent fait son éruption, sort de l'alvéole: c'est lui qui use et perfore en quelque sorte la gencive.

Le bord postérieur, *b*, moins saillant que l'antérieur, porte quelquefois une échancrure vers sa partie moyenne, ce qui rend la cavité dentaire extérieure beaucoup moins régulière.

Quant aux *côtés*, ils constituent des commissures entre les deux bords : l'externe est moins épais que l'interne.

La cavité dentaire extérieure, c, circonscrite par le *cornet dentaire, d*, a une forme irrégulière conique; plus large à son entrée qu'à son fond, et diversement remplie par le *cément, e*, suivant les sujets (voy. *Structure des incisives*), elle est recourbée sur elle-même dans sa longueur, ce qui rapproche son sommet de la face postérieure de la dent.

D'après Girard, dont nous avons contrôlé les remarques, sur des chevaux de six ans, le cornet des pinces inférieures a une profondeur de 0^m,016 à 0^m,018, celui des mitoyennes de 0^m,020, celui des coins de 0^m,011 à 0^m,013. Dans la mâchoire supérieure, la longueur du cornet des pinces est de 0^m,025 à

0^m,027; dans les mitoyennes de 0^m,027 à 0^m,028; dans les coins de 0^m,018 à 0^m,020.

D'où il suit que le cornet dentaire est plus profond, toutes proportions gardées, dans les incisives supérieures, et que, dans chaque mâchoire, ce sont les mitoyennes qui l'emportent sous ce rapport. On peut ajouter encore, comme caractère différentiel portant sur le cornet, que cette partie de la dent est plus rapprochée de la face postérieure de l'incisive dans la mâchoire inférieure. Nous avons représenté ces particularités, aussi curieuses qu'intéressantes pour la détermination de l'âge, dans la figure 279.

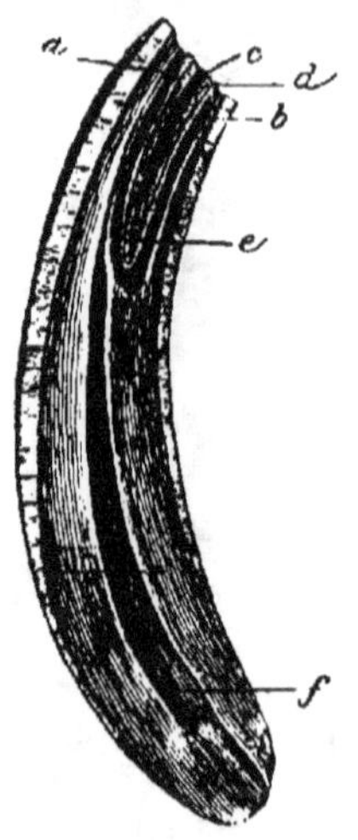
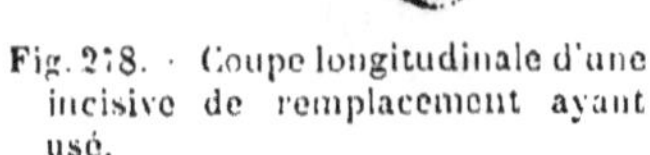
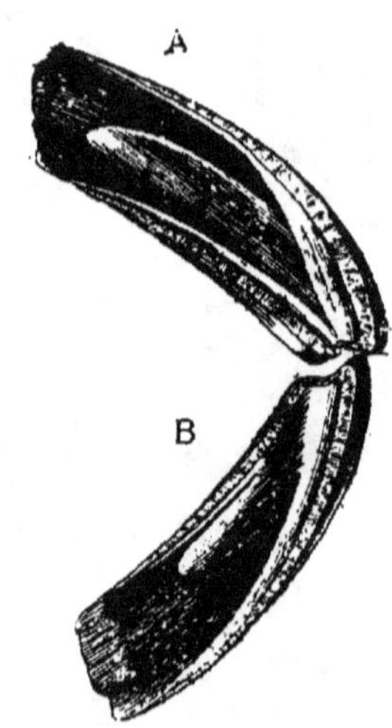

Fig. 278. — Coupe longitudinale d'une incisive de remplacement ayant usé.

Fig. 279. — Section excentrique et longitudinale de mitoyennes supérieure et inférieure d'adulte, pour montrer les caractères différents qu'y affecte le cornet dentaire.

A l'*extrémité enchâssée*, se trouve une grande ouverture, *f* (fig. 278), qui conduit dans la profondeur de la dent et reçoit la pulpe : c'est la *cavité dentaire interne*, déjà connue.

Les détails qui précèdent s'appliquent d'une manière générale à toutes les incisives. Ils éprouvent cependant quelques légères modifications quand on les envisage dans l'une de ces dents en particulier. Aussi avons-nous fait représenter dans la figure 280 les sections longitudinales antéro-postérieures des trois incisives supérieures et inférieures du même côté, provenant des mâchoires d'un cheval de cinq ans, afin que le lecteur puisse constater par lui-même les modifications dont nous parlons.

DES FORMES SUCCESSIVES DE LA TABLE DENTAIRE. — En frottant les unes contre les autres, les incisives nivellent progressivement leur couronne et donnent à l'extrémité de celle-ci l'aspect d'une surface plane, connue sous le nom de *table dentaire*. Or, la forme de cette table, qui

représente des sections de plus en plus rapprochées de la racine, varie
nécessairement avec l'âge ; et on en aurait la preuve en suivant, sur un

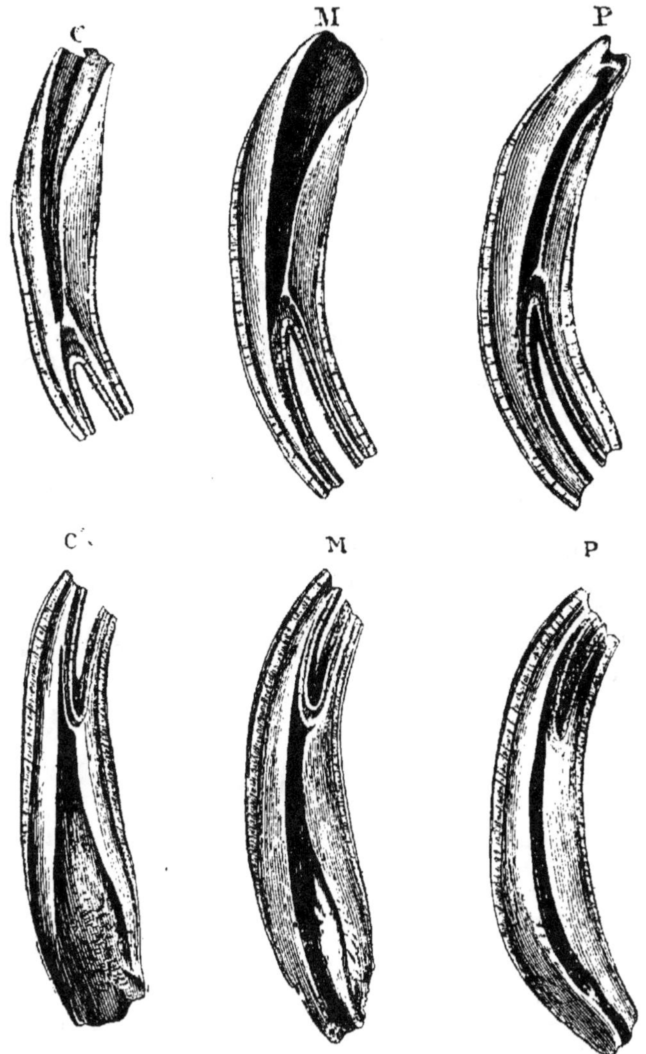

Fig. 280. — *Sections longitudinales et médianes de la pince, de la mitoyenne et du
coin dans chacune des mâchoires.*

P, pinces. — M, mitoyennes. — C, coins.

cheval, ses modifications successives pendant quelques années. Mais
il est plus commode, et surtout moins long, d'arriver aux mêmes ré-

sultats, en pratiquant avec la scie, sur une pince de cinq ans, par exemple, une série de coupes transversales, de trois en trois millimètres. On obtient artificiellement, de la sorte, la succession de toutes les tables qu'aurait pu fournir l'usure naturelle. Les formes les plus accusées s'échelonnent entre elles de la manière suivante (fig. 281) :

1° *La table dentaire* est d'abord *aplatie d'avant en arrière*, c'est-à-dire que son diamètre transversal est plus étendu que l'antéro-postérieur (coupes 1 et 2).

2° Elle devient *ovale;* alors, il y a moins de disproportion dans l'étendue des deux diamètres, bien que le transversal soit encore plus grand que l'antéro-postérieur (coupes de 3 à 5).

3° Elle prend une forme *arrondie*, et ses deux diamètres sont à peu près égaux (coupes 6 et 7).

4° Elle devient *triangulaire* et se trouve limitée par trois bords, un antérieur et deux latéraux. Le sommet du triangle est situé en arrière (coupes de 8 à 11).

5° Enfin, la surface de frottement est *aplatie d'un côté à l'autre* (coupes de 12 à 16). Cette dernière forme caractérise la vieillesse et persiste quelle que soit la durée de la vie de l'individu. Girard la désignait par l'expression métaphorique de *biangulaire*.

Ces configurations de la table dentaire sont beaucoup plus régulières dans les pinces que dans les mitoyennes et dans celles-ci que dans les coins. Elles seraient presque les mêmes sur les incisives de la mâchoire supérieure; mais, en général, ce n'est pas sous ce rapport que ces dernières sont examinées.

C. — Structure des incisives.

L'étude de la structure des incisives fournit de précieuses indications pour la détermination des caractères de l'âge. Complément indispensable de tout ce qui précède, elle permettra de bien comprendre ensuite les particularités qu'offre la dent, suivant l'âge, à son extrémité libre.

Nous choisirons, comme type de description, une incisive inférieure; le lecteur adaptera aisément les détails dans lesquels nous allons entrer aux dents de la mâchoire supérieure.

Le *sac* ou *follicule* dans lequel se développe toute incisive présente à considérer deux prolongements papillaires, un supérieur, *a*, et un inférieur, *b*, (fig. 282) qui se pénètrent mutuellement : le premier, ou *germe de l'émail*, de forme conique, est logé dans le cornet dentaire; le second, ou *germe de l'ivoire*, déprimé en cupule, remplit la cavité creusée du côté de la racine. L'un est préposé à la formation d'une substance appelée *émail;* l'autre, présidant à celle de l'*ivoire*, persiste seul, sous le nom de *pulpe*, jusqu'à une époque très avancée de la vie, et c'est de lui que la dent tire sa vitalité.

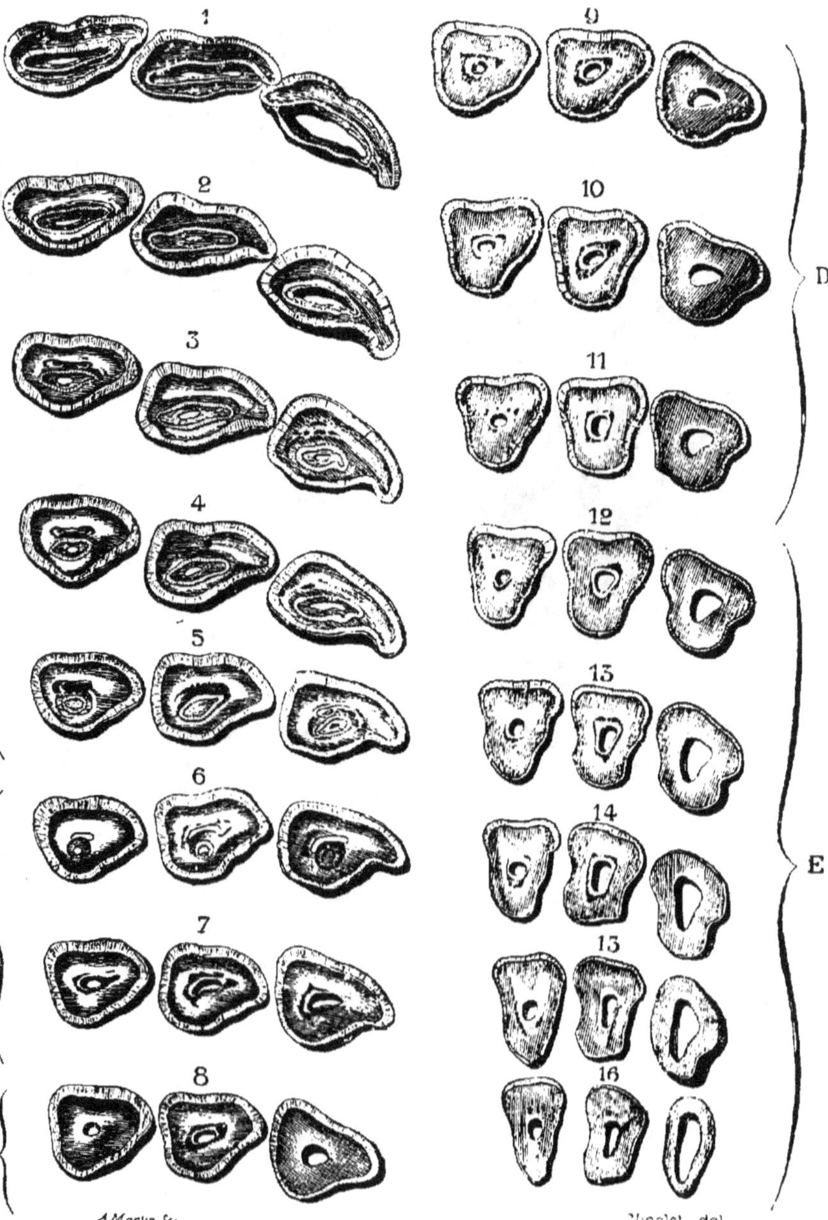

Fig. 281. — *Série de coupes transversales pratiquées sur les incisives inférieures droites d'un cheval de cinq ans.*

A, formes aplaties d'avant en arrière. — B, formes ovales. — C, formes arrondies. — D, formes triangulaires. — E, formes biangulaires.

C'est entre ces deux systèmes papillaires que se déposent les parties constituantes de la dent, *d*, d'abord représentée par une mince lamelle, creuse intérieurement et profondément déprimée au niveau de son extrémité libre. Plus tard, les parois du follicule dentaire, *c*, se transformeront en périoste alvéolaire. Cela dit, voyons l'incisive à une période plus avancée de son développement.

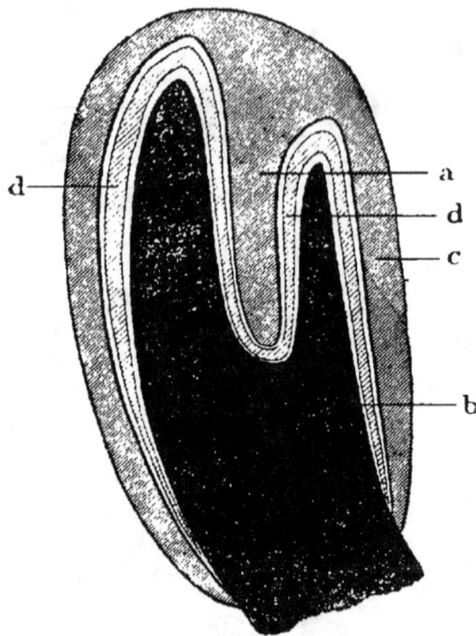

Fig. 282. — *Coupe schématique du follicule dentaire d'une incisive inférieure du cheval.*

a. papille supérieure, germe de l'émail. — *b*, papille inférieure, pulpe dentaire ou germe de l'ivoire. — *c*, paroi du follicule. — *d*, dent.

Une coupe longitudinale, pratiquée sur une dent encore renfermée dans son alvéole, nous montre les rapports qui existent entre les deux cavités (fig. 279). Vue du côté de la pulpe, on y aperçoit la pointe du cornet dentaire, très rapprochée de la face postérieure, mais non confondue avec elle. D'où il suit que la cavité intérieure se prolonge partout autour de cette pointe et la laisse absolument libre. Il n'en est plus de même sur une dent plus âgée : la cavité de la pulpe ne tarde pas à se combler en arrière du cornet et elle ne subsiste plus qu'en avant, comme on peut le constater sur la figure 283.

Trois substances entrent dans la constitution d'une incisive : une *fondamentale* et deux de revêtement. Elles diffèrent par leur situation, leur épaisseur, leur disposition, leur durée et leur structure microscopique. Examinons-les rapidement :

Des deux substances de revêtement, la plus superficielle a reçu le nom de *cément*, l'autre est l'*émail*.

1° Le **cément**, C (fig. 283), forme une couche superficielle, directement appliquée sur l'émail, qui enveloppe toute la dent et se replie dans le cornet dentaire au fond duquel il forme une assise plus ou moins épaisse suivant les sujets et les dents qu'on examine. Il est des cas où cette assise n'offre que 2 ou 3 millimètres ; dans d'autres, elle en atteint 10, 15 et même 20. Généralement elle est plus mince dans les incisives supérieures. Ce fait a été figuré, mais il n'y a guère que MM. Chauveau et Arloing[1], en France, et M. Mayhew[2], en Angleterre, qui aient reconnu son importance pratique concernant la détermination de l'âge. Aussi avons-nous cru devoir y revenir[3]. On comprend, en

---

1. Chauveau et Arloing, *Traité d'anatomie comparée des animaux domestiques*, 3e édit. Paris, 1879, p. 404.

2. Mayhew, *The horse's mouth, showing the age by the teeth*, p. 32.

3. Goubaux et Barrier, *Recherches sur la structure des incisives du cheval*, in *Soc. centrale de médecine vétérinaire*, séance du 10 février 1881, et *Archives vétérinaires*, année 1881, p. 133.

effet, que la profondeur de la
cavité dentaire extérieure dépend, en grande partie, de
l'épaisseur de ce dépôt cémenteux. Il est beaucoup plus rare
de la trouver due à la longueur
exagérée du cornet, ainsi que
l'ont écrit la plupart des auteurs.

Le cément est pour les dents
une substance de remplissage et
de consolidation, qui n'offre pas,
à beaucoup près, la même résistance à l'usure que les autres.
Répandu en couche très mince
sur les faces des incisives, il ne
tarde pas à disparaitre sous
l'effet des frottements des aliments, des lèvres et de la langue.
Il persiste au contraire au fond
du cornet, tant que celui-ci existe
encore sur la table dentaire, où
il forme une tache blanchâtre
entourée d'un ruban d'émail
arrondi et de plus en plus restreint.

Le cément n'est autre chose
que de l'os, ainsi que le démontre l'examen microscopique.
Il est produit par le périoste
alvéolaire, principalement à la
limite de la partie libre et de la
partie enchâssée de la dent, mais
il ne résulte pas, comme l'a
avancé Simonds, de la transformation de la dentine en os.
Sur les très vieilles dents (fig. 284)
on le retrouve en grande abondance autour des racines, et
voici, selon nous, quel est le
mécanisme de cette formation
cémenteuse nouvelle. Quand le
travail des os maxillaires est
parvenu à chasser de l'alvéole
la plus grande partie de la dent,
la racine, qui constitue alors la
surface de frottement, n'est plus
assez solide pour résister aux
actions énergiques des mâchoires, surtout de l'inférieure, qui

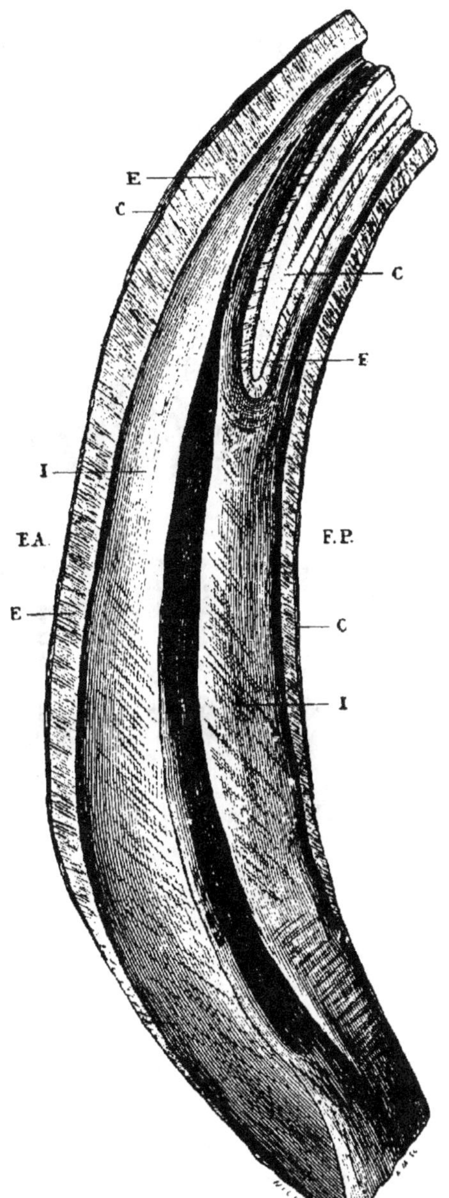

Fig. 283. — *Coupe longitudinale et médiane d'une
pince inférieure de remplacement (grossie).*

F.A, face antérieure. — FP, face postérieure. — C, cément. — E, émail. — I, ivoire.

frotte contre la supérieure. Elle se trouve donc peu à peu ébranlée dans sa
cavité de réception, et d'autant plus que sa surface triturante est moins étendue, car l'animal est contraint à la répétition des efforts pour suppléer à l'imperfection de ses instruments masticateurs.

Ces déplacements continuels subis par les chicots dentaires réveillent l'activité du périoste alvéolaire, dont l'irritation se traduit par la production de
couches osseuses très denses qui se déposent au fur et à mesure autour de la
dent ébranlée et la consolident dans son alvéole, en même temps qu'elles
agrandissent sa surface de frottement.

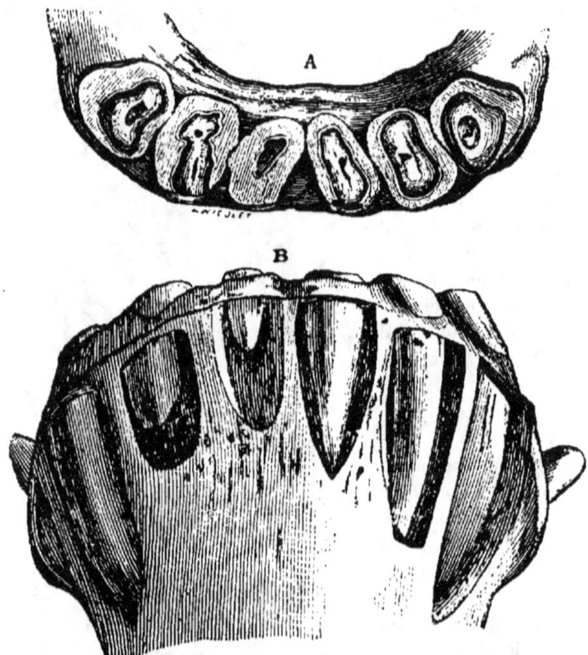

Fig. 284. — *Cémentation radicale des incisives du cheval.*

A, tables dentaires. — B, vue des mêmes dents dans leurs alvéoles.

On conçoit que cette cémentation se montre d'autant plus active que le
chicot dentaire est plus court, plus étroit, les aliments plus grossiers, en un
mot, qu'il offre moins de résistance aux causes diverses tendant à rompre ses
adhérences avec les parties vives. Ainsi, chez le cheval, ce sont les dents de la
mâchoire inférieure, celles qui occupent le centre des arcades incisives et molaires, qui présentent la plus grande épaisseur de *cément radical*. Les tractions
violentes, brutales, exercées sur le mors amènent souvent aussi des formations semblables autour des coins. Les mêmes résultats s'observent enfin
dans les circonstances chirurgicales où une dent se trouve accidentellement
ébranlée dans sa cavité de réception.

Il est aisé de comprendre l'utilité qui découle, pour l'organisme, d'une pareille formation. La nature des aliments dont se nourrissent nos grands herbivores mettrait leurs dents dans l'impossibilité de remplir leurs usages et en déterminerait bientôt la chute, si une heureuse restauration ne venait, dans un âge avancé, leur conserver longtemps encore leurs propriétés[1].

Si, comme le pense Simonds[2], ce cément radical était la conséquence de la transformation de l'ivoire en os, les dents sur lesquelles il se dépose ne devraient pas augmenter de volume par le fait de son apparition. Or on trouve toujours, en pareil cas, au centre de la table dentaire, un noyau d'ivoire ayant exactement les dimensions d'une racine normale et non plus petite. Le cément périphérique s'est donc surajouté à la dent et ne s'est pas formé aux dépens de celle-ci.

2° L'**émail**, E, est la véritable couche protectrice des dents. Situé au-dessous du cément, il représente une sorte de vernis recouvrant de toutes parts la surface de l'ivoire et formant les parois du cornet dentaire : il ne pénètre pas dans la cavité de la pulpe. Comme l'a indiqué Lecoq. « son épaisseur est plus considérable sur la face antérieure que sur la face postérieure de la dent, et il descend aussi plus bas ».

Ce fait auquel on n'a pas attribué d'importance mérite cependant d'attirer l'attention. On sait effectivement qu'il existe, pour la table dentaire, un certain nombre de phases intermédiaires entre la triangularité commençante et l'aplatissement latéral ou ce que Girard appelait la *biangularité*. Rien n'est plus difficile alors que de dire avec exactitude si telle forme triangulaire est plus ancienne que telle autre qui s'en éloigne très peu. C'est cependant un problème qu'un examen attentif permet de résoudre, puisqu'on sait que l'émail doit disparaître plus tôt de la surface de frottement en arrière qu'en avant. Il suffira alors de s'assurer de son épaisseur relative sur la périphérie de la table, ou encore de constater son absence ou sa présence sur le bord postérieur de la dent. Avec un peu d'habitude, on déterminera ainsi facilement le degré d'usure de celle-ci.

Une erreur assez généralement répandue en France, et que MM. Chauveau et Arloing ont relevée, consiste à croire que la couche émailleuse qui forme les parois du cornet dentaire se prolonge en cône ou cheville émailleuse bien au delà de la cavité extérieure proprement dite. Nous avons montré[3] que les coupes sur lesquelles on

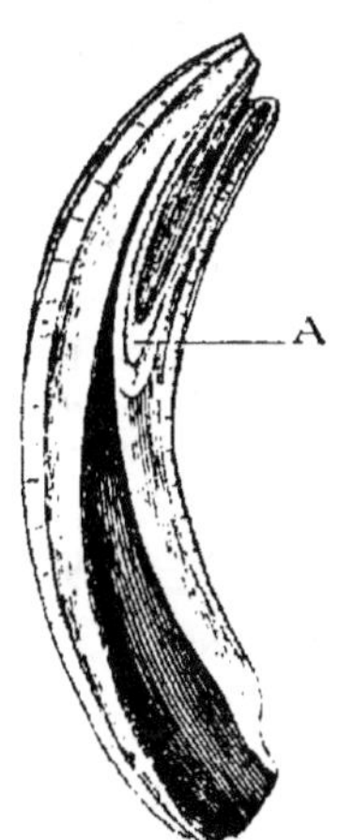

Fig. 285. — Coupe longitudinale antéropostérieure d'une pince inférieure montrant une cheville émailleuse, A, dans le prolongement du cornet dentaire.

remarque une telle disposition ne sont pas pratiquées exactement suivant l'axe de la dent et passent un peu en dehors de celui-ci. Il en résulte une section plus ou moins oblique des parois du cornet, qui peut tromper un observateur superficiel. La figure 285, A, représente précisément une coupe de ce genre et prouve qu'on en obtient à volonté de semblables toutes les fois

1. Goubaux et Barrier, *loc. cit.*
2. James Beart Simonds, *The age of the ox, sheep, and pig* ; London, 1854, p. 34.
3. Goubaux et Barrier, *loc. cit.*

qu'on se place dans les conditions défectueuses que nous venons d'indiquer.

Mais si l'on s'arrange de façon à partager en deux moitiés absolument égales la pointe du cul-de-sac, la cheville émailleuse n'existe plus. Au sommet de ce dernier, la couche d'émail ne présente aucun épaississement, et dans certains cas même son revêtement se montre un peu plus mince que partout ailleurs.

Ces faits se contrôlent, du reste, sur des coupes transversales (fig. 281). Aussitôt que la cavité extérieure a disparu, le cément central, qui comble son fond, persiste encore sous forme d'une tache blanche entourée d'un mince ruban d'émail. Puis cette tache diminue d'étendue, se rapproche du bord postérieur de la table dentaire et s'efface à son tour, en même temps que la zone d'émail qui la circonscrivait.

Sous le rapport de la dureté, l'émail est certainement la couche la plus remarquable des dents. Lorsque celles-ci sont encore renfermées dans leurs alvéoles, il se laisse assez facilement entamer par l'instrument tranchant et ses éléments, disposés presque perpendiculairement aux surfaces qu'il recouvre, se dissocient aisément. Mais dès que cette substance a subi le contact de l'air, elle devient dure au point de faire feu au briquet. Aussi résiste-t-elle toujours beaucoup plus à l'usure que la dentine, et se montre-t-elle constamment en relief sur la surface de frottement.

L'émail est un tissu d'origine épithéliale formé par la papille supérieure du follicule primitif. Composé, au microscope, d'une infinité de petits prismes hexagonaux (*prismes de l'émail*), intimement accolés et dirigés obliquement par rapport aux surfaces sous-jacentes, il est, dans la profondeur, appliqué sur les espaces lacunaires périphériques de l'ivoire.

Sur les très vieilles dents, il ne recouvre pas l'extrémité de la racine; mais dès qu'il a disparu de leur table, il s'y trouve en quelque sorte remplacé par le cément dont nous avons parlé déjà (Voy. les coupes longitudinales de la figure 286).

D'un blanc laiteux plus ou moins clair suivant la fraîcheur des dents, mais toujours très brillant, quelquefois veiné en travers de lignes serrées, fines, légèrement sinueuses, il conserve la même épaisseur une fois qu'il est formé et ne répare pas ses pertes.

3° La **substance fondamentale**, la **dentine**, la **substance éburnée** ou l'**ivoire**, I (fig. 283), constitue à elle seule la plus grande partie de la dent. Produite par la pulpe et fortement déprimée du côté de l'extrémité libre pour loger le cornet dentaire, elle est de toutes parts recouverte par l'émail. C'est elle qui forme les parois de la cavité pulpeuse et tapisse la pointe du cornet, d'abord saillante à son intérieur.

Primitivement peu abondante, elle ne tarde pas à combler la cavité dont elle est creusée, par l'addition de couches nouvelles qui se déposent en dedans des anciennes. Il en résulte une atrophie progressive de la pulpe, qui s'étend graduellement de la partie libre à la partie enchâssée.

Les couches récentes ont une coloration plus foncée; aussi la teinte des parties oblitérées permet-elle de reconnaître sur des coupes longitudinales et transversales la trace de la cavité intérieure du début. Cette cavité se comble d'abord en arrière du cornet, la distance qui sépare celui-ci de la face postérieure étant moins considérable que celle qui le sépare de l'antérieure. Puis l'oblitération a lieu en avant. Ce sont ces couches de formation nouvelle qui,

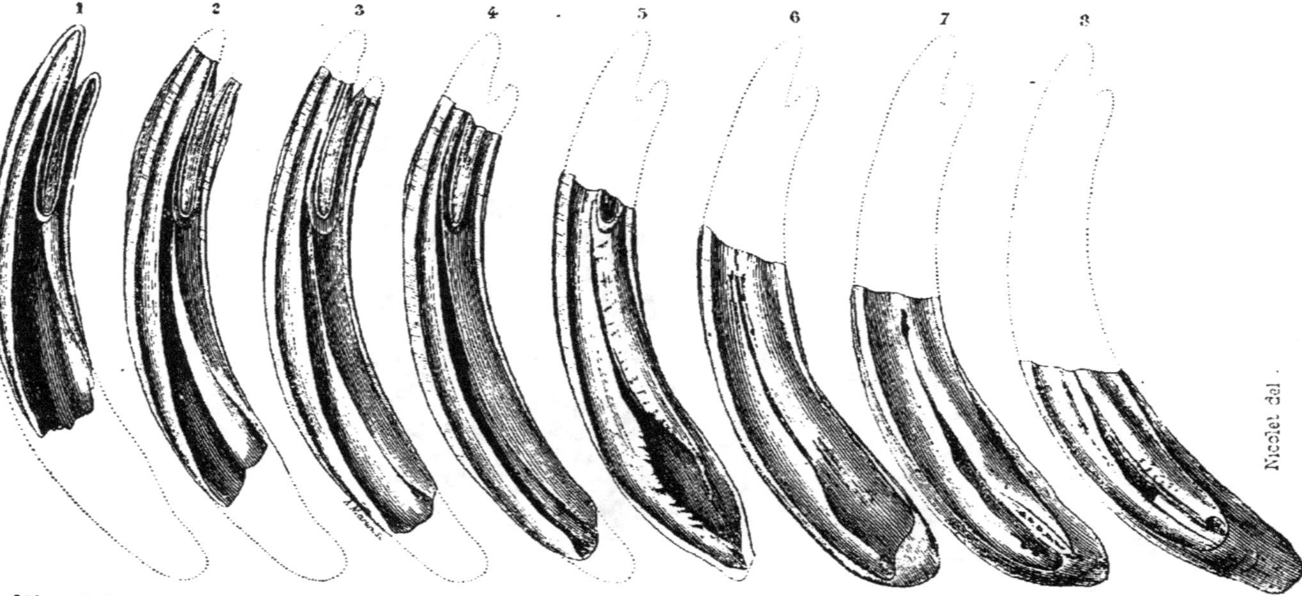

Fig. 286. — 1, 2, 3, 4, 5, 6, 7 et 8, coupes longitudinales médianes de pinces provenant de chevaux de 3, 5, 7, 9, 15, 20 et 25 ans, montrant : 1° la croissance des dents par leur racine; — 2° l'usure progressive et simultanée de leur table; — 3° leur longueur et leur obliquité suivant l'âge; — 4° l'oblitération de leur cavité pulpeuse; — 5° enfin, leur cémentation radicale.

apparaissant à un moment donné sur la table dentaire sous forme d'une bande transversale jaunâtre, en avant et en arrière de l'émail central, constituent ce que l'on appelle l'*étoile radicale*.

A proprement parler, il y a deux de ces étoiles, mais la postérieure, toujours moins distincte, passe le plus souvent inaperçue. Sur certaines dents cependant on la voit nettement.

La figure 286 représente les coupes longitudinales médianes de pinces provenant de chevaux de différents âges pour montrer la diminution graduelle de la cavité intérieure. On y voit, de plus, sur les dents très vieilles, que la pointe de l'extrémité enchâssée est entourée par une abondante formation de cément radical directement appliqué sur l'ivoire par le fait de la disparition de l'émail. Aussi ces dents, quand l'usure les a atteintes à ce niveau, n'offrent-elles jamais, pour cette raison, la blancheur qu'elles avaient primitivement.

L'ivoire est une substance moins dure que l'émail, mais beaucoup plus résistante à l'usure que l'os et le cément. Il se montre parcouru, au microscope et sur des dents desséchées ou macérées, par une multitude de *canalicules* extrêmement fins, qui partent en rayonnant de la cavité intérieure de la pulpe et vont aboutir, après s'être anastomosés entre eux, sous la couche la plus profonde de l'émail, dans des espaces lacunaires, dits *espaces interglobulaires de Czermak*.

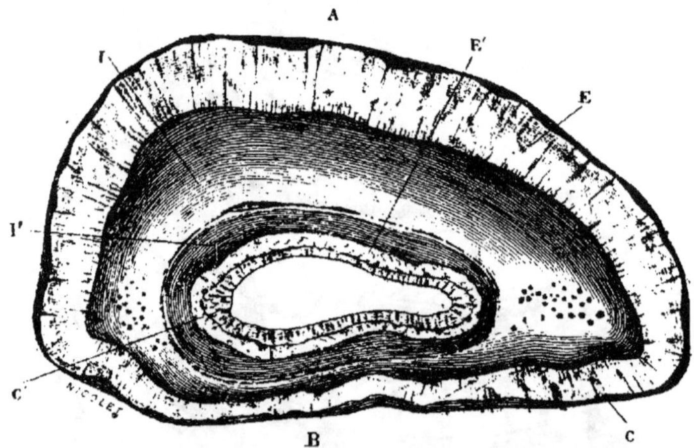

Fig. 287. — *Coupe transversale d'une pince inférieure droite, montrant les différentes couches constituantes de la dent avec leur épaisseur relative.* (Gross. de 5 diam.)

A, face antérieure.
B, face postérieure.
C, cément périphérique ou d'encadrement.
C', cément central.

E, émail périphérique ou d'encadrement.
E', émail central.
I, ivoire (couches externes) : I', ivoire plus foncé entourant le cornet (couches internes).

Tels sont les principaux détails qu'il était indispensable de posséder avant d'aller plus loin. On peut les examiner encore sur des coupes transversales analogues à celles de la figure 287.

Voyons maintenant quelles modifications éprouve l'extrémité libre des incisives de remplacement sous l'influence de l'usure.

D. — Des détails de la table dentaire suivant l'âge.

Ces détails sont liés d'une manière intime à la forme et à la structure des incisives. Nous les étudierons à partir du moment où la dent vient de faire son apparition jusqu'à l'âge le plus avancé.

1° Tout d'abord l'extrémité libre est occupée par la *cavité dentaire extérieure, circonscrite par le cornet dentaire*, de forme à peu près conique, oblique d'avant en arrière, terminée en cul-de-sac, et comblée en partie par le cément, matière incrustante qui ne la remplit pas complètement.

Le bord qui la limite antérieurement est plus élevé que le postérieur.

2° Au bout d'un certain temps, les deux bords du cornet se sont mis de niveau par le fait de l'usure. De telle sorte que la cavité extérieure, moins profonde, n'occupe plus, comme auparavant, toute l'extrémité libre : elle parait s'être éloignée du bord antérieur, en raison de la direction de son grand axe, qui est oblique en arrière.

Par suite de cette modification de la table dentaire, la couche d'émail présente une disposition nouvelle, car elle forme maintenant deux parties distinctes (fig. 287) : l'une, E, qui circonscrit toujours la surface extérieure de la dent, reçoit le nom d'*émail d'encadrement;* l'autre E', qui entoure ce qui reste du cornet, est appelée *émail central*. Celle-ci a une épaisseur moins considérable ; elle est en saillie sur l'ivoire, comme la périphérique d'ailleurs, et en rapport avec le cément qui remplit la cavité dentaire extérieure.

3° Lorsque cette cavité a totalement disparu, il ne reste plus qu'un ilot de cément limité par l'émail central. Mais la configuration et la situation de cet ilot ne demeurent pas invariables. Il diminue peu à peu d'étendue, tend à s'arrondir et à se rapprocher de plus en plus du bord postérieur de la table, par suite de la disposition, de la direction et de la longueur du cornet dentaire. (Voy. fig. 279.)

Le *rasement* d'une dent incisive est caractérisé par la disparition de sa cavité extérieure.

Tout le monde est d'accord à cet égard. Toutefois, d'après ce qui a été dit à propos de la structure, lorsque l'usure en est arrivée à ce point, il existe encore une partie plus ou moins considérable du cornet, dont le fond, rempli par le cément, ne présente pas, comme on le croit, de cheville émailleuse se prolongeant bien au delà dans l'épaisseur de l'ivoire. (Voy. fig. 285.) La persistance de l'émail central après le rasement fournit donc de précieuses indications pour la détermination de l'âge.

Dans le même temps, une tache d'un jaune plus foncé apparaît au milieu de la dentine, entre le bord antérieur de l'incisive et l'émail central : elle a été appelée *étoile radicale* par Girard, qui le premier l'a signalée. Nous savons qu'il en existe une autre près du bord postérieur, mais si peu marquée qu'on ne s'en occupe pas.

L'étoile radicale est d'abord étroite et allongée transversalement; puis, à mesure que les animaux vieillissent, sa situation, ses dimensions et sa forme changent d'une façon notable. Elle gagne progressivement la partie centrale de la table dentaire, diminue de longueur en travers, s'épaissit un peu d'avant en arrière, enfin devient triangulaire et arrondie. Jamais elle ne fait saillie sur la surface de frottement; on ne saurait donc la confondre avec l'émail central. Elle est constituée par de l'ivoire de nouvelle formation qui s'est déposé par couches successives dans la cavité interne de la dent.

4° Sauf quelques modifications, les détails précédents se font remarquer durant plusieurs années; alors l'émail central disparaît, et, avec lui, le noyau cémenteux qu'il entourait; cette disparition caractérise ce qu'on appelle le *nivellement de la dent*.

A partir de ce moment jusqu'à l'extrême vieillesse on ne trouve plus sur la surface de frottement que l'étoile radicale. L'émail d'encadrement diminue d'épaisseur: il s'efface très tard, en arrière d'abord, puis cesse d'être visible en avant: enfin survient, sur beaucoup de dents, la *cémentation radicale* dont nous avons déjà parlé au sujet de la structure.

E. — Direction des incisives.

Il y a deux directions principales à envisager dans les incisives : l'une, relative au plan de rencontre des arcades, se juge en regardant les mâchoires de profil; l'autre, relative au plan médian, s'apprécie en considérant celles-ci de face. Toutes deux fournissent de précieuses indications pour la détermination de l'âge.

1° *Direction par rapport au plan de rencontre des mâchoires.*

Si, à l'aide du ciseau, on met les dents à découvert sur une tête encore jeune (fig. 288), on constate qu'elles sont fortement convexes sur leur face antérieure. Il en résulte que, vues de profil, elles se projettent à la manière d'un arc vertical, au début presque régulièrement demi-circulaire. A ce moment, chacune des moitiés de cet arc s'oppose donc à l'autre comme le feraient deux demi-circonférences accolées par leur diamètre, de telle sorte qu'une tangente, menée au point de contact des mâchoires, serait perpendiculaire à leur plan de rencontre.

Mais comme, par suite des progrès de l'usure, la table de frottement
appartient à des régions de plus en plus rapprochées de la racine, le
demi-cercle précité se déforme et ressemble à une ogive de plus en
plus aiguë, à mesure que le plan de rencontre, qui s'est déplacé en

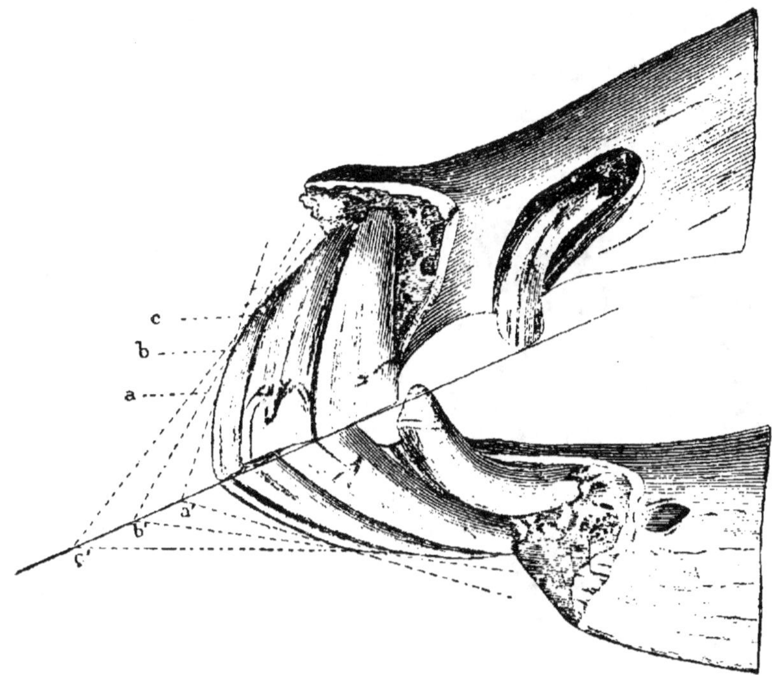

Fig. 288. — Arcades incisives mises à découvert pour montrer l'inclinaison progressive
des dents par rapport au plan de rencontre des mâchoires.

haut et en bas parallèlement à lui-même, s'éloigne graduellement du
diamètre primitif. Par conséquent, des tangentes aa', bb', cc', menées
par les nouveaux points a, b, c, de contact des arcades, ne seront plus
perpendiculaires à ce plan et tendront, au contraire, à lui être de
plus en plus parallèles.

Cela permet de conclure que l'incidence des incisives augmente
d'obliquité avec l'âge et que l'horizontalité de leurs arcades indique
assez exactement le degré de la vieillesse, abstraction faite, bien
entendu, des exceptions qui se rencontrent quelquefois.

Un fait, découlant de ce changement de direction, a trait aux modifications de forme qui apparaissent à l'extrémité inférieure de la
tête. Celle-ci, volumineuse et arrondie chez les jeunes sujets, s'amincit

et s'effile chez les vieux dont les dents, souvent très longues, proéminent alors si fortement que les lèvres ont peine à se rejoindre et à opérer l'occlusion de la bouche.

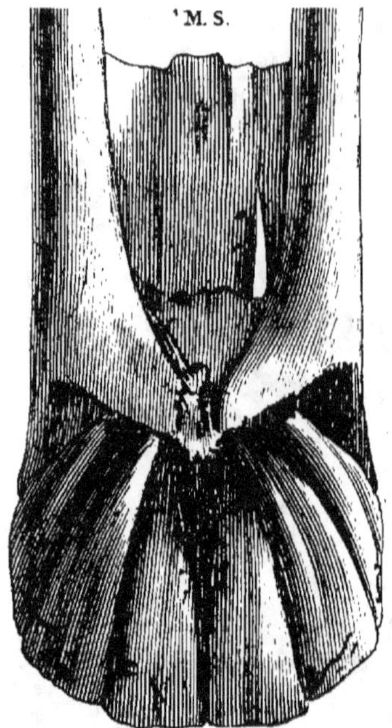

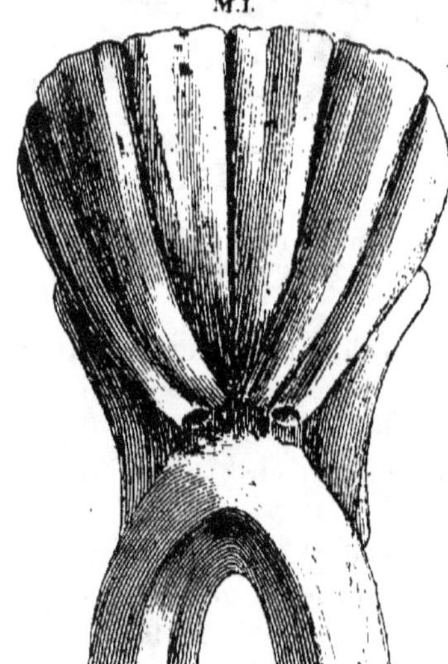

Fig. 289. — Incisives vues par leur face antérieure, pour montrer leur incurvation relativement à la ligne médiane.

2° *Direction par rapport au plan médian.* — Dans la jeunesse (fig. 289) par suite de l'étendue considérable des arcades, formées par des surfaces de frottement allongées transversalement ; par suite aussi de l'aplatissement latéral des racines, les incisives se montrent toutes convergentes au niveau de leur extrémité enchâssée. Mais les choses n'en restent pas là. Avec les progrès de l'âge, l'usure entame peu à peu la partie libre des dents, en même temps que le travail des os maxillaires les chasse de plus en plus hors de leurs cavités de réception. Sous l'influence combinée de ces deux causes, les racines, qui tout d'abord se touchaient presque, s'écartent graduellement les unes des autres et se rapprochent de l'entrée des alvéoles, pendant que les tables diminuent de largeur en travers.

L'évolution de ces faits a pour résultat de modifier la direction primitive des incisives : leur axe s'éloigne lentement de la ligne médiane, si bien qu'à un moment donné il lui est devenu tout à fait parallèle (fig. 284).

Enfin, les phénomènes de sortie continuant à se manifester de concert avec le rétrécissement transversal des arcades, il arrive une époque où les dents se trouvent convergentes par leur extrémité libre et divergentes par leur extrémité opposée, c'est-à-dire inversement disposées par rapport à l'axe des mâchoires. Dans ce cas, les intervalles séparant les pinces des mitoyennes, et celles-ci des coins, s'accusent davantage et permettent de constater avec la plus grande facilité les changements survenus. Il suffit pour cela d'écarter les lèvres de l'animal et d'en examiner la bouche par devant.

Il résulte des développements qui précèdent, concernant la direction générale des incisives :

1° Que l'incidence des arcades acquiert plus d'obliquité avec l'âge ;

2° Que leur incurvation et leur largeur transversales diminuent ;

3° Enfin, que les racines, d'abord convergentes, deviennent parallèles, puis divergentes, tandis que les extrémités libres se rapprochent, laissant entre elles, à leur base, un espace triangulaire occupé par la gencive, d'autant plus étendu que les animaux sont plus vieux.

DES CROCHETS OU DENTS CANINES.

Situés entre les incisives et les molaires, au nombre de quatre chez les chevaux adultes, les crochets sont absents ou beaucoup moins développés chez les juments dans la généralité des individus. Autrefois, celles qui en étaient pourvues, appelées *bréhaignes*, étaient considérées à tort comme stériles.

Chacune des deux dentitions présente-t-elle des crochets ?

Il est assez difficile de répondre d'une manière précise à cette question. Girard rapporte que Rigot et Forthomme en ont observé de caducs. Ce dernier lui a montré des mâchoires qui, indépendamment de ces dents caduques, offraient en arrière de celles-ci leurs deux remplaçantes mises à découvert. Rigot disait que le fait n'était pas rare, et qu'il l'avait vu assez fréquemment chez des poulains de trois à quatre ans. Quant à Girard, il ne l'avait jamais constaté.

Si l'on examine des têtes de poulains, on trouve constamment dans les deux sexes, à la place des crochets, de très petites dents, qu'on a comparées à des aiguilles. Sont-ce là des crochets caducs ? C'est probable, mais il est certain que si ces dents en occupent la place, elles n'en ont nullement la forme particulière. Les faits de Rigot et de Forthomme doivent donc être regardés comme très exceptionnels. Et, en l'absence d'aucun détail descriptif, on est en droit de se demander aujourd'hui s'il ne s'agissait pas alors d'exemples anormaux de crochets doubles. Nous adopterions assez volontiers cette dernière opinion, ayant relevé un cas de ce genre sur un vieil âne dont nous représentons la mâchoire inférieure (fig. 290).

Peu de temps après leur éruption, les canines ont une forme générale conique et sont courbées sur elles-mêmes suivant leur longueur.

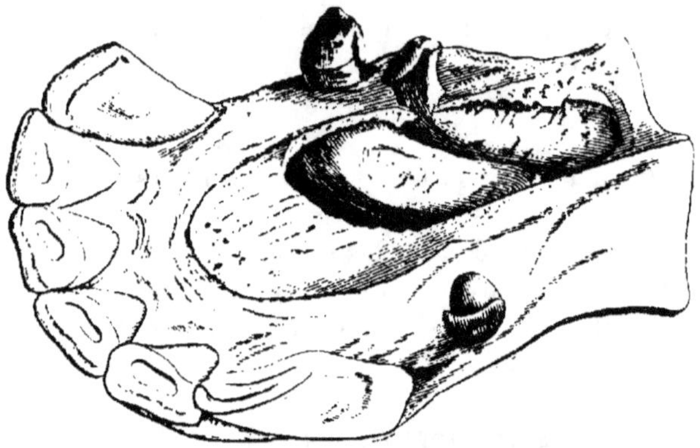

Fig. 290. — Duplicité du crochet inférieur droit chez l'âne.

Il n'y a aucune limite tranchée entre leur partie libre et leur partie enchâssée. Presque semblables dans les deux mâchoires, les inférieures sont pourtant un peu plus longues et plus grêles au niveau de leur partie libre. On y reconnaît deux faces, deux bords et deux extrémités.

Faces. — La face *externe* ou *labiale* (fig. 291, A) est convexe selon ses deux diamètres, c'est-à-dire de haut en bas et d'avant en arrière. Sa partie libre y montre des stries très fines, qui s'effacent à la longue sous l'influence des frottements.

La face *interne* ou *linguale* (fig. 291, B) est moins convexe que la précédente. Dans la portion qui fait saillie en dehors de la gencive existent deux sillons bien marqués, l'un antérieur, l'autre postérieur, rapprochés des bords correspondants de la dent. Entre eux se trouve un relief triangulaire dont la base se confond bientôt avec le reste de la même face.

Bords. — Le bord *antérieur* est convexe, le *postérieur* concave : l'un et l'autre augmentent d'épaisseur de l'extrémité libre vers l'extrémité enchâssée.

Extrémités. — Dans le crochet vierge (fig. 292), l'extrémité libre est terminée en pointe mousse, aplatie transversalement, tandis que l'opposée, beaucoup plus volumineuse, est occupée par une ouverture

arrondie, qui se continue avec une cavité dans toute la longueur de la
dent et se termine en cul-de-sac. Cette cavité, de forme conique, contient la pulpe. D'abord spacieuse, elle s'oblitère peu à peu pour ne
plus être qu'un canal étroit et court. Le crochet s'allonge ensuite par
sa racine, devient pointu, pendant qu'il s'arrondit et s'émousse du
côté opposé, par l'effet de l'usure.

Mais, comme à aucune époque de la vie les crochets ne sont en
rapport, celui du bas étant toujours plus antérieur que l'autre [1], cette

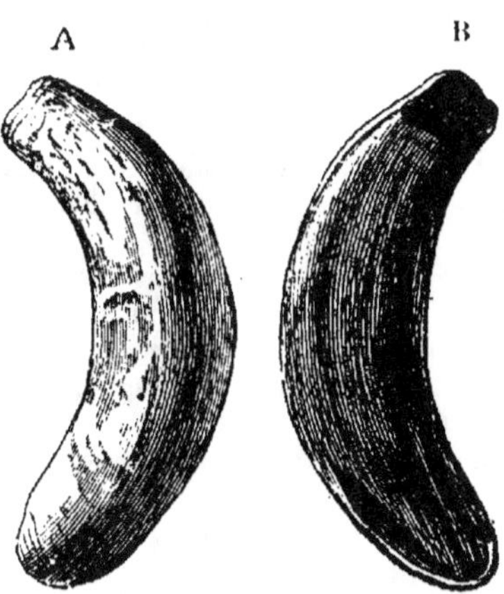

Fig. 291.
Crochet supérieur droit.

A, face externe. — B, face interne.

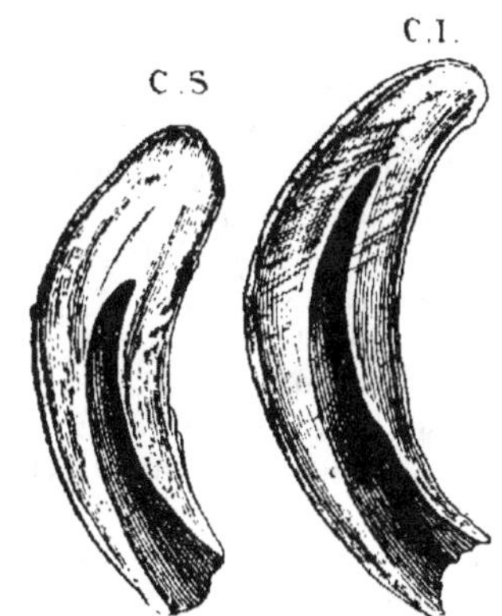

Fig. 292. — *Section longitudinale
et médiane des crochets.*

CS, crochet supérieur. — CI, crochet
inférieur.

usure a pour cause l'action incessante des lèvres, de la langue et des
aliments. Elle finit par montrer, au milieu de sa partie centrale, une
étoile radicale ayant la forme d'une tache arrondie. De même les détails de la face interne arrivent aussi à disparaître.

A mesure que ces modifications se produisent, la partie libre diminue ordinairement de longueur ; néanmoins elle reste quelquefois très
saillante au-dessus de la gencive, même chez de vieux sujets.

1. Il est fort rare de rencontrer ces dents frottant l'une contre l'autre ; nous en connaissons cependant un exemple.

CHAPITRE II

DES MOLAIRES

1° Des avant-molaires supplémentaires.

Ces dents (fig. 270), découvertes par Daubenton [1], n'existent pas toujours. On les rencontre plutôt à la mâchoire supérieure qu'à l'inférieure, rarement aux deux. Girard dit qu'elles apparaissent vers l'âge de dix mois, et que d'habitude leur chute a lieu lors de l'éruption des premières molaires de remplacement. Leurs alvéoles sont, en effet, placés immédiatement en avant de ces dents; nous en avons vu cependant qui en étaient distantes de trois centimètres à la mâchoire inférieure. Enfin, elles persistent quelquefois sur des chevaux très âgés.

Par leur présence, elles rendent la formule dentaire un peu variable.

Allongée et légèrement courbée sur elle-même suivant sa longueur, l'avant-molaire supplémentaire ressemble, par la forme de sa partie libre, à une incisive de carnassier. C'est peut-être pour cette raison que certains auteurs l'ont appelée *dent de loup*. Son extrémité enchâssée est unicuspide. L'une de ces dents, mesurée chez un cheval de six à sept ans, avait une longueur de $0^m,025$.

Quant aux *arrière-molaires supplémentaires*, que Girard a simplement signalées, nous ne les avons jamais aperçues; aussi est-il probable qu'il a eu affaire à des anomalies sur lesquelles nous aurons du reste à revenir.

2° Des molaires proprement dites.

Elles forment les parties latérales des arcades dentaires et sont distinguées comme les incisives, selon l'époque de leur apparition, en molaires de première et de seconde dentition.

Commençons par les premières.

A. — Molaires de première dentition.

Il y a douze molaires *caduques*, de *lait* ou de *première dentition* : six à chaque mâchoire et trois de chaque côté. On a cru pendant longtemps, sur l'autorité de Ruini [2], qu'elles étaient seulement au nombre de huit; Tenon a démontré que c'était là une erreur [3].

Ces dents, fortes, courtes, ont en général la forme de prismes quadrangulaires, sauf la première, qui n'a que trois faces.

1. Daubenton, *Histoire naturelle générale et particulière, avec la description du Cabinet du roi*, édition in-4° de l'Imprimerie royale, t. IV, p. 344.
2. *Anatomia del Cavallo*, par Carlo Ruini, in Venitia, 1598.
3. Tenon, *loc. cit.*, p. 60.

On y reconnaît quatre faces et deux extrémités.

FACES. — Les faces *antérieure* et *postérieure*, à peu près planes, ne présentent rien de remarquable; mais dans les premières, aussi bien en haut qu'en bas, la face antérieure est remplacée par un bord peu épais; il en est de même pour la face postérieure de la troisième molaire inférieure.

A la *mâchoire supérieure*, la face externe, FE, porte trois cannelures dans la première, deux dans les deuxième et troisième (fig. 293).

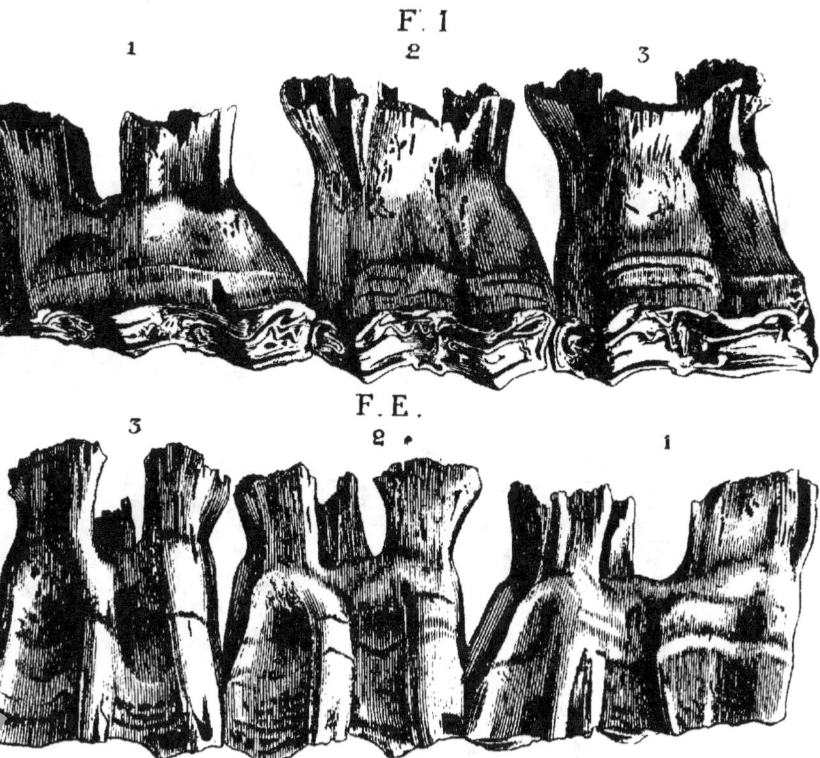

Fig. 293. — *Les trois molaires supérieures caduques* (côté droit).

F. I., face interne. — F. E., face externe.

La face interne, FI, irrégulière, très légèrement concave suivant sa longueur, offre des cannelures beaucoup moins bien marquées.

A la *mâchoire inférieure* (fig. 294), la face externe, FE, montre, dans le milieu de sa longueur, un sillon qui augmente de profondeur et diminue de largeur de la première molaire à la troisième.

La face interne, FI, presque plane, est irrégulièrement cannelée.

Toutes les molaires caduques sont pourvues, au niveau de leurs racines, d'un rétrécissement ou *collet* assez accusé et faisant tout le tour de la dent.

EXTRÉMITÉS. — 1° *Extrémité enchâssée.* — Les molaires inférieures ont deux racines : l'une antérieure, l'autre postérieure. Elles sont fortes, convexes en dehors, concaves en dedans. Chacune est creusée d'une ouverture qui pénètre dans l'épaisseur de la dent. Ces racines, quelquefois divisées en plusieurs pointes assez étroites lorsqu'on les examine à une époque rapprochée de celle où les dents tomberont, laissent entre elles une surface mamelonnée qui se moule sur l'extrémité correspondante de la dent de remplacement.

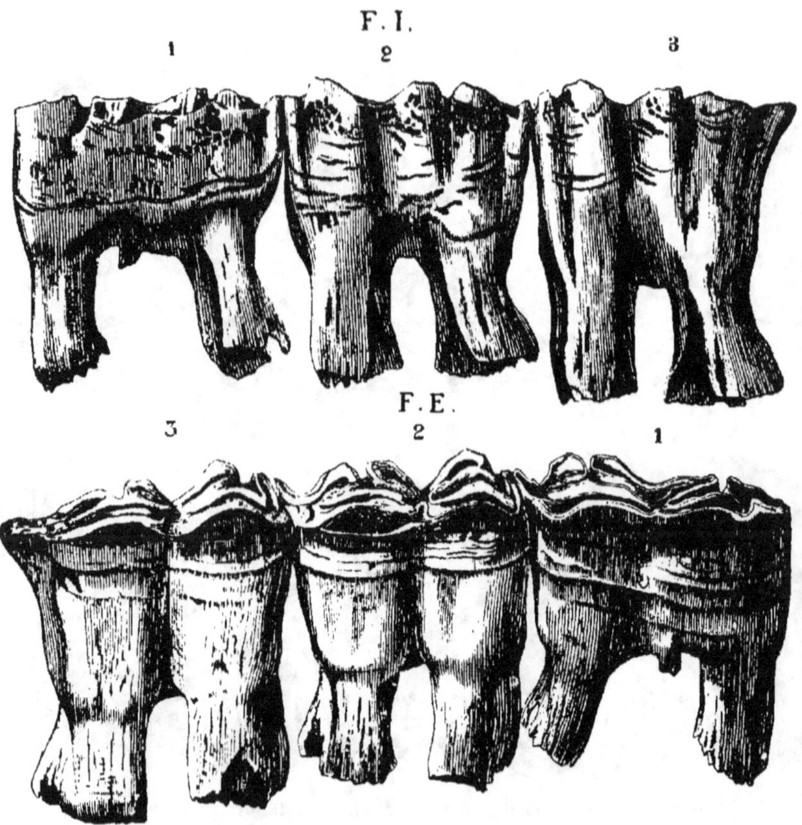

Fig. 294. — *Les trois molaires inférieures caduques* (côté droit).

F. I., face interne. — F. E., face externe.

Toutes les molaires de la mâchoire supérieure ont trois racines : une antérieure et deux postérieures, dans la première ; deux externes et une interne, dans les deux dernières. Ces racines sont un peu divergentes, de sorte que l'ensemble de la dent occupe plus de place du côté de cette extrémité que de l'autre.

2° *Extrémité libre.* — Dans les molaires vierges des deux mâchoires, elle est irrégulière, hérissée d'éminences et creusée de cavités, mais toujours le bord externe est plus saillant que l'interne dans les supérieures, tandis que c'est le contraire pour les inférieures.

Sous l'influence des frottements, cette extrémité change d'aspect; elle finit par constituer une surface formée de plans alternativement obliques en des

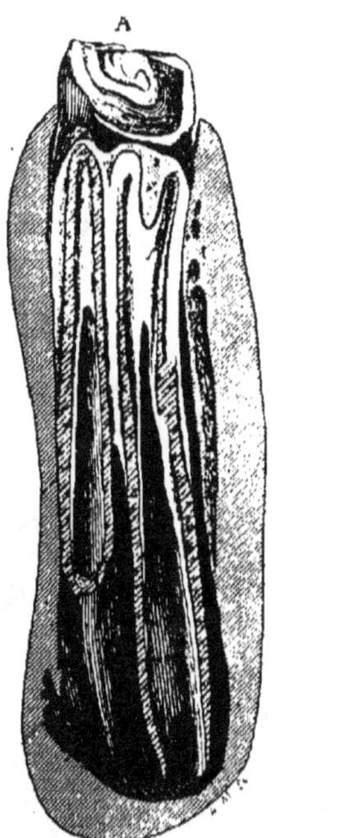
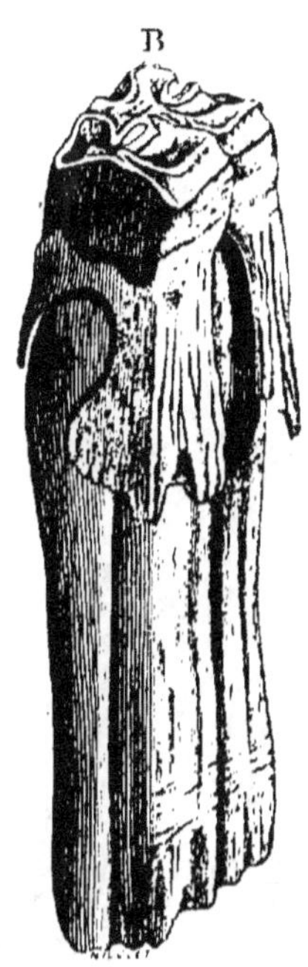

Fig. 295.

A. — Section transversale de la mâchoire inférieure, montrant la 3e molaire droite de lait et sa remplaçante avec les rapports qu'elles affectent dans l'alvéole au moment de l'éruption.
B. — La 3e molaire inférieure de remplacement coiffée de sa dent de lait.

sens différents et sur laquelle se dessinent les reliefs de rubans d'émail, dont nous verrons la disposition à propos de la structure.

Voici les dimensions des molaires de première dentition [1] :

(*a*) Épaisseur de dehors en dedans, mesurée dans la partie moyenne :

	Inférieures.	Supérieures.
1re	0^m,009	0^m,021
2^e	0^m,010	0^m,020
3^e	0^m,012	0^m,022

(*b*) Longueur d'avant en arrière :

	Inférieures.	Supérieures.
1re	0^m,035	0^m,043
2^e	0^m,032	0^m,033
3^e	0^m,039	0^m,035

1. Nous ne citons ces dimensions que pour en donner une idée générale. Il est bien entendu qu'elles sont sujettes à varier; mais comme tous nos chiffres sont pris sur le même individu, on saura, tout au moins, quels rapports les dents affectent entre elles.

(*c*) Longueur totale, de haut en bas, mesurée dans la partie moyenne :

	Inférieures.	Supérieures.
1re	0m,020	0m,027
2e	0m,021	0m,021
3e	0m,026	0m,026

(*d*) Longueur des racines :

Molaires inférieures	0m,012	à	0m,015
Molaires supérieures	0m,010	à	0m,013

A mesure que les animaux vieillissent (fig. 295 et 296), les parties libres des molaires diminuent de longueur, au point de se réduire à l'état de pe-

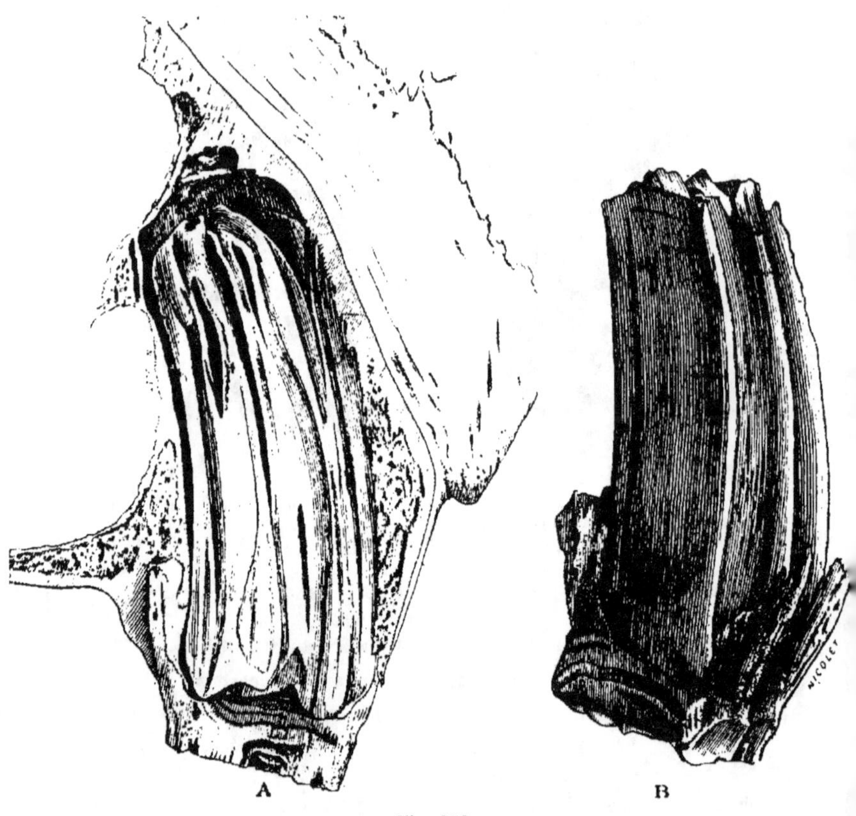

Fig. 296.

A. — Section transversale de la mâchoire supérieure, montrant la 3e molaire gauche de lait et sa remplaçante avec les rapports qu'elles affectent dans l'alvéole au moment de l'éruption.
B. — La 3e molaire de remplacement coiffée de sa dent de lait.

tites tablettes ou plaques qui se moulent exactement sur la partie correspondante des remplaçantes : celles-ci s'en trouvent en quelque sorte coiffées.

Aussi les molaires caduques sont-elles toujours expulsées régulièrement lors de l'éruption des molaires de remplacement.

B. — Molaires de seconde dentition.

Au nombre de vingt-quatre (12 à chaque mâchoire et 6 de chaque côté), elles sont désignées par ordre numérique, en procédant d'avant en arrière, sous les noms de *première*, de *deuxième*, etc. Les trois premières, dites *avant-molaires*, succèdent toujours aux caduques; les trois dernières sont encore appelées *arrière-molaires* ou *molaires persistantes*.

Leur ensemble forme les branches de l'arcade dentaire, qui décrivent une ligne légèrement convexe en dehors à la mâchoire supérieure, mais droite à l'inférieure. L'arcade molaire supérieure, un peu plus large que l'inférieure, déborde celle-ci sur les côtés.

CARACTÈRES GÉNÉRAUX. — Une molaire de seconde dentition figure une sorte de prisme quadrangulaire aplati de dehors en dedans, sauf la première et la sixième qui sont à trois pans seulement. On y distingue quatre faces et deux extrémités.

On lui reconnaît, *in situ*, une partie libre et une partie enchâssée : la première fait saillie en dehors de la gencive ; la seconde est profondément implantée dans l'alvéole; mais, comme il n'y a pas de démarcation entre elles, il est inutile de les examiner séparément.

a. — MÂCHOIRE SUPÉRIEURE.

FACES. — Toutes les molaires ont leur *face postérieure* à peu près plane.

Dans la sixième, pourtant, cette face est remplacée par un bord assez épais, concave en haut et en arrière.

La *face antérieure* présente la même configuration générale, si ce n'est dans la première molaire, où elle constitue un bord presque rectiligne, étendu aussi d'une extrémité à l'autre de la dent.

La *face externe*, E (fig. 297), porte deux cannelures longitudinales qu'un relief sépare l'une de l'autre. Dans la première molaire, on compte trois de ces cannelures et deux reliefs intermédiaires.

La *face interne*, I, est munie de deux sillons sur la première molaire et d'un seul pour toutes les autres. Dans les cinq dernières, ce sillon est rejeté vers la face postérieure de la dent.

EXTRÉMITÉS. — Des deux extrémités, l'une est libre, l'autre enchâssée. Celle-ci répond, à proprement parler, aux racines de la dent.

L'*extrémité libre*, EI, en général quadrilatère, est triangulaire dans les première et sixième molaires. Elle ne revêt pas la même disposition à toutes les époques de la vie.

Si l'on considère d'abord une dent *vierge*, on remarque une surface irrégulière ressemblant assez bien à un ℬ gothique, dont les boucles, tournées en dedans, circonscriraient deux cavités profondes, plus ou moins comblées de cément selon les sujets. A l'antérieure, se trouve annexée une petite boucle accessoire qui lui est unie par un mince pédicule. Le bord externe de cette surface de frottement, toujours plus saillant que l'interne, ne tarde pas à s'user et les cavités primitives à disparaître. C'est alors qu'une table dentaire véritable se manifeste ; mais, loin de rester plane, elle présente bientôt en relief, sur la partie moyenne des boucles du ⅌, deux brisures

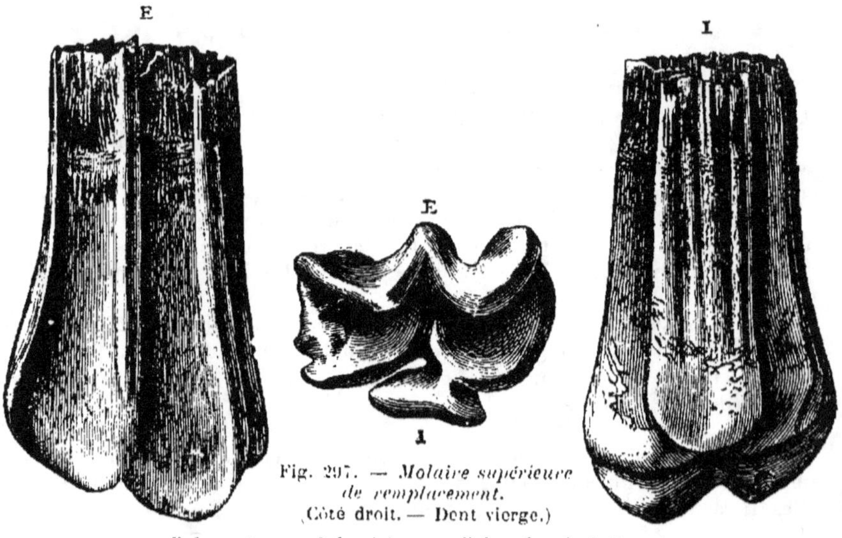

Fig. 297. — *Molaire supérieure de remplacement.*
(Côté droit. — Dent vierge.)

E, face externe. — I, face interne. — E, I, surface de frottement.

transversales, quelquefois peu marquées, qui y délimitent des plans alternativement obliques en des sens différents et la rendent beaucoup plus propre à broyer les substances alimentaires.

L'extrémité enchâssée est primitivement pourvue de plusieurs ouvertures appartenant à des cavités qui s'enfoncent dans la profondeur de la dent et contiennent la pulpe riche en vaisseaux et en nerfs. Plus tard, des prolongements en nombre variable se développent ; à ce moment, cette extrémité se compose de trois racines, dans les première et dernière molaires, et de quatre dans toutes les autres. D'après Girard, ces divisions de l'extrémité enchâssée commencent à apparaître vers l'âge de cinq ans et se caractérisent mieux à une époque plus avancée de la vie.

ÉTENDUE DES TABLES SUIVANT LE SENS ANTÉRO-POSTÉRIEUR. — Si les six molaires occupent, par exemple, une longueur de 0ᵐ,166, dans le sens antéro-postérieur, il ne faudrait pas croire que cette longueur se répartisse également entre elles. Elle diminue, au contraire, graduellement de la première à la sixième inclusivement. En effet, voici les chiffres que nous relevons sur l'arcade supérieure d'un cheval de six à sept ans, dont les dents ont été mesurées dans la partie moyenne de leur surface de frottement (fig. 268) :

Première....................................	0ᵐ,036
Deuxième....................................	0 ,028
Troisième...................................	0 ,027
Quatrième...................................	0 ,026
Cinquième...................................	0 ,025
Sixième.....................................	0 ,024

0ᵐ,166

Étendue des tables suivant le sens transversal. — Sous ce rapport, les dents sont d'autant plus épaisses qu'on les considère plus près du milieu des arcades auxquelles elles appartiennent.

Écartement des deux branches de l'arcade molaire supérieure. — Il suffira, pour en donner une idée, de mesurer cet écartement dans trois points : au milieu et à chacune des extrémités.

1° En avant : du bord antérieur de la première molaire à la partie correspondante de la dent opposée — 0ᵐ,064.

2° Au milieu : du relief médian de la troisième molaire à la partie correspondante de la dent opposée — 0ᵐ,108.

3° Enfin, en arrière : du milieu du bord postérieur de la sixième molaire à la partie correspondante de la dent opposée — 0ᵐ,097.

Direction. — Les molaires supérieures n'ont pas toutes la même direction (voy. fig. 270). Si la tête est placée horizontalement, la première est à peu près verticale, tandis que les autres s'incurvent de bas en haut et d'avant en arrière, dans une proportion qui varie quelque peu suivant les individus. Quoi qu'il en soit, cette direction est toujours beaucoup plus accentuée pour la dernière que pour celles qui la précèdent.

Rapports. — Les molaires supérieures sont implantées dans des alvéoles de forme prismatique, moulés exactement sur elles et séparés les uns des autres par des cloisons osseuses dont l'épaisseur augmente de bas en haut. Le fond des trois derniers alvéoles seulement fait saillie dans le sinus maxillaire[1]; celui des trois premiers est au contraire placé dans l'épaisseur des os. C'est pour ces raisons que les affections de ces dents se propagent quelquefois à la membrane qui tapisse ce sinus; — que le chanfrein, sur ses parties latérales, paraît convexe chez les jeunes chevaux et déprimé chez les vieux dont les molaires sont beaucoup plus courtes; — enfin, que des perforations de la table superficielle du grand sus-maxillaire sont pro-

1. Chez de vieux chevaux, nous avons vu le sinus maxillaire inférieur s'étendre jusqu'au-dessus de la racine de la deuxième molaire.

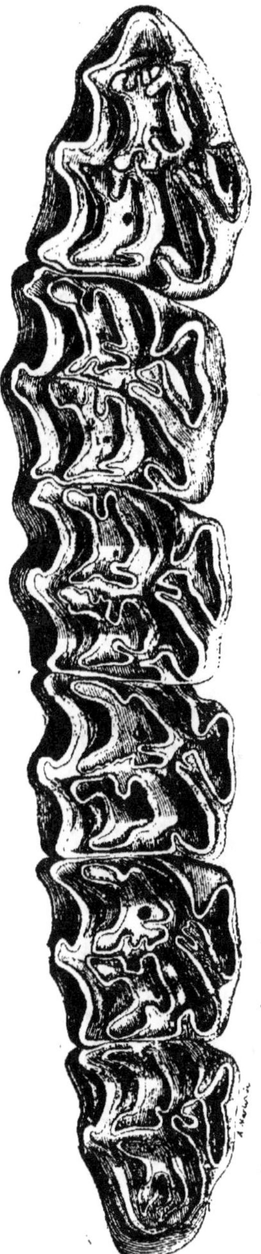

Fig. 298.

Ensemble de l'arcade molaire supérieure droite d'un cheval de 6 à 7 ans (la première molaire occupe le haut de la figure).

duites dans le jeune âge par les racines de l'une ou de l'autre des trois premières molaires.

LONGUEUR. — Voici ce que nous relevons à cet égard sur la tête d'un cheval de six à sept ans dont les dents ont été mesurées du milieu de leur bord externe jusqu'à l'échancrure qui marque le séparation des deux racines de ce côté, lesquelles sont sensiblement de mêmes dimensions :

La 1re a 0m,054, plus racine antérieure externe.. — 0m,018 = 0m,072
La 2e a 0,068, — — .. 0,012 0,080
La 3e a 0,079, — 0,008 0,087
La 4e a 0,065, — — .. 0,014 0,079
La 5e a 0,072, — — .. 0,008 0,080
La 6e, qui ne présente pas de racines, a une longueur totale de 0,072

D'après les résultats de ces mensurations, on pourrait presque dire que la longueur des molaires supérieures augmente graduellement de la première à la troisième, pour diminuer ensuite de celle-ci à la dernière. Cette conclusion ne serait pourtant pas tout à fait exacte, car, ainsi qu'on le voit, la cinquième est un peu plus longue que la quatrième.

b. — MACHOIRE INFÉRIEURE.

Pour éviter les répétitions, les descriptions des molaires inférieures seront aussi sommaires que possible. Ces dents, on le sait déjà, en même

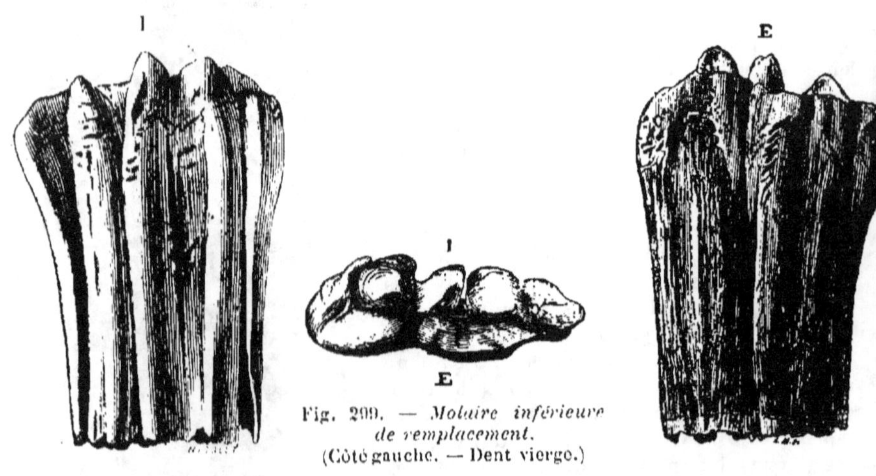

Fig. 299. — *Molaire inférieure*
de remplacement.
(Côté gauche. — Dent vierge.)

E, face externe. — I, face interne. — E, I, surface de frottement.

nombre qu'à la mâchoire supérieure, sont distinguées aussi par ordre numérique.

Elles ont la même forme générale, mais elles sont moins volumineuses et surtout moins épaisses dans le sens transversal.

FACES. — Les faces *antérieure* et *postérieure*, presque planes, n'offrent rien

de particulier. Dans la première, la face antérieure,
et dans la sixième, la postérieure, sont remplacées
par un bord peu épais.

La face *externe*, E fig. 299, est parcourue par un
sillon longitudinal dans les cinq premières ; il y en a
deux dans la sixième. Tous sont limités, en avant et
en arrière, par un relief plus ou moins arrondi.

La face interne, I, a des sillons plus nombreux :
dans la première et la sixième on en remarque trois ;
les autres molaires en portent aussi, de longueur et
de profondeur variables.

EXTRÉMITÉS. — L'*extrémité libre*, El, triangulaire dans
les première et sixième, quadrilatère dans les autres,
est moins étendue dans le sens transversal que d'avant
en arrière. D'abord irrégulièrement mamelonnée, en
relief dans quelques points, en creux dans d'autres,
elle est toujours coupée obliquement de dedans en
dehors, et de haut en bas. Les boucles du ℬ y sont
tournées en dehors.

L'*extrémité enchâssée*, bicuspide dans les cinq premières, est unicuspide dans la dernière. Les divisions
de la racine, divergentes, portent chacune une ouverture, qui pénètre dans la profondeur de la dent où se
loge la pulpe.

LONGUEUR. — La longueur augmente de la première
à la troisième, et diminue de celle-ci à la sixième.
Voici les mesures que nous avons prises sur la tête
dont nous avons déjà parlé :

La 1ᵉ a 0ᵐ,044, plus racine postérieure. . 0ᵐ,018 — 0ᵐ,062
La 2ᵉ a 0 , 063,   —   —   0 , 015   0 , 078
La 3ᵉ a 0 , 078,   —   —   0 , 009   0 . 087
La 4ᵉ a 0 , 063,   —   —   0 , 017   0 , 080
La 5ᵉ a 0 , 067,   —   0 , 009   0 , 076
La 6ᵉ, qui est dépourvue de racines, a une longueur
        totale de.............................   0 , 066

DIRECTION. — Après avoir enlevé la table externe de
l'os maxillaire pour mettre les molaires à découvert,
il est facile de reconnaître qu'elles n'ont pas la même
direction. Si l'on place la tête sur un plan horizontal,
la première et la deuxième sont verticales, tandis que
les suivantes sont d'autant plus obliques, en bas et en
arrière, qu'on les examine plus postérieurement.

RAPPORTS. — Les alvéoles qui les renferment, d'une
forme appropriée, sont séparés les uns des autres
par des cloisons osseuses (cloisons interalvéolaires,
assez épaisses, qui s'amincissent à mesure qu'elles se
rapprochent de l'ouverture d'entrée de ces cavités.

Leur fond est d'abord situé à proximité du bord
inférieur de la mâchoire, ainsi que le conduit dentaire

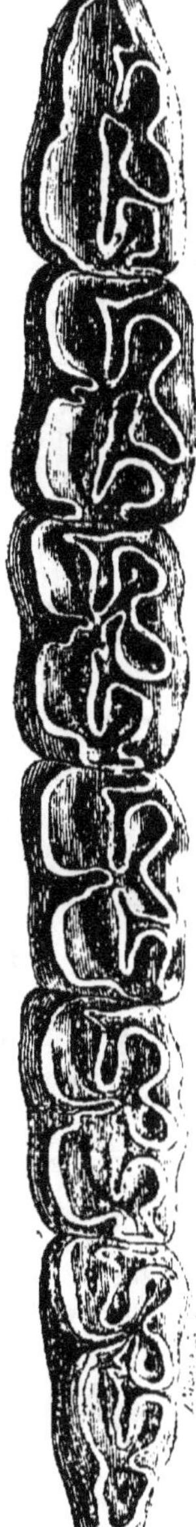

Ensemble de l'arcade molaire inférieure gauche d'un cheval de 6 à 7 ans (la première molaire est en haut de la figure).

Fig. 300.

mais, à mesure que les dents se raccourcissent par les progrès de l'âge, ces alvéoles diminuent de profondeur et le conduit précité s'élève en quelque sorte dans la même proportion. Ce fait est surtout remarquable pour les trois ou quatre premières molaires. On comprend, d'après cela, que le bord des ganaches soit d'autant plus épais que les animaux sont plus jeunes ou que les dents sont plus profondément implantées dans leurs cavités de réception.

ÉCARTEMENT DES DEUX ARCADES MOLAIRES INFÉRIEURES. — Dans leur ensemble, les arcades molaires inférieures sont rectilignes et divergentes en arrière. Les mensurations suivantes pourront être facilement comparées à celles qui ont été données déjà pour les arcades supérieures du même individu :

1° Du bord antérieur de la première molaire à la correspondante de la dent opposée, l'écartement était de 0ᵐ,043 ;

2° Au niveau de la partie moyenne de la troisième molaire (mesure prise en dehors), nous l'avons trouvé de 0ᵐ,072 ;

3° Enfin, au niveau du bord postérieur de la dernière molaire, il s'est montré de 0ᵐ,077.

ÉTENDUE DE LA TABLE DES SIX MOLAIRES INFÉRIEURES, DANS LE SENS ANTÉRO-POSTÉRIEUR. — Sur le cheval dont il s'agit, la longueur totale de l'arcade était de 0ᵐ,164, et se *partageait* ainsi qu'il suit, pour chaque dent en particulier (fig. 300) :

La première.	0ᵐ,029
La deuxième.	0 ,027
La troisième.	0 ,027
La quatrième.	0 ,025
La cinquième.	0 ,025
La sixième.	0 ,031

$\left.\begin{array}{l}\\\\\\\\\\\\\end{array}\right\}$ 0ᵐ,164

C. — Développement et structure des molaires.

Ces dents ont la même organisation générale que les incisives, mais leurs substances constitutives y présentent une disposition fort complexe qui doit être examinée dans les molaires des deux mâchoires.

1° Développement.

MOLAIRES SUPÉRIEURES. — Si l'on prend une molaire dans le sac à l'intérieur duquel elle apparaît, on constate que des saillies papillaires, au nombre de deux, pénètrent dans l'épaisseur de son extrémité libre, tandis que du côté de l'extrémité enchâssée on n'en trouve qu'une seule, mais beaucoup plus compliquée. En outre, le sac dentaire envoie, dans les sillons ou cannelures des faces, des prolongements, sortes de plis longitudinaux qui se continuent sans interruption avec le système papillaire externe (fig. 301).

Chaque papille externe s'enfonce de bas en haut, dans l'épaisseur de la dent, à la manière de celle qui forme le cornet d'une incisive quelconque. Elle remplit ainsi une cavité, véritable infundibulum, d'abord ouvert à son fond, puis terminé en cul-de-sac lorsqu'il est complètement développé (fig. 301, A : *a,a'*).

Il y a deux infundibules : un antérieur, *a*, et un postérieur, *a'*, absolument distincts l'un de l'autre. La cavité de chacun d'eux, à peu près elliptique, à grand diamètre dirigé d'avant en arrière, est limitée par deux bords, *e, i*, dont l'externe est le plus saillant. Le dernier, *i*, offre, comme particu-

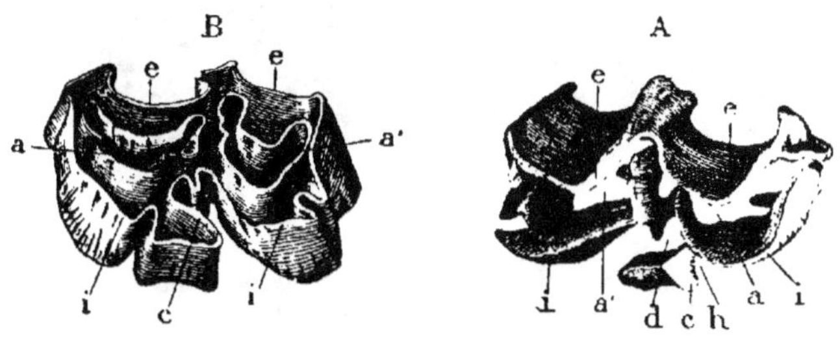

Fig. 301. — *Molaire supérieure droite extraite de son follicule dentaire.*

A, vue par sa partie libre :
  a, infundibule antérieur.
  a', infundibule postérieur.
  e, bord externe des infundibules.

i, bord interne des infundibules.
c, colonne accessoire de l'infundibule antérieur.

B, vue par son extrémité enchâssée (mêmes lettres).

larité à signaler, une sorte de colonne, *c*, aplatie ou déprimée, mais assez large, située vers la partie moyenne de ce bord et annexée à l'infundibule antérieur. Cette colonne est limitée par deux sillons, *d, h*: le postérieur, *d*, figurant une sorte de rentrée d'arrière en avant, est plus profond que l'antérieur.

L'extrémité enchâssée (fig. 301, B ne ressemble pas à celle qui vient d'être décrite. On y observe des replis dont la disposition parait à première vue compliquée, replis qui ont été comparés avec beaucoup de justesse, par Bracy Clark, à un ℬ gothique [1].

En les examinant avec attention, on arrive bientôt à distinguer nettement : d'abord, le fond des infundibules *a,a'*, dont il a été question plus haut, et, tout au pourtour, une cavité irrégulièrement plissée sur elle-même. Celle-ci, ouverte du côté de l'extrémité enchâssée, mais terminée en cul-de-sac vers l'extrémité libre, se continue dans la colonne accessoire, *c*, de l'infundibule antérieur, *a*. On pourrait, par un examen superficiel, croire à la présence de cinq cavités, savoir : deux près du bord externe, *e, e*, deux près du bord interne, *i, i*, et enfin une pour la colonne accessoire, *c*, de la face interne. Ce serait une erreur ; en réalité, il n'y en a qu'une seule, très diverticulée, dans l'intérieur de laquelle se loge la pulpe.

D'après cela, on comprend que les infundibules de l'extrémité libre correspondent en quelque sorte à deux cornets qui seraient situés en avant l'un de l'autre et entourés, aussi bien en dehors qu'en dedans, par la cavité intérieure.

1. Bracy-Clarck, *On the knowledge of the age of the horse by his teeth*. In-4°, London, 1826 (voir fig. 8).

MOLAIRES INFÉRIEURES. — Les choses sont disposées plus simplement dans les molaires inférieures. En effet, si l'on examine d'abord l'extrémité libre (fig. 302, A), on voit que les infundibules *a* et *a'* y sont produits par deux refoulements de la face interne vers le centre de la dent. Aussi les trouve-

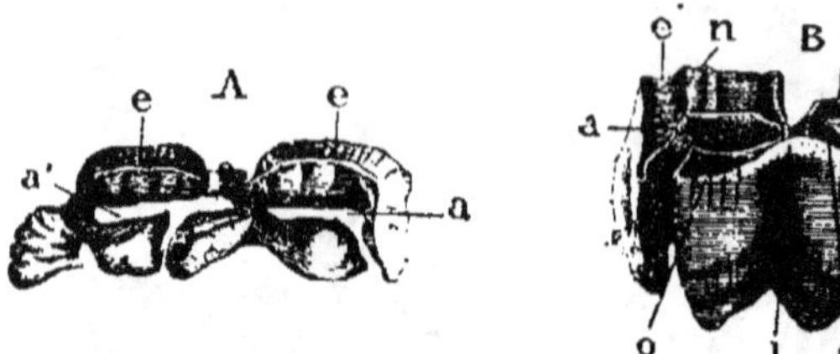

Fig. 302. — *Molaire inférieure gauche extraite de son follicule dentaire.*

A, vue par son extrémité libre :
   a, infundibule antérieur.
   a', infundibule postérieur.
B, vue par son extrémité enchâssée :
   m, n, o, cavité de la pulpe. — Les autres lettres comme dans le dessin A.

e, bord externe des infundibules.
i, bord interne des infundibules.

t-on fendus en dedans sur toute leur longueur. La fente de l'infundibule postérieur *a'* occupe la partie moyenne de cette cavité, tandis que celle de l'antérieur *a* est située beaucoup plus avant. On peut ainsi reconnaître à première vue une molaire inférieure gauche de son homologue du côté droit.

Le mode de formation des infundibules inférieurs est donc différent de celui des supérieurs. Les uns et les autres résultent de pénétrations papillaires, mais, pour les premiers, c'est par une de ses faces que la papille rentre dans la dent ; pour les seconds, au contraire, c'est par son sommet.

Quand on regarde la même molaire par son extrémité enchâssée (fig. 302, B), on trouve une vaste cavité *m,n,o*, très repliée sur elle-même, entourant les infundibules *a* et *a'*, les isolant l'un de l'autre (*o*) et les séparant de la face externe (*m,n*). Les trois diverticulums *m,n,o*, de cette cavité, en communication entre eux, logent trois prolongements de la papille interne ou de la pulpe ; tous se terminent en cul-de-sac du côté de l'extrémité libre.

2° Structure.

Les molaires, comme les incisives, sont formées d'une substance fondamentale et de deux couches de revêtement.

a. L'émail représente d'abord la presque totalité de la dent. C'est lui qui, après en avoir constitué les quatre faces, se replie sur l'extrémité libre (molaires supérieures) pour circonscrire les infundibules.

Quand on l'examine sur la table d'une molaire supérieure qui a déjà usé, il se présente sous l'aspect de rubans plus ou moins sinueux qui n'ont pas partout la même épaisseur (fig. 303, SG). C'est suivant deux lignes transversales coupant les boucles du ℬ dans leur partie moyenne, que ces rubans sont le plus larges; aussi la surface de frottement qui leur correspond, y est-elle légèrement en saillie sur les autres points. Dans les molaires inférieures, ce sont les parois des infundibules qui offrent le moins d'épaisseur (fig. 303, II).

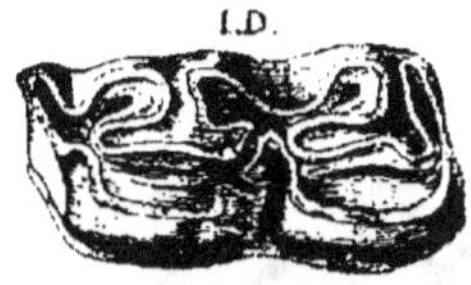

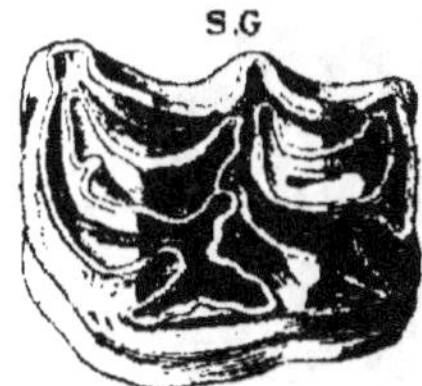

Fig. 303.

I.D., table d'une molaire inférieure droite; — S.G., table de frottement d'une molaire supérieure gauche.

Quoi qu'il en soit, la couche émailleuse est toujours relativement assez mince, et elle ne varie jamais, sous l'influence de l'âge, dès que les dents ont acquis tout leur développement.

b. L'ivoire ou la **dentine** se dépose peu à peu à la face interne de l'émail et comble bientôt, de la couronne aux racines, les diverticules de la cavité pulpeuse. D'abord protégé par la couche précédente il ne tarde pas, sous l'effet de l'usure, à faire partie intégrante de la surface de frottement. On le voit, dans les molaires supérieures, entourer de toutes

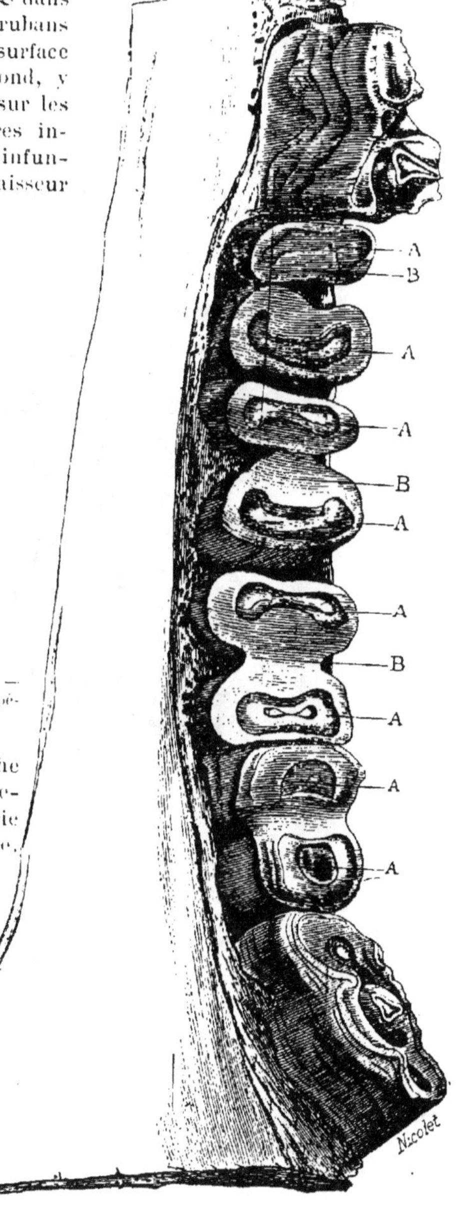

Fig. 304. — *Arcade molaire inférieure gauche d'un très vieux cheval montrant la cémentation radicale des dents moyennes.*

A, A. A. vestiges des racines. — B, B. B. cément radical. L'émail a disparu.

parts les deux infundibules et former en quelque sorte les *pleins* du ℬ que
simule leur table; sur beaucoup de ces dents, même, la comparaison est si
exacte qu'ils sont indiqués par des lignes brunes, souvent très foncées.
Dans les molaires inférieures, on ne le trouve, pour ainsi dire, que sur le
externe des infundibules; ses parties centrales sont également teintées de
côté brun chez un grand nombre de sujets.

c. Quant au **cément**, il est extrêmement abondant sur les molaires. C'est
lui qui, directement appliqué sur l'émail, recouvre les faces, pénètre dans
leurs cannelures et remplit les infundibules. La dent semble s'en revêtir à
mesure qu'elle est chassée de l'alvéole et au niveau de sa partie libre sur-

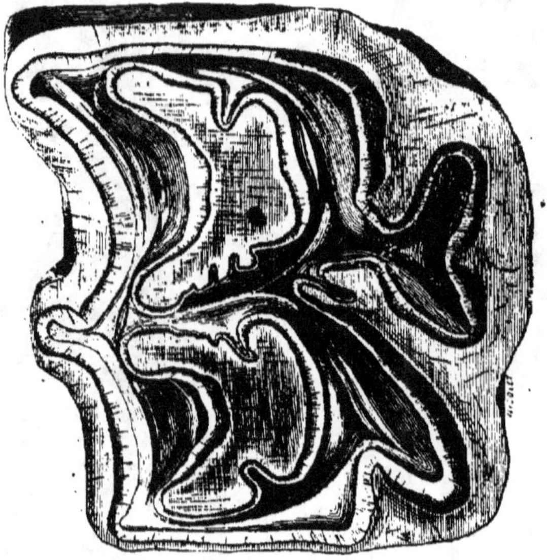

Fig. 305. — Coupe transversale d'une molaire supérieure gauche (grossie).

tout, car l'extrémité radiculaire n'en porte qu'une faible couche. Mais
lorsque celle-ci arrive à constituer la surface de frottement, chez les très vieux
chevaux, elle provoque une abondante formation de cément radical qui la
consolide dans sa cavité de réception et augmente sensiblement l'étendue de
la table dentaire, ainsi que nous l'avons vu déjà à propos de la structure
des incisives (fig. 304).

Il est facile de se rendre compte des rapports des différentes couches qui
entrent dans la composition d'une molaire, en pratiquant sur celle-ci des
coupes transversales parallèles à la surface de frottement. L'émail s'y dessine en rubans d'un blanc porcelaine, quelquefois vitreux, le cément en
jaune café au lait très clair, l'ivoire enfin, en café au lait plus foncé, toujours veiné de lignes plus sombres.

Dans les *molaires supérieures* (fig. 298), la boucle accessoire est toujours reliée à la boucle antérieure du ℬ par un mince pédicule d'ivoire. Il n'y a, à

cet égard, aucune exception chez le cheval. Chez l'*hipparion*, au contraire, que les transformistes considèrent comme l'ancêtre du précédent, cette boucle est constamment isolée sur la table dentaire (fig. 306).

On constate aussi de nombreuses différences en ce qui concerne la disposition des rubans d'émail. Ils forment parfois, sur certains individus, des replis remarquablement sinueux ou frisés, analogues à ceux de l'hipparion. Quelques anatomistes ont cru trouver dans ce caractère des raisons suffisantes pour établir, parmi les chevaux fossiles, une espèce intermédiaire à l'hipparion et à notre cheval actuel, l'*equus plicidens*. Que cette distinction soit justifiée ou non, la vérité est que ces plissements émailleux existent encore sur beaucoup de sujets d'aujourd'hui.

Dans les *molaires inférieures*, la configuration de la surface de frottement diffère un peu de

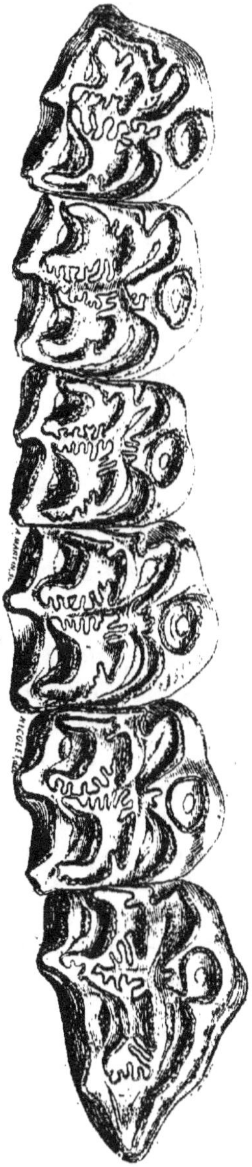

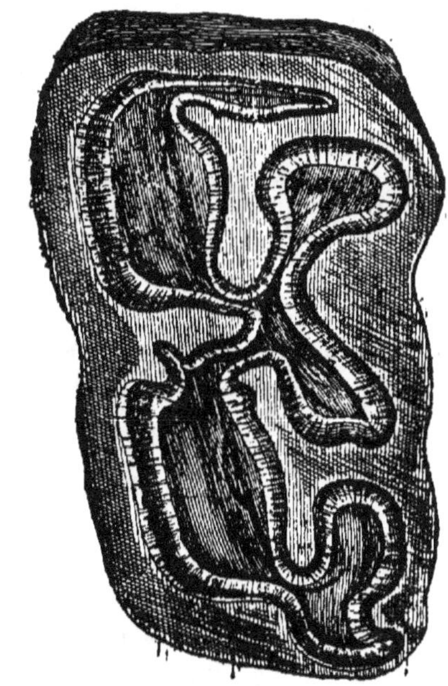

Fig. 306. — Arcade molaire supérieure gauche d'hipparion.

Fig. 307. — Coupe transversale d'une molaire inférieure droite (grossie).

ce qu'elle est dans les supérieures ; la figure 307 en donne une idée suffisamment exacte.

Rappelons, en terminant, que les trois couches, émail, ivoire, cément, ne sont pas également résistantes à l'usure. Aussi la première est-elle toujours en saillie sur la deuxième et celle-ci sur la troisième. En considération de ce fait, Cuvier a dit avec raison que les molaires du cheval étaient comparables à des meules qui se repiqueraient incessamment d'elles-mêmes. Ces aspérités de la surface de frottement rendent, en effet, beaucoup plus complet le broiement des substances alimentaires. Chez les vieux sujets, lorsque les rubans d'émail ont disparu, ces substances peuvent être sans doute aplaties ou assouplies, mais elles ne sont plus broyées comme auparavant. C'est pour ce motif que les digestions sont moins parfaites et que beaucoup de graines, ayant résisté à l'action des dents et des sucs digestifs, conservent encore toutes leurs propriétés germinatives après avoir traversé la longueur du canal alimentaire.

CHAPITRE III

DE L'ÉRUPTION DES DENTS

A. — Éruption des incisives.

En général, l'éruption des incisives de lait ne détermine aucun phénomène particulier, susceptible d'attirer l'attention des personnes qui soignent les poulains. Il est probable cependant qu'elle occasionne quelquefois de la tristesse et de l'inappétence. Ce n'est donc pas sur la sortie de ces dents que nous devons spécialement nous arrêter.

À mesure que le poulain se rapproche de l'époque à laquelle les dents de seconde dentition devront faire leur apparition, des particularités qu'il est important de connaître peuvent être constatées. Ainsi, la tête augmente de volume et *s'empâte* sur les côtés de la région du chanfrein. Cet aspect de la face est dû au développement que prennent les molaires, renfermées dans les alvéoles des os susmaxillaires.

Le travail de cette dentition semble retentir habituellement sur l'économie tout entière; le premier accès de la fluxion périodique et l'affection catarrhale connue sous le nom de gourme se manifestent parfois à cette époque, ainsi que l'ont signalé le professeur Dupuy[1] et d'autres auteurs. Mais, de ce que ces faits sont fréquents, il ne s'ensuit pas qu'ils s'étendent à la généralité des individus.

1. Les faits observés par Dupuy sont exacts; nous les avons constatés cependant, en Bretagne, sur des poulains âgés de moins d'un an.

Lorsque le poulain est arrivé à l'âge où les incisives d'adulte doivent faire leur éruption, on remarque, ou bien que les dents de lait sont tombées, laissant libre l'endroit de leurs remplaçantes, ou bien qu'elles existent encore. Examinons ces deux cas :

1° *Les dents de lait sont tombées.* — On voit alors, au point qu'elles occupaient, du gonflement, de la tuméfaction, de la rougeur, et le toucher y décèle une exagération de la sensibilité qui va jusqu'à la douleur. Bientôt après, le bord antérieur des remplaçantes, qui a comprimé, aminci, usé en quelque sorte la gencive de sa couche profonde à sa face superficielle, apparaît graduellement et la perce en commençant par sa moitié interne. Ce bord n'est pas toujours dirigé transversalement à la ligne médiane; il est quelquefois oblique, d'avant en arrière et de dedans en dehors. Peu à peu, la dent se dégage de l'alvéole, se met au niveau de ses voisines et enfin s'oppose à celle de l'autre mâchoire.

2° Lorsque les *dents de lait existent encore*, les phénomènes dont il vient d'être question sont moins visibles. Il ne suffit pas de pratiquer l'examen des arcades incisives par leur face antérieure, il faut encore écarter les mâchoires, et voir s'il n'existe pas quelque chose de particulier, annonçant que la sortie des remplaçantes va se faire. Il arrive même, dans certains cas, qu'elle a eu lieu déjà pour les pinces, ainsi que nous l'avons observé sur un cheval anglais du nom de *Vade mecum*. En écartant les lèvres de cet animal, on n'apercevait que des dents de lait, mais en lui ouvrant la bouche on découvrait les pinces supérieures de remplacement, bien apparentes, même légèrement usées, tandis que les inférieures demeuraient encore cachées par la gencive.

Faisons remarquer, en terminant, que, *presque toujours*, l'éruption des incisives supérieures est plus hâtive que celle des inférieures. Elle a lieu par paires, pour les deux mâchoires, commence par les pinces et finit par les coins.

CAUSES QUI PEUVENT AVANCER OU RETARDER L'ÉRUPTION DES INCISIVES DE SECONDE DENTITION. — Il ne saurait être question, dans ce paragraphe, de l'arrachement des dents caduques, moyen frauduleux que nous étudierons à part; nous ne parlerons ici que des causes physiologiques qui peuvent hâter ou retarder l'éruption des remplaçantes.

Suivant Girard[1], la précocité de la *race*, la vigueur du *tempérament*, la *nourriture* abondante, sont capables de favoriser l'éruption des incisives de seconde dentition, et de l'*avancer* de trois ou quatre mois.

1. Girard, *loc. cit.*, p. 58.

D'après Traeger[1], *l'état de gestation* peut *retarder* d'un an cette éruption, notamment celle des coins :

Toutes les juments pleines, nées en 1841, n'étaient pas plus avancées, sous le rapport de la dentition, que celles dont la naissance datait de 1842; tandis que les juments également nées en 1841, mais qui n'avaient pas été fécondées, présentaient, sans exception, les dents de cinq ans.

Un de nos confrères de l'armée, M. Bizard, nous a communiqué une observation du même genre : une jument de demi-sang, née le 26 mai 1875, saillie le 8 mai 1880, ayant par conséquent cinq ans, était encore pourvue de ses quatre coins de lait; ceux-ci ne sont tombés que du 18 au 30 juillet 1881, c'est-à-dire à l'âge de six ans et deux mois.

Les faits de cette nature sont sans doute plus fréquents qu'on ne le croit, par suite de la difficulté qu'on a de se renseigner exactement sur l'âge des sujets. S'il y avait, en pareil cas, une ligne de conduite à tracer, ce serait de vieillir plutôt que de rajeunir les juments pleines.

Girard[2] a noté également l'action du *climat*. Les chevaux *du midi* de la France, élevés dans leur pays natal, avanceraient sur ceux *du nord;* chez eux, l'éruption des remplaçantes a lieu quelquefois dans les premiers jours de septembre, le plus souvent au commencement d'octobre ; elles sont toujours sorties dans la première quinzaine de décembre. Dans les climats plus froids, en Normandie, par exemple, elle n'a lieu normalement que dans les mois de janvier, février, mars et même avril. Dans le Limousin, elle est rarement terminée avant le mois de janvier. Ces variétés sont si bien sous la dépendance du climat, que le transport des poulains d'un pays froid dans un chaud rend l'éruption plus précoce ; elle devient plus tardive dans le cas contraire, et cela d'autant plus que la température des lieux diffère davantage.

Enfin, Bernard[3], Magne[4], M. Sanson[5], ont émis l'opinion que les *chevaux de course*, toujours très fortement nourris, font exception aux principes posés par Girard. Mais notre collègue, M. Toussaint[6] a fourni la preuve que les animaux de *pur sang* ne s'éloignent pas, sous ce rapport, du vulgaire cheval de labour. Nos observations confirment pleinement les siennes.

1. Traeger, *Magazin für die gesammte Thierheilkunde*, 1846, *in Recueil de médecine vétérinaire*, 1849, p. 136.

2. Girard, *loc. cit.*, p. 60.

3. Bernard, *Guide des acheteurs et des vendeurs d'animaux domestiques*, Toulouse, 1845, p. 175.

4. Magne, *Mémoire sur l'allaitement et le sevrage des jeunes animaux.* — Voir *Bulletin de l'Académie de médecine*, année 1876, p. 965.

5. A. Sanson, *Le cheval de Solutré;* mémoire lu à la *Soc. anthropologique*, dans sa séance du 15 octobre 1878.

6. Toussaint, *De l'âge des chevaux de course, au point de vue de la doctrine de la précocité.* — Voir *Recueil de médecine vétérinaire*, année 1872, p. 992.

Qu'il y ait des sujets faisant exception aux lois générales, que l'éruption des incisives d'adulte avance chez les uns, retarde chez les autres, c'est possible ; nous l'admettons volontiers. Toutefois cela ne nous paraît pas être exclusivement le résultat de ce qu'ils appartiennent à telle ou telle race, de ce qu'ils ont tel ou tel tempérament, ou enfin de ce qu'ils sont abondamment ou peu nourris. A cette occasion, nous citerons l'exemple que Jules Goubaux, vétérinaire au dépôt d'étalons de Blois, nous a montré en 1857 : celui d'un petit cheval, de *race commune*, qui avait mis toutes ses incisives de seconde dentition dans le courant de la même année. Cette éruption hâtive, extrêmement rare chez le cheval, l'est beaucoup moins dans l'espèce bovine, et surtout dans l'espèce ovine. Elle doit dépendre de causes très diverses qui, selon nous, restent encore à déterminer.

B. — Éruption des crochets.

L'éruption des crochets sert peu à la détermination de l'âge : d'abord, parce qu'elle est très variable ; ensuite, parce que ces dents manquent chez la majorité des juments.

L'éruption des crochets est précédée, accompagnée et suivie des mêmes phénomènes inflammatoires que ceux qui concernent les incisives. Suivant Girard, elle n'a rien de fixe. Quelquefois ces dents existent à trois ans ; d'autres fois, elles tardent jusqu'à six ; en moyenne, elles sortent à quatre ans ; on ne peut donc tirer de leur état que des principes fort incertains.

C. — Éruption des molaires.

A mesure que l'animal avance en âge, les molaires de lait, par le fait de l'usure, deviennent de plus en plus courtes, se réduisent en quelque sorte à l'état de petites plaques branlantes, qui coiffent, ainsi que nous l'avons vu, l'extrémité correspondante de celles de seconde dentition, et ne tiennent plus que très imparfaitement dans les alvéoles. Leurs aspérités, blessant la face interne des joues, gênent quelquefois les mouvements des mâchoires. L'animal ne mange plus comme à l'ordinaire : c'est là ce qui éveille l'attention et porte à examiner l'intérieur de la bouche.

Dans cette circonstance, il est bon d'extraire les molaires de première dentition, afin de favoriser l'éruption de leurs remplaçantes, opération facile et que pratiquent assez souvent les vétérinaires des pays de production ou d'élevage.

Les trois dernières molaires de chacune des mâchoires ou les arrière-molaires sortent aussi les unes après les autres; mais, situées très profondément dans l'intérieur de la bouche, il est difficile d'en bien observer l'éruption.

DE L'ÉRUPTION DES MOLAIRES EN PARTICULIER. — Nous savions déjà que les indications de Girard sur les époques de cette éruption étaient contestées par les vétérinaires qui avaient eu l'occasion de les contrôler. Aussi, nous sommes-nous adressés à l'un de nos confrères, Lecellier père, vétérinaire à Yvetot. Ce praticien distingué, qui a dirigé pendant longtemps son attention sur l'appareil dentaire du cheval, est arrivé à signaler des faits d'une réelle importance.

1° *Molaires de première dentition.* — Selon Girard, les deux premières molaires caduques sont habituellement sorties à la naissance au plus tard trois ou quatre jours après; quant à la troisième, elle serait toujours apparente à la fin du premier mois.

Lecellier[1] et Mayhew[2] affirment, au contraire, que ces dents existent toutes à la naissance, et qu'elles peuvent déjà servir à la mastication au bout de trente ou quarante jours.

2° *Molaires de remplacement et molaires persistantes.* — Sous ce rapport, les observations de Girard, de Lecellier et de Mayhew ne sont pas concordantes; elles diffèrent surtout en ce qui concerne l'éruption de la sixième molaire. Nous les avons consignées dans le tableau suivant :

DÉSIGNATION des DENTS.	ÉPOQUE DE L'ÉRUPTION		DÉSIGNATION DES DENTS.		ÉPOQUE DE L'ÉRUPTION d'après LECELLIER.
	d'après GIRARD.	d'après MAYHEW.	MOLAIRES inférieures.	MOLAIRES supérieures.	
4°	10 mois.	12 mois.	4°	4°	10 à 12 mois.
5°	20 —	18 à 24 mois.	5°	5°	20 à 24 —
1re	30 à 32 mois.	»	1re et 2°	1re	30 à 36 —
1re et 2°	»	36 mois.	6°	6°	32 à 36 —
2° et 3°	36 mois.	»	3°	2°	40 à 42 —
6°	4 à 6 ans.	»	»	3°	44 à 48 —
6° et 3°	»	60 mois.			

D'après Lecellier, les molaires caduques inférieures tomberaient constamment avant les supérieures, tandis que l'éruption aurait lieu en même temps aux deux mâchoires pour les molaires **persistantes**.

1. Lecellier père, *note communiquée*.
2. Mayhew, *loc. cit.*, p. 69, 70, 71, 72 et 82.

DEUXIÈME PARTIE

DE LA DÉTERMINATION DE L'AGE

CHAPITRE PREMIER

DURÉE DE LA VIE DU CHEVAL

Suivant Buffon[1], « la durée de la vie des chevaux est, comme dans toutes les autres espèces d'animaux, proportionnée à la durée de leur accroissement; l'homme, qui est quatorze ans à croître, peut vivre six ou sept fois autant de temps, c'est-à-dire quatre-vingt-dix ou cent ans ; le cheval, dont l'accroissement se fait en quatre ans, peut vivre six ou sept fois autant, c'est-à-dire vingt-cinq ou trente ans ».

Au dire de Bourgelat[2], « on peut arbitrer la vie commune du cheval dix-huit ou vingt ans, le nombre de ceux qui outrepassent ce terme étant très médiocre. Aristote a observé que les chevaux nourris dans des écuries vivent beaucoup moins que ceux qui sont en troupeaux ; l'état d'esclavage et de domesticité est bien fait pour opérer quelques différences. Athenæus et Pline prétendent qu'on en a vu vivre soixante-cinq et même soixante-dix ans. Augustus Nipheus parle encore du cheval de Ferdinand Ier comme d'un cheval septuagénaire, mais ces dernières observations ne sont que des exceptions semblables dans l'espèce des chevaux aux exceptions qui quelquefois ont lieu dans l'espèce humaine... »

« La vie des juments, dit Hartmann[3], est ordinairement plus longue que celle des chevaux. Cette observation, déjà faite par Aristote (*Hist.*

---

1. Buffon, *Histoire naturelle générale et particulière*, t. IV, p. 226.
2. Bourgelat, *Traité de la conformation extérieure du cheval*, 2ᵉ édition, Paris, 1775, p. 286.
3. Hartmann, *Traité des haras*, etc., traduit de l'allemand, Paris, 1788, p. 32.

animal., liv. V), répond à celle faite à différentes époques sur le genre humain, dont les femmes vivent généralement plus longtemps que les hommes.

« C'est un signe indubitable qu'un cheval de haras est de bonne race, ou du moins qu'il est sain, lorsqu'il tarde longtemps à se former. Celui qui ne cesse de croître qu'à six ans, sept ans, sera, sauf des accidents particuliers, de bon service pendant vingt ans et au delà, et peut même en vivre quarante et davantage. Au contraire, celui qui ne croît que quatre ans, n'en vivra tout au plus que vingt ou vingt-cinq. Lorsque les chevaux gros et trapus prennent toute leur croissance en moins de temps encore, ils vivent aussi moins, et sont déjà vieux à l'âge de dix à douze ans.

« Les exemples d'un âge de trente et quarante ans ne seraient pas si rares parmi ces animaux, si la tyrannie des hommes n'abrégeait leur vie, si l'on en abusait moins et si on les soignait mieux. Communément on n'en fait pas le moindre cas, dès qu'ils ont atteint un certain âge; on cherche à en débarrasser l'écurie, pour ménager les fourrages ; et leur récompense ordinaire, après avoir rendu pendant un assez long temps les meilleurs services, c'est d'être attelés à une charrette, et astreints aux plus rudes travaux, ou d'être envoyés à l'écorcheur. »

Ce passage, écrit en Allemagne, aurait pu l'être en France : il prouve que les hommes sont partout les mêmes envers les animaux, auxiliaires de leurs travaux.

Parmi les causes principales qui modifient la longévité, citons : la tardivité du développement, la taille, le service et les soins.

Nous pensons qu'il y a des *individus* précoces, et non des *races* précoces. Néanmoins, sur la foi des auteurs nous admettrons que certaines races vivent davantage, et que la durée de la vie est proportionnelle au temps que met l'individu à acquérir tout son développement, bien que jusqu'à présent personne n'en ait fourni la preuve.

Quoi qu'il en soit, H. Bouley a cherché à démontrer le fondement de cette croyance. « Il y a, dit-il, des races tardives et des races précoces. Dans ces dernières, la précocité résulte de l'action combinée de l'hérédité et du régime alimentaire, en sorte que la formation organique s'opère d'une manière, pour ainsi dire, précipitée dans les individus qui les composent et aboutit à un achèvement plus hâtif; d'où il résulte que la durée de leur premier âge se trouve d'autant plus abrégée, et, par une conséquence fatale, celle de leur vie, car ce mouvement plus rapide de formation imprimé à leur organisme n'a d'autre but, dans les vues de l'industrie qui les produit, que de hâter le moment de leur mort [1]. »

En ce qui concerne la *taille*, il nous semble que les petits chevaux durent plus longtemps que les grands, mais nous serions fort embarrassés d'en donner l'explication.

Le *service* a une action prépondérante par la fatigue et l'usure plus ou moins intenses qu'il occasionne. Certains sujets ont une existence tellement calme, une si bonne hygiène, qu'ils atteignent souvent des âges avancés. Ceux qui habitent les grands centres industriels se trouvent dans des conditions toutes différentes. Là, plus que partout ailleurs, les travaux de vitesse, qui exigent des efforts violents, fréquemment répétés, la durée trop longue du travail quotidien, les intempéries, l'alimentation insuffisante, etc., etc., usent vite, prédisposent aux maladies et rendent la mort prématurée. Aussi, pour des raisons opposées, les chevaux entretenus à la campagne vivent-ils plus vieux que ceux des villes.

Les *soins* de l'homme ont de même une grande influence. Les mauvais traitements, la privation de nourriture, l'insuffisance de celle-ci, sa mauvaise qualité, ne permettent pas la réparation convenable des pertes incessantes dues au travail et abrègent la durée des services.

En somme, on comprend qu'on ne puisse résoudre, d'une manière précise, la question posée : les causes sont trop nombreuses qui viennent la compliquer et dont il faut cependant tenir compte. Tel sujet est vieux, usé, à douze ans ; tel autre accomplit encore sa tâche à vingt ou vingt-deux.

Quoi qu'il en soit, voici quelques exemples remarquables de longévité :

Un de nos confrères, M. Laurent, nous a remis des mâchoires provenant de chevaux ayant vécu *quarante-deux*, *quarante-trois* et *quarante-neuf* ans. Nous en avons connu plusieurs qui avaient passé *trente-cinq* ans. Enfin, nous avons vu, en 1845, à la Petite-Villette, un cheval qui avait fait, dans un régiment de cuirassiers, la campagne de Russie, en 1813 ; si, lors de l'entrée en campagne, cet animal avait six ans, il en comptait donc *trente-huit* au moment où nous l'avons connu.

Il est rare d'observer des âges aussi avancés, car les propriétaires se défont, en général, des sujets dont le travail devient insuffisant. Avant de les livrer à la boucherie, ils les vendent d'ordinaire à vil prix, et c'est alors que commence pour eux l'existence la plus pénible qu'on puisse imaginer. L'intérêt et le sentiment ne s'accordent pas toujours !

---

1. Ce dernier passage doit s'entendre surtout pour les animaux alimentaires. — Voir *Nouveau Dictionnaire pratique de médecine, de chirurgie et d'hygiène vétérinaires*, t. Ier, année 1856, article AGES, p. 189.

CHAPITRE II

DES PARTIES A EXAMINER POUR LA DÉTERMINATION
DE L'AGE

Pour peu qu'on ait l'habitude des chevaux, il n'est pas difficile de distinguer, à première vue, les jeunes des vieux. Chez les très âgés, des poils blancs se montrent sur la région des tempes, autour des yeux, des naseaux, etc., quand la robe est foncée ; l'extrémité inférieure de la tête s'effile ; les faces latérales du chanfrein se dépriment. D'autre part, l'ensellement, les vices d'aplomb, les tares des membres dénotent également un degré d'usure variable, souvent dans un certain rapport avec la durée de l'existence écoulée. Tout le monde a pu faire ces remarques ; mais il est des personnes qui se flattent d'évaluer l'âge par la seule exploration des ganaches, ou par d'autres procédés d'une importance tout aussi futile. C'est sur ces prétendus moyens que nous voulons arrêter un instant l'attention, pour en finir une bonne fois et prémunir le lecteur contre ceux qui les mettent en pratique.

1° **EXAMEN DES GANACHES.** — On sait que les molaires sont d'autant plus profondément enchâssées dans les alvéoles que les animaux sont plus jeunes. Ces dents, en effet, sont poussées peu à peu au dehors, pour suffire aux pertes occasionnées par le frottement, en même temps que les deux tables de l'os maxillaire se rapprochent l'une de l'autre. Il en résulte alors que le bord libre des ganaches s'amincit avec les progrès de l'âge. Néanmoins, la connaissance de ce fait est incapable de fournir la moindre indication précise. Avec une grande habitude, on arrive à distinguer les jeunes chevaux des vieux, mais nous doutons encore qu'une telle exploration n'expose d'ordinaire à des erreurs.

2° **PINCEMENT DE LA PEAU DU FRONT OU DE LA JOUE.** — « Un des signes auxquels on peut reconnaître qu'un cheval est vieux, c'est de pincer entre le pouce et l'index, la peau du front et de l'attirer à soi, puis de la lâcher brusquement ; si alors cette peau rentre vivement à sa place et qu'on ne voie, comme avant, qu'une surface bien lisse, l'animal sera très bon pour faire un étalon, etc. [1] ».

Aristote préconisait le même moyen, mais il préférait la peau des

---

1. Ibn-el-Awamm, *Le livre de l'Agriculture,* traduit de l'arabe par J.-J. Clément Mullet. — Paris, 1867, t. II, 2ᵉ partie, p. 27 et 58. (Ce livre paraît avoir été composé au XIIᵉ siècle de l'ère chrétienne.)

lèvres à celle du front[1] : « Si, dit-il, en tirant la peau de la babine, elle se rétablit promptement, l'animal est jeune ; si elle demeure long-temps ridée, il est vieux. »

Il nous paraît oiseux d'insister sur ces deux procédés qui ne méritent pas l'examen.

3° **EXPLORATION DES NŒUDS DE LA QUEUE.** — La pratique ancienne dont il s'agit ici, sur laquelle Minot, l'un de nos confrères, a particulièrement insisté, n'est pas plus sérieuse.

Ce que Minot[2] appelle *nœuds* de la queue, c'est simplement la saillie formée, sur les parties latérales de cet appendice, par les apophyses transverses des premières vertèbres coccygiennes. Le premier de ces nœuds apparaîtrait entre 13 et 14 ans, serait tout à fait sorti à 14 ans et demi, et se montrerait suivi d'une dépression à 15 ans. Le second sortirait entre 17 et 18 ans, le troisième à 21 ans.

Les reliefs latéraux des vertèbres coccygiennes sont peut-être plus accusés chez les sujets très émaciés, mais leur saillie ne nous paraît indiquer que cela. Aussi considérons-nous l'exploration caudale comme sans fondement.

4° **EXAMEN DES DENTS.** — C'est le seul sérieux. Il comprend deux temps :

1° L'examen des incisives sur leur face antérieure ;

2° Celui de leurs tables, des crochets et des molaires.

Premier temps. — On se tient du côté gauche ; on saisit à pleines mains les deux lèvres et on les écarte l'une de l'autre. *Si l'animal se défend*, on lui fait lever le pied droit, sans lui fournir d'appui, et on le maîtrise, au besoin, en lui mettant un tord-nez à l'oreille.

Il est alors facile de reconnaître :

> *a.* Si l'arcade incisive est composée de dents de première, de seconde dentition, ou d'un mélange des unes et des autres ;
>
> *b.* Si elles sont en nombre normal ;
>
> *c.* Si elles ont la situation, les dimensions et la direction voulues ;
>
> *d.* Si elles se correspondent bien ;
>
> *e.* Si leur face antérieure et leur bord libre sont intacts ;
>
> *f.* Si, enfin, elles n'ont pas été l'objet de manœuvres frauduleuses.

Après ces constatations, l'observateur abandonne les lèvres et se prépare au second temps.

---

1. Aristote, *Hist. Anim.*, t. Ier, p. 401.
2. J. Minot, *Appréciation des chevaux d'après les caractères du pouls et l'examen des formes extérieures.* Paris, 1850, p. 241.

Second temps. — La main gauche est appliquée sur le chanfrein pour empêcher l'animal d'avancer; la droite est introduite dans la bouche et saisit la langue suivant le procédé déjà indiqué (fig. 25). Cette exploration doit se faire avec douceur, ainsi qu'on le sait, car les tractions brutales exercées sur l'organe sont douloureuses et provoquent souvent de la résistance.

Mais la plupart du temps, *il suffit* de placer l'index et le médius droits dans l'espace interdentaire et d'écarter ces deux doigts, pour obliger les mâchoires à s'entr'ouvrir: avec le pouce, on abaisse la lèvre inférieure; quant à la main gauche, elle maintient le chanfrein.

L'observateur devra fixer son attention :

Sur les incisives des deux mâchoires;

Sur les crochets ;

Sur les molaires.

Relativement aux incisives, il jugera :

a. De la forme et des détails de leur table;

b. De leur direction et de leur longueur;

c. De l'état de fraîcheur du coin;

En ce qui touche les crochets, il examinera :

a. Leur fraîcheur ;

b. Leur degré d'usure;

c. Leur direction et leur longueur.

Enfin, l'examen des molaires devra se faire des deux côtés, la langue étant saisie successivement par la main gauche et par la main droite, pour découvrir les arcades correspondantes. Avec la main restée libre, on écartera en dehors l'une ou l'autre des commissures des lèvres. Si les chevaux se défendent, il sera bon de les acculer dans un coin et de leur maintenir la tête élevée par un aide.

Cette exploration est importante, car le mauvais état des molaires empêche l'animal de se nourrir convenablement, diminue ses forces et sa résistance à la fatigue. Elle renseignera donc :

1° Sur le nombre des molaires et la dentition à laquelle elles appartiennent;

2° Sur l'état de leur surface de frottement;

3° Sur leur longueur et leur direction;

4° Enfin, sur l'intégrité de leur substance, l'état des gencives et des joues.

CHAPITRE III

DES CARACTÈRES FOURNIS PAR LES DENTS

Au point où nous en sommes arrivés, le lecteur n'est-il pas en droit de se demander pourquoi nous l'avons entraîné dans les détails d'une description anatomique aussi minutieuse? Ne valait-il pas mieux, après un exposé sommaire de la constitution d'une dent, aborder tout de suite ce que l'on est convenu d'appeler les *caractères de l'âge?* — Non certainement, et il va le comprendre.

Les effets du frottement, limités à l'appareil dentaire, sont *lents*, *insensibles* et *variables*, trois causes qui les rendent difficiles à saisir. Incessamment lavées, frottées, usées, polies, ébranlées, par l'action de la salive, des lèvres, des joues, de la langue, des aliments et des muscles masticateurs, les dents, qui semblent toujours pareilles à elles-mêmes aux yeux de l'observateur superficiel, modifient cependant à tout instant leur forme, pour celui qui en connaît à fond la configuration, la structure, le mode d'éruption, en un mot la manière d'être. Or, l'usure provenant de ces influences si diverses est tellement infime, quand on en recherche les traces à de courts intervalles, qu'elle implique de toute nécessité, pour être reconnue, des connaissances anatomiques approfondies. Voilà, par conséquent, justifiés les développements théoriques qui ont fait l'objet des chapitres précédents.

Réserves à faire. — Est-ce à dire, pour cela, que nous devons aboutir à des renseignements rigoureux sur la détermination de l'âge? — En aucune façon, car la variété des conditions d'existence est une influence à laquelle les tissus, apparemment les plus immuables, obéissent comme l'organisme lui-même. Que si, par exemple, les substances à broyer sont de nature, de texture, d'origine et de propriétés physico-chimiques différentes, l'activité fonctionnelle de la dent sera proportionnellement accrue ou amoindrie, et sa résistance aux causes détériorantes plus considérable ou plus faible. D'autre part, des conséquences identiques se manifesteront, si cet organe ne se montre pas, chez tous les individus, avec une configuration, une dureté, une inclinaison, une masse et des dimensions égales. De plus, les chevaux, dans le Nord, ne *marquent* pas comme dans le midi, l'est ou l'ouest; ceux des pays montagneux, comme ceux de la plaine; ceux de race distinguée, comme ceux de provenance commune, etc. Et comme, en fait, ces deux sortes de variations sont toujours en présence, il s'ensuit que *les caractères de l'âge ne pourront jamais être formulés en règles absolues*. Vouloir ériger sur ce point des principes rigoureux serait faire de la systématisation à outrance au mépris de l'observation la plus élémentaire.

Nous ne donnerons donc au lecteur que des indications tout à fait générales, et il devra les interpréter en se disant que l'*usure de l'appareil dentaire se traduit plutôt de cette façon qu'autrement*. Ses connaissances théoriques, son sens pratique, son coup d'œil, son esprit de discernement feront le reste. Appelé à opérer dans une localité déterminée, à acheter pour les autres ou pour lui-même des sujets peu différents sous le rapport de l'utilisation, il aura le devoir, en débutant, de s'exercer à l'examen de quelques types particuliers de mâchoires; alors il arrivera, au bout d'un temps relativement court, à connaître l'âge avec une exactitude parfois surprenante. Transporté ailleurs, il sera dans l'obligation de compléter son éducation technique, de s'adapter à de nouvelles bouches et à de nouveaux types d'usure; voilà tout.

Dans l'exposé qui va suivre, nous allons d'abord résumer l'état actuel de la science. Chemin faisant, nous y ajouterons nos remarques; puis nous mettrons sous les yeux de l'élève une série de planches, choisies parmi les nombreuses pièces *authentiques* de notre collection, et sur lesquelles nous fournirons quelques renseignements explicatifs.

En France, tous les poulains, sauf ceux de pur sang, sont supposés naître au printemps[1], c'est-à-dire à l'époque de l'année où les herbages sont abondants et permettent de nourrir plus facilement les jeunes animaux. Il y a cependant des exceptions à cet égard, et c'est à cause des époques variables de la mise bas qu'il est nécessaire d'employer certaines nuances dans la terminologie se traduisant par les expressions suivantes :

On dit qu'un cheval *prend tel âge*, lorsque sa bouche est sur le point d'offrir les caractères classiques de l'âge auquel on fait allusion. *Il a tel âge*, dans le cas où tous ces caractères existent réellement. Enfin, *il a tel âge fait*, quand ces caractères, plus accusés, commencent à disparaître pour laisser place à ceux de l'âge qui suit immédiatement celui dont on parle.

La connaissance de l'âge des chevaux est basée sur un ensemble d'observations qu'il faut classer méthodiquement afin d'en rendre l'étude plus facile. Nous devons avant tout prévenir qu'il ne sera ques-

---

1. Il n'en est pas de même en Angleterre, au moins pour les chevaux de pur sang dont l'âge est toujours compté à partir du 1ᵉʳ janvier.

tion maintenant ni des crochets, ni des molaires : des premiers, parce qu'ils n'existent pas chez tous les individus et que leur usure est trop irrégulière ; des dernières, parce qu'elles ne sont pas, pratiquement, bien accessibles à l'examen, et qu'il en a été déjà traité.

Une division, s'offrant naturellement à l'esprit, consiste à distinguer, d'une part, ce qui a trait aux dents de lait, d'autre part, ce qui relève des dents de remplacement, mais il y a aussi les subdivisions suivantes à établir :

1° *L'époque de l'éruption des incisives de première dentition ;*

2° *Celle de leur rasement, de leur usure progressive et de leur déchaussement ;*

3° *L'époque de la chute des incisives caduques et de leur remplacement par celles de seconde dentition ;*

4° *Celle du rasement de ces dernières ;*

5° *Celle des formes successives que présente ensuite leur table de frottement et les détails qui s'y font remarquer.*

D'où il suit qu'il y a cinq périodes principales depuis la naissance jusqu'à l'extrême vieillesse.

PREMIÈRE PÉRIODE. — Éruption des incisives de première dentition. — Au moment de la *naissance*, aucune incisive ne fait saillie au dehors des gencives ; le bord antérieur des pinces se dessine seul en travers de la muqueuse, qui est rouge, arborisée, dans les deux mâchoires. (Pl. I.)

Une semaine environ. — Les pinces sortent généralement de six à huit jours et l'éruption des supérieures précède ordinairement celle des inférieures. (Pl. II.)

Il est fort peu important d'examiner les dents à cette époque de la vie, car l'aspect général du sujet, sa marche, qui n'est pas encore assurée, l'état de ses poils et de ses crins, tout, en un mot, fait connaître à première vue que l'animal est très jeune.

Un mois environ. — Les mitoyennes sortent de trente à quarante jours et le bord antérieur des pinces n'est plus vierge. (Pl. III.)

Trois mois environ. — Les mâchoires offrent alors quatre dents en haut et en bas ; les pinces commencent à user un peu leur bord postérieur ; elles sont tout à fait dégagées de la gencive. (Pl. IV.)

Quatre mois environ. — L'arc incisif est plus étendu transversalement ; les mitoyennes inférieures sont plus dégagées ; leur bord antérieur commence à user, mais dans sa partie la plus rapprochée des pinces, qui seule arrive au contact des dents supérieures correspondantes. (Pl. V.)

Cinq mois environ. — La gencive est au niveau des pinces ; les mitoyennes portent par toute l'étendue de leur bord antérieur ; quelquefois, la muqueuse est sensible en arrière de ces dents, par suite de la présence du coin, sur le point de la percer. (Pl. VI.)

Six mois environ. — Les mitoyennes se dégagent davantage; leur bord postérieur est manifestement intéressé par l'usure. A l'endroit du coin, la muqueuse se tuméfie, se vascularise; parfois même, le bord antérieur de cette dent l'a percée, très près et en arrière de la mitoyenne.

Huit à dix mois. — Le coin se montre d'ordinaire par son bord antérieur seulement, mais plus ou moins tardivement selon les sujets. Quant aux mitoyennes, elles sont bien dégagées, et la gencive est au niveau de leur collet. L'arc incisif inférieur forme un demi-cercle presque régulier. (Pl. VII.)

Il est impossible de préciser davantage, diverses causes étant susceptibles d'influencer l'éruption des dents et leur usure. Tels sujets sont forts, vigoureux, tels autres sont malingres. La nourriture a pu être aussi plus ou moins abondante. Enfin, il est certain, bien qu'il ne soit pas toujours possible d'en apprécier la raison, qu'il y a, toutes choses égales d'ailleurs, des individus plus précoces que d'autres.

Dans les premiers temps de la vie, le poulain ne fait usage que du lait de sa mère : aussi l'usure peu accentuée de ses dents ne tient-elle qu'à leur simple opposition, à leur contact avec les supérieures; ce n'est que plus tard qu'il commencera à consommer des aliments fibreux, résistants, et que ses incisives s'émousseront davantage. Quoi qu'il en soit, leur usure sera plus marquée sur les pinces, qui ont fait éruption les premières. Il en sera de même, dans chaque dent, pour le bord antérieur comparé au postérieur.

D'autre part, d'après l'époque supposée de la naissance, il n'est pas très difficile d'en conclure l'âge à peu près exact du jeune sujet, qui, la plupart du temps, n'a pas encore quitté sa mère. Toutefois, dans quelques localités, c'est à dater de huit, neuf, dix mois qu'on le vend, comme nous l'avons vu en Bretagne et qu'on l'importe dans un pays où la nourriture est plus abondante et où surtout on s'occupe de son élevage, en vue de l'utiliser au travail et de le préparer à une vente définitive.

DEUXIÈME PÉRIODE. — **Rasement, usure progressive et déchaussement des inci-sives de première dentition.** — *Un an environ.* — Les coins sont bien sortis, mais les inférieurs n'ont pas encore pris le contact des supérieurs. Les pinces inférieures sont sinon rasées, du moins fortement usées sur leurs deux bords ; l'arc incisif commence à se déprimer un peu à leur niveau. Les pinces et les mitoyennes supérieures sont à peine entamées sur leur bord postérieur. (Pl. VIII.)

Seize mois environ. — Les coins supérieurs s'opposent aux inférieurs et commencent à user, dans les deux mâchoires, par la partie de leur bord antérieur qui touche aux mitoyennes : leur collet est bien dégagé de la gencive. Souvent, à cette époque, les pinces inférieures sont rasées, mais beaucoup plus rarement les mitoyennes. En haut, la table de ces deux sortes de dents est franchement intéressée par l'usure. Même dépression de l'arc incisif. (Pl. IX.)

Vingt mois environ. — Les coins inférieurs sont fortement usés sur toute l'étendue de leur bord antérieur, les supérieurs, un peu moins. Les pinces inférieures deviennent plus colletées à leur base ; quant aux mitoyennes, elles sont souvent rasées. D'ordinaire, l'arc incisif est encore moins convexe. (Pl. X.)

Deux ans environ. — L'arcade dentaire inférieure est complètement rasée au niveau des pinces et des mitoyennes ; l'arcade supérieure est moins usée. Les pinces supérieures se déchaussent à leur base. Les pressions exercées derrière elles sur la voûte palatine sont sensibles et laissent deviner leurs remplaçantes près de la muqueuse. Les mitoyennes commencent à se colleter, en haut et en bas. Enfin, l'arc incisif, plus étendu transversalement, est très aplati en regard des pinces et des mitoyennes. (Pl. XI.)

D'après les caractères qui précèdent, on peut voir que le rasement des dents de lait est loin de fournir un indice aussi précis que semblait l'indiquer Girard. Suivant cet auteur, en effet, « les pinces seraient toujours rasées à dix mois, les mitoyennes à un an et les coins de quinze à vingt-quatre mois ». Malheureusement, il y a de très grandes réserves à faire sur ce point, car les choses se passent avec beaucoup moins de régularité. Les écarts proviennent, ainsi qu'on le sait, de l'épaisseur du noyau cémenteux qui comble le fond du cornet dentaire ; ils dépendent aussi des conditions d'alimentation et d'entretien des animaux.

C'est surtout à la fin de cette période que l'observateur devra faire preuve de sagacité, en pesant à leur juste valeur toutes les nuances de l'usure, particulièrement celle des coins et des incisives supérieures. Il verra peu à peu la partie libre des pinces diminuer de longueur, leur collet se dégager insensiblement de la gencive et leur couleur devenir brunâtre. En se déchaussant de la sorte, elles perdront de leur solidité, puis s'ébranleront, se briseront et tomberont naturellement, enfin laisseront libre la place de leurs remplaçantes. Cette chute marquera le début de la troisième période de la vie du cheval.

TROISIÈME PÉRIODE. — Éruption des incisives de remplacement ou d'adulte. — Elle commence à l'âge de deux ans et demi et finit à celui de cinq ans.

Deux ans et demi environ. — Chute successive des pinces de lait; tuméfaction des gencives à leur niveau et apparition du bord antérieur de l'une ou de l'autre pince de remplacement. Ordinairement, c'est par la mâchoire supérieure que ces phénomènes débutent; en six semaines ou deux mois, leur évolution est terminée.

Prenant trois ans. — Cette expression indique que le poulain n'a pas encore atteint sa troisième année, mais qu'il s'en faut de très peu.

A la mâchoire supérieure, les pinces d'adulte sont sorties et sur le point d'arriver au niveau des mitoyennes de lait : à la mâchoire inférieure, leurs bords, quelquefois une étendue plus considérable de leur partie libre, émergent de la gencive. Dans tous les cas, ces dents sont vierges. Le mitoyennes de lait sont colletées à leur base et très rasées; quant aux coins, l'usure entame leur bord externe. (Pl. XII.)

Trois ans. — Ici, l'animal a ses trois ans accomplis et ses mâchoires offrent quatre pinces de remplacement bien sorties dont la surface de frottement se trouve au même niveau que celle des dents voisines. En examinant attentivement la bouche, on reconnaîtra de suite la présence des incisives de seconde dentition. Par leur volume plus fort, leur forme un peu carrée, leur couleur plus foncée et les cannelures de leur face antérieure, elles se différencient nettement des autres, toujours colletées, plus petites, plus bombées, plus blanches et non cannelées en avant. On doit tenir compte aussi de l'époque de l'année et de la race pour établir l'âge de *trois ans.* C'est au mois de janvier que les poulains de pur sang y parviennent tandis que les sujets de race commune, dont la naissance est plus tardive, « au printemps, aux herbes », comme on le dit, ne l'auront pas avant les mois de mars, d'avril ou de mai.

Trois ans faits. — Le poulain a franchi sa troisième année depuis deux, trois ou quatre mois. Les quatre pinces de remplacement ont usé sur leurs bords (antérieur et postérieur) qui sont de niveau, mais le cornet dentaire n'est pas encore circonscrit par le cercle de l'émail central. Les mitoyennes de lait sont fort usées, déchaussées à leur base, plus ou moins ébranlées; l'une d'elles est quelquefois près de tomber; la table des coins s'élargit sensiblement et se prolonge vers le bord externe. (Pl. XIII.)

Prenant quatre ans. — Éruption des mitoyennes d'adulte et chute progressive des mitoyennes de lait. Ces dernières sont parfois remplacées dans les deux mâchoires. En pareil cas, les dents nouvellement sorties sont tout à fait vierges et n'ont pas atteint le niveau des coins; elles n'offrent donc aucune trace d'usure. L'émail central, dans les pinces, circonscrit un cornet dentaire aplati d'avant en arrière, déjà fort entamé. Les coins de lait se dégagent beaucoup à leur base. (Pl. XIV.)

Quatre ans. — Chaque mâchoire montre quatre remplaçantes dont les tables sont toutes au même niveau. Les mitoyennes sont usées sur leurs bords (antérieur et postérieur), mais le cornet dentaire n'est pas toujours entouré complètement par l'émail central. Souvent les pinces inférieures sont rasées, surtout chez les chevaux de pur sang. Enfin, les coins de lait sont colletés, déchaussés, rasés. (Pl. XV.)

Quatre ans faits. — Ébranlement et chute successive des coins de lait qui ont l'aspect de chicots tenant à peine. Quelquefois l'un des supérieurs, tombé, laisse poindre à sa place la dent de remplacement: dans d'autres circonstances, la mâchoire supérieure présente, d'un côté, la partie libre du coin de seconde dentition. Usure prononcée des pinces et des mitoyennes. A cette époque, on constate aussi fréquemment des anomalies dans l'éruption des dents. Il n'est pas rare, en effet, de voir les mitoyennes et les coins sortir en même temps, ce que les éleveurs normands appellent *jeter les deux mords à la fois.* L'animal n'a alors que quatre ans et demi, parfois quatre seulement, bien qu'il en marque cinq[1]. (Pl. XVI.)

Prenant cinq ans. — Les quatre coins de lait sont tombés et remplacés par ceux d'adulte. Ces derniers, non de niveau avec les mitoyennes, ne traduisent pas, par conséquent, la moindre trace d'usure. Les pinces sont rasées ; leur émail central, encore allongé transversalement, s'éloigne du bord antérieur de la table dentaire. La surface de frottement des mitoyennes est nettement formée. (Pl. XVII.)

Cinq ans. — La bouche est *faite;* l'arc incisif, demi-circulaire et régulier. Toutes les dents de remplacement sont de niveau entre elles. Le bord antérieur des coins est légèrement entamé; le postérieur est vierge. (Pl. XVIII.)

Cinq ans faits. — Caractères plus accusés dans les pinces et dans les mitoyennes. C'est surtout d'après l'état de fraîcheur des coins qu'on se prononce. Dans l'arcade incisive supérieure, le bord postérieur de ces dents commence seulement à s'user. Les mâchoires se profilent par un demi-cercle régulier, convexe en avant et de haut en bas, quand on les examine sur le côté.

QUATRIÈME PÉRIODE. — **Rasement des incisives de remplacement.** — Pendant cette période, les signes fournis par l'appareil dentaire deviennent déjà plus difficiles à saisir. Aussi la détermination de l'âge comporte-t-elle beaucoup moins de précision. On examinera de préfé-

---

1. Yvon, vétérinaire à Bayeux, *Note communiquée.*

rence le *degré d'usure des coins* puis la *forme*, *l'étendue transversale* et la *situation de l'émail central* par rapport au bord postérieur des tables de frottement. Enfin, on ne perdra pas de vue les indications trop souvent trompeuses du *rasement*.

Six ans. — Rasement habituel, très accusé, des pinces dont la table tend à prendre la forme ovale. Usure du bord postérieur des coins et formation d'un cercle complet d'émail central autour de la cavité dentaire extérieure. Celle-ci en est presque arrivée à son fond dans les mitoyennes, quelquefois même complètement rasées. La face antérieure des pinces est moins recouverte de cément, surtout près du bord antérieur, ce qui les rend plus blanches qu'à cinq ans. (Pl. XIX.)

Sept ans. — La face antérieure des dents se dégarnit de la couche de cément qui la recouvrait et laisse apparaître la blancheur de l'émail. Le coin inférieur, plus étroit d'avant en arrière que le supérieur, entaille la table de ce dernier et y marque généralement une échancrure, plus ou moins visible suivant les sujets, mais qui peut manquer et qui, dans d'autres cas, est dissimulée frauduleusement par le vendeur. La surface de frottement des mitoyennes inférieures, d'ordinaire rasée ou sur le point d'y parvenir, commence à se montrer ovalaire. L'émail central diminue d'étendue, dans les pinces, et devient convexe en arrière. Vues de profil, les mâchoires se dessinent sous la forme d'un demi-cercle moins régulier qu'à six ans. (Pl. XX.)

Huit ans. — Les incisives prennent une teinte jaunâtre ; toutes celles du bas sont rasées ; leur arcade, très régulière, offre moins de largeur qu'à cinq ans. Les pinces tendent à s'arrondir ; les mitoyennes sont ovales ; les coins tendent à le devenir. L'*étoile radicale* se manifeste sur les tables sous l'aspect d'une ligne transversale jaunâtre, plus accusée sur les pinces, souvent peu distincte dans les dents voisines. L'émail central, encore moins étendu dans les pinces, est plus anguleux en arrière, plus rapproché de leur bord postérieur. D'après M. Mayhew[1], la base du coin est coupée carrément par la gencive, ce qui donne à la partie libre de cette dent une forme carrée particulière. En outre, la muqueuse est plus dure, moins délicate, et la bouche, plus ferme, semble avoir acquis toute sa force. Le bord inférieur du maxillaire est comparativement moins épais ; les joues sont plates. Vues de profil, les mâchoires ne se délimitent plus par un demi-cercle régulier. Leur arc semble se casser à l'endroit où les tables se rencontrent et il acquiert peu à peu une courbure ogivale. Cela provient, comme on le sait, du changement de direction des dents, qui, main-

---

1. Edw. Mayhew, *The horse's mouth showing the age by the teeth*: Londres, 3e édition, p. 104.

tenant, s'opposent obliquement, au lieu de le faire perpendiculairement, comme à cinq ans. (Pl. XXI.)

CINQUIÈME PÉRIODE. — **Nivellement des incisives et formes successives de leurs tables.** — Cette période, à partir de laquelle le vulgaire croit à tort que les chevaux sont *hors d'âge* ou *ne marquent plus*, s'étend depuis neuf ans jusqu'à l'extrême vieillesse et repose sur des caractères de moins en moins précis. Plus le nombre des années augmente, dit **M.** Mayhew avec un grand sens pratique[1], plus les chances sont faibles d'arriver à une détermination exacte de l'âge. Après la douzième année, il n'est que fort peu probable de tomber juste ; tout est confus après la seizième, car il ne reste aucun signe qui puisse permettre à qui que ce soit d'affirmer son opinion sur ce point, et l'on ferait mieux alors de garder le silence.

Sans aucun doute, certains indices sont capables de fournir la conviction que le cheval a plus de quinze ou seize ans. Nous concéderons même que cette conviction devient parfois de la certitude pour l'homme très exercé et sagace. Néanmoins, nous ne pensons pas que quiconque ait le droit de dire, sans se tromper, depuis combien de temps l'animal a dépassé sa seizième année. Ceux qui manifestent cette prétention ont peut-être réussi dans quelques cas isolés, mais s'il était possible de soumettre chaque fois leur avis à un contrôle rigoureux, leurs nombreuses erreurs prouveraient qu'ils ne sont guidés la plupart du temps par aucun principe positif : c'est l'absence de preuves qui les sauve. *Quand il s'agira d'âges avancés, la prudence la plus élémentaire commandera donc à l'observateur ou à l'expert de ne hasarder que des conjectures.* Toutes les personnes qui, comme nous, auront pris la peine d'étudier l'âge d'après des pièces accompagnées de renseignements authentiques ne tarderont pas à se convaincre de la réserve qu'elles devront garder dans leurs estimations. Nous avons eu entre les mains des mâchoires de trente-cinq, quarante, quarante-deux et quarante-sept ans qui, évidemment, présentaient des signes indiscutables de vieillesse. A coup sûr, il eût été impossible de préciser à quel âge étaient arrivés les sujets auxquels elles avaient appartenu.

Les caractères de cette période sont tirés :

1° Des formes successives que prend l'extrémité libre des incisives ;

2° De la disposition du cul-de-sac du cornet dentaire dans les deux mâchoires ;

3° De la forme et de la situation de l'étoile radicale sur les tables de frottement ;

1. Mayhew, *loc. cit.*, p. 107.

4° De l'obliquité ou degré d'incidence des arcades incisives;

5° De la convergence des dents par leur partie libre et de la faible étendue transversale de ces mêmes arcades;

6° Du degré d'épaisseur de l'émail d'encadrement en avant et en arrière des tables;

7° De l'apparition du cément radical;

8° De l'état extérieur de la tête.

Neuf ans. — Les pinces sont rondes; leur émail central prend une forme triangulaire et leur étoile radicale, plus étroite mais mieux marquée, occupe presque le milieu de leur table. Les mitoyennes commencent à s'arrondir et les coins sont ovales. Les pinces supérieures sont souvent rasées. L'échancrure des coins supérieurs disparaît parfois vers cette époque. De profil, les mâchoires forment une ogive plus accusée qu'à huit ans. (Pl. XXII.)

Dix ans. — Pinces encore plus rondes; leur émail central est plus petit, nettement triangulaire, plus rapproché de leur bord postérieur.

Les mitoyennes sont arrondies et les coins tendent à prendre cette forme. L'étoile radicale, plus apparente dans toutes les dents, se rapproche davantage du milieu de leurs tables. L'incidence des mâchoires est encore plus oblique. (Pl. XXIII.)

Onze ans. — Forme arrondie des coins, rondeur des mitoyennes. L'émail central forme un îlot de plus en plus petit, placé très près du bord postérieur des dents. L'étoile radicale, moins étendue transversalement, se trouve au milieu de la surface de frottement. Les coins inférieurs, vus de profil, sont plus étroits et presque aussi larges à leur base qu'à leur extrémité libre; la gencive les délimite carrément. Les coins supérieurs, plus obliques, montrent de nouveau une échancrure; ils sont rasés ou sur le point de l'être. (Pl. XXIV.)

Douze ans. — Toutes les dents sont rondes, parfois nivelées. Fréquemment, pourtant, quelques-unes offrent encore des traces de l'émail central. Les tables, où celui-ci n'existe pas, présentent à leur centre une tache jaunâtre, peu étendue, qui est l'étoile radicale. Les coins supérieurs sont près de se niveler. Les deux arcs incisifs sont beaucoup plus étroits d'un côté à l'autre et moins convexes en avant. La langue déborde les barres, le bord inférieur du maxillaire devient tranchant; les joues s'aplatissent, le chanfrein se déprime sur ses faces latérales. L'incidence des arcades incisives a augmenté d'inclinaison, surtout dans les cas où les dents ont acquis plus de longueur. (Pl. XXV.)

Treize ans. — Caractères plus accusés que ceux de l'âge précédent. Les coins supérieurs sont ordinairement nivelés ou sur le point de l'être; ils offrent une échancrure bien visible quand on les examine de profil. L'émail central n'existe plus sur les incisives inférieures: dans les pinces supérieures, il a une forme arrondie. (Pl. XXVI.)

Quatorze ans. — Les pinces tendent à prendre la forme triangulaire. L'arc incisif se déprime fortement en avant et se rétrécit en travers.

Quinze ans. — Triangularité des pinces; elle commence seulement dans les mitoyennes. Étoile radicale bien distincte, arrondie sur toutes les dents du bas. L'émail central diminue beaucoup d'étendue dans les pinces supérieures. (Pl. XXVII.)

Seize ans. — Caractères plus accusés que dans l'âge précédent. Triangularité des mitoyennes.

Dix-sept ans. — Toutes les incisives inférieures sont triangulaires; leur étoile radicale est ronde, pinces supérieures presque nivelées: arcade incisive inférieure étroite, peu convexe; les dents y semblent moins serrées. La langue déborde davantage les barres et la salive s'écoule de la bouche quand on écarte les mâchoires. Vues de profil, celles-ci forment une ogive de plus en plus aiguë. L'obliquité des coins est plus accentuée que celle des mitoyennes. Sur la bouche vue de face, on constate leur convergence en avant. (Pl. XXVIII.)

Dix-huit ans. — Les tables dentaires s'allongent sur les côtés. Nivellement des pinces supérieures.

Dix-neuf ans. — Les tables des pinces et des mitoyennes sont plus étendues d'avant en arrière que transversalement; en outre, ces tables paraissent converger par leur bord postérieur, ce qui les rend divergentes en avant. Nivellement des mitoyennes supérieures. Sur les mâchoires vues de face, la convergence des coins est plus accusée. Les dents sont plus horizontales, *souvent trop longues.* (Pl. XXIX).

Vingt et un ans. — Sur le profil, les mâchoires se rencontrent sous une incidence très aiguë. De face, les dents supérieures convergent en avant et cachent la plus grande partie des inférieures. L'arcade incisive inférieure n'est pour ainsi dire plus convexe et les dents y sont moins serrées; les tables dentaires tendent à s'aplatir d'un côté à l'autre; enfin leur bord postérieur est revêtu d'une couche d'émail qui s'amincit graduellement. Une couche de cément radical entoure souvent les dents à leur base. (Pl. XXX.)

Trente ans (Pl. XXXI). — A partir de vingt ans, on considère le cheval comme étant arrivé presque au terme de sa vie. Les caractères de sa bouche sont alors ceux de l'extrême vieillesse. Tantôt les dents ont acquis une *longueur* et une *horizontalité excessives,* tantôt elles sont, au contraire, tout à fait *courtes et usées jusqu'au ras des gencives.* Dans tous les cas, il ne reste plus qu'une faible partie de leur racine dans les alvéoles. Aussi, quand on écarte les lèvres, les os maxillaires sont-ils peu épais au niveau de la voûte palatine et de la symphyse de la mâchoire inférieure. Vues de profil, les arcades dentaires ne montrent guère que les coins et les mitoyennes ; les pinces restent dissimulées derrière celles-ci. De face, les dents font tellement saillie en avant, qu'on est obligé de relever la tête pour apercevoir les incisives inférieures. Les supérieures convergent vers la ligne médiane par leur extrémité libre, tandis qu'elles sont très écartées à leur base ; de larges interstices triangulaires, dans lesquels se logent des prolongements pointus de la muqueuse, ainsi que des matières alimentaires brunâtres, séparent les pinces des mitoyennes et ces dernières des coins.

Les tables de frottement s'aplatissent de plus en plus sur leurs faces latérales, et l'étoile radicale s'y décèle par une tache blanche ou, chez quelques sujets très vieux, par une petite cavité qui occupe leur centre ; les arcs incisifs sont presque effacés, rectilignes, très étroits dans le sens transversal.

L'émail d'encadrement est incomplet ; souvent il manque complètement en arrière ; d'autres fois, on n'en retrouve plus de traces en avant. Quand il a totalement disparu, la *cémentation radicale* survient (fig. 237), entoure et consolide les chicots incisifs dans leurs cavités de réception, en même temps qu'elle agrandit les tables dentaires. A mesure que la couche d'émail s'amincit, on aperçoit à travers son épaisseur les veines de l'ivoire sous-jacent, pourvu toutefois qu'il n'y ait pas de formation cémenteuse superficielle.

Les crochets, soit les supérieurs, soit les inférieurs seulement. soit les uns et les autres, sont toujours fortement usés. Quant aux molaires, elles sont d'ordinaire très irrégulières.

Enfin la langue déborde largement les barres ; l'étroitesse du canal facilite l'écoulement de la salive quand on écarte les mâchoires ; la muqueuse buccale est ridée, moins vasculaire, plus adhérente aux os ; le bord inférieur du maxillaire est tout à fait tranchant et les faces latérales du chanfrein déprimées.

L'aspect général du sujet fournit encore d'autres renseignements : les tempes, les arcades sourcilières grisonnent ; la crinière, la queue. se dégarnissent un peu de leurs crins ; la tête et le corps s'émacient ; les aplombs perdent de leur régularité, les articulations de leur souplesse, de leur netteté, les mouvements de leur aisance ; en un mot, l'observateur exercé constate assez facilement, sur l'organisme qui tombe, les signes du dépérissement, de la fatigue ou de l'usure. C'est par la pondération intelligente de ces nombreux caractères qu'il arrivera à se former une opinion relativement assez rapprochée de la vérité.

Il reste, sans contredit, à exécuter de très longues recherches sur toutes les questions qui se rattachent à la détermination plus exacte de l'âge du cheval, et ceux de nos confrères qui pourront les entreprendre auront bien mérité de la science s'ils veulent en publier les résultats.

Avant de passer à l'examen des irrégularités du système dentaire, nous engageons le lecteur à lire les légendes explicatives des planches auxquelles nous l'avons renvoyé dans le courant de ce chapitre, et que nous n'avons pu, en raison de leurs dimensions, intercaler complètement dans le texte. Il se familiarisera de la sorte avec les notions qu'il doit connaître, et il lui sera plus facile ensuite d'en faire l'application sur l'animal vivant.

PLANCHES

NAISSANCE

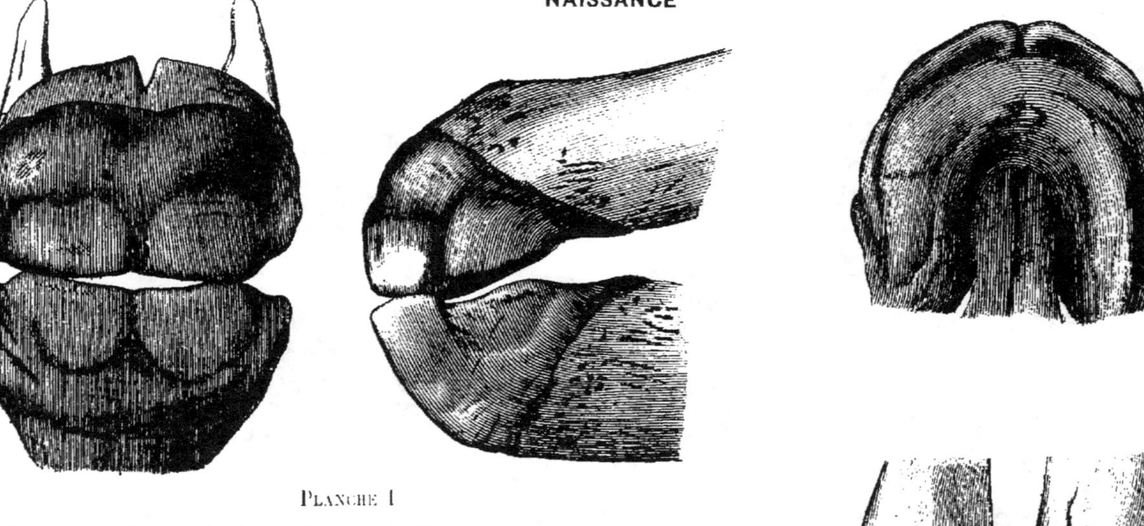

PLANCHE 1

Naissance. — Aucune incisive n'est sortie. La muqueuse buccale recouvre encore les dents qui vont apparaître les premières. — De *face*, on aperçoit sous la gencive les deux pinces, en haut et en bas. De *profil*, on distingue les mitoyennes, moins développées que les pinces. Les mâchoires sont très arrondies à leur extrémité et peu écartées l'une de l'autre. Les *tables dentaires* montrent, de chaque côté de la ligne médiane, la saillie formée par le bord antérieur des pinces et, un peu plus loin, mais moins nettement, celle des mitoyennes. La partie de ces dents qui est située vers la symphyse des mâchoires est plus en relief : c'est elle qui percera la muqueuse la première.

UNE SEMAINE ENVIRON

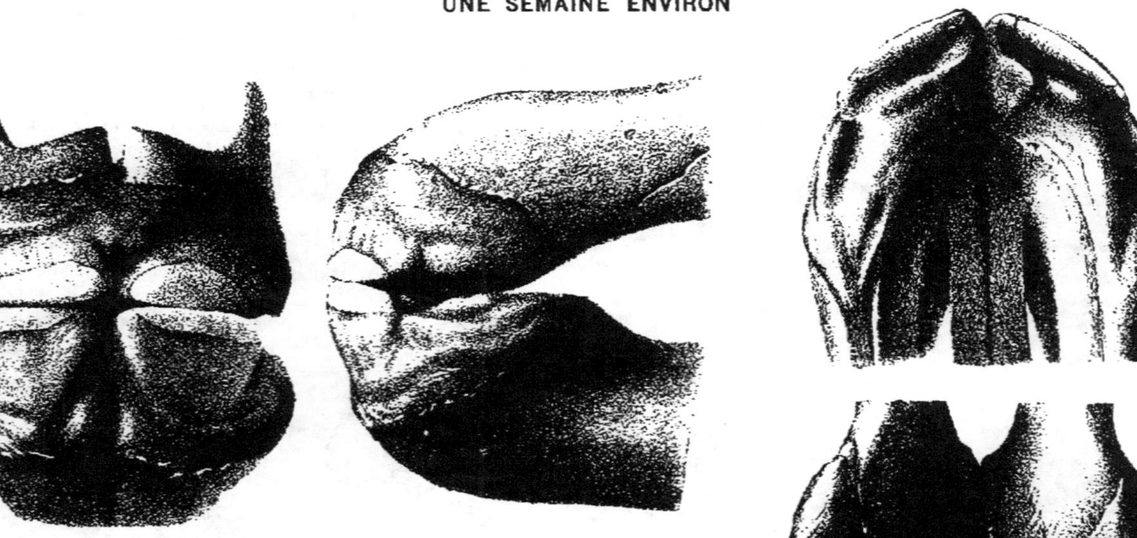

PLANCHE II

Une semaine environ. — Sortie des deux premières dents ; la gencive recouvre les autres. — De *face*, on voit le bord antérieur des pinces émerger, aux deux mâchoires. — De *profil*, la muqueuse est plus amincie sur les mitoyennes. Les *tables dentaires* montrent une dépression accusée au niveau des pinces, moins nette sur les mitoyennes ; le bord antérieur des pinces commence seulement à se dégager de la gencive. Le sujet était de grande taille.

UN MOIS

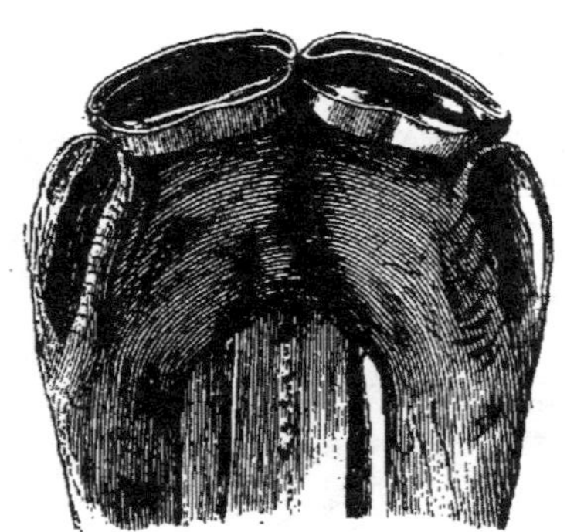

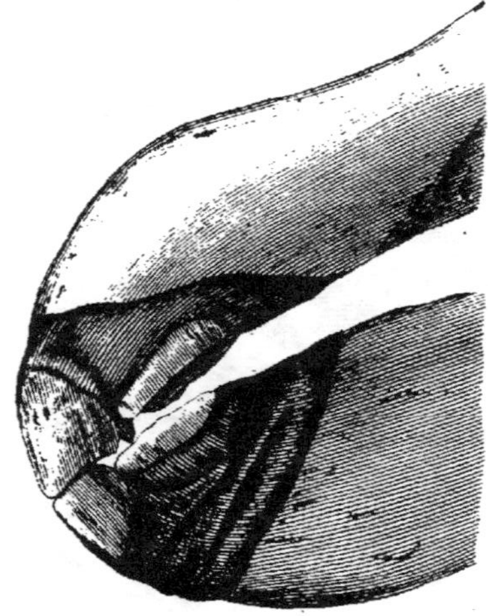

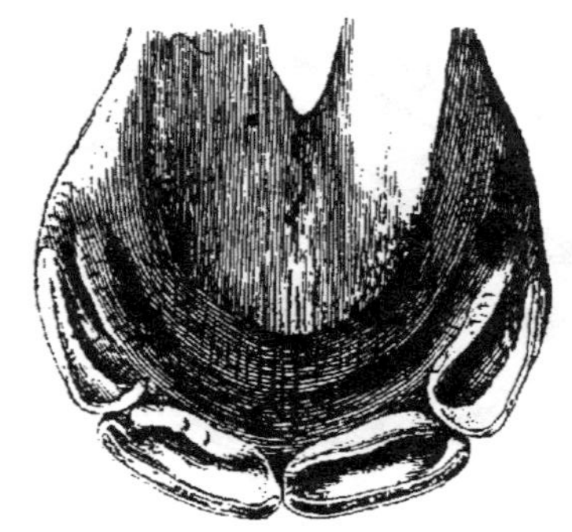

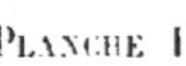

PLANCHE III

Un mois. — De *face*, les pinces, sorties depuis la première semaine, sont seules arrivées au contact les unes des autres ; leur face antérieure est finement striée. Sur le côté, le bord antérieur des mitoyennes s'aperçoit. De *profil*, les mâchoires offrent plus d'épaisseur ; la gencive recouvre encore une partie du bord antérieur des mitoyennes. Les *tables dentaires* sont dégagées dans les pinces ; en haut, légère usure de leurs deux bords ; en bas, le bord antérieur seul est un peu entamé ; le postérieur est vierge. La muqueuse recouvre le bord postérieur des mitoyennes et une portion de leur cornet.

TROIS MOIS

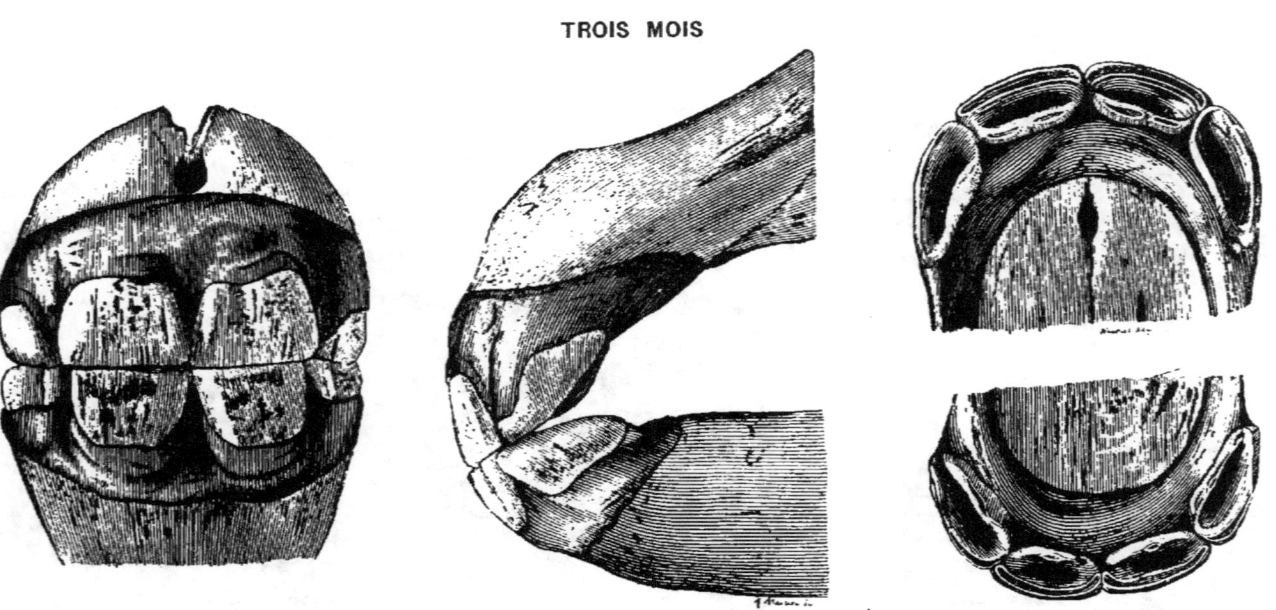

PLANCHE IV

Trois mois. — De *face*, les pinces sont un peu plus dégagées; mais la gencive revêt encore la base de leur partie libre. Les mitoyennes sont au contact par la partie interne de leur bord antérieur. De *profil*, les mâchoires sont plus écartées, plus fortes et moins bombées. Les mitoyennes ne sont pas complètement dégagées sur leur face antérieure; leur bord libre est très écarté en arrière. Les *tables dentaires* présentent un peu d'usure sur toutes les dents. Le bord antérieur des mitoyennes et le postérieur sont légèrement entamés vers les pinces. L'arc incisif augmente d'étendue dans le sens transversal.

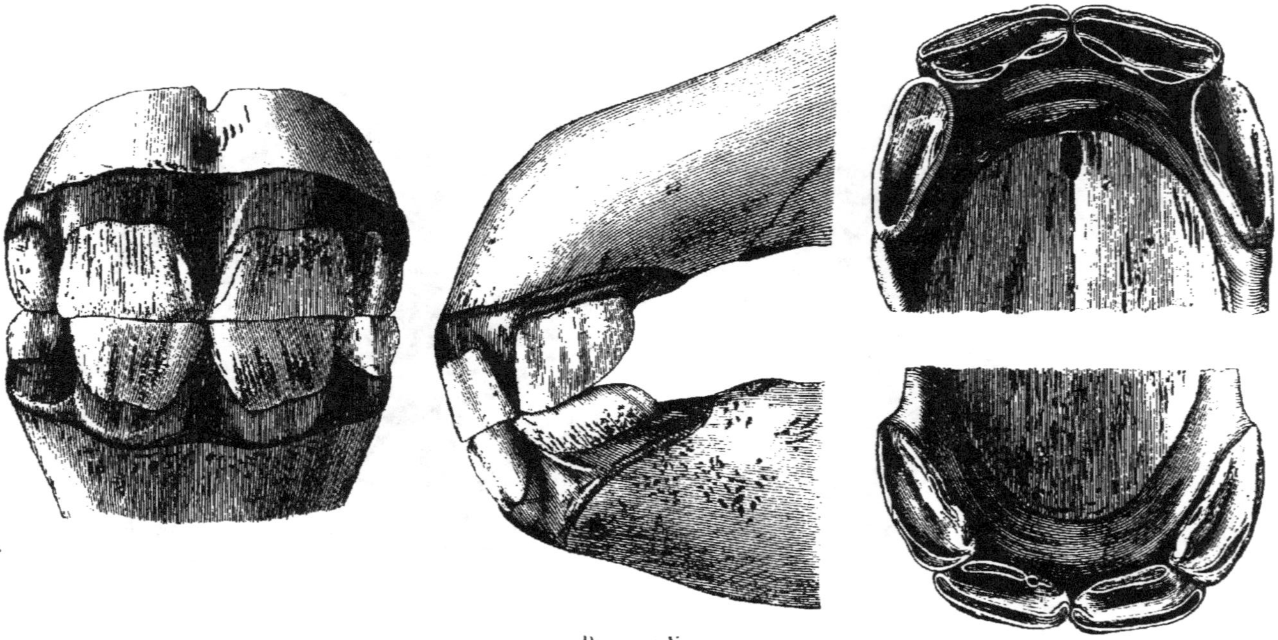

PLANCHE V

Quatre mois. — De *face*, le diamètre transversal des mâchoires a augmenté ; on aperçoit mieux les mitoyennes, et les pinces sont bien circonscrites à leur base par la muqueuse. Sur le *profil*, le caractère le plus accusé consiste dans la sortie plus considérable des mitoyennes et dans leur rapprochement manifeste l'une de l'autre. Les *tables dentaires* indiquent une usure presque complète du bord antérieur des pinces, et seulement partielle de leur bord postérieur. Les mitoyennes inférieures sont également plus entamées que dans l'âge précédent. Si les supérieures ont leur bord antérieur encore vierge, cela provient, ainsi qu'on peut le constater sur le profil, de ce qu'il déborde faiblement le bord correspondant des inférieures. L'arc incisif est plus large.

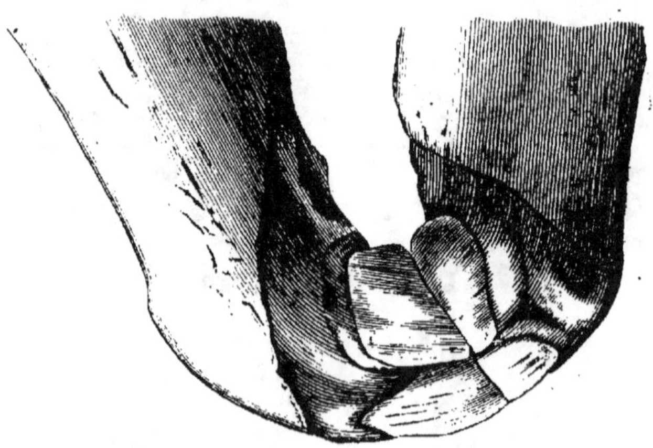

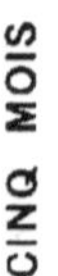
CINQ MOIS

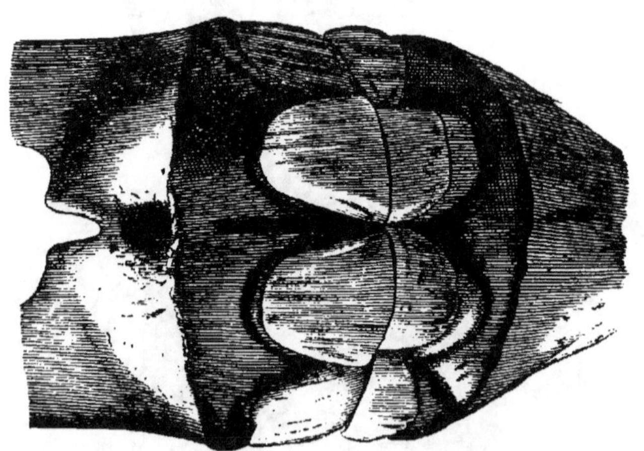

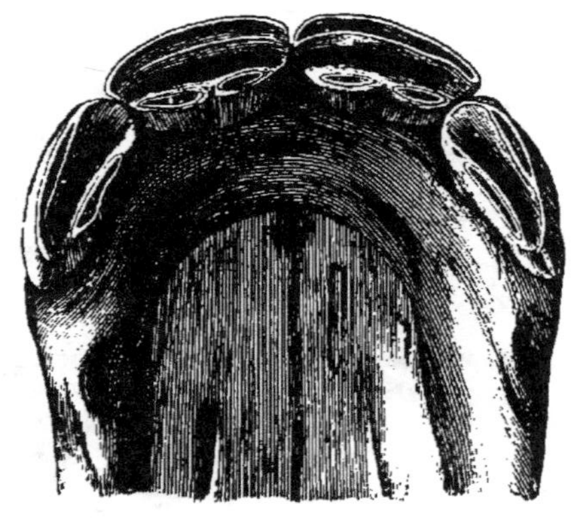

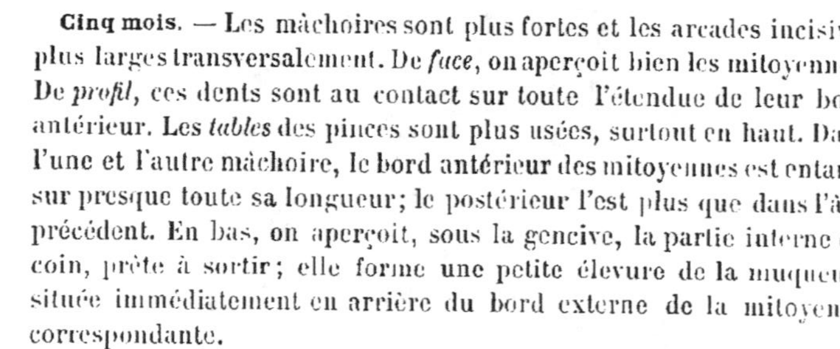

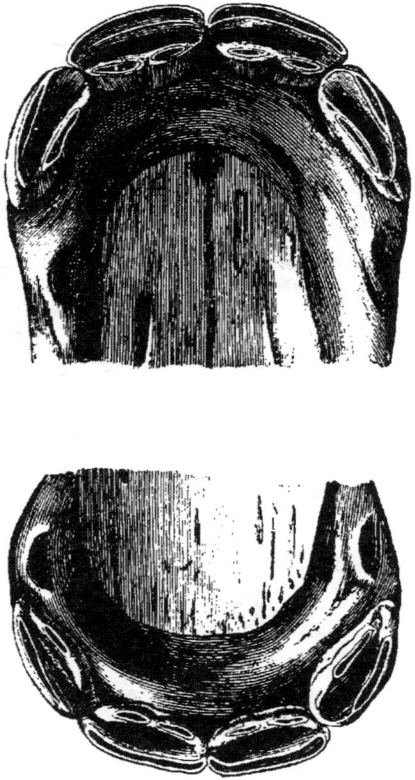

PLANCHE VI

Cinq mois. — Les mâchoires sont plus fortes et les arcades incisives plus larges transversalement. De *face*, on aperçoit bien les mitoyennes. De *profil*, ces dents sont au contact sur toute l'étendue de leur bord antérieur. Les *tables* des pinces sont plus usées, surtout en haut. Dans l'une et l'autre mâchoire, le bord antérieur des mitoyennes est entamé sur presque toute sa longueur; le postérieur l'est plus que dans l'âge précédent. En bas, on aperçoit, sous la gencive, la partie interne du coin, prête à sortir; elle forme une petite élevure de la muqueuse située immédiatement en arrière du bord externe de la mitoyenne correspondante.

Le poulain dont on voit les mâchoires *avançait* un peu.

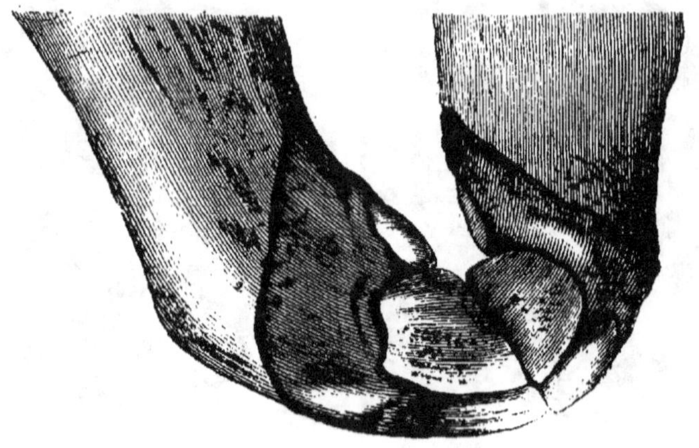

DIX MOIS

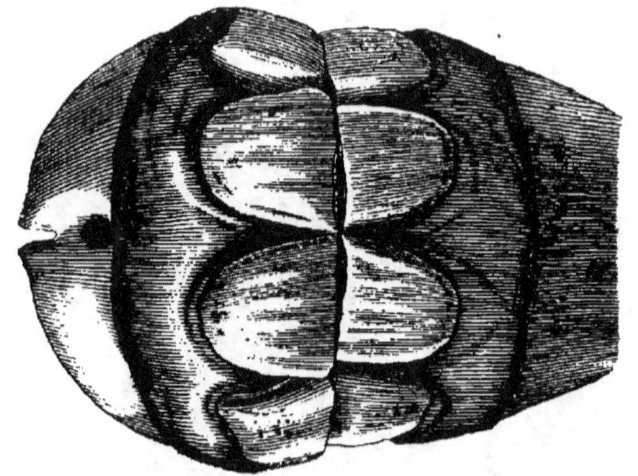

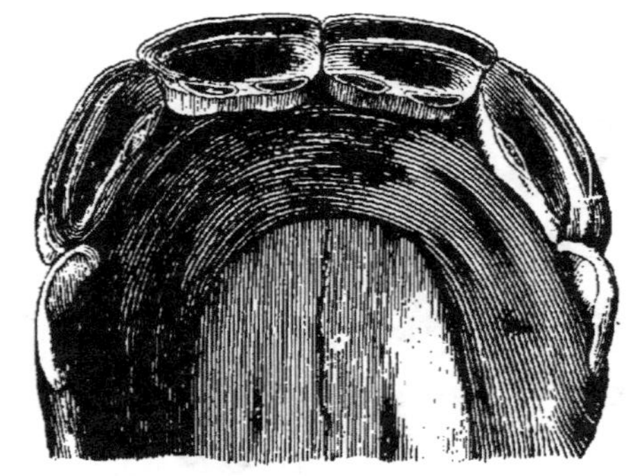
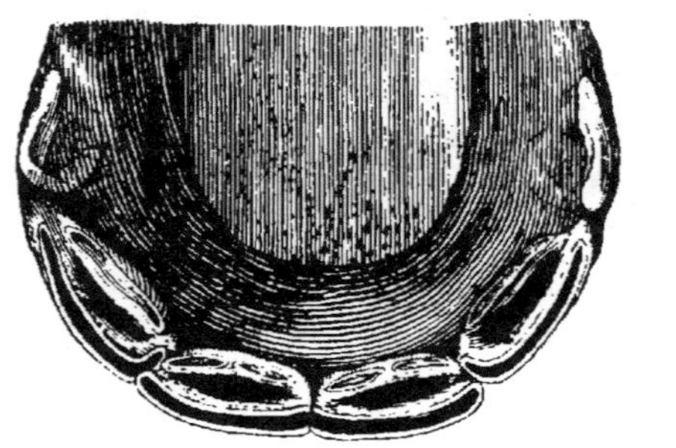

PLANCHE VII

Dix mois. — Ces mâchoires provenaient d'un sujet de petite taille, peu avancé dans son développement et qui *retardait*. Néanmoins, elles sont très utiles pour exercer le débutant à peser les divers caractères qu'elles présentent. Les pinces et les mitoyennes sont bien dégagées de la gencive à leur base ; la face antérieure de ces dents est plus polie ; les stries en sont moins visibles. Les mitoyennes sont en contact depuis quelques mois déjà par leurs deux bords, ainsi qu'en témoigne l'usure très accusée de ces bords. Enfin les coins commencent à sortir, mais ils sont encore loin de se trouver en contact. L'usure des pinces, si on la compare à celle des mitoyennes, devrait être plus marquée, puisqu'elles sont sorties beaucoup plus tôt. Il y a là une irrégularité du genre de celles qu'on rencontre si souvent dans la pratique, et dont la cause se saisit mal. Ce sujet a peut-être fait usage très tardivement d'aliments fibreux (?). Quoi qu'il en soit, c'est l'examen des dents ayant fait leur éruption en dernier lieu qui doit surtout entrer en ligne de compte.

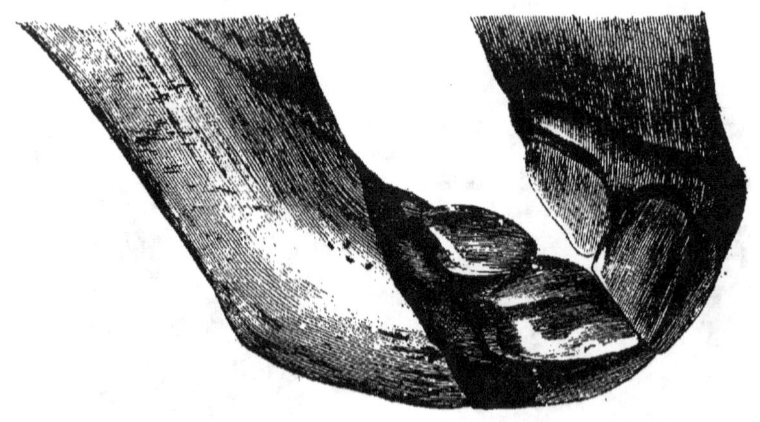

UN AN

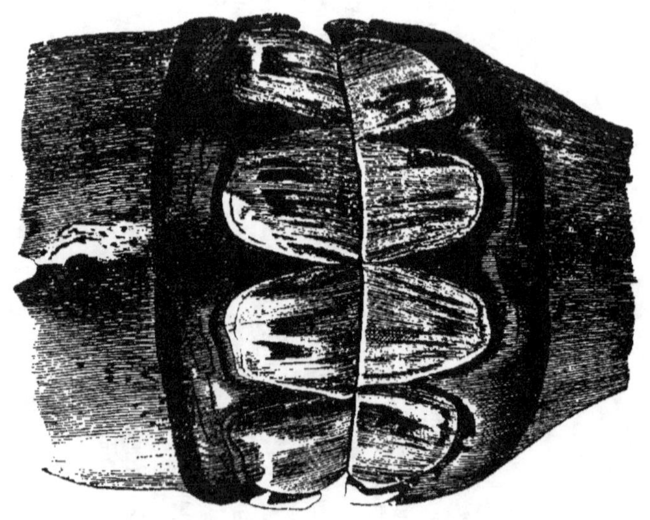

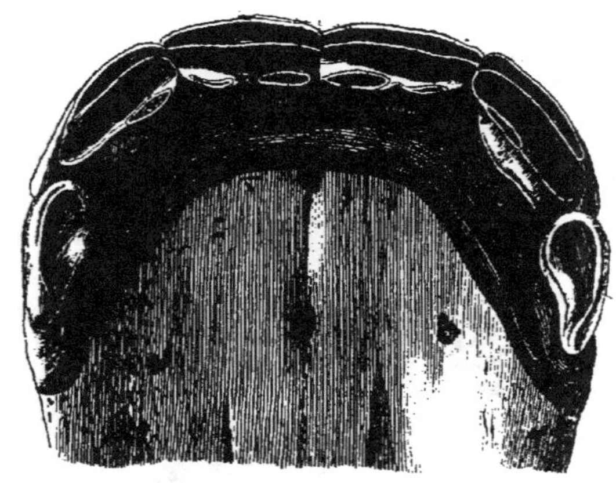

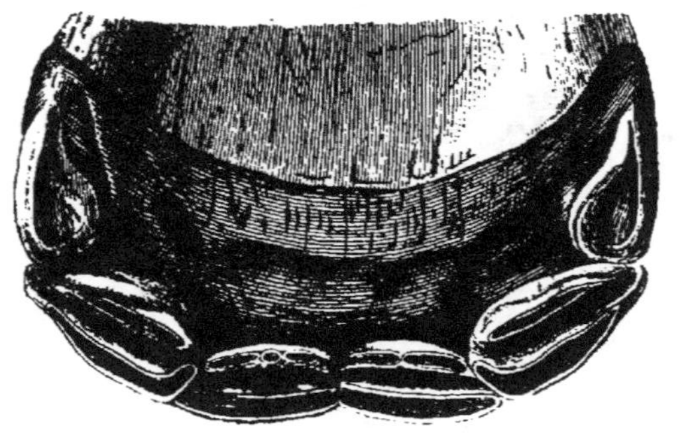

PLANCHE VIII

Un an. — De *face*, toutes les incisives de lait s'aperçoivent; les pinces et les mitoyennes sont bien dégagées de la gencive. Sur le *profil*, les coins supérieurs ne sont pas encore au contact des inférieurs. Les *tables* offrent une usure plus accusée du bord postérieur des pinces et des mitoyennes. Cependant ce caractère est sujet à varier, par le fait de la hauteur inégale de ce bord suivant les poulains qu'on examine. Néanmoins, il sera facile d'éviter des erreurs par trop exagérées, en consultant l'usure du bord antérieur. Celui-ci présente d'ordinaire, à cette époque, une ligne jaunâtre, allongée transversalement, qui tranche sur le reste de la dentine : c'est l'étoile radicale. De plus, on comparera le degré d'usure des pinces et des mitoyennes. Si ces dernières sont les plus entamées, on devra tendre à vieillir plutôt qu'à rajeunir le jeune animal. Les coins sont encore vierges. Les arcs incisifs sont plus étendus transversalement et moins arrondis dans leur milieu.

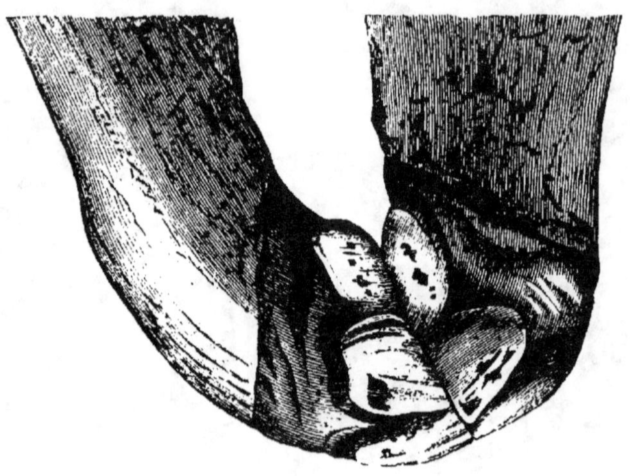

SEIZE MOIS

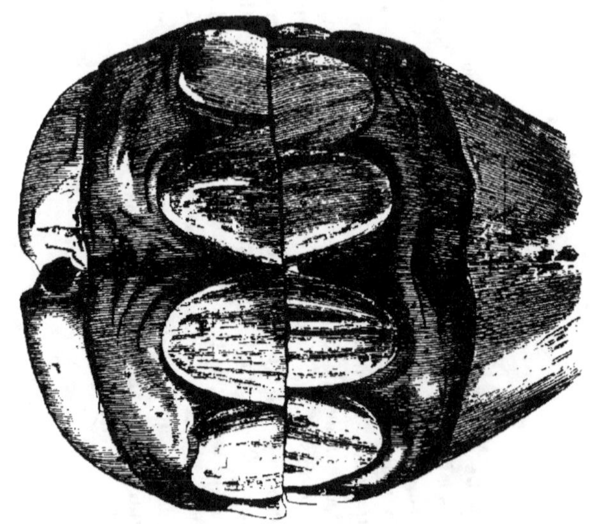

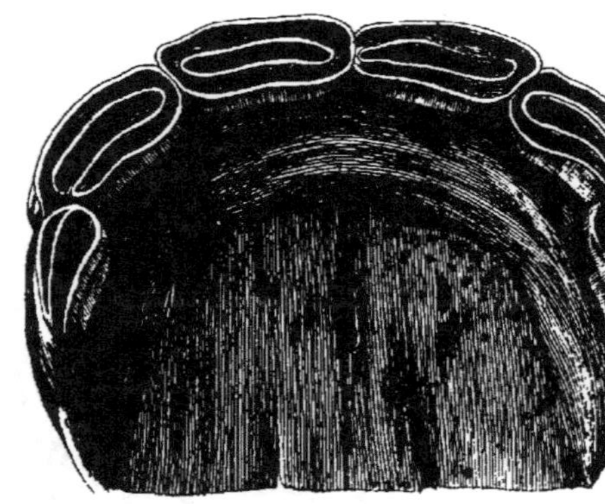

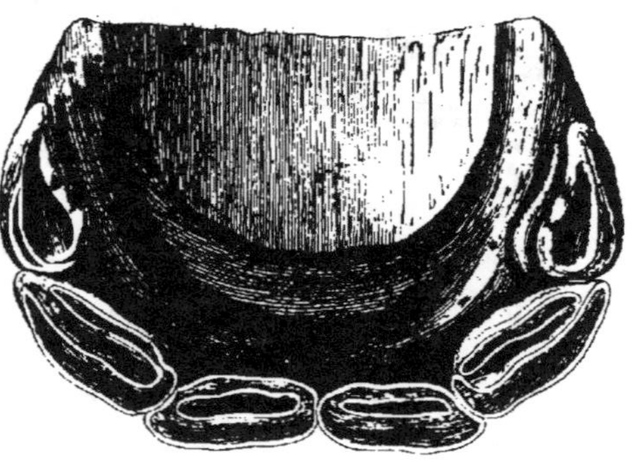

PLANCHE IX

Seize mois. — Toutes les dents inférieures sont au contact des supérieures. L'émail central et l'émail d'encadrement sont isolés l'un de l'autre, sous forme de deux cercles concentriques, dans les pinces. Quelquefois ces dents sont rasées. On fera bien pourtant de ne pas attacher trop d'importance à ce caractère, à cause de l'abondance plus ou moins grande du cément au fond du cornet. L'émail central commence à se circonscrire dans les mitoyennes. Quant aux coins, ils ne sont plus vierges ; la partie interne de leur bord antérieur est déjà entamée par l'usure. Enfin les arcs incisifs continuent à se déprimer dans leur milieu.

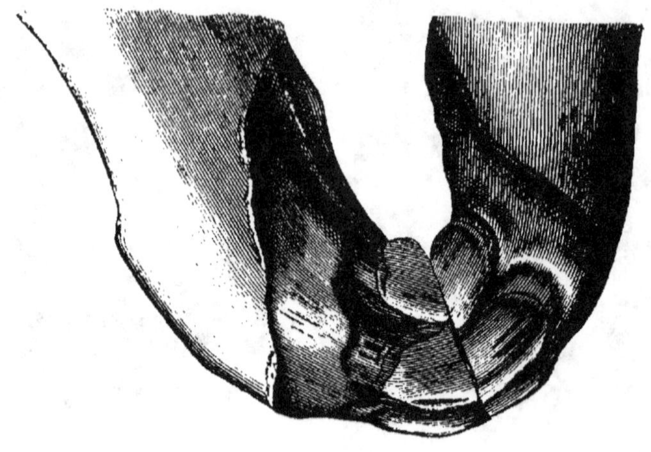

VINGT MOIS

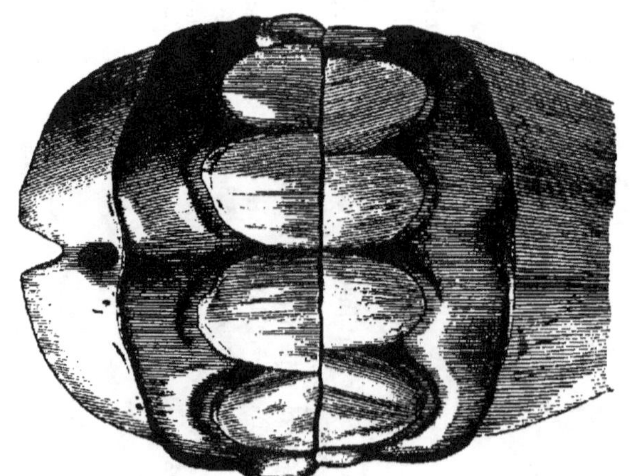

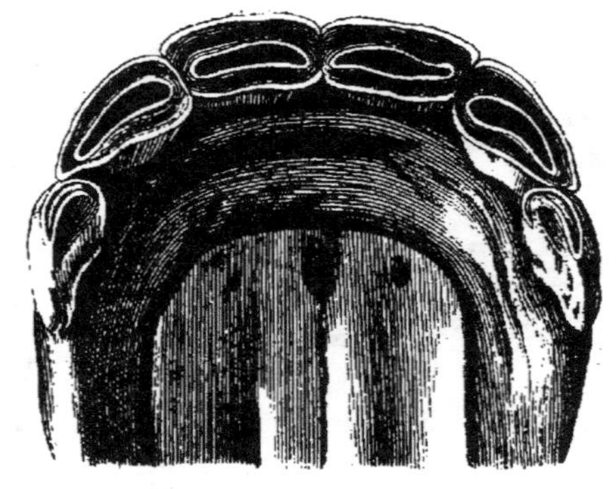
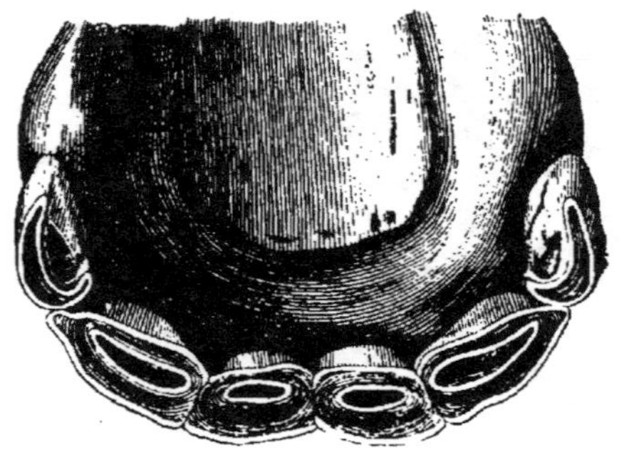

PLANCHE X

Vingt mois. — Ces mâchoires provenaient d'un sujet de pur sang, qui avait reçu de l'avoine de très bonne heure. Elles semblent *marquer* beaucoup plus qu'elles n'ont en réalité. Aussi est-il bon, en présence de cas de ce genre, de se renseigner sur la nature de l'alimentation et d'examiner avec soin l'aspect extérieur du poulain. La seule considération des tables dentaires porterait à donner au moins deux ans à l'animal, parce que les pinces et les mitoyennes sont entamées dans une forte proportion. Cependant les coins ne sont guère plus usés que dans l'âge précédent; les arcades incisives ont une convexité de même degré; elles n'ont pas, non plus, l'étendue transversale qu'elles présentent à deux ans, même chez les petits individus de pur sang; enfin les dents sont encore bien entourées à leur base par la gencive; tous caractères qui doivent fixer l'attention de l'observateur et le conduire à rajeunir plutôt qu'à vieillir le sujet.

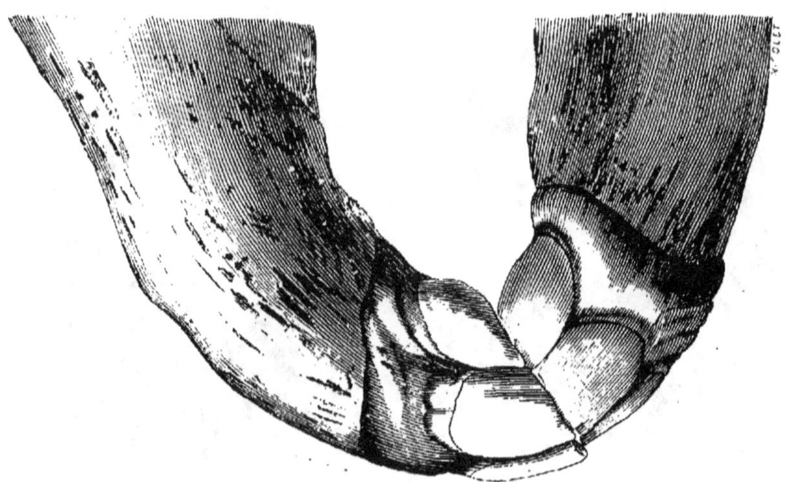

DEUX ANS

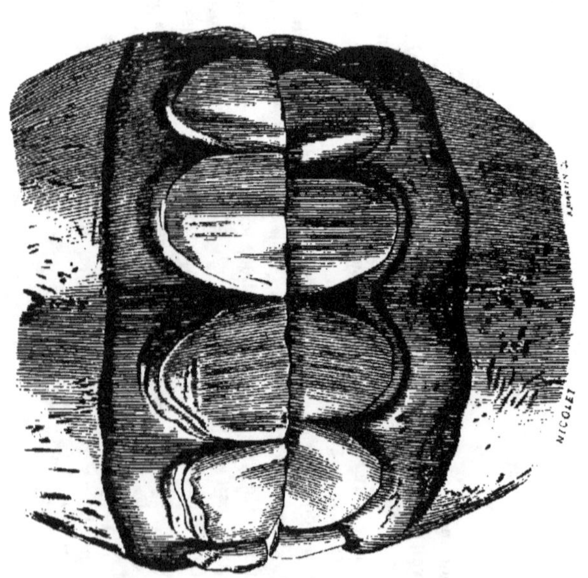

PLANCHE XI

Deux ans. — A l'inverse des précédentes, ces mâchoires provenaient d'un poulain de race commune n'ayant presque fait usage que de fourrages depuis l'époque de son sevrage. Aussi, à en juger par l'état pur et simple des tables dentaires, serait-on disposé à ne leur donner qu'une vingtaine de mois. Le sujet avait pourtant deux ans et vingt-six jours. Néanmoins, les dents offrent quelques caractères spéciaux, de nature à modifier l'appréciation superficielle dont il vient d'être question. De *face*, les pinces et les mitoyennes sont très dégagées à leur base, les pinces supérieures surtout. Ce fait indique que les remplaçantes auraient accompli leur éruption dans sept ou huit mois. Sur le *profil*, les coins sont dégagés jusqu'à leur collet. Les *tables* de ces derniers sont fortement entamées ; on y voit nettement l'étoile radicale et l'usure empiète un peu sur leur bord externe. L'émail central des mitoyennes supérieures forme un cercle complet. Enfin, les arcades incisives, très larges dans le sens transversal, sont fortement déprimées en regard des pinces et des mitoyennes. Qu'à ces signes on ajoute les renseignements tirés de la nature des aliments, de l'époque de l'année, du développement général, etc., et l'on pourra encore facilement arriver à une détermination exacte.

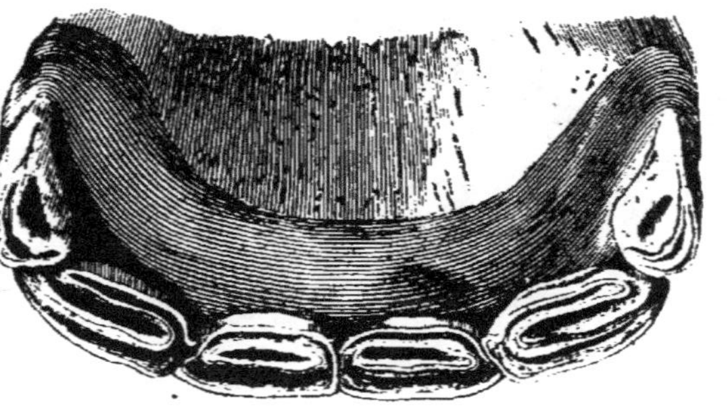

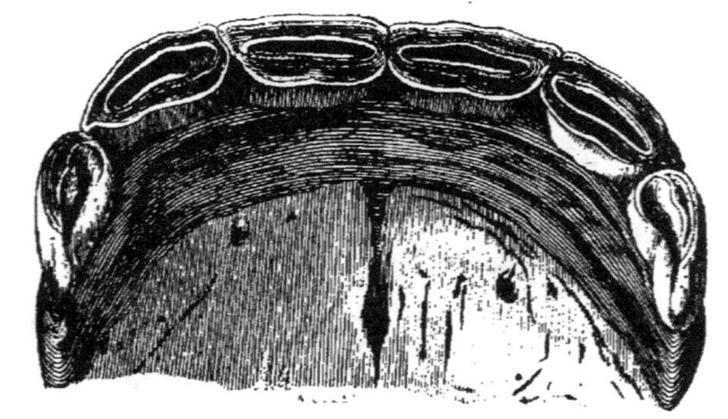

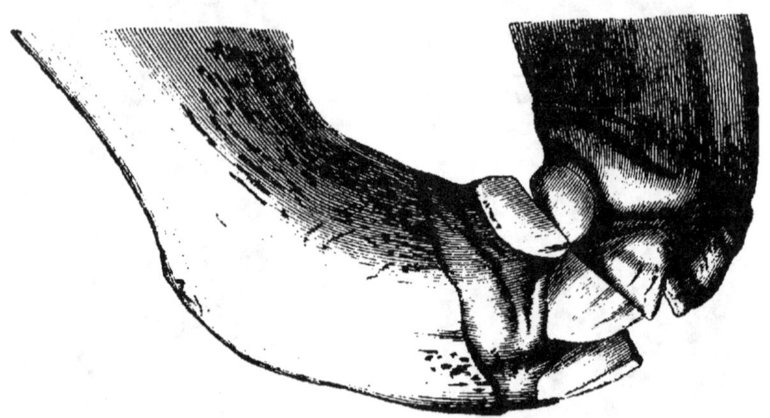

PRENANT TROIS ANS

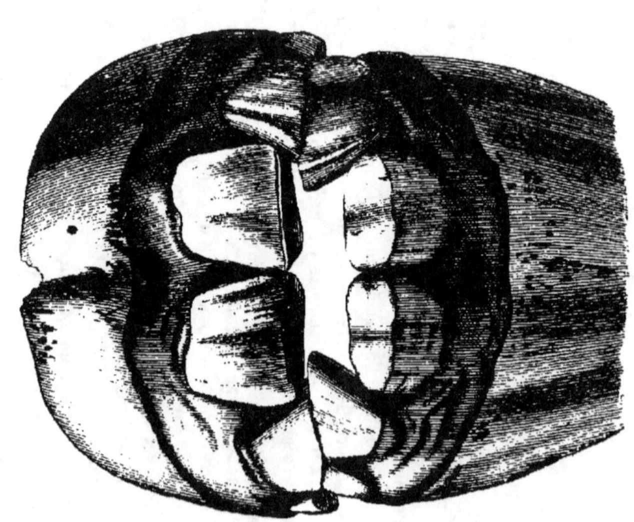

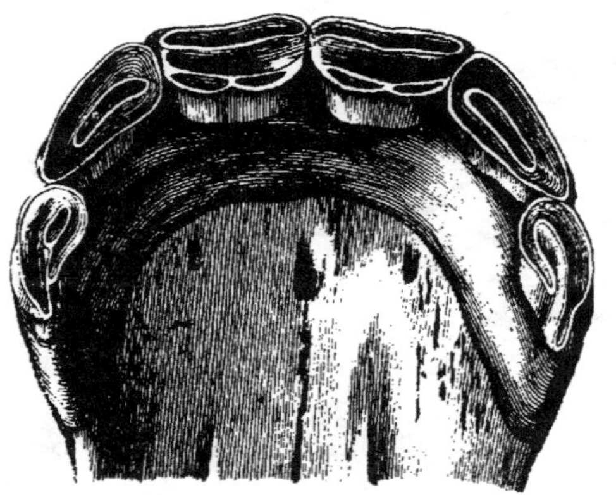

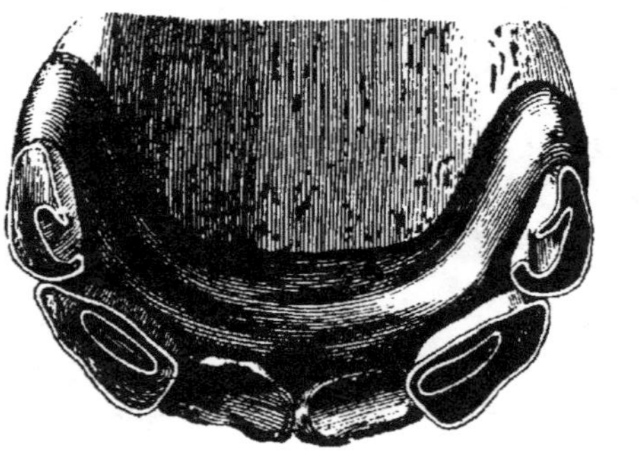

PLANCHE XII

Prenant trois ans. — De *face*, on aperçoit, en haut, les deux pinces de remplacement; elles ne sont pas encore arrivés au niveau des mitoyennes de lait. En bas, les pinces d'adulte commencent à sortir; la gencive ne laisse à découvert qu'une faible partie de leur face antérieure. Sur le *profil*, les mitoyennes sont colletées et très usées; les coins ont leur partie libre plus courte. Les *tables dentaires* des pinces supérieures sont déjà entamées, surtout sur leur bord antérieur. Cela tient à ce que ces dents sont sorties avant la chute des pinces inférieures de lait et qu'elles ont frotté pendant quelques mois contre ces dernières. Rasement des mitoyennes et usure avancée des coins.

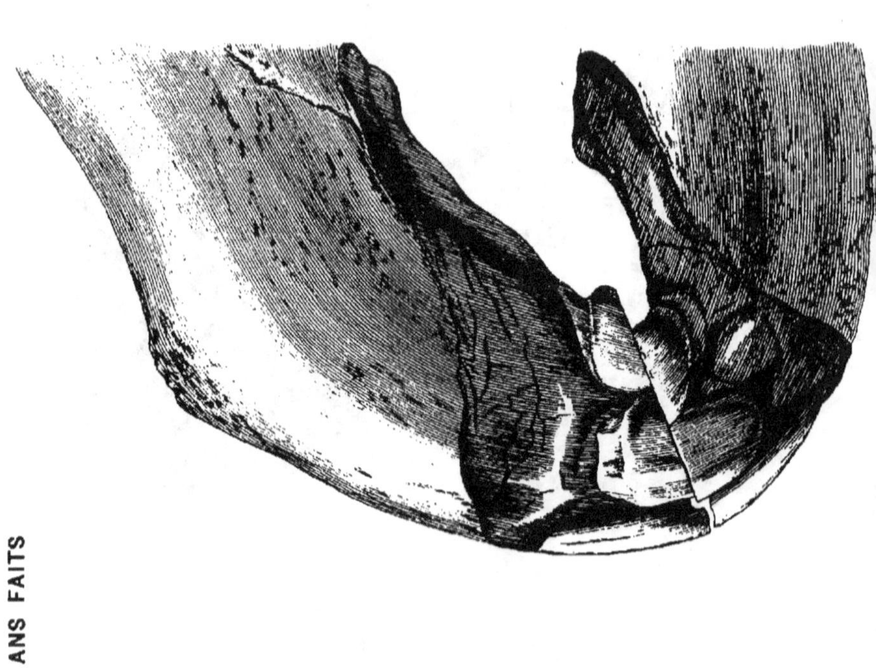

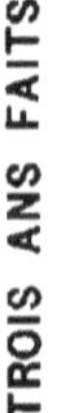
TROIS ANS FAITS

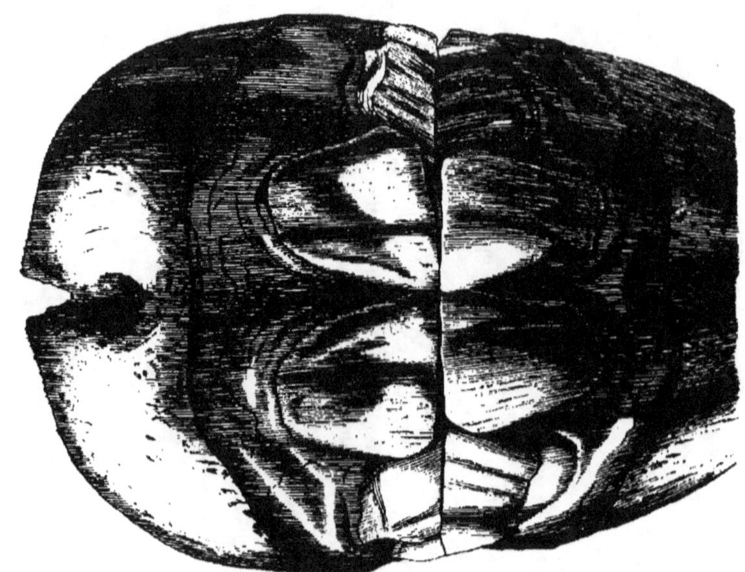

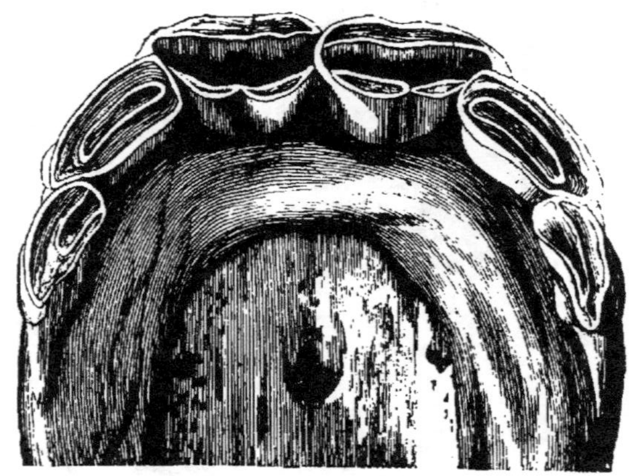
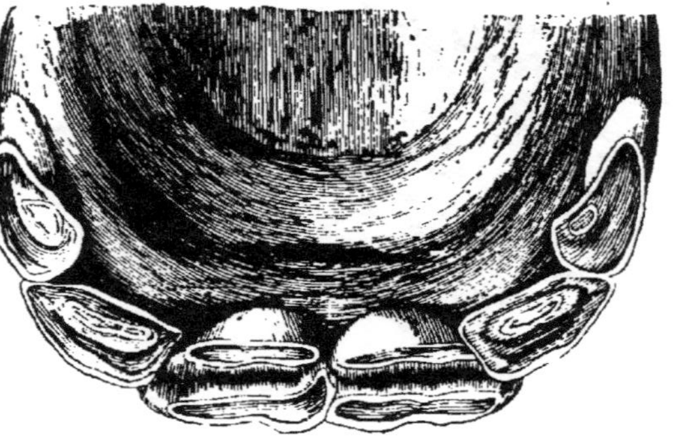

PLANCHE XIII

Trois ans faits. — De *face*, on voit les quatre pinces de remplacement beaucoup plus larges et plus fortes que les dents voisines. Ici, le bord antérieur des supérieures est un peu oblique ; il en résulte que sa partie externe n'arrive pas au contact du bord correspondant des inférieures. De *profil*, les mitoyennes de lait sont déchaussées, ébranlées et très courtes. Les coins sont colletés à leur base et raccourcis ; leur table est coupée carrément. Entre le coin et la mitoyenne, on trouve, à gauche, une saillie, sorte de soulèvement de la gencive : c'est la mitoyenne de remplacement qui va faire éruption. Les *tables dentaires* des mitoyennes inférieures sont très usées ; en haut, elles le sont un peu moins. Les coins inférieurs sont presque nivelés. Quant aux *remplaçantes*, leur usure n'est pas égale aux deux mâchoires ; les inférieures sont les plus entamées, parce qu'elles sont sorties avant les supérieures.

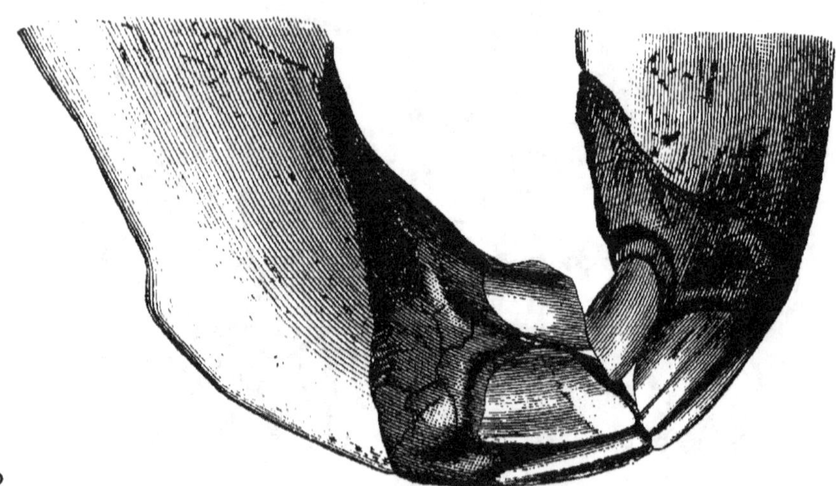

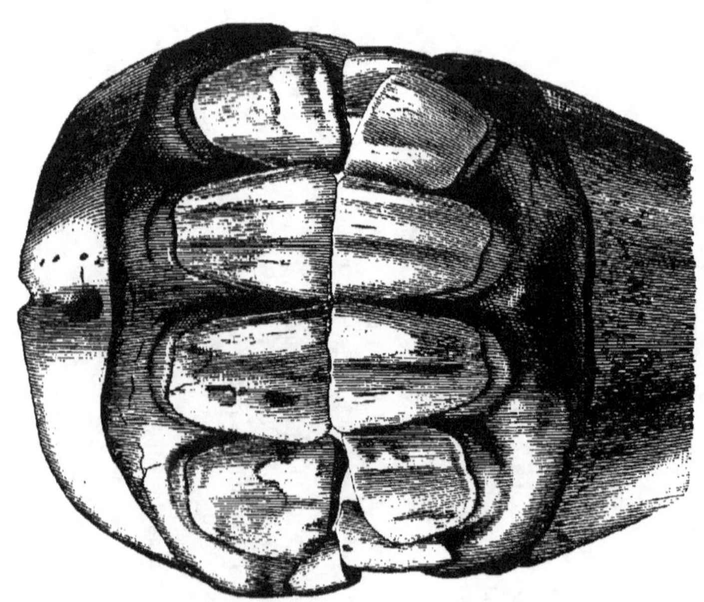

PRENANT QUATRE ANS

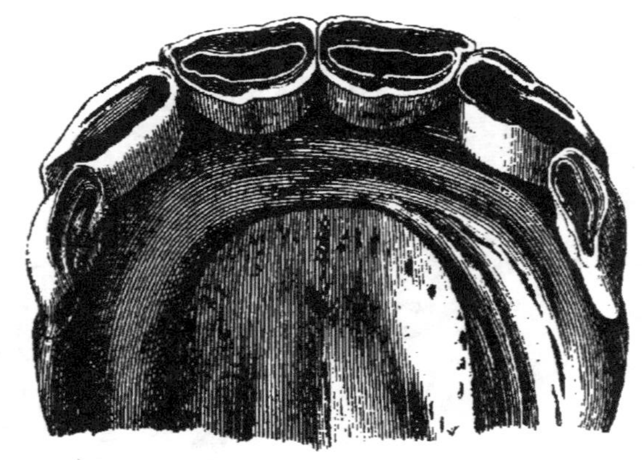

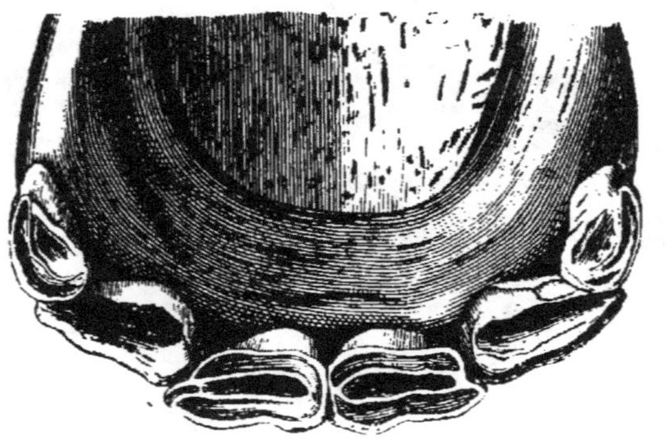

PLANCHE XIV

Prenant quatre ans. — De *face*, en haut et en bas, quatre incisives d'adulte : deux pinces, arrivées au contact de leurs opposées, et deux mitoyennes qui ne sont pas encore de niveau avec les pinces. De *profil*, ce fait s'accuse par un intervalle compris entre les mitoyennes supérieures et les inférieures. Dans les coins, les tables paraissent peu usées. Cela tient à ce que l'animal s'est nourri d'aliments tendres pendant sa première dentition. D'ailleurs les pinces sont fortement entamées dans les deux mâchoires; leur émail central est bien circonscrit, en haut surtout, parce que c'est *dans* cette mâchoire que l'éruption de ces dents a commencé; enfin, les mitoyennes, encore vierges, sont presque de niveau, par conséquent sur le point d'user. Tous ces caractères corrigent suffisamment ce que l'état quelque peu aberrant des coins est susceptible d'avoir de trompeur.

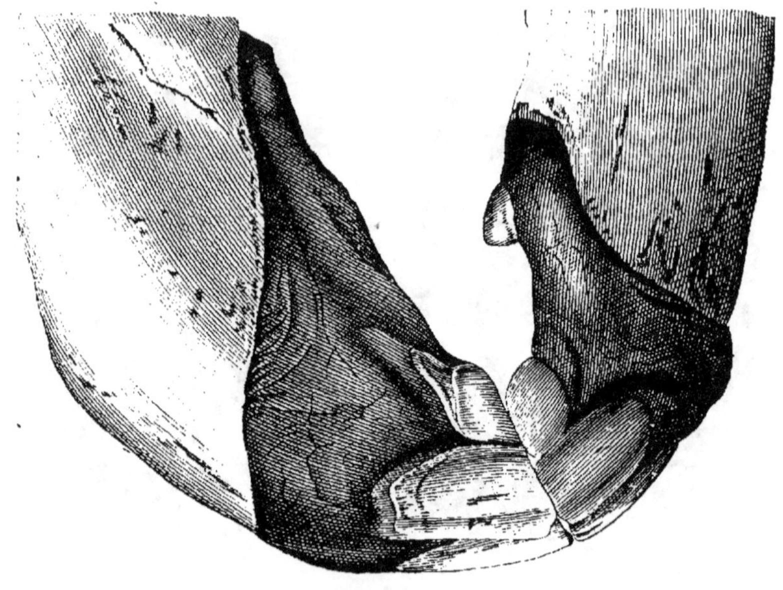

QUATRE ANS

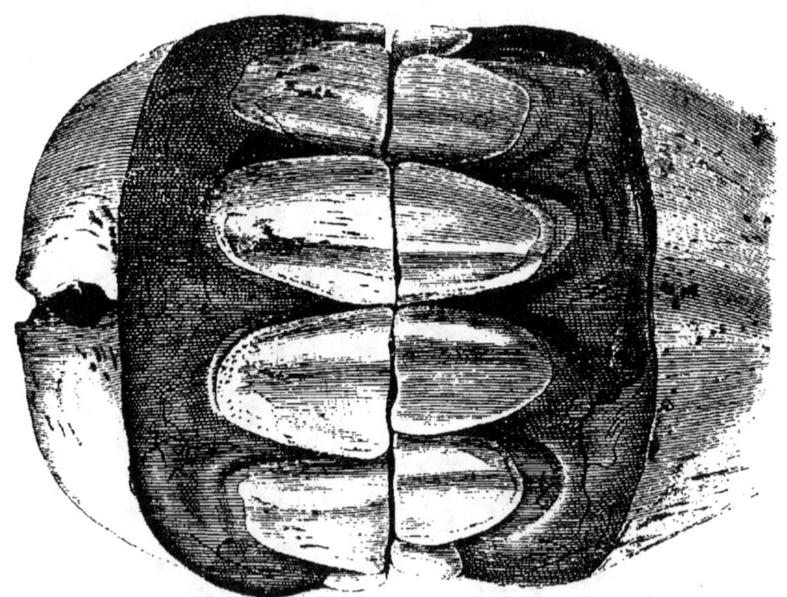

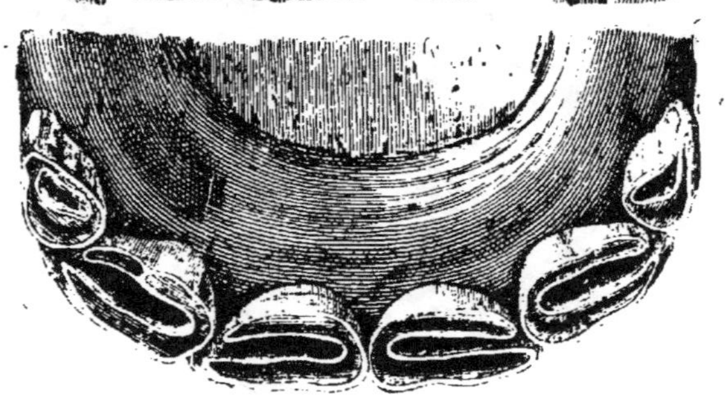
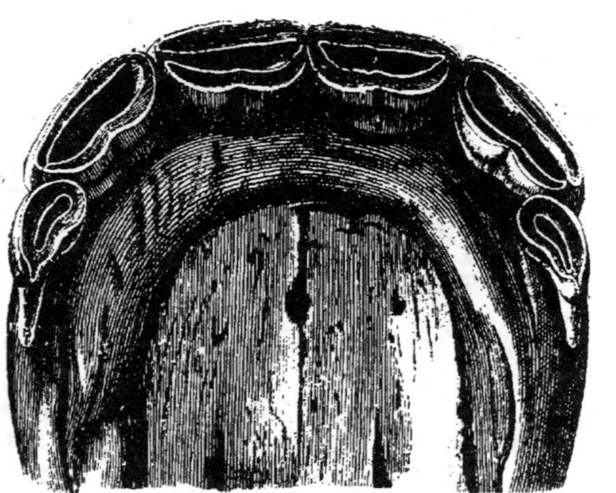

Planche XV

Quatre ans. — De *face*, toutes les remplaçantes supérieures sont au contact des inférieures ; les mâchoires ont acquis tant de largeur, d'un côté à l'autre, dans la partie qui correspond aux pinces et aux mitoyennes, que c'est à peine si l'on aperçoit les coins de lait. Sur le *profil*, ces derniers sont de faibles dimensions ; les supérieurs commencent à se déchausser ; en arrière des inférieurs, on voit poindre le crochet. Les *tables* des mitoyennes sont fortement entamées, surtout en haut, où ces dents sont sorties les premières. L'émail central, dans les pinces, n'est bien circonscrit que dans la supérieure gauche ; si ce caractère n'existe pas sur les autres, cela dépend de ce que leur cornet était plus ou moins fissuré au voisinage de son côté externe. Les coins inférieurs sont presque nivelés ; les supérieurs le sont davantage ; de plus, ils se trouvent déchaussés à leur base : on voit une partie de leur racine.

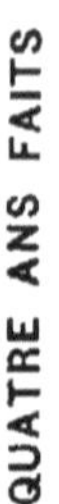
QUATRE ANS FAITS

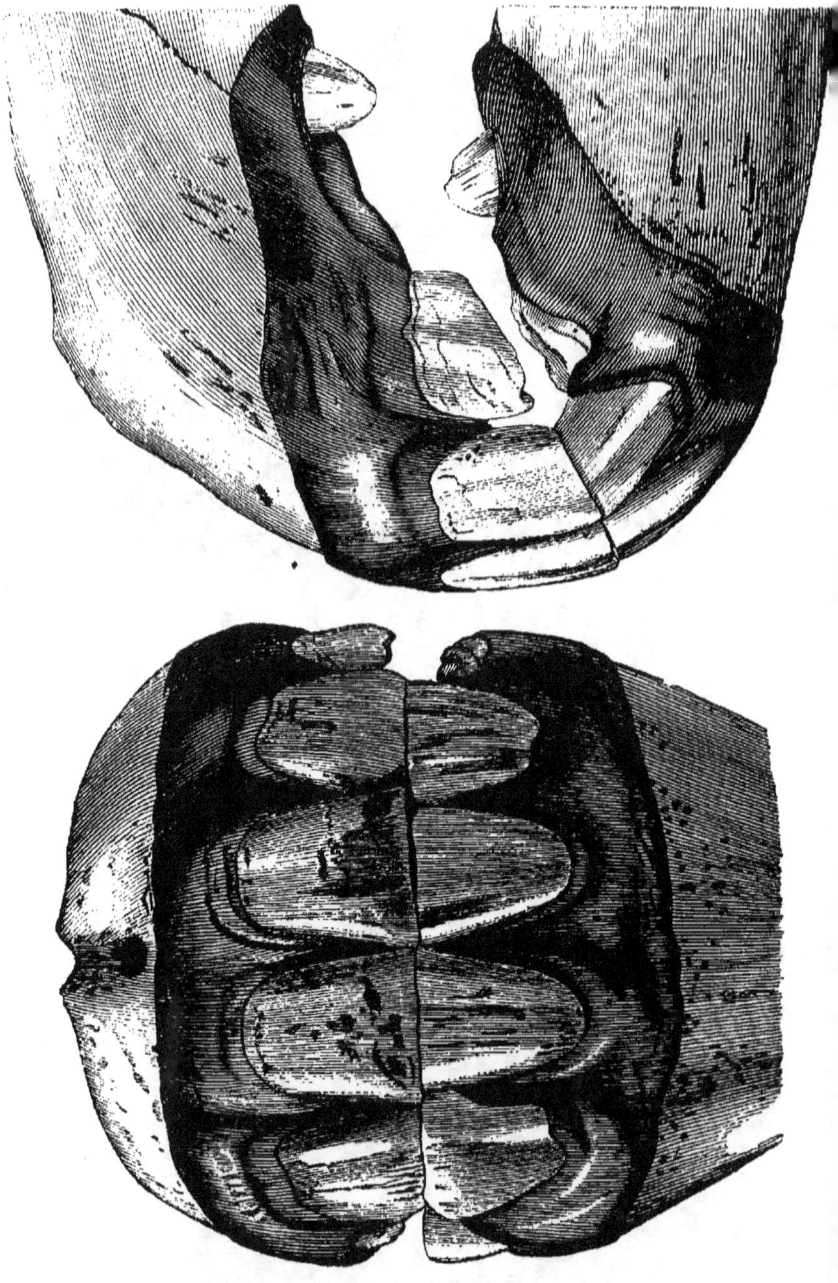

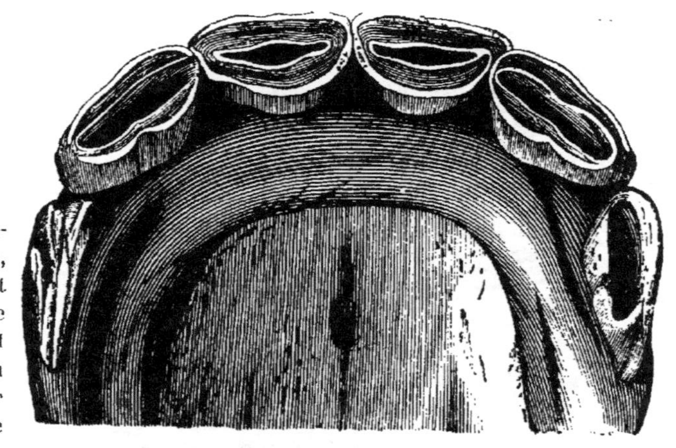
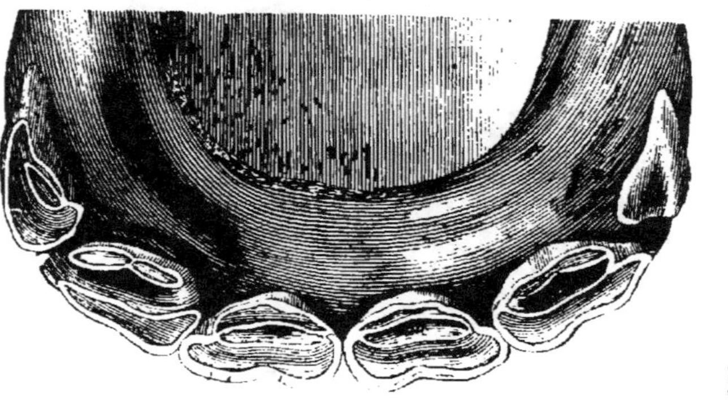

PLANCHE XVI

Quatre ans faits. — De *face*, on constate que les mitoyennes de remplacement sont au contact les unes des autres, dans les deux mâchoires, et au niveau des pinces. Les coins inférieur et supérieur gauches sont déjà remplacés. De *profil*, il est facile de s'assurer que ces dents ne sont pas encore tout à fait dégagées de la gencive, principalement l'inférieure qui vient seulement de la percer. Les crochets sont un peu plus saillants. Sur les *tables*, le coin de lait supérieur droit est sur le point de tomber ; il ne reste plus que sa racine. L'inférieur du même côté est nivelé, mais tient encore. Le supérieur gauche de remplacement est vierge ; son bord postérieur vient de faire éruption. Quant à l'inférieur gauche, il commence à se montrer. Les mitoyennes supérieures, sorties avant les inférieures, témoignent d'une usure plus accusée de leur bord postérieur. L'émail central est en train de se circonscrire dans les pinces inférieures ; en haut, ce fait s'est déjà produit.

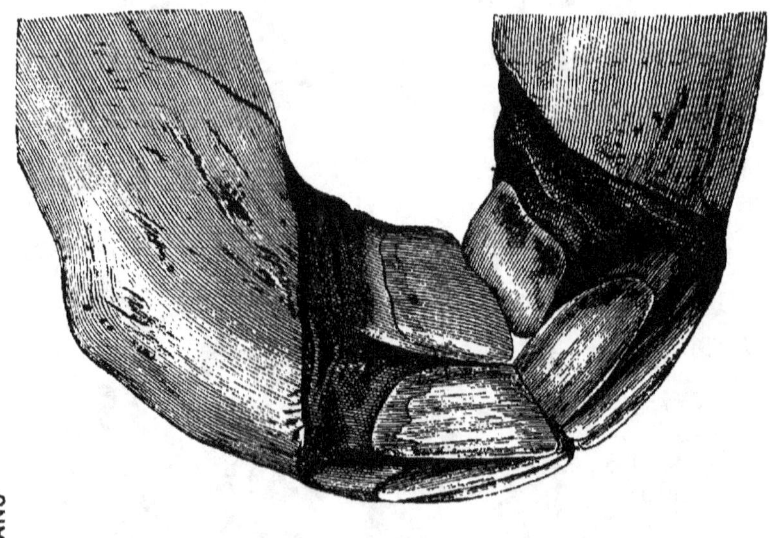

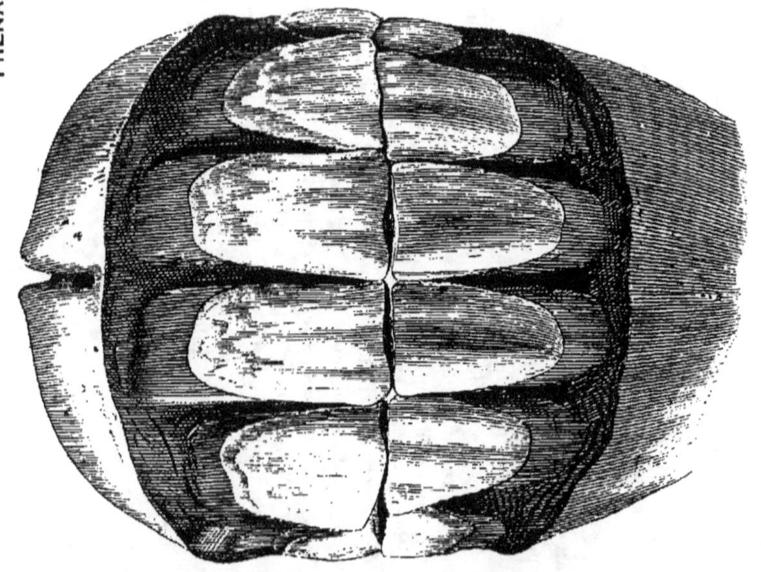

PRENANT CINQ ANS

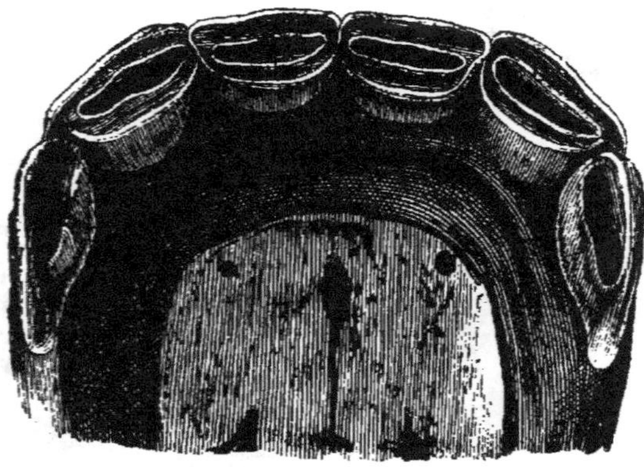

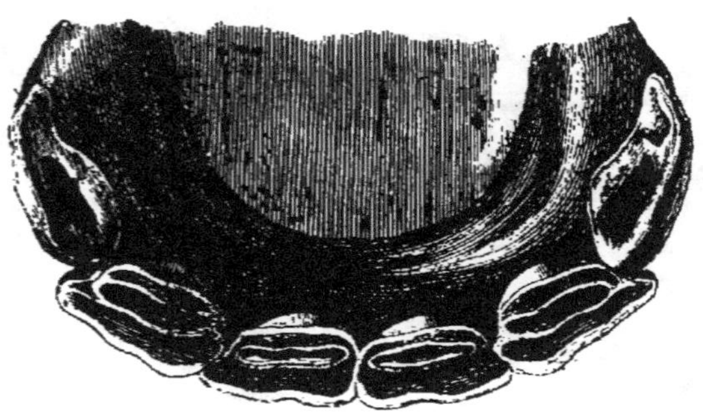

Planche XVII

Prenant cinq ans. — Les quatre coins de lait sont tombés et remplacés par ceux d'adulte ; mais ceux-ci, n'étant pas encore de niveau avec les mitoyennes, se montrent absolument vierges. Les *tables* des autres dents offrent une usure plus manifeste que dans l'âge précédent. En haut, l'émail central est bien circonscrit dans les pinces et les mitoyennes. En bas, il est sur le point de le devenir dans les mitoyennes.

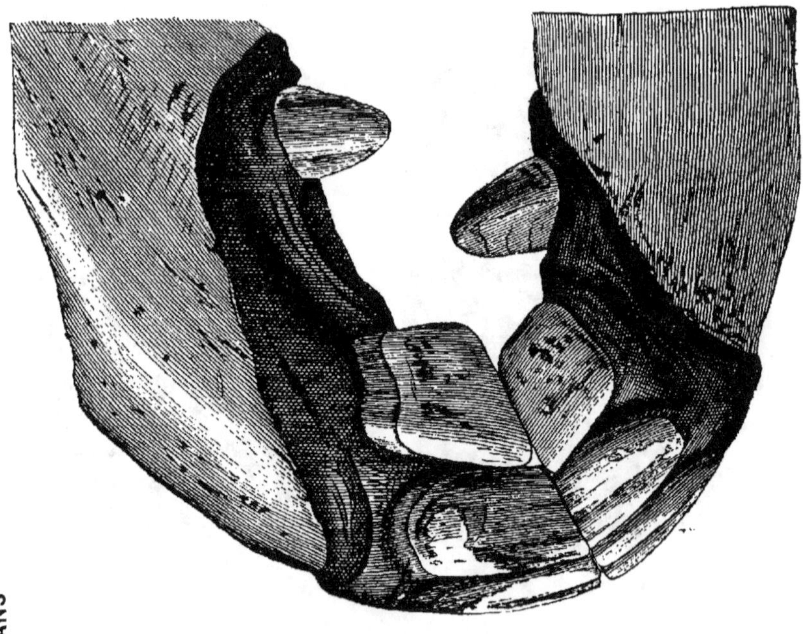

CINQ ANS

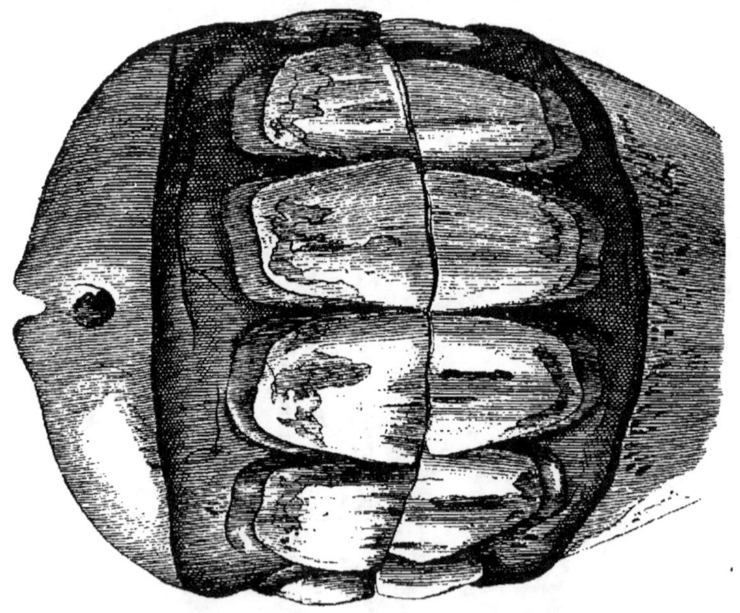

PLANCHE XVIII

Cinq ans. — La bouche est faite. Toutes les dents de remplacement sont de niveau dans chacune des mâchoires. De *face*, ces dernières se montrent très convexes dans les deux sens. De *profil*, on constate le même fait; les crochets sont complètement sortis. Sur les *tables*, les coins ont déjà subi un commencement d'usure par leur bord antérieur. Les pinces sont rasées, mais leur émail central est encore très allongé en travers et peu épais; il se rapproche de leur bord postérieur. Cette forme du cornet indique que, sur ces dents, la cavité extérieure était très peu profonde, par suite de l'abondance du cément central; aussi ont-elles rasé de bonne heure. Il en est presque de même pour les mitoyennes inférieures. Pour ne pas mal interpréter la signification du rasement, il importe donc de tenir compte de la forme et des dimensions de l'émail central. De cette façon seulement, on pourra se renseigner sur son degré d'usure. Les arcs incisifs forment un demi-cercle à peu près régulier dans chaque mâchoire.

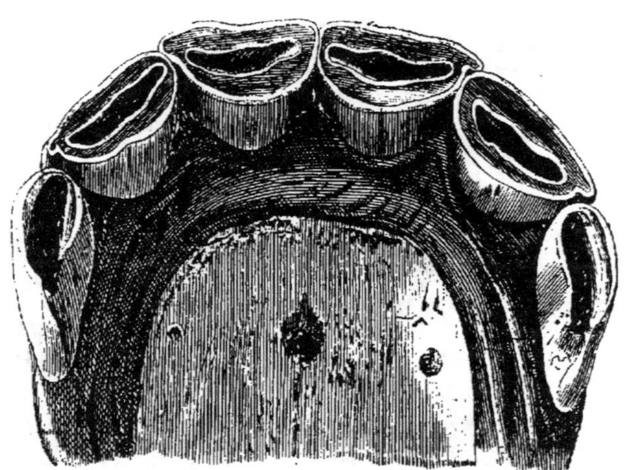

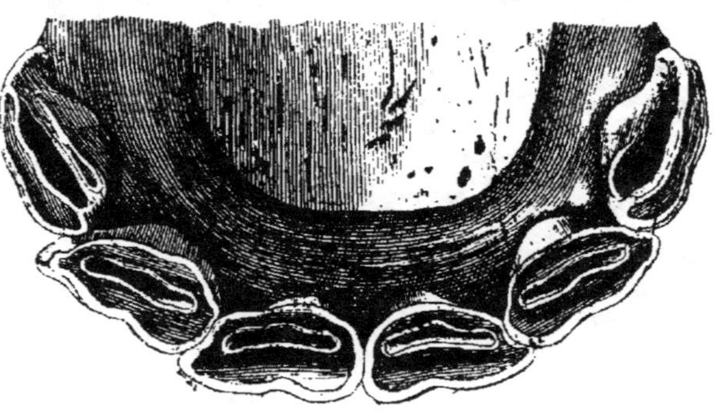

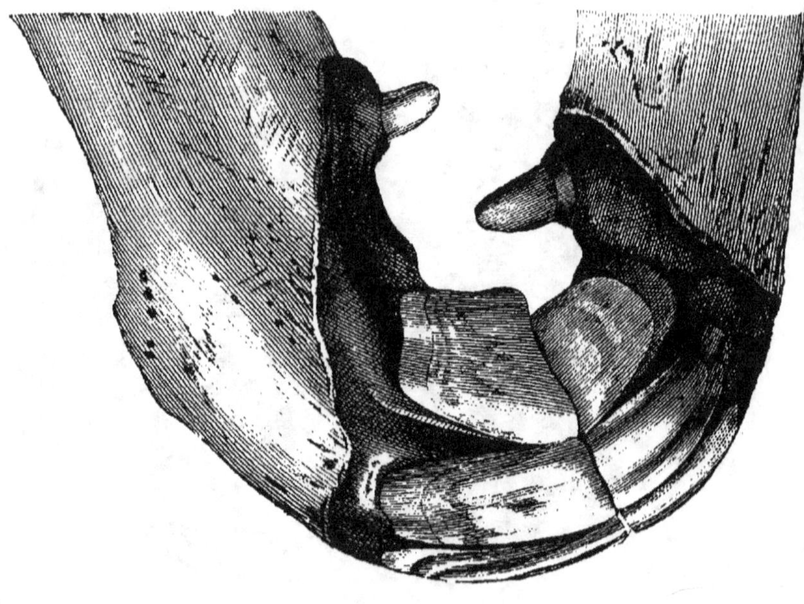

SIX ANS

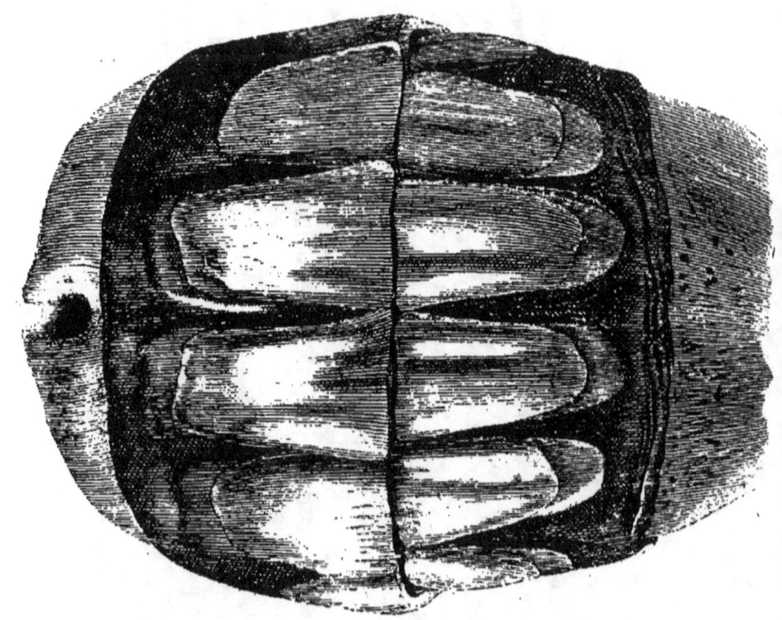

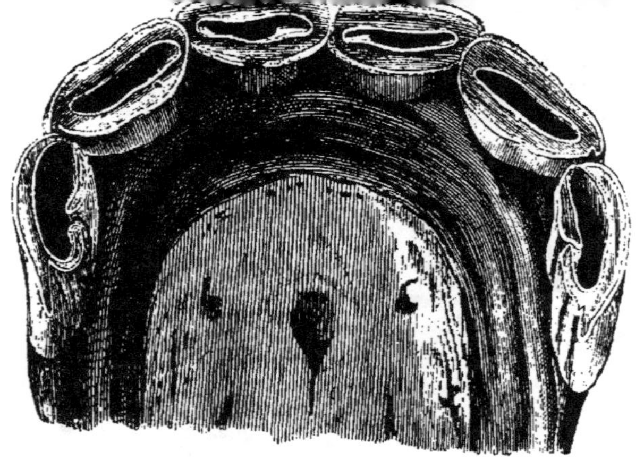

PLANCHE XIX

Six ans. — De *face*, les mâchoires offrent à peu de chose près les mêmes caractères qu'à cinq ans. Sur le *profil*, nous constatons ici une éruption tardive des crochets ; ces dents ne sont pas encore complètement dégagées de la gencive ; elles sont donc incapables de renseigner exactement sur l'âge. Les *tables* fournissent de meilleures indications. Le bord postérieur des coins inférieurs et supérieurs est notablement usé. D'ordinaire, les pinces sont rasées et leur surface de frottement tend à prendre une forme ovale. Sur la figure, le rasement des inférieures n'est pas tout à fait complet. Néanmoins, l'émail central présente plus d'épaisseur, d'avant en arrière, et moins de largeur, d'un côté à l'autre, qu'à cinq ans ; il est aussi plus rapproché du bord postérieur de la table. Mêmes remarques concernant les mitoyennes. On notera, en passant, que le cornet dentaire était fissuré sur sa face postérieure dans les deux coins supérieurs. Cette irrégularité de forme assez commune ne nuit en rien à la détermination de l'âge.

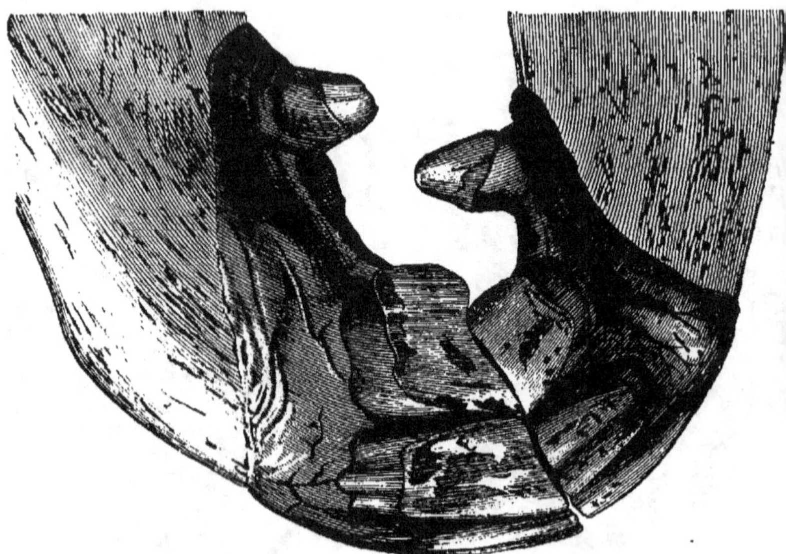

SEPT ANS

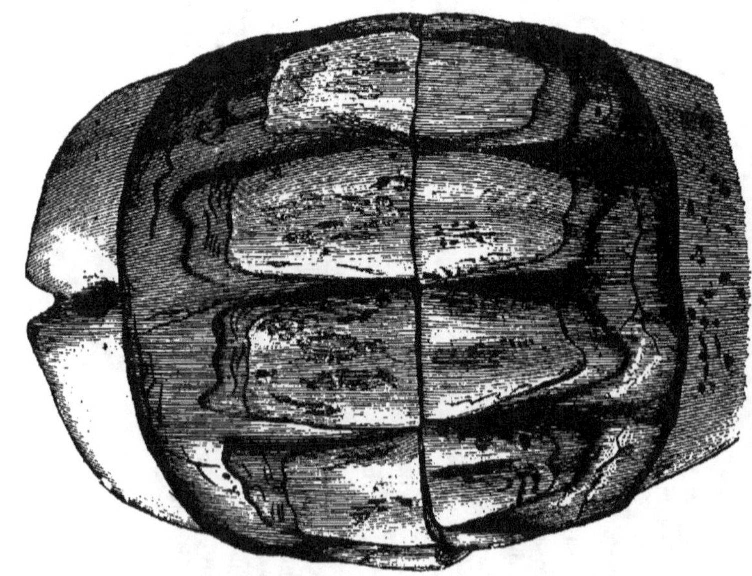

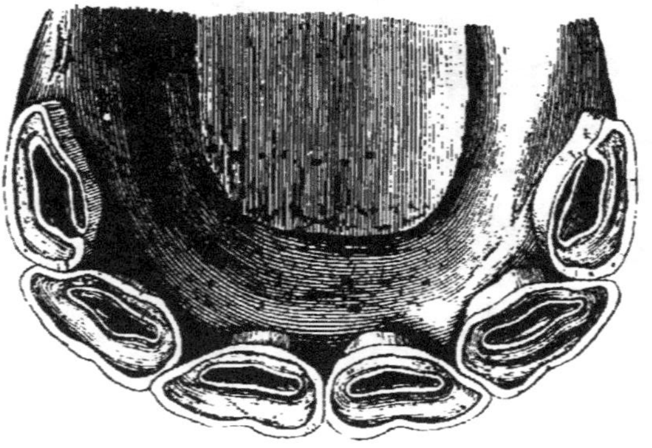

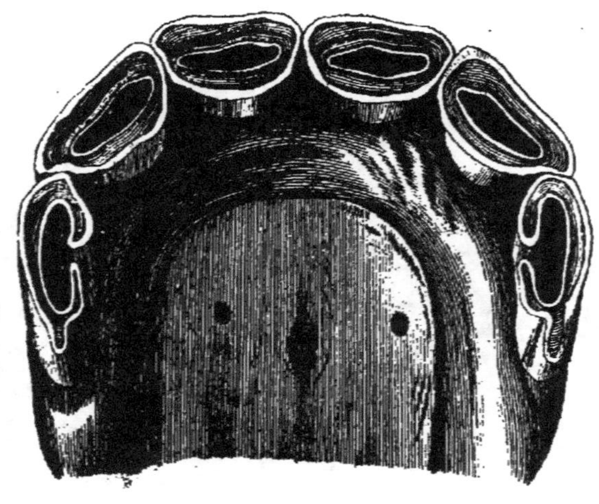

PLANCHE XX

Sept ans. — Rien de particulier à signaler sur les mâchoires vues de *face*, si ce n'est que les dents s'y montrent plus blanches. Cela tient à ce que leur face antérieure se dégarnit de la couche de cément qui la recouvrait au début. De *profil*, on constate que la table du coin inférieur est plus étroite, d'avant en arrière, que celle du supérieur ; il en résulte une sorte d'échancrure sur ce dernier. L'incidence des mâchoires est, le plus habituellement, moins perpendiculaire qu'à six ans. Quant aux *tables*, elles sont rasées sur les pinces et sur les mitoyennes ; l'email central y est plus épais, plus reporté en arrière et moins large. Dans les coins, la surface de frottement a augmenté d'étendue ; tantôt l'émail central y est bien circonscrit, tantôt il l'est incomplètement. Ces différences proviennent de la forme souvent irrégulière de ces dents. Chez quelques sujets, leur bord postérieur est presque avorté. Il s'ensuit que la table met plus longtemps à se fermer en arrière. Les pinces sont ovales ; les mitoyennes tendent à le devenir. En haut, les coins étaient fissurés sur leur face postérieure.

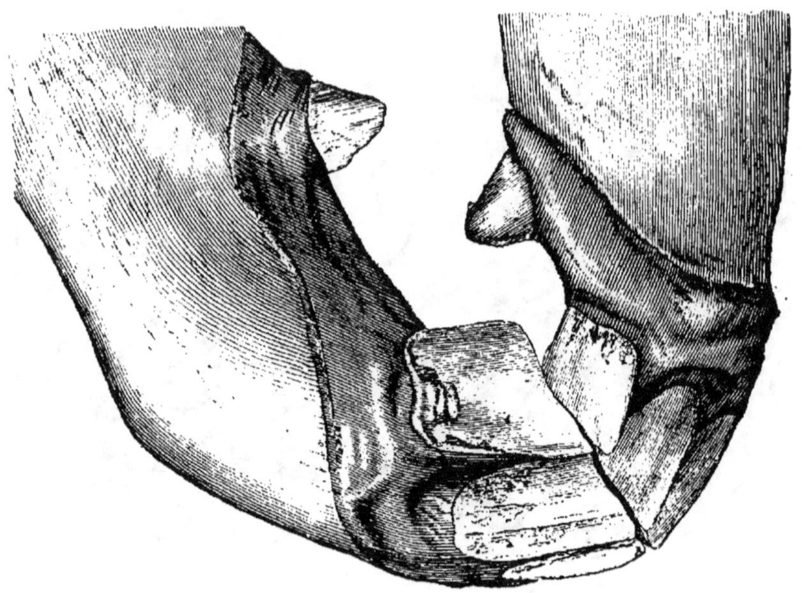

HUIT ANS

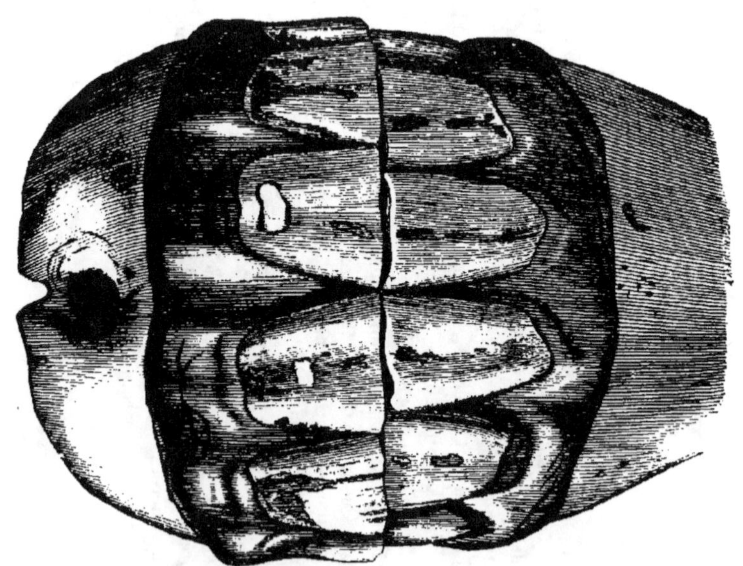

Planche XXI

Huit ans. — La direction des incisives a notablement changé; les dents inférieures s'opposent obliquement aux supérieures. Aussi, vues de *face*, les mâchoires deviennent-elles saillantes au niveau de leur ligne de rencontre. De *profil*, le fait est plus apparent, car leur projection verticale n'a plus la forme d'un demi-cercle régulier, comme à cinq ans. Leur arc semble se casser à l'endroit où les tables inférieures touchent les supérieures et il acquiert peu à peu une courbure ogivale. La base du coin est coupée carrément par la gencive. Les *arcades* incisives sont encore régulières, mais moins larges qu'à cinq ans; les surfaces de frottement représentent, en effet, des sections plus rapprochées du sommet des conoïdes figurés par les dents. Toutes les *tables* inférieures sont rasées. Les pinces et les mitoyennes sont ovales; les coins tendent à le devenir. L'émail central prend une forme anguleuse en arrière et diminue d'étendue. Enfin, l'étoile radicale apparaît sur les pinces et sur les mitoyennes, entre le bord antérieur de la table et la partie correspondante de l'émail central.

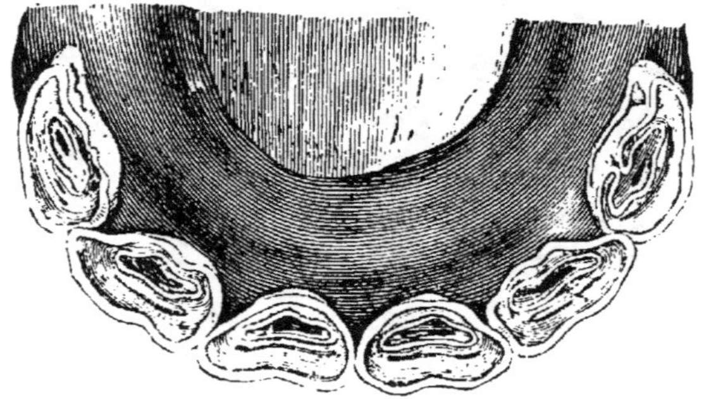
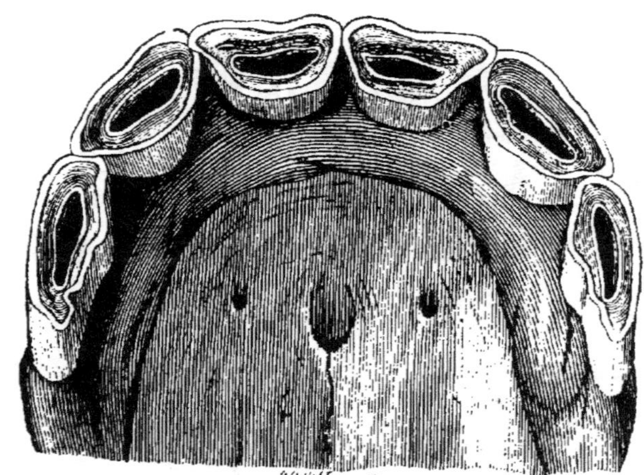

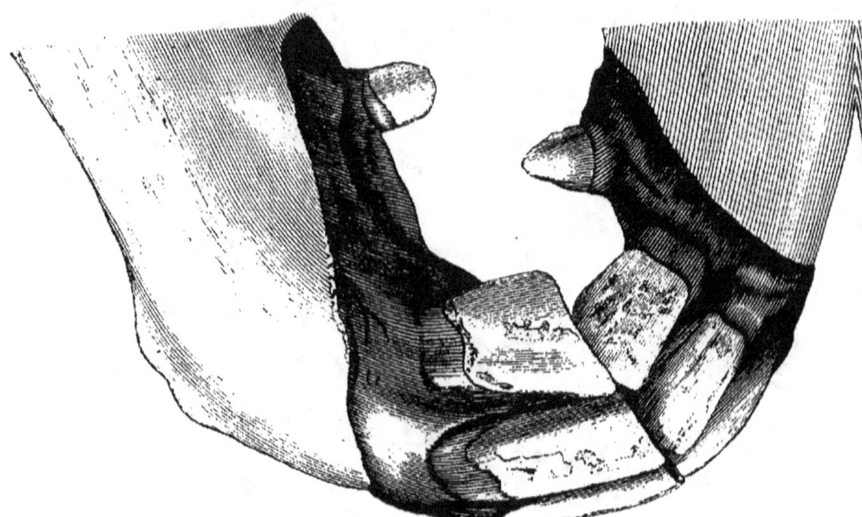

NEUF ANS

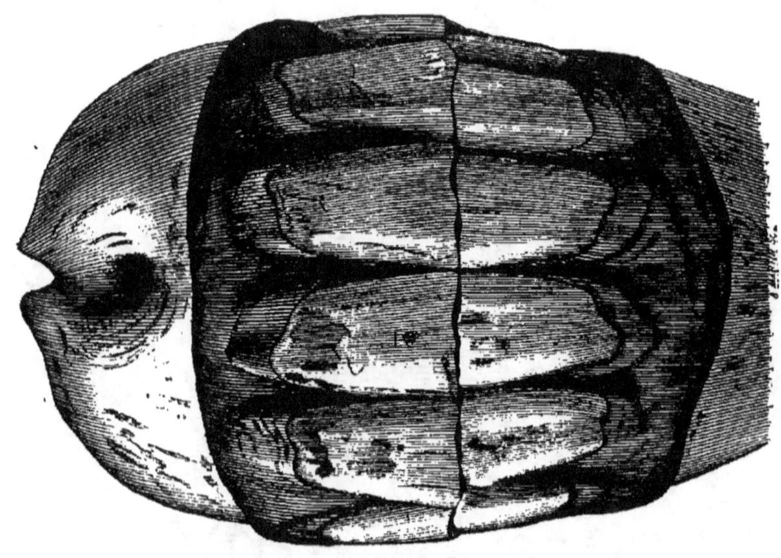

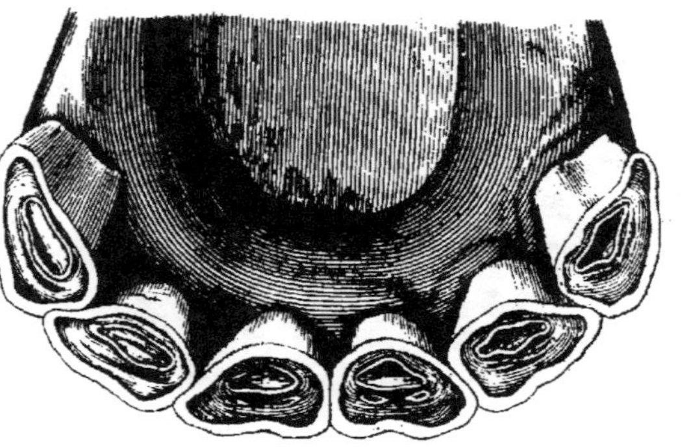

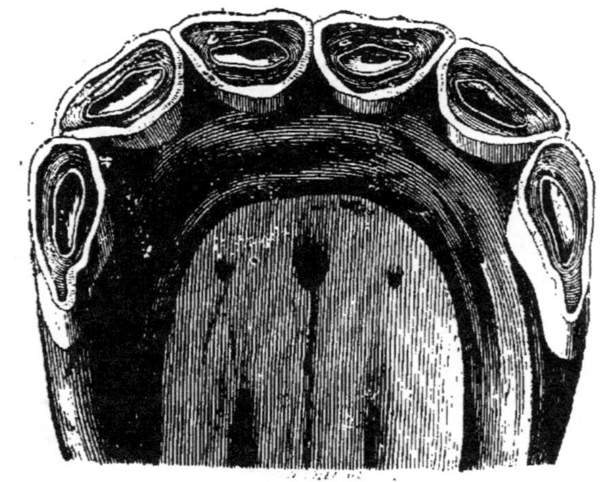

PLANCHE XXII

Neuf ans. — Rien de particulier à signaler sur les mâchoires vues de *face* et de *profil*. D'ordinaire les dents sont plus obliques et moins fraîches qu'à huit ans. Souvent l'échancrure du coin supérieur a disparu. Les caractères fournis par les *tables* sont plus nets. Les pinces sont rondes ; leur émail central prend une forme triangulaire, et leur étoile radicale, plus étroite mais mieux marquée, occupe presque le milieu de leur surface de frottement. Les mitoyennes commencent à s'arrondir et les coins sont ovales. A cette époque, les pinces supérieures sont rasées sur beaucoup de mâchoires. L'arc incisif inférieur, moins étendu transversalement, se déprime dans son milieu.

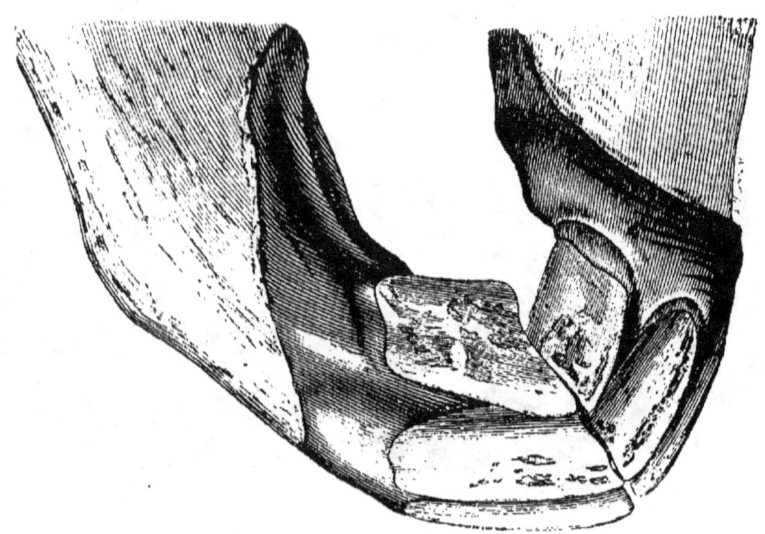

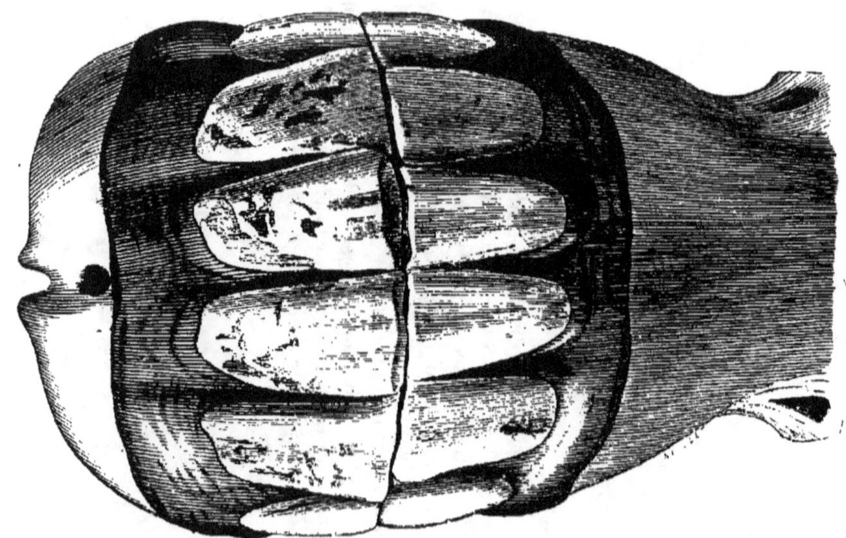

DIX ANS

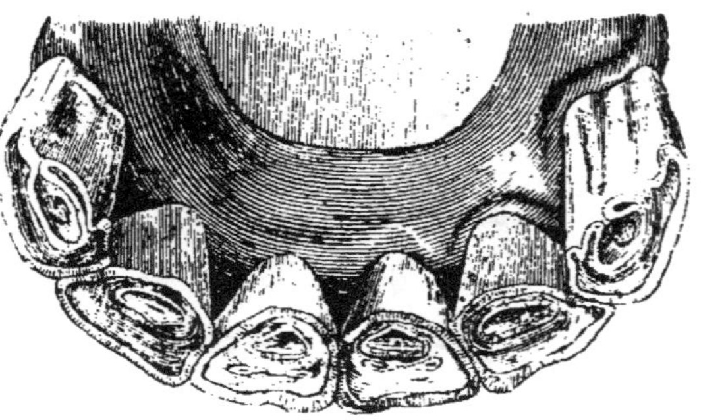

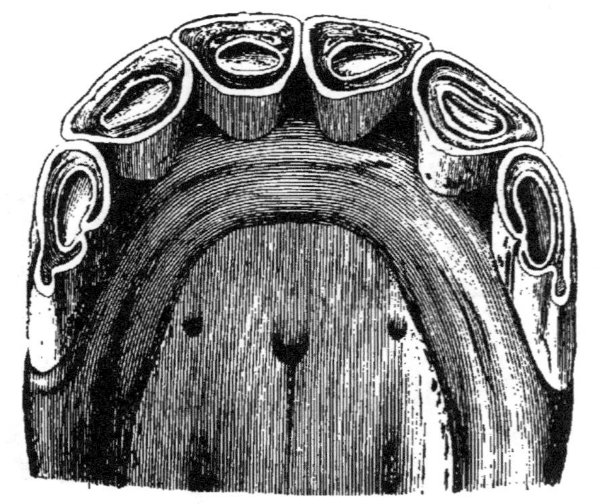

PLANCHE XXIII

Dix ans. — Par suite de l'obliquité plus accusée des dents, les mâchoires deviennent saillantes en avant, lorsqu'on les regarde de *face*, et il faut tenir la tête de l'animal plus élevée pour bien apercevoir ses incisives inférieures. De *profil*, ce caractère s'accentue davantage; l'ogive formée par la rencontre des deux arcades est plus fermée; l'inclinaison des coins augmente et l'interstice qui les sépare des mitoyennes s'élargit. Sur les *tables*, les pinces inférieures sont encore plus rondes; leur émail central, plus petit, nettement triangulaire, est aussi plus rapproché de leur bord postérieur; enfin leur étoile radicale, plus apparente, empiète sur le milieu de leur surface de frottement. Les mitoyennes sont arrondies et les coins tendent à prendre cette forme. Sur la figure, ces derniers ont une table irrégulière, car ils étaient fissurés, de même que les supérieurs, du reste, sur leur bord postérieur; de plus, ce bord avait subi un arrêt de développement, en vertu duquel son élévation était très faible. L'arc incisif inférieur se déprime davantage dans son milieu.

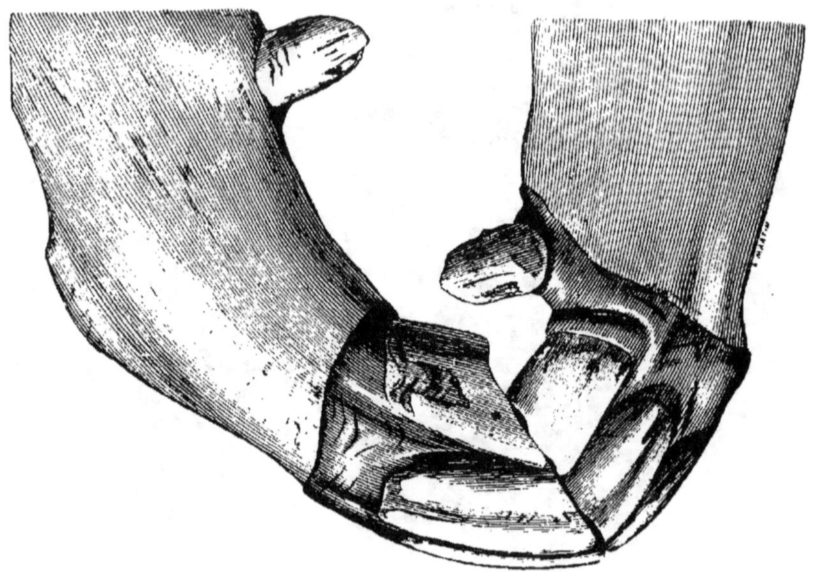

ONZE ANS

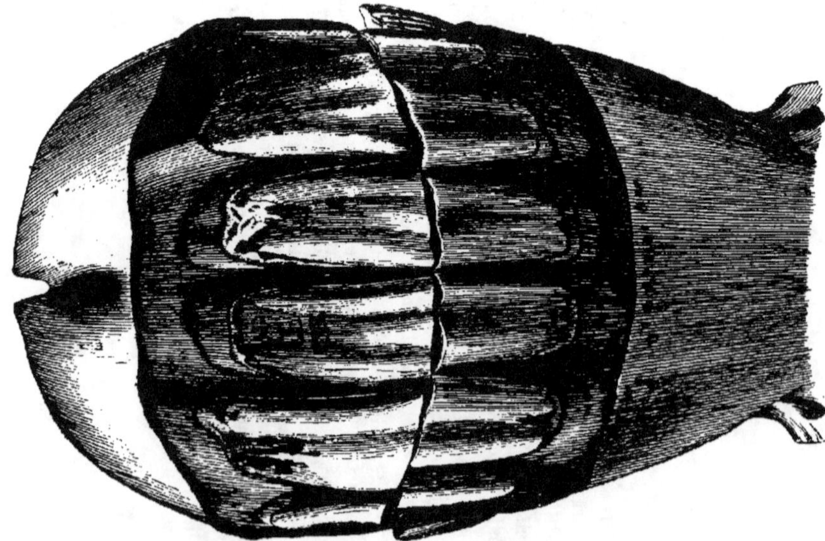

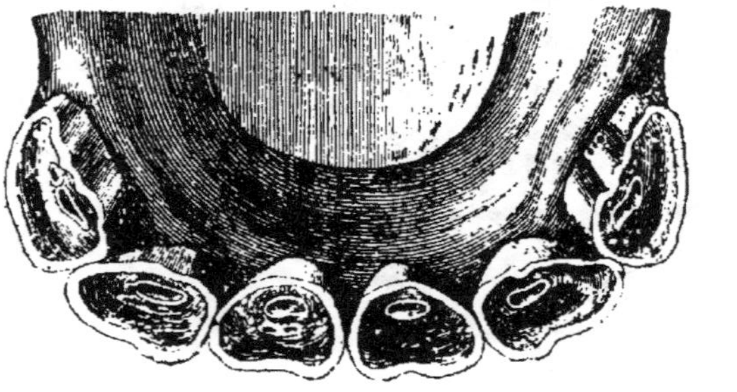
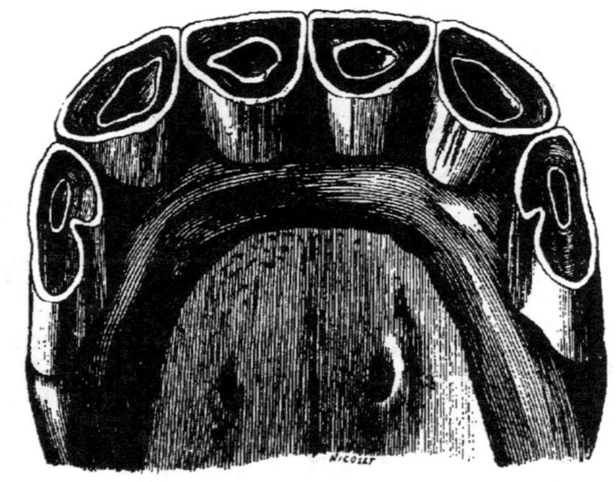

PLANCHE XXIV

Onze ans. — L'incidence des mâchoires augmente d'obliquité; de telle sorte que pour bien voir les dents de *face*, on est obligé de relever la tête de l'animal. Sur le *profil*, le coin supérieur montre une obliquité plus accusée que celle des mitoyennes; l'inférieur est presque aussi large à son extrémité libre qu'à sa base, qui, de plus, est délimitée carrément par la gencive. Les *tables* inférieures sont rondes dans les mitoyennes et nettement arrondies dans les coins. Sur toutes les dents de la même arcade, l'émail central ne forme plus qu'un îlot très rapproché du bord postérieur de la surface de frottement, tandis que l'étoile radicale diminue d'étendue en travers et s'éloigne du bord antérieur de cette surface. A la mâchoire supérieure, l'émail central devient elliptique dans les coins et tend à disparaître de leur table.

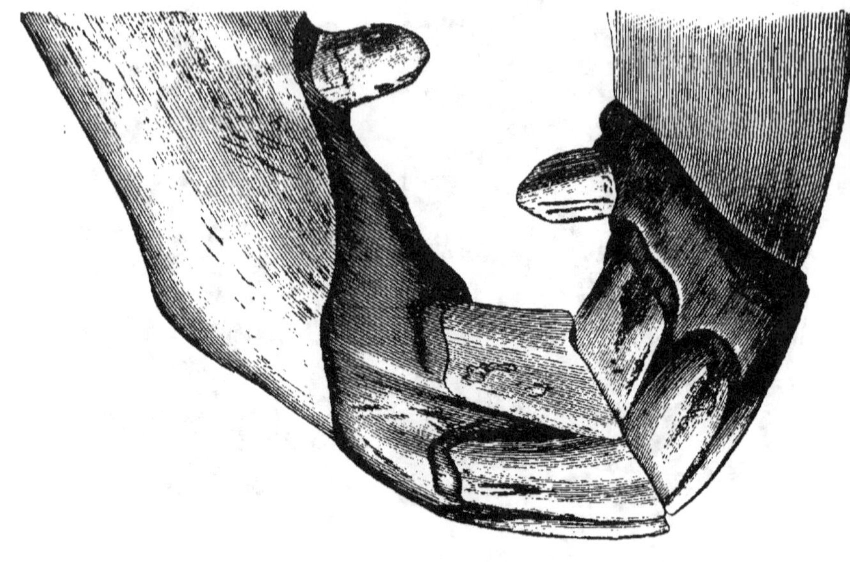

DOUZE ANS

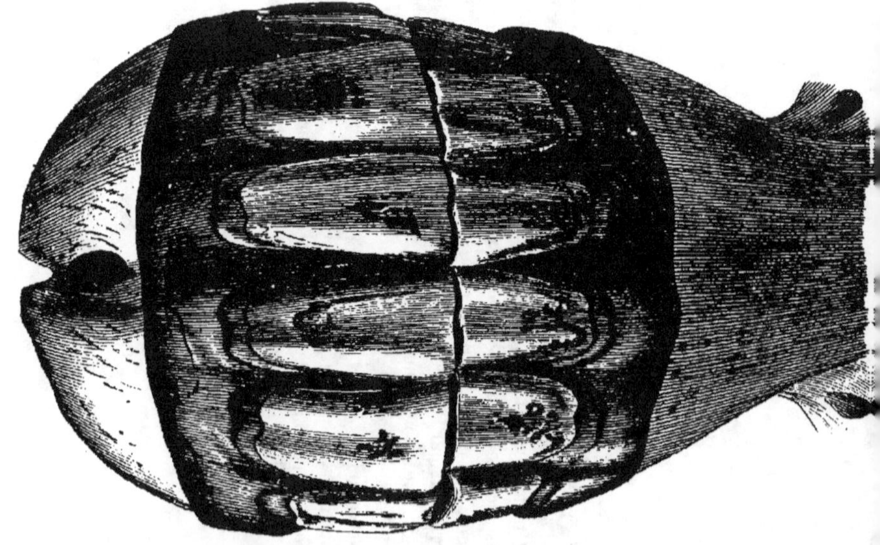

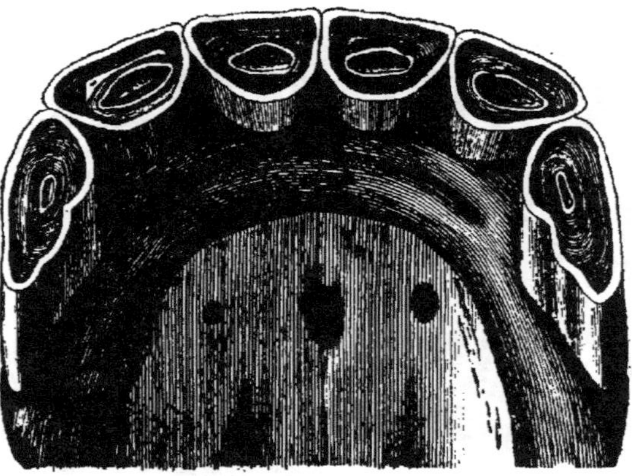

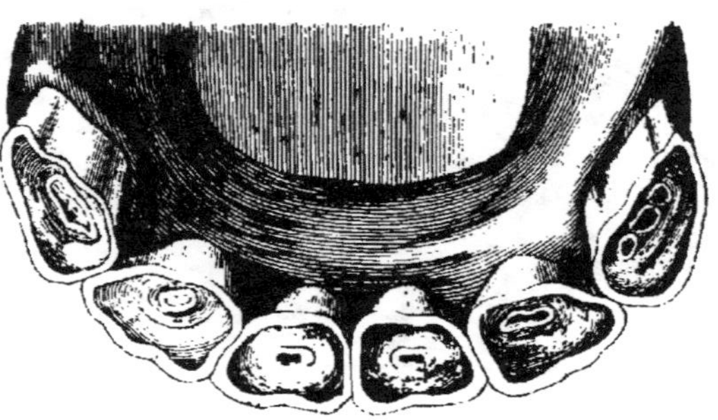

PLANCHE XXV

Douze ans. — Incidence des mâchoires encore plus oblique que dans l'âge précédent. De *profil*, le coin supérieur augmente aussi d'inclinaison ; il porte une échancrure en arrière et l'interstice qui le sépare de la mitoyenne s'accuse davantage. Toutes les *tables* inférieures sont rondes, parfois nivelées. Souvent quelques-unes offrent pourtant encore des traces de l'émail central ; celles où il n'existe plus présentent, à leur centre, une tache jaunâtre peu étendue qui est l'étoile radicale. Les coins supérieurs sont sur le point de se niveler. Enfin, les arcades incisives sont beaucoup plus étroites et moins convexes qu'à huit ans.

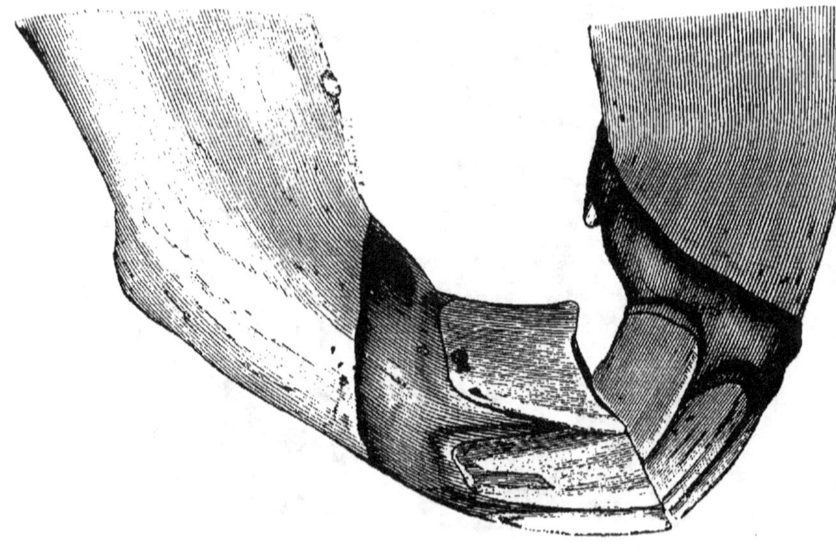
TREIZE ANS

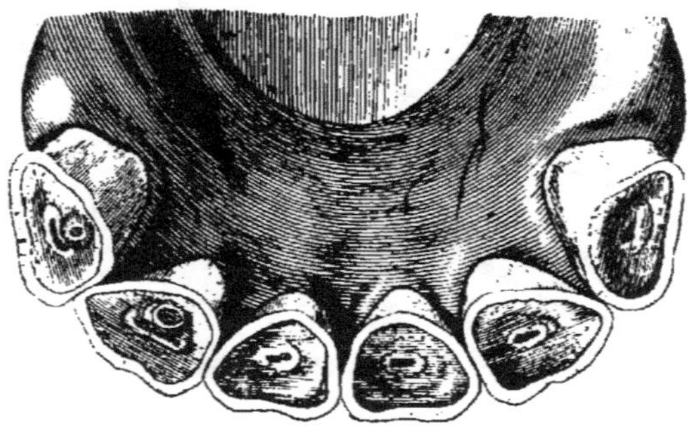
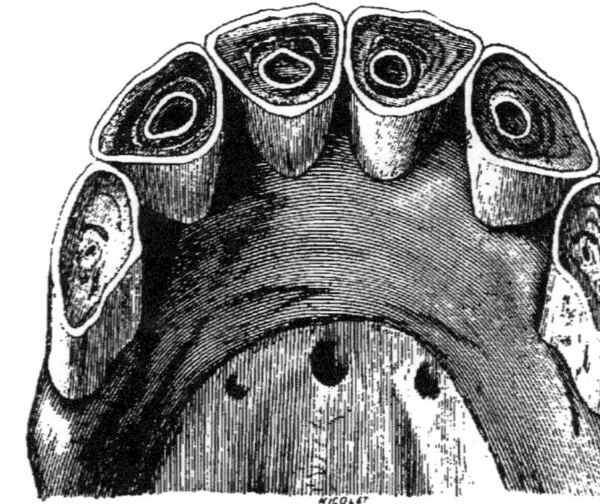

PLANCHE XXVI

Treize ans. — De *face*, les mâchoires ont à peu près le même aspect qu'à douze ans. De *profil*, l'échancrure du coin supérieur est mieux marquée; le coin inférieur est limité, en avant et en arrière, par deux lignes parallèles, peu écartées. Sur la figure, on voit, aux deux mâchoires, des crochets rudimentaires : c'est que les pièces représentées provenaient d'une jument. Les *tables* inférieures sont encore rondes et nivelées dans la plupart des cas. Le nivellement des coins supérieurs a lieu également à cet âge. Dans les pinces supérieures, l'émail central prend une forme arrondie.

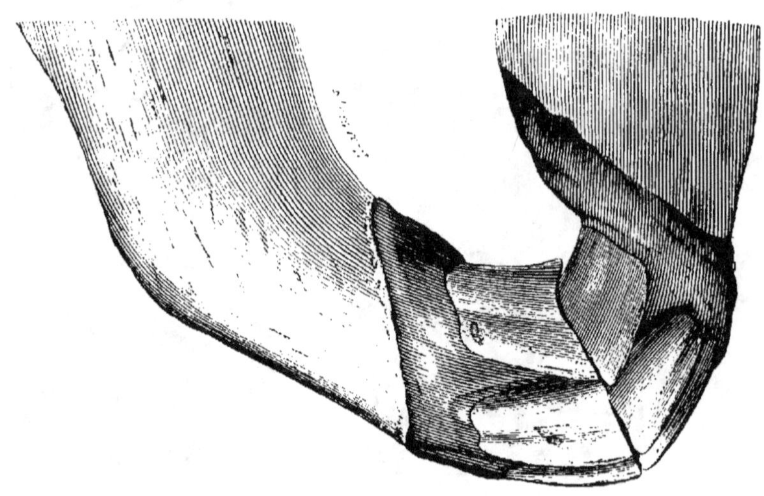

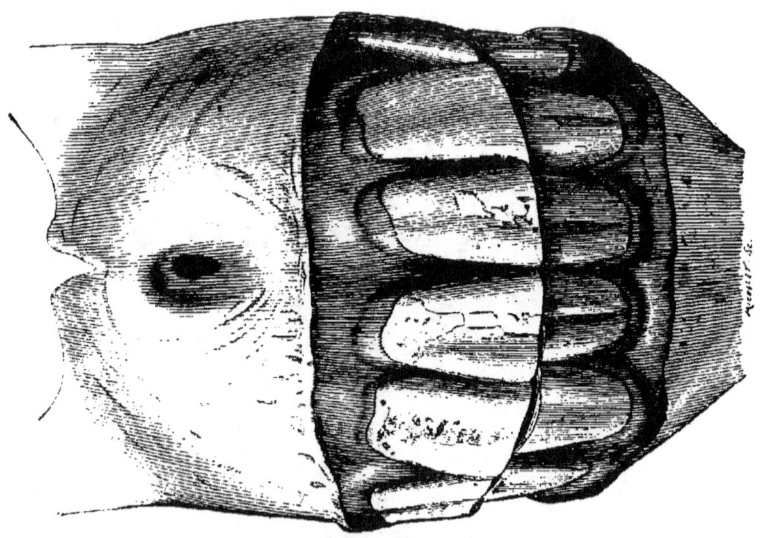

QUINZE ANS

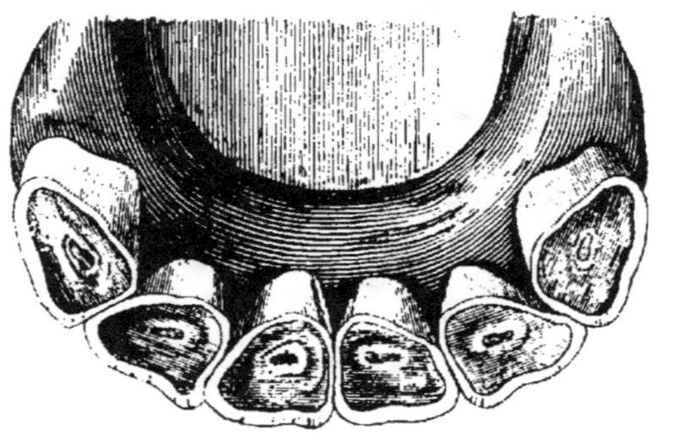

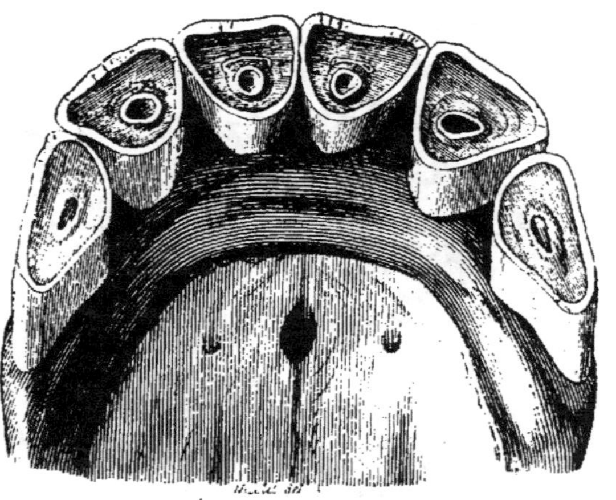

Planche XXVII

Quinze ans. — De *face*, si les dents inférieures paraissent plus courtes que les supérieures; cela tient à ce que les mâchoires sont vues sans être relevées. De *profil*, les incisives se montrent, en effet, à peu près toutes de la même longueur. L'échancrure du coin supérieur existe toujours. Les *tables* inférieures offrent toutes à leur centre une étoile radicale arrondie, bien distincte. Les pinces sont à peu près triangulaires; les *mitoyennes* commencent à le devenir. L'émail central est beaucoup plus petit qu'à treize ans, dans les pinces supérieures. L'arc incisif se déprime fortement en avant et se rétrécit en travers.

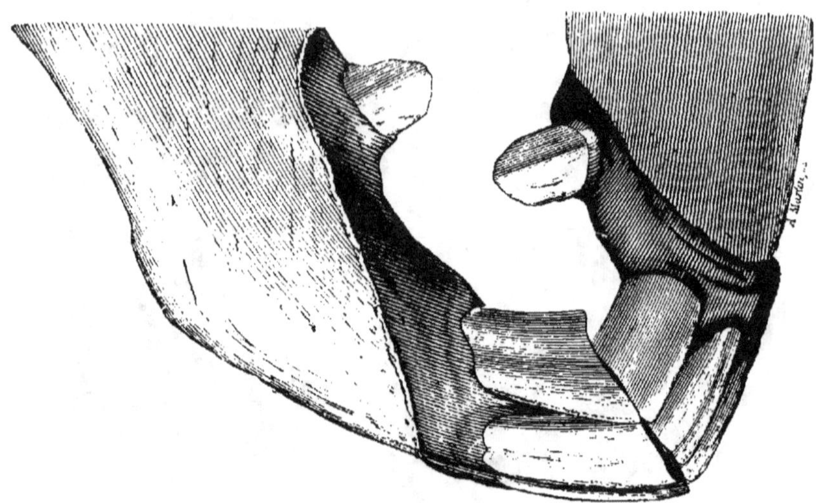

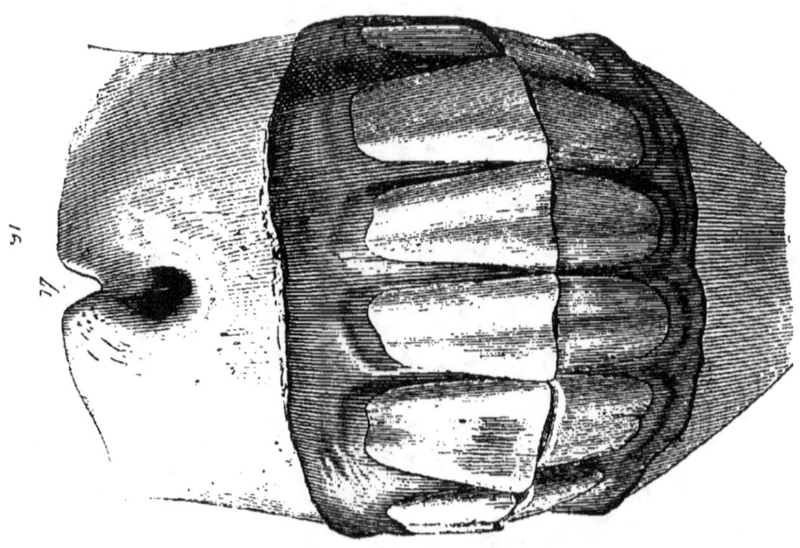
DIX-SEPT ANS

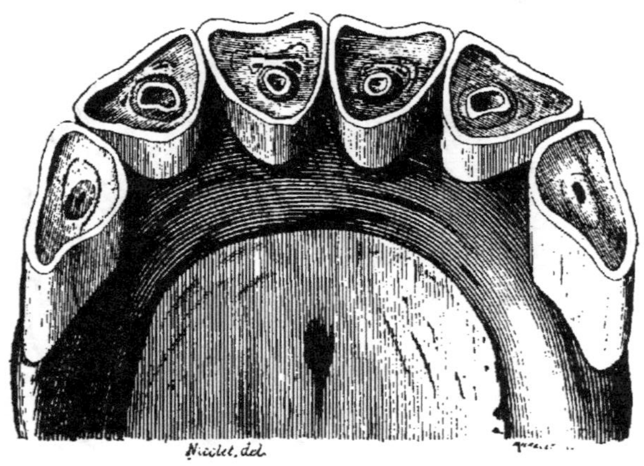

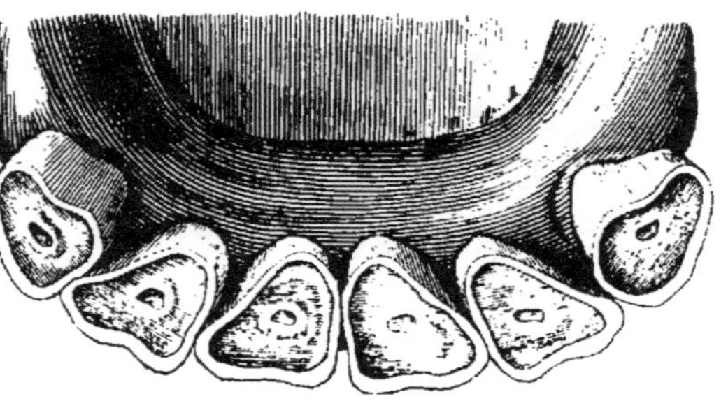

PLANCHE XXVIII

Dix-sept ans. — De *face*, les coins supérieurs semblent converger en avant; le plan de rencontre des mâchoires est devenu très oblique sur l'horizon. Il en résulte que pour bien apercevoir les dents inférieures, il faut relever fortement la tête du cheval. Les *tables* inférieures sont toutes triangulaires; leur étoile radicale, nettement ronde, occupe leur centre. L'arcade incisive inférieure est étroite, très peu convexe, et les dents y paraissent moins serrées que dans les âges précédents : les pinces, notamment, s'écartent un peu l'une de l'autre sur la ligne médiane. Les tables supérieures sont triangulaires dans les pinces et les mitoyennes; sur les premières, l'émail central ne forme plus qu'un tout petit îlot arrondi.

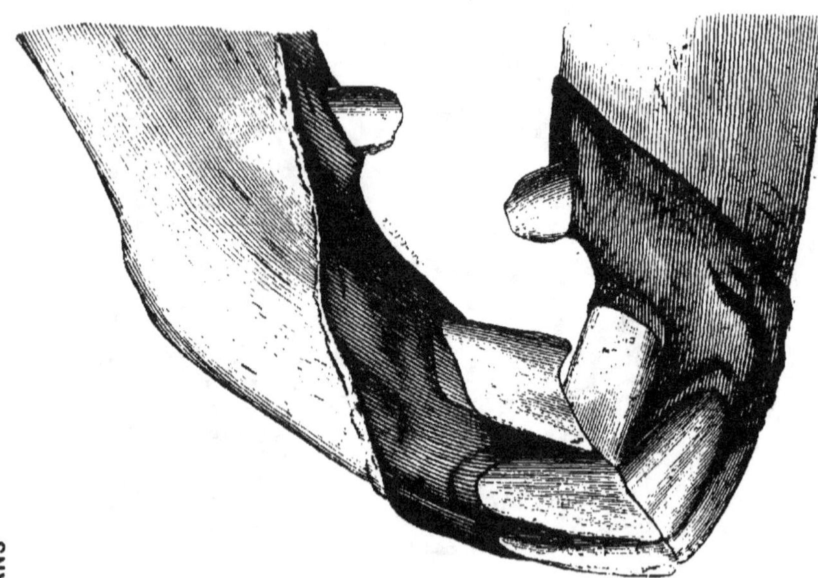

DIX-NEUF ANS

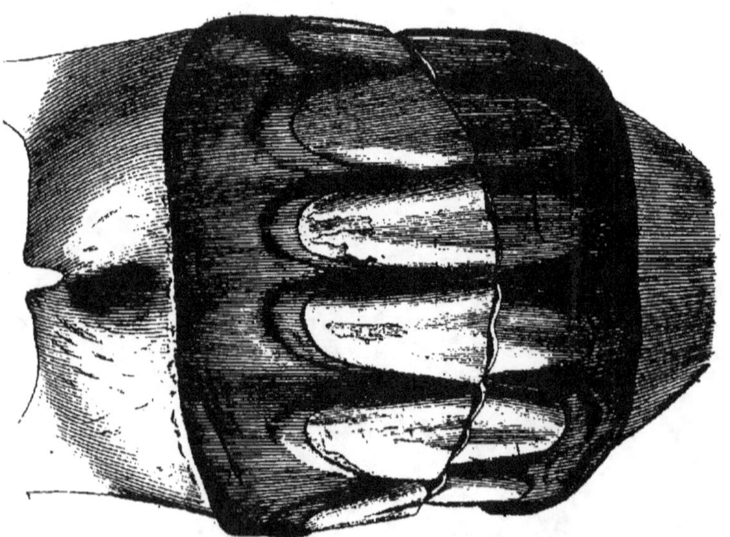

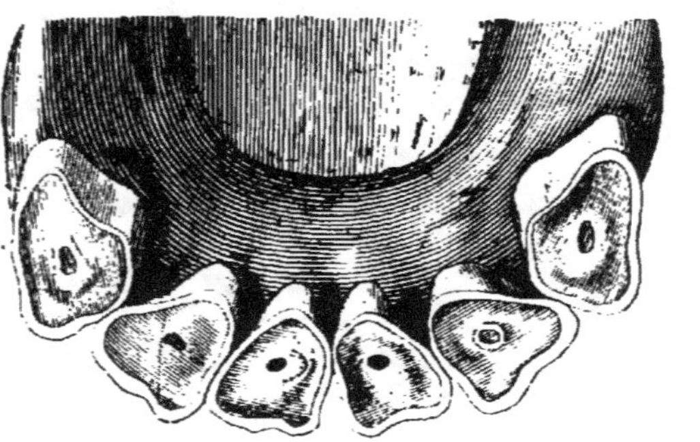
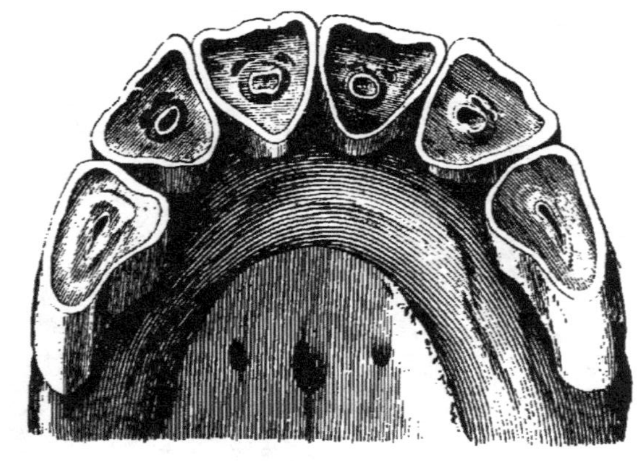

PLANCHE XXIX

Dix-neuf ans. — De *face*, les coins supérieurs sont nettement convergents par leur extrémité libre ; les mitoyennes prennent aussi cette direction, ce dont on s'aperçoit à la largeur de l'interstice triangulaire qui les sépare des pinces. De *profil*, l'ogive formée par la rencontre des mâchoires est beaucoup plus fermée. L'échancrure du coin supérieur existe encore ; mais elle disparaîtra bientôt, par suite de l'horizontalité que prend le coin inférieur. Les *tables* des pinces et des mitoyennes inférieures semblent converger par leur angle postérieur, ce qui les rend divergentes en avant ; leur diamètre antéro-postérieur commence à l'emporter sur le transversal. Les coins du bas sont toujours triangulaires. A la mâchoire supérieure, les pinces sont souvent nivelées ; mais il y a, sous ce rapport, de très nombreuses exceptions.

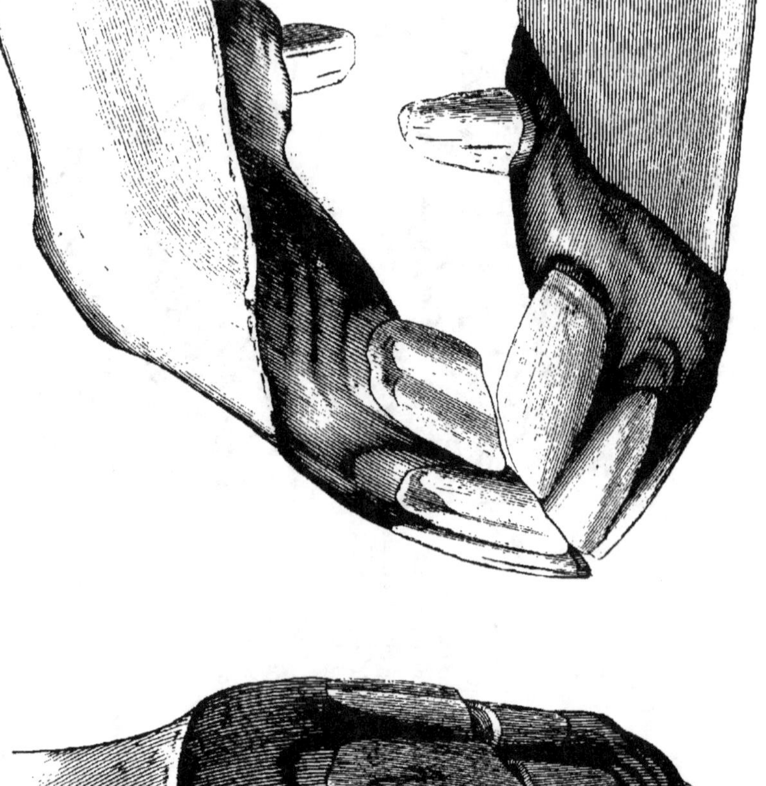

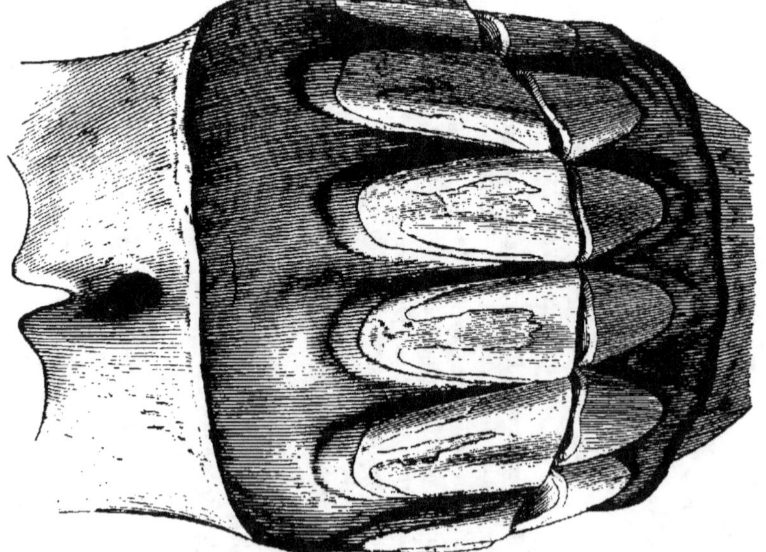

VINGT ET UN ANS

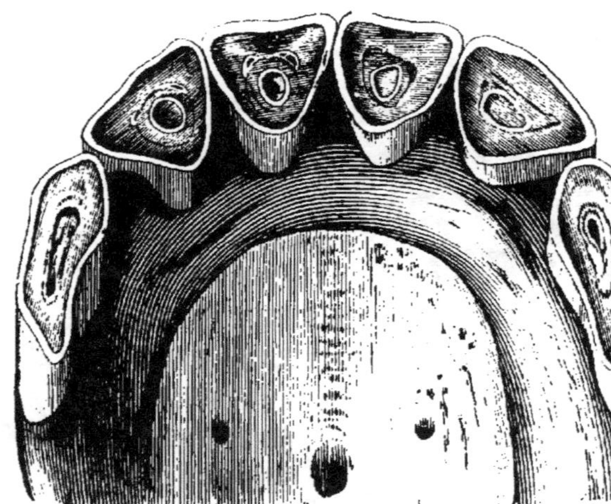

PLANCHE XXX

Vingt et un ans. — Les dents deviennent tellement horizontales que, vues de *face*, c'est à peine si l'on aperçoit les inférieures lorsqu'on ne prend pas la précaution de relever la tête du sujet. Les interstices triangulaires situés à la base des incisives supérieures augmentent de plus en plus de largeur, ce qui témoigne de la convergence des mitoyennes et des coins par leur partie libre. De *profil*, les mâchoires s'amincissent. Le coin inférieur, devenu presque horizontal, a causé la disparition de l'échancrure que portait le supérieur. Cette disposition fait que ces deux dents acquièrent une surface de frottement qui s'allonge d'avant en arrière, ou mieux, du côté interne au côté externe, au lieu de rester triangulaire. Les *tables* supérieures sont épaisses, de leur bord antérieur à leur bord postérieur, dans les pinces et dans les mitoyennes; elles sont très régulièrement triangulaires et, la plupart du temps, nivelées. Les tables inférieures tendent à s'aplatir d'un côté à l'autre et s'écartent de plus en plus en avant.

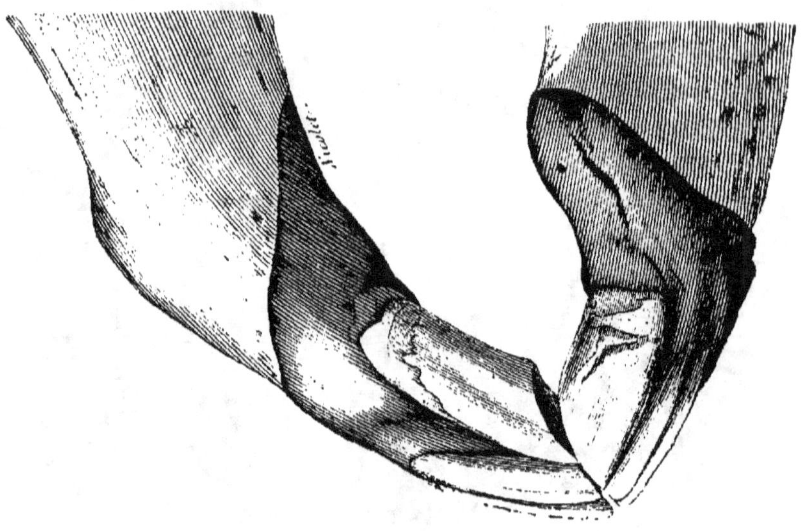

TRENTE ANS

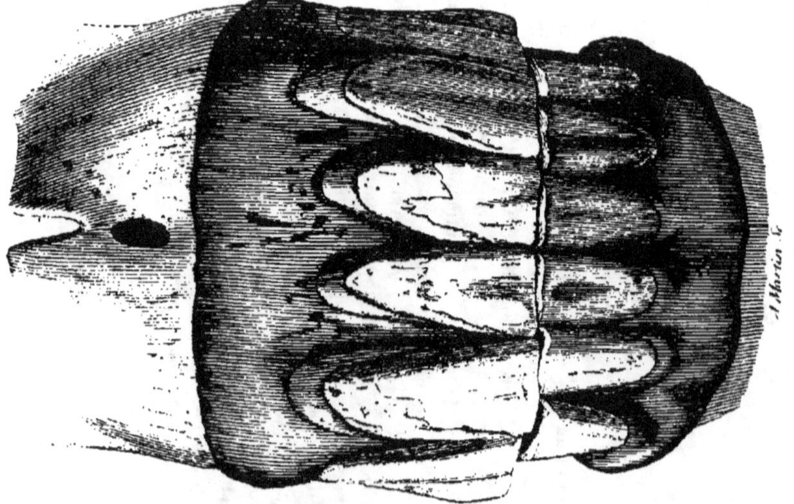

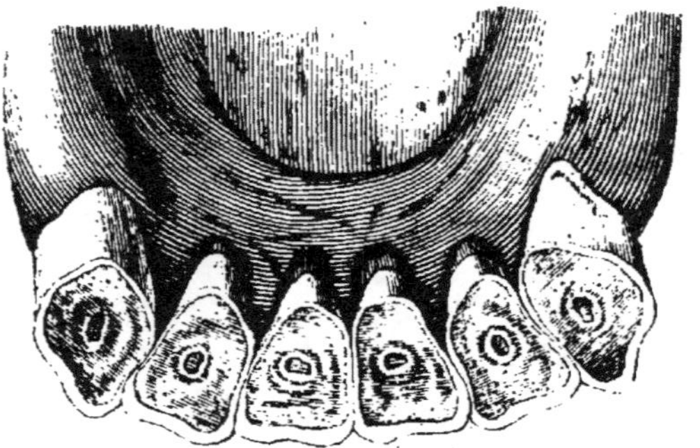
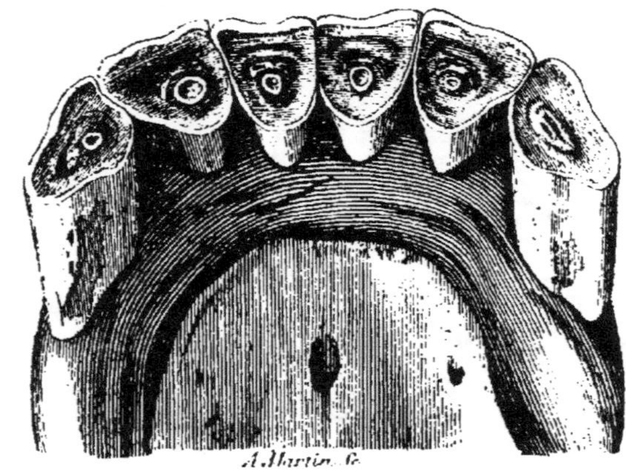

PLANCHE XXXI

Trente ans. — Les caractères de cet âge sont ceux de l'extrême vieillesse. On peut les résumer de la manière suivante : de *face*, l'arcade supérieure déborde l'inférieure, considérablement rétrécie ; la convergence des coins et des mitoyennes devient de plus en plus accusée. De *profil*, les incisives inférieures sont très horizontales, surtout les coins ; les mâchoires sont amincies, écartées l'une de l'autre au niveau des barres. Les *tables* inférieures sont aplaties d'un côté à l'autre, ou biangulaires ; l'émail d'encadrement tend à disparaître de leur bord postérieur. En haut, les tables sont aplaties dans le même sens et leur revêtement d'émail s'y comporte d'une façon identique. Tantôt, à l'une ou à l'autre arcade, quelquefois aux deux, les dents ont acquis une longueur excessive et alors ne sont pas encore nivelées ; tantôt, au contraire, elles sont usées jusqu'au ras des gencives et entourées d'une abondante couche de cément radical, directement appliquée sur l'ivoire qui n'offre plus d'émail d'encadrement. Enfin, les arcs incisifs sont très étroits et rectilignes d'un côté à l'autre.

TROISIÈME PARTIE

DES IRRÉGULARITÉS DU SYSTÈME DENTAIRE

Les irrégularités du système dentaire sont nombreuses et intéressantes. Elles font dire que les sujets sont *mal dentés* ou *mal bouchés*[1]. Si plusieurs d'entre elles sont sans importance, il en est d'autres qui doivent être prises en considération, tant sous le rapport de la physiologie que sous celui de la détermination de l'âge. Nous avons consigné les plus remarquables dans le tableau synoptique suivant :

Irrégularités	1° de nombre..........................	Augmentation. / Diminution.
	2° de forme des incisives.	
	3° par soudure de deux incisives.	
	4° de forme du cornet dentaire........	Fissure. / Duplicité.
	5° de profondeur du cornet dentaire et de sa cavité......................	Béguité. / Fausse béguité.
	6° par défaut de longueur ou excès de largeur de l'une des mâchoires....	Prognathisme. / Brachygnathisme. / Excès de largeur de l'arcade incisive supérieure.
	7° par excès ou par défaut d'usure.	
	8° conséquences de l'usure produite par le tic.	
	9° par emploi de moyens frauduleux....	Arrachement des incisives de lait. / Contre-marque. / Limage des coins supérieurs.

C'est d'après l'ordre établi dans ce tableau que nous étudierons les irrégularités du système dentaire.

---

1. Il ne faut pas considérer comme synonyme l'expression de *mal embouchés*, qui s'applique aux chevaux dont le mors n'est pas en rapport avec la conformation de leur bouche.

1° Irrégularités de nombre.

(a) AUGMENTATION.

INCISIVES. — L'exemple le plus extraordinaire de cette anomalie est celui qui a été signalé pour la première fois par Lafosse[1]. « Il y a des chevaux, dit-il, qui ont un double rang de dents incisives, ce qui n'arrive pas sans gêner les autres, sans leur ôter leur soutien, et sans altérer le germe de la dent. »

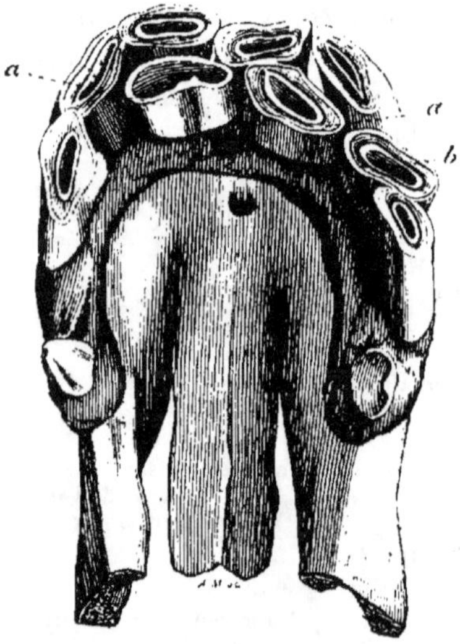

Fig. 308. — Deux pinces, *a*, *a*, et une mitoyenne, *b*, surnuméraires, de seconde dentition.

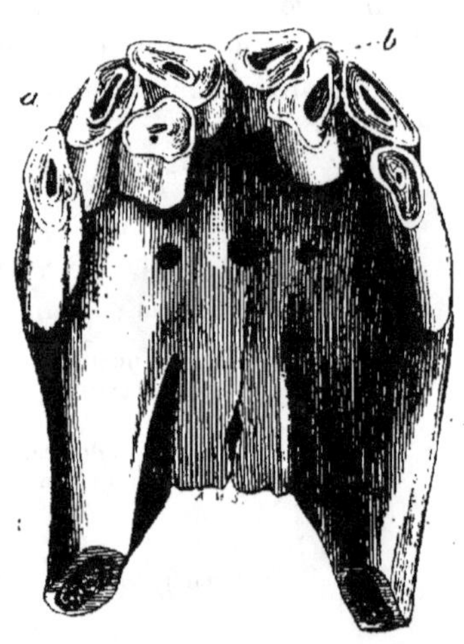

Fig. 309. — Deux mitoyennes *a* et *b*, surnuméraires, de seconde dentition.

Nous avons fait une observation semblable sur un cheval présenté à la visite de l'École d'Alfort en 1842[2]. Cet animal offrait une double rangée d'incisives de seconde dentition à chaque mâchoire ; en d'autres termes, il en avait vingt-quatre en tout.

1. Lafosse, *Cours d'hippiatrique ou Traité complet de la médecine des chevaux.* Paris, in-folio, 1772, p. 32.
2. Arm. Goubaux, *Des aberrations dentaires chez les animaux domestiques,* in *Recueil de médecine vétérinaire.* Année 1854, p. 70.

Les faits dont il vient d'être question sont très rares, mais il en est d'autres relativement plus fréquents : ceux d'augmentation de nombre, qui portent sur une ou deux paires de dents ou consistent en un *doublement* de ces insicives. Nous avons eu plusieurs fois l'occasion de constater ces anomalies, plus particulièrement sur la mâchoire supérieure.

Mâchoire supérieure. — Nous avons remis à M. le Dr Magitot plusieurs pièces qu'il a fait représenter dans son bel ouvrage sur les Anomalies du système dentaire [1]. Nous nous bornerons à en extraire les exemples ci-après.

Dans un cas, on trouvait (fig. 308, deux pinces *a*, *a*, et une mitoyenne *b*, surnuméraires.

Dans un autre (fig. 309), les dents surnuméraires étaient deux mitoyennes, *a* et *b*.

Sur un troisième cheval, il s'agissait encore (fig. 310) d'une mitoyenne, *a*, couchée transversalement et main-

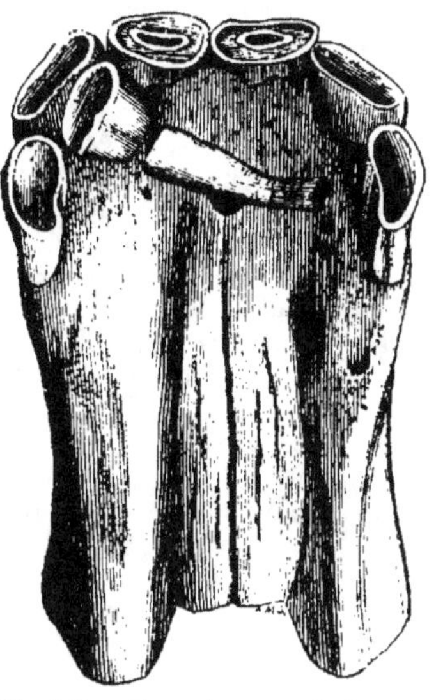

Fig. 310. — Une mitoyenne droite surnuméraire, *a*, de seconde dentition.

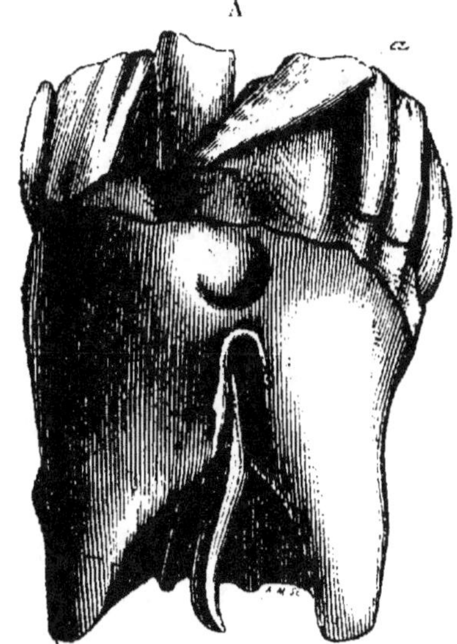

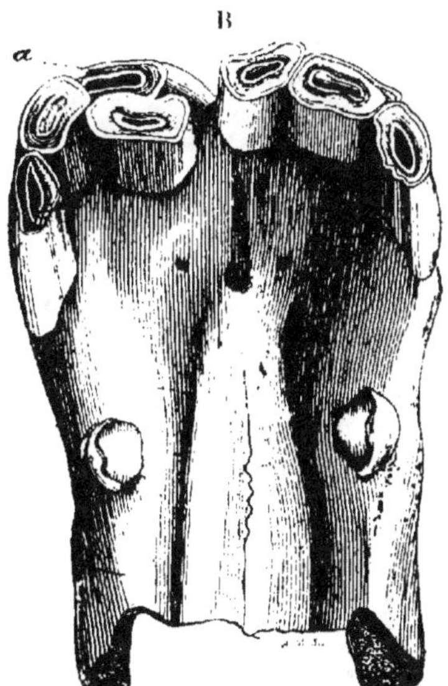

Fig. 311. — Une mitoyenne surnuméraire, *a*, de seconde dentition, vue par sa face antérieure, A. et sa table dentaire, B.

1. Magitot, *Traité des anomalies du système dentaire chez l'homme et les mammifères*, in-4°, Paris, 1877.

tenue en place, au-dessous du trou incisif, par une petite bride osseuse.

Enfin, sur un quatrième, on constatait (fig. 311) une pince, *a*, également déviée.

Toutes ces incisives étaient de seconde dentition[1].

Mâchoire inférieure. — Les augmentations de nombre nous paraissent, toutes proportions gardées, moins communes à cette mâchoire qu'à la précédente. Nous citerons cependant, comme l'ayant observé, le doublement d'une mitoyenne gauche de remplacement.

Les dents surnuméraires qui, à notre connaissance, sont toujours de seconde dentition, ne modifient pas sensiblement les caractères de l'âge; elles sont plus ou moins solidement implantées dans les alvéoles, presque toujours *déplacées*, et influent d'une manière variable sur la régularité de l'arc incisif.

Il importe de remarquer qu'elles diffèrent des *surdents* ou des *chicots*, vestiges de dents de lait brisées par l'animal ou par intervention chirurgicale.

CROCHETS. — Notre confrère, M. Ch. Morot, rapporte[2] avoir vu un cheval adulte porteur de *sept crochets*, les trois surnuméraires (deux en haut et un en bas) étaient situés en arrière et très près des normaux.

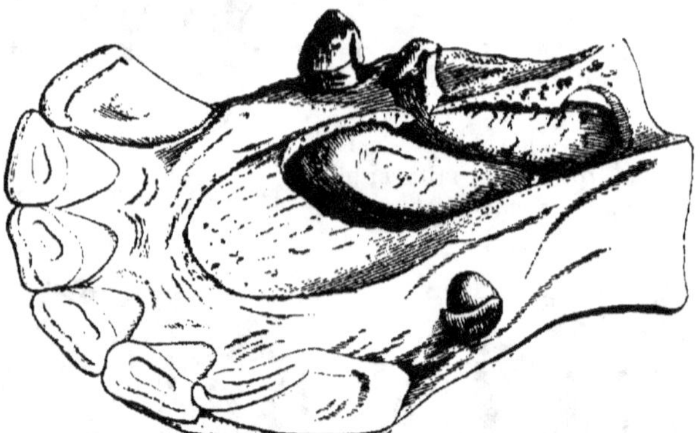

Fig. 312. — Duplicité du crochet inférieur droit chez l'âne.

En ce qui nous concerne, nous n'en avons jamais rencontré qu'un seul exemple chez l'âne (fig. 312).

Ces diverses anomalies sont très rares.

MOLAIRES. — Les molaires surnuméraires ont été signalées chez le cheval et chez l'âne depuis longtemps par Lafosse[3], Girard[4], M. Thomas[5], M. Chuchu[6], M. Morot[7], et par nous[8].

1. Voyez aussi : Ch. Morot, *Incisive supplémentaire caniniforme à la mâchoire supérieure d'un cheval hongre de douze ans*, in Recueil (*Bulletin de la Société centrale de médecine vétérinaire*), mars 1888, p. 138).

2. Ch. Morot, *Recueil de médecine vétérinaire* (*Bulletin de la Société centrale de médecine vétérinaire*, 1888, p. 139).

3. Lafosse, *loc. cit.*, p. 32.

4. Girard, *Traité de l'âge du cheval*, 3e édition, p. 35.

5. Thomas, *Journal de médecine vétérinaire militaire*, t. XIV, 1876-1877, p. 687.

6. Chuchu, *Recueil de médecine vétérinaire*. Année 1877, p. 637.

7. Ch. Morot, *Bulletin de la Société centrale de médecine vétérinaire*, p. 434, in *Recueil de médecine vétérinaire*, 1888.

8. Arm. Goubaux, *loc. cit.*, p. 71.

Elles siègent presque toujours à la mâchoire supérieure, soit dans l'axe de l'arcade normale, soit en dehors ; dans ce dernier cas, elles peuvent produire des blessures de la joue, ainsi que l'a noté M. Chuchu.

A la mâchoire inférieure, on doit les considérer comme fort exceptionnelles. M. Morot a pourtant rapporté l'exemple d'une jument qui offrait une molaire supplémentaire supérieure droite, en même temps que deux inférieures (une droite et une gauche).

Jusqu'à présent, on ne connaît que des faits relatifs à la présence d'*une seule* molaire surnuméraire sur chaque arcade ; cette dent est le plus souvent située en arrière des autres, après la sixième.

Il n'entre pas dans notre cadre de parler des **irrégularités de siège** dont la science a recueilli plusieurs exemples, dans lesquels les dents surnuméraires étaient situées dans l'apophyse zygomatique ou à la base de l'oreille, faisant quelquefois saillie à l'intérieur du crâne. Ce sont là des faits d'hétérotopie dont l'étude appartient surtout à la tératologie.

(**b**) DIMINUTION.

Les irrégularités par diminution de nombre sont peut-être moins communes que les précédentes ; il ne faut pas les confondre avec les faits d'éruption tardive, avec ceux d'arrêt de développement, dans lesquels les dents restent incluses dans leurs alvéoles sans jamais percer les gencives, ou enfin avec ceux de fractures et d'arrachement que l'on rencontre assez souvent chez les vieux chevaux. Elles ne peuvent être, pour nous, que le résultat de l'avortement des follicules dentaires, n'ont d'ailleurs aucune conséquence fâcheuse et sont susceptibles de frapper les incisives, les crochets et les molaires.

1° **INCISIVES**. — Rudolphi[1] a constaté l'absence d'une de ces dents chez le cheval, mais sans autre désignation.

M. Mégnin[2] a vu manquer une pince gauche sur un sujet adulte.

De notre côté, nous avons noté, sur un cheval d'une quinzaine d'années, l'absence de la mitoyenne et du coin gauches.

On a cité et nous possédons quelques cas d'absence des coins (fig. 313).

En juin 1887, un cheval nous a été présenté auquel il manquait les quatre coins et les quatre crochets.

Relativement aux diminutions de nombre concernant les incisives de lait, M. Bizard[3] a bien voulu nous faire parvenir les mâchoires d'un poulain de vingt-huit mois chez lequel la pince inférieure du côté gauche n'existait pas.

Tout récemment, nos confrères, MM. Lainé et Joly[4], nous ont signalé l'absence des pinces inférieures, de lait et de remplacement, chez un sujet qu'ils ont pu suivre pendant un temps suffisant.

M. Ch. Morot[5] a également présenté, à la Société centrale de médecine

1. Rudolphi, cité par Isidore Geoffroy Saint-Hilaire, in *Histoire générale et particulière des anomalies de l'organisation*, t. Ier, p. 658.
2. Mégnin, cité par le Dr Magitot, *loc. cit.*, p. 103 et suivantes.
3. Bizard, *note communiquée*.
4. Lainé et Joly, *note communiquée*, 1887.
5. Ch. Morot, in *Bulletin de la Société centrale de médecine vétérinaire*. Séance du 23 novembre 1882.

vétérinaire, deux cas analogues, mais portant sur les coins supérieurs. De plus, il a démontré que ces réductions numériques obéissaient aux lois de l'hérédité. En outre, il s'est assuré que tantôt le défaut d'existence des dents de lait entraîne la suppression des remplaçantes correspondantes, tantôt, au contraire, ne gêne en rien l'éruption de ces dernières.

2° CROCHETS. — L'absence des crochets supérieurs, soit d'un côté, soit des

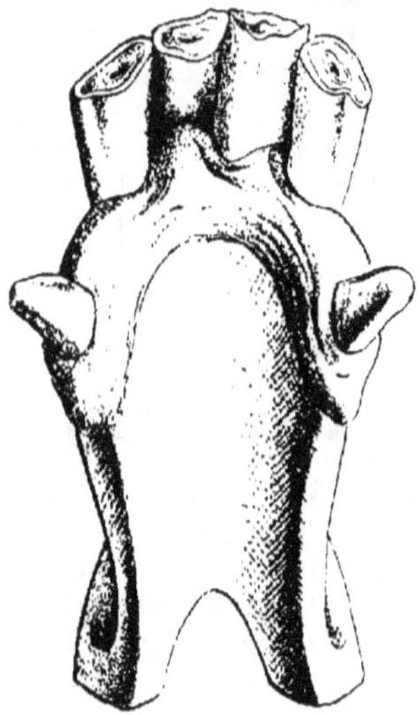

Fig. 313. — Absence des coins inférieurs.

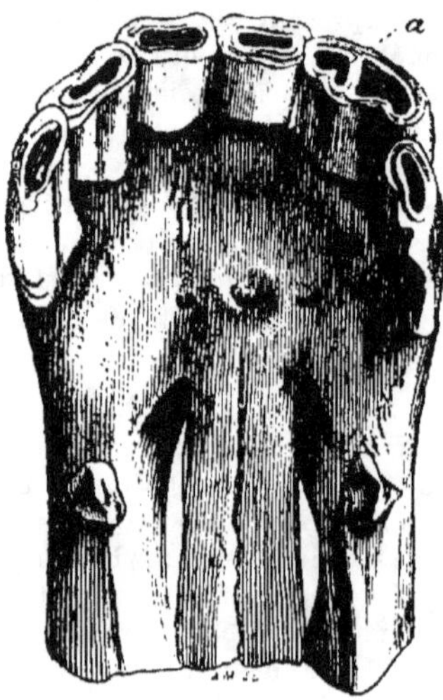

Fig. 314. - Soudure, en *a*, de deux incisives supérieures, dont l'une était surnuméraire.

deux, est plus fréquente que celle des inférieurs. Mais il est très exceptionnel de voir ces dents manquer tout à fait, comme sur le cheval dont il vient d'être parlé.

3° MOLAIRES. — Quant à celle des molaires, nous ne l'avons notée que deux fois à la mâchoire supérieure.

2° Irrégularités de forme.

« Dans certains sujets, dit Girard[1], les incisives de la mâchoire inférieure présentent à l'âge de six ans faits, une forme triangulaire bien déterminée, telle à peu près qu'on l'observe à quatorze ou quinze ans. » Cette triangularité précoce, que nous avons constatée assez souvent, même dès l'âge de cinq ans, ne peut induire en erreur, à cause de la présence de l'émail central sur toutes les dents dont il s'agit.

3° Irrégularités par soudure de deux incisives.

Isidore Geoffroy Saint-Hilaire[2] a signalé depuis longtemps ces sortes

1. Girard, *loc. cit.*, p. 66.
2. Is. Geoffroy Saint-Hilaire, *loc. cit.*, t. Ier, p. 546.

d'irrégularités sans importance pour la détermination de l'âge, mais qu'on doit considérer comme très rares et qui proviennent de la fusion de deux follicules dentaires voisins. Elles consistent dans la soudure intime de deux dents, tantôt plus ou moins distinctes, tantôt entièrement confondues.

Nous possédons un spécimen de ce dernier cas (fig. 314); la mitoyenne supérieure gauche était double, ce que l'on reconnaissait facilement à ses dimensions considérables, à l'existence d'un sillon longitudinal correspondant à l'axe de fusion, et à la présence de deux cornets dentaires parfaitement nets.

MM. Chauveau et Arloing[1], de leur côté, ont observé à la clinique de l'École vétérinaire de Lyon un âne sur lequel les pinces et les mitoyennes étaient soudées à la mâchoire inférieure, laquelle n'offrait plus que quatre dents incisives au lieu de six, l'irrégularité existant à gauche et à droite.

M. Ch. Morot[2] en a rapporté un nouveau cas fort remarquable sur un cheval hongre de dix ans. La dent double était surnuméraire et située à la mâchoire inférieure, en dehors et en arrière du coin qu'elle touchait. Longue de 7 centimètres, les deux pièces qui la composaient étaient libres dans la plus grande partie de leur étendue, sauf au niveau des racines qui se montraient tout à fait confondues, à partir de leur pointe, sur un trajet de un centimètre et demi. Les nerfs et les vaisseaux nourriciers pénétraient dans les deux cavités pulpeuses à la faveur d'un seul orifice; l'alvéole était simple.

4° Irrégularités de forme du cornet dentaire.

α. **Fissure.** — On sait que le cornet dentaire circonscrit les parois d'une cavité conique, déprimée d'avant en arrière, qui se montre parfaitement isolée de l'émail d'encadrement sur la surface de frottement. Il n'en est pas toujours ainsi et nous l'avons constaté un grand nombre de fois, mais plus souvent sur des ânes et des mulets que sur des chevaux.

Il arrive, en effet, que le bord postérieur de l'incisive, moins développé qu'à l'ordinaire, ne ferme plus en arrière la cavité dentaire extérieure; d'où il suit que l'extrémité libre de la dent simule, à partir de son bord antérieur, un plan oblique en arrière et en bas (incisives inférieures) qui peut être comparé, jusqu'à un certain point, à l'*avale*[3] des animaux ruminants (fig. 315).

Cette sorte de fissure plus ou moins profonde du cornet dentaire, qui fait disparaître en totalité ou en partie la cavité extérieure, est plus commune en bas qu'en haut et devient quelquefois embarrassante pour la détermination de l'âge. La surface de frottement, aussitôt formée, outre qu'elle est très irrégulière, ne présente plus d'une façon distincte les deux cercles connus sous les noms d'*émail d'encadrement* et d'*émail central*. Ce dernier est

---

1. Chauveau et Arloing, *Anatomie comparée des animaux domestiques*, 4° édit., p. 413.

2. Ch. Morot, *Bulletin de la Société centrale de médecine vétérinaire*, p. 140, in *Recueil de médecine vétérinaire*, année 1888.

3. On donne le nom d'*avale* à l'espèce de plan incliné que figure la face linguale des incisives chez les ruminants.

ouvert en arrière, dans une proportion qui varie avec la largeur de la fissure, et ses extrémités se continuent de chaque côté avec l'émail périphérique.

Ce sont, sans doute, des cas de cette nature, que M. Johann Schlechter, de Vienne, a pris pour type de développement des incisives du cheval[1]. Il ne s'agit là que d'une malformation du cornet, d'ailleurs assez rare à obser-

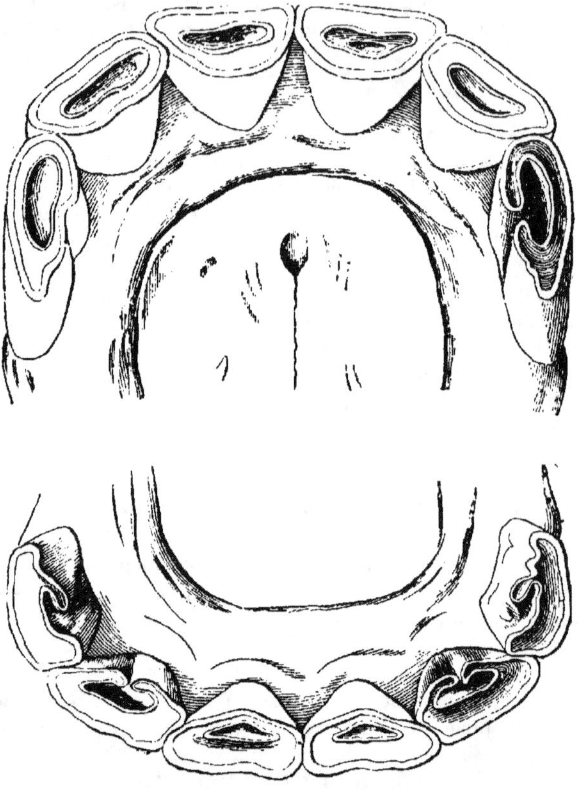

Fig. 315. — Fissure du cornet dentaire sur les mitoyennes et les coins inférieurs, ainsi que sur le coin supérieur gauche (cheval).

ver sur l'ensemble de l'arcade, mais plus commune dans les coins que dans les mitoyennes et dans celles-ci que dans les pinces. Les dents non frappées de cette irrégularité pourront toujours servir de points de repère.

3. **Duplicité.** — Une disposition beaucoup moins fréquente, c'est la *duplicité du cornet dentaire*, entraînant, par conséquent, la présence de deux cavités extérieures sur la même surface de frottement (fig. 316). Ce fait, que nous pensons avoir signalé pour la première fois[2] et dont nous possédons

---

1. Johann Schlechter, *Ueber Bau und Form der Zähne bei dem Pferde un seinen Vorfahren*, in *OEsterreichilche Monatschrift für Thierheilkunde*, etc. (numéros de janvier, février et mars 1881).

2. Goubaux et Barrier, *Archives vétérinaires*, année 1881, p. 133.

quelques exemples, n'a pas d'importance au point de vue de la détermination de l'âge. On ne doit pas le confondre avec les anomalies par fusion ou par soudure dont nous avons déjà parlé, car les dents sur lesquelles il se fait remarquerne sont pas plus volumineuses qu'à l'état normal et n'offrent, d'autre part, aucune trace de duplicité extérieure. Il est probable que cette variété anatomique est le résultat de la bifurcation de la papille externe ou germe de l'émail. Chez certains sujets, l'une des deux cavités est fendue en arrière et s'ouvre sur la face postérieure de la dent, au lieu d'être isolée comme sa voisine, sur la partie centrale de la surface de frottement.

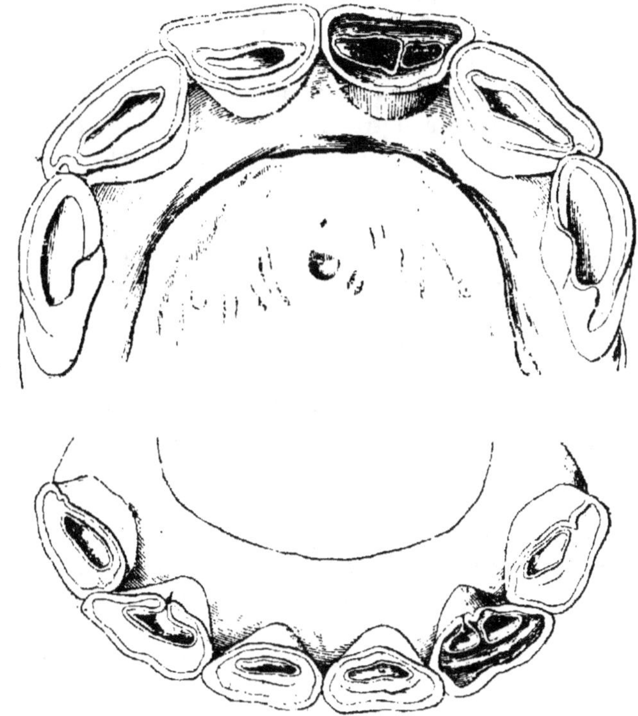

Fig. 316. — Une pince supérieure et une mitoyenne inférieure pourvues de deux cornets dentaires.

5° Irrégularités de profondeur du cornet dentaire et de sa cavité.

a. **Béguité**. — Lorsque la cavité dentaire extérieure persiste sur la surface de frottement à une époque où elle aurait dû disparaitre, l'animal est dit *bégu* et affecté de *béguité*. (Pl. XXXII.)

On sait que le cornet dentaire se trouve plus ou moins rempli par un dépôt cémenteux dont l'épaisseur variable peut modifier la profondeur de la cavité extérieure de la dent. D'autre part, l'éruption des incisives ayant lieu successivement et par paire, des pinces aux coins, la disparition de cette cavité s'effectue d'abord sur les dents sorties les premières, qui, par cela même, ont usé plus longtemps. C'est là ce qui constitue le *rasement régulier*.

Mais ces faits ne sont passibles, dans leur succession normale, d'une telle régularité, qu'à la condition que la cavité extérieure ait à peu de chose près la même profondeur dans toute l'arcade incisive ou, en d'autres termes, que l'assise cémenteuse du cornet y soit déposée en couche d'épaisseur uniforme. Or, comme il est loin d'en être ainsi, puisque sur certaines pinces le noyau cémenteux a plus de 2 centimètres, tandis que sur d'autres il atteint à peine quelques millimètres de hauteur, — on comprend très bien qu'à un cornet presque vide corresponde un *rasement tardif*, et qu'à un cornet plein soit lié un *rasement précoce*.

La béguité n'implique donc pas autre chose que la persistance de la cavité dentaire extérieure à une époque où elle ne devrait plus exister, et sa cause principale réside dans la faible épaisseur de l'assise cémenteuse.

Au surplus, la dureté variable des tissus dentaires, la nature des aliments, leur état de propreté, sont encore autant de causes capables d'expliquer cette irrégularité. Mais les différences d'usure qu'elles entraînent sont mal connues et n'ont pas été, que nous sachions, déterminées expérimentalement.

La béguité ne se rencontre pas, dit-on, avant l'âge de huit ans, car c'est à cette époque que toute l'arcade incisive inférieure est rasée. On se tromperait étrangement, cependant, si l'on accordait à cette assertion une valeur absolue. Sur beaucoup de chevaux, la cavité dentaire extérieure n'a pas disparu à six ans dans les pinces et il est plus fréquent de la voir persister dans les mitoyennes à sept ans. De même, il n'est pas rare d'observer le rasement anticipé des premières ou des secondes. Nous ne connaissons pas d'expression caractérisant cette dernière particularité.

Quoi qu'il en soit, la béguité ne saurait avoir la moindre influence sur la bonté des services rendus par les animaux. Cela nous remémore qu'un jour, au Tattersall de Paris, une personne de nos connaissances n'a jamais voulu faire l'acquisition d'un cheval, qui lui convenait d'ailleurs sous tous les rapports, parce qu'il était bégu.

Pour M. de Curnieu, le cheval *bégut* est un mythe[1]. « En effet, si la

1. Bégu fait *béguë* et non *bégute* au féminin.

table dentaire annonce six ans, la longueur et l'inclinaison de la dent
contredisent le premier témoignage et on ne doit pas s'y tromper.
Les chevaux *bégus* sont des individus dont la dent s'use moins que
chez la généralité de leur espèce. Donc leur dent est plus dure ; donc
le système général de la constitution est plus solide ; donc l'animal est
plus durable ; donc il a réellement pour le service l'âge qu'il paraît
avoir. Car l'âge d'un cheval est moins le nombre des années qu'il a
vécu, que celui des années pendant lesquelles il pourra vivre et
servir [1]. »

Sans aucun doute. Toutefois, pour nous, la preuve n'est pas faite,
1° que l'anomalie dont il est question tienne à la dureté des tissus
dentaires, 2° que la résistance d'un organe à l'usure implique nécessairement celle de l'organisme tout entier.

Il y a des chevaux bégus, en ce sens que leurs dents sont plus creuses que chez d'autres, mais la béguité, ne touchant en rien aux qualités de l'animal, devient de nulle importance quant à l'application.
Elle est si irrégulière, qu'elle peut frapper une ou plusieurs incisives,
d'un seul côté ou des deux à la fois ; elle est si fréquente, qu'elle se
fait remarquer sur presque tous les chevaux à une époque ou à une
autre de la vie.

Aussi avons-nous eu raison d'écrire [2] que le *rasement des incisives
a beaucoup moins de valeur*, au point de vue pratique, *que la forme
du cornet*, puisque ce dernier se montre diversement comblé par le
cément suivant les sujets. Les configurations successives qu'il éprouve
permettent à un œil exercé de dire avec assez de précision à quelle
phase de l'usure il se trouve. Sa profondeur absolue nous semble
plus constante pour la même dent qu'on ne le croit généralement.
D'ailleurs, en admettant que sa longueur devienne excessive, il est
d'autres caractères tirés de la forme de la dent, de sa direction, de sa
coloration, qui éclairent encore. À eux seuls, ils suffiraient dans bien
des cas à entraîner la conviction, mais il en est un dernier qui, par sa
présence, doit dissiper tous les doutes : c'est l'*étoile radicale*, tache
jaunâtre, étroite, transversale, qui se décèle ordinairement à l'âge de
huit ans sur la table, entre le bord antérieur de la dent et le cornet
ou son cul-de-sac, lorsque la cavité extérieure n'existe plus.

b. **Fausse béguité.** — La persistance du *cul-de-sac* du cornet dentaire
à une époque où il ne devrait plus exister constitue la *fausse béguité*
et fait appeler le cheval *faux bégu*. (Pl. XXXIII.)

Ce cul-de-sac, on le sait, rempli par le cément, ne se continue pas,

1. De Curnieu, *loc. cit.*, t. III, p. 529.
2. Goubaux et Barrier, *Archives vétérinaires*, année 1881, p. 133.

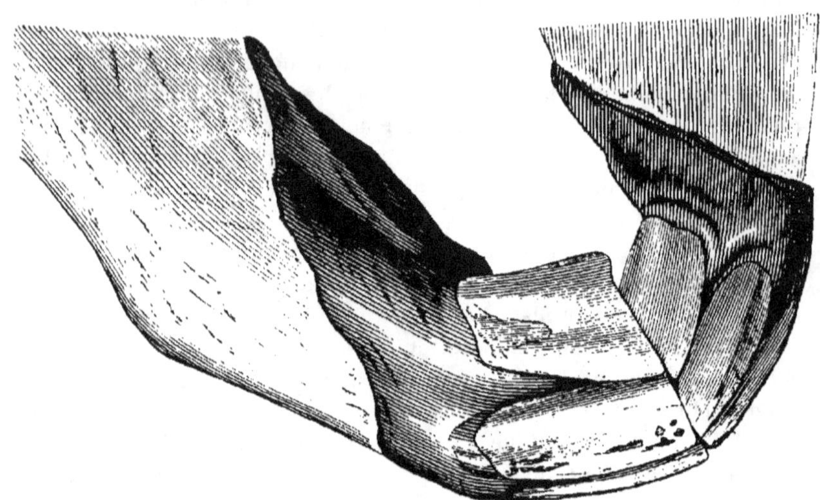

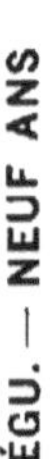
BÉGU. — NEUF ANS

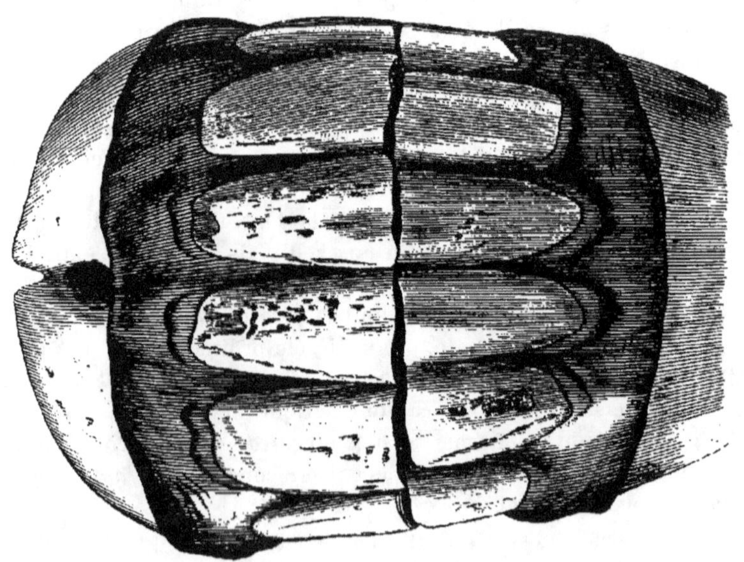

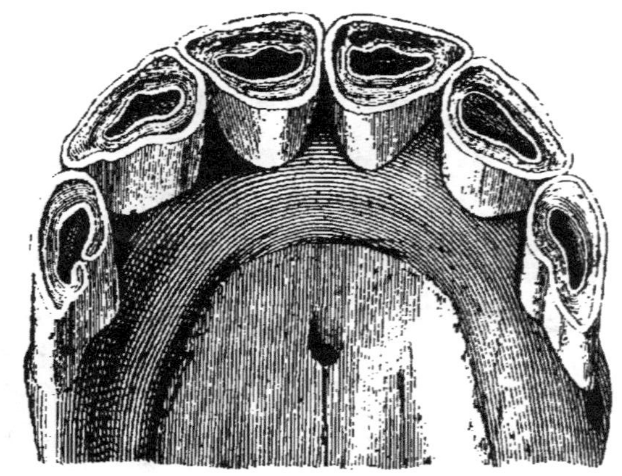
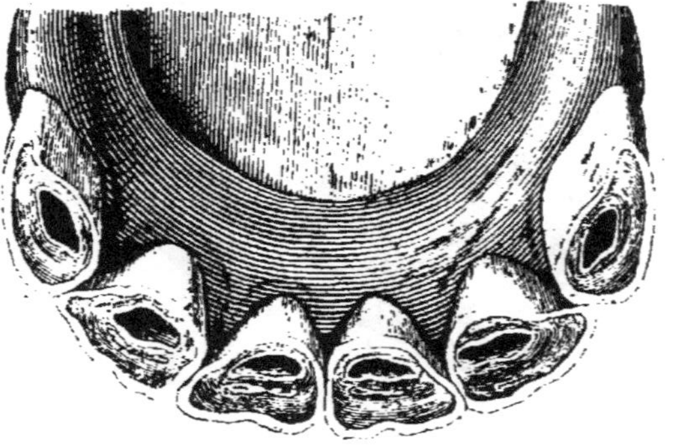

PLANCHE XXXII

Bégu. — Le cheval auquel appartenaient ces mâchoires était *bégu* de toutes les dents inférieures. Il avait *neuf ans*. L'inspection des *tables* inférieures montre sur toutes l'existence de la cavité dentaire extérieure, alors qu'à cet âge elle devrait avoir depuis longtemps disparu. Toutefois, par l'examen de *profil*, on constate que l'incidence des arcades n'est pas celle d'un sujet de cinq ou six ans. De plus, les surfaces inférieures de frottement sont rondes ; l'émail central est peu étendu et rapproché du bord postérieur des tables ; les coins sont très usés et arrondis ; enfin, l'étoile radicale, bien visible, occupe presque le milieu de l'extrémité libre. Ces caractères, ajoutés au degré de fraîcheur des coins, à l'inclinaison de l'inférieur, à l'échancrure du supérieur et à l'état général du sujet, permettent suffisamment de rectifier les indications trompeuses fournies par le rasement.

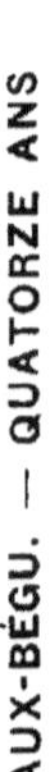

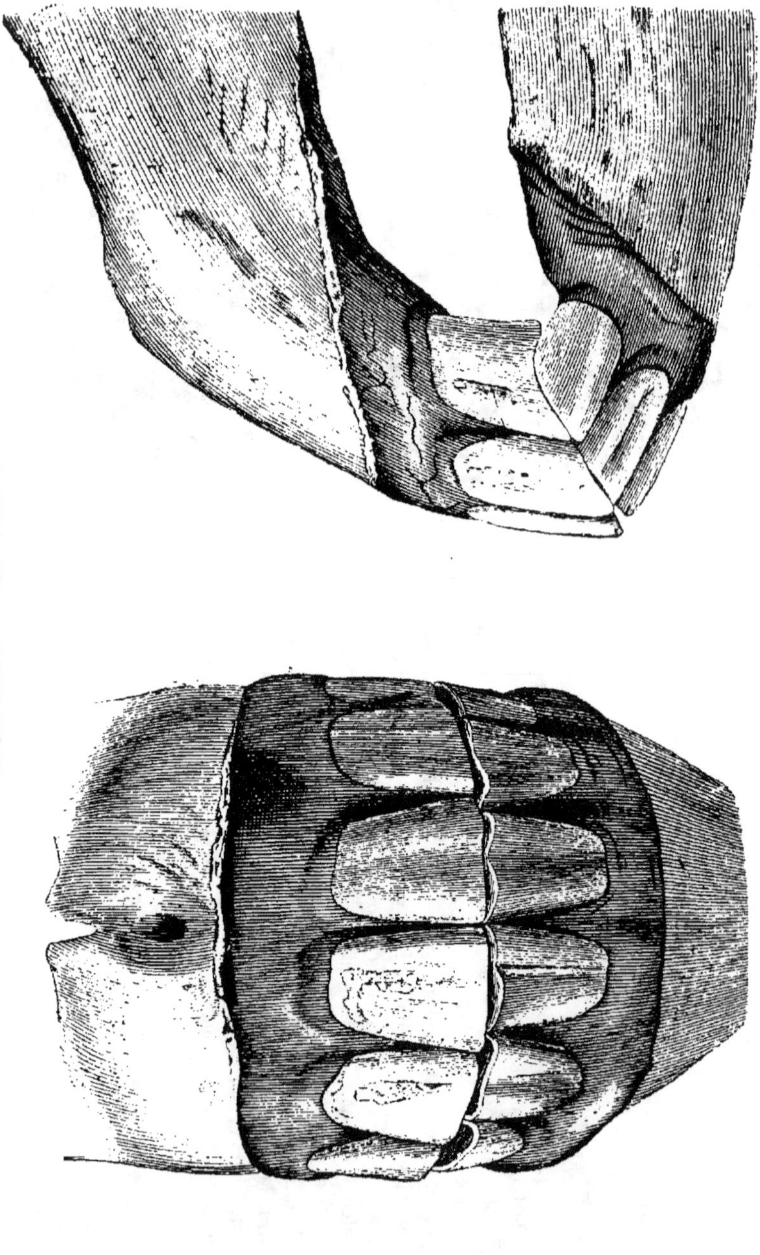

FAUX-BÉGU. — QUATORZE ANS

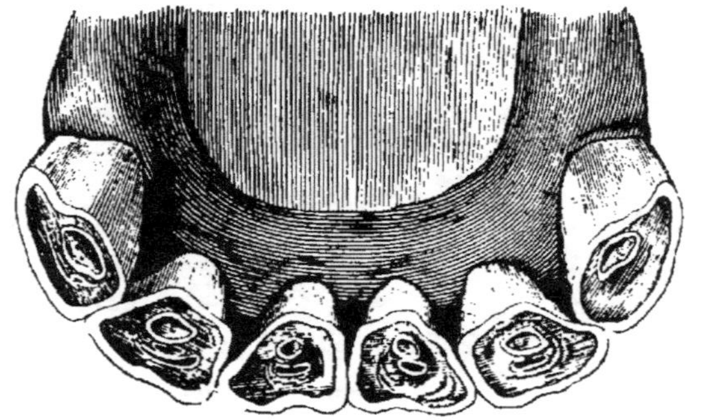
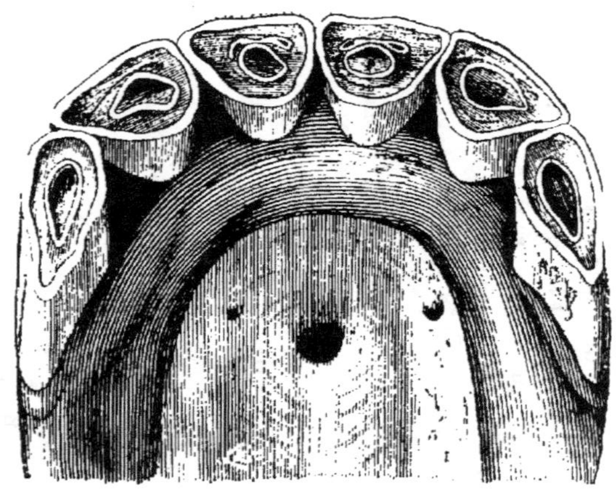

PLANCHE XXXIII

Faux-bégu. — Le sujet qui nous a fourni ces mâchoires était âgé de *quatorze ans*. L'inspection des tables, faite seulement au point de vue de leur *nivellement*, ne conduirait à lui donner que dix ans environ. Mais à un examen plus attentif des surfaces de frottement, on constate : 1° que les pinces sont presque triangulaires, 2° que les mitoyennes commencent à le devenir, 3° que l'étoile radicale, très distincte partout, offre peu d'étendue en travers, et s'arrondit même dans les pinces, en se plaçant au centre de leur table. Quant à l'arc incisif inférieur, il est fortement déprimé dans son milieu. — **Vues de** *face*, les dents sont dépourvues de cément; les inférieures ne s'aperçoivent pas en entier, par suite de leur tendance à l'horizontalité. — De *profil*, le coin inférieur a une obliquité qui n'est pas celle de dix ans; il est étroit d'avant en arrière et presque partout de même largeur. Le supérieur est largement échancré, et son échancrure entame le milieu de sa table, tandis qu'à sept ans, elle est beaucoup plus rapprochée du bord externe. Enfin, l'incidence des arcades est très aiguë. Tous ces caractères devront conduire l'observateur à vieillir l'animal.

comme on l'a dit, par une cheville émailleuse. Il apparaît d'abord dans les pinces, puis dans les mitoyennes et enfin dans les coins, dès que les dents ont opéré leur rasement. Si l'usure est normale et si la cavité extérieure a sa profondeur ordinaire, on doit le rencontrer, à huit ans sur toutes les incisives inférieures, et sa disparition n'a lieu que vers l'âge de douze ou treize ans, à l'époque où toutes les pièces de l'arcade sont nivelées.

Il n'est guère possible d'expliquer le nivellement tardif ou la fausse béguité qu'en admettant une longueur excessive du cornet, toutes choses égales d'ailleurs. On conçoit cependant que cette anomalie tienne aussi à la dureté plus considérable des tissus dentaires, à la nature des aliments ou encore à leur état de malpropreté ; mais elle gît surtout dans la première de ces causes.

Comme la béguité, elle s'observe communément et d'une façon très irrégulière. Tantôt elle n'existe que sur un petit nombre de dents, tantôt sur toutes, d'un seul côté de l'arcade incisive ou des deux à la fois.

Quelles que soient ses formes, elle n'apporte jamais d'obstacles sérieux à la détermination de l'âge. Si sa présence fait croire tout d'abord le cheval plus jeune, l'examen attentif de la surface de frottement, sa forme particulière, la configuration de l'étoile radicale, sa situation, l'état des incisives supérieures, la direction des dents, leur longueur, leur coloration, etc., sont autant de caractères facilement appréciables qui mettront à l'abri d'une erreur grave.

6° Irrégularités par défaut de longueur ou excès de largeur de l'une des mâchoires.

A. Défaut de longueur de l'une des mâchoires. — Nous avons vu et nous possédons quelques exemples de cette anomalie très rare. Ses degrés variables permettent d'établir des distinctions importantes au point de vue de la gravité.

Dans le cas le plus simple, on constate une légère diminution de longueur de la mâchoire supérieure, qui entraîne la proéminence des incisives inférieures et simule assez bien le *prognathisme* de l'homme, dans lequel la mâchoire inférieure paraît plus longue que celle du haut. Il n'en résulte qu'une usure anormale rendant plus difficile la détermination de l'âge.

Dans les cas les plus graves (fig. 317 et 318), au contraire, il s'agit d'une sorte d'arrêt de développement de l'une des mâchoires, auquel on peut appliquer le nom de *brachygnathisme* [1], parce qu'en effet la mâchoire qui en est frappée est plus courte que l'autre [2].

---

1. De βραχύς, court, et de γνάθος, mâchoire.
2. On remarquera que le *brachygnathisme supérieur*, par exemple, s'accompagne d'un *prognathisme inférieur*, plus ou moins accusé, et réciproquement.

Une pareille disproportion de longueur a une importance réelle, en ce qu'elle occasionne : 1° la déformation de la mâchoire opposée, qui se recourbe plus ou moins au devant de l'anormale ; — 2° une grande difficulté dans la préhension des aliments, surtout pour les chevaux vivant au pâturage ; — 3° enfin, un obstacle presque absolu à la détermination de l'âge.

Le brachygnathisme est *supérieur* (fig. 317) ou *inférieur* (fig. 318) ; le premier est plus rare que le second. L'un et l'autre coexistent avec une grande longueur des incisives. Quant aux arcades molaires, elles sont normales. La malformation ne porte donc que sur les dimensions de l'espace interdentaire supérieur ou inférieur.

Lorsque les incisives contractent encore des rapports de contact, l'usure due aux frottements intéresse leurs faces contiguës et y produit un biseau d'ordinaire très oblique.

Ajoutons enfin que celles de la mâchoire la plus courte, en s'accroissant outre mesure, sont parfois capables de léser les parties correspondantes de

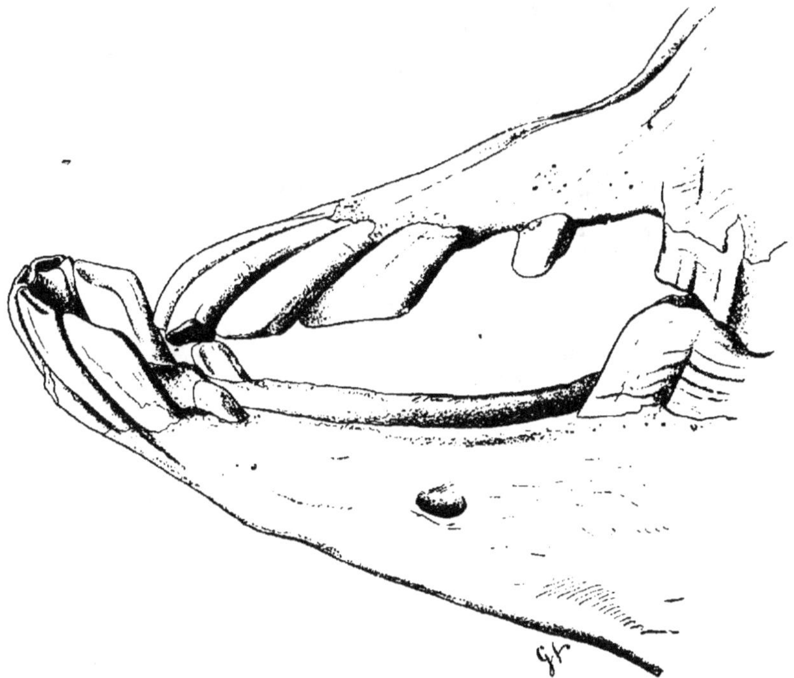

Fig. 317. — *Brachygnathisme supérieur*.

la mâchoire opposée, la région des barbillons ou la voûte palatine.

Nos confrères, MM. Weber et Mitaut[1], ont observé chacun un exemple de brachygnathisme inférieur dans lequel la perforation du palais était à craindre ou même sur le point de se produire.

1. Weber et Mitaut, *Bulletin de la Société centrale de médecine vétérinaire*, in *Recueil de médecine vétérinaire*, année 1876, p. 768.

B. Excès de largeur de l'arcade incisive supérieure. — On rencontre assez fréquemment un *excès de largeur de l'arcade incisive supérieure*. Quand les dents sont rapprochées, celle-ci déborde l'inférieure, en avant et sur les

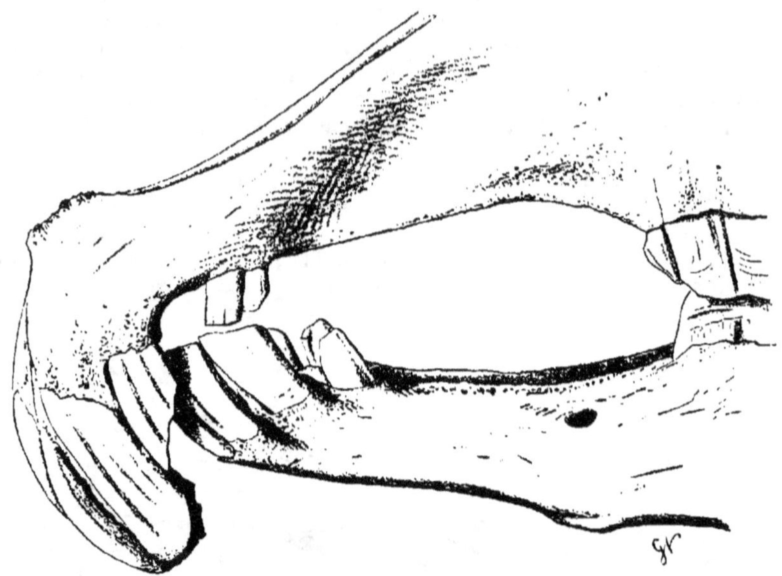

Fig. 318. — *Brachygnathisme inférieur.*

côtés, partoute sa périphérie. On doit voir là très probablement le point de départ de ce que nous étudierons un peu plus loin sous le nom de *bec de perroquet.*

7° Irrégularités par excès ou par défaut d'usure.

§ 1. — DENTS INCISIVES.

En général, les incisives conservent la même longueur dans leur partie libre, bien que, chaque année, elles diminuent sous l'influence des frottements qui s'exercent sur leur table. Cela est dû à ce qu'elles sont incessamment chassées de l'intérieur des alvéoles; d'où il suit que ce qui faisait d'abord partie constituante de la racine arrive, avec le temps, à entrer dans la composition de la couronne. Des marques transversales pratiquées à différentes hauteurs sur la face antérieure de ces dents finissent par disparaître les unes après les autres.

C'est par des expériences de cette nature que Pessina[1] a pu constater, chez les chevaux communs, une usure annuelle de 4 millimètres et demi, et de 3 millimètres seulement chez ceux de race distinguée. H. Bouley a vérifié l'exactitude de ces résultats sur des animaux qui lui appartenaient.

Or, il est des sujets qui ont les dents trop longues, d'autres qui les ont trop courtes. Comment s'en assurer?

Rien n'est plus facile, puisqu'on sait, d'après les observations de Girard, que la partie libre des incisives, depuis la gencive jusqu'à la table, mesure en moyenne 15 millimètres. Il est certain, toutefois, que cette longueur varie un peu suivant les dents considérées. Le même auteur a reconnu qu'elle est environ de 18 millimètres pour les pinces, de 15 millimètres pour les mitoyennes et de 13 millimètres pour les coins. Toutes ces données, qu'il ne faut pas oublier, nous serviront bientôt.

Ainsi que nous l'avons déjà dit, les variations de longueur sont de deux ordres : l'*excès* ou le *défaut*. Étudions d'abord les premières.

α. Excès de longueur de la partie libre.

Cette anomalie offre les variétés suivantes :

a. — **Incisives trop longues dans les deux mâchoires.** — Sur des pièces déposées par nous au cabinet des collections de l'École d'Alfort, nous avons trouvé un excès de longueur de 19 à 22 millimètres pour les dents supérieures, et de 15 à 18 millimètres pour les inférieures.

D'ordinaire, la direction de dents pareilles se rapproche beaucoup de l'horizontale, car, s'il en était autrement, les arcades molaires supérieures ne pourraient plus prendre le contact des inférieures. Leurs extrémités libres sont un peu divergentes et, en cela, comparables aux rayons d'un éventail déployé. La surface de frottement est encore celle de la jeunesse : aplatie d'avant en arrière, elle ne tend pas à prendre la forme ovale ; quant à l'émail central, il occupe une large étendue sur la table dentaire, et il y a même souvent une petite cavité extérieure dans les coins inférieurs.

Dans de telles conditions, la longueur excessive de la couronne n'est pas en rapport avec celle de la racine ; les dents, moins solidement implantées, sont beaucoup plus exposées à se briser. De plus, elles ne marquent pas l'âge réel et pourraient tromper l'observateur qui ne s'en rapporterait qu'aux tables, s'il n'avait recours au procédé indiqué par Pessina et Girard.

1. Pessina, *Sul modo di conoscere dai denti l'età dei cavelli*. Traduit de l'allemand par Luiggi Ferreri et revu par Giuseppe Antonio Cross ; Milano, 1831, p. 24 et pl. IX.

Il suffit, en effet, de raccourcir par la pensée les dents trop longues pour ramener le cheval à son âge véritable. Ce moyen, facile à employer si l'on se rappelle les formes successives de la surface de frottement aux différentes époques de la vie, permet d'arriver à une évaluation, sinon rigoureuse, du moins très approximative.

Scier les incisives qui ont un excès de longueur ne saurait être considéré comme une manœuvre bien embarrassante de la part du marchand qui aurait fait subir cette opération à un vieux cheval dans le but de le rajeunir. Un acheteur instruit ne s'y tromperait pas, puisque, par ce moyen, on lui évite l'opération mentale que nous venons de recommander. Mais on conçoit que le vulgaire puisse tomber dans le piège, car il est imbu de cette idée, très juste d'ailleurs, que la longueur exagérée des dents mesure en quelque sorte le degré de la vieillesse.

b. — **Incisives trop longues à la mâchoire supérieure seulement.** — Cette anomalie constitue ce que l'on appelle vulgairement le *bec de perroquet*, le *bec de corbin* (fig. 319), en raison de la ressemblance de la mâchoire supérieure avec la mandibule correspondante du perroquet ou du corbeau.

Non seulement les dents qui la composent ont acquis une longueur excessive pouvant aller jusqu'à 10 centimètres, mais elles sont très fortement incurvées en avant et en bas, tandis que leur face postérieure est taillée en biseau aigu par le frottement des incisives inférieures.

Le plus souvent ces dernières sont moins longues qu'à l'état normal, et le bec de perroquet est formé à peu près régulièrement par les pinces et les mitoyennes des deux côtés de l'arcade, les coins y participant toujours moins que leurs voisines. Cependant il peut arriver, comme on le voit dans la pièce que nous avons figurée, que l'irrégularité soit plus marquée d'un côté que de l'autre. Dans ce cas, les dents inférieures, qui ne répondent pas au bec formé par les supérieures, sont alors plus longues que dans les conditions ordinaires.

Chez certains chevaux de cinq ans, la mâchoire supérieure déborde en avant de quelques millimètres l'inférieure, tandis qu'en arrière les surfaces de frottement se correspondent dans toute leur étendue. L'usure ménage donc le bord antérieur de toutes les incisives supérieures, notamment des pinces et des mitoyennes. Nous pensons qu'il en résulte, avec le temps, d'abord une saillie peu marquée de ce bord, puis un biseau de plus en plus allongé, enfin un bec de perroquet véritable. Ceux de nos confrères qui ont l'occasion de suivre les chevaux pendant de longues années pourraient facilement résoudre ce point intéressant.

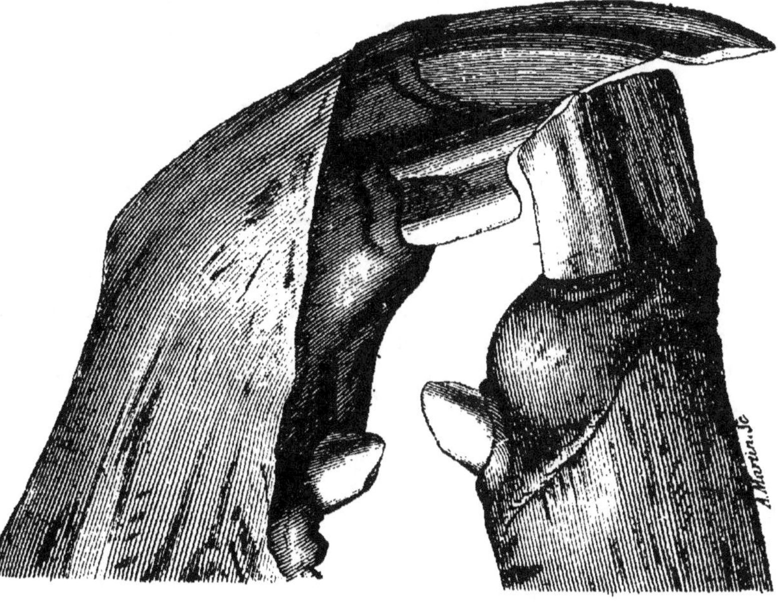

Fig. 319. — Bec de perroquet.

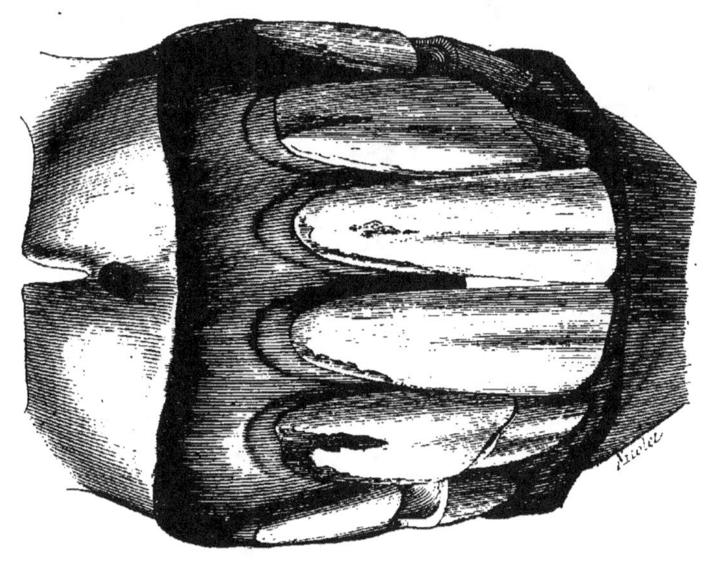

Quoi qu'il en soit de ses variétés de forme et de sa genèse, le bec de perroquet ne s'observe que chez les très vieux chevaux. Il s'oppose plus ou moins, selon son degré, à la préhension des aliments, particulièrement à celle des grains, car la saillie qu'il constitue gêne considérablement l'action des lèvres. Les mâchoires deviennent comparables, en quelque sorte, à une pince ou à des tenailles dont les mors se chevaucheraient. En outre, leur écartement maximum n'a plus lieu dans les mêmes proportions. Alors qu'il atteint, à l'état normal, 10 ou 11 centimètres, nous l'avons trouvé de 2 centimètres seulement entre les pinces des deux arcades, sur les mâchoires ci-dessus.

Dans un tel état, la détermination de l'âge est presque impossible. Il faut se contenter des caractères relatifs à la direction, à la couleur et à la largeur des dents, ou enfin ramener celles-ci, par la pensée, à

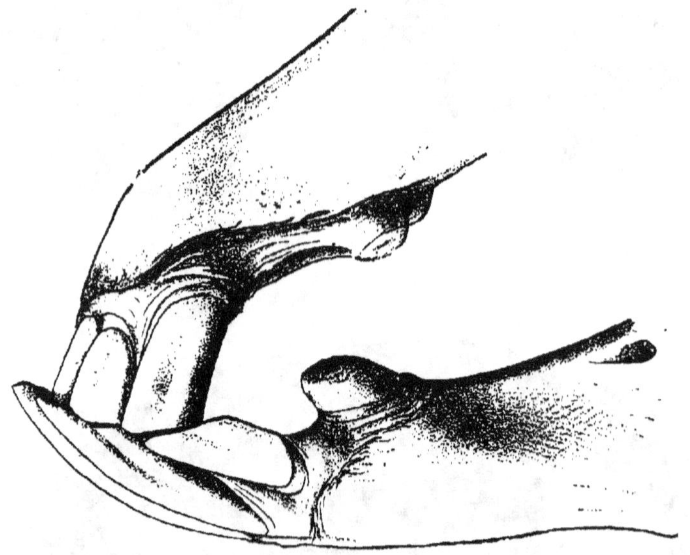

Fig. 320. — Bec de perroquet renversé.

leur longueur ordinaire. D'ailleurs, lorsque le bec de perroquet, très développé, cause une gêne trop grande, on est dans la nécessité d'en arriver à la rescision des parties trop longues de l'arcade supérieure. Cette opération, qui s'exécute à l'aide de la scie, n'offre du reste aucune difficulté quand on la pratique sur des dents vivantes. Outre l'avantage immédiat qu'elle a de soulager l'animal, elle lui restitue encore son âge réel, deux raisons pour lesquelles on ne saurait la considérer comme une manœuvre frauduleuse.

c. — **Incisives trop longues à la mâchoire inférieure seulement.** — Les pinces et les mitoyennes inférieures sont également capables de s'accroître outre mesure en s'incurvant en haut et en arrière, de façon à réaliser, à la mâchoire inférieure, une irrégularité analogue à la précédente (fig. 320). Nous avons proposé, en en décrivant le premier spécimen, de lui donner pour cette raison le nom de *bec de perroquet renversé*[1]. Elle serait, paraît-il, assez fréquente sur les mulets, dans le département du Gers où notre confrère, M. Faulon[2], l'a récemment signalée, et où l'on nomme *beffes* les sujets qui la présentent. M. Brissot[3], vétérinaire à Suippes, en a aussi noté un exemple fort remarquable.

Le bec de perroquet renversé nous semble devoir sa cause à un léger prognathisme de la mâchoire inférieure, ou encore à l'absence des pinces du haut. Les caractères de l'usure sont l'opposé de ceux du bec de perroquet ordinaire. Ici, c'est la face postérieure des pinces du bas qui se taille en biseau sous l'action prolongée de leur frottement contre les dents du haut. Les difficultés de la préhension des aliments et de la détermination de l'âge sont de même ordre que pour l'anomalie de sens inverse; on y remédie aussi au moyen de la même opération.

d. — **Excès de longueur portant sur quelques dents seulement des deux mâchoires.** — Ce cas n'est pour ainsi dire qu'un corollaire des précédents. Il nous suffira de le mentionner.

Sur certains chevaux, la pince, la mitoyenne et le coin inférieurs gauches, par exemple, sont très courts, tandis que leurs correspondants de la mâchoire supérieure sont très longs. Dans la moitié droite des arcades incisives, c'est le contraire qui se manifeste. Mais, quels que soient le siège et le genre de l'anomalie, les dents des deux mâchoires présentent toujours une usure inversement proportionnelle.

Si l'on examine un tel cheval en vue de la détermination de l'âge, on le trouve évidemment plus vieux d'un côté que de l'autre. Pour se tirer d'affaire, il suffit de prendre la moyenne des évaluations fournies par chaque côté isolément.

β. **Défaut de longueur de la partie libre.**

Les irrégularités tenant à cette cause frappent aussi les deux mâchoires; leurs exemples, assez rares, sont exclusivement le propre des

1. G. Barrier, *Sur le bec de perroquet renversé*, in *Bulletin de la Société centrale de médecine vétérinaire*, p. 134; *Recueil de médecine vétérinaire*, année 1885.
2. Faulon, *Bulletin de la Société centrale de médecine vétérinaire*, p. 471, in *Recueil de médecine vétérinaire*, année 1888. Rapport de M. Chuchu.
3. Brissot, *Recueil de médecine vétérinaire*, 1885; *Bulletin de la Société centrale de médecine vétérinaire*, p. 192.

vieux sujets. Ici encore, aux dents trop courtes s'opposent toujours, sauf chez les chevaux tiqueurs, des dents trop longues à l'autre arcade.

Sur des pièces que nous avons sous les yeux en écrivant ces lignes, les pinces *supérieures* ne mesurent que 0^m,004; les mitoyennes 0^m,005 et les coins 0^m,009, depuis leur bord antérieur jusqu'à la gencive:

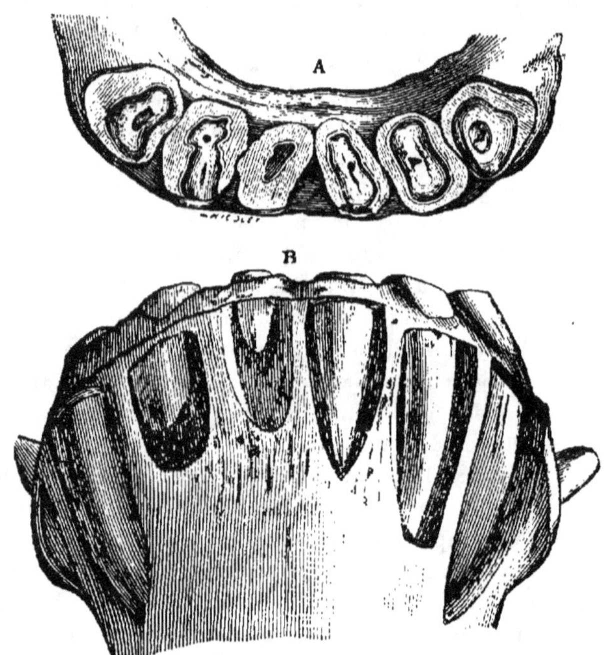

Fig. 321. — *Incisives trop courtes à la mâchoire inférieure.*

A, tables dentaires. — B, racines mises à découvert dans leurs alvéoles.

tandis qu'à la mâchoire inférieure nous relevons, dans le même ordre : 0^m,032, 0^m,030 et 0^m,028.

Sur des mâchoires provenant d'un autre sujet, mais chez lequel le défaut de longueur portait sur les dents inférieures, nous trouvons (fig. 321) :

MACHOIRE SUPÉRIEURE (*à droite*) :		MACHOIRE INFÉRIEURE (*à droite*) :	
Pince	0^m,031	Pince	0^m,001
Mitoyenne	0^m,031	Mitoyenne	0^m,007
Coin	0^m,024	Coin	0^m,001

Le plus souvent, le défaut de longueur de la partie libre coïncide avec celui de la partie enchâssée, comme on peut le voir sur la figure.

Quoi qu'il en soit, l'état des tables dentaires indique toujours, et par sa forme aplatie d'un côté à l'autre, et par l'abondance de la cémentation radicale, que l'animal est parvenu à la plus extrême vieillesse.

On ne saurait l'acquisition en faire avec l'espérance que ses services seront encore de longue durée, considération qui, en pareil cas, retire à la détermination de l'âge tout espèce d'intérêt.

§ II. — DENTS MOLAIRES.

De même que pour les incisives, les irrégularités des molaires sont dues à un *excès* ou à un *défaut* d'usure. Elles se remarquent d'un seul côté, des deux côtés à la fois, sur toutes les dents d'une même arcade, ou seulement sur quelques-unes d'entre elles.

Leur constatation, au moment de l'achat, *est d'une importance capitale,* à raison des troubles qu'elles apportent à la mastication et à la nutrition.

α. Défaut de longueur de la partie libre.

Nous avons constaté bien des fois des faits de ce genre chez des sujets de dissection.

a. *Mâchoire inférieure.* — Il est rare que l'usure

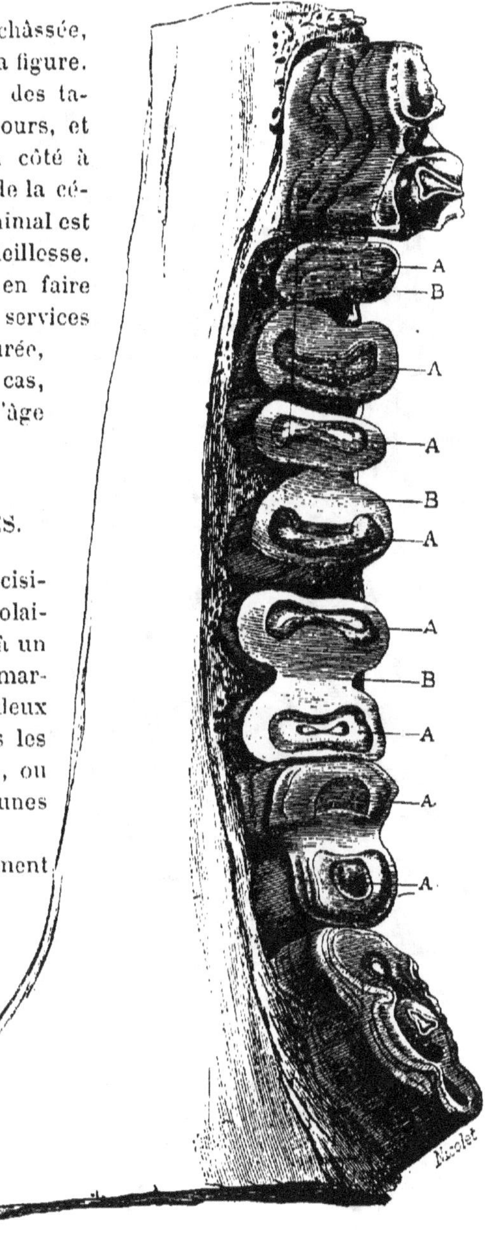

Fig. 322. — *Arcade molaire inférieure d'un très vieux cheval, montrant la cémentation radicale ainsi que le défaut de longueur des dents moyennes.*

A, A, vestiges des racines. — B, B, cément. — L'émail a disparu.

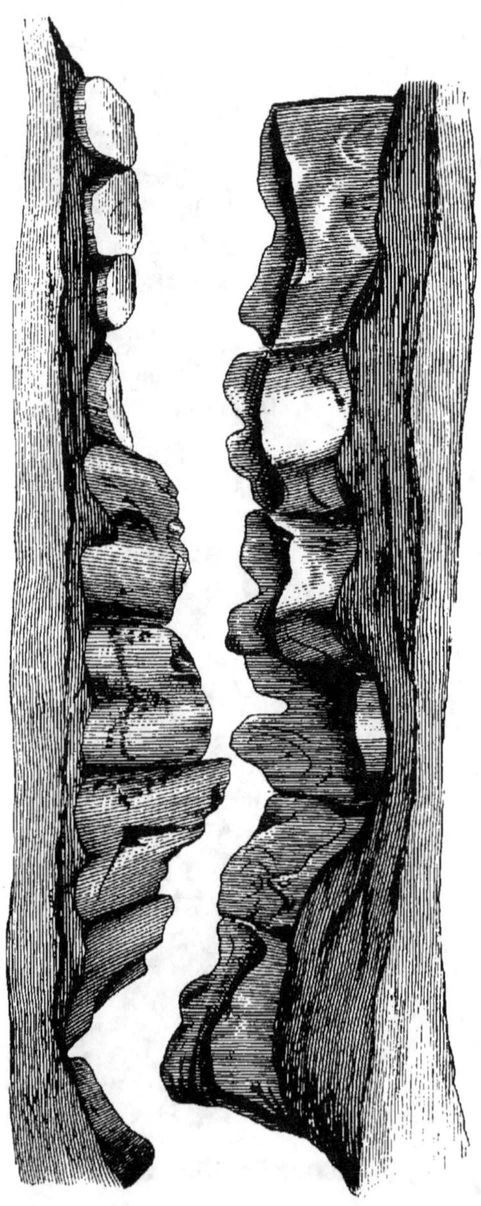

Fig. 323. — *Arcades molaires droites d'un très vieux cheval.*

(La mâchoire inférieure est à gauche de la figure.)

anormale porte sur toutes les molaires d'un même côté. Tantôt ce sont celles du milieu qui se montrent les plus courtes (fig. 322), et alors l'arcade décrit, dans son ensemble, une courbe assez régulièrement concave d'avant en arrière, dans laquelle se placent les dents supérieures. Tantôt, au contraire, ce sont celles des extrémités, l'antérieure ou la postérieure indifféremment, et alors la partie moyenne de l'arcade, de concave, devient plus ou moins convexe selon le degré de l'anomalie (fig. 323). Mais, ici encore, la longueur des couronnes est toujours inversement proportionnelle dans les deux mâchoires.

Une autre particularité digne de remarque, c'est la séparation des racines sous l'action d'une usure très avancée; elles forment alors comme autant de dents distinctes, et il semble que le nombre des molaires soit plus considérable que dans les conditions ordinaires. Sur la pièce représentée fig. 322, on compte manifestement huit de ces dents; sur celle de la figure 323, il y en a neuf. Ainsi que nous l'avons dit à propos de la structure, quand l'usure en est arrivée à ce point, il se produit autour des chicots radiculaires une épaisse couche de cément qui, en les consolidant dans les alvéoles et en augmentant l'étendue des tables, leur permet encore de remplir leurs fonctions.

Toutefois, on se tromperait étrangement si l'on croyait que ces fonctions s'exécutent avec la perfection qu'elles avaient dans le jeune âge. Les surfaces de frottement, ayant perdu leurs rubans d'émail, sont lisses, arrondies, dépourvues de tout relief. La mastication devient incomplète, irrégulière, et les substances alimentaires traversent pour la plupart l'appareil digestif, sans lui céder, à beaucoup près, la totalité de leurs principes nutritifs. Aussi la nutrition est-elle languissante; les animaux dépérissent et manifestent peu à peu leur impuissance au travail.

b. *Mâchoire supérieure.* — Ce que nous venons de dire s'applique en tous points aux dents de la mâchoire supérieure qu'un excès d'usure a rendues trop courtes. Les exemples en sont plus rares cependant. Nous en représentons un cas (fig. 323). La fragmentation des racines y est également moins commune et les rubans d'émail y persistent plus longtemps. Il serait superflu d'insister davantage sur les autres détails.

β. Excès de longueur de la partie libre.

Les irrégularités par excès de longueur de la couronne des molaires sont aussi communes que les précédentes. Comme elles peuvent porter sur les deux mâchoires et qu'elles donnent lieu aux mêmes considérations, nous les examinerons d'une manière générale.

a. *Aspérités tranchantes des rives molaires externes et internes.* — Dans les cas les plus simples, l'excès de longueur, peu considérable, ne porte que sur les bords externes ou internes des surfaces de frottement. Il se traduit alors par des *aspérités en forme de pointes tranchantes,* apparaissant au bord externe des tables, pour les molaires supérieures, au bord interne, au contraire, pour les inférieures. Ces inégalités, par leur saillie, arrivent à blesser la face interne des joues ou bien à entamer les côtés de la langue ; elles occasionnent, par cela même, une douleur assez vive, qui met obstacle à la mastication régulière et qui nécessite l'intervention du vétérinaire.

La production de ces irrégularités provient d'un empêchement aux mouvements normaux de latéralité (diduction) que doivent accomplir les mâchoires. Presque toujours cet empêchement est dû, comme l'a bien indiqué H. Bouley[1], à la gloutonnerie des sujets ou à leur grand

---

1. Bouley, *Nouveau Dictionnaire de médecine, de chirurgie et d'hygiène vétérinaires*, t. IV, p. 622. Paris, 1858.

appétit. Chez eux, la mastication, très précipitée, ne s'opère que par le simple rapprochement des arcades molaires, et cela d'autant plus volontiers que les aliments qu'on leur offre sont moins difficiles à triturer. Aussi, les tables molaires supérieures, qui sont plus larges et débordent normalement les inférieures, ne frottant plus dans le

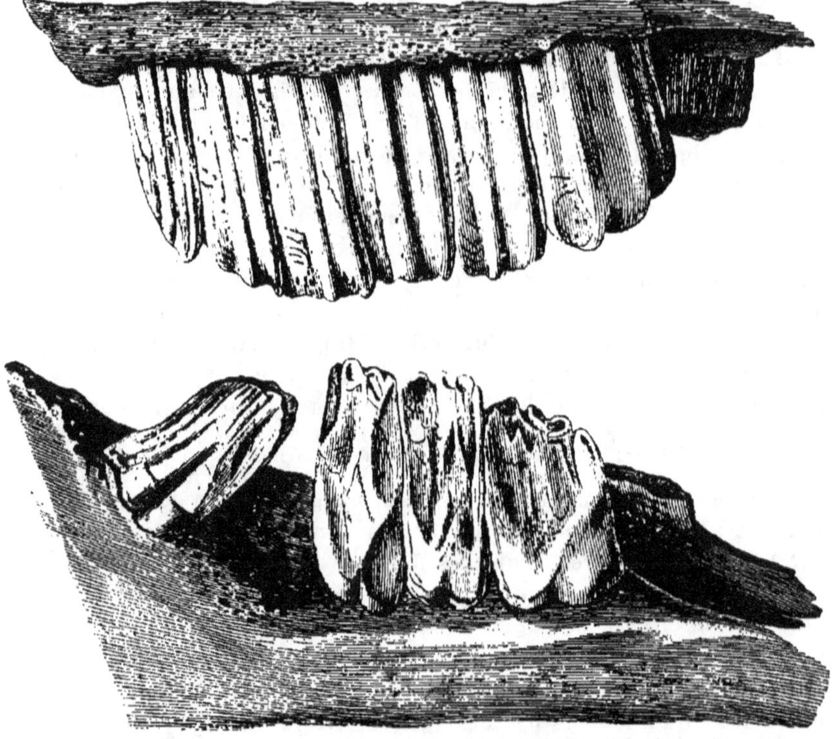

Fig. 324. — Usure en biseau des molaires (molaires en ciseaux).

sens transversal, se hérissent-elles de pointes acérées au niveau de leurs parties soustraites à l'usure. Il suffit, la plupart du temps, d'un coup de rabot ou de gouge pour remédier aux inconvénients dont nous venons de parler.

b. *Usure en biseau des tables molaires. — Molaires en ciseaux.* — Mais des irrégularités beaucoup plus graves, déjà signalées par Girard[1], par H. Bouley[2], puis par nous[3], peuvent se remarquer.

1. Girard, *Traité de l'âge du cheval*, p. 49.
2. H. Bouley, *loc. cit.*
3. G. Barrier, *Sur les molaires en ciseaux*, in *Bulletin de la Société centrale de médecine vétérinaire*, p. 82; *Recueil de médecine vétérinaire*, année 1887.

Les tables des molaires, au lieu de se rencontrer suivant un plan à peu près horizontal, sont quelquefois tellement usées de biais qu'elles se montrent presque parallèles au plan médian et s'entre-croisent à la façon des mors d'une cisaille (fig. 324).

Cette obliquité des surfaces de frottement permet au côté externe des molaires supérieures et interne des inférieures, d'acquérir une longueur souvent énorme, au point même de faire butter les parties saillantes des couronnes, soit en haut contre la voûte palatine (molaires inférieures), soit en bas sur le fond de la poche de la joue (molaires supérieures).

Nous proposons de nommer *molaires en ciseaux* les dents affectées de cette sorte d'usure.

Son mode de développement est facile à comprendre :

Quand un cheval mâche du côté droit, par exemple, on peut s'assurer que les arcades molaires gauches ne sont plus en contact: l'inférieure se déplace en dedans de la supérieure, et il n'y a plus que sa *rive externe* qui puisse, lors d'un fort rapprochement des mâchoires, broyer les aliments contre la *rive interne* de l'arcade supérieure. Ces deux régions des arcades gauches seront donc seules exposées à l'usure, pendant que les régions opposées, soustraites aux frottements, continueront à croître librement. Que l'on suppose maintenant, une cause quelconque, mais persistante (périostite, carie, fistule, lésion de la joue, de la langue, etc.), empêchant, par la douleur qui l'accompagne, la mastication du côté gauche, et les conditions seront données de l'irrégularité dentaire en question. Les tables n'usant plus en dehors, pour les molaires supérieures, en dedans pour les inférieures, acquerront une longueur démesurée dans les points correspondants, se tailleront en biseau de plus en plus oblique en dehors et en bas. L'effet, devenant cause à son tour, s'ajoute à l'action de la lésion primitive : du côté droit, les tables resteront normales, tandis qu'elles s'entre-croiseront à gauche comme les branches d'une paire de ciseaux.

La gravité des *molaires en ciseaux* dépend de la nature des difficultés que l'irrégularité dentaire oppose à la mastication, ainsi que des lésions qu'elles ont pu produire sur la voûte palatine.

Elles sont capables de passer inaperçues au moment de la vente, si l'acheteur néglige l'examen de la bouche. L'état des arcades incisives éveillera pourtant les soupçons, le plan de rencontre de ces arcades n'étant pas uniforme; il se montre, en effet, toujours fortement déprimé d'un côté et surélevé de l'autre. Ce caractère, à lui seul, suffit pour attirer l'attention sur les arcades molaires.

c. *Fortes inégalités sur le trajet de la surface des tables molaires.* — Pour des causes encore obscures, tenant probablement à l'absence des mouvements normaux de propulsion et de rétropulsion des mâchoires, les arcades molaires ne glissant plus les unes sur les autres dans le sens longitudinal finissent par se hérisser de saillies plus ou moins étendues et élevées qui se logent dans des cavités appropriées des tables molaires opposées.

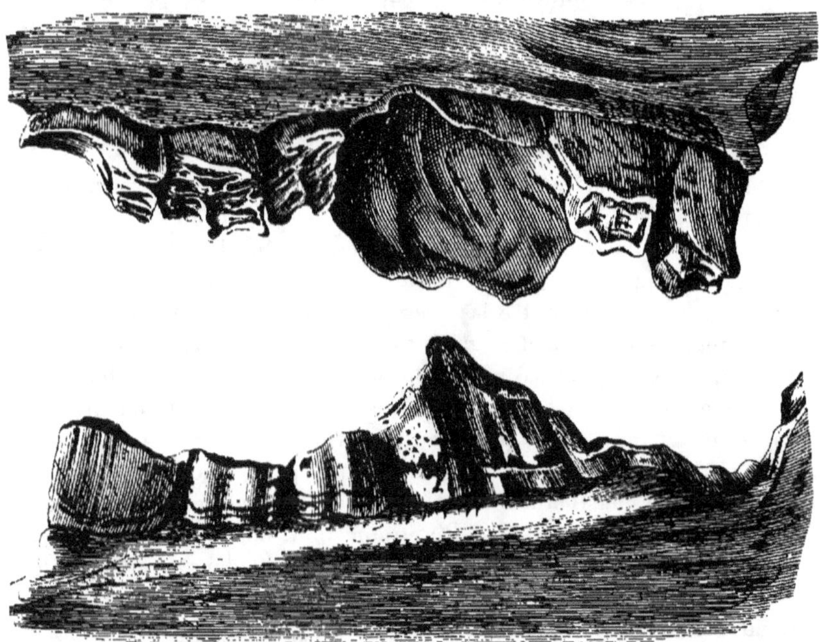

Fig. 325. — Hypertrophie de la 1ᵉ molaire supérieure droite. — La cavité recevait la saillie correspondante de la dent inférieure.

Généralement, c'est à la gloutonnerie, au grand appétit, à la faible consistance des aliments, qu'il faut attribuer ces irrégularités des surfaces de frottement. Sous l'influence de ces causes, la mastication devient très rapide, les mâchoires n'opèrent plus qu'un simple rapprochement, les tables ne se nivellent plus par l'action des glissements longitudinaux. Alors, les points faibles des dents se dépriment, se creusent, pendant que les parties plus résistantes conservent leur longueur et continuent même à s'accroître. L'effet, devenant cause à son tour, contribue à augmenter de plus en plus les inégalités primitives, de sorte qu'à un moment donné, les saillies des tables arrivent à rencontrer les gencives opposées, puis les os, d'où d'intolérables douleurs qui rendent la mastication fort difficile et mettent l'animal dans la presque impossibilité de se nourrir.

D'ordinaire, ce sont les arcades molaires supérieures qui présentent des proéminences au niveau de leur partie moyenne, plus rarement à leurs extrémités; par contre, les arcades inférieures sont le plus souvent déprimées en leur milieu et relevées à leurs extrémités. Mais de grandes variétés d'usure sont possibles qui échappent à toute description d'ensemble.

Sous ce rapport on peut dire qu'une brèche quelconque, partielle ou totale, existant sur un point d'une arcade molaire, détermine un allongement proportionnel de la dent opposée placée en regard. C'est notamment ce que l'on observe dans les cas de fracture, d'évulsion, de carie, etc., si fréquents, même sur d'assez jeunes animaux.

. Nous représentons (fig. 325) un exemple très remarquable d'une irrégularité de ce genre. La quatrième molaire supérieure offre sur sa table une cavité capable de loger un œuf de poule et dans laquelle est reçue une saillie conique très élevée de la quatrième molaire inférieure. On notera que, dans l'espèce, la dent supérieure est presque du double plus volumineuse qu'à l'état normal et non cariée. Cette hypertrophie n'a pas les caractères d'une anomalie par fusion, comme nous en avons rapporté des cas pour les incisives. Il est plus probable qu'elle est le résultat d'un kyste dentaire, interprétation qui, si elle était démontrée, rendrait bien compte à la fois du volume excessif de la molaire et du peu de résistance de ses tissus à l'usure.

« *En résumé*, dit H. Bouley[1], un fait saillant ressort des considétions qui précèdent, c'est que, lorsque, pour une cause ou pour une autre, le frottement des mâchelières des herbivores ne s'opère pas régulièrement, de chaque côté, dans toute l'étendue en longueur et en largeur de la surface des tables dentaires, le défaut d'usure qui en résulte a pour conséquence nécessaire, inévitable, d'abord la déformation des molaires et plus tard, l'irrégularité, l'imperfection et enfin l'insuffisance de leur fonction. Ce résultat s'explique par la *poussée* indiscontinue des organes dentaires : pour que cette *poussée* reste un fait physiologique, il faut qu'elle soit contre-balancée par une usure proportionnée, alors, l'appareil des meules dentaires se conserve dans les conditions de forme et de longueur voulues pour que la mastication s'exécute régulièrement.

« Mais si cette usure fait défaut ou reste inférieure à ce qu'elle doit

<hr>

1. H. Bouley, *loc. cit.*, t. IV, p. 625.

être, dans un point ou dans un autre, soit au niveau d'une dent isolée, soit sur un des bords d'une rangée dentaire, soit sur toute l'étendue de la surface mâchelière de cette rangée; dans ces cas, inévitablement, l'accroissement indiscontinu des organes dentaires, ou de la partie de ces organes que l'usure n'atteint pas, aura pour conséquence l'excès de leur longueur : et une fois ce premier fait accompli, il ne peut que s'exagérer progressivement, parce que la mastication devenant d'autant plus difficile que l'appareil masticateur est plus imparfait, les frottements des mâchelières les unes contre les autres diminuent proportionnellement à cette imperfection plus accusée.

« Ainsi la dent qui s'est accrue anormalement, parce qu'une première cause s'opposait à son usure régulière, trouvant la condition d'un nouvel accroissement anormal dans l'excès même de sa longueur qui met obstacle à une action régulière des molaires les unes contre les autres du côté où elle a son siège, l'*effet produit devient cause à son tour*, et continue à produire des effets semblables : d'où ces déformations, souvent excessives, de l'appareil masticateur dont nous venons de donner la description ».

Tout cela nous montre que l'examen des dents molaires ne doit jamais être négligé au moment de l'acquisition d'un cheval; à ce titre il a la plus grande importance sous le rapport de l'extérieur.

8° Irrégularités résultant de l'usure produite par le tic.

Lorsqu'on examine les incisives du cheval, on constate quelquefois des irrégularités de leurs bords, de leurs faces ou de leur table. Elles tiennent à diverses causes parmi lesquelles il s'agit d'abord de faire une élimination importante.

Beaucoup de sujets irritables, chatouilleux, ont en effet la mauvaise habitude, lorsqu'on les approche, qu'on les caresse ou qu'on les panse, de mordre leurs moyens d'attache ou les corps environnants. Il en résulte presque toujours, à la longue, une sorte d'ébrèchement du bord libre de leurs dents, qui les rend irrégulières et qu'il ne faut pas confondre avec l'usure anormale produite par le *tic*. Bien que ces modifications de l'appareil dentaire soient déjà de nature à compliquer la détermination de l'âge, elles n'altèrent pas cependant si profondément la forme des incisives que l'observateur prévenu ne puisse sans difficulté se tirer d'affaire toutes les fois qu'il sera appelé à se prononcer sur l'animal soumis à son examen.

Il n'en est pas de même de l'usure occasionnée par cette variété de *tic* qui consiste le plus ordinairement à avaler de l'air, et qu'en raison de cela nous avons proposé, en 1866, de nommer *aéropinique* pour le distinguer de tous les autres[1]. La loi du 20 mai 1838 le comprenait au nombre des vices rédhibitoires, mais à la condition qu'il fût *sans usure des dents.*

Pour éviter les nombreuses contestations auxquelles donnait lieu la rédaction défectueuse de cette loi, le législateur de 1884 a substitué avec raison aux mots : *tic sans usure des dents,* ceux de : *tic proprement dit, avec ou sans usure des dents.* Désormais les experts n'auront donc plus à discuter sur la nature de l'habitude vicieuse en question, ni sur les caractères de l'usure dentaire; il leur suffira de constater l'existence du tic *proprement dit,* sur les manifestations duquel tout le monde s'entend; c'est le seul qui soit de nature à entraîner la résiliation de la vente, aux termes de l'art. 2 de la loi du 2 août 1884.

Le cheval ne se place pas constamment dans les mêmes conditions pour effectuer le tic : *il prend* ou *ne prend pas de point d'appui.* C'est dans cette dernière circonstance qu'on dit de lui qu'il *tique en l'air ;* nous n'avons pas à nous en occuper ici (voy. *Habitudes vicieuses*).

Mais, lorsqu'il *tique à l'appui,* il est clair que ses dents devront présenter des caractères anormaux qui varieront d'ailleurs dans une très grande proportion, suivant le mode choisi pour tiquer, la nature et la forme des corps sur lesquels s'effectuera l'appui des mâchoires.

Tantôt, en effet, l'animal choisit le fond de l'auge, le bord libre de la mangeoire, la rive interne de ce bord, la traverse inférieure du râtelier, la longe à laquelle il est attaché; tantôt l'appui d'une fenêtre. le bord de la stalle, s'il est libre dans l'écurie; le bout du brancard. celui du timon, les harnais du cheval voisin ou tout autre corps à sa portée, s'il est attelé.

Plus rarement, il tique sur lui-même, sur un de ses membres, par exemple; ou bien alternativement à l'appui et en l'air; enfin, quelquefois, le point d'appui est simplement pris par les lèvres, ou par la houppe du menton ; on conçoit qu'alors les dents n'offrent pas d'usure anormale.

Mais, quel que soit le mode de l'appui, quelles que soient les incisives sur lesquelles il s'effectue, cette usure est constante toutes les fois que les mâchoires portent sur des corps, bois, cuir, métaux, pierre, etc., susceptibles de les entamer à la suite de frottements réitérés.

Après avoir pris son appui, l'animal fait entendre un bruit guttural plus ou moins fort, que beaucoup de personnes considèrent comme

1. Arm. Goubaux, *Journal de médecine vétérinaire publié à l'École de Lyon ;* année 1866, p. 349.

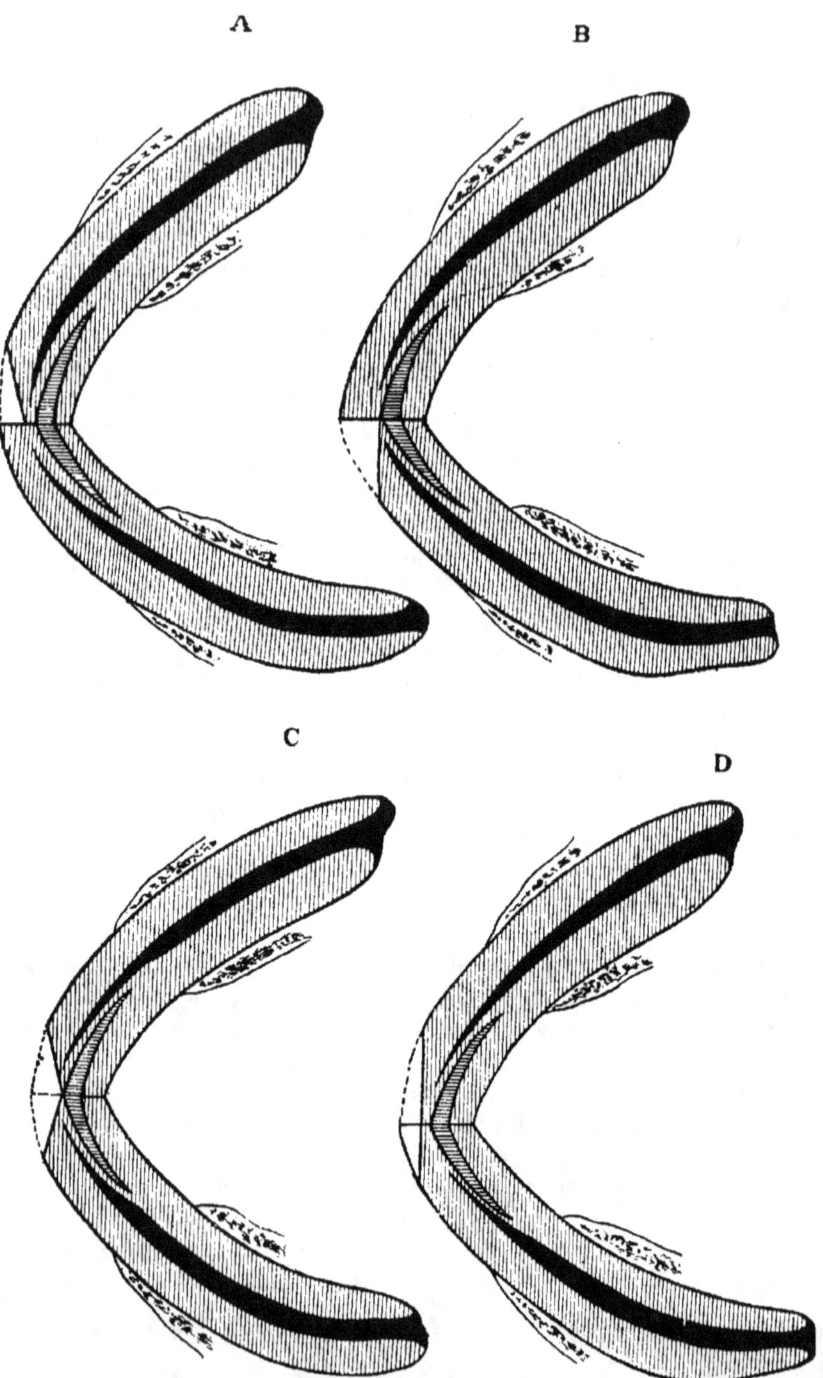

Fig. 326. — Usures anormales produites par le tic.

un *rot* et qui nous parait être exclusivement un bruit d'effort : c'est immédiatement après que l'air avalé descend vers l'estomac. Nos recherches sur ce point, ainsi que les analyses des gaz contenus dans l'appareil digestif, nous autorisent à croire que les sujets déglutissent bien réellement de l'air dans la généralité des cas. Beaucoup pensent, au contraire, qu'il y a rejet de gaz par la bouche, rot véritable par conséquent. Il ne nous a pas été donné de constater ce dernier fait, bien que nous ayons passé des journées entières auprès de chevaux tiqueurs.

Quoi qu'il en soit, il résulte de nos observations spéciales sur le tic[1] que les variétés d'usure qui lui sont inhérentes rentrent dans l'une des cinq catégories suivantes :

1° L'usure anormale intéresse seulement la face antérieure des incisives;

2° Elle porte sur leur face postérieure ;

3° Elle entame à la fois leur face antérieure et leur face postérieure ;

4° Elle affecte les tables dentaires ;

5° Elle a lieu sur leurs faces latérales.

Un mot d'explication sur chacune de ces catégories.

Dans quatre de ces variétés, il y a formation d'un *biseau* pratiqué aux dépens des faces; dans la cinquième, il n'y a qu'un simple raccourcissement des dents qui laisse la forme des tables absolument intacte.

1° L'usure anormale intéresse seulement la face antérieure des incisives (fig. 326 : A, B, C, D). — En général, elle attaque les pinces et les mitoyennes à la fois; plus rarement, elle ne porte que sur les coins. Elle est d'ordinaire plus prononcée sur les parties médianes des arcades et souvent plus étendue d'un côté que de l'autre. Le biseau qui en résulte peut atteindre jusqu'à deux centimètres de longueur et va même jusqu'à déterminer l'ouverture du cornet, ce qui diminue toujours dans une grande proportion la surface de la table dentaire.

Nous avons observé dans cette catégorie les quatre variétés suivantes :

a. Le biseau n'existe qu'à la mâchoire supérieure (A) ;

b. On ne l'observe qu'à l'inférieure (B) ;

c. Il se fait remarquer aux deux mâchoires (C).

Dans les deux premiers cas, l'appui a lieu par la partie antérieure des tables dentaires sur le corps étranger; dans le troisième, il s'effectue sur un bord arrondi ou sur une arête, chaque mâchoire venant s'arc-bouter ou mordre sur une des faces adjacentes à cette arête.

d. Les deux biseaux sont sur le même plan au lieu d'être convergents vers l'intérieur de la bouche (D). Cette forme se manifeste lorsque l'animal tique

---

1. **Goubaux et Barrier**, *Des irrégularités dentaires résultant de l'usure produite par le tic ;* in *Bulletin de la Société centrale de médecine vétérinaire*, séance du 10 novembre 1881, et *Archives vétérinaires*, 1882, p. 13.

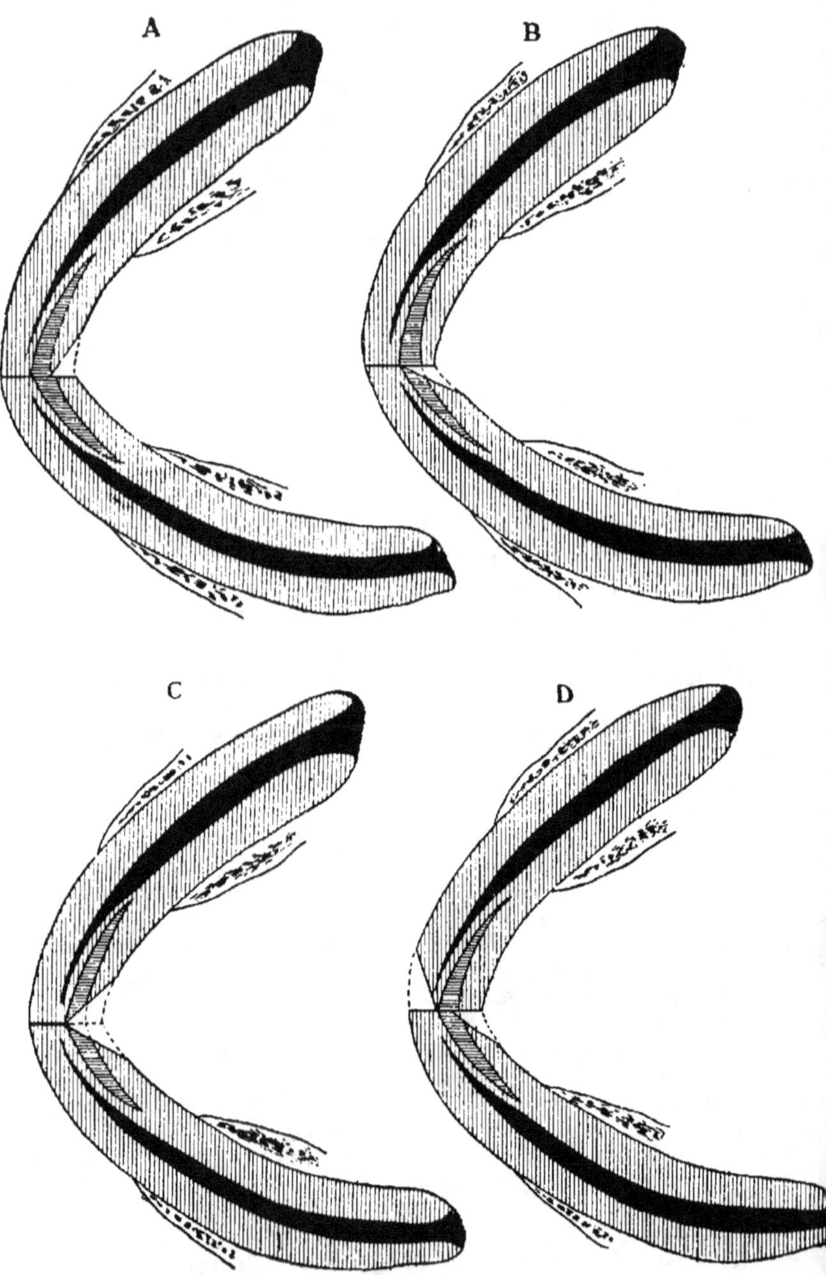

Fig. 327. — Usures anormales produites par le tic.

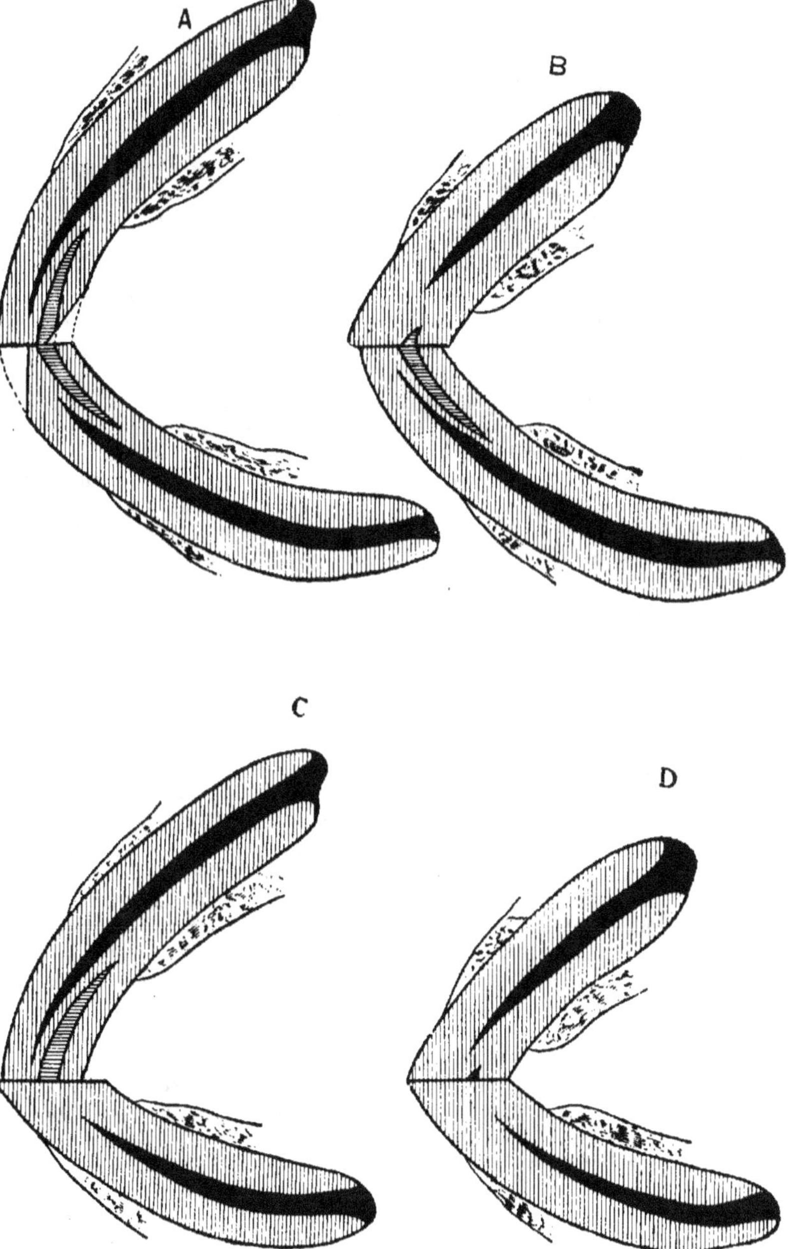

Fig. 328. — Usures anormales produites par le tic.

sur une large surface, comme le fond de l'auge, par exemple, en faisant décrire à ses mâchoires *rapprochées* des mouvements de va-et-vient alternatifs d'avant en arrière ou d'un côté à l'autre.

2° L'usure normale intéresse seulement la face postérieure des incisives (fig. 327 : A, B, C). Cette catégorie est l'une des plus *curieuses*. Si l'observateur se borne à écarter les lèvres pour examiner la face antérieure des dents, il est clair qu'il ne constate rien d'anormal ; si, au contraire, il prend soin de faire ouvrir la bouche, il pourra arriver que l'usure accidentelle soit méconnue, ou que, même reconnue, elle ne soit pas attribuée au tic, mais simplement considérée comme une anomalie dentaire.

Cette usure se traduit, dans l'espèce, par un biseau convergent du côté des lèvres et dont l'obliquité est dirigée dans le même sens que la courbure de la face postérieure des incisives, tandis que dans la catégorie précédente elle était dirigée en sens inverse, ce qui rendait le biseau beaucoup plus apparent. Néanmoins, un observateur *prévenu* ne manquera jamais d'apercevoir lui-même très facilement le biseau postérieur dont nous parlons, mais il n'oubliera pas qu'il est toujours moins net en bas qu'en haut, étant donnée la courbure plus accusée des incisives supérieures.

Il est bon d'ajouter que cette sorte d'usure s'observe plus communément sur les dents obliques ayant quelque tendance à l'horizontalité ; elles s'y prêtent mieux, car les sujets chez lesquels on la constate ont l'habitude de tiquer le plus souvent sur une auge dont le bord libre a ses deux rives très arrondies.

a. Le biseau postérieur existe en haut seulement (A) ;

b. Il n'existe qu'en bas (B) ;

c. Il se montre aux deux mâchoires (C).

Quel que soit son siège, il donne aux dents du cheval une certaine analogie avec celles du bœuf ; elles ne s'opposent plus, en effet, que par une portion plus ou moins restreinte de la partie antérieure de leurs tables.

3° L'usure anormale porte à la fois sur la face antérieure des incisives d'une mâchoire et sur la face postérieure de celles de l'autre (fig. 327, D et fig. 328, A). — Les variétés qui rentrent dans cette catégorie gênent particulièrement celui qui s'occupe de la détermination de l'âge, car elles se traduisent, en haut et en bas, par une diminution de l'étendue des tables et dans des sens opposés. Il lui faut donc reconstituer par la pensée les portions enlevées à la fois par l'usure, en avant sur une mâchoire et en arrière sur l'autre, ce qui double ses difficultés ; tandis que dans les catégories précédentes, les portions à rétablir étaient de même espèce à chaque arcade. Il y a donc ici, et sur le même sujet, une combinaison des deux formes que nous venons de passer en revue.

Deux *cas* peuvent se présenter :

a. Il existe un biseau antérieur en haut et un biseau postérieur en bas (fig. 327, D). — Cette variété s'observe, par exemple, chez les chevaux qui tiquent sur une auge dont le bord libre offre sur sa rive externe une sorte de moulure arrondie, en relief, renversée en dehors et en bas. Cette rive fournit l'appui antérieur des dents du haut, alors que celles du bas sont frottées contre le rebord par un mouvement rétropulsif de la mâchoire inférieure au moment de l'effort. Il est même des circonstances où le tic s'effectue par l'appui préalable de la mâchoire supérieure. Ce n'est qu'une fois qu'il est exécuté que l'animal, sollicité par une singulière manie, promène d'un côté à l'autre et à plusieurs reprises, pendant quelques instants, ses incisives inférieures contre le relief dont il s'agit.

b. Le biseau antérieur porte sur les dents du bas, le postérieur, au contraire, sur celles du haut (fig. 328, A). Ici, on le voit, l'usure est absolument l'inverse de la précédente. Elle est produite encore par l'appui des mâchoires sur des corps arrondis, le bord d'une fenêtre, l'extrémité du timon, par exemple. Mais cette variété est moins fréquente, car elle nécessite une position de la tête plus gênante pour l'animal. Celle-ci, en effet, doit se rapprocher de la direction verticale pour permettre aux dents supérieures de mordre avec leur face postérieure, attitude que les sujets n'ont pas toujours la possibilité de prendre.

4° L'usure anormale n'affecte que les tables dentaires (fig. 328, B, C, D). — Cette variété d'usure est des plus curieuses, car elle n'a d'anormal qu'un simple raccourcissement des dents. Or, comme tous les chevaux qui ont les incisives trop courtes ne sont pas forcément tiqueurs, et que, d'autre part, tous les tiqueurs n'ont pas fatalement les dents moins longues qu'il ne faut, il s'ensuit que l'observateur non prévenu peut très bien méconnaître le caractère du raccourcissement sur lequel nous appelons l'attention. Dès 1842, M. Mignon signalait [1] qu'il serait intéressant et utile de constater par l'observation si les animaux qui, sans être bien âgés, ont les dents incisives très courtes ne se livrent pas à l'habitude du tic. M. Zundel[2], de son côté, a rapporté des faits confirmatifs de cette opinion ; nous en possédons aussi plusieurs exemples.

Les tiqueurs de cette catégorie effectuent l'appui sur toute l'étendue des tables dentaires, le plus ordinairement contre les faces planes, interne ou externe, d'une auge dont le bord libre est trop épais pour pouvoir se loger entre les deux arcades au moment de l'effort. Il y a alors usure régulière, mais excessive, de toute la surface de frottement des dents qui portent sur le corps étranger.

C'est habituellement les pinces et les mitoyennes qui sont le siège de la diminution de longueur. Dans ce cas, le fait est évident lorsque les mâchoires sont rapprochées, car il existe un intervalle plus ou moins considérable entre les incisives précitées, les coins ayant conservé leur longueur normale.

D'autres fois, le raccourcissement affecte toutes les pièces de la même arcade et c'est alors qu'il peut, sinon passer inaperçu, du moins ne pas être attribué au tic, si l'on ignore les relations de cause à effet qui relient cette variété d'usure à l'habitude vicieuse sur le caractère de laquelle on est consulté.

Voici les trois cas possibles que nous avons constatés :

a. Le raccourcissement n'intéresse que les dents de la mâchoire supérieure (B) ;

b. Il affecte seulement celles de la mâchoire inférieure (C) ;

c. Enfin, il porte à la fois sur celles des deux mâchoires (D).

Dans ce dernier exemple, le bord libre de l'auge est assez étroit pour que l'animal puisse le mordre avec facilité.

1. Mignon, *Nouveau traité des vices rédhibitoires*, 1842, p. 361.
2. Zundel, *Dictionnaire de médecine, de chirurgie et d'hygiène vétérinaires*, t. III, **p. 585.**

5° **L'usure anormale porte sur les faces latérales ou adjacentes des incisives** (fig. 329). — Les variétés de cette catégorie sont fort nombreuses et compliquent singulièrement la détermination de l'âge. Toutes, cependant, sont caractérisées par la formation d'un double biseau convergent vers le centre de la bouche et taillé aux dépens des faces latérales ou contiguës

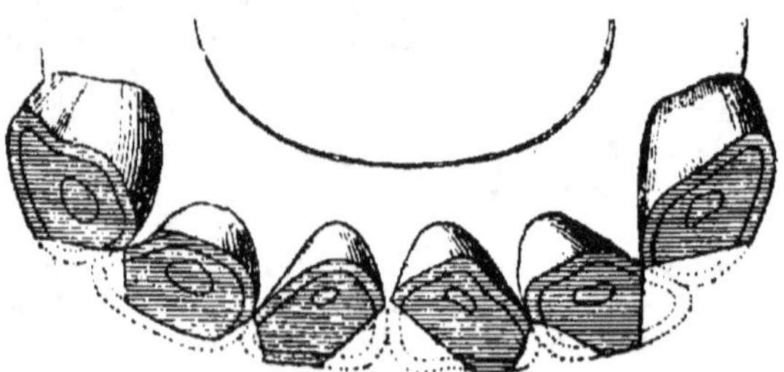

Fig. 329. — Usures anormales produites par le tic.

des dents. Il en résulte sur la face antérieure des arcades incisives, et lorsque les mâchoires sont rapprochées, une série de gouttières ou de coulisses verticales dont le fond occupe l'interstice compris entre deux dents adjacentes. Quant aux tables, elles sont profondément entamées, à la fois sur leur bord antérieur et sur les bords latéraux, en raison de la situation et du mode de convergence des biseaux.

Ici, l'usure anormale est déterminée par l'appui et le frottement des arcades dentaires rapprochées sur les liens qui attachent les animaux. Ceux-ci s'éloignent d'abord de la mangeoire pour tendre leur longe à la longueur voulue, puis ils effectuent le tic sur cette dernière et y promènent ensuite leurs dents, alternativement de haut en bas et d'avant en arrière. La forme convexe des arcades incisives rend tout d'abord ce mouvement incertain et difficile; mais bientôt le lien se heurte plus particulièrement dans l'intervalle de deux dents et l'agrandit sous l'effet des frottements réitérés. La gouttière verticale se creusant de plus en plus arrive jusque sur la face postérieure. C'est alors que la gencive est atteinte et que le sujet, pour s'éviter les douleurs qui en résultent, tique de l'autre côté. Des phénomènes analogues se produisant, il tique sur un autre point de l'arcade où une nouvelle coulisse ne tarde pas à se manifester, et ainsi de suite.

L'usure anormale porte habituellement sur les deux mâchoires; on comprend cependant qu'elle n'en pourrait intéresser qu'une seule, la supérieure ou l'inférieure. Dans tous les cas, et pour peu que le nombre des gouttières soit multiple, les tables dentaires ne fournissent presque plus aucun indice de nature à guider dans la connaissance de l'âge. Il faut donc s'en tenir à la longueur, à la direction, à la fraîcheur des incisives, aux caractères des crochets, à ceux des molaires, enfin à tous les signes extérieurs sur lesquels nous reviendrons tout à l'heure.

Telles sont les variétés d'usure, aussi nombreuses que curieuses, décelées par les dents des chevaux tiqueurs.

Souvent elles se combinent entre elles, en ce sens que les biseaux antérieurs sont fort bien capables de coexister avec le raccourcissement; il en est de même des biseaux postérieurs.

Mais ce que nous n'avons pas encore observé, c'est la combinaison des biseaux antérieurs et postérieurs sur les dents d'une même arcade, soit en haut, soit en bas. Pour qu'une telle usure *pût* se produire, il faudrait que le sujet fût capable de changer sa manière de tiquer, c'est-à-dire de se corriger spontanément d'une mauvaise habitude ayant encore la faculté de s'y livrer, ce qui est presque illusoire; — ou bien il faudrait que l'animal fût en quelque sorte contraint à ce changement par le fait des modifications apportées par son maître dans la disposition des corps sur lesquels il prenait préalablement son appui. Or, en pareille occurence, il est plus commun de voir le tic cesser pendant un temps plus ou moins long pour reparaître ensuite dès que les circonstances s'y prêtent que de le voir changer de mode. Le sujet s'ingénie à trouver un autre corps, à vaincre les obstacles qui lui sont opposés, et il y parvient fréquemment, mais il tique toujours de la même façon. Néanmoins, il est bien établi que le tiqueur, empêché de prendre son appui, ne perd pas pour cela sa mauvaise habitude, car on le voit tiquer *en l'air*, c'est-à-dire sans appui.

Dans certains cas, l'acheteur pourra avoir intérêt à pratiquer sur les dents de l'animal qu'il veut rendre une *usure artificielle* capable de simuler celle du tic proprement dit.

Comment reconnaître alors l'emploi de la manœuvre frauduleuse?

Cela est ordinairement très facile :

Si l'usure anormale a été produite à la lime, on constate sur les dents les traces de celle-ci. Si, après avoir pratiqué la surface de frottement artificielle, on essaye de la polir pour dissimuler les rayures dont elle est couverte, la couche d'émail sera encore parfaitement de niveau avec la dentine et non *en saillie sur elle*, ainsi que nous l'avons signalé [1], lorsque l'usure provient de l'animal lui-même.

D'ailleurs, celui qui exécute la fraude n'a pas toujours la précaution ni l'intelligence de pratiquer sur les incisives une surface d'usure en rapport avec le mode d'appui qu'il dit avoir constaté. Aussi, il ne nous semble pas suffisant que le plaignant mette seulement en évidence la réalité de cette usure; il faut encore qu'il donne la preuve qu'elle est bien certainement due au tic. C'est ce que l'expert ne devra pas oublier.

La détermination de l'âge est particulièrement difficile chez les chevaux tiqueurs, car les tables dentaires sont le plus souvent en partie détruites par les frottements qu'elles ont subis. Mais dans bien des

---

1. Arm. Goubaux, *Bulletin de la Société vétérinaire*, année 1849, p. 131.

cas, heureusement, l'observateur expérimenté se tire d'embarras en restituant aux incisives leur forme ou leur longueur primitives. Par la considération des portions encore présentes, il est possible de reconstituer la dent telle qu'elle eût été si des contacts anormaux ne l'avaient dégradée. C'est cette sorte de restauration dentaire que nous avons cherché à représenter dans les dessins qui accompagnent notre description ; elle est d'un grand secours pour celui qui s'y est quelque peu exercé.

D'autres voies indirectes conduisent encore à la connaissance de l'âge des tiqueurs : c'est l'examen attentif des dents épargnées par l'usure, celui des coins surtout qui sont moins fréquemment atteints en raison de leur situation sur les parties latérales des arcades ; c'est celui des incisives supérieures, des molaires, de la muqueuse buccale ; ce sont les caractères tirés de la direction, de la longueur, de la largeur et de la coloration des dents : c'est l'aspect général du sujet, la forme de sa tête, l'épaisseur de ses ganaches, l'état de ses tempes, de ses salières, etc ; en un mot, tous les caractères, quelque infimes qu'ils soient, capables d'éclairer sur la question de savoir si l'animal est jeune ou âgé.

9° Irrégularités procédant de l'emploi de moyens frauduleux.

Si tous les commerçants cherchent à présenter leur marchandise dans les conditions qui leur permettent d'en tirer le parti le plus avantageux, les éleveurs et les marchands de chevaux n'y manquent pas non plus. En ce qui concerne l'âge, ils s'efforcent de donner à la bouche les caractères de l'époque de la vie où les animaux ont leur plus grande valeur, cherchant à les vieillir lorsqu'ils sont trop jeunes, ou à les rajeunir (du moins en apparence) lorsqu'ils sont trop vieux. Aussi convient-il d'étudier en particulier ces deux cas.

§ I. — ARRACHEMENT DES INCISIVES DE LAIT, DANS LE BUT DE VIEILLIR LES CHEVAUX.

« Dans les pays d'élève, dit Girard, en Normandie surtout, les nourrisseurs arrachent assez souvent les mitoyennes de lait, surtout dans les chevaux qui *retardent*[1], et déterminent ainsi l'éruption des per-

---

1. A cette occasion, Girard fait remarquer que c'est là une expression consacrée pour désigner ceux dont l'éruption dentaire est tardive. Dans le cas contraire, on dit qu'ils *avancent.*

manentes quelques mois plus tôt. Ceux entre les mains desquels tombent bientôt les mêmes chevaux pratiquent sur les coins de lait la même opération ; de sorte que le cheval n'a pas encore quatre ans et demi, que déjà il est pourvu de toutes les incisives permanentes...

« Certains sujets dont la dentition a été faussée par l'arrachement des dents de lait peuvent marquer l'âge de cinq ans, pendant qu'ils n'ont réellement que quatre ans.

« Pour reconnaître une pareille fraude, l'on doit faire tous les rapprochements susceptibles de fournir des inductions sûres et conduire à la vérité. On ne peut pas établir son jugement d'après l'absence ou la fraîcheur des crochets, puisque ces dents, qui sortent le plus ordinairement à quatre ans, peuvent avancer ou retarder d'un an, ne paraître même au dehors qu'à six ans. En portant toute son attention sur l'état de la rangée dentaire, on verra que, si l'on a trouvé les moyens de hâter la sortie des incisives, l'on n'a pas trouvé celui de faire prendre à ces dents la position qu'elles doivent avoir et de donner à la rangée qu'elles forment la disposition qui lui est propre. Lorsque les dents de remplacement sortent naturellement après avoir usé et expulsé les caduques, elles se rangent symétriquement dans le même ordre les unes à côté des autres, et elles constituent à l'âge de cinq ans une *arcade régulière*. Dans le cas contraire où leur éruption a été avancée par l'arrachement des incisives de lait, elles sont placées de travers et rendent l'*arcade irrégulière*. À cette même époque, les gencives et le bord alvéolaire, plus ou moins rouges et gonflés, semblent refouler en arrière la rangée dentaire, et cet état des parties est d'autant plus sensible qu'il y a moins de temps que l'opération de l'arrachement a eu lieu ; parfois des parcelles de dents incomplètement extraites sont encore implantées dans l'os maxillaire et se montrent au devant des dents d'adulte ; toutefois, l'arcade incisive offre un aspect insolite que l'homme exercé reconnaît facilement. Lorsque la dent fœtale n'a été arrachée que depuis peu de temps, la place qu'elle occupait est enflammée, contuse et excoriée ; c'est pour cette raison qu'il est toujours plus facile de s'assurer de la manœuvre frauduleuse dans le principe.

« Souvent l'on n'arrache que les dents de la mâchoire inférieure ; c'est la vraie cause pour laquelle, dans un grand nombre de chevaux, leur éruption précède celle des incisives supérieures ; et ce cas est trop simple pour qu'on puisse s'y méprendre [1]. »

1. Girard, *loc. cit.*, p. 84 et suivantes.

Beaucoup d'auteurs ont parlé dans le même sens. Séon Rochas [1], qui s'est plu à décrire comment on procède à l'arrachement des incisives caduques, dit même qu'un cheval de trois ans, au moment de l'opération, paraissait, trois mois plus tard, avoir quatre ans, en ce sens que les mitoyennes de seconde dentition commençaient à paraître.

A première vue, tout cela semble clair, mais l'arrachement des dents de lait a-t-il réellement pour résultat de rendre plus hâtive l'éruption de leurs remplaçantes? La question vaut la peine d'être examinée.

Tout le monde n'est pas du même avis à cet égard. De Curnieu, par exemple, se prononce formellement contre l'insuccès de cette pratique [2] :

« Premièrement, dit-il, je ne crois pas aux poulains *avancés* par l'arrachement prématuré des dents de lait.

« Un jour, j'achetai à la foire de Chauny une pouliche de trait, sans dents de cheval (sans dents d'adulte) à la mâchoire supérieure et avec quatre dents de lait à l'inférieure.

« La place des pinces était vide, la gencive propre, nette, sans apparence de plaie ni de cicatrice.

« Lorsque les pinces d'en haut tombèrent, les pinces d'en bas firent leur trou à la gencive, et parurent. Évidemment, on avait voulu avancer la jument; l'avait-on avancée? non; on avait ôté les dents et voilà tout [3].

« Si, pour arracher la dent de lait, vous n'attendez pas que la dent de remplacement ait usé la première et préparé sa chute, la gencive se referme, et quelquefois, pour la percer, le travail naturel a une difficulté de plus. »

Mayhew [4], de son côté, a consacré un long chapitre aux divers moyens frauduleux qui sont employés en Angleterre pour hâter l'éruption des incisives de remplacement. Il parle de la cautérisation des gencives avec le fer rouge, de coups de lancette donnés dans leur épaisseur, et enfin de l'arrachement des dents caduques. Mais il considère tous ces moyens comme barbares et prétend que l'arrachement des incisives caduques gêne parfois la sortie de leurs remplaçantes.

Devant des opinions aussi contradictoires, nous avons dû nous adresser directement à plusieurs de nos honorables confrères habi-

---

1. Séon Rochas, *Histoire d'un cheval de troupe*, Paris, 1839, p. 26.
2. De Curnieu, *loc. cit.*, t. III. p. 527.
3. Il est bon de remarquer que de Curnieu n'a pas dit jusqu'à présent que les pinces inférieures eussent été arrachées. C'est une simple présomption de sa part, mais qui ne donne nullement la preuve de sa conclusion.
4. Edward Mayhew, *The horse's mouth, showing the age by the teeth*, 3e édition, Londres, p, 123.

tant les pays où l'on pratique l'arrachement des dents de lait. Voici les réponses faites à nos questions :

1° *Quelles sont les personnes qui pratiquent l'arrachement des incisives de première dentition ?*

Ce sont les éleveurs, les empiriques et les marchands de chevaux. Les vétérinaires les considèrent avec raison comme une manœuvre frauduleuse à laquelle ils ne veulent pas s'associer.

2° *Manuel de l'opération. — Résultats immédiats.*

L'animal est maintenu debout, avec un tord-nez placé sur la lèvre supérieure.

On emploie des instruments particuliers : des pinces, des tricoises ou même une clef de Garengeot. Il paraît que cette dernière est préférable, parce qu'elle permet d'arracher seulement la dent qu'on veut enlever, sans ébranler ni casser ses voisines.

Les difficultés de l'opération augmentent, suivant qu'on l'exécute à une époque plus éloignée du moment où la dent serait tombée d'elle-même. Dans ce dernier cas, elle est très simple. Il faut néanmoins agir avec précaution, car il peut arriver que l'incisive se brise immédiatement au-dessous de son collet.

La douleur assez vive, qui est la conséquence de l'arrachement, s'oppose, dans quelques circonstances, à ce que les animaux continuent à prendre leurs aliments dans le pâturage, et l'on conseille de leur donner à manger à l'écurie, au moins pendant un certain temps, une nourriture particulière, telle que l'avoine, le seigle, l'orge, après cuisson préalable.

Il en est qui, par la suite, deviennent méchants ou difficiles à brider.

3° *A quel âge fait-on l'opération ? Combien arrache-t-on de dents à la fois ?*

Cela varie : tantôt on commence vers deux ans en n'arrachant que les pinces; tantôt plus tard, en n'extirpant que les mitoyennes ; ou enfin plus tard encore, en n'évulsant que les coins. Mais il est des chevaux auxquels on enlève à des époques successives les pinces, les mitoyennes, puis les coins. Quelquefois, paraît-il, l'opération porte seulement sur les dents de la mâchoire supérieure.

Il n'y a donc rien de fixe à cet égard ; le principal pour l'éleveur qui a un poulain développé est de s'en débarrasser le plus tôt possible pour éviter les frais d'entretien, les chances de perte ou de détérioration, ou enfin pour réaliser le plus prochainement les bénéfices que produira sa vente.

La fraude est pratiquée de trois ans à trois ans et demi, si l'on veut faire croire que le cheval a quatre ans, et de quatre ans à quatre ans et demi, lorsqu'on veut le donner comme entrant dans sa cinquième année. Dans le premier cas, il est bien entendu qu'on enlève les quatre mitoyennes ; dans le second, ce sont les quatre coins.

4° L'arrachement des incisives de lait hâte-t-il l'éruption des dents d'adulte ?

Nos confrères ont presque tous répondu à cette question par l'affirmative ; un seul prétend que non seulement il ne hâte pas, mais qu'il retarde l'éruption des remplaçantes, suivant qu'il a été pratiqué 6, 8 ou 10 mois avant l'époque naturelle du remplacement. Les autres déclarent que l'éruption est activée si l'opération a été bien faite, c'est-à-dire si l'on a arraché la totalité de la dent caduque.

A cette occasion, M. Yvon [1], vétérinaire à Bayeux, nous a communiqué des observations intéressantes.

« Cette opération, dit-il, ne hâte que peu l'évolution des dents de remplacement. Aux environs de Bayeux, et surtout dans la plaine de Caen, où l'on arrache fréquemment les incisives des chevaux pour faire supposer qu'ils sont plus âgés, et pour s'en débarrasser plus promptement, on ne la pratique que six mois, tout au plus, avant l'époque où les dents devraient tomber naturellement. Mais, le plus souvent, on ne les enlève que deux mois et même un mois avant le moment de leur disparition, pour livrer plus facilement les animaux aux remontes ou les vendre au commerce. Dans le premier cas, l'extirpation favorise de deux mois au plus, et quelquefois pas du tout, l'éruption des dents de remplacement ; dans le second, de quinze à trente jours.

« Ce serait une grave erreur de croire qu'en arrachant les mitoyennes, au moment de la chute naturelle des pinces, celles-là, au bout de quelques jours, viendraient à pousser de pair avec celles-ci. La plaie résultant de l'extirpation de ces dents se cicatriserait au contraire très promptement, et il se formerait à leur place un fort bourrelet gingival longtemps persistant.

« Comme je l'ai dit plus haut, ajoute M. Yvon, je pense que l'arrachement des dents n'avance que peu l'évolution dentaire. A la face postérieure de chaque dent caduque qui vient d'être éliminée, il est facile de constater une dépression transversale, véritable empreinte faite par la dent de remplacement qui s'y incruste en poussant la première hors de l'alvéole. Il est évident que ce n'est pas celle qui doit disparaître qui empêche la remplaçante de sortir, mais plutôt cette dernière qui chasse l'autre au fur et à mesure qu'elle se développe.

« Nos poulains normands, à quelques légères exceptions près, nais-

---

1. Yvon, *note communiquée.*

sent depuis le 15 février jusqu'au 15 juin. Il y a donc une différence de quatre mois entre ceux qui naissent les premiers et les seconds. Au mois de janvier, par conséquent cinq ans après leur naissance, les poulains nés en février auront toutes leurs incisives, tandis que chez les autres l'évolution des coins ne se fera qu'au mois de mai. Cependant, ces poulains seront tous considérés comme ayant cinq ans, bien que les derniers, en janvier et en février, n'aient pas fait toutes leurs dents. C'est pour détruire toute équivoque que, fort souvent, les éleveurs arrachent alors, à quatre ans et demi, les coins des poulains nés en juin, pour leur faire marquer cinq ans comme ceux de février de la même année.

« Dans d'autres circonstances, les éleveurs arrachent à quatre ans et demi les coins des chevaux nés au commencement de l'année, et les dents de remplacement ayant grandement acquis toute leur longueur normale en janvier et en février de leur cinquième année, ils les font passer aux ignorants pour des chevaux de six ans. »

L'arrachement des incisives caduques n'a aucune influence sur le développement général de l'individu qui en a été l'objet.

En dernière analyse, il faut conclure, d'après tous les renseignements relatés, que cet arrachement active dans une certaine proportion l'éruption des remplaçantes, et vieillit l'animal, surtout s'il a été pratiqué peu de temps avant la chute naturelle des caduques. En pareil cas, un cheval qui marque cinq ans n'a donc pas encore réellement cet âge.

§ II. — CONTRE-MARQUE, DANS LE BUT DE RAJEUNIR LES CHEVAUX.

La manœuvre dolosive connue sous le nom de *contre-marque* a pour but de faire paraître le cheval plus jeune qu'il ne l'est en réalité : elle ne doit tromper que les ignorants ou les inattentifs, ainsi que nous le démontrerons bientôt.

On sait que les incisives de remplacement, chez les jeunes animaux, ont une extrémité libre dont le diamètre transversal est plus grand que l'antéro-postérieur. On sait aussi que la table dentaire se modifie et acquiert successivement une forme ovale, arrondie, triangulaire, etc. On sait enfin que la cavité dentaire extérieure occupe d'abord toute la surface de frottement ; qu'elle diminue graduellement de profondeur, se rapproche de plus en plus du bord postérieur, disparaît, puis est remplacée par le cément central, circonscrit par les parois du

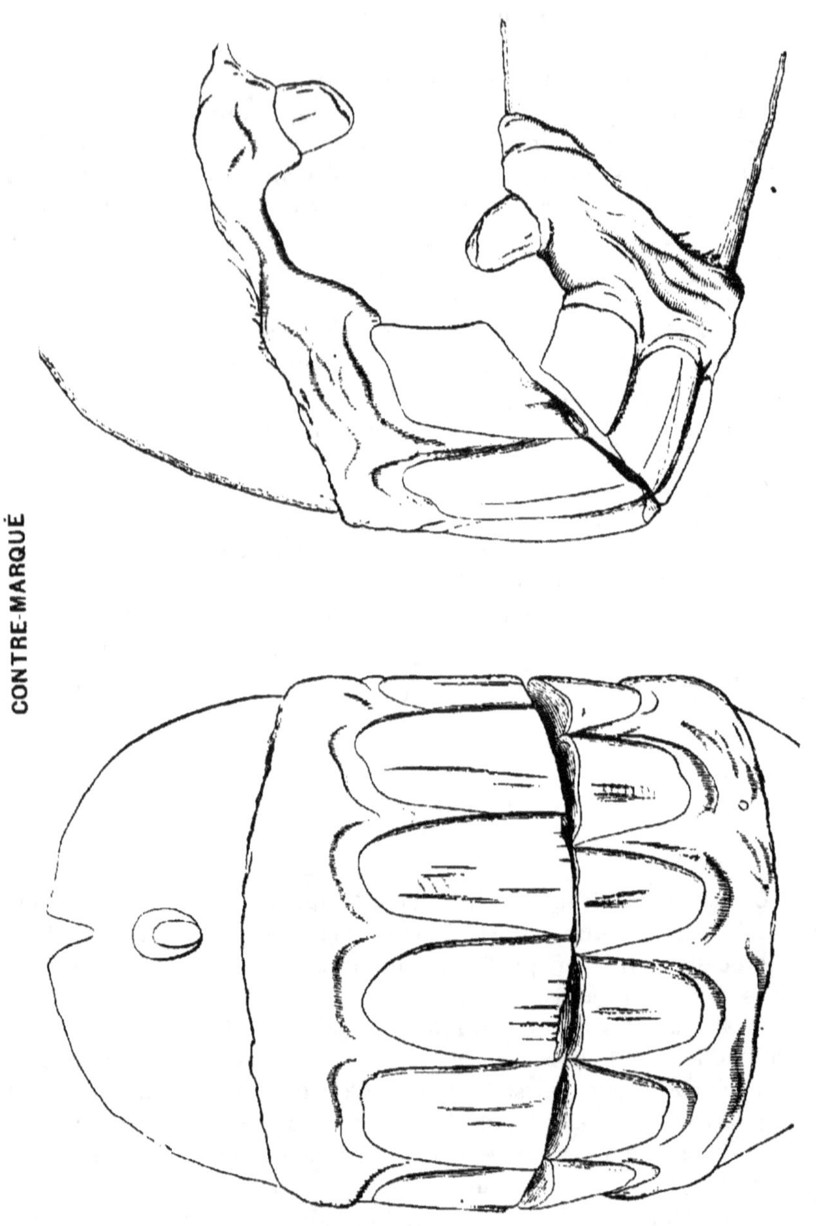
CONTRE-MARQUÉ

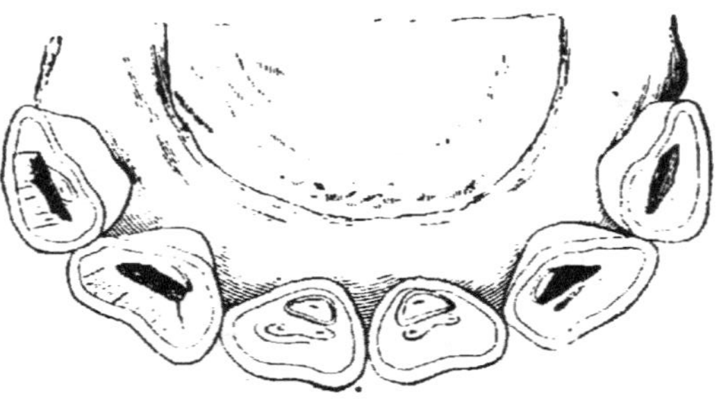

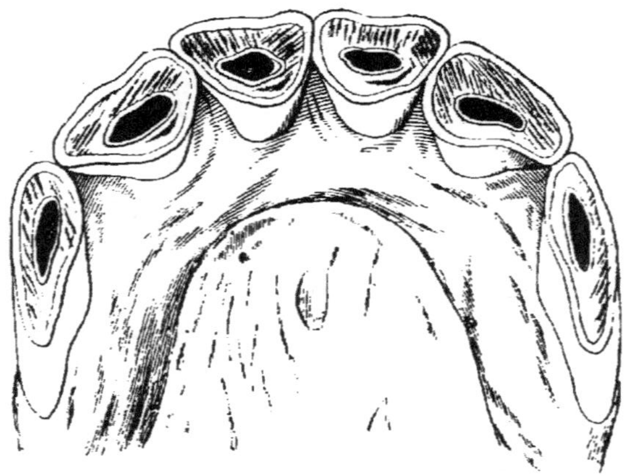

PLANCHE XXXIV

Contre-marqué. — Sur les mâchoires vues de *face*, on constate, entre les deux arcades, un intervalle au niveau des mitoyennes et des coins, provenant de ce que ces dents ont été raccourcies par la lime. Ce fait devient plus manifeste sur le *profil*. Quant aux *tables*, elle portent, pour la plupart, les traces de la lime ; de plus, celles des mitoyennes et des coins inférieurs sont creusées en leur milieu d'une cavité artificielle, non entourée d'émail, derrière laquelle s'aperçoivent encore les vestiges de l'émail central.

cornet dentaire dont la pointe finit par s'éliminer à son tour.

Pour le rajeunir, le maquignon (car ce n'est pas un marchand honnête qui se livre à ce genre d'industrie) choisira de préférence un cheval assez vigoureux, ayant de bons membres et encore bien conservé. Soit donc un sujet de douze ans, par exemple : à cette époque de la vie, les incisives inférieures sont arrondies et l'émail central a disparu ou à peu près de leurs tables. Supposons qu'il s'agisse de donner à ces dents les caractères de l'âge de sept ans.

Certaines gens, à Paris, ont la réputation de pratiquer artistement la fraude, et nous leur avons fait un jour « *travailler* » deux chevaux tout exprès pour les montrer ensuite aux élèves. D'un autre côté, nous en avons observé de nombreux spécimens sur des animaux récemment achetés.

Voici le *modus faciendi :* on applique au cheval un licol solide dont la longe est fixée au niveau du sol, de manière que la tête soit à portée de la main de l'opérateur. Puis, on place dans la bouche un billot de bois assez épais, destiné à la maintenir ouverte, afin que l'arcade incisive inférieure soit tout à fait libre.

Quelquefois, avant de commencer le *travail*, on lime à plat les tables dentaires des deux mâchoires ; puis, à l'aide d'une gouge étroite, une petite cavité, transversale est pratiquée sur les mitoyennes et sur les coins : opération assez difficile, la gouge devant attaquer l'émail central. Jamais on ne fait de ces cavités dans les incisives supérieures, car elles en sont encore pourvues. D'autres fois aussi, on lime les crochets, surtout en dedans, de manière à rafraîchir leur extrémité libre, en la rendant un peu pointue. Cette dernière précaution n'est cependant pas employée sur tous les chevaux *contre-marqués*.

C'est alors que l'on colore en noir, généralement avec l'azotate d'argent, la cavité artificielle, afin de lui donner l'apparence de ce qu'on appelle le *germe de fève* dans les dents d'adulte.

Mais on a beau employer les moyens propres à rendre la salivation abondante, au moment où l'on expose le cheval en vente, il est facile de constater la fraude et voici à quels caractères (Pl. XXXIV) :

1° Si, après avoir écarté les lèvres l'une de l'autre, on reconnaît que les incisives des deux mâchoires ne se correspondent pas exactement, c'est qu'on a limé leur surface de frottement sans raccourcir les molaires dans les mêmes proportions ;

2° Si, après avoir saisi la langue pour écarter la mâchoire inférieure de la supérieure, on reconnaît des cavités sur les tables dentaires inférieures, il faut se demander si leur présence est en rapport avec la forme de la table ; enfin, il faut déterminer si elles sont naturelles ou artificielles. Nous n'avons plus qu'à insister sur ce dernier point.

a. *Lorsque la cavité est naturelle*, elle est entourée par un bord d'émail qui saille sur la table dentaire. Cette saillie résulte de ce fait que deux des substances qui composent essentiellement la dent (l'émail et l'ivoire) ne sont pas d'une égale résistance à l'usure.

b. Par opposition, *quand la cavité est artificielle*, ses parois ne sont pas entourées d'émail, et la ligne qui limite son ouverture ou son entrée ne fait aucun relief sur la table, ce qui se reconnaît très facilement par la vue et le toucher.

§ III. — LIMAGE DU COIN DE LA MACHOIRE SUPÉRIEURE.

On sait que vers l'âge de sept ans les coins supérieurs présentent une échancrure bien prononcée, due à ce que leur extrémité libre n'est pas en rapport dans toute son étendue avec celle des inférieurs. Or, beaucoup de personnes connaissent cette échancrure, et les marchands surtout n'ignorent pas, — lorsque les dents sont encore fraiches, — qu'en la faisant disparaître, le cheval semblera plus jeune qu'il n'est réellement. Aussi l'enlèvent-ils d'un coup de lime. Cette fraude, qui est rarement pratiquée et dont nous avons vu quelques exemples. n'a pas une grande importance ; il est d'ailleurs facile de la démasquer en recherchant les traces de la lime sur la table des coins supérieurs.

SIXIÈME SECTION

DES SIGNALEMENTS

Dans cette section, nous nous proposons d'indiquer les notions que le lecteur doit posséder pour arriver à *signaler* un cheval, c'est-à-dire à le distinguer de ses pareils. Parmi ces notions, il en est dont il a déjà été traité et que nous n'aurons plus qu'à appliquer. Quant aux autres, le moment est venu d'y insister : elles ont trait aux *robes* et à leurs *particularités*, à la *taille*, et à la confection de la pièce connue sous le nom de *signalement*.

CHAPITRE PREMIER

DES ROBES

1° ROBES PROPREMENT DITES.

En extérieur, le mot *robe* est synonyme de pelage. Il désigne l'ensemble des poils et des crins qui revêtent la surface du corps. Aussi dit-on indifféremment d'un cheval qu'il *a telle robe, tel poil*, ou qu'il *est sous tel poil*.

Ces poils et ces crins, produits de sécrétion d'organes particuliers annexés à la peau (*bulbes pileux*), présentent des colorations variées très remarquables, surtout sur les animaux qui vivent à l'état de domesticité. Chez les animaux sauvages, comme le tigre, le léopard, le daim, le cerf, le chevreuil, etc., la *livrée* est uniforme.

Les couleurs des poils du cheval sont : le *noir*, le *blanc*, le *rouge*, le *roussâtre*, le *gris* et le *jaune*. Leurs nuances nombreuses et leurs mélanges divers rendent l'étude des robes assez compliquée.

Presque tous les hippologues ont décrit ces dernières d'après des classifications personnelles qu'ils ont crues plus simples, plus claires ou plus complètes que celles de leurs prédécesseurs.

L'historique de ces classifications et l'examen des principes qui leur ont servi de base seraient fastidieux et nous entraîneraient trop loin. Ce qu'on peut dire à leur avantage, c'est que toutes sont assez satisfaisantes sous le rapport des faits signalés. Mais il n'en est aucune à l'abri de quelques reproches. La raison de cette insuffisance tient à l'extrême variété du sujet. Si la plupart des cas ont été prévus et trouvent une place facile dans les divisions adoptées, il en est un certain nombre qui défient toutes les tentatives et pour lesquels notre langue devrait étendre son vocabulaire. A notre avis, la création de termes nouveaux jetterait de la complication et non de la clarté sur des descriptions déjà embrouillées. Dans la pratique, le plus sage est de réserver une mention particulière pour les exceptions, fort peu communes, du reste, qu'on est exposé à rencontrer.

Nous fondant sur ce fait qu'il ne naît d'ordinaire jamais de poulains blancs ou ayant du blanc dans leur robe, et que cette couleur n'apparaît que plus ou moins tardivement [1], nous établirons tout d'abord, à l'exemple de notre collègue, M. le professeur G. Neumann, trois grandes catégories , les *robes primitives*, les *robes dérivées* et les *robes conjuguées*.

Par ROBES PRIMITIVES, nous entendons celles que l'animal apporte en naissant;

Par ROBES DÉRIVÉES, celles qui paraissent après la naissance et sont dues à l'introduction du blanc dans une robe primitive ;

Par ROBES CONJUGUÉES, celles qui sont caractérisées par la présence, sur le même individu, de deux robes primitives ou dérivées.

Étudions d'abord les premières.

---

1. Nous devons pourtant à la vérité de mentionner ce passage de de Curnieu, relatif aux poulains blancs : « Souvent. dit-il, la robe blanche caractérise une race. On a parlé des petits chevaux blancs du duc de Montrose, en Angleterre, derniers rejetons d'une souche espagnole ou barbe... On a longtemps conservé dans le Hanovre et en Danemark des chevaux blancs assez semblables à ces derniers. Il y en a encore ; on les appelle weisgeboren (*blancs de naissance*). — (*In* de Curnieu, *Leçons de science hippique générale*, 1re partie, p. 174. Paris, 1855).

§ I. — ROBES PRIMITIVES.

Nous diviserons ces robes en trois groupes :

a. Les ROBES SIMPLES, formées de poils d'une seule espèce. Ex. : le noir, l'alezan.

b. Les ROBES COMPOSÉES, formées de poils de deux couleurs, les uns noirs, pour les crins et les extrémités : les autres jaunes, roux ou gris, pour le corps. Ex. : l'isabelle, le bai, le souris.

c. Les ROBES MIXTES, formées en grande partie de poils nuancés, sur chacun desquels se trouvent deux couleurs différentes, le jaune plus ou moins clair à la base et le noir au sommet. Ex. : le louvet.

A. — Robes simples.

Nous classons parmi les *robes simples* toutes celles qui sont constituées par des poils de la même couleur. Elles comprennent le *noir* et *l'alezan*. Si nous n'y rangeons pas le *blanc*, comme l'ont fait tous les auteurs, c'est parce que ce poil n'appartient pas à une robe primitive. D'ailleurs, le blanc véritable, celui qui, au sens strict du mot, ne présente *aucun* poil foncé, est si rare, que beaucoup discutent son existence. Dans la pratique ordinaire, les chevaux qu'on signale *blancs* ne sont, en réalité, que des gris extrêmement clairs, sur lesquels on finit presque toujours par découvrir quelques crins ou quelques poils foncés, quand on les examine attentivement. Au reste, nous prévenons le lecteur d'un avis différent qu'il lui sera facile de réintégrer cette robe dans le groupe dont il va être question.

1° Le **NOIR** ou la **ROBE NOIRE** se passe de définition. C'est la plus sombre de toutes les robes. Ses variétés sont au nombre de deux, savoir :

a. Le NOIR FRANC OU ORDINAIRE, obscur, mat, uniforme, sans aucune espèce de reflet.

b. Le NOIR MAL TEINT, terne, roussâtre au soleil, avec des dégradations de teintes, moins sombre, quelquefois presque lavé, aux coudes, aux ars, aux flancs, au ventre, aux grassets et aux fesses. Il est souvent difficile de le distinguer du bai brun, surtout en hiver ; nous en indiquerons pourtant les moyens au sujet de cette dernière robe.

Le noir peut être pourvu d'un reflet brillant qui lui est propre. C'est celui qu'on désigne sous le nom de *jais, jayet, jaïet* ou *moreau*, à cause de son analogie d'aspect avec celui des bijoux en jais. Il en sera question à propos des particularités des robes.

2° L'**ALEZAN** ou la **ROBE ALEZANE** comporte des poils blonds, fauves, roussâtres, rappelant plus ou moins la couleur de la cannelle.

Nous confondons dans ce type celui que plusieurs auteurs ont appelé *café-au-lait, soupe-de-lait*, car il ne nous parait en être qu'une variété.

La robe alezane comprend :

a. L'ALEZAN CAFÉ-AU-LAIT, dont la nuance ressemble à celle qui résulte d'un mélange de lait et de café. — Suivant sa teinte, on le dit *clair, ordinaire* ou *foncé*. Le café-au-lait très clair s'appelle encore *soupe-de-lait*.

b. L'ALEZAN CLAIR ou FAUVE a une teinte jaunâtre qui rappelle le pelage des bêtes fauves. Il suffit quelquefois d'un séjour d'un mois au vert en liberté, jour et nuit, pour que l'alezan prenne cet aspect.

c. L'ALEZAN ORDINAIRE revêt la couleur de la cannelle aussi bien pour le corps que pour les crins et les extrémités.

d. L'ALEZAN POIL DE VACHE ou LAVÉ a une teinte fauve dégradée, mais les crins et les extrémités en sont très pâles, presque blancs.

e. L'ALEZAN FONCÉ ou OBSCUR est de couleur cannelle tirant sur le brun.

f. L'ALEZAN CERISE offre le ton rougeâtre de la cerise.

g. L'ALEZAN CHATAIN est d'un rouge brun clair, uniforme comme celui de la châtaigne arrivée à maturité.

h. L'ALEZAN MARRON est de même teinte générale que le précédent, mais montre, çà et là, des parties plus foncées analogues aux veines du marron d'Inde.

i. L'ALEZAN BRULÉ a très exactement la nuance du café torréfié. Il n'est pas rare de le rencontrer avec des crins presque tout à fait blancs. On doit alors le signaler : *à crins blancs.*

Plusieurs de ces variétés sont accompagnées de reflets particuliers. C'est ainsi que l'alezan clair ou fauve peut être *doré ;* l'ordinaire et le cerise, *cuivrés ;* le châtain et le marron, *bronzés*, selon la façon dont ils réfléchissent la lumière.

Nous ajouterons que les marques blanches à la tête et aux membres, ainsi que les taches de ladre aux naseaux et aux lèvres, sont extrêmement communes sur les chevaux alezans.

Enfin, avec de Curnieu [1], nous dirons que nous avons observé plusieurs sujets de cette robe absolument dépourvus de poils blancs (voy. le mot *zain*).

1. De Curnieu, *loc. cit.*, 1re partie, p. 179.

B. — **Robes composées**.

Nous appelons *robes composées*, toutes celles qui sont formées par deux sortes de poils séparés, les uns jaunes, rouges ou gris pour le corps, les autres toujours noirs pour les crins et les extrémités.

Elles comprennent : l'*isabelle*, le *bai* et le *souris*.

1° **L'ISABELLE** ou la **ROBE ISABELLE** se caractérise par des poils de deux couleurs séparés : ceux du corps sont jaunes ou jaunâtres ; ceux des extrémités, depuis le genou et le jarret, sont noirs, ainsi que les crins.

Selon sa nuance, on le dit *clair*, *ordinaire* ou *foncé*.

Il est commun, mais non constant, de rencontrer sur l'épine dorso-lombaire et la croupe des chevaux isabelles une étroite bande noire longitudinale (*raie de mulet*), ainsi que des lignes noirâtres sur leurs jambes et leur avant-bras (*zébrures*) ; leurs oreilles sont souvent aussi bordées d'un *liseré* foncé. Bien que ces particularités modifient incontestablement l'aspect de la robe, elles n'en changent pas la nature. Il est nécessaire et il suffit qu'un sujet ait les poils jaunes, les crins ou les extrémités noirs, pour que nous le signalions isabelle. Lorsque la raie de mulet, les zébrures ou le liseré existent, nous en indiquons simplement la présence, car ces marques se montrent parfois sur les chevaux bais, les alezans et les souris.

Cette manière de voir, déjà partagée par plusieurs hippologues, a l'avantage de séparer nettement les isabelles des café-au-lait, dont le poil a souvent une grande analogie de couleur. Aussi, par définition, nous ne conservons plus la variété d'isabelle dite *aux crins noirs ;* quant à celle que l'on qualifiait autrefois d'isabelle *aux crins blancs*, nous ne saurions l'admettre non plus. Lorsque les extrémités sont de même teinte que le corps, l'animal doit être classé parmi les alezans café-au-lait. On remarquera qu'ici nous considérons les crins blancs ou lavés comme une *particularité* et non comme une *variété*.

Il eût peut-être été plus simple, plus naturel, plus logique, de ranger l'isabelle parmi les bais, avec quelques-uns desquels il a fréquemment une ressemblance frappante, et d'en faire un *bai isabelle*, d'après le principe qui nous a guidés pour les café-au-lait par rapport aux alezans. Néanmoins, respectueux, en cela, des traditions et du langage, nous avons préféré laisser au temps le soin de mûrir notre idée avant d'en proposer l'introduction définitive dans la pratique.

Une légende plaisante rapporte, au sujet de l'étymologie de la couleur *isabelle*, que l'archiduchesse Isabelle d'Autriche, fille de Philippe II d'Espagne et gouvernante des Pays-Bas, accompagnant son époux au siège d'Ostende, fit le vœu de ne pas changer de linge avant la reddition de la place. Le siège de cette ville ayant duré trois ans (1601 à 1604), la chemise de la princesse avait acquis une nuance fauve particulière à laquelle fut donné, depuis, le nom d'*isabelle*[1].

2° Le **BAI** ou la **ROBE BAIE** ne diffère de l'isabelle qu'en ce que les poils jaunes y sont remplacés par des rouges. Ceux-ci sont d'une teinte moyenne qui rappelle celle de l'acajou, de la cerise mûre, de la cassure du quinquina rouge, etc., mais variant du clair au foncé, depuis le jaune fauve jusqu'au marron et au brun.

Le bai ne saurait être confondu avec l'alezan, d'abord, parce que les crins et la partie inférieure des membres y sont noirs dans la presque totalité des cas ; ensuite, à cause de sa couleur plus sombre, de ses tons plus chauds et de ses reflets plus vifs.

On rencontre pourtant des chevaux de ce poil chez lesquels les membres, *dans toute leur étendue*, sont de même nuance que le fond de la robe ; sur d'autres, on ne voit du noir qu'au pourtour des couronnes ; enfin il en est qui n'offrent de poils noirs que le long des tendons et sur les phalanges.

Les variétés du bai sont les suivantes :

a. Le BAI CLAIR OU FAUVE, dont la teinte rouge est très claire, tirant même un peu sur le jaunâtre. Il ressemble souvent à l'isabelle foncé et a quelquefois, comme celui-ci, la raie de mulet et les zébrures, ce qui nous conduit, en pareil cas, à le ranger sans hésitation dans ce dernier type, où ces particularités sont si communes.

b. Le BAI ORDINAIRE est de couleur nettement rouge.

c. Le BAI CERISE, BAI SANGUIN et le BAI ACAJOU sont un peu plus foncés et presque identiques. Les qualificatifs par lesquels on les désigne suffisent à en indiquer les différences ainsi que les nuances particulières.

d. Le BAI CHATAIN, d'un brun clair uniforme, donne l'idée de la châtaigne arrivée à maturité.

e. Le BAI MARRON reproduit assez bien la teinte du marron d'Inde, avec des tons plus foncés et plus chauds sur les parties supérieures du corps.

f. Le BAI FONCÉ est de couleur sombre tirant sur le brun.

g. Le BAI BRUN, enfin, se montre presque noir. On le confondrait même avec le noir mal teint, l'hiver surtout, s'il n'avait des tons

1. Bouillet, *Dictionnaire d'histoire et de géographie*, édit. de 1860.
   Littré, *Dictionnaire de la Langue française*.

rougeâtres aux naseaux, aux ars, aux coudes, au ventre, aux flancs ou aux fesses, qui permettent toujours de l'en distinguer.

Les chevaux bais offrent souvent des marques blanches en tête, comme les alezans d'ailleurs; elles y sont pourtant moins communes. Nous en dirons autant de leurs reflets. Chez les sujets vigoureux, bien pansés, par une vive lumière, les teintes claires sont fréquemment *dorées*, les rouges, *cuivrées*, et les brunes, *bronzées*.

3° Le **SOURIS** ou la **ROBE SOURIS** constitue encore un assemblage de deux couleurs séparées : le corps y est revêtu de poils d'un gris cendré analogues à ceux de la souris; quant aux membres, ils sont noirs, depuis le genou et le jarret, comme chez l'isabelle et le bai.

Selon les cas, le souris est *clair*, *ordinaire* ou *foncé*.

Assez communément, il a la tête plus sombre, la raie de mulet et des zébrures sur la face externe des jambes et des avant-bras ; d'autres fois, les membres sont de même couleur que le corps. L'existence de ces particularités doit être signalée.

C. — Robes mixtes.

Dans les groupes précédents, nous avons vu la robe formée par des poils d'une seule couleur ou de deux couleurs, mais le corps, quel que fût le cas, restait toujours pourvu de poils simples; seules, les extrémités se montraient différenciées. Ici, les éléments de la robe sont de diverse nature et d'ordinaire intimement mélangés ; de plus, ce mélange se traduit sur les poils eux-mêmes : ceux-ci revêtent deux teintes distinctes, localisées, d'une part à leur base, de l'autre à leur pointe.

C'est pour exprimer que ces robes, dans leur ensemble comme dans leurs détails, réalisent en quelque sorte une fusion des caractères des autres groupes, que nous les avons qualifiées de *mixtes*.

Jusqu'à présent, on n'en connaît qu'une espèce sur le cheval : le *louvet;* mais il en existe d'autres chez certains animaux domestiques ou sauvages, tels que le chien de berger, le chat tigré, le blaireau, le loup, le cerf, le chevreuil, le lièvre, le lapin, etc. Chacun d'eux a quelques parties de son pelage, notamment la face supérieure du corps, formées par des poils *nuancés* de deux ou de trois couleurs, associées de façons très différentes et combinées dans des proportions très variables. Il n'entre pas dans notre plan de les décrire.

Le **LOUVET** ou la **ROBE LOUVETTE** se rapproche, comme son nom l'indique, du pelage du loup; autrefois on l'appelait *poil de cerf* pour des raisons du même ordre.

Selon nous, c'est Vallon [1], dont nous avons contrôlé la justesse des observations, qui a le plus exactement défini cette robe. « Le louvet, dit-il, est formé de deux nuances, le noir et le jaune, tantôt *séparées* sur des poils différents, mais le plus souvent *réunies* sur le même poil, dont la *base* est *jaune* et l'*extrémité noire*. » Ajoutons que les crins sont d'ordinaire foncés, comme ceux de l'alezan brûlé; il en est de même des extrémités : en pareil cas, cette dernière particularité doit être signalée.

Suivant la prédominance de l'une ou de l'autre de ses couleurs, le louvet présente les variétés ci-après :

On le dit *clair*, lorsque le jaune plus ou moins lavé y domine; *ordinaire*, quand le jaune et le noir s'y trouvent à peu près dans des proportions égales : *foncé*, enfin, lorsque le noir l'emporte sur le jaune, lui-même assez intense. Les chevaux de ce poil sont rares. Après la tonte, il est à remarquer qu'ils deviennent beaucoup plus clairs, de teinte isabelle, café-au-lait, parfois même presque blancs. Notre collègue, M. Saint-Yves Ménard, en a mis un à notre disposition, de race japonaise, qu'on avait peine à reconnaître après le passage de la tondeuse, parce que la base de ses poils était à peu près blanche.

Les reflets habituels du louvet sont le *doré* et le *bronzé*.

§ II. — ROBES DÉRIVÉES.

Nous avons défini ces robes : celles qui apparaissent après la naissance et résultent de l'introduction du blanc dans une robe primitive.

Elles sont au nombre de quatre : le *gris*, le *blanc*, l'*aubère* et le *rouan*.

1° Le **GRIS** est, selon nous, beaucoup moins simple à déterminer qu'on ne le croit. Classiquement, on le donne comme un mélange de poils blancs et de poils noirs. Pratiquement, il est loin d'en être ainsi. On n'a qu'à prendre au hasard dix chevaux gris, pour se convaincre sans peine que cette caractéristique est insuffisante. Les poils *foncés*, d'abord, *ne sont pas toujours noirs*, tant s'en faut. Souvent ceux-ci sont remplacés par des bruns, des marrons, des châtains, des

____

1. Vallon, *Cours d'hippologie*, t. I, p. 578. Paris, 1863.

bais, des alezans et plus rarement des jaunes. Quant aux poils blancs,
ce ne sont parfois que des jaunes très lavés. C'est ce qui explique
pourquoi les gris sont si difficiles à signaler. S'ils ne sont, en effet,
qu'un mélange de noir et de blanc, d'où viennent alors ces teintes
bleuâtres, violacées, roussâtres ou jaunâtres, qui se trouvent dans
les ardoisés, les vineux, les rouannés, les isabelles, les tourdilles et
les étourneaux ? Répondre que ces nuances ne sont pas des variétés,
mais des particularités, n'est pas résoudre la difficulté, car une particularité est un détail qui change l'aspect d'une région seulement :
ce ne peut être une teinte disséminée partout, et qui, par cela même,
modifie la couleur générale de la robe.

Il nous paraît plus logique et plus exact de dire que le gris est
tantôt un mélange de blanc et de noir, tantôt un mélange de poils
blancs et de poils foncés, ceux-ci pouvant être de couleur et associés
avec de plus clairs, tels que des bais, des alezans ou des isabelles.
Les extrémités et les crins sont toujours de même nature que le fond
de la robe.

Brivet avait bien senti le manque de conformité des variétés admises par la pratique avec la définition classique, quand il écrivait :
« La robe grise est excessivement variée de tons ; c'est une sorte de
chaos, tant il y a mélange de poils de différentes nuances ; elle est
formée de toutes pièces : nous voulons dire qu'elle emprunte à toutes
les couleurs. »

En résumé, deux éléments constants et intimement mélangés caractérisent surtout le gris : des poils *blancs* et des poils *foncés*. On remarquera que nous soulignons avec intention le mot *foncés*, pour
montrer que ce ton peut tenir indifféremment à du noir véritable ou
à du brun.

A ces éléments s'en ajoutent souvent d'autres, le bai, l'alezan et
l'isabelle, qui nuancent leur mélange, mais sans jamais enlever à la
robe le cachet et l'aspect qui lui sont propres.

D'après ce qui précède, les gris sont donc des noirs, des bais, des
alezans ou des isabelles, qui ont *blanchi* d'une manière plus ou moins
accusée suivant les cas. Cela justifie, par conséquent, la place que
nous leur donnons parmi les *robes dérivées*.

Sous le rapport de leur *ton*, c'est-à-dire de leur force et de leur éclat,
nous y reconnaîtrons les principales variétés suivantes :

a. Le GRIS TRÈS CLAIR, qui se rapproche beaucoup du blanc et offre
très peu de poils noirs ou foncés.

---

1. Brivet. *Nouveau Traité des robes*, p. 47. Paris, 1844.

b. Le GRIS CLAIR, moins blanc que le précédent et avec plus de poils noirs ou foncés.

c. Le GRIS ORDINAIRE, qui présente un mélange à peu près égal de blanc et de noir ou de foncé.

d. Le GRIS FONCÉ, caractérisé par la forte prédominance des poils noirs ou foncés.

Relativement à sa *teinte* particulière ou à sa *couleur*, le gris s'appelle :

e. GRIS DE FER, lorsqu'il a la nuance bleuâtre du fer fraîchement cassé. Le vulgaire qualifie ce cheval de *bleu* ou de *gris-bleu*.

f. GRIS ARDOISÉ, quand il rappelle la couleur bleu-sombre de l'ardoise. D'un ton plus foncé que le précédent, il varie lui-même du *clair* au *foncé* selon les cas.

g. GRIS SALE, toutes les fois qu'il a une teinte jaunâtre très claire. Il se rapproche beaucoup du blanc sale.

h. GRIS ISABELLE, lorsqu'il est formé par un mélange de poils blancs, jaunes et foncés. Suivant le ton du jaune et l'abondance relative du foncé et du blanc, il devient alors *clair* ou *foncé ;* mais sa nuance générale rappelle toujours celle de l'isabelle.

i. GRIS ROUANNÉ, quand il constitue un mélange confus de poils blancs, foncés ou rouges ou rougeâtres, ces derniers ordinairement moins abondants. Il peut être *clair* ou *foncé*. Dans le cas où les poils rouges ou rougeâtres prédominent sur les autres, et en particulier sur les foncés, il acquiert une nuance rouge plus accusée ; on le dit alors *gris vineux*.

k. GRIS TOURDILLE OU DE GRIVE, lorsqu'il a l'aspect d'un gris rouanné clair, sur lequel se trouveraient disséminés de petits bouquets de poils blanchâtres ou jaunâtres (Brivet).

l. GRIS ÉTOURNEAU, quand il figure un gris rouanné *foncé* parsemé de petits bouquets de poils blanchâtres (Brivet).

Ces deux dernières variétés sont très rares.

Les gris ont souvent les extrémités plus foncées et deviennent de plus en plus clairs en vieillissant ; ils changent même d'une année à l'autre, ce qui nécessite une revision très fréquente de leur signalement ; enfin, ils sont sujets à des particularités nombreuses et spéciales que nous étudierons plus loin.

2° Le **BLANC** ou la **ROBE BLANCHE**, d'une couleur si universellement connue, n'est pas à définir.

Cette robe ne se manifeste jamais, sauf exceptions très rares, qu'à une époque plus ou moins avancée de la vie. Aussi nous la considérons, en principe, comme dérivée du *gris*, ou encore comme une robe primitive, telle que le noir, l'alezan, l'isabelle ou le bai, dans laquelle les poils noirs, blonds, jaunes ou rouges du début auraient presque totalement disparu. Mais, en cherchant avec attention, on finit, la plupart du temps, par rencontrer quelques-uns de ces poils de couleur sur le corps, dans les crins ou sur les extrémités. C'est la connaissance de ce fait qui a poussé certains auteurs à dire qu'il n'existe pas de chevaux blancs. Lecoq[1] avait déjà blâmé cette opinion trop absolue. Ce n'est pas avec une loupe qu'on doit faire la détermination d'une robe! C'est l'ensemble et non le détail qui en domine la diagnose. On serait ridicule en agissant autrement.

Les variétés de ce poil sont les suivantes :

a. Le BLANC MAT, DE LAIT OU PIGEON, est sans reflets, opaque, d'aspect laiteux, assez semblable au pigeon blanc.

b. Le BLANC PORCELAINE a la teinte bleuâtre de la porcelaine de Chine, par suite de la coloration noire de la peau qu'on devine sous les poils.

c. Le BLANC SALE est d'un ton légèrement jaunâtre. Il dérive quelquefois d'un poil café-au-lait ou soupe-de-lait très clair ou très lavé. Plus souvent, peut-être, il résulte de la malpropreté.

d. Le BLANC ROSÉ offre par places plus ou moins larges des teintes rosées, qui tiennent à l'absence du pigment cutané et à la finesse des poils laissant voir les parties décolorées de la peau.

Le reflet du blanc est l'*argenté*, au même titre que le jayet est celui du noir.

3º L'**AUBÈRE** ou l'**AUBERT**, vulgairement le **PÊCHARD**, est formé, sur le corps, par des poils rouges et blancs mélangés, tandis que les crins et les extrémités sont de même couleur que le fond de la robe et souvent plus clairs.

On voit, d'après cela, que l'aubère n'est autre chose qu'un alezan plus ou moins fortement et diversement envahi par le blanc.

Il se différencie des gris à nuances rosées ou rougeâtres, en ce qu'il n'offre jamais de poils très foncés, c'est-à-dire noirs, noirâtres ou bruns ; mais, comme il blanchit de plus en plus en vieillissant, il finit par se transformer en gris vineux clair.

Suivant l'abondance et l'intensité du rouge, on le qualifie de *clair*, d'*ordinaire* ou de *foncé*.

Lorsque le mélange des deux sortes de poils n'est pas uniforme, il reçoit alors des dénominations particulières :

1. Lecoq, *Traité de l'Extérieur du cheval*, 5ᵉ édit., p. 468.

Ainsi l'aubère est dit *mille fleurs*, quand les poils blancs sont rassemblés par petits bouquets disséminés sur le fond de la robe.

On l'appelle *fleur de pêcher*, dans le cas où ce sont des bouquets de poils rouges ou rosés qui parsèment le fond plus clair de la robe.

4° Le **ROUAN** ou la **ROBE ROUANNE** se compose de trois sortes de poils : des rouges, des blancs et des noirs. Les rouges et les blancs sont mélangés sur le corps, les noirs forment les crins et les extrémités.

Cette robe n'est donc qu'un bai plus ou moins envahi par le blanc.

Selon l'abondance relative et l'intensité du rouge, on le dit :

Clair, lorsque c'est le blanc qui domine;

Ordinaire, lorsque le rouge et le blanc sont à peu près uniformément mélangés;

Vineux ou sanguin, quand c'est le rouge qui domine;

Foncé, enfin, quand c'est le rouge brun.

Les chevaux rouans n'ont pas toujours les membres noirs. Sous ce rapport, ils peuvent être l'objet des mêmes remarques que les bais.

En vieillissant, ils deviennent plus clairs et beaucoup ne sont plus alors que des gris rouannés.

§ III. — ROBES CONJUGUÉES.

Nous désignons par cette expression les robes qui sont caractérisées par la présence, sur le même individu, de deux robes *primitives* ou *dérivées* distinctes, et, plus rarement, de deux *variétés* de la même robe.

Jusqu'à présent, il n'en a encore été indiqué que deux types.

1° Le **PIE** n'est autre chose que l'union, et non le mélange, de la robe blanche avec l'une ou l'autre de celles que nous avons décrites. Il en résulte un aspect singulier pour l'animal : celui-ci se montre recouvert de larges taches blanches, irrégulières, inégalement étendues et diversement situées, qui s'associent et se *conjuguent* pour ainsi dire, mais sans se confondre, avec les taches de couleur, elles-mêmes tout aussi bizarres.

Dans le sens strict du mot, le vrai *pie* ne devrait comporter que le blanc et le noir, comme le plumage de l'oiseau auquel il emprunte son nom. Cependant l'usage a établi, par extension, que la robe noire pouvait être remplacée par une autre. Aussi, pour désigner les robes de ce type, emploie-t-on une expression composée, dans laquelle le mot *pie* se rapporte toujours au blanc, tandis que l'autre terme indique la couleur qui s'y est associée. Exemple : *pie noir*, *pie bai*, *pie rouan*, *pie alezan*, etc.

En outre, pour rendre le signalement plus exact, on est convenu de disposer les termes de cette expression de manière à placer en première ligne le nom de la couleur qui l'emporte en surface. C'est ainsi qu'on dit *bai pie*, *gris pie*, *rouan pie*, etc., lorsque le bai, le gris, le rouan sont plus étendus que le blanc ; et *pie bai*, *pie gris*, *pie rouan*, dans le cas contraire.

Enfin, pour préciser davantage, on peut faire connaître en même temps la variété de la robe blanche ou de la robe de couleur, comme on le voit dans les exemples suivants : *pie noir mal teint*, *louvet foncé pie*, *aubère pie rosé*, *pie porcelaine alezan brûlé*, etc. Mais, d'ordinaire, les variétés de la robe blanche ne sont pas signalées.

Quand les quatre extrémités d'un cheval pie sont *blanches*, on note ces particularités comme des *balzanes* (Voy. ce mot).

Lorsque les crins et les extrémités des pies bai, isabelle et rouan, sont blancs au lieu d'être noirs, il est facile de se tromper et de confondre ces robes avec les pies alezan, café-au-lait et aubère. En pareil cas, il ne reste plus d'autres points de repère que la teinte, la couleur du poil : mais on trouve parfois dans le toupet, la crinière, la queue ou sur les extrémités, quelques crins noirs, foncés ou de couleur, qui permettent d'éviter l'erreur. Quoi qu'il en soit, si la détermination exacte de la robe colorée est impossible, il est bon d'indiquer, à titre de renseignement palliatif, *que le sujet a les extrémités et les crins blancs*.

Les variétés du *pie* comprennent autant d'espèces qu'il y a de types de robes, hormis le blanc. Nous reconnaîtrons, par conséquent :

Le pie *noir*, le pie *café-au-lait* (alezan), le pie *alezan*, le pie *isabelle*, le pie *bai*, le pie *souris*, le pie *louvet*, le pie *gris*, le pie *aubère* et le pie *rouan*.

2° Le **GRIS** et l'**ISABELLE CONJUGUÉS** est une robe extrêmement rare dont l'un de nous[1] n'a jamais observé que deux exemples. Nous lui ajoutons l'épithète de *conjugué*, pour le distinguer du gris isabelle ordinaire (lequel est mélangé), et pour bien établir sa parenté et sa grande analogie avec les pies.

Dans le cas dont il s'agit, il y avait présence, sur le corps du cheval, *de deux robes distinctes :* l'une était la *grise*, et l'autre l'*isabelle*.

Nous ne savons pas si des faits de ce genre, identiques ou analogues, ont

____
1. Arm. Goubaux.

déjà été observés. Toujours est-il qu'on pourrait les ranger très logiquement à côté de celui-ci et les dénommer d'après le même principe.

Nous consignons ici une autre observation qu'il nous a été donné de faire, dans le courant du mois de juillet 1883, et dont nous avons rendu témoins nos élèves, ainsi que H. Bouley et quelques-uns de nos collègues.

Il s'agissait d'une jument de l'armée, propre à la selle, sous poil *bai cerise*, qui présentait de larges taches irrégulières *bai marron foncé*, presque confondues sur le côté gauche de l'encolure, du corps et des membres, — disséminées et *bien délimitées* sur le côté droit.

L'officier qui avait signalé cette bête l'avait portée comme : « bai cerise et bai marron, en forme de pie ». Et, en effet, ces deux variétés du bai se conjuguaient bien entre elles comme les deux robes du pie. Aujourd'hui, si nous avions à refaire ce signalement, nous dirions : «... *sous poils bai cerise et bai marron conjugués*... etc. » Ce qualificatif rappellerait à la fois la disposition des deux sortes de poils, ainsi que les affinités de cette robe singulière avec celles dont nous venons de parler.

ROBES TACHETÉES OU TIGRÉES.

De Curnieu[1] range dans une catégorie spéciale les robes qui, sur un fond blanc ou truité, offrent des taches inégales, de forme à peu près ronde, et disséminées sur presque toute la surface du corps. Ces taches, ordinairement foncées ou rouges, se font remarquer de préférence sur les robes blanche, grise, baie et alezane. Lorsqu'elles sont localisées sur une région, elles constituent simplement une *particularité* ; mais quand elles se généralisent, elles changent tout à fait la couleur et l'aspect de la robe et la rendent plus ou moins bizarre.

Les chevaux de ce poil sont connus vulgairement sous le nom de *chevaux tigrés, marbrés*. Le Danemark, le Hanovre et les bords du Danube auraient, d'après de Curnieu, la réputation d'en produire beaucoup. Autrefois, ils étaient très recherchés et on les payait fort cher. Aujourd'hui, on ne les utilise plus guère que dans les cirques ou pour des voitures de réclame.

1. De Curnieu, *loc. cit.*, p. 190.

TABLEAU SYNOPTIQUE DES ROBES

ROBES PRIMITIVES

(Déjà formées très peu de temps après la naissance.)

CATÉGORIES	COULEUR DES POILS	TYPES PRIMITIFS	VARIÉTÉS CORRESPONDANTES
A — **ROBES SIMPLES** — Poils d'une seule espèce.	Noirs.	Noir.	*Franc : mal teint.*
	Roux ou rougeâtres.	Alezan.	*Café au lait : clair ou fauve : ordinaire : poil de vache : foncé ou obscur ; cerise : châtain : marron : brûlé.*
B — **ROBES COMPOSÉES** — Poils de deux espèces : les uns, *noirs*, pour les crins et les extrémités ; les autres, *jaunes, rouges* ou *gris*, pour le corps.	Jaunes.	Isabelle.	*Clair : ordinaire : foncé.*
	Roux ou rouges.	Bai.	*Clair ou fauve : ordinaire ; cerise : sanguin : acajou : châtain ; marron : foncé : brun.*
	Gris.	Souris.	*Clair ; ordinaire : foncé.*
C — **ROBES MIXTES** — Plusieurs couleurs sur le même poil.	Jaunes à la base, noirs à la pointe.	Louvet.	*Clair : ordinaire : foncé.*

ROBES DÉRIVÉES

(Apparaissant à une époque éloignée de la naissance, et dues à l'introduction du blanc dans une robe primitive.)

ROBES PRIMITIVES FORMATRICES	COULEUR DES POILS associés au *blanc*.	TYPES DÉRIVÉS	VARIÉTÉS CORRESPONDANTES
NOIR, ALEZAN, BAI, ISABELLE.	Noirs, bruns, rouges, roux ou jaunes.	Gris.	*Très clair : clair : ordinaire ; foncé : de fer : ardoisé ; sale ; isabelle : rouanné : vineux ; tourdille : étourneau.*
CELLES QUI FORMENT LE GRIS.	Blanches.	Blanc.	*Mat : porcelaine ; sale : rosé.*
ALEZAN.	Rougeâtres.	Aubère.	*Clair : ordinaire ; foncé ; mille-fleurs : fleur de pêcher.*
BAI.	Rouges.	Rouan.	*Clair : ordinaire ; vineux ; foncé.*

TABLEAU SYNOPTIQUE DES ROBES *(Suite)*

ROBES CONJUGUÉES		
(Union des deux robes *primitives* ou *dérivées* distinctes, et, plus rarement, de deux variétés de la même robe.)		
ROBES OU VARIÉTÉS FORMATRICES.	TYPES CONJUGUÉS CORRESPONDANTS	VARIÉTÉS CORRESPONDANTES.
La robe *blanche* et une autre.	Pie.	*Noir ; alezan ; isabelle ; bai ; souris ; louvet ; gris ; aubère ; rouan.*
Robe *grise* et robe *isabelle*.	Gris et isabelle conjugués.	»
Variétés : *Bai cerise* et *bai marron*.	Bai cerise et bai marron conjugués.	»

2° PARTICULARITÉS DES ROBES.

Outre le genre de la robe et sa variété, il est nécessaire d'indiquer, dans un signalement, certains détails ou marques particulières, qui tiennent à des reflets brillants, à la présence de poils différents des autres, soit par la couleur, soit par la direction, enfin à la décoloration de la peau ou de la robe elle-même. Ces signes divers, très variables par leur situation, leur forme, leur étendue et leur composition, ont reçu le nom général de *particularités des robes*. Ils sont d'une grande importance pour distinguer des sujets souvent identiques sous le rapport de la couleur du poil et de ses teintes ou de ses nuances spéciales.

Nous les partagerons en quatre groupes principaux :

1° *Particularités générales*, pouvant siéger indifféremment sur les diverses régions de l'animal ;

2° *Particularités spéciales à la tête ;*

3° *Particularités spéciales au corps ;*

4° *Particularités spéciales aux membres.*

Quant aux *particularités indépendantes de la robe,* il en sera fait mention à propos de la confection du signalement.

A. — **Particularités générales.**

Ces marques, sans siège fixe, se rangent sous les sept chefs principaux suivants, selon qu'elles sont formées :

1° Par des reflets brillants ; 2° par des poils nuancés ; 3° par des poils blancs ; 4° par des noirs ; 5° par des rouges ou des roux ; 6° par des poils de directions différentes ; 7° enfin, par des décolorations de la peau et de la robe.

1° Reflets brillants.

Ils comprennent : le *jais*, l'*argenté*, le *doré*, le *cuivré*, le *bronzé*, et le *moiré*.

JAIS. — C'est le reflet propre au noir. Ex. : *noir jais*. Il est identique à celui des bijoux en jais.

ARGENTÉ. — On appelle ainsi le reflet du blanc, du gris très clair ou du café au lait très pâle. Ex. : *blanc porcelaine argenté ; — gris clair argenté ; — soupe de lait argenté.*

DORÉ. — Cette expression s'applique aux alezans, aux bais, aux isabelles et aux café au lait, dont la nuance est jaunâtre avec reflets rappelant ceux de l'or métallique. Ex. : *alezan fauve doré ; — bai clair doré ; — isabelle ordinaire doré ; — café au lait foncé doré.*

CUIVRÉ. — Ce reflet ressemble au précédent, mais a des tons plus chauds et d'une teinte rougeâtre, comme celle des ustensiles en cuivre. Il se remarque sur l'alezan et le bai. Ex. : *alezan cerise cuivré ; — bai acajou cuivré.*

BRONZÉ. — Le bronzé est plus brun que le cuivré ; il a des tons foncés, jaunâtres, comme les objets en bronze. On le voit de préférence sur l'*alezan brûlé*, le *bai marron* ou le *bai foncé*, l'*isabelle foncé* et le *louvet.*

MOIRÉ. — Éclat vif, changeant, chatoyant, aspect ondé, que les reflets précédents acquièrent sur différentes parties du corps, lorsque les poils, au lieu d'être lisses, présentent par places de légères ondulations, donnant à la robe l'apparence des étoffes de moire ou des métaux moirés. Ex. : *blanc argenté, moiré sur les faces de l'encolure ; — noir franc jais, moiré sur la croupe et aux flancs ; — alezan foncé, bronzé et moiré aux cuisses et aux avant-bras ; — bai châtain cuivré, moiré aux joues et aux fesses ; — isabelle doré, moiré sur les côtes et les épaules ;* etc.

2° Poils nuancés.

Les particularités dues à des *poils nuancés* forment, sur le fond de la robe, des taches arrondies, tantôt plus claires, tantôt plus foncées, qui tiennent à des teintes plus ou moins intenses de la couleur générale.

Nous y rangeons les *miroitures* et les *pommelures*.

MIROITÉ. — Les miroitures sont des taches de la forme et du diamètre d'une pièce de cinq francs, plus claires ou plus foncées que le fond de la robe, mais toujours de même couleur, qui s'observent sur les chevaux bais, alezans, isabelles, souris et louvets.

Il est bon de signaler leur présence, leur abondance et leur siège.

Lorsqu'elles sont généralisées, on qualifie la robe de *miroitée*, sans autre mention. Ex. : *isabelle foncé, légèrement miroité ; — alezan brûlé, fortement miroité sur la croupe et les cuisses ; — bai acajou, miroité sur les joues, l'encolure et les côtes.*

POMMELÉ. — Les pommelures sont des taches analogues aux précédentes, ordinairement plus claires, quelquefois plus foncées que le fond de la robe, particulières aux chevaux gris.

On doit indiquer aussi leur généralisation, leur abondance et leur siège. Ex. : *gris foncé pommelé ; — gris isabelle, pommelé sur la croupe et les côtes ; — gris clair, très légèrement pommelé sur la croupe ; — gris ordinaire fortement pommelé sur le dos et les reins.*

3° Poils blancs.

Les particularités dues à l'absence ou à l'abondance variable des poils blancs sur les diverses parties du corps sont : le *zain*, le *rubican*, le *neigé*, l'*aubérisé*, le *grisonné* et le *bordé*. Nous y joindrons les *taches accidentelles*.

ZAIN. — On appelle zain le cheval bai, noir, alezan, isabelle foncé ou souris, qui n'offre *aucun* poil blanc. Ex. : *noir jais zain.*

RUBICAN. — Cette expression s'applique aux sujets de couleur, noirs, alezans, bais, souris, isabelles et louvets foncés, qui offrent, disséminés çà et là, en quantité variable, des poils blancs isolés, mais jamais assez nombreux pour changer la nature du fond de la robe.

Il importe de signaler leur abondance et leur siège. Ex. : *alezan châtain rubican ; — noir franc, fortement rubican ; — bai cerise, légèrement rubican sur les joues, l'encolure et les côtes ; — isabelle foncé, fortement rubican à la tête et aux flancs.*

NEIGÉ. — Les *neigeures* sont de petites taches blanches parsemant quelquefois une robe foncée ou de couleur, ordinairement le noir, l'alezan et le bai, à la façon de flocons de neige qui seraient tombés sur le corps de l'animal.

Dès 1844, nous avons proposé de les appeler *claires* ou *mates*, selon que leur épaisseur laisse voir ou masque le fond de la robe [1]. Une fois, il nous a été donné d'en constater l'apparition d'un assez grand nombre sur un cheval alezan qui venait d'être affecté d'herpès tonsurant.

Les neigeures, au lieu d'être *isolées*, sont parfois *confluentes;* en pareil cas, elles forment des plaques ou des taches que nous proposons de nommer *plaques* ou *taches neigées.*

Ex. : *noir jais, légèrement neigé sur la croupe; — bai brun, fortement neigé sur le dos et les reins; — alezan cerise, avec neigeures claires sur les épaules et les côtes; — bai marron, avec large tache neigée sur les reins et les flancs.*

AUBÉRISÉ. — Se dit de l'alezan et du bai, dont les parties rouges sont envahies par des poils blancs, qui se mélangent aux rouges, de façon à constituer sur la tête ou le corps des taches aubères.

Ex. : *bai cerise, aubérisé sur la joue gauche; — alezan châtain aubérisé à la naissance de la queue.*

GRISONNÉ. — Ce terme est souvent employé comme synonyme du précédent, quoique en réalité il ait une signification différente. Il implique, en effet, la présence de poils blancs mélangés sur un point ou sur un autre de la robe *noire* ou *des parties noires du corps*, telles que les extrémités et les crins des bais, isabelles et souris. Mais, comme les alezans, les bais et les louvets foncés, bien que formés de poils de couleur, ne peuvent pas offrir de taches aubérisées, puisque ces taches comportent nécessairement des poils rouges, on leur applique, par extension, l'épithète de *grisonné*. Il en est de même des isabelles foncés et des souris.

Le grisonné et l'aubérisé diffèrent du rubican, en ce que les poils blancs qui forment ces marques sont assez nombreux pour changer, à leur endroit, la nature du fond de la robe.

Ex. : *noir, grisonné sur les tempes; — bai brun, grisonné à la hanche droite; — isabelle clair, grisonné sur la face antérieure du canon gauche.*

BORDÉ. — Ce mot s'applique à un mélange de poils blancs et de poils de couleur disposés sous forme de *bordure* autour d'une marque blanche quelconque, mais toujours bien circonscrite.

Ex. : *pelote bordée, liste bordée, balzane bordée, ladre bordé*, etc.

---

1. On ne mentionne que les neigeures *claires;* les *mates* sont les neigeures proprement dites.

TACHES ACCIDENTELLES. — On désigne ainsi les marques blanches qui sont la conséquence de blessures produites par les harnais, les entraves, les chutes sur les genoux, les heurts, les frottements, etc. Leur étendue, leur nombre et leur siège doivent être indiqués dans le signalement.

Ex. : *bai clair miroité, tache accidentelle au garrot et à la pointe du jarret droit ; — noir mal teint, deux petites taches accidentelles sur le chanfrein, une autre plus large à la base de la queue.*

4° Poils noirs.

Les particularités formées par des *poils noirs* sont : le *moucheté*, le *moucheté-truité*, l'*herminé*, le *tigré*, le *tisonné*, le *charbonné* et le *louveté*.

MOUCHETÉ. — On donne ce nom à de petites taches noires, semblables à celles que produiraient des mouches si elles étaient disséminées en assez grand nombre à la surface du corps. Les *mouchetures* sont communes sur les chevaux de robe blanche ou grise.

Ex. : *blanc mat, fortement moucheté ; — gris clair, légèrement moucheté sur la croupe ; — gris de fer moucheté.*

MOUCHETÉ-TRUITÉ. — Lorsque les mouchetures ne sont pas toutes produites par des poils noirs, et qu'un petit nombre semblent formées de poils bruns, marrons ou rouges, on dit l'animal *moucheté-truité*. Mêmes exemples.

HERMINÉ. — Les *herminures* sont des marques noires plus grandes et plus allongées que les mouchetures ; elles impliquent toujours un fond blanc ou gris très clair, de manière à simuler l'aspect des taches du manteau d'hermine.

Ex. : *alezan brûlé, pelote en tête, large liste herminée ; — bai acajou, avec large tache neigée, herminée, sur le côté gauche de la croupe.*

TIGRÉ. — Les tigrures sont des taches noires ou très foncées dont la disposition rappelle celle qu'on observe sur la panthère et le léopard. Elles sont ordinairement généralisées sur la robe, tandis que les précédentes sont d'habitude plus petites et localisées sur une marque blanche isolée, telle qu'une tache neigée, une pelote, une liste, une balzane (Voy. ces mots), ou encore sur une place blanche d'un sujet pie. Ex. : *pie bai châtain, tigré sur les reins et le flanc droit.*

Quoi qu'il en soit, lorsque les herminures sont très abondantes, elles ne conservent plus le caractère d'une particularité ; l'aspect de la robe est alors tellement modifié que celle-ci prend place parmi celles que nous avons désignées, avec de Curnieu, sous le nom de *robes tachetées*, *tigrées* ou *marbrées*.

L'herminure est toujours une marque noire sur fond blanc ; la tigrure est une marque du même genre, mais constamment plus grande, plus arrondie, et pouvant siéger indifféremment sur fond blanc ou sur fond de couleur.

Nous avons réservé l'expression de *marbrures* pour les tigrures formées par des poils colorés, tels que bais, alezans, isabelles ou souris, sur fond blanc ou gris clair. Actuellement, le *tigré* et le *marbré* sont considérés comme synonymes.

TISONNÉ. — La *tisonnure* est une tache noire, irrégulière, allongée, paraissant produite comme par un coup de tison éteint, sur une robe grise, alezane, baie, isabelle, souris, rouanne ou aubère. Ex. : *gris fer, tisonné sur la joue gauche ; — bai foncé, tisonné sur la croupe.*

CHARBONNÉ. — Nous considérons la *charbonnure* comme une marque noire plus large et moins nettement circonscrite que la tisonnure. Beaucoup d'auteurs regardent ces deux expressions comme synonymes. Ex. : *Alezan cerise, charbonné sur la croupe.*

LOUVETÉ. — Nous proposons de désigner sous le nom de *louvetures* des taches noirâtres, mélangées, d'étendue et de configuration variables, mal délimitées, propres aux variétés claires ou fauves des robes isabelle, baie et alezane, et qui sont formées par des poils noirs mélangés aux poils jaunes, jaunâtres ou roux de la robe, donnant à celle-ci, en ces endroits, l'apparence éloignée qu'on lui connaît chez le louvet. Il semblerait que l'animal ait été saupoudré de suie sur les régions qui présentent cette particularité. Nous l'avons vue à la tête, sur les faces de l'encolure, les épaules, le dos, les côtes, les cuisses, les grassets, les coudes, les bras, les avant-bras, les jambes, etc.

Ex. : *isabelle louveté ; bai clair, louveté en avant et en arrière des épaules ; — alezan fauve, fortement louveté aux joues, à l'encolure, aux coudes et aux avant-bras.*

5° Poils rouges ou roux.

Nous signalerons dans ce groupe : le *truité*, le *truité-moucheté*, le *marbré*, le *vineux*, le *rouanné* et le *marqué de feu.*

TRUITÉ. — Les *truitures*, ainsi nommées à cause de leur ressemblance avec les taches que porte la truite, sont de petites marques rouges ou rousses, formées par des poils bais ou alezans sur un fond blanc ou gris. Elles ne diffèrent des mouchetures que par la couleur. Ex. : *blanc*

argenté, *légèrement truité*; — *gris clair*, *très fortement truité sur la tête,
les côtes et la croupe.*

TRUITÉ-MOUCHETÉ. — Se dit des robes truitées dans lesquelles un certain nombre de truitures sont composées par des poils d'un rouge
brun, presque noir, ce qui les fait ressembler à des mouchetures.
(Mêmes exemples.)

MARBRÉ. — On a vu plus haut que nous appelons *marbrures* des
marques analogues aux tigrures, mais constituées par des poils colorés, bais, alezans, isabelles ou souris, sur fond blanc ou gris clair.
Ex. : *blanc sale, marbré sur la croupe*; — *gris clair argenté, marbré sur
les reins*; — *pie noir mal teint, marbré sur l'épaule gauche et le côté droit
de l'encolure.*

VINEUX. — Le *vineux* est caractérisé par la présence de poils rouges,
mélangés avec ceux de la robe grise ou de la robe blanche, sur l'une
quelconque des parties du corps. Sur le blanc, les points vineux
forment des taches ordinairement bien circonscrites, bien tranchées
et plus ou moins étendues; sur le gris, ces points ne sont pas aussi
nettement délimités, pour peu qu'il se fonce. Lorsque la teinte vineuse
est généralisée, nous savons qu'on signale le cheval : *gris vineux.*

Ex. : *gris très clair, avec large tache vineuse autour du dos, des côtes
et du ventre*; — *gris ordinaire, vineux aux cuisses.*

ROUANNÉ. — Le *rouanné* n'est qu'un vineux sombre et diffus, propre
aux gris foncés auxquels il communique, par endroits, des teintes
violacées. Généralisé, il produit cette variété de gris connue sous le
nom de *gris rouanné.*

Ex. : *gris foncé, rouanné à la croupe et aux flancs*; — *gris de fer,
légèrement rouanné à la fesse gauche.*

MARQUÉ DE FEU. — On appelle ainsi la coloration rouge vif ou jaunâtre que prennent les poils de certaines régions, telles que le pourtour des yeux, les ailes du nez, les ars, le poitrail, les coudes, les
grassets, les flancs, chez les chevaux bais et alezans de teinte foncée.

Ex. : *bai marron, marqué de feu aux naseaux et aux yeux*; — *alezan
brûlé, marqué de feu aux coudes et aux grassets.*

6° Poils de directions différentes.

Les poils d'une région n'ont pas toujours la même direction; parfois il en est qui se disposent en sens inverse des autres et déterminent ainsi, par le fait de leur rencontre avec les premiers, des rebrous-
sements auxquels on a donné le nom d'*épis*.

Les **épis** ont été distingués en *concentriques* et en *excentriques*, ou encore, en *convergents* et en *divergents*, selon que leurs poils composants tourbillonnent, convergent, vers un centre, ou au contraire s'en éloignent, en divergent.

Quelques-uns sont constants et, par conséquent, existent sur tous les chevaux : ce sont ceux que l'on rencontre au milieu du front, au poitrail, aux ars, aux parties supérieure et inférieure du flanc ; il n'est pas utile d'en signaler la présence.

Les autres se manifestent seulement sur quelques individus et constituent des particularités qu'on n'indique ordinairement que dans les signalements très complets; leur forme, leur étendue et leur siège sont variables. Nous citerons, comme exemples, l'épi qui règne sur les faces latérales de l'encolure (*épée romaine*), celui qu'on trouve le long de son bord inférieur, celui qui est entre les deux oreilles, ceux des joues, du garrot, du passage des sangles, de la face interne de la cuisse, de la pointe de la fesse, etc.

Un de nos confrères, M. Ledoyen [1], a cherché à donner la raison physiologique des épis constants.

D'après lui, ils seraient destinés à rassembler la sueur sur des points spéciaux du corps, de façon à en constituer une goutte qui tomberait alors directement sur le sol, au lieu de s'écouler dans les endroits exposés aux frottements et où la peau ne tarderait pas à s'irriter et à s'enflammer. Nous ne pouvons que citer cette interprétation, car aucune preuve expérimentale ou autre ne nous permet d'en admettre le fondement, ni de l'infirmer.

En France, et en Europe d'ailleurs, on n'attache aucune importance à la présence ou à l'absence des épis, mais il n'en est pas de même chez tous les peuples de l'Orient, qui leur attribuent une grande influence, en tant que bons ou mauvais augures. Il serait puéril d'y insister davantage! Nous renvoyons le lecteur que cela pourrait intéresser au livre du général Daumas [2], ou à ce qu'en a publié un de nos confrères, Minot, de Lisy-sur-Ourcq [3].

FRISÉ OU FRISURE. — Nous rangerons, à côté des épis, une particularité sur laquelle notre confrère, M. Blanc, vétérinaire à Paris, a eu l'obligeance d'appeler notre attention. Il s'agit de chevaux dont tous les poils ont l'aspect *frisé* de la peau d'astracan. La compagnie des

---

1. Ledoyen, *Démonstration de la valeur des épis et des causes de cette valeur chez les herbivores*, in *Mémoires de la Société vétérinaire du Calvados et de la Manche*, 1851-1852, p. 193.
2. Général Daumas, *Les Chevaux du Sahara et les mœurs du désert*, p. 143. Paris, 1858.
3. Minot, *Appréciation du cheval et des qualités intrinsèques de cet animal pour le travail et la reproduction*, p. 232. Paris, 1853.

Petites voitures en a eu quelques-uns dans son effectif; ils sont originaires du Danemark.

Nous proposons de signaler cette particularité par l'expression de *frisé* ou de *frisure*. Ex. : *sous poil alezan châtain, frisé*.

7° Décoloration de la robe ou de la peau.

La robe et les téguments eux-mêmes sont dans certains cas le siège de décolorations qu'il importe de noter. Elles comprennent : le *lavé* et les *taches de ladre*.

LAVÉ. — Ce mot indique une décoloration générale ou partielle de la robe, comme si les poils en avaient été soumis à l'action de l'eau pour en faire disparaître la couleur primitive.

Ex. : *alezan brûlé miroité, lavé aux coudes et aux grassets; — bai brun, lavé aux ars, aux flancs et aux fesses : — alezan clair, lavé.*

LADRE. — Ce nom, qu'on donnait autrefois aux *lépreux*, s'applique, en extérieur, aux parties du tégument qui n'offrent plus leur coloration normale, par suite de l'absence de pigment cutané à leur niveau. Dans ces endroits, la peau se montre d'une couleur pâle ou rosée, qui tranche fortement avec les points noirs environnants. Il en résulte des taches irrégulières, ordinairement dénudées, que l'on a dû comparer aux surfaces parfois diversicolores des plaques lépreuses.

On rencontre le plus souvent ces taches au pourtour et à l'intérieur des ouvertures naturelles (bouche, naseaux, yeux, fourreau, anus, vulve), ou sur les testicules, les mamelles, la face interne des cuisses, le périnée, le tronçon de la queue; d'autres fois, elles sont disséminées ailleurs sur le corps, en des régions variables, et alors la présence des poils les rend moins visibles. Il est intéressant de savoir qu'elles sont capables de s'étendre et de se multiplier, comme aussi de disparaître, sans qu'on puisse expliquer la cause de ces singulières modifications.

Le ladre est dit :

Mélangé, lorsque la peau qui en est le siège est encore pourvue de ses poils;

Bordé, lorsque, glabre à son centre, il se prolonge un peu sous les poils périphériques et forme avec eux une sorte de bordure à la tache considérée;

Marbré, quand il offre çà et là des taches noires ou des points très foncés, au niveau desquels la peau n'est pas décolorée.

ABSENCE DES POILS. — Tous les chevaux ne naissent pas avec une égale quantité de poils; chez certains même, leur diminution peut aller jusqu'à l'absence complète. Il s'agit là de faits extrêmement rares et que la science ne mentionne qu'en très petit nombre. I. Geoffroy-Saint-Hilaire ne fait que citer cette anomalie [1]; de Curnieu en rapporte plusieurs exemples [2], et l'un de nous en a vu également un cas, en 1832, dans une ménagerie.

B. — Particularités de la tête.

Les particularités propres à la tête sont les suivantes : *marque blanche en tête, nez de renard, moustaches, boire dans son blanc, cap de Maure, cavecé de Maure, œil vairon, œil fauve.*

MARQUE BLANCHE EN TÊTE. — On appelle ainsi toute tache blanche qui siège sur le front ou sur le chanfrein. Elle doit être examinée sous le rapport de son étendue, de sa forme, de sa situation, de sa direction, de sa composition et de sa terminaison. Voyons les expressions qui caractérisent ses diverses manières d'être :

1° Lorsque la marque porte sur le **FRONT**, on dit :

a. Relativement à son **étendue :**

QUELQUES POILS EN TÊTE, quand le cheval n'offre que très peu de poils blancs ;

LÉGÈREMENT EN TÊTE, s'il en présente un plus grand nombre ;

EN TÊTE, lorsqu'il existe une tache de dimensions moyennes ;

FORTEMENT EN TÊTE, dans le cas où la marque est étendue ;

EN TÊTE PROLONGÉ, si le blanc se prolonge sur le chanfrein ;

EN TÊTE INTERROMPU, lorsqu'il est coupé par une place dépourvue de poils blancs.

b. Relativement à sa **forme**, on dit encore :

EN TÊTE IRRÉGULIER, quand le blanc ne revêt aucune forme connue ;

PELOTE EN TÊTE, si la marque est arrondie ;

ÉTOILE EN TÊTE, dans le cas où elle offre des prolongements analogues aux rayons d'une étoile ;

LISTE EN TÊTE, toutes les fois qu'elle est allongée ;

EN TÊTE EN CROISSANT, lorsqu'elle simule un arc de cercle. On indique alors si la concavité ou l'ouverture de cet arc regarde *à gauche, à droite, en haut* ou *en bas ;*

1. I. Geoffroy-Saint-Hilaire, *Histoire générale et particulière des anomalies de l'organisation*, t. I, p. 702. Paris, 1832.
2. De Curnieu, *loc. cit.*, Ire partie, p. 196.

EN TÊTE EN CŒUR, si elle a la forme d'un cœur de carte à jouer ;

EN TÊTE BIFURQUÉ, quand le blanc offre deux prolongements se séparant à angle aigu ;

EN TÊTE EN POINTE, lorsqu'il se termine par une pointe, *en haut*, *en bas*, *à gauche* ou *à droite*.

c. Relativement à sa **situation** :

EN TÊTE EN HAUT, lorsque la marque est placée en haut du front ;

EN TÊTE EN BAS, dans le cas opposé ;

EN TÊTE A GAUCHE, toutes les fois qu'elle se rapproche de l'arcade sourcilière gauche ;

EN TÊTE A DROITE, quand elle est voisine de la droite.

d. Relativement à sa **direction** :

OBLIQUEMENT EN TÊTE, si elle est allongée obliquement ;

TRANSVERSALEMENT EN TÊTE, si elle est en travers.

e. Relativement à sa **composition**, la marque peut être :

MÉLANGÉE, lorsque le fond de la robe apparaît à travers les poils blancs qui la composent ;

BORDÉE, lorsqu'elle est circonscrite par une bordure mélangée ;

TRUITÉE, quand elle est parsemée de points rouges ;

MOUCHETÉE, quand elle est parsemée de points noirs ;

HERMINÉE, dans le cas où elle est pourvue de taches noires plus grandes.

2° Lorsque la marque porte sur le **CHANFREIN**, on l'appelle LISTE, et on la dit :

a. Sous le rapport de sa **largeur** :

PETITE LISTE, toutes les fois qu'elle est étroite ;

LISTE, si elle présente une largeur moyenne ;

GRANDE LISTE, quand elle occupe toute la largeur de la partie moyenne du chanfrein.

DEMI-BELLE FACE, lorsqu'elle s'étend sur l'une des parties latérales ; on indique alors s'il s'agit de la gauche ou de la droite ;

BELLE FACE, dans le cas où elle empiète sur les deux parties latérales du chanfrein.

b. Sous le rapport de sa **longueur**, la liste est :

COMPLÈTE, si elle se montre sur toute la longueur du chanfrein ;

INCOMPLÈTE, quand elle ne se prolonge pas, en bas, vers le bout du nez, ou quand elle n'existe pas, en haut, vers le front. On doit alors préciser de quel côté la liste est incomplète ;

INTERROMPUE, si elle est entrecoupée par des poils de même couleur que le fond de la robe.

c. Sous le rapport de sa **terminaison,** la liste peut se trouver :

EN POINTE, lorsqu'elle s'arrête vers l'extrémité de l'épine nasale en formant une pointe analogue à celle-ci ;

DENTELÉE OU DENTÉE, lorsqu'elle se termine par des dentelures ou des dents ;

TERMINÉE PAR DU LADRE, quand elle se confond inférieurement avec une tache ladrique quelconque.

d. Sous le rapport de sa **direction,** elle est :

DÉVIÉE A DROITE, lorsqu'elle passe sur la face latérale droite;

DÉVIÉE A GAUCHE, dans le cas contraire.

e. Enfin, sous le rapport de sa **composition,** elle peut être :

MÉLANGÉE, BORDÉE, TRUITÉE, MOUCHETÉE, HERMINÉE, absolument comme la marque blanche du front.

NEZ DE RENARD. — On appelle ainsi les marques de feu, c'est-à-dire les poils rouges ou jaunes, que les chevaux de robe foncée bais bruns, alezans brûlés) portent sur les ailes des naseaux et le pourtour des lèvres. Mais cette expression n'est plus guère usitée.

MOUSTACHES. — Les moustaches sont des poils plus longs, blancs ou de couleur, que présente la lèvre supérieure, de chaque côté. Cette particularité est rarement notée, mais à tort.

BOIRE DANS SON BLANC. — Cette expression désigne une tache de ladre qui occupe le bout du nez, les lèvres, les commissures et la houppe du menton, en un mot, le pourtour de la bouche.

Lorsque toutes ces régions ne sont pas envahies par le ladre, le cheval *boit incomplètement dans son blanc*, et il faut préciser si c'est à gauche ou à droite, de la lèvre supérieure ou de l'inférieure, enfin indiquer quelle est la composition du ladre.

Ex. : *souris clair, buvant dans son blanc par du ladre marbré et bordé; — alezan ordinaire, fortement en tête, prolongé par une demi-belle face à gauche, buvant complètement dans son blanc de ce côté; — noir mal teint, pelote en tête, liste interrompue, terminée par du ladre sur et dans le naseau droit, buvant incomplètement dans son blanc de la lèvre supérieure.*

CAP DE MAURE. — Le cheval est *cap de Maure* ou de *More*, lorsqu'il a la tête noire ou beaucoup plus foncée que le reste du corps, comme on le voit dans le gris de fer, le souris, le rouan, l'isabelle et le louvet.

CAVECÉ DE MAURE. — L'animal est *cavecé de Maure* ou de *More*, quand il n'a que la partie inférieure de la tête, depuis le chanfrein, de couleur noire ou très foncée.

ŒIL VAIRON. — L'œil dont l'iris est d'un gris cendré, bleuâtre, au lieu d'être brun, est dit *vairon*. Cette décoloration porte souvent sur un seul œil, souvent aussi sur les deux ; plus rarement elle ne frappe qu'en partie l'un ou l'autre de ces organes. Le cheval qui en est atteint ne voit pas clair, dit-on, dans l'obscurité (Brivet)[1].

ŒIL FAUVE. — « La couleur de l'iris prend quelquefois le ton fauve ou lie de vin ; nous donnons à l'œil préférablement le nom de *fauve*, parce que c'est le cas le plus ordinaire ; on doit noter cette particularité, quoique n'ayant pas encore été décrite par les auteurs (Brivet[2]). »

C. — Particularités du corps.

Les particularités dont le siège exclusif est sur le corps sont : la *raie de mulet*, la *bande cruciale*, le *ventre de biche*, les *crins blancs* ou *lavés* et les *crins mélangés*.

RAIE DE MULET. — La *raie de mulet* est une bande foncée, noirâtre, formée par des poils noirs ou rouges, de teinte marron ou brune, qui s'étend, sur la ligne médiane, depuis le garrot jusqu'à la naissance de la queue.

Elle s'observe sur les chevaux isabelles, bais, alezans, souris, gris et louvets, mais non chez tous, ce qui fait qu'elle constitue simplement une particularité de ces robes.

BANDE CRUCIALE. — On nomme ainsi une bande foncée, analogue à la raie de mulet, qui est comme jetée transversalement sur le garrot et les épaules. Elle est propre aux mêmes robes que la précédente, quoique plus rare.

Dans certains cas, elle ne couvre qu'une épaule, ce que l'on doit indiquer.

Ex. : *Isabelle clair, raie de mulet et bande cruciale ; — souris ordinaire, raie de mulet et bande cruciale à droite ; — alezan fauve, bande cruciale ; — bai châtain, raie de mulet.*

VENTRE DE BICHE. — Ce n'est qu'une lavure jaunâtre, intéressant la face inférieure du ventre, qui s'étend souvent aux poils du fourreau, des testicules, des mamelles, de la face interne des cuisses et du périnée. On la remarque surtout sur les chevaux isabelles, bais, alezans et louvets.

Cette expression n'est plus guère usitée, à cause de son peu de précision. Il est plus simple et plus exact, en effet, de spécifier les parties où siègent les dégradations de teintes.

1. Brivet, *loc. cit.*, p. 191.
2. *Id.*, *loc. cit.*, p. 192.

CRINS BLANCS ou **LAVÉS**. — Lorsque la crinière et la queue sont blanches, au lieu d'être noires ou foncées, chez les sujets noirs, bais, isabelles, alezans, souris et louvets, on signale les crins *blancs ou lavés*, et l'on indique s'ils le sont en totalité ou partiellement.

Ex. : *alezan brûlé, crins blancs;* — *bai fauve, crins lavés:* — *noir franc, crins blancs à la naissance de la queue;* — *isabelle foncé, crins blancs au milieu de la crinière.*

CRINS MÉLANGÉS. — Les crins sont qualifiés de *mélangés*, lorsqu'il entre dans leur composition des crins blancs que ne comportent pas les robes considérées, telles que la noire, l'alezane, la baie, l'isabelle, la souris et la louvette. D'ordinaire, le mélange n'est que partiel.

Ex. : *bai acajou, queue mélangée;* — *noir mal teint, base de la crinière mélangée;* — *isabelle, crins mélangés.*

D. — Particularités des membres.

Les particularités qui concernent les membres sont les *balzanes*, les *zébrures* et les *arborisations;* nous devons y joindre les diverses colorations de la *corne des sabots.*

BALZANES. — Les balzanes sont les marques blanches de la partie inférieure des membres. Elles sont très communes et s'observent dans presque toutes les robes, même sur les grises, où elles sont cependant moins tranchées.

On doit les examiner sous le rapport de leur *nombre,* de leur *étendue,* de leur *forme* et de leur *composition.*

a. Sous le rapport de leur **nombre**, le cheval peut avoir :

UNE BALZANE, et alors on désigne l'extrémité qui la porte. Ex. : *balzane antérieure gauche.*

DEUX BALZANES. Dans ce cas, elles sont nécessairement antérieures, postérieures, latérales ou diagonales. Ex. : *balzanes latérales droites, diagonales gauches,* etc.

TROIS BALZANES. Ici, il suffit de spécifier celle qui est isolée. Ex. : *trois balzanes, dont une postérieure gauche.* Cela signifie que le membre postérieur droit, seul, en est dépourvu.

QUATRE BALZANES. Ce cas ne comporte pas d'autre indication. Il suffit de faire connaître les caractères de ces balzanes.

Les anciens écuyers et hippiâtres appelaient *travat* le cheval qui était pourvu de deux balzanes latérales, et *transtravat,* celui qui en portait deux diagonales.

Ils nommaient encore *arzel* le sujet qui n'avait que la balzane postérieure droite seulement. La légende raconte qu'une telle marque était considérée comme un très mauvais présage. A l'appui, on relate [1] que la monture d'un certain Séjan, consul romain, favori de Tibère, était précisément arzelle, et comme elle coûta successivement la vie aux cinq maîtres qui l'eurent, on appliqua, par la suite, à ceux qui semblaient menacés d'une fin malheureuse, ce mot d'un fâcheux augure : « *Il a le cheval de Séjan* [2] *!* »

Ajoutons que les marchands appellent quelquefois *margot* le cheval bai marqué de quatre balzanes. Ils donnent aussi le même nom aux chevaux pies.

b. Sous le rapport de son **étendue**, la balzane est qualifiée de :

BALZANE INCOMPLÈTE, si elle ne circonscrit pas entièrement le membre ;

BALZANE INTERROMPUE, si elle est entrecoupée par des poils noirs ou de couleur, ou si elle ne se continue pas jusqu'à l'extrémité du membre ;

TRACE DE BALZANE, quand elle n'occupe qu'une faible partie de la couronne ;

PRINCIPE DE BALZANE, lorsqu'elle entoure presque complètement la couronne, mais sans la dépasser ;

PETITE BALZANE, dans le cas où elle remonte sur le paturon ;

BALZANE, toutes les fois qu'elle recouvre le boulet ;

GRANDE BALZANE, si elle atteint le milieu du canon ;

BALZANE CHAUSSÉE, lorsqu'elle parvient au genou ou au jarret ;

BALZANE HAUT-CHAUSSÉE, quand elle dépasse ces régions et empiète sur l'avant-bras ou la jambe ;

BALZANE TRÈS HAUT-CHAUSSÉE, enfin, lorsqu'elle arrive au voisinage du corps.

c. Sous le rapport de sa **forme**, on la dit :

IRRÉGULIÈRE, RÉGULIÈRE, EN POINTE, DENTÉE, DENTELÉE, selon la disposition particulière de ses bords supérieur et inférieur, qui peuvent être horizontaux ou plus ou moins accidentés.

d. Sous le rapport de sa **composition**, elle se montre, comme la marque en tête d'ailleurs :

BORDÉE, MOUCHETÉE, HERMINÉE, TRUITÉE, MÉLANGÉE, TIGRÉE, MARBRÉE, etc.

---

1. De Lafont-Pouloti, *Nouveau régime pour les haras*, p. 23. Paris, 1787.
2. Voy., pour plus de détails, Solleysel, *Le parfait Mareschal*. Paris, 1693, t. II, p. 129.

ABLEAU SYNOPTIQUE DES PARTICULARITÉS DES ROBES

PARTICULARITÉS GÉNÉRALES (sans siège fixe).	PARTICULARITÉS SPÉCIALES — TÊTE	PARTICULARITÉS SPÉCIALES — CORPS ET MEMBRES

PARTICULARITÉS GÉNÉRALES (sans siège fixe).

- 1° *Reflets brillants.* { Jais. — Argenté. — Doré. — Cuivré. — Bronzé. — Moiré. }
- 2° *Poils nuancés.* { Miroité. — Pommelé. }
- 3° *Poils blancs.* { Zain. — Rubican. — Neigé. — Aubérisé. — Grisonné. — Bordé. — Taches accid.les }
- 4° *Poils noirs.* { Moucheté. — Mouch.-truité. — Herminé. — Tigré. — Tisonné. — Charbonné. — Louveté. }
- 5° *Poils rouges ou roux.* { Truité. — Truité-mouch. — Marbré. — Vineux. — Rouanné. — Marqué de feu. }
- 6° *Poils de directions différentes.* { Épi { Concentr. — Excentr. } frisé. }

Décoloration :

- de la robe. | Lavé.
- de la peau. } Ladre { Mélangé. — Bordé. — Marbré. }

Absence des poils. { Générale. — Particielle. }

PARTICULARITÉS SPÉCIALES — TÊTE

1re Marque blanche en tête.

au front —

- FORME / ÉTENDUE :
  - Quelques poils en tête.
  - Légèrement en tête.
  - En tête.
  - Fortement en tête.
  - En tête prolongée.
  - En tête interrompue.
  - En tête irrégulier.
  - Pelote en tête.
  - Étoile en tête.
  - Liste en tête.
- SITUATION :
  - En tête en croissant.
  - En tête en cœur.
  - En tête bifurquée.
  - En tête en pointe.
  - En tête en haut.
  - En tête en bas.
  - En tête à gauche.
  - En tête à droite.
- DIRECTION :
  - Obliquement en tête.
  - Transversalem.t en tête.
- COMPOSITION :
  - Mélangée.
  - Bordée.
  - Truitée.
  - Mouchetée.
  - Herminée.

au chanfrein —

- LARGEUR :
  - Petite liste.
  - Liste.
  - Grande liste.
  - Demi-belle face.
  - Belle face.
- LONG. :
  - Complète.
  - Incomplète.
  - Interrompue.
- TERMIN. :
  - En pointe.
  - Dentée.
  - Dentelée.
  - Par du ladre.
- DIRECTION :
  - Liste déviée à droite.
  - Liste déviée à gauche.
- COMPOSITION :
  - Mélangée.
  - Bordée.
  - Truitée.
  - Mouchetée.
  - Herminée.

- 2° *Nez de renard.*
- 3° *Moustaches.*
- 4° *Boire dans son blanc.*
- 5° *Cap de Maure.*
- 6° *Cavecé de Maure.*
- 7° *Œil vairon.*
- 8° *Œil fauve.*

PARTICULARITÉS SPÉCIALES — CORPS ET MEMBRES

I.   Corps.

- 1° *Raie de mulet.*
- 2° *Ronde cruciale.*
- 3° *Ventre de biche.*
- 4° *Crins blancs ou lavés.*
- 5° *Crins mélangés.*

II. — Membres.

1er Balzanes.

- NOMBRE :
  - 1 balzane { antér. — postér. }
  - 2 balzanes { antér. — postér. — latér. — diagon. }
  - 3 balzanes dont une : { antér. — postér. }
  - 4 balzanes.
- ÉTENDUE :
  - Balzane incomplète.
  - Balzane interrompue.
  - Trace de balzane.
  - Principe de balzane.
  - Petite balzane.
  - Balzane.
  - Grande balzane.
  - Balzane chaussée.
  - Balzane haut-chaussée.
  - Balz. tr. haut-chaussée.
- FORME :
  - Irrégulière.
  - Régulière.
  - En pointe.
  - Dentée.
  - Dentelée.
- COMPOSITION :
  - Mélangée.
  - Bordée.
  - Truitée.
  - Mouchetée.
  - Herminée.

- 2° *Zébrures.*
- 3° *Arborisations.*
- 4° *Corne des sabots.* { Blanche. — Noire. — Mélangée. }

On ne doit signaler les balzanes chez les chevaux gris qu'autant que ces marques sont parfaitement tranchées.

ZÉBRURES. — Les *zébrures* sont des lignes sinueuses, *noires* ou noirâtres, dirigées transversalement sur les régions de l'avant-bras, de la jambe, du genou, du jarret et du canon, qui rappellent, en petit, la disposition de celles qu'on remarque sur le zèbre. On les observe de préférence sur les isabelles, les souris, les alezans et les bais fauves.

ARBORISATIONS. — Les *arborisations* sont des particularités analogues aux précédentes, mais en différant en ce qu'elles sont formées par des poils *blancs*. Elles siègent sur la face externe de l'avant-bras, de la jambe et sur le dos de l'oreille, chez les chevaux gris exclusivement. Nos observations, déjà de vieille date, nous ont appris que ces marques suivent très exactement la direction des branches artérielles sous-cutanées correspondantes (artères radiale antérieure, tibiale antérieure et auriculaire postérieure).

COULEUR DE LA CORNE. — C'est la couleur de la peau du bourrelet qui détermine celle de la corne du sabot dans les parties situées au-dessous. Aussi cette dernière est-elle fréquemment modifiée par la présence des balzanes. On la rencontre, en effet, *blanche*, *noire* ou *mélangée*.

3° CAUSES DES MODIFICATIONS DES ROBES.

En général, les robes de même couleur et de même nuance n'ont pas toujours des caractères identiques. Cela tient à diverses influences dont les principales sont les suivantes : l'*âge*, le *sexe*, les *soins de la peau*, la *nourriture*, l'*état d'embonpoint* et de *santé*, le *hâle* de l'air, la *pluie* et l'*humidité*, la *lumière vive*, la *saison*, le *climat*, le *tondage*, et l'*action tinctoriale de certaines substances*.

AGE. — A la naissance, le poulain est recouvert de poils fins, courts, bourrus, de couleur terne, destinés, vers le milieu de la première année, à être remplacés par ceux de la robe définitive ou d'adulte. Aussi est-il extrêmement difficile de dire, à cette époque, quelle sera cette dernière ; la tête et les extrémités sont parfois un indice, mais fréquemment inconstant. « Ainsi, dit de Curnieu[1], le gris naît toujours très foncé, souvent absolument noir ; le noir, au contraire, est d'abord roussâtre, quelquefois même gris de cendre. Le bai et l'alezan naissent tantôt plus foncés, tantôt plus clairs qu'à l'âge adulte, et dans tous les cas les jambes sont d'un fauve qui se dégrade et devient si

---

1. De Curnieu, *loc. cit.*, 1re partie, p. 185.

lair aux extrémités, qu'il faut souvent attendre pour distinguer les
alzanes. De là de fréquentes erreurs et des doutes. »

A mesure que les animaux prennent de l'âge, leur robe, même lorsqu'elle paraît *faite*, se modifie par l'apparition plus ou moins hâtive de
poils blancs. Rappelons, en passant, que c'est la connaissance de ce
fait qui nous a portés à adopter le groupement établi par M. le professeur Neumann, c'est-à-dire à diviser les robes en *primitives* et en *dérivées*.

Quelquefois les poils blancs se manifestent de très bonne heure,
notamment autour des yeux, aux tempes et aux oreilles, chez les chevaux qui seront plus tard gris, blancs, aubères, rouans. Ces derniers
sont toujours alezans ou bais à la naissance ; puis ils deviennent
albicans et, à une époque dont l'éloignement varie, ils le sont si fortement qu'il faut alors les classer aubères ou rouans ; mais, en général, ils ne resteront pas ainsi : le blanc les envahira toujours de plus
en plus. Ces remarques s'appliquent également aux noirs destinés à
devenir gris par la suite.

SEXE. — L'influence du sexe se combine ordinairement avec plusieurs autres dont nous allons parler. Néanmoins, il est d'observation
courante que les chevaux entiers ont les poils plus foncés, de nuances
plus vives et plus franches que les sujets hongres et les juments.
Il en est de même de leurs divers reflets.

SOINS DE LA PEAU. — L'état de propreté de la peau et des poils, obtenu par de bons pansages, des lotions, des bains, des savonnages
locaux, donne à la robe un lustre et un brillant que n'acquièrent jamais
les chevaux mal tenus. Ceux-ci sont toujours ternes ; les blancs et les
gris clairs sont mats, ordinairement souillés par la litière, au niveau
des cuisses, des fesses, des côtes, des coudes, des genoux, des jarrets
et des boulets.

NOURRITURE, EMBONPOINT, SANTÉ. — Une bonne nourriture, en grains
surtout, un degré d'embonpoint satisfaisant, un état de santé normal,
rendent les poils lisses, fins, brillants, les tons de la robe plus chauds
et la peau d'une grande souplesse. Au contraire, chez les sujets mal
nourris, chétifs, maigres ou malades, le poil se rebrousse, *se pique* et
prend une couleur terne.

ACTION DU HALE. — L'animal qui reste toujours exposé à l'action de
l'air libre et du soleil, celui qu'on laisse au pâturage jour et nuit, par
exemple, ne tarde pas à se hâler, à prendre un poil long, sec, terne,
malpropre, et d'une teinte plus claire. Il n'en est pas de même de
celui qui demeure presque constamment à l'écurie, à l'abri des intempéries, protégé contre la poussière, le froid, par des couvertures ou

des camails sous lesquels la robe ne perd rien de son lustre et de son éclat.

PLUIE, HUMIDITÉ. — La pluie rend la robe plus foncée, en mouillan les poils, en les appliquant les uns contre les autres et modifiant la nature de leurs reflets ; le brouillard, l'humidité, la ternissent simplement, à la façon des objets brillants polis, qu'on place dans une atmosphère chargée de vapeur d'eau.

LUMIÈRE VIVE. — L'action directe de la lumière solaire change tout à fait l'aspect de la robe, surtout chez les chevaux bien pansés. Elle lu communique alors des tons d'une vigueur incomparable et des reflets éclatants. C'est dans cette circonstance que le blanc, le gris clair, le noir, le bai, l'alezan, l'isabelle, deviennent, selon le cas, argentés jayets, dorés, cuivrés, bronzés et quelquefois irisés. A l'ombre, tou s'éteint et s'assombrit.

SAISONS ET CLIMATS. — L'influence des saisons et des climats nous paraît inhérente à celle de la lumière et de l'état hygrométrique de l'air C'est ainsi qu'en été le poil est plus court, plus lisse, plus luisant e plus foncé qu'en hiver, où il perd son reflet, s'allonge, s'épaissit, pâli et se lave. De même, sous les climats chauds, la robe est plus bril lante, ses nuances sont plus vives que sous les climats froids et hu mides. Pourtant ces caractères changent dès qu'arrivent les temps nuageux et pluvieux. Cela tient à la moindre intensité de l'éclairage et à l'humidité, deux causes qui contribuent à rendre la robe terne et sombre.

TONDAGE. — En général, le tondage éclaircit les robes de couleur parce que les poils sont habituellement plus pâles à leur base qu'à leur pointe ; il fonce très légèrement, au contraire, les blancs et les gris clairs, par la raison qu'il laisse mieux apercevoir la teinte noire de la peau. Citons quelques exemples : le noir franc devient mal teint — l'alezan brûlé, marron : — le bai cerise, clair ; — l'isabelle foncé ordinaire ; — le souris ordinaire, clair ; — le rouan, aubère (sur le corps seulement) ; — enfin, le louvet, isabelle et quelquefois presque blanc. Mais au fur et à mesure que le poil repousse, le cheval reprend peu à peu sa nuance primitive.

ACTION TINCTORIALE DE CERTAINES SUBSTANCES. — Garsault [1] a parlé de chevaux teints en bai, en bai brun ou en noir, pour empêcher de les reconnaître, ou pour les mieux mettre à la convenance de leurs propriétaires. Malheureusement, à sa première mue, le cheval récupérait son ancienne robe, quelquefois même quinze jours après, lorsqu'on

---

1. Garsault, *Nouveau parfait maréchal*, p. 36, 4ᵉ édit. Paris, 1770.

avait épargné la couleur! Cette fraude et cette pratique ne sont plus usitées de nos jours; il n'y a guère que les teinturiers qui s'offrent cette fantaisie ou s'en servent de réclame à l'égard de leurs chiens !

L'emploi de certains médicaments à la surface de la peau occasionne momentanément des colorations anormales de la robe. Tels sont : la teinture d'iode, qui tache en jaune plus ou moins foncé ; l'azotate d'argent, en noir ; la liqueur de Villate, en vert pâle ; la pommade au deuto-iodure de mercure, qui colore en rouge ; la pommade mercurielle, en gris ardoisé ; l'onguent populéum, en vert végétal, etc., etc. Il suffit d'indiquer ces particularités *artificielles*, pour qu'on ne les confonde pas avec les *naturelles;* elles ne peuvent avoir, du reste, qu'une durée temporaire.

4° DES INDICES FOURNIS PAR LES ROBES ET LEURS PARTICULARITÉS SUR LES QUALITÉS DES CHEVAUX.

Quoi de plus difficile à détruire que les préjugés et les idées superstitieuses? Souvent il suffirait du plus simple examen pour les anéantir, et pourtant ils trouvent toujours, ici ou là, des esprits disposés à leur faire bon accueil et à les propager.

C'est ce qui ressort avec la dernière évidence de tout ce qui a été dit et écrit sur le choix des chevaux d'après la seule considération de leur robe ou de leurs marques particulières.

La couleur des poils, leur nuance, la forme de la marque blanche en tête, le nombre, l'étendue des balzanes, la présence, la forme et la situation des épis, etc., tout a servi de base à une croyance, mais où on a eu tort de conclure du particulier au général. Tel cheval bai brun, par exemple, s'est montré doué de grandes qualités, avec une étoile en tête ; il n'en a souvent pas fallu davantage pour rendre cette robe et cette marque célèbres parmi les autres.

Ici, comme à l'égard de toute idée préconçue, on a enregistré les coïncidences sans tenir compte des faits contraires, interprétés comme les exceptions, quoique plus nombreux. C'est ainsi qu'on n'estime pas les chevaux noirs, parce qu'ils sont employés par les pompes funèbres ; — qu'on repousse les chevaux blancs et ceux dont le poil est pâle ou lavé, sous prétexte qu'ils sont mous, lymphatiques et beaucoup moins énergiques; — qu'on rejette les alezans, parce qu'on leur croit un mauvais caractère, etc., etc.

D'autres fois, il n'y a même pas l'ombre d'une raison en faveur du jugement porté ; le goût, la fantaisie, le caprice, la mode, seuls, décident en maîtres. « Il est même impossible, écrit de Curnieu, pourtant si fin connaisseur [1], qu'une longue pratique des chevaux ne donne pas certaines préférences capricieuses pour telle ou telle robe, pour telle ou telle marque. Ainsi, je n'aimerais pas acheter un cheval bai cerise qui aurait quatre balzanes, et un bai brun me plait avec ces marques, pourvu qu'il ait du blanc à la tête. Je veux que l'isabelle soit zain et que le noir ait au moins l'étoile. Deux balzanes postérieures et une lisse me paraissent un bon signe dans un cheval noir, bai brun, alezan surtout. Le proverbe, « Cheval de trois, cheval de roi », voulant dire qu'avec trois pieds blancs l'animal a souvent plus de brillant que de fond, est souvent vrai. Deux balzanes antérieures et une ou point derrière, et en général plus de blanc à l'avant qu'à l'arrière-main, diminuent beaucoup pour moi la valeur d'un cheval. Enfin, quoique presque sous toutes les robes, il se rencontre des chevaux extraordinaires et des rosses, j'aurai toujours une préférence marquée pour l'alezan brûlé, ou doré, le bai brun et le truité. »

Que penser de ces appréciations, sinon qu'elles peuvent varier avec les hommes, les temps et les lieux, s'accréditer aujourd'hui, s'effacer demain, renaître plus tard, et ainsi tant que la croyance au mystérieux, ignorante et naïve, ne sera pas détruite par une observation plus rigoureuse et un jugement plus sain des choses?

A ce propos, il est curieux de lire les ouvrages des anciens écuyers et hippiàtres. Pour la plupart, ils fourmillent de superstitions du goût le plus bizarre, que Solleysel [2] et de Garsault [3], notamment, ont reproduites avec trop d'indulgence.

A vrai dire, tous ne manifestaient pas la même crédulité en ce qui concerne les indices attribués aux robes et à leurs particularités. Ainsi, Gaspard de Saunier [4] n'hésite pas à qualifier ces remarques « de pures fadaises et imaginations d'esprit! » Le vieux proverbe disant « qu'*il est de tous poils bons chevaux* », ne lui était même pas inconnu, et il laisse supposer que depuis longtemps déjà les proscriptions frappant les chevaux blancs, pâles, lavés, les alezans, les noirs, les porteurs de balzanes, de taches de ladre, ou autres, avaient des adversaires assez nombreux.

Il n'entre pas dans nos vues de faire l'examen de ces opinions incohérentes et étranges. Nous relèverons cependant quelques exigences spéciales et certains faits particuliers dignes d'intérêt.

En général, pour les services de luxe, on recherche les robes fon-

---

1. De Curnieu, *loc. cit.*, 1re partie, p. 194.
2. Solleysel, *Le parfait mareschal*, 2e partie, p. 126 et suiv., édit. de 1698.
3. De Garsault, *loc. cit.*, p. 15.
4. Gaspard de Saunier, *L'Art de la cavalerie*, in-folio, p. 51. Amsterdam et Berlin, 1756.

cées, la baie et l'alezane surtout, à cause de leur éclat plus vif, de leurs reflets plus brillants, de leur entretien plus facile. Néanmoins, le choix de la robe n'a parfois d'autre guide que le caprice de la mode. C'est ainsi qu'on préfère le gris pour le cheval de chasse, parce que cette couleur tranche davantage avec le costume rouge du cavalier.

Dans d'autres circonstances, l'acheteur exige une robe déterminée, par cette raison qu'elle est pour ainsi dire un caractère de race. Nos chevaux percherons et bretons, par exemple, étant presque toujours gris, on refuse, non seulement en France, mais encore à l'étranger, les sujets de couleur comme suspects de quelque mésalliance ancestrale.

Pour ce qui a trait à l'armée, on sait que les dépôts de remonte repoussent le plus possible les chevaux gris ou blancs, afin de ne pas encourager ces poils beaucoup trop faciles à distinguer en campagne. Nous verrons qu'on les paye un huitième en moins que le prix de la catégorie dans laquelle ils peuvent être classés et qu'on n'en doit jamais acheter de passables.

D'ailleurs les robes blanches ou grises ont d'autres inconvénients qui justifient en partie le peu d'estime dont on les entoure. Elles se salissent facilement par l'action de la litière et de la boue, deviennent très désagréables, au moment de la mue, pour le cavalier ou le conducteur qu'elles souillent de poils clairs très voyants ; enfin, elles exposent l'animal à présenter un jour ou l'autre des tumeurs mélaniques, soit à l'intérieur, soit à l'extérieur du corps, qui peuvent occasionner une gêne considérable et même la mort dans quelques cas plus rares.

Nous rappellerons, à ce sujet, la remarque très juste de notre confrère Mercier (d'Évreux), à savoir, que les sujets affectés de mélanose, interne ou externe, ont toujours les crins de la crinière et de la queue frisés ou crépus, caractère qui doit éveiller l'attention lorsqu'il se manifeste isolément.

Au point de vue de la zootechnie, les marques blanches de la tête, du corps et des membres méritent d'être prises en considération. Ainsi que l'affirme Hartmann [1], « ces taches se transmettent par la génération et deviennent toujours plus grandes chez les descendants, si bien qu'à la fin on en obtient des chevaux pies. »

Le même auteur établit un rapprochement, dont il est loin de démontrer l'exactitude, entre la mauvaise odeur que répandent parfois certains chevaux et la couleur de leur robe. D'après lui, en effet,

---

1. Hartmann, *Traité des haras*, p. 75 (traduit de l'allemand sur la 2ᵉ édit.). Paris. 1788.

« les sujets rubicans, bais, alezans, ont de commun avec plusieurs
personnes rousses et blondes, que leur transpiration a une odeur
extrêmement forte et désagréable. » Bien que nous ayons eu deux
fois l'occasion de constater des faits de ce genre, l'un sur un alezan
clair et l'autre sur un gris foncé, nous ne voyons dans ces exceptions
que de simples coïncidences, d'ailleurs très rares, et qu'il serait absolument erroné d'ériger en principe.

CHAPITRE II

DE LA TAILLE

DÉFINITION. IMPORTANCE. — La *taille* du cheval est la hauteur du sommet de son garrot au-dessus du sol. Elle varie dans une très grande
proportion selon les races et les individus. Les chiffres extrêmes que
nous avons relevés sont les suivants :

Petit cheval de provenance espagnole. . . . . . 0^m,98
Cheval flamand de gros trait lent. . . . . . . 1^m,83

On peut néanmoins rencontrer des sujets plus petits, de même
qu'on en observe de beaucoup plus grands. Le célèbre dompteur
américain Carter montrait, dit-on [1], au public de Londres un géant
fort remarquable de l'espèce chevaline. Né à Northampton, âgé de six
ans et propre au gros trait, ce gigantesque animal avait 6 pieds 9 pouces de haut (mesure anglaise), soit 2^m,057 millimètres, et pesait
2 500 livres, soit 1 133 kilogrammes 537 grammes. Ses proportions
étaient régulières et il avait les allures légères. Pour faire contraste,
on avait mis à côté de lui un poney écossais, qui, sans toucher le
géant, pouvait lui passer sous le ventre.

Le lecteur verra, à propos des *services*, toute l'importance qu'a la
taille lorsqu'il s'agit de déterminer la catégorie dans laquelle on doit
classer le cheval. D'où la nécessité de l'apprécier aussi exactement
que possible, d'autant qu'elle constitue, sous le rapport du signalement, un renseignement dont la précision et la fixité ordinaires sont
d'un très grand secours dans la pratique, pour distinguer des animaux
presque identiques par ailleurs.

1. *Recueil de médecine vétérinaire*, année 1847, p. 790.

Les personnes très exercées jugent de la taille d'une manière assez exacte par le simple coup d'œil et se trompent à peine d'un centimètre. Pourtant il est préférable de se servir d'un instrument, celui-ci donnant des résultats certains, uniformes, constants, quand il est bien construit et convenablement manié.

Quelquefois cependant, certains sujets très irritables ne veulent pas être touchés et ne se laissent même aborder qu'avec difficulté. « Ce cas se présente fréquemment, dit M. le capitaine Rivet [1], avec les chevaux des marais du Poitou et de la Vendée, qui n'ont jamais été ferrés et auxquels on met un licol pour la première fois, lorsqu'on les amène devant le comité des remontes. » Quoi qu'il en soit, on devra toujours agir avec douceur et avec précaution pour éviter les accidents ; on appréciera la taille à vue d'œil, toutes les fois qu'il y aura impossibilité de le faire autrement.

INSTRUMENTS SERVANT A APPRÉCIER LA TAILLE. — Un moyen, très en vogue autrefois, était la *chaîne*, dont beaucoup de personnes parlent encore aujourd'hui, mais souvent sans la bien connaître. La description la plus récente qui en ait été donnée remonte à 1770 ; nous la rapportons seulement en vue de l'histoire.

« La *chaîne*, écrit de Garsault [2], est faite de petits chaînons de fer ou de laiton, haute de six pieds, marquée de pied en pied par un fil de laiton tortillé ; et depuis le quatrième jusqu'au sixième pied, d'autres petits fils de fer ou de laiton marquent les pouces ; au bas de la chaîne est un plomb. Lorsqu'on veut mesurer un cheval, on laisse tomber le plomb au bas du sabot de la jambe de devant, à côté ; puis, coulant la chaîne le long de l'épaule, on s'arrête au haut de la pointe du garrot ; puis on compte sur la chaîne les pieds et les pouces jusqu'à l'endroit où l'on s'est arrêté, et on a la hauteur du cheval suivant cette mesure qui n'est pas parfaitement exacte, parce qu'elle peut être altérée par l'épaule plus ou moins charnue de deux chevaux de taille égale, ce qui fait quelquefois jusqu'à un pouce et demi de différence. »

Et plus loin, le même auteur ajoute :

« Quelques personnes, au défaut de chaîne, se servent du poing fermé sur une corde. Le poing fermé a trois pouces, ce qui s'appelle une *paume* ; ainsi dix-neuf paumes font environ quatre pieds neuf pouces : on se sert rarement des *coudées* pour mesurer un cheval ; une coudée est un pied et demi. »

Les marchands de chevaux employaient, il n'y a pas encore bien longtemps, une mesure équivalente à la chaîne. Leur *fouet*, dont le manche avait une longueur déterminée, était pourvu d'une natte ou

1. Rivet, *Guide pratique de l'acheteur de chevaux*, p. 53.
2. De Garsault, *Le nouveau parfait maréchal*, p. 34. Paris, 1770.

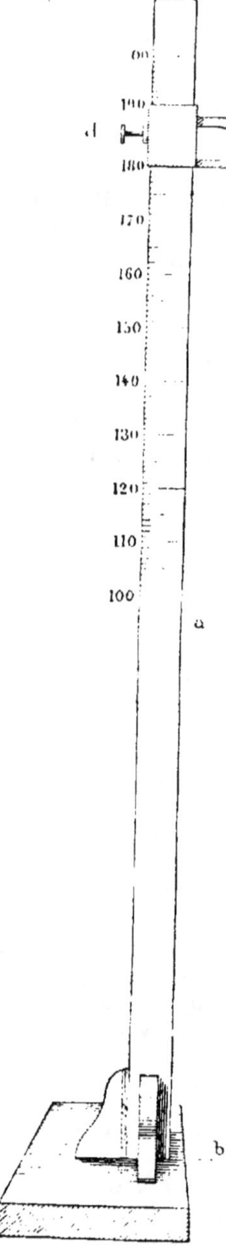

Fig. 330. — *Hippomètre à pied.*

d'une lanière de cuir qui portait de distance en distance des nœuds à intervalles connus. Pour en faire usage on maintenait le manche suspendu au niveau du membre antérieur, son extrémité au ras du sol, et on suivait avec la natte le contour du bras et de l'épaule jusqu'à la partie la plus élevée du garrot.

Le fouet était sujet aux mêmes inconvénients que la chaîne : il ne pouvait donner la taille que d'une façon approximative, grandissant les animaux amples, gras, musclés, rapetissant les autres.

Le *ruban métrique*, on le comprend, donnerait, comme les précédents et pour des raisons analogues, des résultats tout aussi inexacts.

La *toise* est une ancienne mesure de longueur qui valait 6 pieds et qui n'est plus en usage depuis le 1er janvier 1840, époque de l'adoption du système métrique ; elle servait à déterminer la taille de l'homme et des animaux. On donne improprement aujourd'hui le nom de toise au double mètre qui l'a remplacée, et l'on appelle *toiser* l'action de mesurer la hauteur d'un animal quelconque.

Actuellement, on se sert de divers instruments, connus sous le nom générique d'*hippomètres*, dont la forme varie, mais qui sont tous construits d'après le même principe. Ils se composent d'une tige verticale, longue de 2m environ, graduée en centimètres et quelquefois en millimètres, sur laquelle se monte une autre tige, horizontale, pouvant s'élever ou s'abaisser à volonté sur la première, en faisant potence avec elle.

Le plus simple des hippomètres est la *potence*. Il consiste en une règle plate, graduée de bas en haut, sur laquelle se meut à frottement une sorte de curseur horizontal, qui lui est, par conséquent, toujours perpendiculaire. Une vis de pression sert à fixer ce curseur lorsqu'on l'a descendu doucement jusqu'au niveau du garrot. La potence serait un bon instrument de mensuration si elle n'avait l'inconvénient d'être flexible.

Aussi lui a-t-on substitué l'*hippomètre à pied*. Dans celui-ci (fig. 330), la tige verticale, *a*, est épaisse, quadrangulaire, inflexible et repose sur un petit socle, *b*. Quant au curseur, *c*, il est supporté par une sorte de douille qu'une vis de pression, *d*, peut fixer sur un point ou sur un autre de la graduation. Celle-ci est exprimée en centimètres et parfois en millimètres. Nous rappellerons pourtant que l'ordonnance du ministre de la guerre, en date du 10 juin 1847, prescrit d'indiquer la taille en centimètres et non en millimètres. Le chiffre est forcé d'un centimètre, toutes les fois que le nombre des millimètres est supérieur à cinq ; il reste tel quel, au contraire, et on néglige les millimètres dans le cas où le nombre de ceux-ci est inférieur à cinq.

On ne peut guère utiliser cet hippomètre que dans les grands établissements, tels que ceux des écoles, des remontes, des haras, des omnibus, des petites voitures publiques, etc., etc. Il est trop encombrant et deviendrait incommode s'il s'agissait d'opérer sur un marché, un champ de foire, une cour de ferme, etc., à moins que l'on n'ait beaucoup d'animaux à toiser. De plus, il fournit des indications erronées toutes les fois que le sol sur lequel on opère n'est pas parfaitement horizontal.

C'est pourquoi nous lui préférons de

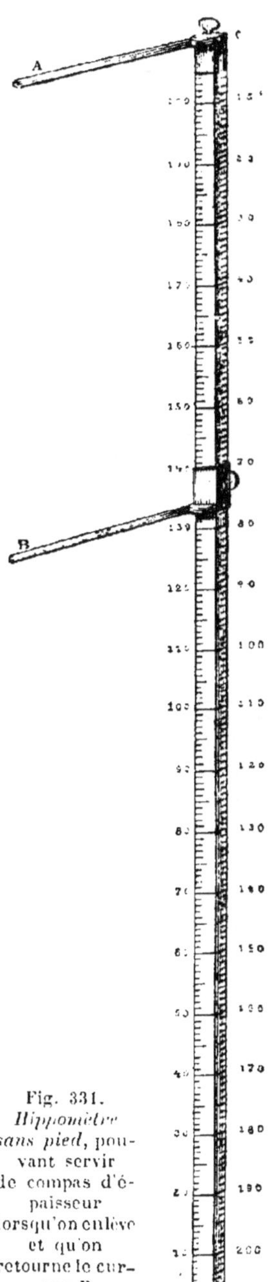

Fig. 331.
Hippomètre sans pied, pouvant servir de compas d'épaisseur lorsqu'on enlève et qu'on retourne le curseur B.

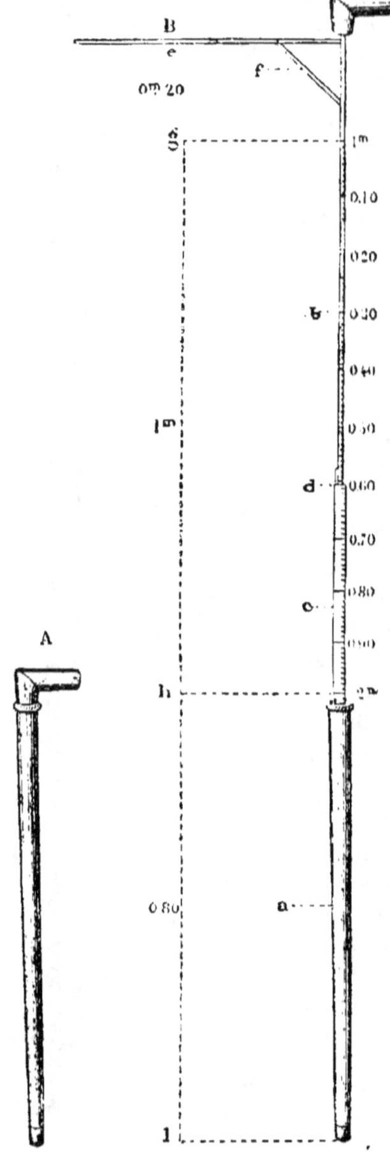

Fig. 332. — *Canne hippométrique*.

A, *fermée*, servant de canne. — B, *développée*, formant potence.

beaucoup l'*hippomètre sans pied* (fig. 331), que nous avons fait construire pour notre usage particulier, et qui offre l'avantage de pouvoir se transformer très facilement en compas d'épaisseur, si l'on veut, par exemple, mesurer la longueur du corps ou celle de la base de sustentation.

Mais quand on se déplace au dehors, il suffit de faire usage de la *canne hippométrique* (fig. 332), plus portative et, en somme, très commode, malgré sa flexibilité. Elle se compose d'une canne ordinaire, B, en rotin ou en jonc, qui engaine intérieurement une tige quadrangulaire métallique, graduée, formée de deux segments, *b*, et *c*, capables de glisser l'un dans l'autre lorsqu'on veut remettre le tout en place. Supérieurement, cette tige est creusée d'une rainure longitudinale destinée à loger une branche horizontale, *e*, que le support, *f*, maintient constamment perpendiculaire à la tige en question.

La graduation s'étend sur les deux segments tirés et placés bout à bout, à partir d'un point, *g*, dont la situation varie suivant la hauteur du rotin. La distance *eg*, en effet, est toujours calculée

de façon à donner la longueur du mètre en s'ajoutant à celle du jonc.

Les choses sont donc combinées comme si celui-ci avait lui-même cette longueur, et c'est parce qu'une canne de cette dimension serait peu maniable qu'on a eu l'idée ingénieuse de reporter au-dessous de la branche *c*, faisant potence, le complément nécessaire et invariable dont nous venons de parler.

Pour faire usage de l'instrument, on tire fortement sur la poignée, *i*, afin de mettre à découvert toute la longueur du segment supérieur, *b*. Un ressort placé au bas de ce segment fait alors partir un arrêt, *d*, qui l'empêche de s'enfoncer dans celui qui est au-dessous si l'on vient à appuyer sur la poignée. Il est de toute nécessité de prendre cette précaution afin d'éviter des erreurs qui ne manqueraient pas de se produire. On met alors la potence, *e*, et le support, *f*, en place, puis on mesure l'animal, comme dans les cas précédents, en enfonçant la tige graduée dans la canne, *a*. Lorsque le segment, *c*, y a pénétré entièrement, on en est averti par une résistance : la tige ne s'abaisse plus. C'est alors qu'il faut presser sur le ressort, *d*, pour permettre au segment, *b*, de descendre à son tour. Dès que la potence touche le sommet du garrot, on lit sur la graduation le chiffre qui affleure l'extrémité, *h*, du rotin, et il ne reste plus qu'à ajouter un mètre à ce chiffre pour avoir la hauteur de la taille cherchée.

Quand on fait l'acquisition d'une canne hippométrique, il importe de la vérifier avec soin, car la virole garnissant l'extrémité, *l*, est quelquefois trop courte ou trop longue, et alors les distances *lh* et *eg* ne sont plus complémentaires l'une de l'autre. Il faut, de plus, que la potence, *e*, soit bien d'équerre, joue sans peine, et se loge facilement avec son support, *f*, dans la rainure qui lui est ménagée sur le segment *b*. Il est indispensable aussi que les segments *b* et *c* glissent l'un dans l'autre, de même que dans la gaine de la canne, sans frottement exagéré. Enfin, on s'assurera que le ressort *d* fonctionne bien.

PRÉCAUTIONS A PRENDRE. — Pour toiser un cheval, il y a lieu de prendre certaines précautions sans lesquelles la mensuration ne serait d'aucune valeur. On doit d'abord amener l'animal sur un terrain horizontal et le mettre en état de station régulière. Un aide, placé devant, maintient la tête et l'encolure dans la situation ordinaire ; puis, il couvre avec l'une de ses mains, surtout en arrière, l'œil tourné du côté de l'opérateur, afin que celui-ci ne devienne pas pour le sujet une cause d'étonnement, de distraction, de crainte ou de peur. D'ailleurs, on évitera avec soin de le toucher, si ce n'est très franchement. Quant à l'hippomètre, il va de soi qu'on doit le tenir verticalement et sans l'infléchir ; incliné ou incurvé contre le cheval, la potence *baisse le nez*, perd son horizontalité, ce qui avantage la taille ; penché, courbé en sens contraire, la potence *lève le nez* et l'évaluation obtenue est trop faible.

Un moyen de s'assurer de la verticalité de l'instrument est de viser avec lui, par devant et par côté, l'arête d'une maison, la moulure d'un mur, le montant d'une porte, etc., en un mot, des objets verticaux quelconques situés à proximité. La divergence de certains résultats dépend le plus souvent de ce qu'on a méconnu cette indication. A ce point de vue, les hippomètres à pied sont tout aussi trompeurs que les autres : ils méritent même moins de confiance quand on les emploie sur un sol imparfaitement horizontal et uni ; la plus légère inégalité du terrain se traduit sur la potence par une déviation dont l'amplitude est directement proportionnelle à la hauteur de la tige. Il faut donc vérifier leur direction au moment de chaque examen ; le petit socle sur lequel ils sont montés n'a d'autre utilité, selon nous, que de permettre au toiseur de s'en débarrasser facilement lorsqu'il en éprouve quelque gêne.

Avec la canne hippométrique, on prendra garde que le pied n'en soit pas plus bas que les fers du cheval. Cela arrive lorsqu'on mesure sur le pavé mal entretenu d'une route ou d'une cour ; en pareil cas, l'extrémité de la canne se loge quelquefois dans une dépression, un interstice, mais dont la profondeur et la largeur ne sont pas suffisantes pour influencer l'aplomb du sabot.

Enfin, on tiendra compte de la hauteur des talons antérieurs, de l'épaisseur des fers, des crampons, et aussi de la quantité de tissu adipeux qui surcharge souvent, chez les sujets entiers, le bord supérieur de l'encolure et dissimule plus ou moins le sommet du garrot.

A propos des services, il sera question de la taille réglementaire exigée, dans chaque arme, pour les chevaux de guerre. Nous y renvoyons le lecteur. « Toutefois, fait observer M. le capitaine Rivet[1], *lorsque l'animal a cinq ans ou au-dessus,* le maximum des limites de taille peut être dépassé de 2 centimètres, jamais davantage, afin d'avoir de l'homogénéité dans les corps. La différence de taille entre les chevaux de troupe et ceux de tête ne doit pas être trop considérable, afin que ces derniers, remis dans la troupe, au régiment, pour une raison quelconque, ne soient pas trop disparates dans les rangs. »

MOYENS FRAUDULEUX. — Les moyens frauduleux employés pour élever la taille sont assez fréquents, surtout lorsqu'il s'agit de deux individus qu'on veut appareiller, ou encore de chevaux présentés à la remonte de l'armée et n'ayant pas la hauteur exigée.

Dans ces circonstances, le vendeur fait tous ses efforts pour placer

---

1. Capitaine Rivet, *Guide pratique de l'acheteur de chevaux,* p. 55.

l'arrière-main en contre-bas relativement à l'avant; à l'écurie ou à la montre, les choses sont disposées, chez lui, de façon à lui rendre cette petite tromperie assez facile. Quand il n'est pas possible d'en faire usage, il exagère la hauteur des talons antérieurs, l'épaisseur des éponges, des crampons, des clous, oblige l'animal à baisser la tête, ce qui grandit son garrot et soutient sa ligne dorso-lombaire, enfin, au besoin, le pince sous le sternum, le tracasse et l'irrite, pour rendre l'opération du toiseur moins exacte et fatiguer son attention.

CHAPITRE III

CONFECTION DU SIGNALEMENT

DÉFINITION. — DIVISIONS. — IMPORTANCE. — Un signalement est une pièce écrite, comprenant l'énumération courte, précise, méthodique, claire et plus ou moins complète des caractères extérieurs qui permettent de distinguer un individu de tous les autres.

Il est *sommaire* ou *détaillé*, suivant le nombre des renseignements qu'on y fait entrer.

Dans certains cas, on ne se borne pas à une pure indication de signes extérieurs; quelques auteurs y introduisent encore des éléments qui, à vrai dire, n'en font pas rigoureusement partie. Nous voulons parler du *pedigree* et des *performances*, dont nous nous occuperons plus loin.

Quelle que soit sa forme, le signalement est un acte qui, dans quelques occasions, est susceptible de revêtir une très grande importance, soit au sujet de contestations ayant trait aux vices rédhibitoires, soit lorsqu'il s'agit de vols, de substitutions, d'échanges, de rapports judiciaires ou administratifs, etc., etc. Il devient alors la pièce officielle à l'aide de laquelle on doit toujours pouvoir établir l'identité de l'individu en litige.

ORDRE A SUIVRE. — L'ordre adopté pour l'énumération des caractères qui doivent entrer dans la composition du signalement varie quelque peu selon les administrations ou les établissements. En thèse générale, il est adapté à la nature des renseignements que l'on a besoin de connaitre. La seule règle qui s'impose est de procéder d'une façon identique pour tous les animaux faisant partie de la même exploitation. C'est le meilleur moyen d'opérer avec méthode, avec rapidité, sans rien omettre d'important. Voici la marche la plus ordinairement adoptée :

1° *Espèce, sexe, état des organes génitaux ; — 2° race ; — 3° service ; — 4° robe, sa variété et ses particularités ; — 5° état de la queue et des crins ; — 6° âge ; — 7° taille ; — 8° tares et marques particulières ; — 9° particularités diverses étrangères à la robe ; — 10° date.*

On peut y introduire encore :

Le *nom* et le *numéro matricule du cheval*, — son *prix*, — son *pedigree*, — ses *performances*, — le *nom* et l'*adresse du propriétaire*.

Nous verrons que dans l'armée, les haras, les grandes administrations de voitures publiques, le signalement s'écarte un peu de ce cadre. On en trouvera des exemples plus loin.

RECOMMANDATIONS CONCERNANT LES DIVERS POINTS DU SIGNALEMENT. — Les indications précédentes comportent quelques explications sommaires que nous allons exposer.

1° Espèce, sexe, état des organes génitaux. — Les mots *jument, cheval entier, cheval hongre,* répondent suffisamment à cette première exigence. Toutefois, il faudrait noter *hongre bistourné,* et non *entier,* le sujet qui aurait été émasculé par le procédé de la torsion sous-cutanée du cordon testiculaire (voy. *Bistournage*, page 186). De même, on devrait signaler *cryptorchide,* ou *monorchide,* celui dont les testicules, ou l'un d'eux seulement, ne seraient pas descendus dans les bourses. Par contre, on qualifiera d'*entier,* le cheval pourvu d'un seul testicule, mais dont l'ablation de l'autre aura été opérée dans un but thérapeutique, comme cela se produit, par exemple, pour la hernie étranglée. En pareil cas, on devra indiquer ce détail à l'article *Particularités diverses étrangères à la robe.* La présence d'une cicatrice d'un caractère spécial à l'endroit du testicule absent permettra toujours de distinguer un animal de ce genre d'un monorchide véritable.

Il est des circonstances, très rares d'ailleurs, où l'on est tout d'abord embarrassé de dire le sexe de l'individu à signaler. Nous voulons parler des prétendus *chevaux hermaphrodites,* dont la science a recueilli jusqu'à présent un assez grand nombre d'exemples [1]. Ces sujets ne sont autre chose que des cryptorchides compliqués d'une malformation grave avec atrophie des organes génitaux externes, la plupart du temps d'une simple fissure du périnée ou du fourreau, à laquelle s'ajoute

---

[1]. Voy., pour plus de détails : de Garsault, *Le nouveau parfait maréchal*, ch. IX, pl. XXVIII. Paris, 1770.

J.-B. Gohier, *Mémoires et observations sur la médecine et la chirurgie vétérinaires*, t. I, p. 27. Paris, 1813.

A. Rey, *Deux exemples d'hermaphrodisme dans le cheval*, in *Journal de médecine vétérinaire* publié à l'École de Lyon, année 1846, p. 230.

I. Geoffroy Saint-Hilaire, *Histoire générale et particulière des anomalies de l'organisation*, t. II, p. 87.

quelquefois une fissure médiane du canal de l'urèthre, vice de conformation connu sous le nom d'*hypospadias*. On ne saurait par conséquent hésiter sur leur sexe : toutes les observations publiées sont unanimes à les envisager comme des mâles et non comme des femelles ou des hermaphrodites réels. Du reste, à l'autopsie, on trouve constamment des testicules, soit sous les anneaux inguinaux inférieurs, soit dans les trajets inguinaux, soit dans l'abdomen; testicules mous, flasques et sans spermatozoïdes, comme ceux des cryptorchides. A ces glandes sont annexés des canaux déférents normaux qui vont s'ouvrir dans l'urèthre, après avoir suivi leur trajet ordinaire au-dessus de la vessie. Jamais il n'a été constaté d'utérus ni d'ovaires.

Il n'en est pas moins vrai que la ressemblance extérieure de ces animaux avec la jument se montre assez frappante. Ils ont, en effet, deux mamelles inguinales perforées et bien développées ; les bords de leur fissure périnéale simulent à peu près les lèvres d'une vulve ; quant à leur verge, atrophiée, contournée en S et toujours dirigée en arrière, son extrémité libre est logée dans la commissure inférieure de l'ouverture cutanée, à l'instar du clitoris de la femelle. Mais ils se distinguent de celle-ci par d'autres caractères extérieurs non équivoques. D'abord, leur bouche est pourvue de crochets comme celle des mâles; de plus, leur pseudo-clitoris est percé habituellement d'une ouverture par laquelle s'échappe l'urine, à moins qu'il n'y ait un hypospadias, auquel cas la fissure uréthrale aboutit directement dans la vessie et non dans le vagin ; enfin, ils s'animent, hennissent, entrent en érection à l'approche des juments en chaleur et cherchent parfois à effectuer la saillie. Devant ces preuves indéniables de masculinité, il n'y a donc plus de doute possible. On doit, selon nous, signaler l'individu : *cheval cryptorchide, affecté d'une fissure* (médiane ou latérale) *du périnée, du fourreau* ou *de l'urèthre*, etc., suivant le siège et la nature des parties intéressées.

2° **Race.** — Sauf quelques races dont les caractères sont bien tranchés, il en est dont l'appréciation n'est pas toujours possible. Cela tient aux nombreux croisements qui se pratiquent déjà depuis longtemps entre les divers types ethniques, autrefois beaucoup plus faciles à reconnaître. Aujourd'hui, les mélanges sont même souvent à tel point confus et disparates, qu'on serait presque tenté d'imiter l'exemple de Buffon relativement au chien, en établissant aussi, pour une foule d'individus sans origine établie, le groupe considérable des *chevaux de rue !* Dans la pratique, on est dans l'habitude de ranger ces animaux sous la rubrique *chevaux de race commune*, expression vague et impropre, dont le sens littéral n'éveille aucunement l'idée de bâtardise à laquelle on veut cependant faire allusion. A cet égard, il vaut mieux s'abstenir de toute désignation, toutes les fois que la race n'est pas très nettement caractérisée, plutôt que de s'exposer aux inconvénients d'une diagnose erronée. C'est ce qui se fait dans l'armée et l'on ne saurait qu'approuver cette réserve.

3° **Service.** — Le service auquel l'animal peut être utilisé s'indique par ces mots : « *propre au service de....* » On spécifie alors s'il s'agit d'un cheval de course plate, de steeple-chase, de course au trot, attelé ou monté; d'un cheval de selle ou d'attelage; d'un cheval de trait léger, de trait mixte ou de gros trait, etc., etc. En général, ce point du signalement comporte peu de difficultés. Lorsque le sujet est à la fois propre à la selle et à l'attelage ou au trait léger, on le dit : *à deux fins.* Nous verrons, à propos des services de luxe, que ce genre de moteurs est assez employé aujourd'hui; le cob, le poney, le double poney, sont des chevaux à deux fins.

4° **Robe, sa variété et ses particularités.** — Ici, l'ordre à suivre est rigoureusement indiqué par le titre même de ce paragraphe. Souvent on fait précéder le nom de la robe par ces mots : « *sous poil....* » Mais on peut dire également : « *de robe* alezane, baie, etc. » Enfin, si l'on veut simplifier davantage, on exprime d'emblée le nom de la robe : Ex. : *bai clair*, etc.

Le qualificatif désignant la variété doit se placer immédiatement après. Ex. : sous poil alezan *brûlé ;* — de robe noir *mal teint ;* — gris *rouanné foncé*, etc.

Enfin, il faut spécifier les particularités de la robe, en commençant par celles qui n'ont aucun siège fixe, puis en mentionnant celles de la tête, du corps et des membres. Ex. : *sous poil bai brun, fortement rubican, pelote en tête, ladre au bout du nez et à la lèvre supérieure, crins mélangés, petite tache accidentelle en arrière du garrot, trois balzanes irrégulières, dentées, dont une antérieure droite plus petite.*

5° **État de la queue et des crins.** — La queue peut être entière ou avoir été raccourcie par une amputation. Dans le premier cas, l'animal est dit « *à tous crins* »; dans le second, « *écourté* ».

On *écourte* aujourd'hui presque tous les chevaux, et beaucoup de personnes signalent encore « *à tous crins* » le sujet dont les crins n'ont pas été raccourcis, quel que soit d'ailleurs l'état du tronçon de sa queue. Mais il est évident qu'il serait plus exact d'employer la mention « *queue écourtée, crins entiers* », pour le cheval dont les crins auraient été conservés avec toute leur longueur après l'amputation d'une partie du tronçon. De même, il vaut mieux dire « *queue entière, crins écourtés* », toutes les fois que le tronçon est intact et que les crins seuls ont été raccourcis, comme on l'observe sur les chevaux de course.

Si cet organe avait subi l'opération de l'anglaisage, il suffirait de le noter par le mot « *anglaisé* ». On sait que, dans cette circonstance, le cheval est toujours écourté. Mais lorsque l'amputation de la queue n'a pas eu lieu à la suite de l'anglaisage, le signalement doit porter cette mention : «... *à tous crins, niqueté...* » C'est après avoir indiqué l'état du tronçon qu'on passe à celui des crins. Ex. : *queue écourtée en balai, en brosse, en catogan,* etc.

6° **Age et particularités des dents.** — Le lecteur a vu que, de trois à six ans, les divers degrés de l'usure dentaire sont formulés dans le langage par les expressions spéciales de : *prendre tel âge, avoir tel âge,* ou encore *avoir tel âge fait.* Il devra en faire usage dans le signalement lorsque le cheval n'aura pas atteint sa septième année. Quand il aura dépassé cette époque, la prudence lui commandera de ne pas être aussi affirmatif. Toutefois, on se gardera de tomber dans le défaut contraire en se servant de l'ancien terme : « *hors d'âge* », parce qu'il est possible de préciser davantage, même à une période très avancée de la vie. Seulement, comme ces sortes d'appréciations ne sauraient prétendre à la certitude absolue, l'énumération de l'âge sera toujours suivie du mot « *environ* ». Ex. : *prenant quatre ans ; — âgé de cinq ans faits ; — âgé de dix-huit à vingt ans environ ; — âgé de quinze ans environ ; — âgé de neuf ans,* etc.

C'est à cet endroit du signalement qu'il faudra relever les *particularités* ou les *anomalies des dents ;* faire connaître, par exemple, si le cheval est bégu, faux bégu, s'il a des dents surnuméraires, doubles, mal dirigées, des surdents, etc. ; s'il lui manque des dents, si celles qu'il présente sont trop longues, trop courtes, irrégulièrement usées, etc. ; enfin si quelques-unes sont le siège de l'usure anormale provenant du tic. Presque toutes ces particularités ou ces anomalies constituent d'excellents signes distinctifs. Il est donc important de les noter avec soin.

7° **Taille.** — La taille doit s'exprimer en mètres et en centimètres, et s'écrire en toutes lettres dans le signalement, surtout lorsque celui-ci est destiné à paraître en justice. Il est indispensable aussi de dire de quelle façon elle a été évaluée. Ex. : *Taille d'un mètre cinquante-deux centimètres sous potence* ou *à la chaîne.*

Quand on lit qu'un cheval est « de la taille de..... *environ* », c'est la preuve évidente qu'il a été impossible à celui qui l'a signalé de le mesurer avec exactitude.

8° **Tares et marques particulières.** — Il peut fort bien arriver qu'on n'ait aucune indication spéciale à faire rentrer dans ce paragraphe. Quoi qu'il en soit, c'est ici qu'il est utile d'énumérer les diverses *tares*, telles que suros, formes, éparvins, jardes, vessigons, molettes, traces de feu, de vésicatoire, cicatrices en écharpe au-devant des épaules, cicatrices des genoux, etc., en un mot toutes les tares *indélébiles*. Il en est de même des *marques* particulières à certains haras ou à certaines administrations publiques, etc., etc.

9° **Particularités diverses étrangères à la robe.** — Il y aurait encore souvent avantage à enregistrer dans un signalement que le cheval marche de préférence telle ou telle allure, l'amble, le pas relevé, par exemple; — qu'il est affecté de tel ou tel défaut d'aplomb (panard, cagneux, cambré, crochu, sous lui, etc.); — qu'il boite d'une manière continue de l'un de ses membres, à chaud ou à froid; — qu'il est poussif, corneur, rueur, mordeur, etc., etc. Ces renseignements seraient parfois d'une grande utilité, chez les chevaux gris notamment, si difficiles à distinguer les uns des autres. On comprend aussi qu'on les introduise dans la rédaction des pièces judiciaires.

10° **Date du signalement.** — Si le sujet restait toujours semblable à lui-même, il va de soi qu'il n'y aurait pas nécessité de dater son signalement. Mais cette précaution ne doit en aucun cas être négligée, parce qu'il devient impossible, plus tard, de vérifier l'âge, la taille, la nuance de la robe, ses particularités, etc. De plus, elle permet de constater les modifications survenues pendant le laps de temps compris entre deux signalements successifs, et l'on ne risque pas de s'exposer, sur la foi de la pièce la plus récente, à méconnaître l'authenticité et la parenté de la plus ancienne.

Nous avons dit, en commençant ce chapitre, que l'on introduit assez souvent dans le signalement d'autres indications telles que le *nom du cheval*, son *numéro matricule*, son *prix d'achat*, ainsi que le *nom et l'adresse de son propriétaire*. Ces quatre points ne donnant lieu à aucune observation, nous nous bornerons à les énumérer. Il n'en est pas de même du *pedigree* et des *performances*.

PEDIGREE. — « *Pedigree*, dit Littré, est un mot anglais introduit dans l'hippologie française et surtout dans le langage du turf; il est synonyme d'*origine* ou de *généalogie*. » On avouera que le besoin ne se faisait pas sentir d'aller chercher de l'autre côté du détroit une expression existant déjà avec une signification identique dans notre langue. Mais la manie, tous les jours plus accusée, d'imiter les modes et les manières de nos voisins d'outre-Manche, trouve dans un certain public un attrait tout particulier. Quoi qu'il en soit de ces tendances, assurément plus ridicules que dangereuses, c'est surtout pour les étalons et les chevaux de course qu'il est intéressant de connaitre le pedigree ou la généalogie. Aussi donnerons-nous plus loin quelques exemples de signalements auxquels on a cru devoir ajouter ces renseignements particuliers.

Le cheval dont la généalogie est inscrite au *Stud-Book* est dit *tracé ;* dans le cas contraire, on le mentionne *non tracé.* Cette observation ne s'applique guère qu'aux sujets de pur sang.

PERFORMANCES. — Ce mot, encore d'origine anglaise, est employé sur le turf pour indiquer les épreuves subies par un cheval de course. On comprend toute l'importance qui s'attache à la connaissance de ces épreuves, quand il s'agit d'animaux destinés à la reproduction ou à l'hippodrome. Il ne se fait pas de vente publique de chevaux de course où ne soient rappelées d'une façon plus ou moins explicite les performances de chaque sujet.

En général, les signalements sont rarement aussi détaillés, et, à vrai dire, il n'est utile de les compliquer de la sorte que lorsqu'ils doivent figurer dans un rapport judiciaire ou dans quelque pièce administrative importante.

Le plus souvent, ils sont très laconiques et se bornent à l'énumération méthodique des caractères distinctifs principaux : *espèce, sexe, état des organes génitaux, service, robe* (sa variété et ses particularités), *âge, taille* et *date.*

Dans l'*armée,* tous les chevaux sont marqués au feu d'un numéro matricule sur le sabot antérieur gauche; le sabot antérieur droit, au contraire, est réservé à l'indication de l'arme et du régiment auxquels l'animal appartient. Enfin chaque sujet porte un nom particulier, a une provenance déterminée et un prix d'achat qui est toujours connu. Ce sont ces divers éléments qui composent le signalement militaire et qu'on doit énumérer dans l'ordre ci-après :

1° *Numéro matricule;* 2° *nom ;* 3° *sexe ;* 4° *âge ;* 5° *taille ;* 6° *robe et sa variété;* 7° *particularités;* 8° *provenance;* 9° *prix d'achat ;* 10° *arme.*

Dans les *haras,* l'ordre suivi est à peu près le même. Toutefois, on introduit dans le signalement la généalogie et, quelquefois aussi, les principales épreuves subies.

Dans les *grandes administrations de transports publics,* la marche adoptée est très analogue à celle de l'armée, sauf quelques variantes, qui diffèrent d'ailleurs avec chaque établissement et pour lesquelles il ne semble pas y avoir de règle uniforme.

A la Compagnie générale des omnibus de Paris, par exemple, chaque cheval est pourvu d'un état signalétique sur lequel on porte les indications suivantes : *Numéro matricule* (il est marqué au feu sur le côté gauche de l'encolure), *nom du vendeur, date de l'achat, sexe, âge, taille, robe,* sa variété et ses particularités.

MODÈLES DE SIGNALEMENTS. — Nous donnons ici un certain nombre d'exemples de signalements ; on y trouvera l'application des principes dont il vient d'être question.

SIGNALEMENT CIVIL TRÈS COMPLET. — 243 : *Camille;* cheval hongre, de race normande, propre au service du trait léger, sous poil bai châtain foncé, miroité sur les épaules et la croupe, fortement rubican sur les joues, l'encolure et le dos ; en tête en cœur finement prolongé par une petite liste bordée, déviée à droite, terminée par du ladre marbré entre et dans les naseaux, buvant incomplètement dans son blanc de la lèvre inférieure ; trois taches accidentelles, dont l'une sur le côté gauche du garrot, les deux autres, plus grandes, à droite et en arrière ; grisonné à la base de la queue ; lavé aux ars et aux grassets ; ventre de biche ; balzanes (diagonal gauche), la postérieure irrégulière, dentée, herminée ; petite balzane antérieure droite, bordée, mouchetée ; queue écourtée en balai ; âgé de six ans faits ; une mitoyenne supérieure gauche surnuméraire ; absence du crochet supérieur droit ; de la taille de un mètre cinquante-six centimètres, sous potence. Petit éparvin à gauche, avec traces de feu en pointes au même niveau. Cagneux du pied antérieur droit ; se coupe légèrement au boulet antérieur gauche. Acheté 1050 francs, en 1880, à X.... marchand de chevaux à Caen. Paris, 12 avril 1882.

LE MÊME, MOINS COMPLET. — 243 ; hongre, normand, de trait léger ; bai châtain foncé, miroité, rubican ; en tête finement prolongé par une petite liste déviée, terminée par du ladre aux naseaux et à la lèvre inférieure ; trois taches accidentelles sur les côtés du garrot ; grisonné à la base de la queue ; trois balzanes dont une petite antérieure droite ; queue écourtée ; âgé de six ans faits ; taille de un mètre cinquante-six centimètres sous potence. Acheté 1050 francs à Caen. Paris, 12 avril 1882.

LE MÊME, PLUS SOMMAIRE. — Hongre, bai châtain, miroité, rubican ; en tête finement prolongé par une petite liste, terminée par du ladre aux naseaux et à la lèvre inférieure ; taches accidentelles sur les côtés du garrot ; trois balzanes ; queue écourtée ; six ans faits ; un mètre cinquante-six centimètres environ. Prix 1050 francs. — 12 avril 82.

LE MÊME, TROP INCOMPLET. — Hongre, bai châtain ; en tête prolongé par une petite liste, terminée par du ladre ; trois balzanes ; queue écourtée ; six ans ; un mètre cinquante-six centimètres.

Dans les quatre exemples précédents, on voit les détails de la robe et des particularités disparaître graduellement, ainsi que la plupart des renseignements complémentaires. L'animal devient, par suite, de plus en plus facile à confondre avec les autres, surtout si ces derniers sont nombreux et appartiennent à une exploitation dont la cavalerie est à peu près uniforme sous le rapport de la robe, de sa nuance et de la hauteur de la taille.

L'expression de *simple*, par laquelle on a proposé de désigner un signalement où les détails sont peu circonstanciés, est à rejeter. La description que l'on fait est *complète* ou *incomplète*, *détaillée* ou *sommaire*. Seul, le cheval qu'on décrit peut être *simple* ou *compliqué* dans ses caractères, et alors son signalement sera plus ou moins complet selon qu'on le fera détaillé ou sommaire. Mais il n'est pas possible d'être bref et complet à la fois, quand il s'agit de dépeindre la manière d'être d'une chose compliquée. Il faut s'attacher à une concision relative, et se bien pénétrer toujours de la valeur ou de la futilité des indications qu'on relève. Il est clair que si l'on se propose simplement de relater l'observation clinique d'un cheval donné, l'énumération de son numéro matricule, de son nom, des particularités de sa robe, etc., etc., ne sera d'aucun intérêt pour le sujet dont on traite. Tandis que si l'on est appelé à signaler un animal à l'égard duquel existe un différend, par exemple, on devra s'occuper de tous ces points sans crainte d'encourir le reproche de prolixité.

EXEMPLES DE SIGNALEMENTS MILITAIRES.

a. « N° matricule 1212 ; *Jupiter;* hongre ; 4 ans ; 1^m,60 : bai cerise, neigé sur la croupe ; en-tête en croissant à droite ; raie-de-mulet ; trois balzanes, bordées et truitées, dont une antérieure gauche. » (Vallon.)

b. « N° matricule 15 ; *Cornélius*, entier ; quatre ans ; un mètre quarante-sept centimètres ; alezan doré ; balzanes postérieures chaussées, dentées, herminées autour de la couronne. » (Merche.)

c. « 243 ; *L'Alcide;* hongre ; six ans ; 1^m,54 ; alezan doré ; en-tête mélangé ; liste bordée sur le chanfrein, se terminant par du ladre entre les naseaux et aux lèvres ; balzanes latérales droites, la postérieure plus petite. Acheté à Angers, le 3 janvier 1873, 600 francs. Ligne. Traces de vésicatoires aux fesses. » (Commission d'hygiène hippique.)

d. « *Régulus;* cheval entier, de race barbe, né au haras de Bône (Alélick) en 1846 ; taille de 1^m,49 sous potence ; gris clair, fortement truité, principalement sur les joues et autour des yeux ; moustaches noires ; traces de feu en pointes sur un éparvin gauche et éparvin sec du même côté ; vendu comme étalon, 1500 francs, le 1er avril 1852. » (Merche.)

e. « *Ibrahim;* cheval entier ; arabe, de race Koheil ; propre à la selle ; né à Damas, en 1850 ; taille de 1^m,52, sous potence ; gris clair, argenté ; truité, plus fortement à la tête ; ladre marbré à la lèvre supérieure et sur le côté droit du fourreau; marqué sous la pointe des fesses de trois raies de feu superposées; suros à la face interne du canon antérieur gauche; jardon au jarret droit; vendu par Fatala Carraly 4,500 fr., le 1ᵉʳ août 1861. » (Vallon.)

Ces deux derniers exemples sont donnés comme modèles de signalements détaillés.

EXEMPLES DE SIGNALEMENTS DES HARAS. — Ainsi que nous l'avons dit, on ajoute, dans les haras, le pedigree et les performances, les produits issus de tel ou tel étalon, le lieu et la date de la naissance.

a. « Pouliche, de pur sang anglais, par Royal-Oak et Carisandre, venant de naître, le 8 mars 1847, et devant être inscrite au Stud-Book français sous le nom de *Fianetta;* sous poil bai clair, liste en tête bordée, se prolongeant jusqu'au bout du nez; trace de balzane postérieure droite herminée; balzane antérieure droite, bordée, haut-chaussée et irrégulière. » (Richard, du Cantal.)

b. « Jument poulinière, de pur sang, inscrite au Stud-Book français sous le nom de *Joséphine;* par Napoléon et Agar; née en 1840. Taille de 1ᵐ,66. Alezan brûlé, rubican sur la croupe et à la base de la queue; traces de balzanes au bipède diagonal gauche; pelote se continuant par une petite liste, bordée sur le chanfrein; tisonné à la joue droite. » (Richard, du Cantal.)

c. « *Attila;* entier; de pur sang anglais; 1ᵐ,58; bai brun; en tête, ladre entre les naseaux; trois balzanes, dont une antérieure droite; né au haras du Pin, en 1833; son père, Terror; sa mère Juliette.

> Le père de Terror, Magistral; sa mère, Torrelly.
> Le père de Juliette, Mustachio; sa mère, Poory. » (Vallon.)

d. « *Agar*, jument de pur sang anglais; 1ᵐ,58; alezan; fortement en tête; balzane postérieure droite; née au haras du Pin, en 1837; son père, Eastham; sa mère, Danaé.

> Le père d'Eastham, sir Oliver; sa mère, Cawslip.
> 1840. Imbroglio, par Paradox;
> 1841. Ben Agar, par Lottery;
> 1842. Reine-de-Chypre, par Eylau. » (Vallon.)

e. « *Napoléon*, bai, né en Irlande en 1824. Son père, Bob-Booty; sa mère, Pope Mare.

> Le père de Bob-Booty, Chanticleer; sa mère, Ierne;
> Le père de Pope Mare, Waxy-Pope; sa mère, Lady Sara. » (Stud-Book français, 1ᵉʳ vol., p. 58.)

Dans certains cas, la GÉNÉALOGIE est plus complète. En voici un exemple, tiré du *Journal des Haras* [1].

---

1. *Journal des Haras*, année 1877, 1ʳᵉ partie, p. 371.

Pedigree de Saint-Christophe

Vainqueur du Grand Prix de Paris en 1877.

SAINT-CHRISTOPHE.				
Mortemer.	COMPIÈGNE.	*Fitz-Gladiator* (1850)	Gladiator.	Partisan, by Walton. Pauline, by Moses.
			Zarah.	Reveller, by Comus. Rubens Mare.
		Maid of Hart (1846)	The Provost.	Saddler, by Waverly. Rebecca, by Lottery.
			Martha Lynn.	Mulatto, by Catton. Leda, by Filho da Puta.
	COMTESSE.	*Nuncio* or (*The Baron*)	Plenipo.	Emilius. Harriet, by Pericles.
			Ally.	Partisan. Jest, by Waxy.
		Eusebia (1839)	Emilius.	Orville. Emily, by Stamford.
			Mangel-Wurtzel.	Merlin, by Castrel. Morel, by Sorcerer.
Isoline.	ETNELNERT.	*Faugh-à-Balagh* (1842)	Sir Hercules.	Whalebone. Peri, by Wanderer.
			Guicciolli.	Bob-Booty. Flight, by Escape.
		Espoir (1841)	Liverpool.	Tramp. Wisker Mare.
			Espérance.	Lapdog, by Whalebone. Grisette, by Merlin.
	BASSISHAW.	*Prime Warden* (1834)	Cadland.	Andrew, by Orville. Sorcery, by Sorcerer.
			Zarina.	Moriso, by Muley. Ina, by Smolensko.
		Miss Whinney (1838)	Sir Hercules.	Whalebone. Peri, by Wanderer.
			Euphrosyne.	Comus, by Sorcerer. Shuttle Mare.

Habituellement, on ne donne autant de développements au pedigree que lorsqu'il s'agit d'un cheval célèbre. Si Saint-Christophe n'avait pas gagné le Grand Prix de Paris, sa généalogie eût été indiquée de la manière suivante :

Saint-Christophe, par Mortemer et Isoline.

> Le père de Mortemer, Compiègne; sa mère, Comtesse ;
> Le père d'Isoline, Etnelnert; sa mère, Bassishaw ;
> Le père de Compiègne, Fitz-Gladiator; sa mère, Maid of Hart;
> Le père de Comtesse, Nuncio; sa mère, Eusebia ;
> Le père d'Etnelnert, Faugh-à-Balagh; sa mère, Espoir;
> Le père de Bassishaw, Prime Warden; sa mère, Miss Whinney.

D'autres fois, on préfère connaître plus spécialement la *généalogie* directe *des deux progéniteurs*. On dispose alors le pedigree comme ci-dessous :

Saint-Christophe.

Son *père*, Mortemer.	Sa *mère*, Isoline.
Son *g.-p.*, Compiègne.	Sa *g.-m.*, Bassishaw.
Son *g.-g.-p.*, Fitz-Gladiator.	Sa *g.-g.-m.*, Miss Whinney.
Son *g.-g.-g.-p.*, Gladiator.	Sa *g.-g.-g.-m.*, Euphrosyne.
Son *g.-g.-g.-g.-p.*, Partisan.	Sa *g.-g.-g.-g.-m.*, Shuttle Mare.

Enfin, on ajoute assez fréquemment à la généalogie la liste des *épreuves* dans lesquelles le cheval a figuré, c'est-à-dire ses PERFORMANCES.

Nous n'en donnerons qu'un exemple, celui de Bayadère, célèbre trotteuse de selle, dont on trouvera la silhouette plus loin, à propos des services.

Bayadère, normande, 1859, par Phœnomenon et Bayadère par Ramsay.
> 2000 fr. à Caen, en 1862, battant Cantinière et trois autres (4 kil. en 7'5") ;
> 2000 fr. à la même réunion, battant Yelva (5 kil. en 8'59") ;
> 800 fr. au Pin, en 1862, seule (3 kil. en 5'59") ;
> 800 fr. à Falaise, battant Yelva (4 kil. en 7'47") ;
> 500 fr. à la même réunion, battant Zouave, Espérance et un autre (4 kil. en 8'18") ;
> 500 fr. à la même réunion, battant Haydée, Zissa, Espérance et Zouave (2 kil. en 4'23") ;
> 500 fr. à Avranches, en 1862, battant 4 (4 kilom. en 7') ;
> 800 fr. à Cherbourg, en 1862, battant Haydée et deux autres (4 kil. en 8'24").

> Courses de 1863 :

> 2000 fr. à Rouen, battant Thérence, Compromise et deux autres (4500 m. en 8'23") ;

2500 fr. à la même réunion, battant Vesta, Audacieuse, Bob et un autre (6 kil. en 10'42") ;

2000 fr. à Caen, battant Espérance, 2e (4 kil. en 7'10") ;

2500 fr. à la même réunion, battant Zizi (5 kil. en 8'56") ;

1200 fr. à la même réunion, battant Arlette et Zizi (4 kil. en 7'56"½) ;

1200 fr. au Pin, battant Espérance, 2e, Arlette et Haydée dans une épreuve de 4 kilom. ;

1200 fr. à la même réunion, battant Arlette et Zissa (4 kil. en 8'50") ;

600 fr. à Falaise, battant Espérance, 2e, dans une épreuve de 4 kilom. en 7'37" ;

1200 fr. à la même réunion, battant Espérance, 2e, et Zissa dans une épreuve de 4 kil. en 8'32" ;

1500 fr. à Lille, battant Vol-au-Vent, Espérance, Vesta, Bob et plusieurs autres (4 kil.) ;

1500 fr. à Roubaix, battant Bob et Vol-au-Vent (5 kil. en 9'42") ;

1200 fr. à Saint-Lô, battant Espérance, 2e, Mignonne et Arlette (4 kil. en 8'20") ;

500 fr. à Avranches, battant Électeur et un autre (4 kilom. en 8'4") ;

800 fr. à Cherbourg, battant Espérance, 2e (4 kil, en 8'19").

Les exemples que nous venons de relever suffiront amplement pour guider ceux qui auront à faire des signalements. Ils se rappelleront, néanmoins, que pour opérer avec rapidité et précision, il faut une grande habitude, beaucoup de méthode et du coup d'œil. Enfin ils prendront la précaution de ne produire en public que des signalements préalablement revus et corrigés avec soin.

SEPTIÈME SECTION

DES APTITUDES OU DES SERVICES

Les forces du cheval sont employées à déplacer des fardeaux fixés sur son dos par l'intermédiaire de la selle ou du bât, ou traînés sur le sol, soit directement, soit au moyen de véhicules roulants particuliers, ou enfin halés à la surface de l'eau. En somme, il *porte* ou il *tire;* exceptionnellement il fait les deux à la fois. Dans l'un ou l'autre cas, l'effort accompli dépend en grande partie du poids de la charge, de sa vitesse de translation, de la consistance et de l'inclinaison de la surface sur laquelle elle repose.

A ce point de vue, nous aurions tout d'abord à établir dans les services deux grandes catégories : les *chevaux de selle* et ceux *de trait*. Pourtant, dans la pratique, elles seraient insuffisantes et confondraient des aptitudes qu'il importe de distinguer. On doit évidemment faire entrer en ligne de compte les exigences spéciales du luxe, de l'armée, du commerce, de l'industrie et de l'agriculture; il faut, de plus, ne pas perdre de vue celles qui ont trait à la production.

En conséquence, nous diviserons les services en quatre chapitres principaux. Dans le premier, nous étudierons les *chevaux de course*, dont la valeur est la plus considérable; dans le deuxième, nous traiterons des *chevaux de luxe;* dans le troisième, des *chevaux de guerre;* dans le quatrième enfin, des *chevaux d'industrie et commerce*, dont le prix moyen est inférieur, en général, à celui des précédents.

Nous ajouterons que, selon sa catégorie, le cheval est constamment utilisé en mode de masse ou en mode de vitesse, plus rarement comme moteur mixte. Or, toutes choses égales, il s'ensuit que c'est sa taille et son ampleur qui devront avant tout constituer les éléments prépondérants d'appréciation, pour le classer dans tel ou tel groupe, parce que ces éléments, liés d'ailleurs au volume et à l'élévation des véhicules, sont en corrélation directe avec l'étendue ou l'intensité de la contraction musculaire, la grandeur ou la puissance de l'effort à produire. Viendront ensuite, à titre de considérations secondaires bien que très importantes, l'examen de sa conformation, de sa finesse, de ses allures, de son origine et de ses performances s'il y a lieu, de son dressage, de son entraînement, de sa robe, etc., etc. C'est sous ces divers côtés que nous envisagerons sommairement chaque service. Les renseignements que nous donnerons concernant les prix n'ont rien d'absolu, en ce sens qu'ils sont sujets à varier suivant une foule de circonstances, mais ils sont puisés à bonne source et représentent assez fidèlement la valeur actuelle des chevaux sur la place de Paris [1].

CHAPITRE PREMIER

CHEVAUX DE COURSE

Notre intention n'est pas de porter ici un jugement sur l'utilité et la valeur des *courses*, épreuves à l'aide desquelles on se propose de reconnaître les qualités de vitesse et de fond d'un certain nombre de sujets qu'on destine ensuite à la reproduction pour l'amélioration des races chevalines. Nous voulons simplement rappeler que les animaux qui affrontent ces épreuves sont susceptibles d'acquérir une valeur considérable, par suite des espérances que l'on fonde sur eux, soit comme reproducteurs, soit comme machines à gagner des prix. A ce titre, ils constituent une catégorie à limites bien tranchées dont nous devons dire quelques mots.

Nous diviserons les chevaux de course, selon leur spécialisation, en *chevaux de course plate*, en *chevaux de steeple-chase* et en *trotteurs de course*.

A. — Cheval de course plate.

MODE D'UTILISATION. — Comme son nom l'indique, le cheval de course plate opère toujours sur l'hippodrome au galop rapide, c'est-à-dire sur un terrain choisi, à peu près plat et ne présentant jamais d'obstacles à franchir. Le jockey qui le monte emploie tous ses efforts à lui faire parcourir la piste avec la plus grande vitesse possible.

TAILLE. — Sa taille oscille entre $1^m,55$ et $1^m,65$; mais on recherche

---

1. Nous remercions vivement notre collègue, M. le professeur Trasbot, des documents qu'il a bien voulu nous fournir pour la rédaction de ce chapitre.

évidemment la plus élevée, puisqu'elle place l'animal dans de meilleures conditions pour exécuter de longues enjambées.

CONFORMATION. — Nous avons indiqué, page 416, les principaux traits de cette conformation. Le coureur (fig. 333) doit être haut de poitrine et de membres ; court, soutenu de corps et de reins ; long d'encolure, d'épaule, de croupe, de cuisse, de fesse, de jambe et d'avant-bras ; sans trop d'ampleur dans le dessus ; fort, sec, net dans le dessous ;

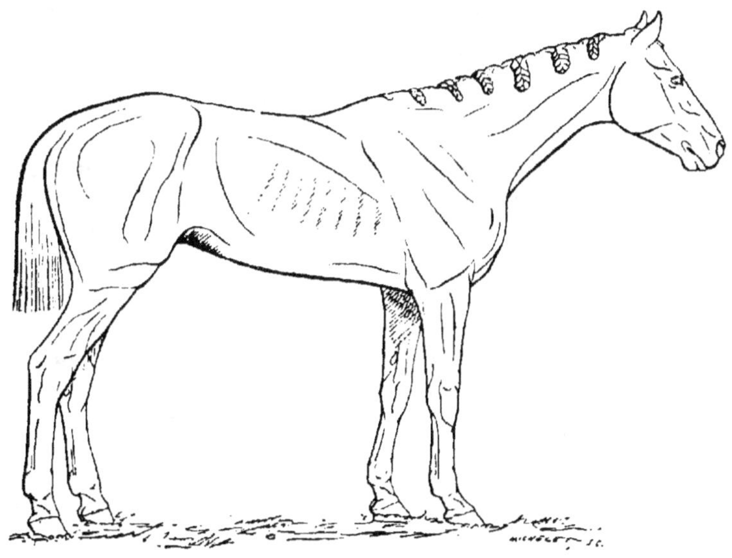

Fig. 333. — *Cheval de course plate.*

Vermout, vainqueur du Grand Prix de Paris en 1864. (Calque d'une photographie de M. Delton.)

large et épais d'articulations ; fermé dans ses angles supérieurs, ouvert dans les inférieurs ; profond de poitrine, peu chargé de ventre ; fin de peau, de poils et de crins ; éveillé, expressif de physionomie ; gracieux, élégant, léger, excitable, énergique, impétueux et de beaucoup de fond.

ROBES PRÉFÉRÉES. — Les deux robes les plus ordinaires sont le bai et l'alezan, quelquefois le rouan, plus rarement le gris rouanné ; les noires sont peu estimées, abstraction faite des qualités du cheval, bien entendu.

PRIX. — Le prix d'un cheval de course est aussi variable que celui d'un objet d'art. Il s'établit, pour le poulain de dix-huit mois, le *yearling*, qui n'a pas encore paru sur le turf, d'après le généalogie et la conformation. On tient alors le plus grand compte des qualités des parents et même des grands-parents, surtout lorsqu'elles s'allient chez le produit à une grande pureté de formes. En pareil cas, la valeur du jeune sujet reste toujours aléatoire, puisqu'il n'a pas encore montré ce qu'il est ; les spéculations n'ont d'autre base que la succession des épreuves subies pendant l'entraînement. Aussi, dans ces conditions, le prix peut-il osciller entre 1000 et 30 000 francs.

A partir de deux ans, dès que le poulain s'est montré sur l'hippodrome, sa valeur croît en proportion du nombre et de la nature des succès qu'il a remportés. Il peut valoir alors, comme étalon, 10 000, 30 000, 50 000, 100 000, 200 000 et même 300 000 francs, quand sa conformation est irréprochable. Par contre, s'il n'a pas réussi, son propriétaire trouve à peine à s'en défaire pour quelques centaines de francs. Avec de telles variations, il devient impossible de rien préciser. On a vu, à la suite de quelques échecs un peu sérieux, des chevaux payés 100 000 francs, sur la foi d'espérances nées d'une victoire trop facile, retomber à 5000 ou à 3000 francs !

ORIGINE. — Le cheval de course plate est toujours de pur sang. Sa généalogie est inscrite soit au *Stud-Book* anglais, soit au *Stud-Book* français ; il est donc très facile de se renseigner exactement sur les qualités de ses ancêtres, en consultant l'un ou l'autre des recueils précités.

B. — Cheval de steeple-chase.

MODE D'UTILISATION. — On donne ce nom à une variété de coureurs qui ne paraissent jamais que dans les courses d'obstacles. Ici encore le cheval est monté et toujours mené au galop rapide. L'épreuve a lieu sur l'hippodrome, comme dans le cas précédent, mais on a placé à dessein sur le trajet de la piste une série d'obstacles artificiels, tels que haies, murs, fossés, rivières, banquettes irlandaises, etc., que l'animal doit franchir successivement avant d'atteindre le but. Cette course, beaucoup plus émouvante, passionne infiniment plus le public que la course plate, par suite des dangers incessants qui menacent à chaque difficulté nouvelle le jockey et sa monture.

TAILLE. — La taille moyenne reste dans les mêmes limites que celle du précédent, c'est-à-dire entre 1^m,55 et 1^m,65. Toutefois, à valeur intrinsèque égale, on donne la préférence aux sujets les plus grands, parce qu'ils sont à même de franchir des obstacles plus élevés sans perdre de leur vitesse.

CONFORMATION. — Au fond, elle ne diffère pas beaucoup de celle du

heval de course plate, car on ne risque dans les steeple-chases que
es chevaux qui n'ont pas bien réussi en terrain plat. L'élévation du
garrot, la brièveté et la rectitude de la ligne dorso-lombaire, la puissance et la belle attache des reins ; la grande et forte musculature de
l'arrière-main, particulièrement de la croupe, qui, sans inconvénients,
peut se montrer un peu inclinée, de la fesse, de la cuisse et de la
jambe; le développement des articulations, surtout des jarrets et des
boulets; la force et les beaux aplombs des membres antérieurs ; enfin

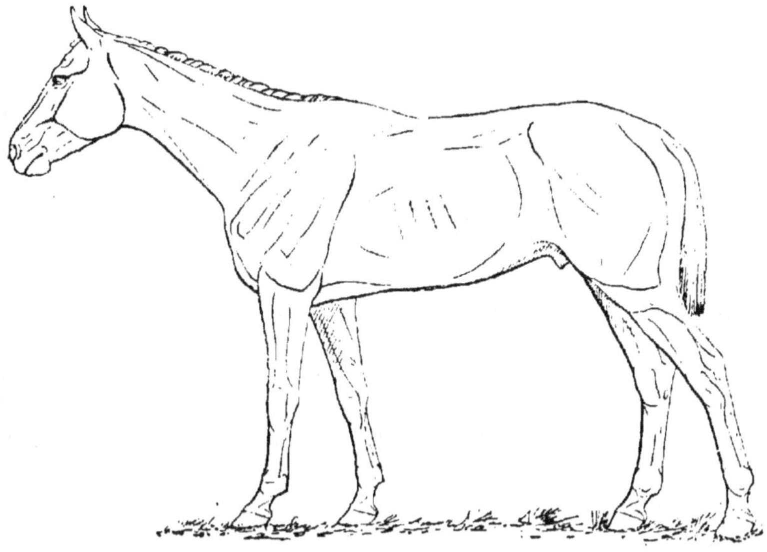

Fig. 334. — *Cheval de steeple-chase.*

Bois-Roussel, vainqueur du Derby français en 1864. (Calque d'une photographie
de M. Delton.)

ce peu de longueur du corps : telles sont les principales qualités à rechercher. Il va de soi que le dressage constitue une exigence capitale à satisfaire. Si le sujet n'est pas entraîné, par une éducation spéciale, à sauter haut, franchement et avec adresse, il est inutile de
l'engager dans ces sortes de courses, quelle que soit d'ailleurs la perfection de ses formes.

Le cheval que nous avons choisi (fig. 334) comme type est Bois-
Roussel, qui gagna le derby français en 1864. Quoiqu'il n'ait jamais
couru en steeple-chase, tout dans sa conformation indique les grandes
aptitudes qu'il aurait eues si on l'avait entraîné en vue de ce service.
C'est donc très intentionnellement que nous recommandons ici son

portrait à l'attention du lecteur, malgré la destination différente que lui a donnée son propriétaire.

ROBES PRÉFÉRÉES. — La plupart des sujets de cette catégorie sont bais, alezans ou rouans; mais il s'en trouve d'excellents sous d'autres poils.

PRIX. — Le prix du cheval de steeple-chase est aussi variable que celui du cheval de course plate. Il s'établit d'après la généalogie et la conformation pour le poulain qui n'a pas encore couru; d'après les épreuves et les succès remportés, au contraire, quand il a déjà paru sur le turf. D'ordinaire, il est inférieur à celui du précédent, parce que les animaux qu'on se décide à engager dans les courses d'obstacles sont moins beaux et moins bons. Il est clair que s'ils avaient des chances sérieuses de gagner un prix en course plate, leurs propriétaires auraient tout avantage à les utiliser de la sorte, car les accidents y sont beaucoup plus rares. Pour ces raisons, nous donnons à titre d'indications très générales les chiffres de 1 000 et de 60 000 francs comme représentant la valeur approximative de ce genre de coureurs.

Sur bon nombre d'hippodromes, il est assez commun de rencontrer dans les courses d'obstacles des sujets de course plate ayant éprouvé quelque accident dans une épreuve antérieure, une déchirure ou une rupture des tendons, par exemple. On les dit alors *broken-down* ou *claqués*. Dans ce cas, on les châtre, à l'effet de modifier un peu leur conformation, et on leur met le feu pour rétablir leurs membres. Il n'est pas rare alors de les voir redevenir presque aussi bons qu'auparavant. Toutefois, leur prix s'est abaissé en proportion des tares dont ils portent encore les traces.

ORIGINE. — On employait autrefois pour les courses d'obstacles un cheval de demi-sang ou *non tracé*, qui était produit et élevé exclusivement en vue des steeple-chases. Peu à peu les entraîneurs ont eu l'idée de servir du pur sang, que l'expérience a toujours montré supérieur comme vitesse et comme fond. C'est la raison pour laquelle on ne voit plus que celui-ci aujourd'hui. Sur les hippodromes de province, cependant, on retrouve fort souvent encore des chevaux de demi-sang; mais leur usage tend à disparaître tous les jours.

C. — Trotteurs.

A côté des courses au galop se placent les *courses au trot*, *attelé* ou *monté*, pour lesquelles l'industrie produit des chevaux particuliers. Nous avons donc tout d'abord à distinguer dans ce groupe les *trotteurs d'attelage* des *trotteurs de selle*.

1° Trotteurs d'attelage.

MODE D'UTILISATION. — Comme leur nom l'indique, ces animaux courent toujours sur l'hippodrome attelés à des véhicules extrêmement légers appelés *sulkys* ou *droschkys*.

« Le sulky se compose d'un petit siège sans coquille pour une seule personne. Le jockey a les jambes ouvertes et ses pieds reposent sur deux petites ferrures fixées le long des brancards ; en outre, le cheval est attelé si court que son train de derrière est placé entre les deux jambes du conducteur. Cette voiture n'est pas suspendue ; une paire de grandes roues très légères, un essieu et deux brancards forment l'ensemble, qui ne pèse pas plus de 25 kilogrammes[1]. »

Le droschky ressemble beaucoup par sa construction et sa légèreté au sulky, mais il est à quatre roues et très peu élevé. On le réserve surtout pour les courses de poneys.

En Russie et en Angleterre, les trotteurs d'attelage sont souvent utilisés avec les voitures dont nous venons de parler ; en Amérique, notamment aux États-Unis, on se sert d'un droschky un peu modifié connu sous le nom de *buggy*, vulgairement appelé chez nous *araignée*, à cause de son aspect, ou *mort-subite*, par suite des dangers auxquels il expose le conducteur dans les tournants. En Norvège, on emploie la *norvégienne ;* dans les pays froids, en général, on fait usage du *traineau*.

TAILLE. — La taille ordinaire de ces chevaux oscille entre 1^m,52 et 1^m,65.

CONFORMATION. — L'animal doit être harmonieux, correct, bien suivi dans son dessus et dans son dessous. On lui passe un garrot un peu bas, des reins un peu mous, mais on exige de la puissance dans sa croupe, ses cuisses, ses fesses, ses jambes et ses jarrets ; de la longueur dans son encolure, ses épaules, ses avant-bras ; pas trop d'horizontalité dans sa croupe ; de belles inclinaisons pour les rayons supérieurs de ses membres ; de la largeur, de la hauteur et de la profondeur dans sa poitrine ; des articulations larges, épaisses, sèches et nettes ; en un mot, tous les caractères de la belle conformation. C'est surtout en mouvement qu'on en jugera. Par ses actions allongées, près de terre, régulières ; par la projection étendue et complète de ses membres antérieurs ; par la chasse énergique de son derrière, il manifestera on ne peut mieux ses aptitudes de trotteur.

1. Belvalette et Quenay, *Rapport du jury international de l'Exposition universelle de 1878 (section de la carrosserie et du charronnage)*, p. 46. Paris, Imp. nat., 1880.

Nous donnons comme exemple du genre (fig. 335) le portrait de Fazan, étalon russe d'une grande valeur, offert à l'empereur Napoléon III par le czar Alexandre II lors de l'Exposition universelle de 1867.

Enfin, sous le rapport de l'éducation ou du dressage, il devra être habitué à conserver l'allure du trot pendant la durée entière de la course. Les règlements spécifient formellement, à cet égard, que tout cheval qui *s'enlève* (qui fait quelques pas de galop) est obligé de re-

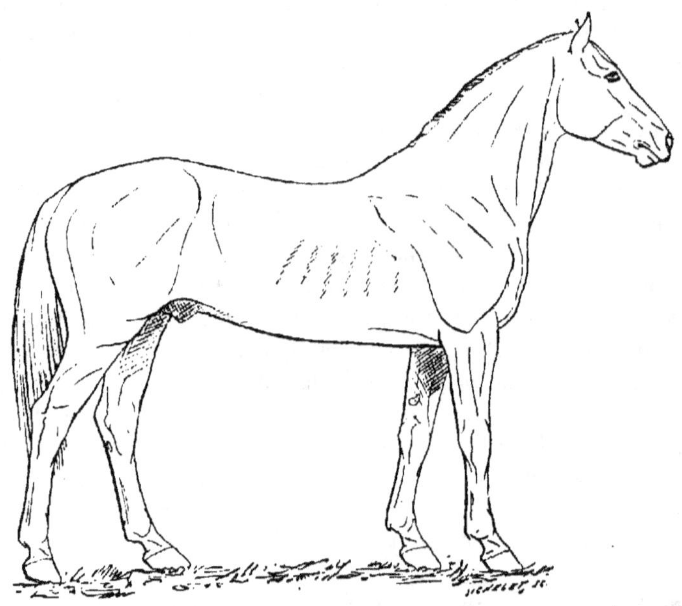

Fig. 335. — *Trotteur d'attelage.*

Fazan, étalon russe de la race d'Orloff. (Calque d'une photographie de M. Delton.)

prendre immédiatement le trot. Or, ce passage d'une allure rapide à une autre moins rapide occasionne toujours une perte de temps et un ralentissement considérable de la vitesse. Il ne manque pas de sujets de premier ordre qui ont toutes les peines du monde à gagner un prix, parce qu'ils sont trop ardents, trop *chauds*, depuis le moment où ils paraissent au poteau jusqu'à la fin de l'épreuve.

ROBES PRÉFÉRÉES. — A proprement parler, il n'y a pas, parmi les trotteurs d'attelage, de robes préférées ; on peut dire simplement que les foncées, baies ou alezanes, sont toujours les plus estimées.

PRIX. — Le prix des chevaux hongres et des juments varie de 3000 à 10 000 et 15 000 francs. Comme étalons, ils coûtent beaucoup plus cher; à notre connaissance, il en est qui ont été payés jusqu'à 35 000 francs. Ici encore, les différences de prix tiennent à des causes de même ordre que celles qui influent sur la valeur des chevaux de course en général; tels sont le pedigree (généalogie), la conformation, les allures, les performances (épreuves subies), les succès remportés, etc., etc. Nous n'y insisterons plus.

ORIGINE. — Plusieurs pays sont renommés pour leurs trotteurs de course. Les États-Unis, l'Angleterre, la Russie et la France fournissent les plus remarquables. Les Américains fréquentent peu nos hippodromes; les Anglais nous arrivent pour la plupart du Norfolk et aussi du Yorkshire; les Russes se font au haras d'Orloff; quant aux Français, ils nous viennent surtout de la Normandie, plus rarement des Ardennes.

Ces animaux ont tous de très grandes qualités de vitesse et de fond. Pourtant, si l'on voulait essayer de les classer, sous le rapport de la vitesse, les Russes et les Américains occuperaient d'ordinaire la première place, alors que les Normands et les Anglais n'obtiendraient que la seconde. Au point de vue du fond, les Normands et les Anglais seraient en tête, devant les Américains et les Russes. Nous trouvons ces derniers trop enlevés; leur poitrine gagnerait à être un peu plus haute, dans le genre de celle du cheval anglais, par exemple.

2° Trotteurs de selle.

MODE D'UTILISATION. — Les trotteurs de selle paraissent au poteau toujours *montés*, comme les chevaux qui courent *en plat* ou en *steeple*; inutile d'ajouter qu'ils n'ont jamais d'obstacles à franchir.

TAILLE. — Leur taille, légèrement inférieure à celle des précédents, oscille entre $1^m,50$ et $1^m,62$.

CONFORMATION. — Leur conformation est la même. Toutefois, on la recherche plus irréprochable encore, en particulier pour le devant, déjà surchargé par le cavalier. On passe sur un garrot un peu bas, un dos un peu creux, des reins un peu mous, des aplombs antérieurs un peu défectueux, pour le trotteur d'attelage; on ne pardonne pas ces défauts au trotteur de selle.

Nous donnons à ce propos le portrait de *Bayadère* (fig. 336), célèbre trotteuse normande, jamais battue, née en 1853, par Phœnomenon et Bayadère (par Ramsay), vainqueur de vingt-deux courses au trot aux réunions de 1862 et de 1863.

ROBES PRÉFÉRÉES. — Le goût et la mode n'ont rien établi de particulier sous ce rapport ; il n'y a pas de robes préférées ; les foncées l'emportent néanmoins sur les autres.

PRIX. — Ici les prix sont inférieurs à ceux de la catégorie précédente, par la raison que les chevaux de selle sont moins répandus et moins

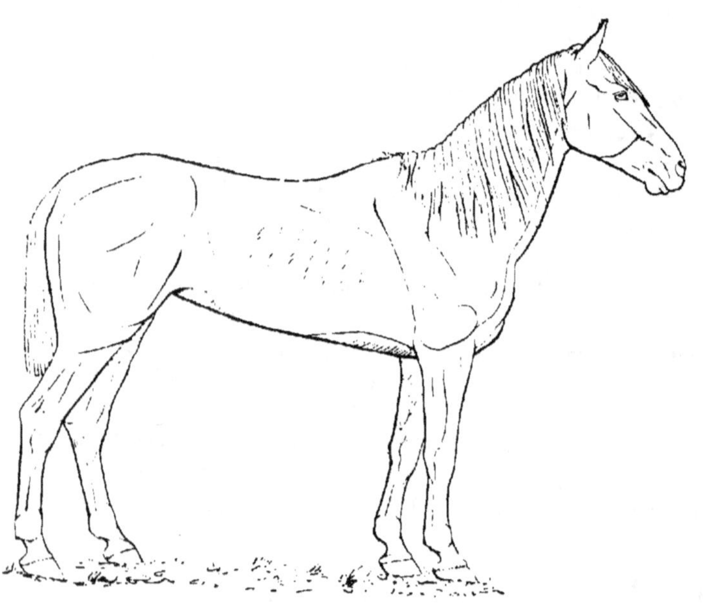

Fig. 336. — *Trotteuse de selle.*

Bayadère, jument anglo-normande. (Calque d'une photographie de **M. Delton.**)

demandés que ceux d'attelage. Ces prix varient de 2 000 à 10 000 et même 12 000 francs, pour les chevaux hongres et les juments; ils vont jusqu'à 25 000 francs pour les étalons de quatre ans.

ORIGINE. — Ces animaux, presque tous originaires de la Normandie ou du Norfolk, résultent de croisements pratiqués depuis longtemps entre les races locales de ces pays et le pur sang.

CHAPITRE II

CHEVAUX DE LUXE

Dans ce groupe, nous rangeons des chevaux de service utilisables au trot et au galop, mais ne paraissant jamais sur le turf. Ce sont des animaux de parade exclusivement ; ils se montent ou s'attellent ; plus rarement ils sont à deux fins. Leur service, très peu pénible, consiste en une simple promenade de deux ou trois heures au plus, pendant laquelle on les mène à un train modéré.

Ils constituent une section commerciale importante, qui se recommande à la fois par le nombre de ses représentants et par les prix élevés qu'ils atteignent.

Nous les diviserons en deux catégories, eu égard à leur destination : les *chevaux d'attelage* et les *chevaux de selle*. Les premiers ayant une valeur plus considérable que les seconds, nous les examinerons tout d'abord.

A. — Chevaux d'attelage.

Encore appelés *carrossiers*, du nom des véhicules avec lesquels on les utilisait autrefois, ces chevaux se mettent aujourd'hui à toutes les voitures de luxe, *en paire* ou *seuls*, selon les cas.

Sous le rapport de la taille et de l'ampleur, on les subdivise en *grands* et en *petits carrossiers*.

1° Grands carrossiers.

MODE D'UTILISATION. — Les grands carrossiers s'attellent toujours *en paire*, par deux ou par quatre, aux grosses voitures de luxe, telles que mail-coaches, breacks, voitures à housse ou de gala, voitures à la Daumont, grandes berlines, landaus, calèches, grands coupés, etc.

TAILLE. — Leur taille moyenne oscille entre 1^m,63 et 1^m,70 ; par exception, on en rencontre de 1^m,78 et même de 1^m,80.

ROBES PRÉFÉRÉES. — Dans cette catégorie, la robe a une importance qu'il ne faut pas négliger. Le bai ordinaire, le bai brun, l'alezan brûlé ou le doré sont les poils les plus appréciés.

Dans certains cas, on attelle deux sujets de robes différentes : un bai brun et un beau gris pommelé ou un blanc, par exemple. Ce *panaché* (qu'on nous passe le mot) n'est pourtant pas d'aussi haut ton ; il tire l'œil, vise à la prétention, et aujourd'hui, du moins, n'est pas usité dans les grandes maisons.

D'autres fois, on attelle à quatre, à un mail ou à une voiture à la Daumont, deux chevaux foncés qu'on alterne avec deux clairs. On les dispose alors *en damier*, selon l'expression reçue : un foncé et un clair au premier rang, un clair et un foncé au second. Il en résulte que les robes de même couleur se trouvent placées en diagonale. Ce n'est là, bien entendu, qu'un assemblage de pure fantaisie ou de caprice.

Les robes noires sont peu estimées ; on ne les prend jamais qu'en signe de deuil. En pareil cas, la voiture est noire, les harnais également, *à fortiori*, le cocher et le groom. Si l'écurie n'est pas en deuil, l'équipage noir n'est plus de mise. Aussi ces sortes de robes doivent-elles être, pour l'acheteur au-dessus des questions de mode, un sérieux *prétexte* de dépréciation.

CONFORMATION. — Le grand carrossier étant le cheval de luxe par excellence, exige une conformation irréprochable et des allures aussi brillantes que possible. Sa valeur intrinsèque passe en seconde ligne, car il a toujours assez de fond pour résister au service très peu pénible qu'on exige de lui.

On le choisira avec une tête carrée, assez légère, fine, expressive ; une encolure longue, souple et bien greffée ; un beau garrot, une épaule oblique et musclée ; une ligne de dessus suivie et correcte ; une croupe horizontale avec une queue bien attachée et bien portée ; une côte ronde et descendue ; un flanc plein et court ; une cuisse fournie, une fesse descendue, des membres forts, secs, nets ; des pieds petits, etc. Étriqué, il ne remplit pas convenablement les harnais et paraît disproportionné avec les voitures auxquelles on le met ; trop ample, il devient lourd, massif, manque de souplesse et de grâce ; il le faut fin et étoffé (fig. 337).

PROVENANCE. — Les grands carrossiers les plus estimés sont des métis plus ou moins près du sang qui nous arrivent d'Angleterre, en particulier du Yorkshire et du Lincolnshire ; les plus gros parmi eux sont issus du Suffolk. La Normandie, notamment la plaine de Caen, nous en fournit de fort beaux, mais ils passent après les Anglais. Puis viennent les Allemands et les Hollandais ; les premiers sont faits principalement dans le Hanovre et le Mecklembourg, les seconds dans la Frise. Les uns et les autres sont fort nombreux sur le marché de Paris ; ils ont du brillant, assez de finesse, de distinction et sont parfois très bien réussis. A beaucoup près, cependant, leur conformation est inférieure

à celle des carrossiers anglais et normands; elle laisse même souvent
à désirer. Parmi ces chevaux, on reconnaîtra les *manqués* à leur tête
longue, étroite, un peu busquée et mal coiffée; à leurs yeux haut
placés; à leur encolure grêle, leur poitrine plate, enlevée; leur dos

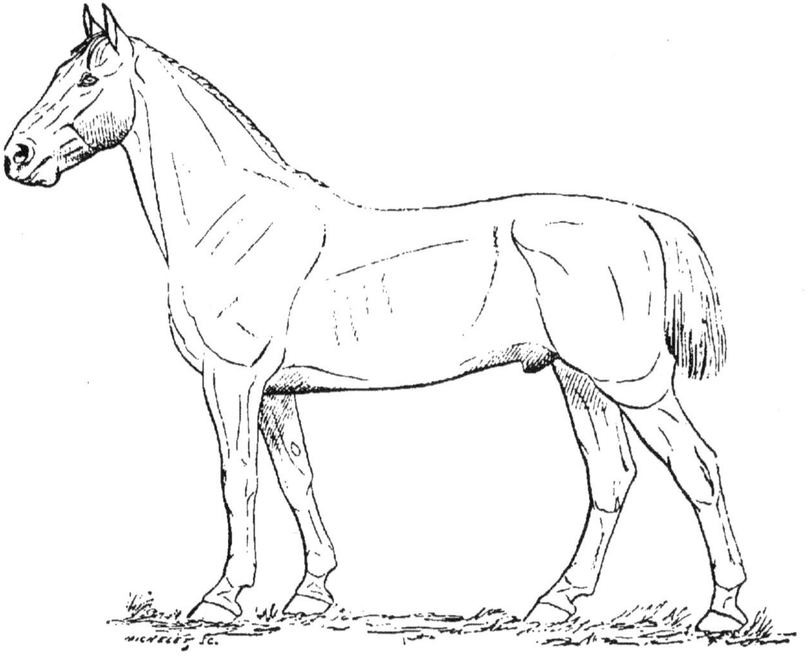

Fig. 337. — *Grand carrossier.*

Lahore, demi-sang anglo-normand, au marquis d'Aligre. — Grand prix de l'Exposition
hippique de 1868. (Calque d'une photographie de M. Delton.)

mou, leurs reins longs, mal attachés ; à leurs flancs un peu creux,
leurs hanches saillantes, leurs membres grêles ; à leurs crins grossiers,
leurs pieds volumineux et plats. Leurs mouvements sont, il est vrai,
empreints d'une certaine élégance, mais ils sont élevés. Ces sujets
trottent du genou, manquent de vitesse et de légèreté.

PRIX. — Ici le prix varie selon la taille, la conformation, la finesse,
la provenance, la robe, et surtout suivant l'appareillage ou l'appariment et le brillant des allures. Il oscille, pour une paire de beaux carrossiers, entre 10 000, 15 000 et même 20 000 francs.

Mais ce prix augmente beaucoup lorsque l'achat porte sur deux
paires de chevaux bien semblables, bien appariés sous tous les rap-

ports, car il devient alors très difficile de se les procurer. Dans ces conditions, on a des exemples d'attelages à quatre qui ont coûté jusqu'à 60 et 80 000 francs.

Par contre, il est possible d'acheter, en Hanovriens, Mecklembourgeois ou Frisons, une paire de chevaux pour 5 000, 7 000, 8 000 ou 9 000 francs au plus; mais, bien certainement, ce n'est jamais pour des équipages de grand luxe.

2° Petits carrossiers.

MODE D'UTILISATION. — Le petit carrossier s'attelle *seul* ou *en paire* aux voitures plus légères telles que les landaulets, coupés trois quarts, coupés ordinaires, vis-à-vis et sociables, grands phaétons, etc. Les bonnes demi-fortunes le mettent quelquefois au landau et à la calè-

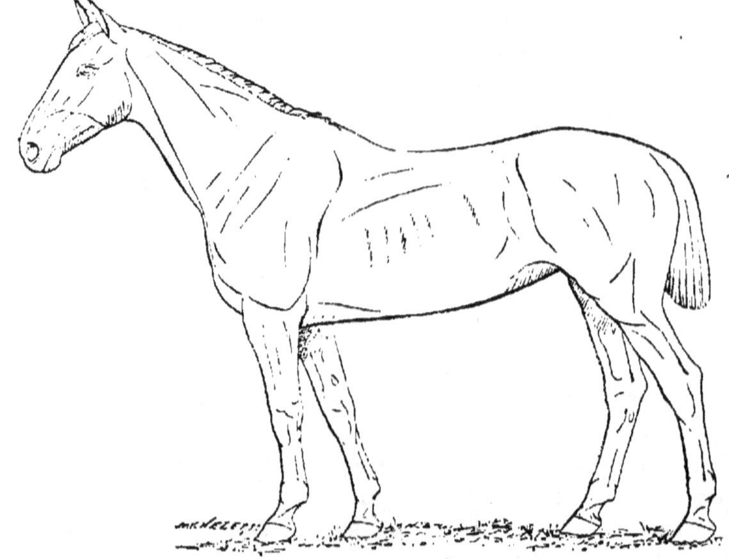

Fig. 338. — *Petit carrossier.*

Shang-Haï, demi-sang anglo-normand; grand prix de l'Exposition hippique de 1868.
(Calque d'une photographie de M. Delton.)

che, à l'instar du grand carrossier, qui serait pourtant, n'était son prix élevé, beaucoup plus en rapport avec ce genre de véhicules.

TAILLE. — Comme son nom l'indique, ce cheval est d'une taille inférieure à celle du précédent; elle oscille, en effet, entre 1^m,56 et 1^m,62.

ROBES PRÉFÉRÉES. — Les fantaisies de la mode ont ici les mêmes exigences que lorsqu'il s'agit du grand carrossier. Si les robes claires, les grises notamment, passent mieux, c'est à la condition d'avoir affaire à des sujets de qualités exceptionnelles.

CONFORMATION. — La conformation de ce cheval implique toujours de l'élégance, de la distinction, de la finesse, des allures brillantes et allongées. Néanmoins, on le recherche plus *gros*, plus *doublé* (plus ample, plus trapu), et plus près de terre que le grand carrossier. Du reste, toutes proportions gardées, son travail est plus considérable, puisqu'on l'attelle généralement seul à des voitures presque aussi lourdes. Entre autres beautés, il faut qu'il ait une tête fine, l'encolure longue, du garrot et de l'épaule, un bon dessus, un dessous membré, sec, net et d'aplomb, de beaux mouvements et assez d'ampleur pour bien remplir les harnais (fig. 338).

PROVENANCE. — Les plus beaux viennent encore de l'Angleterre et de la Normandie; ces derniers sont produits dans le Merlerault (Orne); les Hanovriens, les Mecklembourgeois et les Hollandais passent après.

PRIX. — Ce cheval est d'un prix nécessairement inférieur à celui du grand carrossier. D'abord il a moins de taille; de plus, son appariment est d'ordinaire moins à prendre en considération, puisque le plus souvent on l'attelle seul; enfin, lorsqu'il est mis en paire, on l'appareille plus facilement, par cette raison qu'on a plus de choix et qu'on se montre moins exigeant.

D'ailleurs son prix est sujet aux mêmes variations, inhérentes pour la plupart à la taille, à la conformation, à la finesse, à la robe et au brillant des allures. Il oscille entre 2 500 et 6 000 francs. La paire coûte en moyenne de 7 à 8 000 francs, exceptionnellement de 10 à 12 000 francs.

B. — Chevaux de selle.

Tous les chevaux de cette catégorie peuvent être utilisés au service de la *selle*, les uns exclusivement, les autres accessoirement, car ils sont *à deux fins*. Si nous avons réuni ces derniers aux premiers, c'est autant pour éviter de tomber dans une division de plus que pour arrêter l'attention sur ce fait qu'ils s'attellent peut-être moins souvent qu'ils ne se montent. Nous adopterons ici, du reste, comme dans les groupes précédents, les distinctions établies dans le commerce.

1° Hack.

DESTINATION. — On appelle *hack* le cheval de selle de grand luxe qu'on réserve pour la promenade et auquel on ne donne jamais d'autre destination. Il occupe, dans la catégorie des chevaux de selle, la place que tient le grand carrossier parmi ceux d'attelage, c'est-à-dire le premier rang. On le choisit pour homme ou pour dame et jeune homme. Dans le premier cas, il est généralement plus grand, plus distingué, de meilleure souche, d'allures plus hautes et plus allongées ; il coûte aussi plus cher.

TAILLE. — Pour homme, on recherche un hack de 1^m,55 à 1^m,62 ; pour dame et jeune homme, il sera moins élevé, puisqu'il est destiné

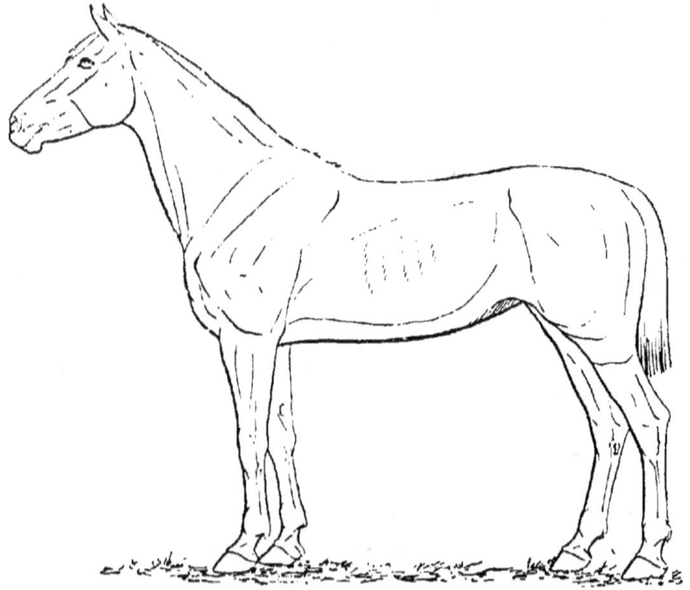

Fig. 339. — *Hack.*

Cheval hongrois, à la princesse de Metternich. (Calque d'une photographie de M. Delton.)

à porter des poids plus légers ; sa taille alors oscillera entre 1^m,54 et 1^m,60.

ROBES PRÉFÉRÉES. — Ce sont sans contredit les nuances foncées : les bais, bais bruns, les alezans dorés ou brûlés, par exemple. Les poils gris sont très notablement dépréciés, à cause de leur ressemblance avec ceux des chevaux communs.

CONFORMATION. — La pureté des lignes approchant la perfection : l'harmonie des formes et les belles proportions du corps donnant au connaisseur la sensation de la beauté plastique ; la finesse des téguments et des membres, la légèreté de l'ensemble, poussées presque jusqu'à l'exagération ; l'aisance et la souplesse des mouvements ; la grâce des attitudes ; la noblesse de la démarche, l'expression de la physionomie, la fierté et l'intelligence du regard : l'élégance et le brillant des allures, unis au sang, à la docilité, l'impétuosité, l'ardeur, telles sont les qualités que devrait posséder le cheval de parade, la monture choisie de tout sportsman vraiment digne de ce nom (fig. 339).

PROVENANCE. — Les beaux hacks sont souvent des pur sang anglais, quelquefois des Irlandais très près du sang. La Prusse orientale en fournit aussi ; on les connaît dans le commerce sous le nom de *trakens*, parce qu'ils sont produits principalement au haras de Trakehnen. Il en vient également du Wurtemberg, dans les environs de Stuttgard. Enfin, la Normandie en forme d'assez beaux, notamment dans cette partie du département de l'Orne qu'on appelle le Merlerault.

Le hack plus léger, celui qu'on préfère comme monture de dame ou de jeune homme, se recrute parmi des sujets de toutes provenances, mais où se rencontrent beaucoup de petits pur sang et de chevaux du midi de la France, principalement du voisinage de Tarbes.

PRIX. — Le prix de ces animaux varie beaucoup suivant leur taille, leur conformation, leur finesse, leur distinction, leurs allures, leur robe, etc. Les mieux réussis coûtent de 3 à 7 ou 8 000 francs ; les moins grands, de 1 000 à 5 et 6 000 francs.

2° Cob.

MODE D'UTILISATION. — Le *cob* est un cheval de luxe, à deux fins, qui sert de monture aux personnes d'âge et de gros poids, et qui peut, en outre, être employé comme bête d'attelage aux voitures légères telles que phaétons, spiders, ducs, dog-carts, tilburys, cabriolets, charrettes anglaises, etc.

TAILLE. — On a abusé de l'expression de *cob*, en l'appliquant à tous les petits chevaux un peu forts. En Angleterre, la taille moyenne du cob est de 1^m,40 ; en France, on le rencontre plus grand ; sa hauteur oscille entre 1^m,30 et 1^m,58.

ROBES PRÉFÉRÉES. — La mode actuelle accepte assez volontiers les rouans et les gris de fer, mais il s'en trouve de toutes robes.

CONFORMATION. — Ce cheval, d'un usage très agréable, est court, trapu, musclé, bien suivi, à formes arrondies, près de terre, à tête expressive, un peu fort d'encolure, très large de poitrine, fortement mem-

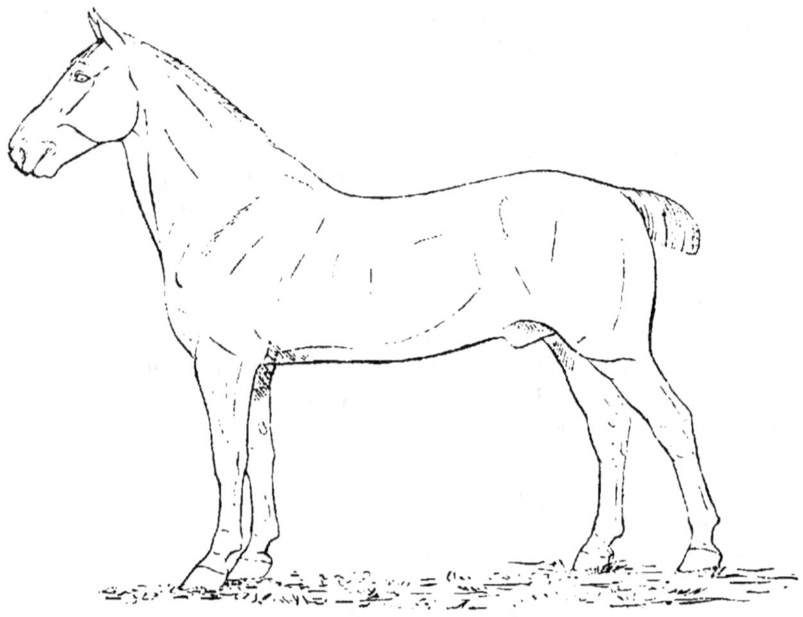

Fig. 340. — *Cob.*

(Calque d'une photographie de M. Delton.)

bré, solidement charpenté et de tempérament calme et docile. Malgré quelque apparence de lourdeur et de froideur, il a cependant de la finesse, de l'élégance, de la distinction, de belles allures et de l'ardeur au besoin (fig. 340).

PROVENANCE. — Les cobs anglais sont de beaucoup les plus estimés, ils viennent du Norfolk. L'Irlande en fournit aussi quelques-uns. Ceux de France sont peu nombreux; on en trouve sur le marché de Niort, qui sont amenés du Poitou et de la Saintonge.

PRIX. — Bien réussis, ils peuvent valoir depuis 2 000 jusqu'à 8 000 francs.

3° Cheval de chasse.

MODE D'UTILISATION. — Comme sa désignation l'indique, ce cheval est exclusivement destiné aux chasses à courre. Il ne faut pas le confondre avec celui de steeple-chase, qui est toujours un cheval de course. En Angleterre, on l'appelle *hunter*. Ses qualités maîtresses sont de savoir bien galoper et bien sauter.

TAILLE. — Sa taille moyenne est comprise entre 1^m.54 et 1^m,62. Jamais elle n'est inférieure, mais elle est quelquefois plus élevée, le

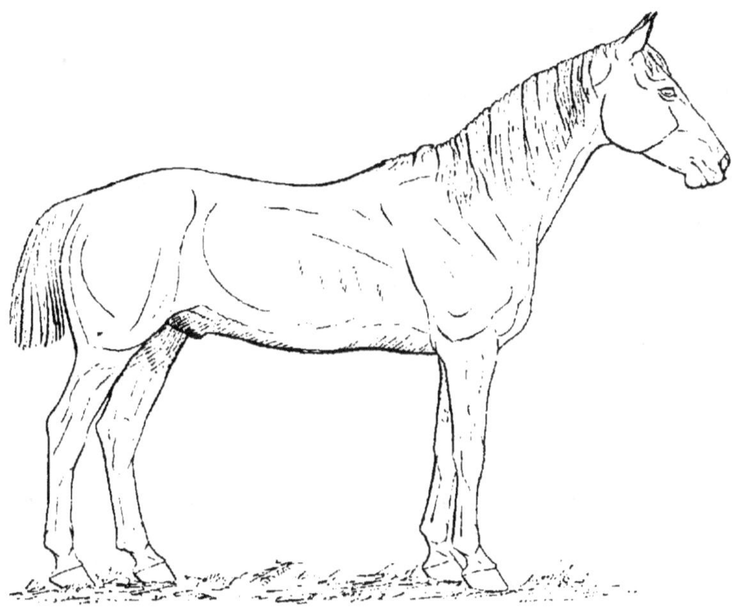

Fig. 341. — *Cheval de chasse.*

(Calque d'une photographie de M. Delton.)

chasseur choisissant sa monture en rapport avec sa propre taille et son poids. C'est ainsi que certains hunters atteignent jusqu'à 1^m,75 ; en France on n'en trouve pas d'aussi grands.

ROBES PRÉFÉRÉES. — On se préoccupe peu de la couleur de la robe chez ces animaux. Pourtant les robes claires, le gris et le pie en particulier, sont très en faveur, car elles contrastent agréablement avec l'habit rouge du cavalier.

CONFORMATION. — Un beau hunter doit avoir l'encolure longue, haute, jamais rouée : de belles épaules, la poitrine descendue, le garrot saillant, un dessus très soutenu, des reins musclés, bien attachés, une croupe puissante, de la cuisse et de la fesse, enfin des membres d'aplomb et de très bonne nature. Il faut ajouter à ces qualités de l'énergie, du sang, du fond, de la vitesse, ainsi qu'un bon dressage, car la chasse est pénible, difficile et exige un entraînement spécial (fig. 341).

Mais tous les chevaux qu'on destine à ce service sont loin de réunir ces conditions, en France surtout. Beaucoup d'entre eux sont tarés et d'une conformation très négligée ; aussi ne durent-ils pas longtemps.

PROVENANCE. — Les meilleurs chevaux de chasse sont des métis tirés de l'Angleterre et en plus grand nombre de l'Irlande. Ceux dont on se sert en France sont le plus ordinairement des pur sang à demi-ruinés et quelques Normands.

PRIX. — Leur valeur est très élastique, par suite de leur variété d'origine, de leur état de conservation, de la netteté de leurs membres, et de leur degré d'entraînement. En France, leur prix moyen oscille entre 800 et 2500 francs : on ne les paye 4 ou 5000 francs que lorsqu'ils sont exceptionnels. Mais, en Angleterre, « un hunter connu pour avoir brillamment chassé avec l'équipage d'un comté peut atteindre le prix de 6 à 750 guinées, soit 17675 francs[1]. »

4° Double poney.

MODE D'UTILISATION. — Le *double poney* est plus petit, plus commun, moins fin et moins rapide que le cob. Comme lui, c'est un cheval *à deux fins*, de demi-luxe, qui se monte et s'attelle selon les convenances du moment.

TAILLE. — Sa taille moyenne est de 1ᵐ,45 à 1ᵐ,53 environ.

ROBES PRÉFÉRÉES. — On en rencontre de tous poils et on les prise également.

CONFORMATION. — Ce cheval est près de terre, râblé, musclé, solidement charpenté, à formes arrondies, un peu noyées ; sa tête est commune, ses membres forts mais manquant de finesse ; il est souvent mou et paresseux (fig. 342).

PROVENANCE. — Il n'a pas de centres de production spéciaux. On le trouve assez répandu dans le Danemark, la Pologne, l'Irlande, le

---

1. Plazen inspecteur général des Haras. (*Note communiquée.*)

pays de Galles, et, en France, dans la Bretagne, la Manche, les Ardennes, etc.

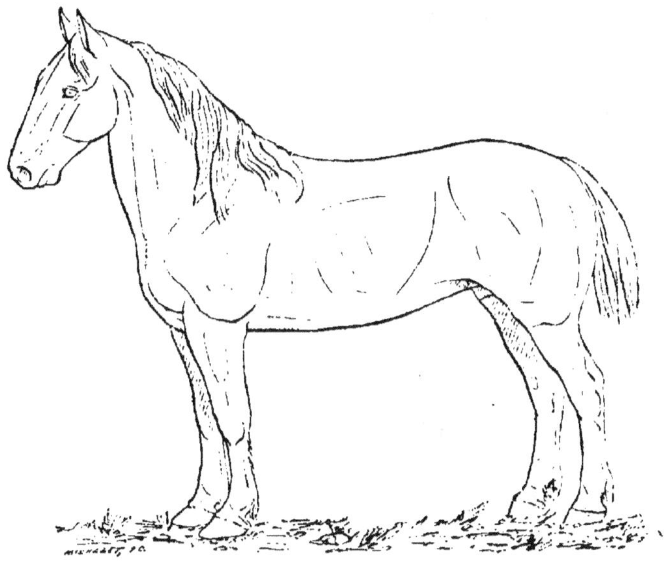

Fig. 342. — *Double poney.*
(Calque d'une photographie de M. Delton.)

PRIX. — Son prix varie de 500 à 1 500 francs ; quand il est très bien réussi, il peut aller jusqu'à 1 800 francs.

5° Poney.

MODE D'UTILISATION. — Le *poney* est le plus petit des chevaux de luxe. Il est employé comme monture d'enfant. Lorsqu'on l'attelle, on le met à toutes les petites voitures connues sous le nom générique de voitures de parc, telles que ducs, paniers, poneys-chaises, etc.

TAILLE. — La taille des poneys est très variable ; elle va en moyenne de 1^m,30 à 1^m,45, mais il en existe qui ne dépassent pas un mètre.

ROBES PRÉFÉRÉES. — Nous n'avons rien de particulier à signaler à cet égard. En Angleterre, les robes bizarres sont les plus recherchées, les pies par exemple.

CONFORMATION. — Leur corps est près de terre, ample, bien musclé ; leur tête souvent camuse, expressive ; leur encolure un peu forte mais relevée ; leurs membres fins, secs ; les crins de la crinière, du toupet, de la queue et des extrémités sont longs, épais et abondants; enfin ils trottent haut, se répètent beaucoup, ont de la vitesse, de l'ardeur, du fond et de la rusticité (fig. 343).

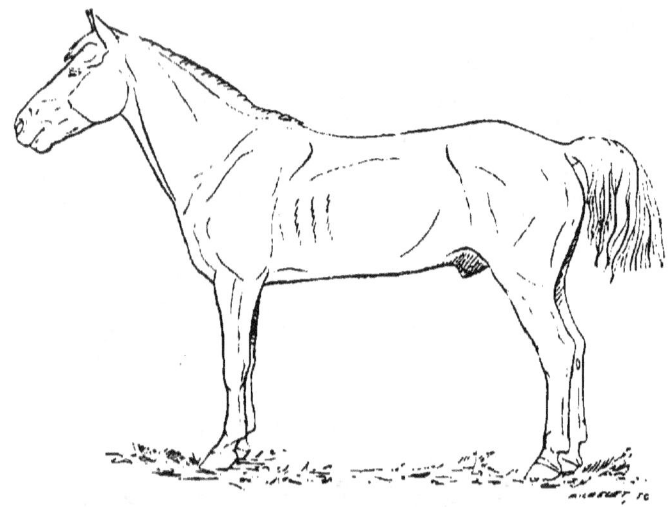

Fig. 343. — *Poney.*
(Calque d'une photographie de M. Delton.)

PROVENANCE. — Les plus remarquables viennent de l'Angleterre, de l'Écosse, de l'Irlande, de l'Islande, des Shettland, de la Galicie, de la Corse, de la Crau d'Arles, des Landes, et, en général, de tous les pays montagneux et pauvres.

PRIX. — En France, le prix d'un poney varie de 300 à 1 500 francs. « En Angleterre, lorsque le sujet est exceptionnel, ce prix peut s'élever à 5 ou 6 000 francs et même davantage [1]. »

CHAPITRE III

CHEVAUX DE GUERRE

Les chevaux destinés au recrutement de l'armée sont achetés dans les pays de production par des comités spéciaux, sur le fonction-

1. Plazen, *loc. cit.*

nement desquels nous reviendrons à propos de l'animal en vente.

Pour le moment, bornons-nous à indiquer les divisions établies par les remontes, les exigences auxquelles doivent satisfaire les sujets achetés par elles, enfin les prix qu'elles peuvent les payer.

Les chevaux de guerre sont partagés en trois grandes catégories selon leur destination : les chevaux *de carrière*, employés dans les écoles d'équitation de l'armée; — ceux *de tête*, réservés pour la remonte du corps d'officiers; — enfin, ceux *de troupe*, qui constituent la masse principale de notre cavalerie.

Les chevaux de tête et ceux de troupe sont, en outre, classés d'après l'arme à laquelle ils conviennent : *réserve*, *ligne*, *légère*, *artillerie* (*selle*) et *artillerie* (*trait*). De plus, dans chacune de ces subdivisions, on les note suivant leur qualité en *très bons*, *bons* ou *passables*.

Chaque année, le prix du cheval de guerre est fixé par la commission du budget, mais il reste à très peu de chose près toujours le même.

Ce *prix budgétaire* ne comporte ni minimum, ni maximum; il est unique et *censé représenter la valeur du bon cheval dans chaque catégorie*.

Toutefois, on comprend qu'une assez grande latitude est laissée aux commandants des dépôts de remonte pour réaliser des *économies*, soit afin d'encourager la production des sujets de telle ou telle catégorie en les payant plus cher, soit afin de donner un prix convenable des animaux difficiles à trouver, comme ceux de carrière et de réserve, par exemple, dont le commerce de luxe s'empare. C'est aux présidents des commissions d'achat à prendre leurs dispositions pour ne pas dépasser les crédits qui leur sont alloués.

CATÉGORIES.	PRIX BUDGÉTAIRES.	PRIX RÉELS PAYÉS PAR LA REMONTE.
Chevaux de carrière................	1800 fr.	1500 à 2200 fr.
Chevaux de tête.		
Réserve......................	1400	1300 à 1600
Ligne........................	1260	1200 à 1400
Tête.........................	1140	1050 à 1400
Chevaux de troupe.		
Réserve......................	1160	1050 à 1400
Ligne........................	1030	900 à 1100
Légère.......................	910	750 à 1000
Artillerie (selle)...........	1000	1000 à 1100
Artillerie (trait)...........	1000	800 à 950

Nous donnons, dans le tableau ci-dessus, les chiffres budgétaires tels qu'ils ont été établis pour 1889 et nous mettons en regard les prix que la remonte paie réellement[1].

Nous empruntons maintenant à M. le capitaine Rivet[2], dont la compétence en la matière est bien connue, les lignes ci-dessous, pleines de renseignements précieux pour MM. les officiers acheteurs ou nos confrères de l'armée.

A. — Chevaux de tête.

« On peut classer les chevaux de tête ainsi qu'il suit :

1° « ORDINAIRES. — Conformation régulière, encolure moyenne, suffisamment de puissance et d'allures. Rentrent aussi dans cette classe ceux qui ont la tête un peu forte, du blanc, les crins ou la robe lavés, des tares légères, etc.

2° « BONS. — Assez de sang, d'encolure, de lignes. Conformation régulière, suivie; de l'ampleur, du dessus, des membres et de bonnes allures.

3° « TRÈS BONS. — Beaucoup de lignes et de distinction, belle tête, du cachet. Puissance, belle poitrine, bons membres, tendons très accusés, allures allongées et brillantes.

« Le cheval *ordinaire* est payé de 75 à 150 francs de moins que la moyenne, qui s'applique au *bon*, avec un écart de 50 francs au deçà ou au delà.

« Le *très bon* est payé 100, 150 et jusqu'à 200 francs de plus que la moyenne, mais ce dernier cas se présente rarement.

« Le *cheval gris* est payé un huitième en moins que le prix de la classe dans laquelle on peut le placer.

« Le cheval de *ligne tête* tient le milieu entre le cheval de *réserve tête* et celui de *légère tête ;* la moyenne budgétaire du cheval de tête pourra lui être appliquée. Celui de réserve tête sera payé 100 francs de plus, et celui de légère 150 francs de moins.

« Ces données n'ont rien d'absolu et ne sont que des points de repère qu'on peut utiliser surtout dans les contrées qui fournissent en majorité des chevaux de réserve et de ligne.

B. — Chevaux de troupe.

« On peut aussi grouper les chevaux de troupe en trois classes principales :

---

1. Wiart, vétérinaire en 1er au dépôt de remonte de Caen. *Note communiquée.*
2. A. Rivet, *Guide pratique de l'acheteur de chevaux*, p. 19 et suiv. Caen, 1877.

1° « **PASSABLES**. — Ou par la conformation, ou par défauts d'aplomb, ou par manque d'ampleur de la poitrine, ou par des tares.

2° « **BONS**. — Qu'on peut subdiviser en trois catégories : *a*, s'il y a du blanc, si la robe et les crins sont lavés, la tête volumineuse, l'encolure courte, etc. ; — *b*, *bons proprement dits*, s'ils ont assez d'encolure, du dessus, assez de charpente, de membres, avec bonnes allures et bon ensemble ; — *c*, s'il y a, en outre, de la physionomie, une robe franche, de l'énergie.

3° « **TRÈS BONS**. — Assez de physionomie, encolure bien greffée, très bon dessus, belle poitrine, bons membres, belle robe, puissance, allures allongées.

« Le cheval *passable*, dont il ne faut jamais sciemment acheter plus d'une certaine proportion par arme, est payé environ un *cinquième* au-dessous de la moyenne budgétaire.

« Le *bon cheval du 1ᵉʳ degré* est payé environ 60 francs en moins que la moyenne ; celui du 2ᵉ *degré*, ou *bon* proprement dit, se paye la moyenne, et enfin, celui du 3ᵉ *degré*, 50 francs de plus.

« Le *très bon* cheval peut être payé 75 ou 100 francs de plus que la moyenne .

« Le *cheval gris* est payé un *huitième en moins* que celui de la catégorie dans laquelle il peut être classé, et l'on ne doit jamais en acheter de passable afin de ne pas encourager cette robe dont les inconvénients à la guerre sont connus.

« Tout cheval inférieur à la moyenne diminuée du cinquième doit être refusé.

« Afin d'opérer avec célérité et sûreté, si c'est possible, il est bon d'établir un tableau des différents prix, en se basant sur ces données, et de le consulter au besoin (Voy. p. 870 et 871).

« Il faut s'attacher à faire des différences bien marquées dans les prix, selon la qualité des chevaux, et ne pas se tenir toujours dans les moyennes budgétaires, pour le *très bon*, comme pour le *passable*.

« L'éleveur ou le marchand doit être convaincu que le comité juge équitablement et aussi sûrement que possible les chevaux qui lui sont présentés et qu'il les paye ce qu'ils valent, au point de vue de l'armée.

« Un cheval peut, en effet, avoir une valeur commerciale considérable pour le gros trait ou comme carrossier, et ne pas convenir à la cavalerie, ou n'être qu'un cheval de selle très ordinaire. De même, un joli cheval de selle peut valoir plus pour la remonte que pour le commerce. On doit s'attacher à ces nuances et, tout en cherchant à se rapprocher de la valeur machande de l'animal, ne pas oublier la destination qui lui est réservée...

ÉCHELLE DES PRIX

D'APRÈS LES MOYENNES PAYÉES PAR LA REMONTE.

1° CHEVAUX DE CARRIÈRE

Grandes lignes, beaucoup de distinction, dessus irréprochable, sang, énergie, trempe, allures faciles et allongées.

TAILLES	ORDINAIRES Tête un peu commune, du blanc, robe un peu lavée, tares légères, etc.	BONS — Bonne tête, robe franche, nets.	TRÈS BONS Beaucoup de physionomie, jolie robe, allures brillantes.
	fr. fr.	fr. fr.	fr. fr.
1ᵐ,56 à 1ᵐ,62............ ...	De 1600 à 1700	De 1800 à 1900	2000 à 2050 et plus.
Chevaux gris.			
1ᵐ,56 à 1ᵐ,62..............	De 1400 à 1490	De 1575 à 1660	1750 à 1970 et plus.

2° CHEVAUX DE TÊTE

TAILLES ET ARMES	ORDINAIRES — Conformation régulière, encolure moyenne, assez de puissance et d'allures, tête un peu forte, du blanc, tares légères, etc.	BONS — Assez de sang, d'encolure et de lignes; conformation régulière, suivie; de l'ampleur, du dessus, des membres, bonnes allures.	TRÈS BONS — Beaucoup de lignes, de distinction, belle tête, cachet, puissance, belle poitrine; bien membrés, tendons accusés, allures brillantes.
avec du gros	fr. fr.	fr. fr.	fr. fr.
1ᵐ,56 à 1ᵐ,60-62, *Réserve.*	De 1250 à 1325	De 1400 à 1450	1500 à 1550 et plus.
1ᵐ,53 à 1ᵐ,58, *Ligne.*	De 1150 à 1225	De 1300 à 1350	1400 à 1450 »
1ᵐ,52 à 1ᵐ,54, *Légère.*	De 1025 à 1075	De 1125 à 1200	1250 à 1300 »
Chevaux gris.			
avec du gros			
1ᵐ,56 à 1ᵐ,60-62, *Réserve.*	. . . . .	De 1225 à 1270	1300 à 1350 et plus.
1ᵐ,53 à 1ᵐ,58, *Ligne.*	. . . . .	De 1140 a 1180	1225 à 1270 »
1ᵐ,52 à 1ᵐ,54, *Légère.*	. . . . .	De 1000 à 1050	1050 à 1140 »

ÉCHELLE DES PRIX

D'APRÈS LES MOYENNES PAYÉES PAR LA REMONTE.

3ᵉ CHEVAUX DE TROUPE

TAILLES ET ARMES	PASSABLES	BONS			TRÈS BONS
		1ᵉʳ DEGRÉ	2ᵉ DEGRÉ	3ᵉ DEGRÉ	
	Par la conformation. défauts d'aplombs, manque d'ampleur de la poitrine ou tares.	Du blanc ou du lavé dans la robe, grosse tête, encolure un peu courte.	Du dessus, assez d'encolure, de charpente, de membres, bonnes allures, bon ensemble.	En outre, assez de physionomie, robe franche, énergie.	Assez de physionomie, encolure bien greffée, très bon dessus, belle poitrine, bien membrés, belle robe, puissance, allures allongées
avec du gros	fr.	fr.	fr.	fr.	fr. rarement
1ᵐ,56 à 60-62, *Réserve.*	Envᵒⁿ 1000	1100	1150	1175	1200, 1250 et pl.
1ᵐ,51 à 54-57, *Ligne.*	» 825	975	1025	1075	1100, 1125 »
1ᵐ,51 à 54-57, *Artill.* selle	» 775	910	960	1025	1035, 1060 »
1ᵐ,48 à 54, *Légère.*	» 725	850	900	950	975, 1000 »
1ᵐ,48 à 60, *Trait.*	» 725	850	900	950	975, 1000 »
1ᵐ,54 à 60, *Train,* selle	» 775	910	960	1025	1035, 1060 »
Chevaux gris.					
avec du gros	Ne pas dépasser une certaine proportion de chevaux passables de robe foncée et n'en pas acheter de gris.				fr. rarement
1ᵐ,60 à 60-62, *Réserve.*		. . .	975	1025	1050, 1100 et pl.
1ᵐ,51 à 54-57, *Ligne.*		. . .	900	950	1000, 1050 »
1ᵐ,51 à 54-57, *Artill.* selle		. . .	850	900	950, 1000 »
1ᵐ,48 à 54, *Légère.*		. . .	790	840	890, 930 »
1ᵐ,48 à 60, *Trait.*		. . .	790	840	890, 930 »
1ᵐ,54 à 60, *Train,* selle		. . .	850	900	950, 1000 »

« Nota. — L'*artilleur selle* est le *dragon* ; mais, comme on ne peut trouver en assez grande quantité le bon cheval de ligne, il faut faire une différence de prix entre celui qui remplit les conditions cherchées et celui qui est plus courtaud, surtout d'encolure et d'épaule.

« Ce tableau n'a *rien d'absolu* ; il n'est qu'une série de *points de repère* qui facilitent l'appréciation du prix à appliquer à chaque cheval pouvant convenir à l'armée, de manière à le payer sa valeur réelle. L'échelle est continue, dans chaque catégorie, du minimum au maximum. »

« Le dessus *plongé* est généralement la cause des plus grands écarts ; il déprécie beaucoup le cheval pour la selle ; trop exagéré même, il le rend tout à fait impropre à ce service, tandis que sous la sellette, il fait ressortir l'encolure, ainsi que le port de la tête, et donne une certaine grâce aux allures.

« Il ne faut pas oublier cependant qu'un cheval légèrement plongé et un peu étroit de poitrine, à quatre ans à peine, sera assez soutenu dans son dessus et assez large à six ans. On ne se rend pas toujours compte de la différence qui existe entre le cheval de quatre ans et celui de cinq ou six. Chez le cheval de quatre ans, tout est empâté ; il faut le deviner ; il gagnera certainement. Le cheval de six ans, au contraire, restera à peu près ce qu'il est. Toutefois, le cheval et surtout la jument de six ans, qui n'ont jamais mangé que de l'herbe, sont à faire comme ceux de quatre ans.

« Tout en restant dans les limites réglementaires de taille, il ne faut pas classer le cheval *au centimètre*, mais se baser sur sa construction, son ampleur, sa distinction, son degré de sang et ses allures. Tel cheval de 1ᵐ,54 fera un bon cuirassier, s'il est solidement charpenté ; tel autre, de même taille, ne peut faire qu'un dragon ordinaire, s'il est d'une ampleur moyenne ; tel autre enfin, de 1ᵐ,60, n'est bon à rien, s'il est plaqué, long, enlevé, décousu.

« On ne doit classer *tête* que le cheval qui en est réellement digne, et ne pas se laisser prendre à des apparences de distinction qui n'ont pas derrière elles un fond de solidité ; il arriverait souvent, en agissant ainsi, qu'on achèterait des chevaux d'officiers ayant moins de qualités sérieuses que les chevaux de troupe...

« Les principaux centres de production et d'élevage, en France, sont : la Normandie, la Bretagne, la Vendée, le Poitou, le Limousin, le Bigorre, le Morvan, qui font des chevaux pouvant servir à la selle. La Franche-Comté, la Lorraine, les Ardennes, le Boulonnais, le Perche et le pays de Caux sont, dans l'ordre géographique, les contrées où domine surtout le cheval de trait. »

CHAPITRE IV

CHEVAUX D'INDUSTRIE ET COMMERCE

Nous rangerons dans ce chapitre tous les chevaux de trait, de beaucoup les plus nombreux, qui ne sont pas employés par le luxe ou par l'armée, c'est-à-dire les animaux qu'utilisent l'industrie, le commerce et l'agriculture, pour le service des usines et manufactures, des grandes entreprises de roulage, des omnibus et tramways, du camionnage, des messageries, des travaux et transports agricoles ; ceux dont on se sert dans les centres industriels pour faire les livraisons de détail des maisons de nouveautés et de commerce, pour les voitures de place et de famille, en un mot pour les besoins spéciaux si nombreux et si variés de la vie ordinaire des villes et des campagnes.

La diversité même de ces destinations rend impossible une classification détaillée de ces chevaux. En thèse générale, il sont exploités à l'allure du pas, ou à peu près exclusivement à celle du trot. Il va de soi que, dans le premier cas, la charge est toujours considérable, si on la compare à ce qu'elle est dans le second. Aussi la conformation doit-elle se modifier dans les mêmes rapports.

Ce fait nous permet d'établir déjà deux grandes divisions dans cette catégorie : les chevaux de *gros trait* et ceux de *trait léger*. Mais, parmi les sujets de gros trait, il en est dont le travail s'exécute alternativement au pas et au trot, qui se rapprochent beaucoup de ceux de gros trait lent par leur ampleur et la masse des poids qu'ils transportent, et qui s'éloignent de ceux de trait léger avec une vitesse inférieure et des formes moins élancées. Nous les avons désignés précédemment sous le nom de chevaux de *gros trait rapide* (Voy. p. 419).

Tels sont les trois groupes assez bien tranchés qu'on peut faire dans les *chevaux de service* proprement dits. Les difficultés surgissent dès qu'il s'agit d'y reconnaître des divisions secondaires. Cela tient à ce que les trois principaux facteurs de la forme générale, la hauteur, l'ampleur et les allures, ne varient que dans des limites peu appréciables selon les destinations. Ce qui spécialise surtout une aptitude particulière, dans une catégorie déterminée, celle du gros trait par exemple, c'est moins l'ensemble de la conformation que l'éducation reçue en vue de l'adaptation cherchée. Ainsi, le limonnier, le cheval de grosse charrette, de tombereau, de fardier, le cheval de halage, celui qui débarde les bois sur les quais, celui qu'on attelle pour retenir dans les descentes, celui qu'on emploie comme renfort dans les montées, sont des chevaux de trait reconnaissables à première vue, mais que l'éducation, le dressage, l'habitude, ont rendus plus propres à bien remplir tel ou tel service. Sans doute les qualités qui en font des moteurs spéciaux impliquent bien quelques modifications physiques, mais celles-ci sont imperceptibles eu égard à la part qui incombe aux modifications morales. Or, il faut prendre garde de ne pas confondre, parmi ces changements de la forme du corps, ceux qui résultent de l'adaptation véritable et ceux qui proviennent de l'usure. Dans l'espèce, les premiers sont incomparablement plus faibles que les seconds, et l'on ne saurait les considérer comme capables de réaliser des types distincts de conformation, qu'autant que ces changements se seraient produits et transmis durant de longues générations. Voilà pourquoi nous resterons dans les généralités en ce qui concerne les grandes divisions des chevaux d'industrie et commerce.

A. — Chevaux de gros trait lent.

Ces animaux sont constamment utilisés au pas. Nous prendrons comme type le **cheval de fardier** qu'on emploie d'ordinaire au transport des matériaux de construction, bois, pierres de taille, fers, et qu'on attelle à ces lourds véhicules connus sous le nom de *fardiers*, chargés de poids énormes. On le met aussi aux tombereaux, grosses charrettes, gros camions, haquets, etc., en un mot, à toutes les voitures massives, à deux ou à quatre roues, destinées à la grosse traction. Il est rarement attelé seul ; le plus souvent quatre ou cinq chevaux semblables, parfois plus petits, l'accompagnent.

Sous le rapport de la **CONFORMATION**, on le recherche massif, près de terre, ample, très musclé, court de flancs, cylindrique, avec des membres solides, épais et larges, de bons pieds, de la physionomie, de l'ardeur et du fond (fig. **344**). On le préfère entier, comme plus vigoureux.

Le commerce conserve comme **limonnier**, pour atteler en limons, celui qui se rapproche le plus de la perfection : ses reins sont courts, bien droits, sa croupe bien faite, ses membres très forts, de bonne nature et parfaitement d'aplomb. Malheureusement les propriétaires sont loin de satisfaire toujours à ces exigences ; ils emploient trop souvent comme limonniers leurs chevaux les plus grands, s'imaginant à tort que la puissance musculaire et les autres qualités nécessaires pour ce service sont directement et exclusivement en rapport avec la taille.

Cette *taille* est très élevée, par suite du volume et du poids des fardeaux à mouvoir. Elle oscille entre 1^m,55 et 1^m,75 ; par exception, elle dépasse ce dernier chiffre ; dans ce cas, les sujets sont la plupart du temps mal conformés et *manqués*.

On se montre peu difficile en ce qui concerne la **ROBE** ; pourtant l'usage actuel met les gris pommelés et foncés plus en faveur que les poils dits *de couleur*, c'est-à-dire les bais, alezans, rouans, noirs, etc.

Les centres de **PROVENANCE** les plus remarquables des chevaux de gros trait lent sont le Perche, la Beauce, le Boulonnais, les Ardennes, la Picardie et la Belgique ; ce sont du moins ceux qui alimentent principalement nos grands marchés français.

Quant aux **PRIX**, ils sont très variables, suivant que ces animaux sont

destinés à l'industrie et au commerce, ou qu'ils sont achetés en vue
de la reproduction. En moyenne, les chevaux hongres, les juments et
les entiers non reproducteurs coûtent de 1 600 à 2 500 francs ; les étalons vont de 3 000 à 5 000 francs. Les limonniers, toutes choses égales,
se payent un quart plus cher que les autres : mais ils deviennent jour-

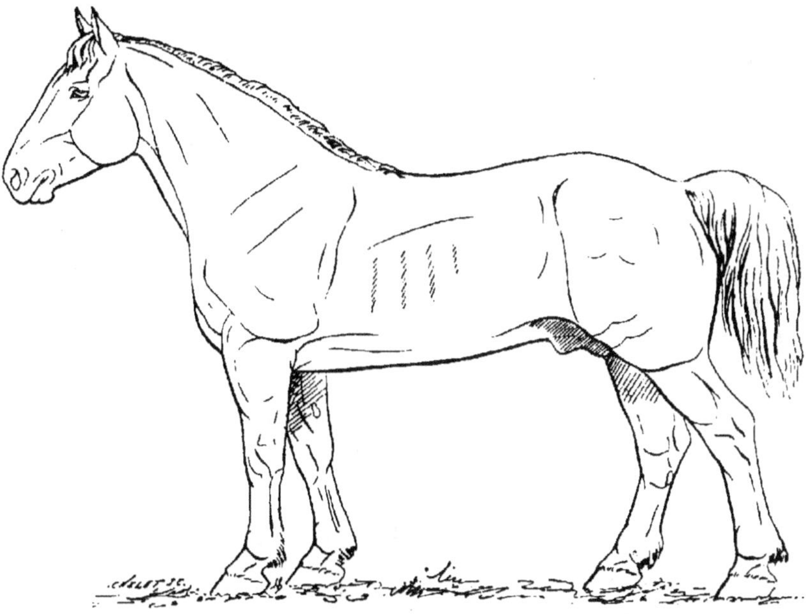

Fig. 344. — *Cheval de gros trait lent* (fardier).
(Calque d'une photographie de M. Delton.)

nellement plus difficiles à se procurer, à cause de la concurrence
énorme que les Américains font à nos marchands français. Tous les
ans, sans exagération, les éleveurs du Perche et de la Beauce livrent
aux États-Unis de douze à quinze cents chevaux gris, et des plus beaux,
que les acheteurs de ce pays leur payent, comme étalons, jusqu'à 6,
7 et 8 000 francs.

B. — Chevaux de gros trait rapide.

Ainsi qui nous l'avons dit, les chevaux de cette catégorie diffèrent
des précédents en ce qu'ils vont alternativement au trot et au pas, les
charges qu'ils traînent étant beaucoup moins considérables.

A Paris, ils sont utilisés surtout pour le service des brasseurs, des laitiers, des messageries, des omnibus et des tramways.

Leur taille est plus petite, leur corps moins massif, moins ample et moins musclé; par contre, ils sont plus hauts de membres, plus élancés, plus légers, ont l'encolure plus longue et des allures plus rapides.

Les **chevaux de brasseurs** (fig. 345) ont de 1^m,62 à 1^m,65. On les attelle seuls à de petites charrettes à deux roues nommées *brasseuses*, ou en-

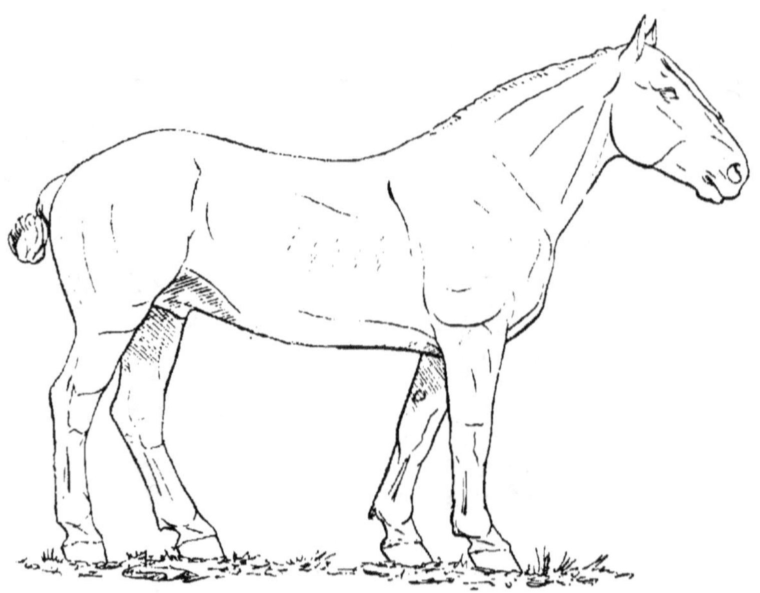

Fig. 345. — *Cheval de gros trait rapide* (brasseur).
(Calque d'une photographie de M. Delton.)

core, en paire, à des camions légers. Ils trottent presque constamment, et proviennent en grande partie du Perche, de la Beauce et de la Normandie (Eure et Seine-Inférieure); on trouve aussi parmi eux de petits boulonnais et quelques gros bretons. Leur prix moyen varie de 15 à 1800 francs; jamais il n'est très élevé, car on ne les recherche pas comme étalons; ils n'ont pas assez d'ampleur et, à cause de cela, seraient peu convenables pour ce service.

Les **chevaux de laitiers** sont un peu plus petits; leur taille n'est que de 1^m,60. On les attelle à des charrettes à deux roues désignées sous le nom de *laitières*. Ils proviennent des mêmes localités que les précédents, mais on les recherche plus légers, plus élancés et plus vites. Leur prix oscille entre 12 et 1 600 francs.

Les sujets que nous décrivons sous la rubrique de **chevaux de messageries, d'omnibus et de tramways**, plus étoffés et plus lourds, quoique moins élevés, marquent bien la transition entre les types de gros trait rapide dont nous venons de parler, et ceux de trait léger qui arrivent immédiatement après. On les met, à deux ou à trois, aux camions des chemins de fer, aux omnibus qui desservent les gares ou que les

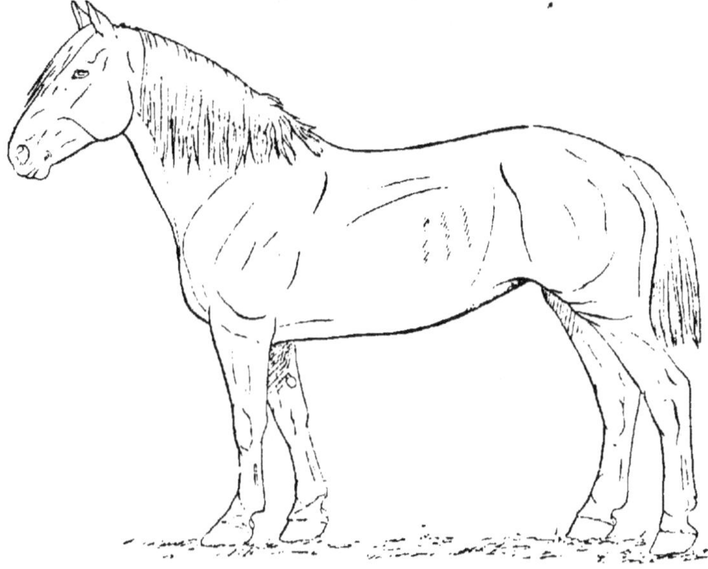

Fig. 346. — **Vélocité**, jument percheronne de la Compagnie générale des omnibus.
Grand prix de l'Exposition universelle de 1878.
(Calque d'une photographie de M. Delton.)

grandes compagnies de transport emploient pour les services publics, enfin aux tramways, gros omnibus sur rails, qui, malgré leur volume considérable, ont un coefficient de traction très faible, permettant l'usage de moteurs plus légers et, par suite, donnant lieu à des frais d'achat et de nourriture moins onéreux.

Les plus grands de ces chevaux sont ceux des messageries, dont la taille va de 1^m,62 à 1^m,65 ; viennent ensuite ceux des omnibus à trois chevaux et des omnibus de chemins de fer, qui ont de 1^m,60 à 1^m,62 : ceux de tramways se rangent en dernière ligne ; leur taille oscille, en effet, entre 1^m,58 et 1^m,60.

Il n'est pas possible d'indiquer par des mots les différences de conformation qui distinguent ces animaux des précédents. Nous renvoyons le lecteur à ce que nous en avons déjà dit page 419. C'est à peu de chose près le même type avec plus ou moins d'ampleur et de vitesse suivant la taille et la destination. Mais toujours la masse reste considérable relativement à la membrure, qui, sans perdre de sa force, s'allonge et s'élance, pour donner plus d'étendue aux mouvements et de rapidité aux allures (fig. 346).

Le Perche, la Beauce, la Bretagne, la Normandie et les Ardennes, sont les contrées qui les livrent au commerce. Ceux de la Normandie proviennent de l'Eure, de la Seine-Inférieure et de l'Orne, notamment de l'arrondissement de Mortagne.

Les chevaux de messageries et d'omnibus de chemins de fer, c'est-à-dire les plus gros de ce groupe, valent de 14 à 1 800 francs. Le prix moyen de ceux de la Compagnie générale des omnibus et tramways de Paris est de 1 290 francs; un peu plus ou un peu moins selon les cas.

C. — Chevaux de trait léger.

Dans cette catégorie, nous n'avons plus que des chevaux dont l'allure habituelle est le trot rapide.

Le vrai type qui la représentait autrefois était le **postier**, aujourd'hui peu abondant, mais conservé encore pour certains services de luxe. Les attelages de postiers sont, en effet, assez à la mode dans les châteaux, maisons de plaisance, villas, à l'époque des chasses, des courses, des bains, des eaux, etc., pour les visites que se font parents, amis ou invités pendant la belle saison.

On peut considérer le postier, par sa conformation et sa finesse, comme l'intermédiaire entre le petit carrossier et le cheval de gros trait rapide. Il faut le rechercher près de terre, assez étoffé, très membré, correct, bien suivi dans son dessus, avec une belle encolure, une croupe horizontale et des allures allongées. Sa taille oscille autour de 1^m,56 et de 1^m,58. Ces caractères le rapprochent beaucoup du cob, dont il n'a cependant pas la finesse et la distinction. On le met, à deux ou à quatre, aux mails-coaches, breacks et omnibus de famille. Il y a quelques années, les gris foncés étaient les poils préférés pour ce genre d'attelages; maintenant ce sont les bais et les noirs. La plupart de ces chevaux nous arrivent de l'arrondissement de Mortagne (Orne), des Côtes-du-Nord et surtout du Finistère, où on les trouve dans le Conquet, aux environs de Saint-Renan et de Trélabu. Leur prix moyen est de 15 à 1 800 francs.

A côté de ces animaux, mais plus communs, moins élégants et moins réguliers de formes, nous placerons tous les **chevaux hongres et juments de commerce**, pour voitures de commerce et tapissières, dont se servent les industriels de toutes professions, tels que tapissiers, glaciers, miroitiers, restaurateurs, traiteurs, épiciers, distillateurs, etc., etc., pour faire leurs livraisons à domicile.

Leur taille varie de 1^m,58 à 1^m,65 selon le volume des véhicules qu'ils ont à traîner; rarement ils s'élèvent jusqu'à 1^m,70; en pareil cas, ils se montrent presque toujours minces, étriqués, enlevés et décousus. On les attelle constamment seuls, leur charge étant la plupart du temps peu considérable. Ils nous viennent principalement du pays de Caux (arrondissements du Havre, de Dieppe et d'Yvetot), des Ardennes, de la Mayenne, de la Sarthe et des Côtes-du-Nord. Quant à leur prix, il varie de 1 000 à 2 000 francs.

Dans la série des sujets de trait léger, on rencontre encore une foule de **petits chevaux communs** utilisables à des services rapides particuliers ou publics. Ils sont souvent désignés (en Bretagne et en Normandie notamment), sous le nom de **bidets**, mais ils n'ont rien de commun avec eux qu'on appelait autrefois *bidets d'allure* ou de *haut pas*, qui marchaient le pas relevé, servaient pour la selle, et qui ont disparu avec l'habitude de voyager à cheval, depuis l'amélioration des routes et l'usage des chemins de fer. Dans les grandes villes, ils sont représentés par les **chevaux de place**.

Sobres, énergiques, très rustiques, durs à la fatigue et aux privations, d'une conformation assez régulière, légers et rapides, ils sont attelés, seuls ou à deux, par les particuliers, aux petites voitures, telles que petits breaks, petites tapissières, chars à bancs, tilburys, cabriolets, etc. Pour les services publics, on les met aux diverses sortes de *fiacres* (coupés, victorias, cabs), et aussi, dans quelques villes de province, aux tramways.

Leur taille moyenne oscille entre 1^m,50 et 1^m,56, et ils coûtent de 8 à 900 francs.

Ils n'ont pas de centres de production spéciaux, mais ils sont d'ordinaire fournis par les parties pauvres de la Normandie, de la Bretagne, du centre et du midi de la France. Beaucoup nous sont expédiés de l'étranger et, entre autres pays, de la Poméranie (Prusse septentrionale), du Danemark, de la Hongrie, de la Gallicie (Autriche), de la Podolie et de la Russie méridionale.

HUITIEME SECTION

DES CHEVAUX VICIEUX

Jusqu'à présent, nous ne nous sommes occupés que de la conformation extérieure du cheval, et le lecteur doit posséder les éléments nécessaires pour la bien apprécier. Pourtant, ces connaissances ne lui suffisent pas. Il se peut, en effet, que l'animal ait des formes irréprochables, de superbes actions, de l'énergie, de l'ardeur, et qu'il manque, par ailleurs, des *qualités morales* voulues, pour utiliser, au profit de celui qui s'en sert, tous les avantages que lui confère la perfection de son mécanisme. Mal doué de ce côté, il dépensera ses forces en pure perte, sous l'influence des *mauvaises habitudes* contractées ; ou bien il sera nuisible, dangereux, inexploitable, par ses *vices*, ce qui est beaucoup plus grave, surtout au point de vue de l'intérêt public.

L'examen rapide des *imperfections morales*, légères ou graves, du cheval, s'impose donc comme le complément indispensable des sections précédentes.

Notre sujet sera divisé en trois chapitres :

Dans le premier, nous étudierons les *tics* ou les *habitudes vicieuses*. c'est-à-dire les dispositions contractées par la répétition fréquente d'actes nuisibles, mais n'ayant en eux-mêmes aucune conséquence bien fâcheuse, n'impliquant pas de mauvais penchants et n'empêchant jamais complètement l'utilisation.

Dans le second, nous passerons en revue les *vices proprement dits*, c'est-à-dire les défauts graves, témoignant d'une nature indocile, en tétée, peureuse, de la mauvaise éducation reçue, d'un caractère indomptable, enclin à l'agression, à la défense, et qui, en un mot, rendent l'animal dangereux ou à peu près inutilisable.

Dans le troisième, enfin, nous examinerons l'*état de la législation* concernant la vente, l'achat et l'emploi des chevaux vicieux, ainsi que les *mesures de police* qui leur sont applicables au nom de la sécurité publique.

Actuellement, la question à résoudre est celle-ci : *Un cheval vicieux étant donné, comment peut-on le reconnaître, le vendre, l'acheter ou l'employer, et quelles responsabilités entraine-t-il pour celui qui s'en sert sur la voie publique ?*

CHAPITRE PREMIER

DES TICS OU DES HABITUDES VICIEUSES

Nous appelons *tics*, *mauvaises habitudes* ou *habitudes vicieuses*, un certain nombre d'actes bizarres, nés de l'oisiveté pour la plupart, que le cheval livré à lui-même répète incessamment, et sans autre mobile, du reste, que la satisfaction de besoins devenus impérieux à la longue, mais toujours plus ou moins nuisibles à sa bonne utilisation. En voici l'énumération :

1° Chevaux qui laissent pendre leur langue, la doublent ou l'agitent à tout instant hors de la bouche ;

2° Chevaux qui se frappent la lèvre inférieure contre la supérieure ;

3° Chevaux qui se frottent l'extrémité inférieure de la tête contre l'auge ou la queue contre les corps environnants ;

4° Chevaux qui encensent ou qui battent à la main ;

5° Chevaux qui prennent les branches du mors avec leur lèvre inférieure ;

6° Chevaux qui mordent leurs couvertures ;

7° Chevaux qui s'appuient un pied postérieur sur l'autre ;

8° Chevaux qui se couchent en vache ;

9° Chevaux qui se délicotent ;

10° Chevaux qui se roulent dès qu'ils sont harnachés ou en rentrant à l'écurie après le travail ;

11° Chevaux qui trottent à l'écurie ;

12° Chevaux qui grattent du pied ;

13° Chevaux qui ont le tic de l'ours ;

14° Chevaux qui ont le tic de manger de la terre ;

15° Chevaux qui ont le tic d'avaler de l'air.

Nous passons sous silence *divers autres tics* de trop peu d'importance pour mériter de prendre place ici. Ils consistent le plus souvent en une sorte de mouvement brusque, saccadé, convulsif et involontaire, de certaines régions, que l'animal a contracté petit à petit, à son

insu, et qui n'a d'autre influence que de le rendre disgracieux. D'ordinaire, il a son siège à la face, dans quelque muscle des naseaux, des
lèvres, des joues ou des paupières. D'autres fois, la contraction se
passe dans l'un ou l'autre des muscles de la tête ; celle-ci est alors
agitée de légères secousses, plus ou moins accusées et répétées suivant les cas. Enfin, il est des circonstances dans lesquelles le même
fait s'observe pour les muscles de l'encolure, ce qui détermine des déplacements plus étendus. et, par suite, plus désagréables à la vue.

**1° CHEVAUX QUI LAISSENT PENDRE LEUR LANGUE, LA DOUBLENT OU L'AGITENT A
TOUT INSTANT HORS DE LA BOUCHE.** — En décrivant la région de la langue,
nous avons eu déjà l'occasion de dire quelques mots de ces habitudes
vicieuses. On sait que certains chevaux, pendant le travail, sortent
cet organe de la cavité buccale et le laissent pendre, soit à gauche,
soit à droite, plus rarement en avant. Ce défaut constitue ce qu'on
est convenu d'appeler la *langue pendante*, mais il n'est pas, comme on
pourrait le croire, le résultat d'une paralysie.

Dans d'autres occasions, la langue sort de la bouche et y rentre
alternativement, un peu à la manière de celle des serpents ; on dit alors
qu'elle est *serpentine*.

Parfois encore, l'animal la *double*, c'est-à-dire en replie la partie
libre en dessous, sans cependant la faire paraître à l'extérieur.

Enfin, il y a des sujets qui la déplacent de telle façon, qu'au lieu de
supporter les canons du mors, elle se loge au-dessus.

Les inconvénients qui ressortissent à ces quatre attitudes différentes
ne sont pas les mêmes.

C'est ainsi que la langue pendante, outre l'expression stupide qu'elle
donne à la physionomie, est exposée à des entamures souvent profondes, qui gênent la préhension des aliments, leur mastication, leur
insalivation et leur déglutition.

La langue serpentine est moins défectueuse ; le reproche le plus
sérieux qu'on puisse en faire a trait à la grande perte de salive qu'elle
provoque, car elle ne rentre dans la bouche qu'après s'être desséchée,
pour s'y humecter de nouveau. En outre, elle rend le cheval malpropre et salit les pièces du harnachement qu'elle touche.

Quant aux dernières habitudes, elles nuisent à l'embouchure, en
empêchant le mors de prendre son point d'appui ordinaire. On y remédie en serrant davantage la gourmette.

2° CHEVAUX QUI SE FRAPPENT LA LÈVRE INFÉRIEURE CONTRE LA SUPÉRIEURE
-- Certains chevaux, attelés, montés, au repos ou pendant l'exercice,

à l'écurie ou dehors, ont la mauvaise habitude d'agiter continuellement leur lèvre inférieure, par des mouvements saccadés et rapides de va-et-vient, qui la font battre, quelquefois avec bruit, contre la supérieure. Ce singulier tic n'est que très disgracieux. Dans le langage des écuyers, il s'appelle *casser la noisette*. On y obvie, soit en adaptant au mors une fausse gourmette, soit en réunissant la partie inférieure de ses deux branches au moyen d'une traverse métallique, prenant le contour de la houppe du menton et limitant les mouvements d'abaissement de la lèvre inférieure.

3° CHEVAUX QUI SE FROTTENT L'EXTRÉMITÉ INFÉRIEURE DE LA TÊTE CONTRE L'AUGE OU LA QUEUE CONTRE LES CORPS ENVIRONNANTS. — A l'écurie, on voit quelquefois des chevaux qui se frottent le bout du nez contre la paroi murale de l'auge, ou la houppe du menton contre le fond de celle-ci. Ils promènent alors leur tête alternativement d'un côté à l'autre ou d'avant en arrière, selon les cas, avec une persistance souvent désespérante, comme s'ils éprouvaient à ce genre d'exercice une sorte de chatouillement agréable. Ce tic s'accomplit pendant les intervalles des repas, lorsque les animaux ne trouvent devant eux aucune parcelle de nourriture pour les occuper. Il est fort difficile, sinon impossible, de le faire disparaître ; heureusement, il n'offre pas d'inconvénients.

Mais il n'en est pas de même des sujets qui se frottent la base de la queue contre les corps environnants. Les crins de cette dernière ne tardent pas à s'ébouriffer, à s'user, à tomber, sous l'influence des frottements répétés, ce qui dépare beaucoup la région. Sans doute la malpropreté, une maladie de la peau, occasionnent d'ordinaire à cet endroit de très vives démangeaisons. Souvent pourtant ces manifestations proviennent de la présence d'helminthes dans l'appareil digestif. C'est donc surtout de ce côté qu'on devra porter son attention. Un traitement approprié aura tout à la fois raison de la cause et de son effet.

4° CHEVAUX QUI ENCENSENT OU QUI BATTENT A LA MAIN. — Il s'agit, dans les deux cas, d'une habitude que le cheval exécute en imprimant à sa tête des mouvements alternatifs de flexion et d'extension lorsqu'il est attelé ou monté. Chez les animaux d'attelage, les guides, continuellement allongées ou raccourcies, peuvent s'accrocher à l'extrémité des brancards, du timon, et gêner la personne qui conduit. Chez les sujets de selle, outre que le cavalier a beaucoup de difficultés pour conserver ses rênes ajustées, les oscillations de la tête, quand elles sont étendues, exposent son visage, sa poitrine, à des chocs d'une grande violence, parfois capables de l'étourdir et de le désarçonner. D'un autre côté, le cheval occupé à encenser n'applique pas son attention à regarder le sol sur lequel il progresse, ce qui l'expose à butter, à tomber.

En dehors du dressage et de l'action bien combinée des rênes, il n'y a qu'un moyen de corriger ce défaut, c'est d'employer une martingale de longueur convenable.

Nous ne faisons pas allusion ici aux sujets qui battent à la main par suite d'une sensibilité exagérée des barres, ou à ceux dont le dressage n'est pas encore terminé, et pour lesquels les pressions du mors sont désagréables, gênantes, douloureuses. Dans ces circonstances, il est clair que l'on devra s'astreindre à diminuer l'intensité de ces pressions, soit en modifiant la forme du mors, soit en proportionnant les tractions des rênes au degré de sensibilité de la bouche.

5° CHEVAUX QUI PRENNENT LES BRANCHES DU MORS AVEC LEUR LÈVRE INFÉRIEURE. — Cette habitude, fort commune, se manifeste pendant le travail, au pas, au trot, plus rarement au galop. D'ordinaire, c'est avec la lèvre inférieure que l'une des branches du mors est saisie; quelquefois l'animal réussit même à la serrer entre ses dents, notamment avec la variété de mors dite *pelham*, ou avec celle dont l'embouchure est brisée. En pareil cas, le défaut est susceptible de devenir grave à un moment donné, à Paris, par exemple, où il est indispensable de diriger avec précision pour éviter les obstacles dont la route est semée. De légères secousses sur les rênes, sur les guides, font la plupart du temps lâcher prise au cheval et détournent son attention. Mais lorsque ce moyen est inefficace, il faut appliquer la fausse gourmette, ou même employer un mors à branches recourbées en arrière.

6° CHEVAUX QUI MORDENT LEURS COUVERTURES. — Il y a des sujets qui prennent l'habitude de mordre, de déchirer leurs couvertures. Peut-être la saveur salée qu'ils trouvent aux tissus de laine imprégnés par la sueur ou les autres produits excrémentitiels de la peau, les porte-t-elle d'abord à lécher ces étoffes, ensuite à les déchirer, mais jamais à les manger comme certains le pensent. L'inconvénient est plus important pour le propriétaire que pour l'animal, puisqu'il occasionne des réparations coûteuses.

On l'évite en faisant usage d'un bâton, fixé d'un côté au licol, de l'autre au surfaix, qui met obstacle à l'inclinaison de la tête et de l'encolure. Nous avons vu employer un autre procédé, à notre avis moins efficace. Il s'agit d'une sorte de bavette que l'on confectionne avec un morceau de laine, adapté, d'une part, à la partie postérieure de la muserolle, laissé flottant à son autre extrémité jusqu'à une certaine distance au-dessous des lèvres. Cette bavette s'interpose entre la tête et les couvertures toutes les fois que le cheval veut porter les dents sur celles-ci, ce qui l'empêche de les saisir. Il ne réussit jamais qu'à mordre le morceau d'étoffe, sans même parvenir à le déchirer, puisqu'il n'offre aucune résistance à ses tractions. Toutefois, la bavette se salit sous l'action de la salive et des aliments ; elle finit par dégager une mauvaise odeur et s'use assez vite, d'où la nécessité d'un renouvellement fréquent, par suite dispendieux.

7° CHEVAUX QUI S'APPUIENT UN PIED POSTÉRIEUR SUR L'AUTRE. — Il n'est pas rare, lorsqu'un cheval est fatigué, de le voir se reposer en appuyant la face plantaire d'un pied de derrière, à demi-soulevé, sur la partie antérieure de la paroi de l'autre. Certains sujets contractent cette habitude sous l'influence de causes étrangères à la fatigue, encore mal déterminées. Peut-être les inégalités du pavage des écuries, comme nous l'avons observé, occasionnent-elles une station difficile qui aurait ce résultat.

Quoi qu'il en soit, l'appui prolongé, fréquemment répété, du fer détermine des blessures de la couronne, des contusions du bourrelet. Parfois même, à la suite de ces dernières, se développent des épaississements du bord supérieur de la paroi, qui changent tout à fait la direction de sa face antérieure et tendent à la rendre plus ou moins perpendiculaire au sol.

Le seul moyen à opposer à ce défaut serait de protéger avec un coussinet de cuir les parties exposées aux meurtrissures.

8° CHEVAUX QUI SE COUCHENT EN VACHE. — Le point de départ de cette habitude a échappé jusqu'à présent à l'observation. Les chevaux qui la manifestent se mettent en décubitus à la façon des ruminants, c'est-à-dire en tenant leurs membres antérieurs fléchis sous la poitrine. Il en résulte que l'extrémité de la branche du fer, l'*éponge*, — toujours celle du côté interne, — vient porter contre le coude. De son appui prolongé, de ses frottements, dérivent d'abord une irritation de la peau, puis quelquefois une plaie, le plus ordinairement une tumeur indolente, pouvant acquérir un volume considérable, appelée *éponge*, à raison de la cause qui l'a engendrée. A propos du *coude*, p. 229, nous avons dit avoir suivi pendant plusieurs années un cheval qui faisait

un service très actif, et qui portait à chacun des coudes une callosité
de ce genre atteignant les dimensions de la tête d'un homme. En général, l'éponge est plutôt gênante, disgracieuse, que nuisible. Pourtant
elle peut devenir sensible au point de nécessiter la suspension du travail. Dès qu'on aperçoit une excoriation, un frottement, à la surface
de la région, il importe de surveiller le mode de décubitus employé
par l'animal. Si ce dernier se couche en vache, il y a indication d'y
remédier, soit en enveloppant le pied, soit, de préférence, en faisant tronquer la branche interne du fer pour l'empêcher de porter
contre le coude.

9° CHEVAUX QUI SE DÉLICOTENT. — Cette expression est usitée dans le
langage hippique pour dire qu'un cheval a l'habitude de se débarrasser de son licol.

On n'a pas toujours à craindre les inconvénients d'un tel défaut,
surtout lorsque le sujet est isolé. Néanmoins, si le coffre à avoine est
resté ouvert dans l'écurie, ou si l'on a laissé dans celle-ci des fourrages, un individu avide, glouton, se trouve exposé à contracter
une indigestion mortelle. Dans d'autres cas, il va flairer ses voisins,
cherche à se battre, tourmente les juments, etc.; les chances sont
grandes alors pour qu'il soit reçu de la dent et du pied, et cela non
sans danger de fractures, de contusions, de glissades, d'écarts, d'efforts,
de chutes, d'accidents de toutes sortes.

Un simple collier, au lieu du licol, suffirait souvent pour maintenir
le cheval à sa place, si ce moyen n'était accessible au reproche de
laisser trop de liberté à la tête. Aussi vaut-il mieux employer, à la fois,
le collier et le licol, en prenant la précaution de fixer à la mangeoire
chacune de ces pièces par une longe distincte. Mais ce serait une
erreur de croire que, toujours, une sous-gorge annexée au licol est
capable de s'opposer à l'exécution de cette habitude, ainsi que l'ont
pensé certains auteurs, en particulier Cardini[1]. Nous avons à notre
actif de nombreuses preuves du contraire.

**10° CHEVAUX QUI SE ROULENT DÈS QU'ILS SONT HARNACHÉS, OU EN RENTRANT
A L'ÉCURIE, APRÈS LE TRAVAIL.** — Une autre habitude, bien désagréable,
est celle de se rouler, en rentrant à l'écurie, après le travail, ou lorsqu'on vient de placer les harnais sur le dos. Quelques chevaux
éprouvent ce besoin à un si haut degré, qu'ils cherchent à le satisfaire
aussitôt qu'on leur en laisse l'occasion. Après une course insignifiante,

[1]. Cardini, *Dictionnaire d'hippiatrique et d'équitation*. Paris, 1848.

avec un harnachement irréprochable sous le rapport de l'ajustement, voire même avec une couverture serrée par le surfaix, sans qu'il soit possible, par conséquent, d'invoquer la moindre fatigue ni la moindre gêne, ils se mettent à se rouler dès qu'on ne les surveille plus. Les conséquences de ce défaut sont beaucoup plus graves pour le propriétaire que pour l'animal. Celui-ci ne risque guère que de se salir; rarement il est exposé à se blesser. Mais il lui arrive fort souvent de briser sa selle, sa sellette, de déchirer ses couvertures, son collier, et de dégrader ses harnais. Dans ces conditions, les frais de renouvellement et d'entretien deviennent onéreux. Heureusement il est facile d'y obvier en attachant le cheval au râtelier, jusqu'à ce qu'on l'ait revêtu ou débarrassé de ses harnais.

11° CHEVAUX QUI TROTTENT A L'ÉCURIE. — Le cas dont il s'agit ici est rare ; pourtant plusieurs chevaux nous en ont offert des exemples. A l'écurie, devant leur mangeoire, ils faisaient mouvoir successivement leurs bipèdes diagonaux avec une assez grande vitesse, accomplissant ainsi une sorte de trot sur place, mais plus ou moins irrégulier et rompu. Nous pensons qu'un travail soutenu, au lieu d'un séjour trop prolongé sur la litière, aurait raison de ce tic. Quoi qu'il en soit, il a pour résultat, lorsqu'il est très accusé, de fatiguer l'animal en pure perte. En ce cas, il faut lui entraver les membres antérieurs.

12° CHEVAUX QUI GRATTENT DU PIED. — Certains sujets contractent l'habitude de gratter avec persistance le sol de leur stalle avec l'un de leurs pieds antérieurs. Dans le cas de coliques, le cheval manifeste fréquemment, au début, son inquiétude, et aussi ses premières douleurs, de cette façon. Ce n'est pas à ce symptôme que nous faisons allusion. Nous voulons parler d'un tic analogue au précédent, qui n'a par suite rien de morbide, mais qui décèle l'ennui que l'animal éprouve de se trouver seul à l'écurie, ou le besoin de mouvement, lorsqu'il ne prend pas d'ordinaire assez d'exercice. Ce défaut est des plus désagréables. Outre une fatigue inutile, il détermine une usure rapide du fer qui subit les frottements, oblige à un renouvellement plus fréquent de la ferrure, et devient la cause de bruits insupportables par leur répétition incessante, la nuit surtout, inconvénient qui a bien sa valeur lorsque l'écurie occupe le rez-de-chaussée d'une maison d'habitation. Le moyen d'y remédier serait d'imposer au cheval un travail journalier convenable, et au besoin de lui entraver de temps en temps les deux membres antérieurs.

13° CHEVAUX QUI ONT LE TIC DE L'OURS. — Le tic de l'ours consiste en des oscillations latérales de la tête et de l'encolure accompagnées d'un balancement analogue et alternatif du corps sur les membres antérieurs. Quelquefois ces membres demeurent à l'appui ; d'autres fois chacun de leurs pieds se soulève légèrement, le gauche, par exemple, lorsque le balancement a lieu à droite, et réciproquement. Les sujets qui contractent surtout cette habitude sont ceux qu'on laisse trop longtemps à l'écurie et dont l'avant-main repose sur un pavé irrégulier. En général, d'un tempérament irritable, ils prennent, pour l'exécuter, une attitude particulière : leurs pieds antérieurs sont écartés l'un de l'autre, divergents ; leur pince est tournée en dehors, comme chez le cheval panard. Le tic s'accomplit plus ou moins fréquemment, de préférence pendant les intervalles des repas. Il a pour principale conséquence de déterminer une fatigue inutile et c'est avec beaucoup de difficulté qu'on l'empêche de se produire. On peut cependant y parvenir en attachant l'animal avec deux longes, de longueur telle que la tête conserve encore la possibilité de s'élever et de s'abaisser, mais sans pouvoir se déplacer à droite ou à gauche.

14° CHEVAUX QUI ONT LE TIC DE MANGER DE LA TERRE. — Il s'agit ici d'une aberration de l'appétit qu'il n'est pas très rare, paraît-il, d'observer dans quelques localités. Peut-être aussi la saveur salée de certaines terres porte-t-elle les animaux à en faire usage. Mais dans bien des cas les substances minérales dégluties, insolubles et insipides, n'ont aucune propriété susceptible de flatter le goût de ceux-ci. C'est ainsi qu'on a cité des exemples de chevaux qui mangeaient de la craie ; nous en avons vu plusieurs fois en Champagne. Ils avaient d'abord pris l'habitude de lécher les carreaux de craie composant les murs de leurs écuries, puis avaient fini par les attaquer de la dent et enfin par les manger en partie.

Quoi qu'il en soit, les faits dont nous parlons sont exacts et d'ailleurs connus des physiologistes et des pathologistes. Sont-ils toujours le résultat d'une habitude vicieuse, de la mauvaise éducation, ou sont-ils plutôt l'expression d'un besoin de l'organisme qui ne trouve pas dans les aliments ingérés une assez grande quantité de sels terreux ? C'est ce que l'on n'a pas encore démontré. La vérité réside, selon toute probabilité, dans l'une et l'autre de ces causes.

En soi, le tic de manger de la terre est capable des plus graves conséquences. Les sujets qui en sont atteints sont exposés entre autres à des coliques fréquentes, même à des obstructions intestinales irrémédiables. On devra donc éviter d'en faire l'acquisition. Mais on ne saurait considérer ce défaut, à l'exemple du tribunal de Tonnerre, comme appartenant à la liste des vices rédhibitoires dénommés dans l'art. 2 de la loi du 2 août 1884. Nous allons voir qu'il en est tout autrement du suivant, qui consiste *à avaler de l'air*.

15° CHEVAUX QUI ONT LE TIC D'AVALER DE L'AIR. — Le tic d'avaler de l'air est connu vulgairement sous le nom de *ticage*. C'est à lui qu'on fait allusion lorsqu'on parle du *tic* sans autre désignation. Dans la grande majorité des cas, cette habitude s'accompagne d'un bruit guttural ayant beaucoup d'analogie avec une éructation; par exception, ce bruit ne se manifeste pas.

On est loin de se trouver d'accord sur la véritable nature du ticage. Presque tous les auteurs le considèrent comme provenant d'un simple *rejet de gaz* par la bouche. D'autres, moins nombreux, le regardent comme occasionné par une *déglutition d'air*. Malgré le nombre et l'autorité de ceux qui professent l'opinion contraire à la nôtre, nous persistons plus que jamais dans notre manière de voir, car elle repose sur des données physiologiques et expérimentales auxquelles aucune objection sérieuse n'a été encore adressée[1].

D'abord le bruit guttural n'a pas la signification d'un *rot*, mais bien d'un effort ayant son siège dans le larynx. Sur un cheval qui le faisait entendre avec force, nous avons pratiqué la trachéotomie et sectionné les deux nerfs récurrents. L'animal a continué à tiquer; quant au bruit, il a disparu, par suite de la paralysie du larynx et de l'ouverture faite à la trachée. Du reste, à supposer qu'il fût déterminé par une éructation, il faudrait admettre que les tiqueurs ont la faculté de rejeter les gaz contenus dans leur estomac, circonstance tout à fait exceptionnelle chez le cheval. Dans l'espèce il n'en est pas ainsi, car nous n'avons jamais rencontré, à l'autopsie, de dilatation anormale du cardia; le réservoir gastrique insufflé par le pylore n'a laissé sortir de l'œsophage, libre de toute ligature, aucune bulle d'air, quelle que fût la pression employée. Nous ajouterons que si le bruit guttural était une éructation, comme on le croit, on ne comprendrait pas pour quelle raison les tiqueurs se ballonnent d'autant plus qu'ils l'exécutent avec plus de persistance, tandis qu'on sait très

---

1. Voy. pour plus de détails :

Liautard, *Du tic à l'appui*, in *Journal de médecine vétérinaire* publié à l'École de Lyon, 1861, p. 552 et 600.

Farges, *Du tic et de ses diverses espèces dans le cheval*, in *Recueil de médecine vétérinaire*, 1864, p. 5.

Arm. Goubaux, *Communication sur le tic proprement dit*, in *Journal de médecine vétérinaire* publié à l'École de Lyon, 1866, p. 249.

bien que leur météorisme disparaît promptement dès que la réjection des gaz s'effectue par l'anus.

H. Bouley affirme cependant avoir vu roter un cheval et avoir perçu l'odeur herbeuse des gaz rejetés par cet animal. Une observation du même genre a été faite par un de nos élèves sur un sujet dont nous avons publié le cas dans le Journal de l'École vétérinaire de Lyon. Loin de contester l'exactitude de ces faits, nous les interprétons simplement comme de pures coïncidences, d'ailleurs très rares et tout à fait exceptionnelles, qu'il ne nous a pas été donné d'enregistrer.

Ce que nous soutenons, c'est que *les tiqueurs avalent de l'air*.

Pour le démontrer, il suffit de mettre à découvert leur œsophage et de le soulever légèrement. On voit alors, après chaque effort, une gorgée d'air descendre le long de ce conduit dans la direction de l'estomac.

Une autre preuve encore plus palpable consiste à recueillir, aussitôt après la mort, les gaz contenus dans l'estomac et les premières sections de l'intestin, puis à les soumettre à l'analyse chimique. Clément a bien voulu, sur notre demande, se charger de ces recherches, alors qu'il était chef de service de chimie à l'École vétérinaire d'Alfort. Dans l'estomac, toujours plus ou moins distendu, il a trouvé de l'air pur ; dans l'intestin grêle, il en a rencontré également, mais déjà modifié, par suite de son mélange avec les autres produits gazeux de la digestion.

Ces expériences établissent donc que le caractère essentiel du tic n'est autre qu'une déglutition d'air, souvent laborieuse et alors accompagnée d'un bruit d'effort ayant son siège dans le larynx. Voilà pourquoi nous avons proposé de le qualifier d'*aéropinique*[1], pour rappeler à la fois sa véritable nature et le distinguer de tous les autres tics.

Le cheval n'effectue pas toujours le tic de la même manière. A cet égard, on doit reconnaître deux modes différents. Tantôt il ne prend aucun point d'appui, tantôt, au contraire, il applique l'extrémité inférieure de sa tête sur un corps résistant, afin de le rendre plus facile. D'où les distinctions de tic *en l'air* et de tic *à l'appui*, selon le procédé employé par l'animal.

L'ancienne loi sur les *vices rédhibitoires* rangeait le tic en l'air, sans appui ou sans usure des dents, parmi les vices capables d'entraîner la résiliation de la vente. Aujourd'hui, en application de la nouvelle loi du 2 août 1884, *le tic proprement dit*, quelle que soit sa forme, *avec ou sans usure des dents*, doit être considéré comme *rédhibitoire*.

Voici d'ordinaire comment il se manifeste.

---

1. De ἀήρ, air, et πίνω, j'avale.

Pour tiquer *en l'air*, l'animal commence par agiter ses lèvres en leur imprimant des mouvements de va-et-vient fréquents, rapides et peu étendus ; puis il abaisse brusquement la tête, parfois jusqu'au niveau des genoux, et alors avale une gorgée d'air, en produisant ou non le bruit guttural que l'on a comparé à tort à une éructation. Souvent ces efforts n'aboutissent pas ; dans ce cas, ils se bornent à une simple déglutition de salive, mais qui ne paraît pas devoir procurer la satisfaction cherchée, car on voit les tentatives se renouveler jusqu'à ce que le besoin soit réellement assouvi.

Le tic *avec appui* ne diffère du précédent qu'en ce que, pour l'exécuter, l'extrémité inférieure de la tête est appuyée sur un corps résistant quelconque. Ce qui le prouve, c'est que le cheval, empêché de tiquer de cette façon, se remet quelquefois à tiquer en l'air, et réciproquement.

Nous avons vu, p. 767, que le corps choisi comme point d'appui est très variable. Tantôt c'est le fond de l'auge, le bord libre de la mangeoire, la rive interne ou la rive externe de ce bord, la traverse inférieure du râtelier, la longe ; tantôt l'appui d'une fenêtre, le bord d'une stalle, le bout du brancard, celui du timon, les harnais d'un voisin, etc., ; plus rarement l'animal tique sur lui-même. La plupart du temps, ce sont les dents qui effectuent l'appui ; dans d'autres circonstances, ce sont les lèvres, la houppe du menton, le bord inférieur des ganaches. Le sujet promène souvent, au préalable, ses lèvres sur le corps qui va lui servir, ou bien il le lèche et le mouille de salive. Puis il s'appuie avec force, s'encapuchonne même si ce corps est un peu bas, enfin contracte avec énergie ses muscles cervicaux inférieurs, surtout les sterno-maxillaires [1], et à cet instant fait entendre le bruit guttural dont nous avons parlé plus haut.

Lorsque les mâchoires prennent l'appui, il se produit une usure anormale des incisives. Le lecteur connaissant déjà les divers caractères de cette usure (voy. p. 767), nous n'y reviendrons pas. Nous rappellerons seulement qu'il est utile d'en constater l'existence dans les cas d'expertise, et de montrer clairement qu'elle est la conséquence obligée du mode suivant lequel l'appui est effectué.

Les chevaux se livrent au tic soit pendant les repas, soit pendant leurs intervalles, et ils le répètent avec plus ou moins de fréquence et de persistance. Quelques-uns sont gênés par la présence de personnes étrangères ; d'autres, plus difficiles, ne l'exécutent que lorsqu'ils sont isolés ; la plupart cependant s'y adonnent dès qu'ils en

---

1. A l'autopsie nous avons remarqué plusieurs fois, comme M. Berthe, que ces muscles sont beaucoup plus volumineux que dans les conditions ordinaires.

éprouvent le besoin; enfin, il en est pour lesquels l'arrivée fortuite de quelqu'un dans leur écurie provoque seule l'envie de tiquer. Aussi ce défaut n'est-il pas toujours également facile à saisir. Avec certains sujets, on est obligé de guetter, de surveiller longtemps, de se cacher même, pour les surprendre. L'expert ne devra jamais négliger cette précaution toutes les fois qu'il y aura pour lui quelques doutes.

On a signalé de *longues intermittences* dans les manifestations du tic. Bellanger nous a communiqué le fait d'un tiqueur qui pendant toute la durée de la guerre d'Italie, en 1858, n'avait jamais tiqué et qui reprit cette habitude dès qu'il eut retrouvé son écurie à Paris. Des observations du même genre peuvent être enregistrées tous les jours. Il suffit souvent de supprimer ou de modifier le corps sur lequel l'appui a lieu pour faire disparaître le défaut. Malheureusement cette amélioration n'est que passagère; l'animal s'ingénie vite à trouver une nouvelle manière, et tout est à recommencer.

Beaucoup de moyens ont été préconisés contre le tic. Celui qui semble donner les meilleurs résultats consiste en un collier de cuir qu'on applique au niveau de la gorge et qu'on serre un peu plus que de coutume. Combiné avec le travail, il produit de bons effets sur les chevaux vigoureux qui s'ennuient par le séjour trop prolongé à l'écurie. Nous avons essayé sans succès la ténotomie sur les deux muscles sterno-maxillaires.

Les tiqueurs ont l'inconvénient de se ballonner, ainsi que nous l'avons dit. La quantité d'air qu'ils avalent est parfois tellement considérable qu'elle détermine un météorisme accompagné de coliques. Fort heureusement celles-ci n'offrent aucune gravité. Un exercice un peu violent, le travail en liberté dans une cour, par exemple, et l'administration de quelques coups de fouet, en obligeant le cheval à courir, à sauter et à ruer, ne tardent pas à le débarrasser de ses gaz. Mais c'est par l'anus qu'ils s'échappent et non par l'œsophage.

Les tiqueurs à l'appui sont, de plus, une cause de dépense inutile pour leurs propriétaires, en ce qu'ils dégradent les râteliers, mangeoires, harnais, etc., sur lesquels ils appliquent leurs mâchoires. En outre, l'usure de leurs dents est quelquefois si accusée qu'ils en éprouvent de la gêne, notamment lorsque leurs incisives sont raccourcies jusqu'au ras des gencives. On a reproché aussi au cheval qui

que d'être plus long que les autres à manger l'avoine et d'en perdre une partie, ce qui oblige à la lui donner dans une musette au lieu de la lui servir dans l'auge. Nous ne sommes pas de cet avis. Maintes fois nous avons évalué le temps mis par des tiqueurs à consommer leur ration. Quand ils sont pourvus d'un appétit ordinaire, il leur faut environ quatorze minutes pour manger 2 litres d'avoine; s'ils en laissent tomber une certaine quantité au moment du ticage, ils la reprennent ensuite sur le sol. La perte de temps et de nourriture est donc insignifiante.

CHAPITRE II

DES VICES PROPREMENT DITS

Nous rangeons ici les *défauts moraux graves*, qui témoignent d'une nature indocile, entêtée ou peureuse, de la mauvaise éducation, d'un caractère indomptable, enclin à l'agression ou à la défense, et qui, en un mot, rendent l'animal dangereux ou à peu près inutilisable.

En général, les sujets atteints de ces imperfections sont dits *vicieux;* on les qualifie encore de diverses manières suivant le vice dont ils sont affectés. Ainsi, le cheval *rétif* est celui qui résiste à l'action de son conducteur ou qui refuse de se déterminer dans la direction qu'on veut lui donner; le *mordeur,* celui qui attaque ou se défend de la dent; le *rueur,* celui qui se sert de ses pieds de derrière dans les mêmes circonstances; le *cabreur,* celui qui s'enlève du devant pour frapper ou pour désarçonner son cavalier; le *peureux,* celui qui s'effraye facilement en présence du péril, du danger, des menaces, des choses ou des circonstances dont il ne se rend pas compte, etc., etc.

Quelquefois les chevaux vicieux sont qualifiés de *méchants,* d'autres fois, d'*entêtés.* Il en est, enfin, pour lesquels les dénominations particulières manquent tout à fait. Nous allons les passer rapidement en revue.

§ I. — DES MANIFESTATIONS EXTÉRIEURES PROPRES A CHAQUE VICE.

1° CHEVAUX RÉTIFS. — La *rétivité* (autrefois *rétiveté*), dit Littré [1], est le défaut consistant à être *rétif;* et un cheval rétif est celui qui refuse d'obéir à celui qui le monte ou qui le conduit.

Ce vice, des plus communs, s'observe aussi fréquemment pour le service de la selle que pour celui du trait. Tantôt l'animal prend avec obstination une direction différente de celle qui lui est demandée, tan-

1. Littré, *Dictionnaire de la langue française.*

tôt il refuse de passer par certains chemins, devant certains obstacles
ou devant certaines maisons; dans d'autres cas, il s'arrête, et cela
malgré les excitations les plus énergiques; ou bien, il s'entête à aller
à droite, à gauche, en avant, en arrière, refuse de tourner, d'avancer,
de reculer, de sauter, etc., etc. Ce n'est pas de la peur, mais de l'*entêtement;* de la défense, mais la volonté bien arrêtée d'agir à sa guise.
On comprend que de tels chevaux exposent ceux qui les conduisent à
de réels dangers puisque à tout moment il faut lutter avec eux, et
quelquefois renoncer à les diriger par les moyens ordinaires. Nombre
d'accidents arrivent de cette manière dans les grandes villes, à Paris
surtout, dont les voies sont toujours si encombrées que les piétons ont
peine à les traverser. Nous avons vu des rétifs qui se seraient laissé
rouer de coups plutôt que d'avancer d'un pas. Beaucoup restent ainsi
sur place sans opposer d'autre résistance qu'une obstination opiniâtre; ce sont les moins dangereux. Le plus souvent ils joignent au
vice de rétivité celui de se défendre du pied ou de la dent; en pareil
cas, le mieux est d'attendre leur bon plaisir, mais le plus sage serait
de ne pas en faire l'acquisition.

   2° **CHEVAUX DIFFICILES A APPROCHER ET A PANSER**. — Ici se rangent les chevaux qui ne veulent pas se laisser approcher. Dès qu'ils s'aperçoivent
qu'on vient à eux, ils couchent les oreilles, piétinent, frappent du
devant ou du derrière, montrent les dents et cherchent à mordre. En
liberté dans leur box, ils se retournent, pivotent sur eux-mêmes, pour
détacher une ruade. Placés dans une stalle, il est souvent difficile
d'éviter leurs atteintes. Lorsqu'ils ne réussissent pas à mordre ou à
frapper, ils *serrent* les personnes qui les abordent contre les parois de
la stalle, et inclinent même le corps de côté pour les comprimer avec
plus de force. Plusieurs, quand on les monte, ont en outre l'habitude
de serrer la jambe du cavalier contre les arbres, les murs et les différents corps devant lesquels ils passent. C'est du reste pour éviter les
accidents de ce genre que tous les manéges sont pourvus d'une paroi
inclinée sur la piste, connue sous le nom de *garde-bottes*. Tous ces
animaux sont chatouilleux et irritables. Il faut les approcher franchement, en leur parlant, sans lever les bras et surtout sans toucher ni
frôler leur train de derrière. La douceur, les caresses, quelques
friandises, en un mot, les bons traitements, ont les plus heureux effets
sur leur caractère; les éclats de voix, les jurons, les menaces et les
coups les rendent, au contraire, presque toujours intraitables.

   Certains sujets ajoutent à ce vice celui d'être difficiles à panser. Ils
mordent leur longe quand on les étrille, se gonflent, se ramassent sur

eux-mêmes, essayent de se coucher, de serrer le palefrenier, piétinent, frappent du derrière, couchent les oreilles et témoignent de mille façons des sensations désagréables que leur cause le pansage. Quand ils ne sont que *chatouilleux*, ils sont peu dangereux. Pourtant, si on les malmène, ils ne tardent pas à devenir agressifs. On évitera donc de les panser à l'étrille et de les brutaliser; il sera bon aussi de les attacher au râtelier pour se mettre à l'abri des morsures et des ruades.

Lorsque ces moyens simples ne suffiront pas, il faudra en imaginer d'autres en s'inspirant des circonstances. On fera usage, par exemple, de la muselière, de la longe de renvoi, de l'attache avec deux longes inégales, de bat-flancs mobiles et peu élevés, etc. L'essentiel, on le comprend, est d'arriver à saisir et à maintenir la tête; les procédés, à cet égard, varient suivant la disposition des locaux, mais il ne peut entrer dans notre plan de les décrire en détail.

3° **CHEVAUX DIFFICILES A HARNACHER, A ATTELER OU A MONTER.** — La plupart du temps, le cheval se prête sans difficulté à se laisser revêtir de ses harnais, surtout si ceux-ci ne lui causent aucune gêne ou aucune douleur et pour peu qu'on le harnache avec douceur.

Quelquefois pourtant, il manifeste la plus grande résistance. On le voit ruer, frapper du devant, se cabrer, mordre, chercher à se coucher et pousser des cris aigus. Dans ces conditions, il devient d'autant plus dangereux que celui qui l'approche est gêné par les objets dont il veut le couvrir. Certains sujets refusent de recevoir le mors; ils tournent la tête d'un côté et de l'autre, essayent de s'enlever, de partir ou de mordre. D'autres se gonflent et se défendent au moment où on les sangle, ou lorsqu'on veut les placer entre les brancards, ou enfin lorsqu'on se prépare à les monter. Ces derniers se lancent souvent en avant, bondissent, *pointent*, aussitôt qu'on met le pied à l'étrier. Il en est qui saisissent cet instant pour donner un coup de dent à leur cavalier; on en rencontre qui se cabrent, qui ruent dès qu'il est en selle : de plus vicieux tentent de le désarçonner, puis de se coucher sur lui ou de le fouler aux pieds. En un mot, rien de plus varié que les manifestations de ce vice.

On arrive à l'atténuer, mais il est presque impossible de le réprimer tout à fait. Le moyen le plus usité consiste à attacher court le cheval au râtelier avant de le revêtir de ses harnais, afin de l'empêcher de ruer et de mordre; on entrave deux de ses membres diagonaux s'il cherche à se cabrer. Dans quelques cas, on est obligé de recourir à l'application du tord-nez pour le brider. Enfin, il faut souvent lui couvrir la tête d'un tablier pour parvenir à le placer dans les bran-

cards. Mais ce n'est que par un dressage méthodique qu'on parviendra
à l'habituer à recevoir le cavalier.

4° CHEVAUX DIFFICILES A FERRER. — Il serait bien important, lors de l'acquisition d'un cheval, de lui faire lever les pieds l'un après l'autre, et
de frapper sur chacun d'eux afin de s'assurer qu'il se prête sans résistance à cette manœuvre. L'oubli de cette précaution peut avoir les plus
graves conséquences, car les sujets difficiles à ferrer sont, dans tous
les cas, un grand désagrément pour les propriétaires, et trop souvent
la cause d'accidents pour les maréchaux ou les autres personnes.
Lorsque le cheval est simplement paresseux, l'inconvénient n'est
que de médiocre intérêt; il *se fait porter*, comme on dit ; le teneur de
pieds a la possibilité de se soulager au moyen d'une courroie soutenant le paturon et se fixant, d'autre part, sur l'animal lui-même.
Mais quand celui-ci refuse absolument de se laisser prendre les pieds,
sa ferrure devient onéreuse et des plus dangereuses. Il y a indication,
en effet, de le mettre au *travail*, de le suspendre, et quelquefois de
l'*abattre* (de le coucher sur un lit de paille) pour en venir à bout. On
voit alors à quels ennuis on doit se trouver en butte à chaque intervention du maréchal. Les accidents de personnes, les blessures que
peut se faire le cheval et les risques à courir toutes les fois qu'on est
dans la nécessité d'employer les moyens violents à son égard, sont
autant de raisons qui imposent l'obligation de le repousser, et de s'en
débarrasser quand on ne s'est pas aperçu du vice au moment de la
vente.

5° CHEVAUX MORDEURS. — On désigne sous ce nom les chevaux qui se
servent de leurs dents contre les personnes qui les approchent, les
pansent, les montent ou les conduisent, et ceux encore qui s'en font
une arme contre les animaux. Ce vice est sans contredit plus commun
chez les chevaux entiers, qui, d'ailleurs, portent souvent autour des
lèvres, des naseaux, sur les faces de l'encolure, sur son bord supérieur
et sur le garrot, les traces non équivoques des luttes engagées avec
leurs voisins, leurs rivaux. Quelle que soit leur victime préférée, tous
finissent par devenir très dangereux. On en a vu s'acharner sur elle
avec une véritable férocité, la fouler aux pieds, la broyer, la déchirer,
comme poussés par une rage furieuse. En général, les marchands
n'hésitent pas à les mettre en vente, surtout quand le défaut n'est pas
très accusé. Aussi l'acheteur ne devra rien négliger pour tâcher de les
reconnaître. Ils couchent d'ordinaire les oreilles, froncent les naseaux,
crispent les lèvres, étendent la tête et montrent les dents quand on

passe à leur portée. Quelquefois cependant, ils paraissent fort calmes, habitués qu'ils sont aux palefreniers; d'autres fois, leur tranquillité apparente n'est due qu'à la crainte inspirée par les corrections passées ou à venir. Dès qu'ils changent de maître, leur naturel méchant et agressif reprend vite le dessus. Il importe donc de les approcher soi-même, de les caresser, de les toucher, pour éviter toute surprise.

Ces animaux ne sont pas inutilisables. N'était ce vice grave, ils seraient aussi bons que les autres, car ils ne sont ni indociles ni paresseux. Au contraire, la fatigue, les privations, les mauvais traitements, ne les incommodent guère. C'est pour cette raison qu'on n'hésite pas à les mettre en service. Beaucoup circulent dans les rues de Paris, où ils font un travail pénible. La coutume est de les atteler devant les autres, ou de les placer entre des voisins avec lesquels ils s'accordent. Mais il faut toujours les surveiller. Le moyen le plus simple de se préserver de leurs atteintes est de leur appliquer une muselière; à l'écurie, on peut leur adapter un collier à chapelet, les attacher avec deux longes inégales, employer le bâton fixé au surfaix et à la muserolle, ou la longe de renvoi, etc. Lorsqu'ils se montrent par trop difficiles, il devient bon de faire usage de la muselière et de la visière.

6° **CHEVAUX QUI SE CABRENT ET QUI FRAPPENT DU DEVANT.** — Il y a des chevaux qui se cabrent seulement; d'autres se cabrent et en même temps frappent du devant; enfin il en est qui frappent du devant sans se cabrer.

Les premiers, ou les *cabreurs*, s'enlèvent tout d'un coup sur leur derrière, dans un but de défense ou d'attaque, par la détente subite des membres antérieurs. Cet acte, qui n'est souvent chez beaucoup de sujets que l'effet d'un accès de gaieté, peut, malheureusement aussi, revêtir les caractères d'un vice très dangereux. Le cheval de selle, en se cabrant, frappe parfois de sa tête le cavalier et l'atteint soit au visage, soit à la poitrine. Le coup est dans certains cas si violent que celui-ci s'en trouve désarçonné et foulé aux pieds. Du reste, l'animal lui-même perd souvent l'équilibre et se renverse, écrasant sous sa masse celui qui le montait et lui occasionnant des fractures graves des côtes, du bassin ou des membres.

Quelques cabreurs, dès qu'ils se sont enlevés, saisissent cet instant pour projeter leurs membres antérieurs sur les personnes ou les chevaux voisins. On en a signalé qui, après avoir renversé leur conducteur, se sont agenouillés sur lui et l'ont horriblement meurtri. Dans les mêmes circonstances aussi, il y en a qui attaquent le palefrenier avec leurs dents, ce que le vulgaire caractérise d'une façon singulière en disant qu'ils sont *amoureux de l'homme!* Ces faits ne sont-ils pas plutôt le résultat d'une vengeance méditée et exercée contre ceux qui ont employé la brutalité, la violence, envers les animaux confiés à leurs soins?

Il est assez facile de remédier à ce vice. A l'écurie, on peut empêcher le cheval de se cabrer en l'attachant court ; attelé ou monté, on y parvient en se servant de la martingale. Lorsqu'il frappe simplement du devant, on l'en déshabitue quelquefois en le plaçant devant une mangeoire très en saillie contre lui ; dans ces conditions, il lui devient impossible de relever outre mesure les avant-bras sans se heurter les genoux contre le fond de l'auge.

7° **CHEVAUX QUI RECULENT.** — L'importance de ce vice a été depuis longtemps reconnue, car on trouve dans Gabriel Meunier[1] au milieu d'une énumération de faits très divers : « Du cheval qui recule.... *Libera nos, Domine!* »

Quoique plus difficile que la progression ordinaire, le reculer est un acte que tous les sujets convenablement dressés doivent exécuter quand on le leur demande. Il en existe pourtant qui l'accomplissent sans motif appréciable ; chez d'autres, il se manifeste aussitôt qu'on les excite avec le fouet, ou bien lorsqu'ils sont menés par des conducteurs inhabiles, des cavaliers inexpérimentés. Un résultat semblable se produit lorsque l'animal incline la tête de côté, cherchant à se débarrasser des mouches par exemple, et s'accroche à l'un des brancards par la traverse inférieure qui relie les deux branches du mors. Nous l'avons constaté encore dans le cas où l'on tourne une voiture à quatre roues en tenant le cheval par la bride, alors que les guides sont restées attachées au garde-crotte ; enfin, il est souvent la conséquence de la peur, ou de la douleur occasionnée sur les barres par des tractions brutales des rênes.

Quelle que soit la cause qui les sollicite, les chevaux affectés de ce défaut sont toujours très dangereux, surtout dans les grandes villes où ils peuvent enfoncer les devantures des boutiques, se jeter sur les autres véhicules, blesser les passants, etc., etc. En dehors du dressage, nous ne connaissons pas de moyens pratiques pour y remédier. Il importe donc d'y faire la plus grande attention au moment de la vente.

8° **CHEVAUX RUEURS.** — « A cheval rueur d'avant passe », dit un pro-

1. Gabriel Meunier, *Trésor des sentences,* xvi⁰ siècle.

verbe du seizième siècle [1]. Ce qui peut se traduire aujourd'hui : « Avec cheval rueur, passe devant. »

Ce défaut consiste dans l'emploi de la ruade comme moyen d'attaque ou de défense. Mais tous les chevaux n'en font pas usage de la même façon. Les uns *ruent à la botte*, lorsqu'ils cherchent avec l'un de leurs membres postérieurs à frapper la jambe du cavalier à l'instant où il la ferme, ou lorsqu'il se prépare à monter. Les autres *ruent en vache, donnent un coup de pied en vache*, quand ils projettent avec force un pied de derrière en avant et de côté, à la façon du bœuf, pour atteindre une personne placée près de leur membre antérieur correspondant. Il y en a qui se bornent à lancer des coups de pieds en arrière, ne détachant du sol qu'un seul membre postérieur. Mais le plus habituellement, c'est la ruade proprement dite qui est exécutée. Elle a souvent lieu à l'écurie, sans aucune raison appréciable. En pareil cas, les heurts reçus par les pointes des jarrets occasionnent de petits capelets dont il faut toujours tenir compte lors de la mise en vente. Fréquemment aussi, elle s'accomplit pendant le travail, au contact de la jambe, de l'éperon, de la cravache, du fouet, au frôlement des guides sur la croupe, à celui de certaines pièces du harnachement, à l'influence de quelque excitation insolite venant impressionner le train de derrière et surprendre l'animal. Les sujets attelés en cheville frappent parfois avec violence le limonier, l'atteignant à la tête, au poitrail, à la face interne des avant-bras. Il en est de même des chevaux de selle, à l'égard de ceux qui les suivent, ou de leurs voisins à la promenade, au manège, dans les manœuvres. Les juments, surtout celles qui ont le clitoris apparent au dehors, se montrent très irritables lorsqu'elles se sentent approchées de trop près. Le défaut d'élévation du garde-crotte permet quelquefois au cheval attelé d'accrocher les guides sous sa queue et de les y retenir. Si alors on essaye de les dégager en tirant sur elles, il n'est pas rare de le voir détacher une ruade. Nous ne saurions trop nous élever contre la mauvaise habitude qu'ont certaines personnes de corriger un cheval en lui appliquant tout à coup par derrière un vigoureux coup de fouet qui lui embrasse en quelque sorte l'épaule, les côtes, le dos, les reins et une partie de la croupe. C'est ce que nous appelons donner un *coup de fouet en ceinture*, manière d'agir souvent dangereuse. La bête, surprise par une attaque aussi violente et aussi soudaine, y répond d'ordinaire par une volée de coups de pieds, bien heureux quand elle ne s'emporte pas.

Dans toutes ces circonstances, les rueurs peuvent faire à leurs voi-

---

1. *Mimes d' Baïf.*

sins des blessures plus ou moins graves, telles que des plaies contuses du poitrail, des côtes, du ventre, des fractures du chanfrein, des avant-bras ou des jambes. Trop souvent aussi, ces accidents portent sur les personnes qui les conduisent, les montent, les approchent ou les pansent.

La plate-longe, courroie jetée en travers de la croupe, d'un brancard à l'autre, est un moyen assez pratique pour les maîtriser pendant le travail attelé. A l'écurie, il convient d'adapter à leur licol une longe de renvoi, afin de pouvoir leur maintenir la tête élevée lorsqu'on veut les aborder. Quand on les utilise à la selle, enfin, il faut recourir au dressage, les empêcher de s'encapuchonner, et prendre des précautions au moment de mettre le pied à l'étrier.

Nous rapprochons des rueurs, les *chevaux qui couaillent, quoaillent* ou *fouaillent*, c'est-à-dire qui agitent leur queue à la manière des chiens dès qu'on s'approche de leur train de derrière. Vulgairement, on dit encore *qu'ils jouent* ou *qu'ils battent de la queue*. « N'achapte cheval jouant de la queue, » recommande un vieux proverbe [1]. Ce conseil est à retenir, car ces animaux, parmi lesquels se trouvent particulièrement des sujets chatouilleux et des juments pisseuses, sont enclins à ruer et témoignent ainsi de leur mauvaise intention. Ils exposent à tous les dangers que nous venons d'énumérer.

9° **CHEVAUX PEUREUX.** — La *peur*, dit Littré [2], est une passion pénible qu'excite en nous ce qui paraît dangereux, menaçant, surnaturel. La *frayeur* est la peur portée à un haut degré, une grande peur (Littré). Dans le langage de l'hippologie, les chevaux peureux sont connus sous différents noms. On qualifie d'*ombrageux* celui qui a peur de son ombre ou de quelque objet qui le surprend (Littré); le *peureux* est celui qui a peur facilement (Littré); celui qu'on dit *sur l'œil, un peu sur l'œil*, est plus ou moins peureux.

Chez le cheval, la peur ne semble pas se traduire par l'effet d'une simple influence morale, comme on l'observe chez l'homme dans quelques circonstances. Le plus souvent, les causes en sont tout extérieures; leur action est soudaine, pour ainsi dire instantanée. Les unes agissent sur les yeux, les autres sur les oreilles, la plupart impressionnent simultanément l'appareil de la vision et celui de l'audition, quelquefois même celui de l'olfaction.

Qui n'a vu, en effet, le cheval habituellement maltraité par son conducteur tendre les oreilles à son approche, ouvrir les yeux tout grands, reculer ou se diriger de côté, pour éviter les coups dont il se

1. Bouilli, *Proverbes*, XVIᵉ siècle.
2. Littré, *Dictionnaire de la langue française*.

croit menacé? Et cet autre qui, sur sa route, apercevant des linges étendus sur des cordes, agités et enflés par le vent, se jette de côté, s'enfuit à toute vitesse et s'emporte? Et cet autre encore qui pointe, part, fait un écart, se retourne, fait *tête à queue* suivant l'expression consacrée, à la vue d'une surface liquide réfléchissant les rayons de la lune; — d'un vélocipède, roulant rapide et silencieux; — d'un homme accroupi qui se relève de son travail; — d'un chien qui s'échappe d'une maison; — d'un train sortant brusquement d'un tunnel; — de la vive lumière émanant tout à coup d'une fusée lancée la nuit par un enfant, etc., etc.? Combien de chevaux attachés à la porte d'un maréchal s'effrayent des étincelles qui jaillissent du fer qu'on martelle, tendent les oreilles, dilatent les naseaux, soufflent avec force, *renâclent*, tirent au renard, rompent leurs liens, se sauvent, se renversent sur le sol! Combien aussi, qui, débridés, paisibles, mangeant l'avoine devant l'auberge où le conducteur se restaure, sont pris d'une peur subite en voyant le scintillement produit par des roues en mouvement et fraîchement vernies; — une volée de pigeons partant en masse pour aller se poser sur le toit de la maison voisine; — un troupeau de moutons s'avançant par rangs serrés sur la route poudreuse, etc., etc.! A Paris, la préfecture de police n'a-t-elle pas été obligée de réglementer la circulation de ces énormes et grotesques voitures-réclames, aux couleurs éblouissantes, qui attirent les regards du public sur l'enseigne de telle ou telle maison? Ne s'est-elle pas opposée aussi, au nom de la sécurité publique, à l'exhibition dans les rues et à la promenade des grands animaux tels que girafes, éléphants, dromadaires, dont l'apparition inaccoutumée jetait l'effroi parmi les chevaux environnants?

Les causes provocatrices de la peur qui agissent sur l'appareil de l'audition, sont peut-être plus nombreuses encore, plus actives, parce que les sujets s'en expliquent moins facilement la nature, les effets. On peut les rapporter aux suivantes : *un bruit soudain*, comme la détonation d'une arme à feu, un coup de canon, l'explosion d'une pièce d'artifice, le sifflement d'une locomotive, les attaques et les aboiements d'un chien, la résonnance subite du terrain que le cheval parcourt, son passage de la terre ferme sur le pavé, sur le tablier d'un pont de bois ou de fer, l'ébranlement du sol et le bruit produit par le passage d'un train, l'arrivée rapide d'une autre voiture, un roulement de tambour, une sonnerie de clairons, etc., etc. « Bon cheval de trompette ne s'effraye pas du bruit [1]. »

____

1. Leroux, *Dictionnaire comique*, t. Ier, p. 162.

L'odeur des bêtes fauves, certaines émanations très pénétrantes que l'animal vient à percevoir brusquement en passant devant une ménagerie, un clos d'équarrissage, etc., peuvent aussi l'effrayer, le faire *renâcler* avec force et le pousser à se jeter de côté. Mais ces sortes d'influences sont plus rares.

Les chevaux peureux exposent à tout instant ceux qui les conduisent aux plus grands dangers. Le dressage seul est capable de leur rendre de la confiance et de la franchise.

10° **CHEVAUX QUI ONT DE L'AVERSION.** — Nous rapprochons à dessein ce vice du précédent, par suite des difficultés qu'on a parfois de l'en distinguer. Il est caractérisé par la répugnance extrême, mêlée d'antipathie, de haine et d'agression que quelques chevaux ont pour certaines couleurs, ou manifestent à l'égard de certains autres animaux. J.-B. Rodet[1] en a cité trois exemples très remarquables, et nous-mêmes en avons aussi observé quelques-uns. Voyons d'abord les premiers :

« En 1806, pendant la durée de la campagne d'Austerlitz, un officier piémontais possédait une jument baie très jolie et fort bonne d'ailleurs, mais qu'un vice tout particulier rendait d'un usage excessivement dangereux pour la selle. Cette jument avait une aversion très décidée pour le *papier* et ne connaissait plus rien, non seulement aussitôt qu'elle en voyait, mais encore toutes les fois que, même dans l'obscurité, elle entendait le bruit résultant du froissement d'une ou de plusieurs feuilles de cette substance. Cet effet était toujours si prompt, si violent en elle que, dans plusieurs circonstances, surprise par cette impression, elle emporta ou renversa sous elle son cavalier, et qu'enfin, une autre fois, le pied de celui-ci étant demeuré engagé dans l'étrier, elle le traîna longtemps sur un terrain couvert de pierres. Cependant, chose remarquable, cette même jument était très franche du reste, et si l'on excepte l'objet de sa terreur spéciale, elle ne craignait aucune des choses qui ordinairement épouvantent le plus les autres chevaux : le bruit du canon, des tambours, de la musique militaire, le sifflement des balles et des boulets, la vue des feux dans les bivouacs, celle de la fumée et des feux, soit des armes, soit de l'artillerie; la vue des troupes en bataille; celle des plumets et des armes brillantes, aucune autre chose enfin ne lui causait la moindre peur; et, comme l'on s'en était plusieurs fois assuré, elle n'éprouvait pas pour les autres corps blancs la même frayeur que pour la vue ou le bruit du papier. Tous les moyens employés pour la guérison de ce défaut demeurèrent sans succès, et son maître fut forcé de la vendre, ne pouvant pas continuer à la monter.

— « Le *Déicon*, cheval bai brun, provenant de l'ancienne armée, était très doux pour l'homme, pour les autres animaux et avec tous les chevaux, excepté pour ceux qui avaient une robe d'un *gris clair* plus ou moins écla-

1. J.-B. Rodet, *Doctrine physiologique appliquée à la médecine vétérinaire*, p. 272 et suiv. In-8°, Paris, 1828.

tant. En effet, il avait pour ceux-ci, mais pour eux seulement, une si grande antipathie, qu'aussitôt qu'il en apercevait un, il faisait tous ses efforts pour s'en approcher: quand il y parvenait, il l'assaillait et se jetait sur lui avec la plus grande fureur. Il se comportait de même dans tous les temps et partout: libre ou sous le cavalier, dans les promenades, les routes, les rangs des escadrons, soit pendant les manœuvres, soit pendant les haltes, son animosité et sa haine étaient telles, qu'il était dangereux de placer dans son écurie, et à quelque distance que ce fût, pourvu qu'il pût le voir, non seulement un cheval, mais encore une jument, d'un poil gris ou blanc. Il n'avait point de repos qu'il ne se fût détaché, et quand il y parvenait, il courait sur ces animaux, les battait avait la plus grande fureur, les mordait, en les saisissant le plus ordinairement à la tête, souvent même à la gorge, et aurait pu les étouffer si l'on n'était promptement venu les soustraire à ses attaques. En vieillissant (car il avait dix-huit ans au moment où il fut réformé), cette manie furieuse s'était, non pas dissipée, mais un peu affaiblie. En 1818, elle était si forte qu'elle empêcha de le mettre au vert, en liberté, avec les autres chevaux du régiment qui, comme lui, avaient besoin de ce régime. Il n'avait pas pour les autres corps blancs la même aversion que pour les chevaux dont la robe approchait de cette couleur. »

— « La *Dague*, jument alezane, de race normande, craignait beaucoup, au contraire, tous les *corps blancs inanimés*, c'est-à-dire immobiles par eux-mêmes, tels par conséquent que les manteaux blancs, les manches de chemises, les buffleteries, le papier, mais surtout les plumets. Quand ces corps blancs, agités d'un mouvement déterminé par une cause quelconque, venaient à frapper inopinément sa vue, s'ils avaient un certain volume et si leur mouvement était un peu rapide, elle en était extrêmement épouvantée et cherchait à fuir. Mais si ces mêmes corps n'étaient que peu volumineux et faiblement agités, elle se jetait sur eux avec colère et cherchait tant à les mordre qu'à les frapper avec ses pieds antérieurs. Les *autres couleurs* et tous les autres corps ne produisaient pas sur elle de semblables effets. Ce qu'elle avait encore de plus particulier, c'est qu'elle ne manifestait ni frayeur ni colère, en présence des chevaux blancs et des chiens de même poil, tandis qu'elle s'irritait toujours, par exemple, à la vue d'une feuille de papier que le vent emportait, ou d'un plumet blanc agité par l'air ou par une autre cause. »

— De notre côté, nous avons vu plusieurs fois, à l'époque où existait la poste d'Alfort, des relais de chevaux *gris* aller en masse se jeter sur des relais de chevaux *bais*, les assaillir des membres antérieurs et les mordre en poussant des cris féroces.

— Un jour, un cheval entier, sous poil *gris*, ayant rompu sa longe, s'échappa de la cour de l'hôpital de l'École d'Alfort et vint attaquer de la dent et du pied un cheval *bai* attelé à la voiture d'un épicier, fournisseur de l'établissement. On eut les plus grandes peines à séparer les deux animaux; l'agresseur avait fait à l'autre des morsures graves et avait presque dévoré l'un des brancards[1].

1. Voy. aussi Séon Rochas, *Hygiène vétérinaire militaire*, p. 505. Paris, 1844.

Nous avons connu des chevaux qui avaient la plus profonde horreur des *porcs :* la direction de leurs oreilles fixées en avant, l'expression de leur regard, le bruit qu'ils faisaient entendre en renâclant, les mouvements auxquels ils se livraient et qui tendaient à la fuite, tout, en un mot, témoignait de la peur qu'ils avaient de cette espèce[1].

Les bêtes fauves, par l'odeur *sui generis* qu'elles répandent, semblent provoquer des manifestations identiques. Nous avons vu, il y a quelques années, un bon cheval attelé à une tapissière s'arrêter brusquement, se jeter de côté, et renâcler avec force, en présence de trois *ours* très paisibles que des bohémiens menaient en laisse et qui pourtant ne barraient pas le chemin. Mais les faits de ce genre ne sont pas rares ; tous ceux qui ont voyagé dans des pays où le loup existe encore ont pu les enregistrer.

11° CHEVAUX QUI S'EMPORTENT. — L'*emportement* est cet état particulier dans lequel le cheval se livre tout à coup de lui-même à une course aveugle, impétueuse et folle, allant droit devant lui, n'écoutant plus rien que la cause intérieure, irrésistible, qui le pousse, et perdant jusqu'à l'instinct de sa propre conservation. Vulgairement, on dit à tort qu'*il prend le mors aux dents*, qu'*il est pris d'une courte rage*. En argot hippique, on exprime le même fait en disant que l'animal *s'est emballé*, et l'on qualifie d'*emballeur*, celui qui a l'habitude de s'emporter[2].

En général, ce vice est plus commun chez les chevaux ardents, très impressionnables, irritables, et sur ceux qui ont de mauvais yeux. Il nous parait aussi plus fréquent dans les pays chauds et pendant les saisons chaudes, à en juger, du moins, par les relations des journaux. Mais ses causes les plus habituelles sont inhérentes à la peur et à la douleur. Tout bruit soudain, pouvant inspirer la crainte, jeter l'épouvante, la frayeur ou l'effroi, une détonation, une explosion, un coup de tonnerre, un roulement de tambours, un sifflement de locomotive, la résonnance inaccoutumée du sol, le passage sur un pont, sous une voûte, l'arrivée d'un train, les aboiements et les attaques d'un chien, l'apparition subite de corps blancs en mouvement tels que des linges étendus et flottants, la vue des bêtes fauves ou l'odeur qui s'en dégage, le bris de la voiture, d'un essieu, d'un brancard, du timon, du

---

1. L'un de nous a observé un perroquet qui avait la même aversion pour les porcs. Quand il en apercevait un, il était pris d'une grande frayeur, poussait des cris perçants et allait même jusqu'à se laisser tomber de son perchoir.   A. G.

2. Voy. pour plus de détails : Arm. Goubaux, *De l'emportement chez les chevaux et des moyens de le réprimer*, in *Moniteur des hôpitaux* du 31 octobre 1855, et *Argus des haras et des remontes*, année 1856, p. 441 et 496.

palonnier, la rupture de quelque pièce du harnachement, de la sangle, de l'avaloire, d'un trait, d'une guide, l'ouverture fortuite du collier, etc., etc. ; — toute douleur subite, une blessure, une traction brutale sur le mors, un coup de fouet trop violent, des coups d'éperons immodérés, quelquefois la simple gêne occasionnée par un harnais qui se dérange, etc., etc.; — dans toutes ces circonstances, et dans beaucoup d'autres analogues, l'emportement peut se manifester.

Souvent il résulte du mauvais caractère, de la mauvaise éducation du cheval, qui pour le moindre motif s'irrite, se défend et s'enfuit.

Parfois il n'implique, au contraire, ni peur, ni douleur, ni gêne, et se produit sur des sujets très dociles, offrant par ailleurs la plus grande douceur. La gaieté, l'envie de courir, le besoin d'exercice, une lubie, quelque impulsion intérieure dont on ne se rend pas compte, les entraînent, les grisent peu à peu, et au bout d'un moment leur font perdre la tête : ils sont emportés, sourds à tout appel.

Certaines personnes ont aussi l'imprudence de débrider complètement leurs chevaux pour leur donner à boire, leur faire manger l'avoine, et les abandonnent ainsi devant l'auberge où elles se sont arrêtées. En pareil cas, les accidents ne sont pas rares. Accoutumés à travailler avec des œillères, à ne voir que devant eux, ces animaux s'effrayent à l'apparition des objets en mouvement qui viennent à passer sur leurs côtés, et ils partent alors avec une grande vitesse. Pour cette raison, on devrait donc éviter autant que possible l'usage des œillères, et surtout ne jamais enlever la bride sur la voie publique, à moins d'exercer une surveillance attentive sur les voitures encore attelées, d'enrayer l'une de leurs roues et d'attacher le cheval à une longe solidement fixée au sol ou à un corps résistant voisin.

Il y a encore des personnes qui, sur une route, ne veulent tolérer qu'une voiture les dépasse et qui à cet effet excitent leurs chevaux par tous les moyens. Ceux-ci activent d'abord leur allure, s'animent peu à peu, redoublent de vitesse, puis souvent finissent par s'emporter. Au bout de quelque temps, ce défaut passe dans le caractère et devient une véritable manie. Les sujets, à leur tour, arrivent à ne plus supporter qu'un de leurs pareils prenne les devants et le prouvent, au besoin, par leur indocilité.

L'animal qui s'emporte part d'une façon soudaine à l'allure du galop et se lance à corps perdu devant lui avec toute la vitesse dont il est capable. D'autres fois, l'accélération de sa course est graduelle; on le voit gagner à la main progressivement; bientôt après on n'en est plus maître. Une fois emporté, il perd la conscience de ce qu'il fait, ne voit plus, n'entend plus, ne sent plus : *il fuit*, et c'est la seule chose qu'il semble vouloir et pouvoir. Rien ne le calme; sourd aux menaces, insensible aux coups, aux tractions du mors, il ne connaît plus le danger. Les efforts qu'on tente pour l'arrêter, les obstacles qu'il renverse, les cris d'épouvante et de douleur qu'on pousse sur son passage, ne font qu'augmenter sa frayeur. Il ne s'arrête qu'anéanti, à bout de forces et d'haleine ; ou bien il va se briser contre une maison, un mur, un autre véhicule.

Pendant cette course folle, le cheval tient sa tête d'une façon caractéristique : il porte au vent ou il s'encapuchonne. Dans les deux cas, il prend toujours à l'aide des barres (sauf lorsqu'il est débridé ou abandonné à lui-même) un vigoureux point d'appui sur le mors. C'est ce qui a fait supposer au vulgaire qu'il a *le mors aux dents*. Mais on sait qu'il n'en est pas ainsi. Tout au plus, les canons de ce dernier peuvent ils venir butter contre les premières molaires. Cela serait d'ailleurs suffisant pour expliquer les torsions des branches, les ruptures des rênes, qui surviennent quelquefois sous l'influence des tractions désespérées, exercées pour retenir la bête, éviter le danger ou le reculer.

Beaucoup de moyens ont été préconisés pour prévenir, réprimer l'emportement ou arrêter les chevaux emportés. Quand on a de l'espace devant soi, sur la grande route, un terrain plat, il n'y a d'ordinaire qu'à laisser aller les choses ; les risques ne sont pas grands ; le cheval s'arrête de lui-même lorsqu'il est par trop essoufflé. Si on le sent partir et se soustraire par degrés à l'action de la main, si surtout il a l'habitude de ce vice, il faut aussitôt *scier du bridon* (tirer alternativement sur chaque rêne) et essayer de le détourner, en lui inclinant fortement la tête à gauche ou à droite, de façon à ralentir son allure, à gêner ses mouvements, à lui occasionner une vive douleur sur les barres ; quand on le pourra, il sera bon aussi de le lancer dans les terres labourées. Mais si le sujet a complètement perdu la tête, il n'y a plus rien à faire qu'à se maintenir de toutes ses forces dans la position qu'on occupe et attendre le dénouement. Sauter à terre est au moins aussi dangereux. Sans doute il existe des systèmes particuliers qui agissent de diverses manières sur la bouche ou sur les yeux, et à l'aide desquels il est possible d'empêcher l'animal de s'emporter tout à fait. Malheureusement on ne les a pas sous la main au moment voulu. Il faudrait les employer en permanence avec les chevaux difficiles, et alors quelle servitude, que de frais d'entretien, que d'ennuis ! Du reste, quelque ingénieux qu'ils soient, ils ne sont pas applicables aux bêtes abandonnées sans bride sur la voie publique. Pour maîtriser celles-ci, nous ne voyons qu'un moyen : c'est de se jeter résolument à leur tête et de les saisir par les naseaux. En somme, le plus sage parti à prendre à l'égard du cheval qui s'emporte est encore celui de s'en débarrasser au plus vite ; la perte qui en résultera n'est pas à mettre en balance un instant avec les accidents, souvent irréparables, qui peuvent être la conséquence de son utilisation.

§ II. — DES CAUSES GÉNÉRALES DÉMONTRÉES, PROBABLES OU SUPPOSÉES DES VICES.

Les *causes* des vices sont encore bien peu connues, par suite de leur complexité extrême. Leur influence est *passagère* ou *permanente*, et c'est, selon nous, ce qui explique la curabilité relative des manifestations fâcheuses auxquelles elles donnent lieu.

La plupart des auteurs qui se sont occupés de cette question s'accordent à ranger l'**HÉRÉDITÉ** parmi ces causes.

« Tout cheval, dit de Lafont-Pouloti [1], qui est mou, indocile, timide, de mauvaise bouche, rétif, ombrageux, traître, ennemi de l'homme, est à rejeter ; quelque superbe qu'il soit, il produit des poulains qui ont le même naturel. »

Hartmann [2] pense également que le produit peut hériter des bonnes qualités aussi bien que des mauvaises.

Brugnone [3] veut qu'on repousse de la reproduction les sujets ombrageux, trop ardents, méchants, indociles, rueurs, mordeurs, de même que les paresseux, les irascibles ou les poltrons.

Demoussy [4] avance que la ressemblance physique n'est pas la seule à se transmettre aux descendants, et que ceux-ci héritent en outre des qualités morales de leurs procréateurs. Le cheval sauvage, par exemple, donnerait ordinairement des poulains farouches. Les arrière-petits-fils de Cardinal, de la Jaumont, et un assez grand nombre des enfants de Curde, se seraient distingués de leurs contemporains par leur susceptibilité excessive et leur nature irascible.

Le professeur Grognier [5] parle des qualités morales qui, transmises par de longues générations, sont parvenues à constituer des caractères de race : telles sont la douceur et la docilité chez le carrossier

---

1. De Lafont-Pouloti, *Nouveaux régimes pour les haras*, p. 23. Turin, 1787.

2. Hartmann, *Traité des haras*, traduit de l'allemand sur la 2ᵉ édit., p. 74. Paris, 1788.

3. Brugnone, *Traité des haras*, traduit de l'italien par Barantin de Montchal, p. 53. Paris, 1807.

4. Achille Demoussy, *Traité complet des haras*, p. 60. Tulle, 1833.

5. L. F. Grognier, *Cours de multiplication et de perfectionnement des différents animaux domestiques*, p. 239. 3ᵉ édit., revue par Magne. Paris, 1841.

du Cotentin, l'indocilité du cheval camargue. « C'est très rarement, ajoute-t-il, que des poulains méchants et rétifs naissent d'étalons doux et dociles, tandis qu'on en voit tous les jours disposés à ruer et à mordre, dont les pères et les mères étaient affectés des mêmes vices. Un étalon entretenu à Alfort était méchant, et il a transmis ce défaut à la plus grande partie de ses produits. On a recueilli en Angleterre des exemples de familles de chevaux, très distingués d'ailleurs, mais de père en fils vicieux et compromettant la vie de ceux qui étaient condamnés à les monter et à les soigner. »

De Curnieu[1] ne conseille d'employer la jument de demi-sang pour la reproduction « que lorsqu'elle a été d'un bon service et d'un bon caractère. Si elle rue, si elle mord, si elle est difficile à atteler, à ferrer, à panser, il y a tout lieu de croire que le poulain sera comme elle, par hérédité, par éducation, par *mauvais conseils*... Si vous voulez créer un cheval pour votre usage, continue-t-il, rejetez une poulinière vicieuse et tâchez de prendre de bons renseignements sur l'étalon, mais ne vous laissez pas duper, surtout s'il s'agit d'un cheval de pur sang, car le moindre indice de susceptibilité dans une mère commune, un simulacre de ruade, un couchement d'oreilles, tout cela devient vice bien caractérisé lorsque c'est multiplié par le sang que donne le père, surtout si ce père a quelque chose contre lui dans le même sens... Nulle jument ne doit être employée comme poulinière que lorsqu'on la connaît parfaitement. »

Toutes ces affirmations sont d'une haute importance pour guider le producteur dans le choix de l'étalon et de la jument. L'administration des haras ferait bien de donner l'exemple, en proscrivant de ses établissements tous les chevaux vicieux qu'on lui présente, et en réformant sans scrupule ceux qui s'y sont accidentellement introduits.

L'IMPRESSIONNABILITÉ EXCESSIVE, l'IRRITABILITÉ NATIVE, sont bien souvent encore le point de départ de vices graves, parce qu'elles déterminent des réactions violentes devant les plus simples moyens de conduite ou de répression, et ne tardent pas à provoquer l'indocilité, la colère, l'agression, la vengeance.

La MAUVAISE ÉDUCATION, provenant du MAUVAIS EXEMPLE donné par la mère et surtout par l'homme, a une influence qu'on ne saurait nier. Combien compte-t-on de rueurs, de mordeurs, de cabreurs, de peureux, d'irascibles, d'emportés, qui ont appris ces vices avec leur mère, ou qui ont été peu à peu sollicités à les contracter par les agaceries, les excitations continuelles de l'homme lui-même ?

---

1. De Curnieu, *Leçons de science hippique générale*, 3ᵉ partie, p. 313. Paris, 1855.

Les CHANGEMENTS APPORTÉS A DES HABITUDES DÉJA PRISES rendent parfois les chevaux méchants. Il y en a, par exemple, qui ne tolèrent pas que le cavalier les monte à droite ou qu'on les conduise de ce côté; d'autres qui, attelés en paire, ne veulent marcher que lorsqu'ils sont placés à gauche ou à droite; il en est qu'on ne peut mettre en limons, en cheville; certains sujets de selle ne se laissent jamais atteler et réciproquement; on en voit qui deviennent indociles lorsqu'ils changent de cavalier ou de conducteur, etc., etc.

Mais il n'est pas de cause plus importante, ni plus commune, que les **MAUVAIS TRAITEMENTS**. Ils rebutent le cheval, l'effrayent, le disposent à la résistance et à l'attaque. Les charretiers, cochers, palefreniers, maréchaux, cavaliers et maîtres brutaux sont la plupart du temps les premiers coupables et responsables des vices qu'ils lui reprochent.

La **DOULEUR**, résultant de plaies à la surface du corps, de la confection et de l'application défectueuses des harnais, celle provenant de l'emploi d'objets de pansage trop grossiers, en disproportion avec le degré de sensibilité de la peau, etc., — produit des effets identiques sur le caractère et le rend souvent intraitable. Ainsi, les blessures des reins occasionnées par la selle sont d'ordinaire si douloureuses qu'elles s'opposent à l'utilisation du sujet, qui rue, se cabre, se défend et refuse absolument de se laisser monter.

Pendant les **SAISONS CHAUDES** le cheval est plus fréquemment vicieux que pendant les saisons froides. La chaleur l'énerve, les sécrétions cutanées, plus abondantes, irritent sa peau, et les insectes surtout ne le laissent pas tranquille. Certains diptères, les taons, les mouches-araignées (hippobosques), par exemple, le tourmentent, le piquent parfois dans des régions plus impressionnables; il n'est pas rare alors de le voir indocile, irritable, et même s'emporter, quand il n'est pas accoutumé à ces attaques.

Nous devons mentionner également l'influence de **DIVERS ÉTATS PHYSIO-LOGIQUES**. Les uns sont inhérents à la fonction de reproduction; tels sont les *appétits sexuels*, la *maternité*. Les autres dépendant de la *mauvaise conformation des globes oculaires*.

Chez le cheval entier, les *impulsions sexuelles* se manifestent de préférence au printemps et aussi pendant les chaleurs de l'été. C'est à ces deux époques de l'année que des chevaux, auparavant doux envers l'homme et dociles, se montrent tout à coup irascibles, entêtés. Ils entrent à chaque instant en érection, hennissent, se cabrent sur leurs conducteurs, ruent sur leurs voisins et les mordent avec fureur. La castration est souvent l'unique moyen de faire disparaître cet état, qui peut avoir, dans certains cas, de fort graves conséquences.

« La jument annonce aussi, dit Demoussy[1], d'une manière non équivoque le besoin de satisfaire au vœu de la nature. Les parties sexuelles se tuméfient; la membrane vaginale se colore; une humeur muqueuse, gluante, blanchâtre, distille des glandes qui la sécrètent en abondance; elle se campe fréquemment pour uriner; la température de la région périnéale est plus élevée, les hennissements plus répétés qu'à l'ordinaire, les yeux plus expressifs, le regard plus animé. Lorsqu'elle est dans l'écurie, elle est plus inquiète; elle tressaille au moindre bruit, et son inquiétude cesse lorsqu'on la fait sortir. La jument de selle, quand elle est montée, ne répond plus à l'éperon. Loin de le considérer comme un moyen de châtiment, ainsi qu'elle le fait dans les autres saisons de l'année, son appui sur les flancs ne hâte plus la progression; elle s'arrête au contraire, et se campe en écartant les membres abdominaux. Quelquefois elle se révolte contre la correction qui lui est infligée; elle rue, et, en s'enlevant, darde des jets d'urine à plusieurs reprises. Si elle est alors attaquée vigoureusement, elle se défend à outrance... Cependant le caractère le plus irascible, l'humeur la plus farouche, cèdent quelquefois à la puissante impulsion qui les maîtrise. J'ai vu les juments les plus sauvages, dans la saison de la monte, se laisser conduire avec la plus grande docilité, parce qu'elles avaient l'espoir d'être conduites à l'étalon; mais ce fait est fort rare. »

Après la mise bas, beaucoup de juments qui jusqu'à cette époque avaient été très douces deviennent subitement agressives et méchantes. Toujours attentives à ce qu'on ne touche pas à leur poulain, elles témoignent alors d'une susceptibilité extrême, et il est dangereux de s'en approcher avec brusquerie.

La *conformation vicieuse de l'œil*, considéré comme appareil de dioptrique, résulte surtout d'une aberration de sphéricité ou de courbure de la cornée lucide. Il en découle, ainsi que nous l'avons indiqué, page 75, une vue défectueuse qui donne lieu aux défauts connus sous les noms de presbytie et de myopie. Or, il est d'observation assez commune que les animaux myopes sont plus que les autres peureux, ombrageux et par cela même dangereux pour ceux qui en ont la garde ou en exploitent les services.

La FOLIE a été admise par J.-B. Rodet[2] et par Pierquin[3] comme pouvant être une cause de méchanceté. Et à vrai dire, on est bien enclin à retrouver, malgré soi, dans plusieurs manifestations vicieuses du

---

1. Demoussy, *loc. cit*, p. 64 et suiv.
2. J.-B. Rodet, *loc. cit.*, p. 254.
3. Pierquin, *De la folie chez les animaux*.

cheval, quelque chose d'analogue, sinon d'identique, aux accès furieux que l'on observe chez l'homme. Comment interpréter, en effet, le singulier état des sujets qui, la nuit, par exemple, ruent à l'écurie sans aucun motif apparent, appréciable? Comment expliquer ces frayeurs soudaines qui apparaissent chez quelques-uns au milieu du plus grand calme extérieur, et qui ressemblent tant à des hallucinations? A quoi attribuer les bizarreries, l'entêtement du rétif? Et les fureurs de l'immobile? Quelle signification donner à la période d'excitation ultime de l'emportement? Que penser des sentiments d'aversion et de colère pour le blanc, le rouge, certaines espèces animales inoffensives? Pourquoi, en définitive, le cheval ne serait-il pas exposé, lui aussi qui a une intelligence, à des perversions du jugement, à des troubles des facultés affectives, ou à d'autres perturbations morales se rattachant à la manie, à la démence, au délire, à la folie? « Sur les animaux domestiques, disent Littré et Robin[1], on a observé des cas d'idiotie et d'imbécillité, soit congénitaux, soit consécutifs à des maladies du cerveau ou des méninges. Sans parler du délire ordinaire, on a vu des chevaux hallucinés et d'autres qui perdent les sentiments de leurs besoins. En dehors des cas de maladies aiguës, il y a des cas connus d'état mental des chiens comparable à celui des fous agités. Il y a des hallucinations pendant la durée de la rage. »

Nous profitons de l'occasion qui se présente pour soulever l'intéressante question des déviations intellectuelles du cheval, et la proposer à nos confrères comme un sujet d'étude encore à peu près inexploité quoique pourtant bien digne de l'être. Il serait curieux de rechercher à l'autopsie des animaux rétifs, emportés ou autres, s'il n'existe pas quelque altération de l'encéphale et de ses enveloppes, sous le rapport du poids, du volume, de la forme, de la vascularisation, de la structure intime, des rapports, etc. Peut-être trouverait-on des lésions du genre de celles qui ont été recueillies dans notre espèce, et aussi dans les cas d'immobilité.

1. Littré et Robin, *Dictionnaire de médecine*, etc., p. 629, 14ᵉ édit. Paris, 1878.

CHAPITRE III

DE LA LÉGISLATION ET DES MESURES DE POLICE APPLICABLES AUX CHEVAUX VICIEUX

HISTORIQUE. — Il n'est pas rare que des chevaux vicieux soient mis en vente, même que des personnes les achètent sciemment, par cette raison qu'ils sont souvent vigoureux, ardents et d'un prix inférieur. A Paris, on en rencontre à tout moment munis d'une muselière ou maintenus dans les brancards avec une plate-longe. Mais la plupart du temps, ils ont été vendus par des maquignons habiles à masquer les vices de leur marchandise. Et comme la législation française actuelle ne fournit pas de moyens *directs* aux acheteurs, ainsi trompés, d'annuler la vente, les vendeurs n'hésitent pas à céder, au prix des bons sujets, les animaux défectueux et dangereux.

Bien que les Romains aient reconnu des vices rédhibitoires *de caractère* aux animaux domestiques et aux esclaves, on ne trouve pas dans notre vieux droit français la trace de cette antique et juste clause.

Chabert et Fromage de Feugré, qui professaient à l'École vétérinaire d'Alfort avant la promulgation du Code civil, firent, dans un ouvrage bien conçu et plein de vues très justes[1], un exposé des cas rédhibitoires suivant le droit ancien et moderne. Les publications postérieures à celle-ci n'y ont ajouté que fort peu de chose.

Le professeur Gohier et Lavenas[2] ne citent, en effet, comme défauts de caractère donnant lieu à rédhibition, de par les us et coutumes de France, que la « méchanceté des mulets » pour le département des Hautes-Alpes, et le « cheval rebours et folle de la dent » pour le département du Nord.

Toutefois, quand le gouvernement s'occupa de l'élaboration du Code civil, Chabert et Fromage de Feugré, consultés, manifestèrent le désir de voir unifier pour toute la France, et en étendre partout l'action, les articles se rapportant à la rédhibition. Et, dans les vices considérés par eux comme devant entraîner la résolution de la vente, étaient compris la méchanceté, la rétivité, la timidité, et tous les défauts capables d'empêcher l'entière utilisation du cheval. Mais ces vices, comme tous les autres, devaient satisfaire aux trois conditions suivantes : 1° exister réellement ; 2° être graves ; 3° être cachés.

Depuis le commencement de ce siècle, jusqu'à la promulgation de la loi du 20 mai 1838, les articles du Code permettaient à tout acheteur d'un cheval vicieux d'obtenir la résiliation de la vente. Nous en trouvons la preuve dans les cours de jurisprudence vétérinaire professés à l'École d'Alfort par Barthélemy jeune, et dans une expertise de Huzard fils concernant le cas d'un cheval impossible à brider[3].

---

1. Chabert et Fromage de Feugré, *Des lois sur la garantie des animaux*, in-8°, Paris, 1804.

2. Gohier et Lavenas, *Tableau des vices rédhibitoires*, in Mignon : *Nouveau traité des vices rédhibitoires*. Paris, 1842.

3. J.-B. Huzard, *De la garantie et des vices rédhibitoires dans le commerce des animaux domestiques*, p. 69. Paris, 1825.

Mais le Code avait des inconvénients dont le plus grave consistait à laisser tout à l'appréciation des experts. La réforme nécessaire que ces inconvénients appelaient donna lieu à la loi du 20 mai 1838 sur les vices rédhibitoires, loi abrogée aujourd'hui, mais perfectionnée et remplacée par celle du 2 août 1884.

VENTE, ACHAT ET GARANTIE. — Pourtant, rien dans cette loi ne s'applique aux chevaux *vicieux*. Est-ce un oubli? Non. Le rapport de Lherbette à la Chambre des députés en a depuis longtemps indiqué les raisons[1].

Après avoir expliqué pourquoi les professeurs des Écoles vétérinaires, la majorité des vétérinaires français, divers États de l'Allemagne et la minorité de la commission, étaient d'avis de faire entrer les défauts de caractère parmi les vices rédhibitoires, le rapporteur ajoutait :

« La majorité de votre commission ne nie pas la gravité de ces vices et la possibilité de les déguiser pendant quelques instants; mais elle ne croit pas qu'on puisse les définir positivement, déterminer le point où ils commencent, les préciser de manière à ce qu'on ne les confonde pas avec l'ignorance et la fougue du jeune animal, constater dans une foule de cas s'ils ne viennent pas d'une souffrance physique qu'on éviterait avec moins de maladresse ou de brutalité, discerner de quel côté est le tort dans ces luttes entre l'homme et l'animal, où la douceur et l'intelligence ne sont pas toujours du côté de l'homme, affirmer en connaissance de cause si les vices sont antérieurs ou postérieurs à la vente, habituels ou accidentels. Que la loi veuille les définir, et elle se jette dans le vague, comme l'a fait la loi romaine ; qu'elle ne les définisse pas, et elle abandonne, contrairement au but du projet, la décision au pouvoir discrétionnaire des juges et des experts, d'experts que l'on trouvera difficilement, car ce ne sont pas là des cas pathologiques du ressort des vétérinaires; ce sont des questions de dressage de chevaux, de manége, et il ne se rencontre d'écuyers que dans les grandes localités. Ces vices de caractère, portés à un haut degré, sont d'ailleurs très rares, et cèdent presque toujours, et en fort peu de temps, à la douceur... On remarquera que celui qui aura vendu un animal dangereux n'en restera pas moins soumis à l'action en dommages-intérêts[2], tout en étant affranchi de l'action rédhibitoire... »

Dans son *répertoire*[3], D. Dalloz ne se montre pas convaincu par toutes ces raisons, dont quelques-unes, on doit le reconnaître, sont des plus fondées.

Le lecteur consultera avec fruit les arguments reproduits par cet auteur, arguments qui n'ont, aujourd'hui encore, absolument rien perdu de leur valeur.

« **234**... La question a été reprise par la Société centrale vétérinaire, qui s'est prononcée de nouveau, et à l'unanimité, pour l'inscription de la méchanceté et de la rétivité parmi les cas rédhibitoires. Cette décision est fondée principalement sur ce que ces vices sont moins rares qu'on ne l'a prétendu, sur ce qu'ils sont à peu près incurables, faciles à dissimuler, et d'une gravité telle qu'ils exposent, non plus seulement la vie de l'animal, mais aussi la vie des hommes, et peuvent coûter au propriétaire des déboursés considérables pour réparations de dommages; ils réunissent donc, au plus haut degré, les conditions exigées pour qu'un vice soit rédhibitoire. Un fait suffira comme exemple : la Compagnie des omnibus à Paris, qui paye chaque année une somme assez ronde pour indemnité des accidents causés à ses palefreniers par des chevaux vicieux, rend, dans la quinzaine qui suit la réception, sur les achats annuels qui s'élèvent en moyenne à mille chevaux, environ douze chevaux pour cause de méchanceté. — Dans

1. Lherbette, *Moniteur* du 25 avril 1838.
2. Art. 1382-1645, arg. de 1891, *Code civil*.
3. D. Dalloz, *Jurisprudence générale*, ou répertoire méthodique et alphabétique de législation, de doctrine et de jurisprudence en matières de droit civil, commercial, criminel, administratif, de droit des gens et de droit public, t. XLIV, 1re partie, 1863, p. 97 et suiv.

les achats faits par l'armée, il est également d'usage de stipuler que ce vice est une cause de rédhibition.

« Il est présumable qu'une nouvelle discussion législative donnera raison à l'opinion des vétérinaires. Les principes que nous avons indiqués exigent cette solution : le fabricant, l'artisan, répondent des défauts essentiels de l'objet qu'ils ont produit : pourquoi l'éleveur ne répondrait-il pas d'un défaut grave qui provient presque toujours de son fait ou de son impéritie? Comment ne voit-on pas que, pour intéresser les propriétaires à user de douceur envers les animaux domestiques, le mieux est de déclarer rédhibitoire le défaut que l'emploi inintelligent de la violence produit ordinairement? — Enfin, il est une considération qui, en droit, a son importance, c'est que, par suite de l'application des mesures de police que l'autorité municipale est dans l'usage de prendre pour assurer la sûreté de la voie publique, les chevaux qui ont le vice de méchanceté sont en quelque sorte frappés d'interdit et mis hors du commerce; en fait, on les revend à vil prix quand on peut trouver acquéreur. N'est-il pas singulier de maintenir la vente dans une pareille situation? — La méchanceté est tellement un vice, d'après une opinion générale qui a bien ici son importance, que c'est aux chevaux qui en sont atteints qu'on a réservé, dans le langage ordinaire, la qualification de *chevaux vicieux*. — Disons d'ailleurs que les partisans de la rédhibition, dans le cas dont il s'agit ici, ne proposent plus de considérer comme rédhibitoires que la méchanceté caractérisée par l'habitude de mordre et de frapper, et la rétivité caractérisée par l'habitude des chevaux de se refuser à se laisser ferrer, harnacher ou employer au service auquel ils sont propres par leur conformation. » (*Discussion vétérinaire sur la loi de 1838*, p. 314.)

Lorsque des conventions spéciales ne sont pas intervenues au cours de la vente, il est pourtant des circonstances où l'action rédhibitoire peut encore être exercée. Dalloz en traite ci-après :

« **235**. Quoi qu'il en soit, avant la loi de 1838, il a été jugé qu'un cheval dont la marche est seulement gênée ne peut être considéré comme atteint du vice de rétivité, et que l'acheteur de cet animal n'est pas fondé à prétendre exercer, à raison de ce défaut, l'action rédhibitoire, alors surtout qu'il lui suffisait de l'atteler et de le faire tirer pour s'en apercevoir (Req. 25 août 1831, aff. Aubert. Voy. oblig. nᵒ 4670).

« Depuis la loi de 1838, il a été décidé que l'action rédhibitoire n'est pas admissible lorsqu'elle est fondée seulement sur ce que le cheval acheté serait vicieux, si d'ailleurs l'animal a été vendu sans autres garanties que celles de la loi et a été reçu par l'acheteur sans protestations ni réserves (Trib. comm. de la Seine, 12 janv. 1853, aff. Tufton contre Vidal; et 6 nov. 1857, aff. Desbrosses contre Reynolds).

« L'acheteur n'a donc aujourd'hui quelque chance de faire aboutir sa réclamation *qu'en se plaçant tout à fait en dehors de la loi de* 1838 [1] : si le vice a été rendu non apparent par des manœuvres frauduleuses, et notamment par l'enivrement de l'animal préalablement à sa présentation à l'acheteur, ce sera le cas d'exercer l'action en nullité de la vente pour cause de dol (V. nᵒˢ 60 et 209); si l'animal a été vendu pour une entreprise de voitures publiques, cette entreprise pourra, ce semble, actionner le vendeur comme lui ayant vendu récemment un animal se trouvant, à son égard, déclaré chose hors du commerce par les règlements de police qu'elle est tenue d'observer (V. nᵒ 234); enfin, si la vente a été faite par un éleveur, l'acheteur sera, suivant les circonstances, fondé à soutenir que le vendeur doit répondre du dressage de l'animal, comme tout industriel répond de son fait (art. 1628. — V. nᵒ 160).

« **236**. En tout cas, il est une responsabilité qui paraît en dehors de toute contestation : il n'est pas permis d'exposer sciemment un acheteur à des dangers qu'un avertissement peut prévenir, et celui qui vend doit fournir, lorsqu'il les possède, les renseignements propres à mettre l'acheteur en mesure de jouir utilement de son acquisition. Si donc les premières manifestations du vice de l'animal ont occasionné des accidents, le vendeur qui, même après réception du prix, n'aura pas prévenu l'acheteur de la méchanceté du cheval par lui vendu, sera à bon droit poursuivi en réparation du dommage causé par ses réticences (Trib. Comm. de la Seine, 12 janv. 1843, aff. Tufton

---

1. Cette loi, on le sait, est remplacée par celle du 2 août 1884.

contre Vidal. Conf. M. Gérardon, *Code des campagnes*, p. 208. V. aussi le rapport de
M. Lherbette, n° 38, *in fine*).

« Mais, pour que l'acheteur puisse triompher dans l'exercice de cette action en dommages-intérêts, il faut deux conditions : un préjudice à réparer et l'absence, avant l'accident, de toute manifestation de la méchanceté de l'animal; car si le vice s'était révélé
avant le dommage, le nouveau propriétaire ne pourrait imputer qu'à lui-même les accidents auxquels il aurait, par son imprévoyance, exposé un tiers ou sa propre personne.

« L'acheteur ne pourrait point fonder son action en dommages-intérêts sur la dépréciation du vice de la méchanceté non déclaré par le vendeur; car ce serait, sous une
forme détournée, exercer l'action *quanto minoris*, que la loi de 1838 refuse à l'acheteur
tout aussi bien que l'action rédhibitoire (V. n° 275); c'est ce qui a été décidé avec
raison Trib. comm. de la Seine, 6 nov. 1857, aff. Desbrosses, V. n° 256).

« L'ensemble de ces indications démontre que l'action en dommages-intérêts ne peut
tenir lieu à l'acheteur de l'action rédhibitoire, et que l'omission des vices de la méchanceté et de la rétivité dans la nomenclature légale n'est de nature ni à supprimer les
abus ni à réduire le nombre des procès.

Mais, si le législateur de 1884 semble s'être préoccupé de réduire le plus
possible le nombre des vices rédhibitoires, en revanche il a laissé le champ
tout à fait libre à la *garantie conventionnelle*, comme le prouve l'art. 1er de
la loi du 2 août ainsi conçu :

L'action en garantie, dans les ventes ou échanges d'animaux domestiques, sera régie,
à défaut de conventions contraires, par les dispositions suivantes, *sans préjudice des
dommages et intérêts* qui peuvent être dus *s'il y a dol*.

Par l'effet d'une convention spéciale, *mais clairement stipulée*, les parties
pourront donc rendre rédhibitoires les vices de toute nature. L'essentiel est
de ne point l'oublier.

On remarquera toutefois que les stipulations par trop vagues peuvent
conduire à faire des méprises ou des dupes. C'est un point que Dalloz signale avec raison à l'attention de l'acheteur :

256. Il a été jugé que la convention dans laquelle le vendeur déclare *garantir
tout* ne saurait être considérée comme impliquant de sa part l'intention de garantir
même les vices non rédhibitoires, tels que la méchanceté du cheval (Trib. comm. de
Marseille, 21 juill. 1862, aff. Marnach ; V. n° 231).
Nous ne saurions approuver cette solution ; le vendeur étant tenu d'indiquer clairement ce à quoi il s'oblige, il y a lieu d'admettre contre lui l'interprétation extensive
(art. 1602 C. Nap.); sans cela la fraude serait trop facile. « Certains vendeurs, dit en
« effet M. Magne [1], quand ils voient que l'acheteur hésite à prendre tel cheval qu'il
« examine, s'engagent à garantir tous les vices rédhibitoires. Ils rédigent un billet à
« peu près conçu dans les termes suivants : Je, soussigné, déclare garantir le cheval
« vendu à N... exempt de tout vice *rédhibitoire*. — Abusés par cette promesse, à laquelle
« ils attachent de la valeur, quelques acheteurs se décident à donner du cheval le prix
« demandé et négligent même de l'examiner : c'est une duperie. Les vices rédhibitoires
« sont garantis par la loi, et la promesse écrite par le marchand ne sert qu'à faire
« accepter par l'acheteur des chevaux tarés, affectés quelquefois de vices très graves,
« mais non rédhibitoires, et qui ne donnent pas le droit de faire résilier la vente. »
Il convient donc d'interpréter les billets de garantie dans le sens où ils peuvent
produire effet (art. 1157 C. Nap.); et, dans le cas indiqué par **M. Magne**, les tribunaux
devraient peut-être considérer la délivrance du billet de garantie illusoire, comme
constitutive d'une manœuvre frauduleuse entachant la vente de dol (V. n° 210), ou
comme ayant pour effet de rendre rédhibitoire le vice apparent de l'examen duquel
l'acheteur aurait été détourné par ce moyen (V. n° 209, *in fine*).

---

1. J. H. Magne, *Livre de la ferme*, t. 1er, p. 587.

Toutes les fois que la garantie conventionnelle comprendra des vices moraux, tels que la méchanceté et la rétivité, par exemple, non inscrits dans la loi du 2 août 1884, *il faudra indiquer le délai* pendant lequel cette garantie sera admise.

Pourtant, dans le cas où la mention de ce délai n'existerait pas, le billet de garantie délivré par le vendeur serait encore valable. Dalloz indique ci-dessous comment les tribunaux ont alors l'habitude de trancher la difficulté :

297. Il est à noter que la législation, au Portugal, qui admet la rédhibition pour les vices de l'esprit, fixe pour ces vices un délai de garantie beaucoup plus long que celui applicable aux vices corporels (V. n° 19. *in fine*. — Malgré la différence très réelle qui existe entre ces deux classes de vices, il a été jugé, en vertu du principe rappelé au numéro précédent, que l'action rédhibitoire formée en vertu d'une convention particulière, pour vices non énumérés dans la loi du 20 mai 1838 (par exemple pour vice de méchanceté) doit être exercée, à peine de déchéance, dans le délai le plus long déterminé par cette loi, c'est-à-dire dans le délai de trente jours (Trib. civ. de Caen, 5 juin 1848, aff. Escher, D. P. 48, 5, 366).

MESURES DE POLICE RELATIVES A L'UTILISATION DES CHEVAUX VICIEUX, *en France et dans le département de la Seine en particulier.* — En présence des accidents nombreux dus aux chevaux vicieux, le préfet de police s'est vu forcé plusieurs fois d'intervenir et de prendre des mesures en conséquence.

Une ordonnance rendue à Paris, en date du 31 août 1842, défendait l'usage de ces animaux et chargeait un vétérinaire de les rechercher dans tous les endroits publics, afin de les mettre en fourrière.

Cette ordonnance fut rapportée plus tard et remplacée par celle du 26 août 1861, encore en vigueur. Voici ses termes :

« **XXX.** — L'usage des chevaux vicieux est interdit. »

A chaque instant, pourtant, on en voit de musclés, et la muselière n'indique pas toujours, en pareil cas, les seuls mordeurs, mais aussi les frappeurs du devant, voire les rueurs et les rétifs, quoique ceux-ci soient plutôt contenus dans les brancards à l'aide de la plate-longe. Mais combien d'autres, dangereux de toutes manières, ne sont ni musclés ni attachés, ni même indiqués à la précaution du public par aucun signe ! Car nous savons que des acheteurs recherchent les chevaux méchants à cause de leur vigueur habituelle, de la modicité de leur prix, et les utilisent malgré le danger que, du reste, ils n'ignorent pas.

Il est regrettable assurément que l'ordonnance du 26 août 1861 ne soit pas assez obéie par ceux mêmes qui sont chargés de l'exécuter : le chef de la police municipale, les commissaires de police, les officiers de paix, ainsi que tous les autres agents de l'Administration. Cependant, elle renferme ce paragraphe formel :

« **XXXVI.** Les contraventions à la présente ordonnance seront constatées par des procès-verbaux ou rapports qui nous seront transmis pour être déférés aux tribunaux compétents.
« En cas de rébellion, les auteurs ou fauteurs du délit seront arrêtés et conduits immédiatement devant un commissaire de police. »

Il importe ici de ne pas oublier que le tribunal pourra leur faire l'application de l'article 471 du Code pénal, ainsi conçu :

« **Art. 471**. Seront punis d'amende, *depuis un franc jusqu'à cinq francs inclusivement :* ..... 14° Ceux qui auront contrevenu aux règlements légalement faits par l'autorité administrative, et ceux qui ne se seront pas conformés aux règlements ou arrêtés publiés par l'autorité municipale, en vertu des art. 3 et 4, titre XI de la loi des 16-24 août 1790, et de l'art. 46, titre Ier de la loi des 17-22 juill. 1791. »

Ch. Bretagne, ancien magistrat, trouve avec raison ces pénalités insuffisantes. Dans une intéressante communication faite à la Société protectrice des animaux [1], il rappelle par quels moyens pieux, l'excommunication et l'incinération au bûcher, on réagissait jadis contre les chevaux méchants, au lieu de frapper ceux qui les utilisaient. Et il montre comment, aujourd'hui que les pratiques religieuses n'ont plus force de loi, un propriétaire se débarrasse sans bruit de ces chevaux, quitte à faire naître pour un autre les embarras qu'il a subis lui-même. Aussi propose-t-il, en conséquence, de l'en déposséder, sauf à l'administration à prendre justement cette mesure, et même à l'adoucir dans quelques circonstances. Ou bien, ajoute-t-il, on pourrait signaler le danger au public par des perforations à l'oreille, particulières pour chaque vice.

Mais ceci ne constitue qu'un vœu, comme d'ailleurs toutes les propositions de la Société protectrice des animaux, et il faut toujours, dans la pratique, en revenir aux prescriptions de l'autorité, les seules qui aient force de loi.

RESPONSABILITÉ DES PROPRIÉTAIRES. — Beaucoup de personnes utilisant des chevaux vicieux ignorent les responsabilités qui leur incombent, et, hors du département de la Seine, il n'y a peut-être pas de ville en France où l'autorité ne se soit vue forcée de prendre des mesures contre eux ; c'est pourquoi nous croyons devoir rappeler quels sont les textes de loi qui ont trait à ces responsabilités.

LOI DES 16-24 AOUT 1790 SUR LA POLICE MUNICIPALE.

Titre II, art. 3. Les objets de police confiés à la vigilance et à l'autorité des corps municipaux sont : ... 6° le soin d'obvier ou de remédier aux inconvénients fâcheux qui pourraient être occasionnés par les insensés ou les furieux laissés en liberté, et par la divagation des animaux malfaisants ou féroces.

LOI DES 19-22 JUILLET 1791.

Titre Ier, art. 46. Aucun tribunal de police municipale ni aucun corps municipal ne pourra faire de règlements. Le corps municipal pourra, sous le nom et l'intitulé de **Délibérations**, et sauf la réformation, s'il y a lieu, par l'administration du département, sur l'avis de celle du district, faire des arrêtés sur les objets qui suivent : lorsqu'il s'agira d'ordonner des précautions locales sur des objets soumis à sa vigilance et à son autorité par les articles 3 et 4 du titre XI de la loi du 16 août, sur l'organisation judiciaire ; 2° de publier de nouveau les lois et les règlements de police ou de rappeler les citoyens à leur observation.

C'est en se basant sur ces deux lois que le préfet de police a rendu son ordonnance (Voir *De l'utilisation des chevaux vicieux*).

S'il n'y a pas dans tous les départements des ordonnances spéciales sur le

---

1. Ch. Bretagne, *Bulletin mensuel de la Société protectrice des animaux*, année 1854, p. 373.

sujet qui nous occupe, il y a plusieurs articles du Code qui sont en vigueur dans toute l'étendue du territoire français. Les voici :

Art. 1385. Le propriétaire d'un animal ou celui qui s'en sert, pendant qu'il est à son usage, est responsable du dommage que l'animal a causé, soit que l'animal fût sous sa garde, soit qu'il fût égaré ou échappé.

Outre ce dommage que la loi force à réparer, une *amende* est encore infligée au citoyen responsable.

CODE PÉNAL. Art. 475. Seront punis d'une amende, depuis six francs jusqu'à dix francs inclusivement : ..... 7° Ceux qui auront laissé divaguer des fous, ou furieux étant à leur garde, ou des *animaux malfaisants ou féroces :* ceux qui auront excité ou n'auront pas retenu leurs chiens lorsqu'ils attaquent ou poursuivent les passants, quand même il n'en serait résulté aucun dommage.....

Art. 479. Seront punis d'une amende de onze à quinze francs inclusivement : ... 2° Ceux qui auront occasionné la mort ou la blessure des animaux ou bestiaux appartenant à autrui, par l'effet de la divagation des fous ou furieux, ou d'animaux *malfaisants ou féroces*, ou par la rapidité, ou la mauvaise direction, ou le chargement excessif des voitures, chevaux, bêtes de trait, de charge ou de monture...

Enfin, il est des articles du Code civil que les propriétaires en question ne doivent pas perdre de vue :

Art. 1382. Tout fait quelconque de l'homme qui cause à autrui un dommage, oblige celui par la faute duquel il est arrivé à le réparer.

Art. 1383. Chacun est responsable du dommage qu'il a causé, non seulement par son fait, mais encore par sa négligence ou son imprudence.

Art. 1385. Le propriétaire d'un animal ou celui qui s'en sert, pendant qu'il est à son usage, est responsable du dommage que l'animal a causé, soit que l'animal fût sous sa garde, soit qu'il fût égaré ou échappé.

Mais, dit le *Droit* [1], « si le propriétaire d'un animal est responsable du dommage par lui causé, cette responsabilité ne saurait exister au même degré vis-à-vis de ceux qui, par profession, gardent ou soignent l'animal, à moins toutefois qu'ils ne prouvent que cet animal était vicieux. »
En voici la preuve :

MM. Moïse et May, marchands de chevaux, rue du Colisée, n° 10, à Paris, avaient, le 10 mai 1876, chargé leur piqueur Nicolas et un palefrenier, le nommé Wild, de faire la toilette d'un cheval. Voici comment se fait cette opération : après que les poils ont été coupés, soit avec des ciseaux, soit avec les nouveaux instruments appelés tondeuses, le palefrenier tient le cheval en respect au moyen d'un long bâton terminé par une corde qui permet de tordre la lèvre supérieure du cheval, s'il est impatient, ou s'il essaye de se défendre, instrument appelé tord-nez. Le piqueur armé d'une lance à gaz brûle rapidement les poils qui sont restés plus longs que les autres et qui, par conséquent, dépassent.

Par suite d'un mouvement du cheval ayant surpris le palefrenier, qui ne prenait pas suffisamment ses précautions, celui-ci a été renversé et blessé par l'animal. Wild ayant alors intenté une action contre ses patrons, le tribunal civil de la Seine, après enquête, a condamné ceux-ci, conjointement et solidairement, à lui payer à titre de dommages-

---

1. *Le Droit*, journal des tribunaux, de la jurisprudence, des débats judiciaires et de la législation. N° du 11 mai 1878.

intérêts une somme de 1000 francs, sans préjudice du surplus à lui allouer en cas de gêne ou incapacité de travail.

Mais MM. Moïse et May ont interjeté appel, et Me Colmet d'Aage a soutenu qu'en l'absence de tout vice du cheval, le palefrenier ne pouvait, à cause de la nature même de ses fonctions, réclamer des dommages-intérêts.

M. l'avocat général Choppin d'Arnouville, partageant cette opinion, a conclu à l'infirmation du jugement et la Cour d'appel a rendu un arrêt conforme, déboutant Wild de sa demande et le condamnant aux dépens (Audiences des 10 et 13 août 1878).

NEUVIÈME SECTION

DU CHEVAL EN VENTE

Dans les sections qui précèdent, nous avons étudié successivement le cheval sous le rapport de ses détails, de son ensemble, de ses aplombs, de ses mouvements; nous avons appris à reconnaître, au moyen de ses dents, la durée approximative des services qu'il est présumé devoir rendre encore; nous avons montré à dresser son état signalétique, quelles conditions il doit remplir pour bien répondre à certaines aptitudes spéciales; nous avons indiqué enfin de quelles mauvaises habitudes et de quels vices de caractère il peut être atteint. Il nous reste maintenant à donner au débutant quelques renseignements et conseils sur la ligne de conduite à suivre au moment de la mise en vente.

CHAPITRE PREMIER

LIEUX D'ACHAT ET DE VENTE DES CHEVAUX

En général, le commerce des chevaux (achat ou vente) a lieu soit dans les fermes ou chez les éleveurs, soit sur les foires et marchés, dans les dépôts de remonte, les haras ou les dépôts d'étalons, les écuries des marchands, soit enfin dans quelques établissements spéciaux, reconnus d'utilité publique, tels que, à Paris, le Tattersall et Chéri.

1° FOIRES ET MARCHÉS. — Les *foires* et les *marchés* sont des réunions publiques plus ou moins nombreuses tenues à des époques et en des endroits fixés à l'avance, où les trafiquants de tous genres viennent étaler, vendre ou acheter les choses de leur commerce. Il en est où les transactions n'ont pour objet que les chevaux, d'autres exhibent, au contraire, des animaux de toutes les espèces domestiques. Ces réunions sont loin d'avoir la même importance dans chaque localité ; leur indication et leur époque sont d'ailleurs consignées dans divers annuaires et un grand nombre d'almanachs. M. Charles du Hays a publié, sur ce sujet et en vue du commerce, un *guide* particulier plein de précieux renseignements pour les producteurs, les marchands et les consommateurs [1]. Il est à regretter seulement qu'il ne soit pas fait des éditions plus fréquentes de ce livre utile.

Les propriétaires ne sont admis à introduire leurs chevaux sur les foires et marchés ordinaires qu'après avoir payé une certaine rétribution. Ils n'en doivent aucune, dans ce qu'on appelle les *marchés francs*.

Le plus souvent, l'emplacement réservé pour ces exhibitions est disposé en vue d'y recevoir les animaux et de les y attacher à des places déterminées. Mais il n'en est pas partout ainsi. Dans beaucoup de localités, le lieu choisi, très variable, est tantôt une promenade plantée d'arbres, un mail, une place publique, un boulevard, etc. ; tantôt une terre, un champ, débarrassés de leur récolte. Quoi qu'il en soit, on en improvise l'aménagement peu de temps à l'avance, à l'aide de cordes tendues entre les arbres ou, à défaut, entre des poteaux convenablement espacés. D'autres fois, l'endroit est simplement désigné par l'autorité, et les vendeurs y viennent tenir leurs sujets à la main jusqu'à ce qu'ils trouvent acheteurs.

L'ordre est loin de présider toujours à ces réunions; l'encombrement y occasionne des accidents trop nombreux, que les précautions les plus élémentaires pourraient cependant éviter. Aussi le visiteur fera-t-il bien de se munir d'une canne ou d'un bâton, pour se préserver, le cas échéant, des attaques des sujets dangereux à proximité desquels il est exposé à passer.

Les chevaux sont placés diversement sur le marché. Parfois ils sont assez écartés pour que l'on ait la possibilité de les voir à son aise. Dans d'autres circonstances, ils sont tellement rapprochés, serrés, qu'ils ne sont abordables que par devant ou par derrière. Il est alors indispensable de les faire sortir du rang ou de la file pour les examiner. Mais, en dehors de cet inconvénient, ce mode de rangement a le grand avantage de les soustraire aux querelles, aux coups et aux blessures.

D'après ce qui précède, il est clair qu'il n'est pas facile d'acheter sur le champ de foire. Les cris, les hennissements, le bruit, le mouvement, tout, en un mot, excite au plus haut degré les animaux et leur donne

---

1. Ch. du Hays, *Guide du marchand de chevaux et du consommateur*, recueil sommaire des meilleures foires de France, leur composition, leur importance.

une ardeur inaccoutumée à laquelle il ne faut pas trop se laisser
prendre. On fera donc bien d'acquérir l'habitude de ces difficultés,
afin de choisir avec rapidité et de juger en parfaite connaissance
de cause.

Le **marché aux chevaux de Paris** constitue un établissement d'une telle
importance, par le nombre, la diversité, la nature et la valeur de ses
produits, que nous devons en dire quelques mots. Situé non loin de
la gare d'Orléans, boulevard de l'Hôpital, il occupe un grand emplacement auquel on aborde par deux entrées principales, l'une attribuée
aux chevaux hongres et aux juments ; l'autre destinée aux chevaux
entiers ; mais on y admet aussi des mulets, des ânes, des chèvres, et
l'on y vend également des harnais et des voitures. Une rétribution
minime est imposée aux exposants, proportionnellement à l'espace
qu'ils occupent. Des places, disposées par séries parallèles et divisées
en compartiments, sont réservées aux marchands habitués du marché. Entre ces files, se trouvent des routes pavées sur lesquelles on
peut faire trotter les chevaux. Il existe de plus un double plan incliné
(*rampe d'essai*) pour l'essai des bêtes de trait. Des trains de voitures,
qu'il est possible d'enrayer afin d'augmenter l'effort, sont à la disposition du public, et permettent d'apprécier la façon dont les animaux
tirent dans les montées ou retiennent dans les descentes. Enfin, un
endroit spécial est affecté aux ventes à l'encan et aux enchères. Nous
verrons plus loin ce qu'on entend sous ce nom, et comment s'effectuent ces sortes de ventes.

Certes, au marché de Paris, on ne se trouve pas encore dans des
conditions satisfaisantes pour faire tout à sa guise l'acquisition d'un
cheval ; mais on y est, sans contredit, plus à l'aise que dans les foires ;
il y a moins de bruit, plus d'ordre et moins d'encombrement[1].

2° ÉCURIES DES MARCHANDS. — Aujourd'hui, pour plus de commodité,
les particuliers achètent surtout aux marchands, car ils manquent de
l'expérience nécessaire pour se risquer dans les foires ou sur les marchés de province. Les marchands eux-mêmes fréquentent de moins en
moins, pour leurs achats, ces réunions dont l'importance diminue
d'ailleurs tous les jours. Lorsqu'ils ne se déplacent pas directement,
ils ont des courtiers explorant les centres de production et d'élevage,
qui font affaire avec les éleveurs ou les fermiers, au nom de la maison
qu'ils représentent. Quant à la vente définitive, elle se fait soit au
domicile du marchand, soit au dépôt, à la succursale, que celui-ci a
ordinairement sur les marchés voisins du lieu de sa résidence.

1. **Pour** plus de détails, voyez : Arm. Goubaux, *Le marché aux chevaux de Paris*,
in **Bulletin de la Société protectrice des animaux**, année 1871, p. 443.

Sauf un luxe variable et des proportions plus ou moins vastes, toutes les écuries des marchands offrent à peu près le même aspect. Les chevaux y sont placés sur un ou deux rangs, de façon que le visiteur puisse les voir facilement en se promenant derrière eux. Tantôt ils occupent des stalles séparées par des *bat-flancs*, tantôt ils sont logés dans des compartiments isolés connus sous le nom de *box ;* d'autres fois ils sont simplement côte à côte sans barre de séparation dans leurs intervalles. Quoi qu'il en soit, le sol sur lequel ils reposent est toujours assez fortement incliné vers le passage destiné à l'acheteur. Cette disposition avantage leur taille et fait ressortir l'élévation de leur garrot, la beauté de leur avant-main, la brièveté, la puissance de leurs reins. Au point de vue de l'éclairage, les écuries sont loin d'être identiques. Le jour pénètre par une ou deux faces; il en est d'autres, à dessein tellement sombres, qu'il est impossible d'y faire le moindre examen.

A Paris, certains établissements privés sont remarquables par le luxe qui s'y trouve déployé. Le sol, les murs, les portes, les stalles, les râteliers, les mangeoires, les longes, les licols, les couvertures, les surfaix, tout y est non seulement confortable et de premier choix, mais encore propre, élégant, coquet et riche. Des litières irréprochables, bien alignées avec de larges tresses de paille, des passages bien sablés, des bancs à dossier, des sièges mobiles, de l'air, de la lumière, en font presque des lieux de rendez-vous pour les amateurs et les désœuvrés, qui viennent y fumer.

3° **DÉPOTS D'ÉTALONS.** — Les établissements qui portent ce nom appartiennent à l'État, qui y entretient des chevaux entiers comme reproducteurs. Ils sont au nombre de vingt-deux. En voici l'énumération par ordre alphabétique :

1° *Angers* (Maine-et-Loire).	12° *Pau* (Basses-Pyrénées).
2° *Annecy* (Haute-Savoie).	13° *Perpignan* (Pyrénées-Orientales).
3° *Aurillac* (Cantal).	14° *Le Pin* (Orne).
4° *Besançon* (Doubs).	15° *Pompadour* (Corrèze).
5° *Blois* (Loir-et-Cher).	16° *La Roche-sur-Yon* (Vendée).
6° *Cluny* (Saône-et-Loire).	17° *Rodez* (Aveyron).
7° *Compiègne* (Oise).	18° *Rosières-aux-Salines* (Meurthe).
8° *Hennebont* (Morbihan).	19° *Saintes* (Charente-Inférieure).
9° *Lamballe* (Côtes-du-Nord).	20° *Saint-Lô* (Manche).
10° *Libourne* (Gironde).	21° *Tarbes* (Hautes-Pyrénées).
11° *Montier-en-Der* (Haute-Marne).	22° *Villeneuve-sur-Lot* (Lot-et-Gar.).

Il faut y ajouter une station permanente pour la Corse.

En général, on ne vend dans ces dépôts que des étalons réformés, mais qu'on châtre avant la livraison. Leur vente a lieu des époques variables, indéterminées, après avoir été annoncée par des affiches, et toujours aux enchères publiques, sans garantie des vices rédhibitoires, par l'entremise de l'administration des Domaines.

Un seul dépôt, celui de Pompadour, qui possède une *jumenterie*, vend tous les ans ses produits. Mais ses opérations sont si peu considérables que nous n'en parlons que pour mémoire.

4° **DÉPOTS DE REMONTE.** — Le service des remontes est une dépendance du ministère de la guerre. Il achète des chevaux destinés à remplacer ceux qui ont été mis en réforme, ou qui ont été perdus pour cause d'accidents ou de maladies dans les régiments de cavalerie.

En France, ce service comprend quatre grandes *circonscriptions*, elles-mêmes subdivisées en *dépôts* dont la totalité est de quinze. Parmi ceux-ci, il en est plusieurs qui sont pourvus d'établissements dits *annexes*, destinés à recevoir des jeunes chevaux achetés à trois ans et demi. Ces animaux séjournent environ pendant un an dans les *annexes*, puis ils sont versés dans les régiments.

Depuis le 1er janvier 1889, les départements français sont répartis entre les quinze dépôts de la manière suivante (Décision ministérielle du 4 décembre 1888) :

CIRCONSCRIPTIONS.	DÉPOTS DE REMONTE.	DÉPARTEMENTS EXPLORES.
	Caen.	Calvados.
	Saint-Lô.	Manche.
	Alençon. *Annexes :* Beauval. Montoire.	Orne. Eure-et-Loir. Loir-et-Cher. Mayenne. Sarthe.
1re CIRCONSCRIPTION (Caen).	**Le Bec-Hellouin.** *Annexes :* Eu. Orgeville.	Eure. Oise (moins l'arrondissement de Senlis). Seine-Inférieure. Somme.
	Paris.	Seine. Loiret. Oise (arrond^t. de Senlis) Seine-et-Marne. Seine-et-Oise. Yonne.
2e CIRCONSCRIPTION (Fontenay-le-Comte).	**Fontenay-le-Comte.** *Annexe :* Angers.	Vendée. Indre-et-Loire. Loire-Inférieure. Maine-et-Loire. Deux-Sèvres. Vienne.

CIRCONSCRIPTIONS.	DÉPOTS DE REMONTE.	DÉPARTEMENTS EXPLORÉS.
2e CIRCONSCRIPTION (suite).	**Saint-Jean-d'Angély.** *Annexe : le Gibaud.*	Charente-Inférieure. Charente. Dordogne.
	Guingamp. *Annexe : Loguivy-Plougras.*	Côtes-du-Nord. Finistère. Ille-et-Vilaine. Morbihan.
3e CIRCONSCRIPTION (Tarbes).	**Tarbes.** *Annexes : Bazet. Le Garros. Sarriac.*	Hautes-Pyrénées. Ariège. Haute-Garonne (arrondissement de Saint-Gaudens). Gers. Landes. Basses-Pyrénées.
	Agen. *Annexe : Mérignac.*	Lot-et-Garonne. Aude. Haute-Garonne (moins l'arrondissement de Saint-Gaudens). Gironde. Hérault. Pyrénées-Orientales. Tarn. Tarn-et-Garonne.
	Guéret. *Annexes : Bellac. Bonnavois. Saint-Junien.*	Creuse. Cher. Indre. Haute-Vienne.
	Aurillac.	Cantal. Ardèche. Aveyron. Corrèze. Gard. Loire. Haute-Loire. Lot. Lozère. Puy-de-Dôme.
4e CIRCONSCRIPTION (Mâcon).	**Mâcon.** *Annexe : Arles.*	Ain. Allier. Basses-Alpes. Hautes-Alpes. Alpes-Maritimes. Bouches-du-Rhône. Côte-d'Or. Doubs. Drôme. Isère. Jura. Nièvre.

CIRCONSCRIPTIONS.	DÉPÔTS DE REMONTE.	DÉPARTEMENTS EXPLORÉS.
4ᵉ Circonscription (suite).	**Mâcon** *suite*.	Rhône. Saône-et-Loire. Savoie. Haute-Savoie. Var. Vaucluse.
	Villers. *Annexe : Faverney.*	Ardennes. Aube. Belfort (territoire de). Marne. Haute-Marne. Meuse. Meurthe-et-Moselle. Haute-Saône. Vosges.
	La Capelle.	Aisne. Nord. Pas-de-Calais.

L'**Algérie** comprend trois dépôts de remonte qui servent en même temps de dépôts d'étalons ; il y en a un par département, savoir : *Blidah, Mostaganem, Constantine*. Elle est en outre pourvue d'une *jumenterie* à Tiaret.

Dans chaque régiment de cavalerie, il existe aussi une *commission éventuelle de remonte*, qui peut acheter les chevaux que les officiers choisissent eux-mêmes dans le commerce pour leur service. Mais ses prix ne dépassent pas les limites maxima budgétaires autorisées, et si par convenance personnelle l'officier a acheté plus cher, il paye la différence de ses deniers.

La *gendarmerie* fait ses acquisitions dans le commerce, par l'intermédiaire d'une *commission de remonte* ne fonctionnant qu'au chef-lieu de la légion et composée de quatre membres (un colonel, président, un chef d'escadron, un capitaine et un vétérinaire) ayant tous voix délibérative (Décision ministérielle du 23 avril 1883).

Mais ces commissions ne se réunissent que bien exceptionnellement. En vertu d'un décret datant de 1834 et non rapporté par la décision ministérielle précitée, ce sont les *conseils d'administration* des compagnies qui achètent. Dans ce cas, le vétérinaire n'est plus que *consulté ;* cependant son avis est toujours écouté, le conseil ayant tout intérêt à en tenir compte.

La *garde républicaine* remonte également sa troupe dans le commerce. Quant à ses officiers, ils choisissent dans les régiments de cavalerie parmi les animaux constituant la catégorie des chevaux destinés aux officiers sans troupe.

En principe, on laisse au gendarme la faculté de refuser le cheval qu'on lui présente, parce que c'est lui qui le paye au moyen d'une première mise que l'État lui avance et qu'il rembourse ensuite par annuités. Cependant, quand on reconnaît de sa part une certaine mauvaise volonté à accepter les sujets offerts par la Commission, celle-ci remédie à ce parti pris en le remontant d'office.

Il y a dans chaque dépôt de remonte une *commission d'achat* composée du chef d'escadron commandant le dépôt, président, et de deux officiers acheteurs, capitaines ou lieutenants. Le vétérinaire accompagne rarement la commission dans ses tournées. En pareil cas, il opère comme membre de cette commission et non comme vétérinaire ; aussi a-t-il alors voix délibérative. D'ordinaire, il reste au dépôt et n'assiste aux achats que les jours où ceux-ci ont lieu à la résidence de cet établissement.

Les achats se font d'une manière très correcte par les remontes et des prescriptions minutieuses en règlent les détails. Chaque propriétaire est libre de présenter lui-même son cheval, ou de le confier à un cavalier mis à sa disposition. On achète à tous les éleveurs ou marchands domiciliés dans la circonscription du dépôt afin de ne pas établir de concurrence entre les circonscriptions voisines. Quant aux opérations, elles se font le plus souvent à des jours désignés à l'avance, mais il est des résidences où l'on achète en permanence, à Caen et à Saint-Lô par exemple. Lorsque la commission se déplace, elle se transporte dans les diverses localités qui se livrent le plus à la production chevaline, et fait connaître son itinéraire au public par voie d'affiches ou de circulaires dans les cafés, auberges, bureaux de tabac, bureaux de poste, ateliers de maréchalerie, etc.

Voici, du reste, un document officiel de ce genre. Nous le reproduisons à titre de renseignement complémentaire :

MINISTÈRE DE LA GUERRE.

—

REMONTE GÉNÉRALE.

—

1re *Circonscription.*

—

DÉPÔT DE PARIS.

Pour exécution des ordres de M. le Ministre de la guerre, le Comité dudit dépôt se réunira, pendant le mois de septembre 1882 :

Le 19, à Sens (Yonne), à 10 heures du matin ;
Le 20, à Courtenay (Loiret), à 9 heures du matin ;
Le 21, à Saint-Fargeau (Yonne), à 8 heures du matin ;
Le 24, à Neuilly-sur-Seine, à 8 heures 1/2 (route de la Révolte) ;
A Paris, boulevard Jourdan (Montrouge), les 4, 11, 18 et 25, à 8 heures du matin.

Pour procéder aux achats de chevaux ci-après :

Chevaux de carrière, chevaux de tête de toutes armes, chevaux de réserve, chevaux de ligne, chevaux de cavalerie légère, chevaux d'artillerie-trait, de quatre à huit ans et de toutes robes.

Les chevaux présentés à la remonte la queue coupée trop courte seront ajournés.

MM. les marchands et éleveurs-marchands sont invités à informer, par lettre, le commandant du dépôt de l'importance des présentations qu'ils se proposent de faire, afin que cet officier supérieur puisse fixer et leur indiquer les jours de réception au dépôt.

Les chevaux peuvent être présentés *sans toilette*, c'est-à-dire la queue longue et les poils des jambes non coupés.

Il est recommandé de ne pas chercher à les surexciter par le bruit du chapeau ou d'autres moyens analogues.

Il n'est acheté, pour la remonte de l'armée, que des chevaux hongres, entièrement guéris de la castration, et des juments, à l'exception de celles reconnues pleines.

Lorsque le vendeur justifie que son cheval a été castré avant l'âge de deux ans, le Comité lui tient compte de cette utile mesure dans la fixation du prix d'achat.

Il est tenu compte d'un accroissement de prix au vendeur qui présente, monté en selle, un cheval de cinq ans faits, réunissant toutes les conditions d'un bon service dans l'armée.

Le Comité tient compte également du degré de race des chevaux qui sont présentés avec la carte régulière d'origine.

Les chevaux seront pourvus, par les soins du vendeur lui-même, d'une ferrure et d'un licol en bon état.

Le vendeur aura à payer 2 francs par cheval acheté pour le renouvellement de la ferrure.

A Paris, le 15 août 1882.

Approuvé :   *Le chef d'escadron,*
Le colonel,   *commandant le dépôt,*
commandant la 1re *division de remonte,*
LÉAUX.   GUTTIN.

5° TATTERSALL. — Le mot *tattersall* vient du nom de l'Anglais qui créa le premier établissement de ce genre à Londres. Il s'applique, chez nous, à un local analogue, fondé à Paris par décret du 10 janvier 1855 et ouvert la même année. Situé près de la place de l'Étoile, rue Beaujon, il occupe un emplacement de 4000 mètres de superficie environ. On y fait surtout des ventes aux enchères, le jeudi de chaque semaine régulièrement; des ventes supplémentaires s'y effectuent tous les samedis pour les chevaux de luxe ou les produits de pur sang; enfin des ventes à l'amiable y ont lieu les autres jours pour chevaux, voitures, harnais et équipages de chasse. Un manège spacieux est affecté aux essais et aux enchères.

Celles-ci s'opèrent par l'entremise d'un commissaire-priseur délégué par la chambre syndicale des commissaires-priseurs. Quant au cheval, il est annoncé à la tribune d'après sa robe, son âge, sa taille, ses aptitudes, avec ou sans garantie des vices rédhibitoires. Mais les aptitudes et la taille ne sont indiquées qu'à titre de simples renseignements. Il en est de même de l'âge; celui-ci n'est garanti que pour les produits de pur sang. Dans tous les cas litigieux, enfin, aucune action n'est recevable que si le cheval est ramené en fourrière à l'établissement. (Cour de cassation, arr. du 20 mars 1869.)

Le tattersall français est donc, comme on le voit, un intermédiaire entre le vendeur et l'acheteur. Les conditions d'après lesquelles il opère sont inscrites en détail dans un *règlement* remis à toute personne qui en fait la demande. Chaque animal présenté est soumis avant son entrée à la visite sanitaire du vétérinaire de l'établissement. Aucun sujet atteint ou suspect de morve et de farcin n'y est admis, soit pour la vente, soit pour la pension. En outre, pour plus de sécurité, une écurie spéciale est réservée aux chevaux qui auraient contracté des maladies contagieuses depuis leur entrée.

6° ÉTABLISSEMENT CHÉRI. — Situé à Paris, rue de Ponthieu, 49, cet établissement fait aussi le commerce des chevaux et a le même mode d'exploitation que le tattersall, mais il est de dimensions beaucoup moindres et l'on n'y effectue pas de ventes à l'amiable. Les ventes aux enchères y ont lieu le *mercredi* de chaque semaine par l'entremise d'un commissaire-priseur. Chez Chéri, les garanties sont exactement les mêmes qu'au tattersall. D'ailleurs, les conditions en sont fixées par un règlement également remis aux personnes qui le désirent.

CHAPITRE II

CHOIX DU CHEVAL

Avant de procéder au choix du cheval, le lecteur doit connaître ce qui a trait au vendeur et ce qui concerne l'acheteur, pour bien comprendre les difficultés qui se rapportent à l'acquisition que ce dernier va avoir à faire. Il ne suffit pas de se présenter chez le marchand et de lui demander l'exhibition de sa marchandise ; il faut, pour acheter en connaisseur habile, être parfaitement au courant des habitudes et des procédés d'un adversaire qui a tout intérêt à dissimuler, à ruser, et il importe en outre de savoir avec quelles précautions préalables on peut se hasarder chez lui. Ce sont ces notions qui vont faire l'objet des deux paragraphes suivants.

§ I. — DU VENDEUR.

Le vendeur, ainsi qu'on le sait, est *éleveur* ou *marchand ;* plus rarement c'est un *simple particulier*. Mais nous ne nous étendrons pas sur ces distinctions, car tous ceux qui font le commerce du cheval, quelle que soit leur qualité, cherchent à présenter celui-ci dans les meilleures conditions possibles afin d'en tirer le parti le plus avantageux. La finesse, la dissimulation, la ruse, semblent ici être dans la nature des choses. Au degré près, tout le monde agit de même. Les plus scrupuleux n'avouent que quelques défauts, s'en rapportant, pour les autres, à la sagacité de l'acheteur. Quant aux moins honnêtes, ils cachent tout, sauf les qualités, qu'ils exagèrent et qu'ils inventent même pour les besoins de la cause. On ne saurait récriminer contre ces tendances, à moins d'avoir une certaine dose de temps à perdre. Le plus pratique est de ne pas se laisser tromper, en s'attachant à bien connaître les procédés mis en usage par les vendeurs. Ces procédés dépendent de l'emploi d'une alimentation particulière, de certains soins et de certaines conditions hygiéniques, du dressage, de l'emploi d'une toilette spéciale, du tondage et d'une ferrure appropriée.

a. Par l'ALIMENTATION, le marchand arrive assez facilement à augmenter ou à diminuer le volume du ventre et à rendre le développement de cette région proportionné à celui des autres parties du corps. C'est ainsi qu'en donnant une nourriture aqueuse, des farineux, des fourrages, il modifie les chevaux dits *étroits de boyaux*; qu'en substituant à la ration de foin une plus grande quantité d'avoine, il fait disparaître au contraire le *ventre de vache*, en même temps qu'il rend les poils moins grossiers et plus luisants.

b. En ménageant l'arrivée de la LUMIÈRE dans l'écurie et en élevant légèrement la TEMPÉRATURE de celle-ci, la robe prend des nuances plus vives, plus chaudes et des reflets plus brillants.

c. En recouvrant le corps de COUVERTURES, en appliquant un *camail* sur la tête, l'encolure, les épaules et le poitrail, on entretient le poil plus propre, plus fin, plus souple et plus lisse.

Mais c'est surtout à l'aide de PANSAGES bien faits, fréquemment répétés, que la robe s'embellit. Sous l'action de l'étrille, du bouchon de paille, de la brosse en chiendent ou en crins, du peigne, de l'époussette et de l'éponge, la peau se débarrasse de tous les produits d'excrétion qui l'encrassent, les poils et les crins se nettoient de tous les corps étrangers qui y adhèrent.

d. Le DRESSAGE constitue encore un important moyen de préparation à la vente. Par la douceur, les caresses, les friandises, le marchand apprend peu à peu au cheval à se laisser approcher, revêtir de ses harnais, toucher les membres, lever les pieds; c'est de cette manière aussi qu'il adoucit son caractère, qu'il l'habitue à sa voix, à sa personne. Rien ne le rebute : la patience, les bons traitements, l'intimidation, les corrections, les coups brutaux, les narcotiques, il tire parti de tout pour le dompter, s'il est fougueux, irascible, méchant, et le maîtriser par sa seule présence.

Quand ce dressage est terminé, l'animal le plus indocile se montre d'ordinaire calme, obéissant, facile à atteler, à seller, à brider, à monter; il ne s'effraye plus du bruit, des personnes et des choses, telle est la crainte que lui inspire la vue de son maître. Mais qu'il vienne à passer en d'autres mains, tout change souvent d'aspect : les défauts reparaissent, et ils sont d'autant mieux attribués à l'inhabileté de l'acheteur que celui-ci, même de son propre aveu, ne les avait pas soupçonnés au moment de la vente.

Fort heureusement ces sortes de fraudes ne sont pas le fait des marchands soucieux de leur réputation. Les qualités qu'ils ont ainsi communiquées à leurs chevaux sont durables, et beaucoup reprennent sans difficulté les sujets qui ne conviennent pas à leurs clients. En pareil cas, pourtant, on n'oubliera pas que si le vendeur consent à rentrer en possession de sa marchandise, c'est à la condition bien stipulée que l'acquéreur n'ira pas chez le voisin en chercher une plus à sa convenance. L'échange qui lui est offert lui retire donc toujours une grande partie de l'indépendance qu'il avait avant son erreur première, et c'est alors surtout qu'il devra redoubler de prudence pour que la nouvelle opération ne soit pas désastreuse, car il est à la merci de son adversaire.

C'est par le dressage que l'on donne à l'encolure des chevaux de luxe la forme *rouée* ou *de cygne* qui est si prisée pour ce service. On emploie, à cet effet, une espèce d'instrument de torture qu'on appelle le *cavalier de bois* ou le *cavalier espagnol*. Que l'on se figure deux barres de bois croisées en X, par conséquent divergentes en haut et en bas du point de leur assemblage, et maintenues en place sur le dos au moyen d'une sangle ordinaire : tel est l'appareil. Il est disposé de façon que, l'animal bridé, les rênes puissent venir se fixer à une boucle permettant de les raccourcir à volonté. Rien n'est plus facile alors que de contraindre l'encolure à se fléchir au degré voulu. Les premières épreuves durent de cinq à dix minutes ; elles semblent douloureuses par la fatigue manifeste qu'elles occasionnent. Puis les séances deviennent de plus en plus prolongées. En même temps elles sont mieux supportées, et, l'habitude aidant, toute gêne disparaît ; le travail au pas et au trot s'effectue même comme auparavant : le pli est pris ; l'encolure et la tête seront désormais portées comme on le désirait.

Pour le cheval de luxe, le dressage ne s'arrête pas là. Il se complète toujours par des promenades journalières, au tilbury si l'animal doit être attelé seul, au breack et à la gauche d'un sujet sage, déjà dressé (le moniteur ou le maître d'école), s'il est destiné à l'attelage à deux. Dans ces promenades, on l'habitue à marcher, à trotter, à tourner, à remiser (reculer), à partir, à s'arrêter, de telle sorte qu'il puisse se livrer aisément à ce genre de travail entre les mains du marchand et sous les yeux de l'acheteur au moment de la vente.

e. La **TOILETTE** est un artifice d'embellissement qui a pour but de donner de la finesse et de la distinction au cheval. On ne la pratique que sur les sujets de trait léger et de gros trait, ou encore sur ceux d'apparence distinguée qui ont besoin d'être dégrossis dans quelques-unes de leurs régions. Elle consiste à enlever ou à raccourcir, par des procédés variables, les crins disséminés sur la face, autour de la bouche, des naseaux, des paupières, le long des ganaches et dans l'auge ; à diminuer l'épaisseur et la longueur de ceux du toupet, de la crinière, de la queue, des tendons, des fanons, des paturons et des couronnes ; enfin à tailler les poils situés à la face interne des oreilles.

La toilette est dite *complète* lorsqu'elle porte sur toutes ces parties ;

elle est *incomplète* ou *partielle* quand l'une ou quelques-unes d'entre elles seulement en ont été l'objet. Dans ce cas, on désigne par des expressions spéciales l'opération qui a été pratiquée. Ainsi : *faire les crins*, c'est tailler les crins des extrémités sans toucher aux autres ; *arranger la crinière et la queue*, c'est diminuer l'épaisseur et la longueur de ceux qui garnissent ces régions; *faire le poil des oreilles*, c'est tailler les poils de la face interne des conques auditives, etc.

Pour enlever les sortes de crins disséminés sur la face aux endroits dont il vient d'être question, on les *coupe* avec des ciseaux, on les *arrache* ou on les *brûle*. L'arrachement s'effectue avec la main, comme s'il s'agissait de plumer un oiseau, procédé assez douloureux même plusieurs jours après son application. Le flambage, quand il est bien fait, est de beaucoup préférable. On l'opère avec une bougie, un bouchon de paille allumée, ou encore à l'aide de brûloirs à alcool *ad hoc*. Mais il faut prendre garde de brûler l'animal, de crainte d'accidents. A mesure que le flambage a lieu, on passe la brosse de chiendent à la surface de la peau pour enlever les parties carbonisées encore adhérentes aux poils.

La toilette des oreilles, assez difficile à bien exécuter, n'est employée que pour les chevaux communs, afin de communiquer plus de finesse et de légèreté à leur tête. On coupe d'abord aux ciseaux les poils qui bordent l'orifice extérieur du cartilage conchinien, puis on taille ceux de la face interne de ce cartilage sans laisser apparaître la trace des coups de ciseaux.

Nous avons vu qu'on tresse la crinière et le toupet pour leur donner une bonne direction, et qu'on diminue l'épaisseur des crins de la première au moyen du peigne ou d'une griffe spéciale qui en arrache un certain nombre.

Quant à l'arrangement de la queue, il a lieu de la même manière toutes les fois qu'il s'agit de la rendre moins fournie. Mais très souvent on en coupe les crins en travers. A cet effet, on saisit fortement ceux-ci d'une main, près de leur extrémité, et de l'autre on les coupe nettement avec les ciseaux ou le couteau, soit au niveau de la pointe des jarrets, soit plus haut, soit un peu plus bas.

Les chevaux de trait léger et ceux de l'armée sont les seuls auxquels on fasse les crins des extrémités; ceux de race fine et distinguée les ont si peu abondants qu'on n'est pas dans l'habitude d'y toucher: en ce qui concerne les sujets de gros trait, on les arrange d'une façon particulière dont nous parlerons plus loin.

Pour faire les crins, on se sert d'un peigne de corne, ou mieux de laiton, et d'une paire de ciseaux courbes. L'opérateur agit, pour les

couper, de la même façon que le perruquier à l'égard des cheveux. Il
introduit le peigne de bas en haut entre les crins, en commençant par
la couronne, et sectionne tout ce qui dépasse. La difficulté, et elle est
assez grande, consiste à tondre de la sorte la couronne, le paturon, le
boulet et le tendon, sans qu'on aperçoive la trace des coups de ciseaux. Il faut prendre garde aussi de ne pas blesser la peau avec les
dents du peigne, et il importe d'éviter de toucher aux poils du bourrelet, ainsi que de trop raccourcir ceux du pli du paturon, qui protègent ces régions contre l'action irritante de la poussière et de la
boue. Les marchands sont non seulement habiles à faire artistement
les crins et à les diminuer au degré convenable suivant la finesse des
sujets, mais ils excellent encore à dissimuler, en les taillant obliquement
au-dessous du genou, le défaut qui constitue ce qu'on appelle
le *tendon failli*. Un œil exercé s'apercevra facilement de la supercherie ;
elle ne peut d'ailleurs tromper que les inattentifs.

Chez certains chevaux de gros trait, les crins des extrémités sont
d'une abondance, d'une longueur, d'une épaisseur et d'une grossièreté telles, qu'on se trouve parfois dans la nécessité de les arranger
pour allégir un peu la partie inférieure de leurs membres. Dans ce
but, le marchand fait usage d'un couteau bien tranchant, triangulaire
et court. Le membre à dégrossir étant tenu levé, il introduit la lame
de l'instrument dans la masse des crins et en retranche une partie de
leur longueur. Cette opération se fait vivement et sa bonne exécution
dépend beaucoup de l'habitude qu'en a celui qui la pratique. Elle
s'effectue quelquefois sur le membre à l'appui.

f. Le **TONDAGE** est une pratique qui consiste à couper les poils de la
surface du corps. Elle a de réels avantages au point de vue de l'hygiène, car, en diminuant l'épaisseur de la robe, elle rend plus difficiles
ces transpirations abondantes qui surviennent pendant l'hiver, chez
les chevaux de service, sous l'influence du moindre travail, et qui
occasionnent souvent, par les refroidissements qui en résultent, des
répercussions graves sur l'appareil respiratoire ou digestif. Mais ce
n'est pas tant dans l'intention de préserver ses animaux des maladies
que le vendeur emploie le tondage. C'est bien plus, au contraire, pour
leur donner une apparence de légèreté, de finesse, de distinction et
d'élégance, lorsqu'ils sont d'un aspect peu avantageux, d'un tempérament mou, de formes empâtées et communes.

L'instrument dont on se sert partout aujourd'hui pour tondre le
cheval est connu sous le nom de *tondeuse*. « Il est, en général, formé
de deux plaques métalliques dentées, qui se meuvent l'une sur l'autre. L'inférieure, qui est en contact avec la peau, représente une

sorte de peigne dont les dents courtes s'insinuent entre les poils qu'elles redressent. La supérieure, mise en mouvement à l'aide d'une branche qui fait l'office d'un bras de levier, glisse sur la première, de telle sorte que ses dents tranchantes se déplacent, d'un côté à l'autre, relativement aux dents inférieures fixes, et coupent les poils redressés au ras de la peau. Dès que l'on a l'habitude de l'instrument, l'opération se fait facilement et sans difficulté [1]. »

g. La **FERRURE**, enfin, lorsqu'elle est récente, proprement faite, doit être considérée comme un moyen d'embellissement d'une certaine valeur. Elle pare le pied, rectifie son aplomb, diminue son volume, corrige plusieurs de ses défauts. Souvent aussi elle sert de prétexte à diverses manœuvres où la franchise du vendeur est loin de se manifester. Ne sait-on pas qu'il est possible, par la ferrure, sinon d'empêcher les chevaux de forger, du moins de faire disparaître le bruit qui en résulte ? Ne sait-on pas encore qu'on masque le défaut de se couper ; que, par divers enduits, par des applications de gutta-percha, on dissimule une bleime, une seime ; qu'avec la râpe, on restitue au sabot déformé par la fourbure chronique l'apparence qu'il avait auparavant, etc., etc.? Ce sont là des fraudes que l'acheteur doit connaître, car le marchand peu consciencieux n'oubliera pas d'en faire usage toutes les fois qu'il le jugera utile à ses intérêts.

h. Lorsque le cheval est définitivement prêt pour la **MISE EN VENTE**, il est exposé dans une écurie spéciale, ou bien il est conduit au marché. Dans ces conditions, le vendeur déploie un luxe variable pour attirer l'attention du visiteur. Tous ses animaux sont revêtus de couvertures semblables, plus ou moins riches, marquées à son chiffre et bordées de larges bandes de couleur. Chacun est pourvu d'un surfaix bariolé, ainsi que d'un licol dont le cuir, teinté de blanc, de jaune, de rouge, de vert ou de bleu, tranche fortement par sa nuance avec celle de la robe. Des rubans flottants, de couleurs encore très voyantes, sont parfois fixés à la têtière, au toupet, à la crinière et à la base de la queue. On remarque aussi des bandes de toile régulièrement enroulées autour des canons et des boulets, des genouillères, des bonnettes en toile ou en filet sur les oreilles. Enfin, il est très ordinaire, sur le marché ou en foire, d'attacher des bottillons de paille à la crinière et à la base de la queue, pour indiquer que les chevaux sont à vendre.

Toute cette mise en scène n'a pas constamment la réclame pour mobile. Ici encore elle sert de prétexte pour couvrir la mauvaise foi du marchand. La bonnette redresse les oreilles, les œillères cachent

---

1. Magne et Baillet, *Traité d'agriculture pratique et d'hygiène vétérinaire générale*, 4ᵉ édit., t. III, p. 587. Paris, 1883.

les yeux, les couvertures font ressortir la robe, masquent des défauts
de conformation, diminuent la longueur du corps; les genouillères
dissimulent les genoux, les bandes recouvrent des suros, des molettes, etc. A plusieurs reprises, nous avons vu au marché de Paris
des sujets difficiles ou méchants maîtrisés, rendus calmes, par l'application d'un petit tord-nez, maintenu, suivant la région où il se
trouvait, derrière l'une des branches du mors, ou fixé le long du
montant de la bride, du licol. La conduite à suivre pour se mettre à
l'abri de toute duperie est extrêmement simple : il faut s'efforcer d'examiner le cheval aussi nu que possible et de ne prêter aucune attention aux discours du vendeur.

§ II. — DE L'ACHETEUR.

L'acheteur doit avant tout savoir très exactement ce qu'il désire
acheter, c'est-à-dire être bien fixé sur le genre de service de son cheval,
ses allures, sa taille, son ampleur, son sexe, son âge, sa robe, et sur
le prix qu'il se propose de le payer. Il importe, en outre, qu'il soit
préparé à faire son acquisition, soit par une longue pratique, une
grande habitude, une vieille routine, soit par l'étude aidée de l'observation, car le moment est venu pour lui de mettre à profit les connaissances spéciales qu'il possède.

La prudence la plus élémentaire lui commande d'abord de ne se
procurer qu'un sujet *sain*, ou tout au moins n'offrant aucune affection
soit aiguë, soit chronique, capable de compromettre son existence ou
de nuire à son utilisation.

De plus, il s'efforcera de recueillir en sa présence les renseignements ci-après :

1° Le cheval répond-il au *service* qu'on exige de lui :

Par sa *conformation* (ensemble, taille, harmonie générale) ;

Sa *physionomie générale* (finesse, élégance, distinction, sang, robe) ;

Ses *actions* (allures, pousse, cornage)?

2° Y répond-il encore par son *dressage* et son *caractère ?*

3° Est-il éloigné ou rapproché de l'*âge du plein rapport ?*

4° Est-il atteint de *vices rédhibitoires ?*

5° Présente-t-il d'*autres affections*, et, si *oui*, quelle gravité peuvent-
elles avoir au point de vue de l'utilisation ?

6° Enfin, le *prix demandé* est-il en rapport avec sa valeur intrinsèque?

Si l'acheteur ne se sent pas en mesure de se prononcer lui-même, il ne doit sous aucun prétexte hésiter à demander l'assistance d'un connaisseur. Quelle que soit la dépense résultant de cette intervention, elle n'est pas à mettre en balance avec celle qui proviendrait d'un mauvais choix. A ce point de vue, ce sont surtout les vétérinaires qui peuvent offrir le plus de garanties. Par leurs études particulières, ils sont les mieux placés pour donner de bons conseils, pour bien juger des qualités, des défauts et des tares de l'animal présenté, de son état de santé ou de maladie.

Il ne faut pas se dissimuler que l'achat d'un cheval est difficile et délicat ; mais l'embarras augmente encore lorsqu'il s'agit de l'exécuter pour le compte d'un autre. Dans ce cas, il importe d'être très bien renseigné sur les goûts et les besoins de la personne pour laquelle on opère, ainsi que sur les limites de prix qu'elle impose. On veut une bête de selle, par exemple. Il est bon de savoir alors si celui qui consulte est un sportsman dans le sens propre du mot, ou si au contraire il ne possède en équitation que des notions élémentaires, parce que la monture qu'on choisira pour le dernier ne saurait avoir la finesse, l'ardeur, le sang, les actions allongées qu'on recherchera dans celle du premier. Celui-ci ne trouverait aucun plaisir à monter un cheval bien conformé, mais mou, paresseux, peu sensible à la jambe, lourd à la main, d'allures petites et calme à l'excès ; tandis que celui-là ne verra en tout cela que des qualités de nature à augmenter sa sécurité et à satisfaire son caprice. Nous en dirons autant pour les animaux d'attelage et de trait. On ne devra jamais perdre de vue un instant les conditions particulières de leur utilisation, de façon à s'adapter exactement aussi bien aux exigences du service qu'à celles du propriétaire lui-même.

§ III. — EXAMEN DU CHEVAL.

On n'a pas toujours le loisir d'examiner à son aise l'animal qu'on désire acheter. Cela dépend du lieu qu'on a choisi pour aller le chercher. En mettant de côté les dépôts de remonte et d'étalons, qui ne peuvent être considérés comme faisant à proprement parler le commerce des chevaux, les achats se font en règle générale au marché ou en foire, et le plus souvent au domicile des marchands. Un mot de la marche à suivre dans chacune de ces circonstances.

1° EXAMEN DU CHEVAL EN FOIRE OU SUR LE MARCHÉ. — Lorsqu'on a découvert le cheval qui paraît répondre aux conditions qu'on recherche, il faut le faire sortir du rang, l'éloigner de ses voisins, et mieux, si c'est possible, le conduire dans un endroit plus tranquille où l'on pourra l'observer facilement. Tout d'abord on verra si, par sa taille, son ampleur, son développement général, il réalise bien le modèle dont on a besoin. En même temps, il sera bon d'en déterminer l'âge et la race. Enfin, on en demandera le prix. Si ces premières constatations ne sont pas favorables, si d'autre part le sujet est trouvé trop cher, il n'est pas utile d'aller plus loin. On n'a jeté sur l'animal qu'un coup d'œil d'ensemble ; il plait ou il déplait : cela doit suffire.

Dans le cas où l'impression est satisfaisante, il est indispensable de procéder à un examen plus sérieux de la bouche, des yeux, des naseaux, de l'auge, et cela d'après les règles indiquées, afin de ne rien omettre d'important. Puis on fera *placer* le cheval ; on reviendra avec soin sur l'ensemble, les détails, les aplombs, les allures, etc., en s'inspirant des conseils que nous allons donner.

2° **EXAMEN DU CHEVAL CHEZ LE MARCHAND.** — Au domicile du marchand, l'acheteur est libre de prendre son temps et c'est là surtout qu'il trouvera ce qu'il désire, comme genre, nature, qualité et prix. Toutefois, ce sera à la condition de s'adresser à une maison sérieuse, dont la réputation est faite et l'honorabilité reconnue.

Il devra voir l'animal *à l'écurie, à la montre* et *en action.*

a. *Examen à l'écurie.* — En passant dans l'écurie, il y examinera avec attention les chevaux, et dès que son choix sera fixé sur l'un d'eux. il observera la façon dont il est attaché à l'auge, comment il se tient dans sa stalle, le port de sa tête, l'expression de son regard, les mouvements de ses oreilles ; il profitera de ce moment pour apprécier vivement la conformation de son arrière-main, de ses jarrets, de ses boulets, etc.

C'est alors qu'il donnera l'ordre de le détacher et de le sortir. Aussitôt le marchand, ou son garçon, intervient pour retirer la couverture, donner un coup de brosse sur le corps, un coup de peigne à la crinière et à la queue. Pendant ces préparatifs, le morceau de gingembre traditionnel est introduit dans l'anus, ainsi qu'on l'a vu. Puis le cheval est tourné dans sa stalle, la longe du licol lui est passée dans la bouche, ou bien on lui met une bride, un bridon, un billot, selon les cas. L'acheteur observera la façon dont l'animal s'est retourné, s'il a reculé avec facilité et quelle a été son attitude générale pendant qu'on le pansait. Avant de le sortir, on l'arrêtera sur le pas de la porte pour procéder à l'examen des yeux, des naseaux, des ganglions de l'auge, du pouls, de l'âge, de la bouche et de la nuque.

b. *Examen à la montre.* — On appelle *montre* un endroit horizontal spécial, situé devant un mur peint ou tapissé de verdure de manière à faire ressortir avantageusement le sujet, endroit occupant un emplacement d'ordinaire plus élevé que le terrain environnant, afin de donner plus d'apparence à la taille. C'est là que le cheval est conduit et que le garçon cherche à le *placer*. Pour y parvenir, il se met devant lui et l'oblige à avancer ou à reculer jusqu'à ce que ses pieds antérieurs et les postérieurs soient respectivement placés sur la même ligne transversale. Lorsque la position voulue est obtenue, la tête est maintenue fixe.

On recommandera au marchand d'éviter de camper l'animal afin de pouvoir apprécier ses aplombs ; puis on le verra sous le rapport de l'*ensemble* et sous celui des *détails*, en le considérant successivement de profil, des deux côtés, en avant, en arrière, de biais en avant et de biais en arrière. Ce coup d'œil est donné à distance (4 ou 5 pas), en faisant le tour du sujet, lentement, et en s'arrêtant un instant devant chacun des points de vue que nous venons d'énumérer.

Pour juger de l'ensemble, on envisagera l'harmonie générale des grandes lignes, la hauteur, la longueur, l'ampleur ; — le développement relatif du dessus et du dessous, c'est-à-dire du corps et des membres ; — les aplombs, l'expression de la tête, la finesse, la distinction, la race, le sang.

Pour juger des détails, il faudra commencer par les membres et finir par le tronc. Comparant le cheval à une locomotive, M. Sanson dit avec beaucoup d'à-propos que celui-là, comme celle-ci, se compose d'un générateur de force et d'un mécanisme qui est la machine proprement dite. On appréciera donc « d'abord les organes de locomotion ou de mouvement, les roues, les bielles, les tiges et les pistons, puis le générateur de vapeur, le foyer et la chaudière. Il est clair que, si parfait que puisse être ce générateur, si grande que soit la somme de vapeur ou de chaleur qu'il engendre, si les organes de la machine en consomment une trop forte part ou doivent se briser promptement sous les impulsions qu'ils en reçoivent, la locomotive ne peut pas être considérée comme capable d'un bon service. La chose essentielle est donc la solidité et la bonne disposition de ces organes moteurs, sans lesquelles le générateur ne peut pas être utilisé, car la puissance expansive de la vapeur ne vaut que par ses organes de travail externe.

« De même en est-il de la machine animale, dans laquelle ces mêmes organes sont représentés par les membres, tandis que le générateur de force l'est par le tronc. Celui-ci contient, en effet, tous les organes d'alimentation de la machine, les appareils digestif et respiratoire par lesquels s'introduisent les aliments solides, liquides et gazeux, indispensables au dégagement de la puissance vive et à la manifestation du mouvement[1]. »

Cette méthode a l'avantage d'obliger à commencer par le sabot, dont la bonne conformation et l'intégrité sont si capitales à rechercher. Pour n'avoir pas à y revenir, on s'assurera immédiatement, en faisant lever les quatre pieds, que l'animal n'oppose aucune résistance à cette manœuvre, et en frappant sur les fers, qu'il se laissera ferrer sans difficulté. Les parties des membres situées plus haut seront ensuite parcourues du regard, soit en examinant comparativement les régions analogues dans les deux colonnes antérieure et postérieure, soit en les analysant par rapport à celles qui les précèdent ou qui les suivent sur le trajet du même membre. Dans le premier cas, on divise mentalement le cheval en tranches horizontales (pieds, paturons, boulets, canons, genoux et jarrets, avant-bras et jambes, bras et cuisses, épaule et croupe), ainsi que le conseille le capitaine Rivet[2]; dans le second, au contraire, on procède suivant la verticale, de manière à sentir de préférence les harmonies des régions adjacentes (canon et avant-bras, bras et avant-bras, épaule et bras). A notre avis, l'œil doit embrasser l'animal de ces deux façons, car elles donnent l'une et l'autre de précieux renseignements.

Le corps sera exploré à peu près de la même façon (encolure, épaule, garrot, ligne de dessus, croupe, poitrine, ventre et flanc). A l'occasion des flancs, dont les mouvements sont d'une grande importance, on explorera les organes génitaux, on pincera les reins, puis on soulèvera la queue pour visiter l'anus.

Quant à la tête, on la réservera pour la fin, car on devra revoir en particulier et en pleine lumière les yeux, les naseaux, l'âge, la bouche et l'auge. C'est à ce moment que l'on comprimera le larynx dans le but de provoquer la toux. On s'assurera aussi de la présence des deux jugulaires.

L'examen dont il vient d'être question doit se faire, *autant que possible*, sans toucher le cheval. Il faut, en effet, que l'acheteur soit assez exercé pour saisir du premier coup les tares qui pourraient exister. Toutefois, si quelque doute surgissait dans son esprit, il devrait le lever en complétant ses renseignements à l'aide de la main. Craint-il une forme, un suros, un éparvin, etc., il a le devoir de s'éclairer par tous les moyens convenables. Une fois l'erreur commise, il est trop tard pour la réparer; qu'on ne l'oublie jamais au moment de la vente.

1. A. Sanson, *Traité de zootechnie*, t. III, p. 179, 2ᵉ édit. Paris, 1878.
2. A. Rivet, *Guide pratique de l'acheteur de chevaux*, p. 108.

c. Examen du cheval en action. — Essai. — Il importe ensuite d'exercer l'animal au pas, au trot et, dans certains cas, au galop, pour juger de la beauté de ses allures. Dans chacune de ces circonstances, excepté dans la dernière, on le verra *tenu à la main* et l'on veillera à ce qu'il ne lui soit fourni aucun point d'appui. C'est pour ce motif qu'on recommandera au garçon de lui laisser une assez grande liberté de tête, et comme ce garçon tient toujours un fouet dans sa main gauche, on priera le marchand de s'abstenir de toute excitation étrangère, telle que de claquer du fouet, de frapper dans son chapeau, de faire des appels de langue, de grands gestes, de pousser des cris, etc. Il est indispensable que l'épreuve du trot ait lieu sur le pavé ; on sait que c'est le meilleur moyen de dévoiler l'existence d'une boiterie. Enfin il faudra, dans ces exercices, observer le cheval de profil à gauche, à droite, par devant et par derrière, soit en le faisant passer successivement devant soi, soit en le faisant tourner en cercle, ou bien en se plaçant devant lui. On constatera alors comment il tourne et comment il recule.

Après ce premier examen, le sujet sera vu *à l'essai*, monté ou attelé, suivant le service pour lequel il est destiné. Les chevaux de trait léger, de même que ceux d'attelage, sont pourtant très souvent montés, afin de mieux apprécier l'étendue de leurs mouvements, leur légèreté et leur vitesse.

L'essai du cheval *monté* doit constamment avoir lieu avec la selle et la bride, lorsqu'il s'agit d'une bête de selle. Il est même très utile que l'acheteur monte lui-même, après le garçon, pour juger de la sensibilité de la bouche, des réactions, de la finesse, de la docilité, du dressage, etc. Il constatera, par la même occasion, de quelle manière l'animal se laisse brider, revêtir de la selle, sangler, et comment il se comporte lorsqu'il s'agit de mettre le pied à l'étrier. Ici encore, on le verra successivement de profil, à gauche et à droite, de face et de derrière.

L'essai du cheval *attelé* ne peut pas toujours se faire dans de bonnes conditions au moment de la vente, par exemple lorsqu'on opère sur une foire ou sur un marché, parce qu'on manque souvent du nécessaire. Quelquefois cependant on obvie à cet inconvénient en l'attelant à une charrette, et, au bout de quelques instants, en enrayant l'une des roues pour se rendre compte de l'énergie, de la vigueur, de la force de l'animal, de sa franchise à se jeter dans le collier. Au marché de Paris, nous avons vu qu'un endroit spécial, la rampe d'essai, est réservé à ces sortes d'épreuves, et que des trains de voiture assez lourds, faciles à enrayer, ainsi que des harnais, sont mis à la disposition du public. Malheureusement ces harnais ne sont ni assez nombreux ni assez variés pour qu'on puisse les adapter convenablement à tous les sujets. Beaucoup de ceux-ci, gênés par le collier, font entendre alors un bruit de cornage dont, en réalité, ils ne sont nullement affectés.

Quant aux chevaux d'attelage, ils ne sont pas traités de la même façon : les marchands les attellent et les exercent à des voitures diverses où l'acheteur peut monter et qu'il a même la faculté de conduire s'il le désire. Mais, avant d'y prendre place, il devra préalablement assister à pied aux épreuves, afin de constater comment le sujet se laisse harnacher, atteler, conduire, comment il trotte, tourne, s'arrête, recule, repart; il s'assurera également qu'il ne s'essouffle pas vite, qu'il est calme, docile et ne s'effraye ni des choses ni du bruit.

Outre la constatation des aptitudes et du fond, l'essai a encore pour but de renseigner sur l'état de la respiration. Que le cheval soit attelé ou monté, il faudra toujours, dès qu'il sera arrêté, c'est-à-dire après un temps d'exercice suffisant, écouter avec attention le bruit de sa respiration pour voir s'il n'est pas corneur, et examiner les mouvements de ses flancs pour être certain qu'il n'est pas poussif. Quoique la loi accorde un délai de neuf jours pour la constatation de ces vices rédhibitoires, on s'évitera bien des ennuis en y prenant garde lors de la mise en vente.

Nous résumons, dans le tableau ci-contre, la marche à suivre pour procéder à l'examen du cheval. En s'exerçant un certain nombre de fois à la pratique de ce tableau, le débutant ne tardera pas à effectuer rapidement les opérations un peu compliquées qui lui sont conseillées.

RÉSUMÉ

L'acheteur devra examiner le cheval :

A L'ÉCURIE :

1º **EN PLACE :** (mode d'attelage, attitude générale, oreilles pansage, gingembre, reculer, tourner, docilité).

2º **SUR LE PAS DE LA PORTE :** (yeux, naseaux, âge, bouche, auge, pouls, nuque).

A LA MONTRE :

Voir le cheval : de profil, à gauche, à droite; de biais, en avant et en arrière; par devant et par derrière. On examinera de suite comment il *se place* et quels sont ses *aplombs*. Puis on appréciera :

1º **L'ENSEMBLE :** (harmonie générale, hauteur, longueur, ampleur, dessus et dessous, physionomie, finesse, élégance, race, sang).

2º **LES DÉTAILS :** l'animal sera vu de tous les côtés, en suivant l'ordre ci-après :

a. **Membres**. — *Les parcourir de bas en haut et isolément :* (pied, boulet, canon, genou et avant-bras, jarret et jambe, etc.).

Les voir ensemble et horizontalement : (pied de devant et pied de derrière, genou et jarret, avant-bras et jambe, bras et cuisse).

b. **Corps**. — *Zone supérieure :* (encolure, garrot, dos, reins, croupe).

Zone inférieure : (poitrail, épaule, poitrine, ventre, flancs).

Nota. — Explorer l'aine, les organes génitaux; pincer les reins, soulever la queue (anus et vulve). — Docilité).

c. **Tête**. — (Expression, proportions; revenir sur l'œil, le naseau, la bouche, l'âge, l'auge; provoquer la toux; explorer les jugulaires.)

EN ACTION :

Voir le cheval sous toutes ses faces et apprécier ses allures, sa vitesse, sa légèreté, son élégance, son fond. — Faire arrêter, reculer, tourner, etc. — Respiration et flanc (cornage et pousse). — Dressage, docilité, etc.

L'essai aura lieu :

1º **EN MAIN :** (*pas* et *trot:* terre ferme et pavé; boiteries; flanc).

2º **MONTÉ :** (selle, bride, sanglage, caractère, docilité, dressage, allures, *trot* et *galop*. — Respiration, flanc).

3º **ATTELÉ :** (harnacher, atteler, brider; docilité, conduite, dressage, force, vitesse, *pas* et *trot*, etc.)

NOTATION. — S'il ne s'agit que de l'acquisition d'un seul cheval, il n'est généralement pas utile de résumer ses appréciations par des

notes concrètes, exprimant par leur ensemble les aptitudes constatées.
Mais il en est tout autrement lorsqu'on se propose d'acheter ou de comparer un nombre assez considérable de sujets. En pareil cas, les notes
sont indispensables, autant pour établir et faciliter le classement que
pour permettre à celui qui a jugé les animaux de fournir sur leur compte
des renseignements précis. A ce point de vue, chacun est à même de
faire une *notation*, c'est-à-dire de grouper à sa guise les divers éléments
qu'il a recueillis, et de leur donner l'importance relative qu'il croit la
plus juste. Voici celle dont nous nous servons dans les jurys de concours, lorsqu'il s'agit de chevaux déjà groupés par catégories, suivant
la taille, l'ampleur et l'âge notamment.

Exemple de notation.

		COEFFICIENTS	NOTES
CONFORMATION :	*Ensemble*	1	4
	Détails (membres, corps, tête)	1	4
APLOMBS		1	5
ALLURES		1	5
SANG et FOND		1	4
ESSAI, caractère, docilité, dressage		1	1
	Nombre de notes	6	23
APTITUDES résultant de la *note moyenne* (total des points divisé par 6)			3.83

NOTA. — L'échelle des points que nous employons pour noter chaque sujet va de 0 à 5; mais on
peut la modifier à volonté. Nous refusons tout cheval qui n'a pas la note moyenne 3. Si l'on a beaucoup de chevaux à juger, il est bon de consigner ses renseignements sur un carnet ayant, par exemple,
la disposition suivante :

Modèle de Carnet d'achat.

NOMS ou Nos matricules.	CONFORMATION		APLOMBS	ALLURES	SANG et FOND	ESSAI Carac-tère, docilité, dressage.	TOTAL	MOYENNE	OBSER-VATIONS
	Ensemble.	Détails.							
Bijou....	3	4	4	2	3	4	20	3,33	Ambleur.
Coco.....	4	4	5	4	4	5	26	4,33	Reins mous.
Pompier.	3	2	1	2	3	1	12	2 »	Vieux et usé.

Pour simplifier et rendre plus rapide l'estimation d'un cheval quelconque, le professeur Tabourin[1], en 1877, a préconisé *pour les débutants* un procédé de notation dont le caractère essentiel était d'évaluer en chiffres les beautés de *quelques régions* seulement, considérées comme *d'une importance prédominante*, pour tirer du total des points obtenus une appréciation d'ensemble sur le sujet.

De son côté, M. le professeur Baron[2] a tenté de réhabiliter dernièrement la même idée, sous le nom de *méthode des points*, mais avec un choix beaucoup plus judicieux des parties sur lesquelles il estime que doit porter l'examen. A ce propos, notre collègue s'est efforcé de confectionner pour chaque type d'utilisation un *tableau* spécial où se trouvent énumérées et cotées à leur importance relative les aptitudes à noter.

Il va de soi que tout homme de cheval expérimenté peut traduire de la sorte sa façon personnelle de comprendre les choses. Mais comme, en pareil cas, les opinions sont toujours divergentes, nous n'entrerons pas dans le détail des systèmes proposés qui, à notre avis, valent surtout par l'emploi judicieux qu'on sait en faire.

Au moins jusqu'à présent, les méthodes de notation, appliquées par les débutants à un individu isolé, ne semblent pas avoir donné les résultats espérés.

C'est que, d'abord, elles ne sont guère de mise dans la pratique courante, l'action de prendre des notes sur un cheval à la montre étant considérée, avec quelque raison d'ailleurs, comme un signe d'inexpérience.

Ensuite, elles n'échappent pas encore, que nous sachions, soit à l'un, soit à l'autre de ces deux reproches :

Ou bien elles tendent à réduire l'appréciation à l'examen d'un trop petit nombre de régions; — ou, au contraire, elles la font porter sur des groupes de parties ou des caractères trop complexes.

Dans le premier cas, visant à une simplification excessive, elles deviennent manifestement insuffisantes, en ce sens qu'elles exposent à ne pas tenir compte d'un certain nombre de beautés ou de défectuosités néanmoins fort importantes, et conduisent, par cela même, à des conclusions erronées. — Dans le second, elles embrassent trop de points et perdent alors leur caractère simplificateur, laissant l'élève aussi embarrassé qu'auparavant.

<hr>

1. Tabourin, *La connaissance extérieure du cheval réduite à l'étude d'un petit nombre de caractères. — Méthode synthétique à l'aide de laquelle on peut juger de la valeur d'un cheval exposé en vente, pour la forme et pour le fond ;* in Recueil de médecine vétérinaire, 1877, p. 710 et 843.

2. R. Baron, *Appréciation de la vache laitière par la méthode des points,* in Recueil de médecine vétérinaire, 1888, p. 797. — *Extension et généralisation complète de la méthode des points,* in Recueil de médecine vétérinaire, 1889, p. 33, 105, 185, 262, 326 et 379.

Le difficile est donc de trouver un système à l'abri de ces exagérations.

Mais, quelque parfaite que soit une méthode de notation, elle ne saurait dispenser d'une analyse approfondie des choses. Pour la rendre fructueuse, il est nécessaire de la pratiquer souvent, par conséquent de voir beaucoup et de s'exercer avec patience aux diverses opérations qu'elle comporte. C'est là surtout ce qu'on ne devra pas oublier.

§ IV. — DES CHEVAUX APPAREILLÉS.

Quand les chevaux sont choisis de façon à former des groupes harmonieux et identiques, au moins sous le rapport de la forme, de la taille, de l'ampleur, de la finesse, de la robe et de l'âge, on dit qu'ils sont *appareillés ;* et comme, pour arriver à un résultat convenable, il faut que les éleveurs et les marchands recherchent et rassemblent des sujets dont la ressemblance est difficile à trouver, le prix d'un de ces groupes est toujours de beaucoup supérieur à la somme des valeurs individuelles isolées.

Le plus souvent, les chevaux sont appareillés, par couples ou paires, pour des attelages de luxe ; pour les services pénibles, on est beaucoup moins difficile qu'alors qu'il s'agit d'élégance et de mode ; d'ailleurs, même chez les gens élégants, l'exigence ne va pas toujours jusqu'à réclamer une ressemblance absolue entre les chevaux de la même paire, et le prix de celle-ci se trouve abaissé d'autant.

D'après ces données, on comprend que le commerce des appariements ne se fasse que dans des centres où le luxe en est la raison. C'est chez le marchand que se concluent les achats.

Le client qui se présente est d'abord invité à visiter à l'écurie les diverses couples que le marchand possède, et c'est à lui de choisir ce qui lui convient, quant à la taille, l'âge, la race, la robe, suivant l'attelage qu'il veut se procurer. — Ce choix étant fait, il s'agit d'examiner les chevaux, de déterminer leur valeur, tant comme individus qu'au point de vue de leur ensemble, et de savoir si le prix demandé est acceptable.

On les fait donc sortir de l'écurie ; tout d'abord on voit si l'appariement est réel, faute de quoi il serait inutile de pousser plus loin les investigations. De la taille, de la robe, des proportions générales, il est facile de juger en plaçant les chevaux côte à côte, puis en les opposant par la tête. — Ensuite on les visite séparément, comme s'il s'agissait d'individus isolés : on les examine en détail, au repos, au pas, au trot, à la main, et tout de suite on peut les juxtaposer par la pensée, ce qui permet de reconnaitre s'ils ont entre eux des différences assez grandes pour les faire repousser. Une différence d'âge, par exemple, quand elle va jusqu'à plusieurs années, doit arrêter l'acquéreur dans la conclusion du marché, parce que peu de temps après, tandis que l'un des chevaux sera encore vigoureux et propre au service, l'autre aura déjà trop perdu pour continuer à lui faire pendant. Quelques tares graves sont également des causes à la suspension d'un achat.

Enfin l'examen d'ensemble est recommencé avec le plus grand soin. La hauteur, la longueur, le port, l'ampleur, l'embonpoint, la direction des rayons, la finesse, la distinction, la robe, doivent avoir le degré de similitude qu'on recherche. On doit pouvoir indifféremment mettre à la voiture les deux sujets, l'un à la place de l'autre, sans tenir compte des observations du marchand, qui explique comme quoi ils ont été habitués à s'atteler toujours de la même manière, et qui présente constamment le meilleur à gauche ou en *porteur*, et le plus faible à droite, en *sous-verge*. Faisant ainsi, on reconnaitra mieux s'ils se distinguent par quelque grande disproportion de vigueur et d'allures, différence dont on ne se serait peut-être pas aperçu autrement. Les chevaux sont tenus par un aide placé entre eux, qui leur fait prendre tour à tour, suivant les ordres de l'acheteur, le pas et les fait reculer, tourner à droite et à gauche ; après quoi, si cette épreuve est satisfaisante, il ne reste plus que celle de l'attelage, la plus importante et la plus difficile. Il faut y prêter une très grande attention. Les marchands possèdent tous un train de voiture destiné à dresser et à présenter les appariements. L'acheteur fait passer l'attelage devant lui, passer et repasser dans tous les sens ; enfin il monte sur le siège et conduit lui-même, ou fait conduire par une personne de confiance.

Voici ce qu'on doit rechercher dans le choix des chevaux appareillés : 1° identité de race, de finesse, de distinction ; 2° égalité d'âge ; 3° égalité de taille, d'ampleur et de longueur ; 4° harmonie d'allures ; 5° même quantité de force et de sang ; 6° même robe. Ce dernier point, qui n'est qu'une affaire de mode et de goût, est quelquefois négligé aujourd'hui. Sans même parler des petites choses qui peuvent n'être pas absolument semblables sur les deux chevaux d'une paire, comme des balzanes ou quelque marque de la tête, on accepte souvent une différence radicale des robes, et l'on voit des attelages fort luxueux, par exemple, composés d'un gris pommelé et d'un bai. Évidemment ce n'est plus la perfection d'élégance que donne la ressemblance absoluc des deux sujets, mais, sous le rapport de la valeur, une telle couple sera fréquemment mieux composée, plus facile à trouver, et, par suite, coûtera beaucoup moins cher.

§ V. — DU CHEVAL A DEUX FINS.

Le cheval qu'on peut indifféremment atteler ou monter est dit *à deux fins*. Toutefois, faisons de suite remarquer que les avantages de cette double utilisation sont moins absolus que relatifs, plus illusoires que réels. Une bonne monture perd toujours à être attelée, de même que la bête d'attelage ne fait jamais qu'un médiocre service de selle. A cet égard, il en est des chevaux comme des chiens de chasse. Si l'on veut indistinctement employer ceux-ci à l'arrêt ou à courre, on les verra bientôt démériter, puis tendre à revenir à la spécialisation pour laquelle ils se sentent le plus d'aptitudes; les vrais chasseurs n'en veulent pas, et ils n'ont pas tort.

Cet ostracisme qui bannit d'une écurie de luxe le cheval à deux fins se justifie par cette raison péremptoire que le véritable cavalier répugne à monter un sujet qui n'a pas été dressé et équilibré en vue de l'équitation. Et de fait, comment cet animal pourra-t-il agir à propos et avec justesse, s'il n'est pas initié aux moyens de conduite qui seront mis en œuvre vis-à-vis de lui, s'il est incapable de comprendre les indications des *aides* (des jambes et des mains), et s'il ne peut se placer facilement en attitude ramenée et rassemblée, attitude indispensable à la plupart de ses évolutions? Le cheval de selle qui a satisfait au dressage comprend une langue spéciale, celle des *aides*, et ses conditions d'équilibre sont changées. Une partie de son poids est rejetée *sur les hanches*, comme le disent les écuyers, parce que, chez lui, le centre de gravité s'est déplacé en arrière et rapproché des colonnes postérieures. C'est par l'éducation, évidemment, que ce résultat a été obtenu; mais il ne faut pas oublier que les nouvelles aptitudes acquises par le sujet sont fugaces et impliquent une culture journalière si on tient à les conserver.

Au contraire, la bête d'attelage ou de trait léger est le produit d'un dressage tout différent, sinon tout opposé. Habituée à s'appuyer sur le collier, elle dispose bientôt sa tête et son encolure plus horizontalement, pour mettre du poids en avant, sur le harnais, ce qui la soulage d'autant. Ici, l'animal est équilibré *sur les épaules* et non plus sur les hanches comme dans le cas précédent. D'autre part, l'action des *aides* est différente : les mains ne fournissent plus les mêmes indications et les jambes font défaut. En cet état, la tête est toujours peu ramenée, ainsi que l'encolure; quant au rassembler, il n'existe pas. Il est donc naturel que le sujet soit moins souple, plus dur à la main, moins maniable, de moyens restreints et peu variés.

Alors, comment veut-on, si on persiste à le remettre dans les brancards, qu'il puisse acquérir d'une façon durable l'attitude et les qualités exigées pour le service de la selle? Toutes les tentatives, devenant pour lui confuses, ne réussiront qu'à le dérouter, tant et si bien qu'un jour viendra où il sera médiocre sous tous les rapports; non seulement il n'aura à peu près rien appris, mais il se sera sûrement amoindri du côté où il était le plus satisfaisant.

Nous comprenons et nous approuvons le sportsman qui se refuse, même à bon escient, à prêter sa monture favorite, et qui oblige son domestique à la promener en main et à pied, quand un empêchement quelconque s'oppose à la sortie habituelle de celle-ci. Car rien n'est plus facile que de s'apercevoir, sur le cheval bien dressé, d'une intervention étrangère, même momentanée; à plus forte raison s'apercevrat-on des fâcheux effets résultant de l'influence d'une destination opposée.

Pour les dilettantes de l'équitation, la bête à deux fins est donc un mythe, et on serait mal venu à leur en parler.

Mais il n'y a pas que des dilettantes qui se mettent en selle; chacun le sait. La majorité des cavaliers a des connaissances en équitation fort modestes, et beaucoup se contentent de l'à peu près en cette matière. Pourvu que le cheval qu'ils attellent aujourd'hui à leur tilbury consente le lendemain à se laisser monter, à marcher, à trotter, à galoper au besoin, à tourner à droite ou à gauche, cela leur suffit et ils n'en demandent pas davantage. Ce sont eux qui recherchent, achètent et utilisent le cheval à deux fins, d'ailleurs beaucoup plus usité autrefois.

La facture générale de ce cheval sera celle du *cheval de selle*, avec des variantes dans la taille, l'ampleur et la finesse suivant les cas. Un sujet de selle, quand il n'est pas vicieux, peut toujours s'atteler à un véhicule adapté à sa conformation; tandis qu'il n'est pas exact de dire qu'un cheval d'attelage ou de trait léger sera sûrement propre au service de la selle; tel défaut pourra nuire d'une façon capitale à cette dernière utilisation, alors qu'il n'aura aucune influence fâcheuse sur la première.

Toujours est-il que si l'on doit choisir un sujet rentrant dans le type des animaux de selle, il ne faut pas se montrer sur ce point d'une exigence absolue. En effet, on ne comprendrait pas que l'on poursuivit en lui la perfection du type, puisqu'on sait que, par destination, l'individu sur lequel on s'arrêtera ne sera lui-même jamais parfait. On se contentera d'un corps court, pas trop *doublé*, quoique assez ample, — d'une tête un peu grosse, — d'une encolure moins longue, — d'un garrot moins sorti, — d'une croupe un peu oblique ; — mais le dessus devra être correct, suivi, bien soutenu ; — une membrure forte et d'aplomb, encore qu'elle manquerait de finesse, sera nécessaire ; — on recherchera aussi une certaine distinction dans l'ensemble, — des actions franches et aisées, — plus de fond que de vitesse et plus de solidité que de brillant.

Il n'y a guère que les grands carrossiers et les chevaux de gros trait qu'on ne puisse pas monter : les premiers, parce qu'ils sont presque constamment trop longs et trop lourds ; les seconds, à cause de leur poids et de leur manque absolu de distinction. Mais tous les autres chevaux se laissent, après un court dressage, utiliser au service à deux fins.

CHAPITRE III

DE LA NATURE ET DES CONDITIONS DE LA VENTE[1]

A. — De la vente en général.

La vente est un acte que le Code civil définit et régit ; pour le cas particulier du commerce des chevaux, une loi spéciale de garantie intervient (celle du 2 août 1884), qui spécifie et donne aux articles du Code concernant la rédhibition une signification précise.

DÉFINITION. Art. 1582. — La vente est une convention par laquelle l'un s'oblige à livrer une chose, et l'autre à la payer. — Elle peut être faite par acte authentique ou sous seing privé.

Le plus souvent la vente des chevaux se fait verbalement ; le second paragraphe de cet article ne s'y applique donc pas. L'article suivant continue et complète la définition.

Art. 1583. — Elle est parfaite entre les parties, et la propriété est acquise de droit

---

1. Nous adressons nos vifs remercîments à notre honorable confrère, M. Garnier, pour le concours empressé qu'il a bien voulu nous prêter à l'occasion de la rédaction de ce chapitre et du suivant.

à l'acheteur à l'égard du vendeur, dès qu'on est convenu de la chose et du prix, quoique la chose n'ait pas encore été livrée ni le prix payé.

FORME DE LA VENTE. — Art. 1585. — La vente peut être faite purement et simplement, ou sous une condition soit suspensive, soit résolutoire. — Elle peut aussi avoir pour objet deux ou plusieurs choses alternatives. — Dans tous les cas, son effet est réglé par les principes généraux des conventions.

Reportons-nous donc aux articles 1181 et suivants, traitant des *conditions*.

Art. 1181. — L'obligation contractée sous une condition suspensive est celle qui dépend d'un événement futur et incertain, ou d'un événement actuellement arrivé, mais encore inconnu des parties. — Dans le premier cas, l'obligation ne peut être exécutée qu'après l'événement. — Dans le second cas, l'obligation a son effet du jour où elle a été contractée.

A voit chez B un cheval entier qui lui plaît beaucoup et l'achète à la condition que B le lui livrera châtré. Dans cette circonstance, la vente est faite sous une condition suspensive, et dès que l'événement futur et incertain dont il est question sera arrivé, B sera tenu de remettre à A le cheval au prix convenu.

Art. 1182. — Lorsque l'obligation a été contractée sous une condition suspensive, la chose qui fait la matière de la convention demeure aux risques du débiteur, qui ne s'est obligé de la livrer que dans le cas de l'événement de la condition. — Si la chose est entièrement périe sans la faute du débiteur, l'obligation est éteinte. — Si la chose est détériorée sans la faute du débiteur, le créancier a le droit ou de résoudre l'obligation ou d'exiger la chose dans l'état où elle se trouve, sans diminution de prix. — Si la chose s'est détériorée par la faute du débiteur, le créancier a le droit ou de résoudre l'obligation, ou d'exiger la chose dans l'état où elle se trouve avec des dommages et intérêts.

Ces deux articles, comme on voit, déterminent une forme de vente que caractérise la *condition suspensive*. Nous allons trouver dans les deux suivants l'explication de la *condition résolutoire* dont parle l'article 1184.

Art. 1183. — La condition résolutoire est celle qui, lorsqu'elle s'accomplit, opère la révocation de l'obligation, et qui remet les choses au même état que si l'obligation n'avait pas existé. — Cela ne suspend point l'exécution de l'obligation : elle oblige seulement le créancier à restituer ce qu'il a reçu, dans le cas où l'événement prévu par la convention arrive.

Soit, par exemple, une vente dans laquelle A achète à B un cheval de chasse, — à condition que celui-ci possède les qualités nécessaires au service qui l'attend : à condition qu'il saute et qu'il franchisse facilement les obstacles. L'animal mis à l'essai, A s'aperçoit qu'il ne saute pas; la condition, la qualité exigée n'étant pas reconnue chez le sujet, A se trouve autorisé à le rendre à B, qui est forcé de restituer le prix. La condition résolutoire était précisément cette qualité exigée, sans laquelle le marché n'existe plus.

Art. 1184. — La condition résolutoire est toujours sous-entendue dans les contrats synallagmatiques, pour le cas où l'une des parties ne satisfera pas à son engagement. — Dans ce cas le contrat n'est point résolu de plein droit. La partie envers laquelle l'engagement n'a point été exécuté, a le choix ou de forcer l'autre à l'exécution de la convention lorsqu'elle est possible, ou d'en demander la résolution avec dommages et intérêts. — La résolution doit être demandée en justice, et il peut être accordé au défendant un délai selon les circonstances.

Un contrat *synallagmatique* ou *bilatéral* est celui où chacune des parties est engagée envers l'autre. Ainsi la vente, selon l'article 1582, est un véritable contrat synallagmatique.

Revenons, à présent, aux formes de la vente. L'article 1586 nous parle de la *vente en bloc*. Il peut trouver son application dans la vente des chevaux appareillés, dont le prix d'une paire, par exemple, est différent de la somme des prix individuels pour les animaux isolés.

VENTE EN BLOC. — **Art. 1586.** — Si..... les marchandises ont été vendues en bloc, la vente est parfaite quoique les marchandises n'aient pas encore été pesées, comptées et mesurées.

PROMESSE DE VENTE. — **Art. 1589.** — La promesse de vente vaut vente, lorsqu'il y a consentement réciproque des deux parties sur la chose et sur le prix.

Si, par exemple, A promettait à B de lui vendre un cheval après un temps fixé, pendant lequel il en aura besoin encore, le prix étant fait, B a plein droit d'exiger le cheval pour ce prix au bout de ce temps, et peut contraindre A dans le cas où celui-ci refuserait de livrer.

ARRHES. — **Art. 1590.** — Si la promesse de vente a été faite avec des arrhes, chacun des contractants est maître de s'en départir. — Celui qui les a données en les perdant, — et celui qui les a reçues en restituant le double.

C'est-à-dire que si, dans le marché précédent, l'acheteur B avait donné 100 francs d'arrhes au vendeur A, il restait à chacun des contractants la faculté de rompre la vente, à B en perdant ses 100 francs, et au vendeur en rendant à B 200 francs.

PRIX ET FRAIS. — **Art. 1591.** — Le prix de la vente doit être déterminé et désigné par les parties.

Art. 1592. — Il peut cependant être laissé à l'arbitrage d'un tiers. Si le tiers ne veut ou ne peut faire l'estimation, il n'y a point de vente.

Ces deux articles sont bien clairs, et cependant il arrive des malentendus dans la détermination du prix, parce que les marchands, au lieu de compter en francs, désignent souvent leurs estimations et leurs prix en louis et en pistoles, voire en écus et doubles écus. Or, le louis pour les uns vaut 24 francs, pour les autres 20; les marchands de bœufs comptent par pistoles de 10 francs ; les marchands de porcs par écus de 3 francs. Il faut toujours savoir à quoi l'on s'engage, et le mieux serait de prendre pour unité le franc, sur la valeur duquel aucune contestation n'est possible.

Art. 1593. — Les frais d'actes et autres accessoires sont à la charge de l'acheteur.

La payement est effectué au comptant, ou à terme au domicile du vendeur, ou chez l'acheteur. Quand l'acheteur fait un billet à ordre, il doit s'assurer du domicile de son vendeur, afin de pouvoir retrouver celui-ci, le cas échéant, pour cause de vices rédhibitoires, par exemple. — Au marché de Paris, on a la faculté de consigner entre les mains de l'inspecteur la somme à payer, jusqu'à l'expiration des délais de garantie. Dans les dépôts de remonte, la vente est constatée par un certificat dont voici la forme :

CERTIFICAT D'ACHAT DE CHEVAUX ET MULETS. — « M. (grade et nom), président du comité du dépôt de..... certifie que M. (*nom, prénoms, profession*), à..... département de......, a vendu audit comité, moyennant la somme de (*en lettres*), et sous la réserve des cas rédhibitoires prévus par la loi du 2 août 1884 (*nombre d'animaux*) signalés comme il suit :

« Le prix de ces animaux sera payé au vendeur sur la production d'un extrait du procès-verbal de réception délivré par le comité d'achat, au moyen d'un mandat, à court délai, sur le payeur du département, ou son délégué le plus à proximité du domicile du vendeur.

« Fait double à, le..... 18...

(*Signature du président du comité.*)

QUI PEUT ACHETER OU VENDRE? — **Art. 1594.** — Tous ceux auxquels la loi ne l'interdit pas, peuvent acheter ou vendre.

Cet article est le corollaire de l'art. 1124, ainsi conçu :

Art. 1124. — Les incapables de contracter sont les mineurs ; — les interdits ; — les femmes mariées dans les cas exprimés par la loi ; — et généralement tous ceux à qui la loi interdit certains contrats.

Il faut se reporter, pour plus de détails, aux articles 215 et 217 du Code civil ; ils indiquent que la femme ne peut aliéner, hypothéquer ses biens, ni ester en justice, ni vendre, ni acheter sans l'autorisation de son mari. Les articles 1421, 1427, 1449, 1436 et 1576 déterminent les qualités que possèdent les époux, respectivement, dans la gérance et l'usage de leurs biens communs ou paraphernaux, suivant les conditions où ils se trouvent l'un vis-à-vis de l'autre.

C'est presque toujours le mari qui seul a le droit de négocier, et les actes écrits de la femme n'ont en général aucune valeur. Ainsi, un cheval vendu par le mari avec une garantie de la femme, signée d'elle, ne pourrait être rendu de par cette garantie — qui ne compte pas.

DES CHOSES QUI PEUVENT ÊTRE VENDUES. — **Art. 1598.** — Tout ce qui est dans le commerce peut être vendu, lorsque des lois particulières n'en ont pas prohibé l'aliénation.

La *loi relative à la police sanitaire des animaux* (21 juillet 1881) trouve ici son application, particulièrement son article 13, ainsi conçu :

Art. 13. — La vente ou mise en vente d'animaux atteints ou soupçonnés d'être atteints de maladies contagieuses est interdite.

Le propriétaire ne peut s'en dessaisir que dans des conditions déterminées par le règlement d'administration publique prévu à l'article 5.

Ce règlement fixera, pour chaque espèce d'animaux et de maladies, le temps pendant lequel l'interdiction de la vente s'appliquera aux animaux qui ont été exposés à la contagion.

Art. 1599. — La vente de la chose d'autrui est nulle : elle peut donner lieu à des dommages-intérêts lorsque l'acheteur a ignoré que la chose fût à autrui.

D'abord, cet article s'applique à l'échange comme à la vente. Ensuite il vaudrait mieux dire que cette vente est *annulable*, parce que des faits postérieurs la peuvent valider. Ainsi l'échange ou la vente de la chose d'autrui, quoique nul dans le principe, devient néanmoins valable et ne peut plus être attaqué par l'acquéreur, lorsque le vendeur est devenu propriétaire incontestable de la chose, et que toute crainte d'éviction a cessé (Cour de cassation, 24 juillet 1835).

Mais ce cas n'étant pas, s'il demeure constant que le vendeur a trafiqué d'un bien qui n'était pas sa propriété et ne la deviendra pas, l'acheteur, informé du fait après en avoir été ignorant, peut demander la nullité du marché en justice, et même réclamer des dommages-intérêts de la part de son vendeur.

Quant à la situation de l'acheteur vis-à-vis du véritable propriétaire ; quant à son recours contre le vendeur en cas de dépossession par ce véritable propriétaire, les deux articles suivants du Code civil les déterminent :

Art. 2279. — En fait de meubles, la possession vaut titre. Néanmoins celui qui a perdu ou auquel il a été volé une chose, peut la revendiquer pendant trois ans, à compter du jour de la perte ou du vol, contre celui dans les mains duquel il la trouve, sauf à celui-ci son recours contre celui duquel il la tient.

Art. 2280. — Si le possesseur actuel de la chose volée ou perdue l'a achetée dans un marché ou dans une foire, ou dans une vente publique, ou d'un marchand vendant des choses pareilles, le propriétaire originaire ne peut se la faire rendre qu'en remboursant le prix qu'elle lui a coûté.

Celui qui, de bonne foi, achète dans les conditions marquées à l'art. 2280, un cheval, ne peut être dépossédé par le vrai propriétaire ; mais s'il s'est adressé, pour cette affaire, à une personne qui ne fait pas d'ordinaire le métier de marchand de chevaux, — la loi, redoutant sa connivence avec le vendeur, permet au véritable propriétaire de réclamer son bien, sans être tenu de rembourser quoi que ce soit à l'acheteur qui, dans ce cas, n'a plus de recours sinon contre le vendeur.

Art. 1601. — Si, au moment de la vente, la chose vendue était périe en totalité, la vente serait nulle. — Si une partie seulement de la chose est périe, il est au choix de l'acquéreur d'abandonner la vente, ou de demander la partie conservée, en faisant déterminer le prix par la ventilation.

DES OBLIGATIONS DU VENDEUR. — Art. 1602. — Le vendeur est tenu d'expliquer clairement ce à quoi il s'oblige. — Tout pacte obscur ou ambigu s'interprète contre le vendeur.

Art. 1603. — Il y a deux obligations principales : celle de délivrer et celle de garantir la chose qu'il vend.

Avant de passer à l'étude de cette délivrance et de cette garantie, nous allons indiquer les modes suivant lesquels la vente peut avoir lieu.

B. — Des diverses sortes de vente.

La vente des chevaux peut se faire : 1° à l'*amiable* ; 2° à l'*encan* ou aux *enchères* par autorité de justice ; 3° à *condition* ou à *l'essai* ; 4° à *terme* ; 5° une dernière sorte de vente est celle dite *alternative*.

VENTE A L'AMIABLE. — Dans les foires et les marchés, dans les écuries des marchands et celles des simples particuliers, quand un acquéreur a choisi l'animal qui lui convient, et que le prix discuté est accepté des deux parties, la vente à l'amiable se trouve parfaite, sans qu'il soit besoin d'actes écrits pour la confirmer. Les trafiquants de bestiaux, en général, scellent ce contrat verbal, soit en se touchant la main, soit autrement, suivant la coutume du pays. Nous avons fait observer que le prix doit être clairement énoncé, sans ambiguïté sur la valeur de l'unité monétaire; quant aux raisons et aux discussions qui peuvent le faire varier, c'est aux parties de s'entendre. Le payement est effectué de l'une quelconque des manières indiquées à l'article *Prix et frais de la vente en général*.

VENTE A L'ENCAN OU AUX ENCHÈRES PAR AUTORITÉ DE JUSTICE. — Cette sorte de vente a lieu dans le cas de décès, de faillite, ou même quand le propriétaire d'un grand nombre de chevaux veut s'en débarrasser entièrement ou en partie. Les chevaux de réforme de l'armée sont vendus à l'encan; les étalons réformés sont castrés le jour même, aux risques et périls de l'acheteur.

Toute publique, la vente à l'encan est annoncée d'avance, ainsi que l'exposition préalable des animaux qui en doivent faire l'objet. Ces animaux sont disposés et groupés comme ils sont vendus; ainsi les chevaux appareillés se présentent par couples, et tous les acheteurs sont conviés à examiner ces animaux, sur le compte desquels ils devront se trouver édifiés au moment de l'adjudication. La durée de l'exposition une fois complète, l'encan est commencé, au jour, à l'heure et dans le local désignés par avance. La vente est *faite* par un huissier, un commissaire-priseur ou un greffier de justice de paix en remplissant les fonctions, ou enfin par un receveur de l'administration des Domaines. Le fonctionnaire est assisté par un crieur public. — Pour les chevaux de réforme de l'armée, la vente a toujours lieu en présence du sous-intendant militaire et d'un officier délégué par le régiment. Quand il s'agit d'étalons réformés, c'est en présence du directeur ou des officiers des haras attachés au dépôt.

Avant de commencer une vente pour le compte d'un particulier, l'agent qui préside annonce qu'elle aura lieu avec ou sans garantie des vices rédhibitoires, et que l'adjudicataire devra payer, en sus, 5 ou 10 francs par 100 francs, pour frais d'affichage et pour les vacations. Il est entendu que la loi défend d'exposer en vente les animaux atteints de maladies contagieuses. Quant à la garantie, suivant l'article 1649 du Code civil, elle n'est pas faite dans les enchères par autorité de justice; d'ailleurs cette clause est toujours annoncée dès l'ouverture; et de même, la non-garantie est de règle pour l'administration des Domaines (réforme de l'armée ou des dépôts d'étalons).

Enfin les ventes aux enchères sont toujours au comptant, prix et frais.

VENTE A L'ESSAI OU A CONDITION. — C'est une forme de l'amiable ou une application de l'article 1588 : *la vente à l'essai est toujours présumée faite sous une condition suspensive*. Rien n'est plus variable que cette vente. Entre personnes de connaissance, le cheval est prêté, véritablement, jusqu'à une époque déterminée à laquelle l'acheteur se prononce sur les raisons de convenance qui lui font le garder ou le rendre. S'il est gardé au prix arrêté, la vente est parfaite. D'autres fois, au lieu de prendre en considération les qualités générales qui font apprécier un sujet, c'est une qualité unique qu'on recherche, laquelle devient *condition suspensive*, et il serait bon que cette condition fût toujours stipulée par écrit. C'est par exemple un effort musculaire, ou bien une vitesse donnée que le cheval à l'essai devra fournir; ailleurs, ce sera le dressage, le caractère, les vices, les qualités qui constitueront la condition. En tout cas, la vente n'est parfaite qu'au moment où l'acquéreur, fixé sur la valeur de son acquisition, signifie au marchand qu'elle lui convient et qu'il la garde.

VENTE A TERME. — Les parties, étant convenues de la chose et du prix, peuvent cependant retarder l'exécution de leur contrat et la fixer à une époque ultérieure plus ou moins éloignée. De prime abord, on pourrait croire que c'est une simple vente à l'amiable, et pourtant des considérations très importantes se trouvent intervenir ici. Disons tout de suite que la vente est faite et compte dès le moment du contrat :

Art. 1589. — La promesse de vente vaut vente, lorsqu'il y a consentement réciproque des deux parties sur la chose et sur le prix.

Art. 1135. — Le terme diffère de la condition, en ce qu'il ne suspend point l'engagement, dont il retarde seulement l'exécution.

Donc l'acheteur se trouve propriétaire dès la promesse de vente, et propriétaire responsable ; et si, pendant la durée du terme, l'animal est blessé, ou tué, ou tombe malade, c'est aux risques et périls de l'acheteur, quoiqu'il n'ait pas encore payé la moindre partie du prix. Au jour de l'expiration du terme, le vendeur doit être *mis en demeure* de livrer ; car il n'y est pas par le seul fait de l'échéance (à moins que cette clause ne soit expressément inscrite au contrat), et il faut une sommation d'huissier, ou bien une assignation pour que la mise en demeure soit constituée. D'ailleurs les deux articles suivants du Code sont formels :

Art. 1139. — Le débiteur est constitué en demeure, soit par une sommation ou par un autre acte équivalent, soit par l'effet de la convention, lorsqu'elle porte que, sans qu'il soit besoin d'acte et par la seule échéance du terme, le débiteur sera en demeure.

Art. 1230. — Soit que l'obligation primitive contienne, soit qu'elle ne contienne pas un terme dans lequel elle doive être accomplie, la peine n'est encourue que lorsque celui qui s'est obligé, soit à livrer, soit à prendre, soit à faire, est en demeure.

Nous tombons ici dans l'obligation de livrer, que nous étudierons plus loin à l'article *Livraison.*

VENTE ALTERNATIVE. — C'est une modalité, rarement usitée dans le commerce des chevaux, régie par les articles 1189 et suivants du Code.

Art. 1189. — Le débiteur d'une obligation alternative est libéré par la délivrance de l'une des deux choses qui étaient comprises dans l'obligation.

Art. 1190. — Le choix appartient au débiteur *(vendeur)* s'il n'a pas été expressément accordé au créancier *(acheteur)*.

C. — **De la livraison.**

Sous le nom de *délivrance,* elle est réglée par le Code.

Art. 1604. — La délivrance est le transport de la chose vendue en la puissance et la possession de l'acheteur.

Si le premier est au lieu même où la chose se vend, et qu'il se livre lui-même de celle-ci après le marché conclu, la livraison est dite *immédiate.*

Art. 1608. — Les frais de la délivrance sont à la charge du vendeur et ceux de l'enlèvement à la charge de l'acheteur, s'il n'y a eu stipulation contraire.

Il peut être convenu que l'enlèvement sera fait par le marchand, et même que le cheval sera remis chez l'acheteur. C'est ici la livraison *à domicile*. Remarquons bien que :

Art. 1609. — La délivrance doit se faire au lieu où était, au temps de la vente, la chose qui en fait l'objet, s'il n'en a été autrement convenu.

Art. 1610. — Si le vendeur manque à faire la délivrance dans le temps convenu entre les parties, l'acquéreur pourra, à son choix, demander la résolution de la vente, ou sa mise en possession, si le retard ne vient que du fait du vendeur.

Art. 1611. — Dans tous les cas, le vendeur doit être condamné aux dommages-intérêts, s'il résulte un préjudice, pour l'acquéreur, d'un défaut de délivrance au terme convenu.

Une époque a quelquefois lieu d'être fixée à la livraison, quand celle-ci n'est pas immédiatement possible, par le fait d'un empêchement ou d'un besoin de la chose pour le vendeur. Alors il y a livraison à terme.

Art. 1612. — Le vendeur n'est pas tenu de délivrer la chose, si l'acheteur n'en paye pas le prix, et que le vendeur ne lui ait pas accordé un délai pour le payement.

Non plus que dans le cas où le vendeur se voit menacé de ne pas être payé, par suite du mauvais état des affaires de son client (art. 1613).

Art. 1614. — La chose doit être délivrée en l'état où elle se trouve au moment de la vente. — Depuis ce jour, tous les fruits appartiennent à l'acquéreur.

Le *fruit*, pour une jument, est le petit qu'elle peut porter. Si, cependant, depuis la vente et avant la livraison, un accident était survenu, par cas fortuit, à l'animal, les conséquences de cet accident devraient être supportées par l'acheteur : *res perit domino*. Cela est établi par l'article 1624, qui s'appuie lui-même sur les articles 1138 et 1182, déjà connus. (Voir : De la vente en général).

D. — De la garantie et de la rédhibition.

Art. 1625. — La garantie que le vendeur doit à l'acquéreur a deux objets : le premier est la possession paisible de la chose vendue ; le second, les défauts cachés ou les vices rédhibitoires.

Chacun de ces *objets* nous constitue un titre spécial d'étude. Mais, avant de poursuivre, citons cet autre article qui ajoute un troisième genre de garantie.

Art. 1627. — Les parties peuvent, par des conventions, particulières ajouter à cette obligation de droit ou en diminuer l'effet ; elles peuvent même convenir que le vendeur ne sera soumis à aucune garantie.

C'est-à-dire que les conditions naturellement exigibles, de par la loi, peuvent être accompagnées d'autres conditions, absolument indépendantes du Code, véritables *conditions suspensives* qui nous reportent à ce paragraphe de la *vente en général*. Et ce mot « ajouter » qu'emploie le Code, peut être interprété d'une autre façon; car il s'applique aussi bien au temps, à la durée, qu'aux conditions de la garantie. Nous y reviendrons.

Il se peut donc que l'acheteur demande ce supplément de garantie, et son intérêt sera toujours de le faire par écrit, que ce soit pour une prolongation de la période légale, ou pour l'addition de ses exigences particulières. Ainsi la loi ne donne pas garantie pour les chevaux rueurs, mordeurs, ombrageux, méchants à l'homme, ou simplement impropres à tel ou tel service.

Quant à la diminution de garantie, excepté dans les cas particuliers dont nous avons parlé déjà (enchères), c'est une rareté. Jamais, en effet, un acheteur ne consentira sans motifs à conclure un marché quand le vendeur lui demandera une diminution de garantie; il sera mis tout de suite en défiance, à juste raison.

POSSESSION PAISIBLE. — Il peut survenir des troubles dans la possession, après l'accomplissement d'un marché. Si l'acheteur est menacé dans son nouveau bien, par suite d'éviction, le vendeur doit intervenir et l'indemniser du préjudice que l'éviction peut lui causer. Par suite d'un jugement, ou de la réclamation d'un tiers qui revendique la possession de la chose vendue, quand l'acheteur est exposé à la perte de cette chose et du prix qu'il en a donné, c'est à lui d'appeler en garantie le vendeur — qui, lui, doit prendre son fait et cause et supporter tous les frais occasionnés par l'action en revendication. Les règles concernant cette garantie se trouvent aux articles 1626 et suivants du Code civil.

Art. 1626. — Quoique lors de la vente il n'ait été fait aucune stipulation sur la garantie, le vendeur est obligé de droit à garantir l'acquéreur de l'éviction qu'il souffre dans la totalité ou partie de l'objet, ou des charges prétendues sur cet objet, et non déclarées lors de la vente.

Nous conaissons l'article 1627.

Art. 1628. — Quoiqu'il soit dit que le vendeur ne sera soumis à aucune garantie, il demeure cependant tenu de celle qui résulte d'un fait qui lui est personnel : toute convention contraire est nulle.

Art. 1629. — Dans le même cas de stipulation de non-garantie, le vendeur, en cas d'éviction, est tenu à la restitution du prix, à moins que l'acquéreur n'ait connu, lors de la vente, le danger de l'éviction, ou qu'il n'ait acheté à ses périls et risques.

Art. 1630. — Lorsque la garantie a été promise, ou qu'il n'a rien été stipulé à ce sujet, si l'acquéreur est évincé, il a le droit de demander contre le vendeur : 1° la restitution du prix ; 2° celle des fruits, lorsqu'il est obligé de les rendre au propriétaire qui l'évince; 3° les frais faits sur la demande en garantie de l'acheteur et ceux faits par le demandeur originaire; 4° enfin les dommages et intérêts, ainsi que les frais et loyaux coûts du contrat.

Art. 1631. — Lorsqu'à l'époque de l'éviction, la chose vendue se trouve diminuée de valeur ou considérablement détériorée, soit par la négligence de l'acheteur, soit par des accidents de force majeure, le vendeur n'en est pas moins forcé de restituer le prix.

Art. 1633. — Si la chose vendue se trouve avoir augmenté de prix à l'époque de l'éviction, indépendamment même du fait de l'acquéreur, le vendeur est tenu de lui payer ce qu'elle vaut au-dessus du prix de la vente.

VICES RÉDHIBITOIRES. — Nous arrivons au second objet de l'article 1625.

Les articles suivants du Code civil avaient autrefois une grande importance, parce qu'ils renfermaient toute la législation en matière de *vices rédhibitoires*. Bien que ceux-ci tombent à présent sous le coup de la loi du 2 août 1884, on trouve encore l'application de cette partie du Code dans les circonstances que nous ferons connaître.

Art. 1641. — Le vendeur est tenu de la garantie à raison des défauts cachés de la chose vendue qui la rendent impropre à l'usage auquel on la destine, ou qui diminuent tellement cet usage que l'acheteur ne l'aurait pas acquise, ou n'en aurait donné qu'un moindre prix, s'il les avait connus.

Art. 1642. — Le vendeur n'est pas tenu des vices apparents et dont l'acheteur a pu se convaincre lui-même.

Art. 1643. — Il est tenu des vices cachés, quand même il ne les aurait pas connus, à moins que, dans ce cas, il n'ait stipulé qu'il ne sera obligé à aucune garantie.

Art. 1644. — Dans le cas des articles 1641 et 1643, l'acheteur a le choix de rendre la chose et de se faire restituer le prix, ou de garder la chose et de se faire rendre une partie du prix, telle qu'elle sera arbitrée par experts.

Art. 1645. — Si le vendeur connaissait les vices de la chose, il est tenu, outre la restitution du prix qu'il en a reçu, de tous les dommages et intérêts envers l'acheteur.

Art. 1646. — Si le vendeur ignorait les vices de la chose, il ne sera tenu qu'à la restitution du prix, et à rembourser à l'acquéreur les frais occasionnés par la vente.

Art. 1647. — Si la chose qui avait des vices a péri par suite de sa mauvaise qualité, la perte est pour le vendeur, qui sera tenu envers l'acheteur à la restitution du prix et autres dédommagements expliqués dans les deux articles précédents; mais la perte arrivée par cas fortuit sera pour le compte de l'acheteur.

Art. 1648. — L'action résultant des vices rédhibitoires, doit être intentée par l'acquéreur, dans un bref délai, suivant la nature des vices rédhibitoires et l'usage du lieu où la vente a été faite.

Art. 1649. — Elle n'a pas lieu dans les ventes faites par autorité de justice.

On voit que ces articles donnent à l'acheteur une certaine latitude, quand il se trouve trompé sur la qualité de son achat, mais aussi que, devant les défauts multiples et souvent discutables de cette marchandise délicate qui est le cheval, et en présence des coutumes variables régissant sa vente, il peut s'élever parfois des contestations interminables à propos d'un marché. C'est pourquoi la loi du 20 mai 1838 fut instituée, encore bien incomplète, mais réalisant déjà un progrès dont l'idée fut celle-ci :

« Substituer l'uniformité de la loi à la diversité des coutumes, la fixité de la jurisprudence à la contrariété des jugements, les règles certaines et invariables du droit à l'appréciation discrétionnaire des tribunaux, prévenir la fraude et la réprimer, protéger les transactions, diminuer le nombre des procès : tels sont les principaux avantages de cette loi. (*Discours de présentation à la Chambre des députés, par M. le ministre des travaux publics.*)

Aujourd'hui la loi du 20 mai 1838 est abrogée et remplacée par celle du *2 août 1884* que nous avons eu souvent l'occasion de citer.

La nouvelle loi constitue un progrès sur l'ancienne, malgré les imperfections qu'elle présente encore. Elle est plus claire, plus explicite, permet à l'acquéreur d'introduire une action estimatoire (demande en réduction de prix) et stipule formellement que l'action en garantie ne pourra être exercée qu'*à défaut de conventions contraires*, sans préjudice des dommages-intérêts qui peuvent être dus s'il y a dol.

Les parties ont donc le pouvoir de modifier à leur convenance et même de repousser la garantie que la loi leur accorde. Il faut en excepter cependant les cas délictueux relatifs à la vente d'un cheval atteint ou suspect de maladie contagieuse (vente prohibée par l'art. 31 de la loi du 21 juillet 1881 sur la police sanitaire), et aussi ceux où il y a dol[1].

Voici d'ailleurs le texte de cette loi :

LOI DU 2 AOUT 1884 SUR LE CODE RURAL (*Vices rédhibitoires dans les ventes et échanges d'animaux domestiques*).

Article premier. — L'action en garantie dans les ventes ou échanges d'animaux domestiques sera régie, à défaut de conventions contraires, par les dispositions suivantes, sans préjudice des dommages et intérêts qui peuvent être dus s'il y a dol.

Art. 2. — Sont réputés vices rédhibitoires et donneront seuls ouverture aux actions résultant des articles 1641 et suivants du Code civil, sans distinction des localités où les ventes et échanges auront lieu, les maladies ou défauts ci-après, savoir :

Pour le cheval, l'âne et le mulet :

La morve, le farcin, l'immobilité, l'emphysème pulmonaire, le cornage chronique, le tic proprement dit, avec ou sans usure des dents, les boiteries anciennes intermittentes, la fluxion périodique des yeux.

Art. 3. — L'action en réduction de prix, autorisée par l'article 1644 du Code civil, ne pourra être exercée dans les ventes et échanges d'animaux énoncés à l'article précédent lorsque le vendeur offrira de reprendre l'animal vendu, en restituant le prix et en remboursant à l'acquéreur les frais occasionnés par la vente.

Art 4. — Aucune action en garantie, même en réduction de prix, ne sera admise pour les ventes ou pour les échanges d'animaux domestiques, si le prix, en cas de vente, ou la valeur, en cas d'échange, ne dépasse pas 100 francs.

Art. 5. — Le délai pour intenter l'action rédhibitoire sera de neuf jours francs, non compris le jour fixé pour la livraison, excepté pour la fluxion périodique, pour laquelle le délai sera de trente jours francs, non compris le jour fixé pour la livraison.

Art. 6. — Si la livraison a été effectuée hors du lieu du domicile du vendeur ou si, après la livraison et dans le délai ci-dessus, l'animal a été conduit hors du lieu du domicile du vendeur, le délai pour intenter l'action sera augmenté à raison de la distance, suivant les règles de la procédure civile.

Art. 7. — Quel que soit le délai pour intenter l'action, l'acheteur, à peine d'être non recevable, devra provoquer, dans les délais de l'article 5, la nomination d'experts, chargés de dresser procès-verbal; la requête sera présentée, verbalement ou par écrit, au juge de paix du lieu où se trouve l'animal ; ce juge constatera dans son ordonnance la date de la requête et nommera immédiatement un ou trois experts qui devront opérer dans le plus bref délai.

---

1. Voy. pour plus de détails : F. Peuch, *Commentaires généraux sur la loi du 2 août 1884* (in *Revue vétérinaire*, 1884-1885) et d'une manière générale les divers traités de jurisprudence vétérinaire.

Ces experts vérifieront l'état de l'animal, recueilleront tous les renseignements utiles, donneront leur avis, et, à la fin de leur procès-verbal, affirmeront par serment la sincérité de leurs opérations.

Art. 8. — Le vendeur sera appelé à l'expertise, à moins qu'il n'en soit autrement ordonné par le juge de paix, à raison de l'urgence et de l'éloignement.

La citation à l'expertise devra être donnée au vendeur dans les délais déterminés par les articles 5 et 6; elle énoncera qu'il sera procédé même en son absence.

Si le vendeur a été appelé à l'expertise, la demande pourra être signifiée dans les trois jours à compter de la clôture du procès-verbal, dont copie sera signifiée en tête de l'exploit.

Si le vendeur n'a pas été appelé à l'expertise, la demande devra être faite dans les délais fixés par les articles 5 et 6.

Art. 9. — La demande est portée devant les tribunaux compétents, suivant les règles ordinaires du droit.

Elle est dispensée de tout préliminaire de conciliation et, devant les tribunaux civils, elle est instruite et jugée comme matière sommaire.

Art. 10. — Si l'animal vient à périr, le vendeur ne sera pas tenu de la garantie, à moins que l'acheteur n'ait intenté une action régulière dans le délai légal, et ne prouve que la perte de l'animal provient de l'une des maladies spécifiées dans l'artile 2.

Art. 11. — Le vendeur sera dispensé de la garantie résultant de la morve ou du farcin pour le cheval, l'âne et le mulet, et de la clavelée pour l'espèce ovine, s'il prouve que l'animal, depuis la livraison, a été mis en contact avec des animaux atteints de ces maladies.

Art. 12. — Sont abrogés tous règlements imposant une garantie exceptionnelle aux vendeurs d'animaux destinés à la boucherie.

Sont également abrogées la loi du 20 mai 1838 et toutes les dispositions contraires à la présente loi.

GARANTIE EXTRA-LÉGALE. — L'article 1627 du Code civil, on se le rappelle, marque formellement que la garantie existant de par la loi peut être modifiée, augmentée ou supprimée, quand il y a parfaite entente entre les parties. Nous avons vu, aux *formes de la vente*, que dans plusieurs cas il n'y avait pas de garantie du tout (enchères). Le moment est venu de parler des augmentations, des conventions particulières non prévues par la loi, que les parties peuvent établir à l'occasion d'une vente ou d'un échange de chevaux.

Ces augmentations peuvent porter sur le nombre ou sur la durée des garanties, et pour avoir de la valeur doivent être écrites, signées et données par le *vendeur*. Voici des modèles de ces actes, pour divers cas :

1° Je, soussigné (nom, prénoms, profession et demeure), déclare accorder une prolongation de garantie de (en toutes lettres, la durée) en sus de celle fixée par la loi du 2 août 1884, à M. (nom, prénoms, profession et demeure), pour un cheval (signalement) que je lui ai vendu (date) et dont il s'est livré le (date), moyennant la somme de (en lettres).

Fait à..... le.....

(*Signature du vendeur.*)

2° Je, soussigné (nom, prénoms, qualité et résidence du vendeur), déclare garantir, sans préjudice des autres cas rédhibitoires, le cheval vendu aujourd'hui au dépôt de remonte de..... sous le n° matricule... (signalement) de toutes boiteries (ou autres défauts), et accorde un délai d'un mois à l'effet de cette garantie spéciale.

A (nom du lieu d'achat), le.....

(Signature du vendeur [1].)

3° Je soussigné, X. (nom et prénoms), marchand de chevaux à Saumur, déclare avoir vendu à M. D., capitaine instructeur à l'École de cavalerie, un cheval de race normande, âgé de 6 ans; taille de 1^m,60 sous potence; bai brun; en tête bordée; trois balzanes, dont une postérieure droite, pour la somme de 950 francs, payés comptant.

Je garantis que ce cheval n'est pas boiteux du membre antérieur droit, et qu'il est parfaitement dressé au cabriolet.

Saumur, le 1er janvier 1863.

X...

Le vendeur est tenu d'indiquer clairement ce à quoi il entend s'obliger, car tout pacte obscur ou ambigu s'interprète contre lui. S'il ne livre pas de suite l'animal vendu, il doit veiller à sa conservation, étant responsable vis-à-vis de l'acquéreur de tout accident ou détérioration qui lui seraient survenus par sa faute, avant la livraison.

Si le vendeur doit des garanties à l'acheteur, celui-ci doit à son vendeur, dans le cas où les choses ont suivi leur cours régulier, une tranquillité qu'il ne lui accorde pas toujours. Il s'agit, bien entendu, d'acheteurs peu scrupuleux. — Un cheval, acheté à Reims, est transporté à Paris. Quelques jours après la vente, le nouveau propriétaire écrit au premier que son cheval est atteint d'un vice rédhibitoire, que la loi autorise la résolution du marché, mais que, par pure obligeance, il consentirait à rendre le sujet pour une différence de prix à son avantage. Le vendeur, effrayé des conséquences où peut l'entraîner un procès, paye la différence, et le cheval lui est rendu absolument sain.

Pour éviter ces agissements, des éleveurs vendent sans garantie; mais alors ils sont forcés de baisser leurs prix. D'autres font *attester* leurs chevaux, expertiser, si l'on veut, par un vétérinaire, et les mettent ensuite en vente.

DÉCHARGE. — Enfin, nous avons à parler de la décharge de garantie, donnée au vendeur par l'acheteur. Voici un modèle écrit de cet acte :

Je, soussigné (nom, prénoms, profession, demeure), reconnais avoir acheté un cheval (signalement de l'animal) à M. (nom, prénoms, profession, demeure), moyennant la somme de..... pour lequel je décharge le vendeur de toute garantie.

Fait à..... le.....

(Signature de l'acheteur.)

Il ne faut pas confondre cet acte régulier avec les écrits des marchands déshonnêtes, où se trouve libellé que ceux-ci ne s'engagent à aucune garantie. Des malheureux, ne sachant ni lire ni écrire, sont dupes à chaque instant de cette fraude.

1. Capitaine Rivet, *Guide pratique de l'acheteur de chevaux.* Paris, 1877, p. 129.
2. Vallon, *Cours d'hippologie*, etc. Paris, 1863, t. II, p. 704.

CHAPITRE IV

DE L'ÉCHANGE, DU LOUAGE ET DU PRÊT

A. — De l'échange.

L'échange ou troc est défini par l'article suivant du Code civil :

Art. 1702. — L'échange est un contrat par lequel les parties se donnent respectivement une chose pour une autre.

Quand les choses ont même valeur, il y a *troc pour troc*, suivant l'expression populaire. Quand l'une est estimée plus cher que l'autre, le propriétaire de celle-ci ajoute une *soulte* ou *appoint* pour les rendre toutes deux de valeur égale : c'est ici le *troc en retour*. La soulte peut n'être pas payée en argent, mais en marchandise quelconque, toute différente même des principaux objets de l'échange.

Art. 1703. — L'échange s'opère par le seul consentement, de la même manière que la vente.

Art. 1707. — Toutes les autres règles prescrites pour le contrat de vente s'appliquent à l'échange.

« Néanmoins, dit M. Mignon [1], comme il y a un prix dans la vente, et qu'il n'y en a pas dans l'échange, en cas de résolution du contrat pour vices rédhibitoires d'un des animaux échangés, ce sera l'autre animal qui devra être rendu, indépendamment de la soulte s'il en a été payé une. »

Mais d'autres cas peuvent se présenter, et nous allons voir que dans ce contrat, en apparence si simple, il y a matière à contestations de toutes sortes, et que toujours la valeur en monnaie devrait être indiquée par écrit, dans un échange quelconque.

Soit, dans un premier cas, un troc pur et simple de deux chevaux, fait entre A et B. Dans les délais de garantie fixés par l'article 5 de la loi du 2 août 1884, B s'aperçoit que son nouveau cheval est malade ; même celui-ci meurt d'une maladie spécifiée dans l'article 2. B intente donc une action en rédhibition et gagne le procès ; — mais A n'a plus son cheval, il l'a vendu... Voici donc une impossibilité qui se

1. Galisset et Mignon, *Nouveau traité des vices rédhibitoires*, p. 242 et suiv. Paris, 1842.

présente d'évaluer des choses qui n'existent plus, et rien dans la convention ne peut indiquer cette valeur, d'autant que presque toujours elle n'est même pas écrite.

Voici à présent un troc de deux chevaux habitués à être attelés ensemble, contre un seul cheval: les valeurs ne sont fixées pour aucun d'eux. Dans les délais de la loi, l'un des deux chevaux meurt, par suite d'une maladie rédhibitoire, mais la rédhibition devient impossible si l'évaluation n'a pas été préalablement faite, car, sans indemnité à recevoir, elle serait inacceptable pour le premier possesseur et souverainement injuste. Nous en revenons toujours à la nécessité des actes écrits.

B. — Du louage.

Art. 1709. — Le louage des choses est un contrat par lequel l'une des parties s'oblige à faire jouir l'autre d'une chose pendant un certain temps et moyennant un certain prix que celle-ci s'oblige de lui payer.

Ce contrat, pour les chevaux, est devenu commun aujourd'hui, dans les grandes villes, où bien des gens, ne voulant plus subir les ennuis de la possession définitive, préfèrent avoir la facilité de se débarrasser des animaux qu'ils utilisent momentanément.

Le consentement réciproque des parties et leur entente sur la chose et le prix suffisent, comme dans la vente, à rendre le louage parfait ; mais il n'y a pas translation de propriété, même pour un espace limité de temps, — il y a seulement jouissance partielle ou totale de la chose louée.

Art. 1714. — On peut louer par écrit ou verbalement.

Dans le second cas, le louage se prouve par l'aveu des parties, par le serment, mais jamais par témoins (art. 1715): c'est une dérogation au principe de l'art. 1341 qui admet cette dernière preuve lorsque la valeur du litige ne dépasse pas 150 francs.

Art. 1719. — Le bailleur est obligé, par la nature du contrat et sans qu'il soit besoin d'aucune stipulation particulière : 1º de délivrer au preneur la chose louée ; 2º d'entretenir cette chose à l'usage pour lequel elle a été louée; 3º d'en faire jouir paisiblement le preneur pendant la durée du bail.

La première obligation est essentielle; la seconde implique que le bailleur sera responsable envers le locataire du préjudice résultant des vices ou défauts de la chose louée, qui en empêchent ou en restreignent l'usage, — alors même qu'il aurait ignoré ces vices lors du bail et pendant le cours de la jouissance. Les conséquences résultant de la méchanceté, de la rétivité des chevaux loués, ou d'une maladie contagieuse, retombent sur le locateur, qu'il ait ou non connu ces défauts.

Si pendant la durée du louage les animaux périssent par cas fortuit, le bail est résilié de plein droit et la perte est supportée par le bailleur. Si ces animaux tombent malades, sans la faute du preneur, les frais de la maladie sont à la charge du propriétaire, qui doit même rembourser les avances que le preneur aura pu faire. Quant au preneur...

Art. 1728. — Le preneur est tenu de deux obligations principales : 1° d'user de la chose louée en bon père de famille, et suivant la destination qui lui a été donnée par le bail ou suivant celle présumée d'après les circonstances, à défaut de convention : 2° de payer le prix du bail aux termes convenus.

Un cheval loué pour la selle ne devra pas être attelé, d'après cet article, comme un cheval de trait ne le sera pas à des charges trop fortes. Quand le locataire aura rempli ces conditions, entouré l'animal loué des soins qu'il lui doit et préservé des accidents possibles et des gens brutaux, la responsabilité des accidents arrivés malgré tout ne lui retombe plus ; elle lui retomberait pour ceux dus à sa négligence. D'autre part, il est *présumé* avoir reçu les animaux loués en bon état (art. 1731); il lui faut les rendre tels ; si des contestations s'élèvent à ce propos, sur des tares, par exemple, les tribunaux ont toujours la faculté de se renseigner près des vétérinaires, sur la date à laquelle ces tares ont dû se produire.

C. — Du prêt.

« Le prêt est un contrat synallagmatique imparfait. L'obligation principale de ce contrat est celle imposée à l'emprunteur de rendre la chose qu'il a reçue ; les obligations du prêteur ne sont regardées que comme accessoires et incidentes. Le contrat est *réel*, c'est-à-dire qu'il ne peut se former que par la tradition : car l'obligation de rendre la chose, qui est l'obligation principale du prêt, et qui en forme l'essence, ne peut pas naître avant que la chose ait été reçue. Ce n'est pas que la convention par laquelle je me serais obligé à vous livrer une chose soit nulle ; vous auriez une action contre moi pour me forcer à livrer la chose, mais le prêt ne serait formé qu'après la tradition. » (Rogron, *Code civil expliqué*.)

Art. 1874. — Il y a deux sortes de prêt : — celui des choses dont on peut user sans les détruire, et celui des choses qui se consomment par l'usage qu'on en fait. — La première espèce s'appelle prêt à usage ou commodat ; — la deuxième s'appelle prêt de consommation, ou simplement prêt.

C'est du seul prêt à usage que nous nous occuperons, l'autre ne pouvant avoir d'intérêt que dans la boucherie et pour de rares occasions. Le cheval qui fait l'objet d'un prêt ne se *consomme* pas, il *s'utilise*; d'autre part, on ne donne jamais un cheval sous la condition d'en recevoir un autre en retour, de valeur égale, à une époque fixée : quand il y a *échange* véritable (et pour ce contrat nous renvoyons à notre article spécial), on sait, au moment de son institution, quels sont les animaux qui se doivent remplacer l'un l'autre. Une marchandise aussi difficile à apprécier que le cheval ne peut pas être engagée dans des échanges comme une matière brute, dont la valeur est beaucoup plus immuable.

Art. 1875. — Le prêt à usage ou commodat est un contrat par lequel l'une des parties livre une chose à l'autre pour s'en servir, à la charge par le preneur de la rendre après s'en être servi.

Art. 1876. — Le prêt est essentiellement gratuit.

Art. 1877. — Le prêteur demeure propriétaire de la chose prêtée.

Art. 1878. — Tout ce qui est dans le commerce et qui ne se consomme pas par l'usage peut être l'objet de cette convention.

«... Les immeubles peuvent être aussi prêtés. Bien souvent on prête à un ami sa cave, un appartement dans la maison. »

Art 1879. — Les engagements qui se forment par le commodat passent aux héritiers de celui qui prête, et aux héritiers de celui qui emprunte. — Mais si l'on n'a prêté qu'en considération de l'emprunteur, et à lui personnellement, alors ses héritiers ne peuvent continuer de jouir de la chose prêtée.

« Il faut donc se guider sur les circonstances. Si, par exemple, je prête mon cheval à un de mes amis qui aime l'équitation, afin qu'il s'en serve, et que cet ami vienne à mourir, ses héritiers ne peuvent continuer à se servir de mon cheval. Mais si je prête mon cheval pour servir aux travaux de la moisson, et que l'emprunteur vienne à mourir, ses héritiers pourront garder mon cheval tant qu'il sera nécessaire à la moisson, parce que le prêt n'a pas été exclusivement pour la personne du défunt... » (Rogron, *loc. cit.*)

Art. 1880. — L'emprunteur est tenu de veiller en bon père de famille à la garde et à la conservation de la chose prêtée. Il ne peut s'en servir qu'à l'usage déterminé par sa nature ou par sa convention ; le tout à peine de dommages-intérêts, s'il y a lieu.

Ce sont les clauses que nous avions déjà vues pour le louage.

Art. 1881. — Si l'emprunteur emploie la chose à un autre usage, ou pour un temps plus long qu'il ne devrait, il sera tenu de la perte arrivée, même par cas fortuit.

Aussi, tant que le preneur restera dans la convention, les accidents quels qu'ils soient seront supportés dans leurs conséquences par le prêteur en vertu du principe : *res perit domino ;* tandis que les pertes quelconques, même arrivées sans la moindre faute de l'emprunteur, seront cependant supportées par lui, s'il s'est mis en dehors des conditions sous lesquelles le prêt lui avait été fait.

Un cheval prêté pour aller à Saint-Germain, s'il est conduit à Fontainebleau par l'emprunteur, se trouve placé, par le fait, sous la responsabilité de celui-ci, qui supportera les dommages ; conduit à Saint-Germain, le cheval pourrait se couronner, se blesser ou mourir, que la perte aurait été pour le prêteur, tout entière, même si elle avait été causée par la négligence du preneur (Rogron).

Art. 1882. — Si la chose prêtée périt par cas fortuit dont l'emprunteur aurait pu la garantir en employant la sienne propre, ou si, ne pouvant conserver que l'une des deux, il a préféré la sienne, il est tenu de la perte de l'autre.

J'ai, par exemple, un cheval malade ; pour le remplacer, j'emprunte celui d'un ami, et plus tard, quand mon cheval est revenu en état de service, je continue cependant à faire usage de l'autre. Dans ce cas, je suis responsable de tout accident survenant à l'animal emprunté, parce que je devais exactement veiller à sa conservation, plutôt qu'à celle du mien, et que j'aurais dû exposer mon bien avant celui qui m'était confié.

Art. 1883. — Si la chose a été estimée en la prêtant, la perte qui arrive, même par cas fortuit, est pour l'emprunteur, s'il n'y a convention contraire.

« .... L'intention de celui qui a fait estimer la chose en la prêtant est évidemment de s'assurer, dans tous les cas, la restitution de la chose elle-même, ou de sa valeur si la chose périt : *Æstimatio periculum facit ejus qui suscepit.* » (Rogron.)

Art. 1884. — Si la chose se détériore par le seul effet de l'usage pour lequel elle a été empruntée, et sans autre faute de la part de l'emprunteur, il n'est pas tenu de sa détérioration.

On doit donc regarder comme exempt de faute et par suite exonérer de toute responsabilité celui qui, ayant emprunté des chevaux, ne les a employés qu'aux travaux qui leur conviennent, si d'ailleurs ces travaux n'étaient pas excessifs et que l'emprunteur nourrissait comme les siens propres les chevaux à lui prêtés (Rennes, 3 décembre 1813).

Art. 1885. — L'emprunteur ne peut pas retenir la chose par compensation de ce que le prêteur lui doit.

Art. 1886. — Si, pour user de la chose, l'emprunteur a fait quelque dépense, il ne peut pas la répéter.

« Parce qu'il n'a fait ces dépenses que pour sa propre utilité, afin de pouvoir user de la chose. » (Rogron.)

Ces dépenses, nécessaires à l'entretien de cette chose, bien entendu, le preneur en est tenu : comme de loger, nourrir, ferrer un cheval. C'est même une obligation à laquelle il ne peut se soustraire sans s'exposer à payer des dommages-intérêts au prêteur.

Art. 1887. — Si plusieurs ont conjointement emprunté la même chose, ils en sont solidairement responsables envers le prêteur.

Un prêteur peut poursuivre deux personnes auxquelles il avait confié son cheval, quand celui-ci périt par leur faute, et non pas seulement chacune pour la moitié de la perte, mais bien pour la totalité ; évidemment cette perte ne lui sera compensée qu'une fois ; si l'un des emprunteurs est seul solvable, c'est lui qui payera le tout, sauf à recourir dans la suite contre son associé.

Art. 1888. — Le prêteur ne peut retirer la chose prêtée qu'après le terme convenu, ou, à défaut de convention, qu'après qu'elle a servi à l'usage pour lequel elle a été prêtée.

Il est bien juste que, du moment où l'emprunteur, comptant sur une chose prêtée jusqu'à une certaine époque, a commencé de s'en servir, il est bien juste que la loi empêche le prêteur de retirer son bien et de causer un dommage plus ou moins grand par sa faute.

Art. 1889. — Néanmoins, si, pendant ce délai, ou avant que le besoin de l'emprunteur ait cessé, il survient au prêteur un besoin pressant et imprévu de sa chose, le juge peut, suivant les circonstances, obliger l'emprunteur à la lui rendre.

Cette indication « suivant les circonstances » trace au juge la conduite à suivre, pour éviter, dans le cas de l'article 1889, de léser quelque intérêt de part et d'autre, ou tout au moins pour réduire le dommage, si nécessairement il doit y en avoir un.

Art. 1890. — Si pendant la durée du prêt l'emprunteur a été obligé, pour la conservation de la chose, à quelque dépense extraordinaire, nécessaire, et tellement urgente qu'il n'ait pas pu en prévenir le prêteur, celui-ci sera tenu de la lui rembourser.

Nous savons déjà que le preneur est tenu de faire les dépenses d'entretien pour l'objet qu'il emploie (art. 1886); mais ces dépenses font partie des obligations naturelles dont la non-satisfaction empêcherait l'*usage* de cet objet ; tandis que les frais devenus nécessaires pour conserver son *existence*, incombent au propriétaire, surtout si cette existence est brusquement menacée. — Un cheval entier, qui m'est prêté, est logé, nourri et entretenu de tout à mes frais. Il contracte une hernie ; l'opération est urgente : je la fais exécuter et je paye. Eh bien! j'ai le droit de me faire rembourser par mon prêteur, et même je puis exercer contre lui le *droit de rétention*, en gardant son cheval, s'il refuse de me rendre ce que j'ai dépensé.

Art. 1891. — Lorsque la chose prêtée a des défauts tels qu'elle puisse causer du préjudice à celui qui s'en sert, le prêteur est responsable, s'il connaissait les défauts et n'en a pas averti l'emprunteur.

Un cheval méchant peut causer de graves accidents et entraîner des pertes importantes à celui qui s'en sert. Dans le cas d'un prêt où le propriétaire ne prévient pas de ce vice, quoiqu'il le connaisse, le preneur se trouve autorisé à répéter ses pertes contre lui. Tandis que si le cheval est morveux, à l'insu de tout le monde, il n'y a pas lieu de rendre responsable, des contagions et des morts qu'il aura causées, son prêteur qui ne saurait être accusé de faute ni de dol.

FIN

TABLE ALPHABÉTIQUE

DES AUTEURS ET DES OUVRAGES CITÉS

TABLE

ALPHABÉTIQUE ET ANALYTIQUE DES MATIÈRES

FIN DE LA TABLE ALPHABÉTIQUE ET ANALYTIQUE DES MATIÈRES.

1929-90. — Corbeil. Imprimerie Crété.